U0397058

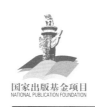

国家出版基金项目
NATIONAL PUBLICATION FOUNDATION

中国壮药原色鉴别图谱

（三）七画至九画

YAWJ SAEKSIENGQ DUENQ ROX YWCUENGH CUNGGUEK

（SAM）

CAET VEH DAENGZ GOUJ VEH

○○总主编

黄瑞松　黄汉儒

○○主编

黄瑞松

○○壮文翻译

滕明新　兰小云　黄善华

李炳群　凌莉　石鹏程

黄锦艳　钟田　黄娇艳

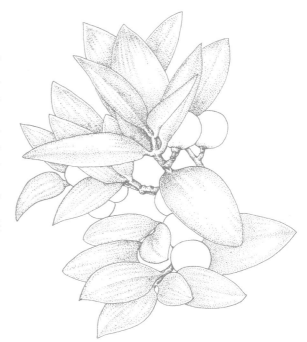

广西科学技术出版社

图书在版编目（CIP）数据

中国壮药原色鉴别图谱. 三，七画至九画：汉文、壮文 / 黄瑞松主编；滕明新等译. —南宁：广西科学技术出版社，2020.11

ISBN 978-7-5551-1498-7

Ⅰ.①中… Ⅱ.①黄… ②滕… Ⅲ.①壮族—民族医学—中药材—图谱 Ⅳ.① R291.808-64

中国版本图书馆 CIP 数据核字（2020）第 222998 号

中国壮药原色鉴别图谱（三）七画至九画

ZHONGGUO ZHUANGYAO YUANSE JIANBIE TUPU (SAN) QIHUA ZHI JIUHUA

主　　编：黄瑞松

壮文翻译：滕明新　兰小云　黄善华　李炳群　凌　莉

　　　　　石鹏程　黄锦艳　钟　田　黄娇艳

策　　划：罗煜涛　　　　　　　　　　责任编辑：罗煜涛　韦文印
助理编辑：李　媛　李宝娟　梁　优　梁佳艳　　特约编辑：韦运益
壮文审读：覃祥周　　　　　　　　　　责任校对：陈剑平
装帧设计：韦娇林　　　　　　　　　　责任印制：陆　弟

出 版 人：卢培钊　　　　　　　　　　出版发行：广西科学技术出版社
社　　址：广西南宁市东葛路 66 号　　邮政编码：530023
网　　址：http://www.gxkjs.com

经　　销：全国各地新华书店
印　　刷：广西民族印刷包装集团有限公司
地　　址：南宁市高新三路 1 号　　　　邮政编码：530007
开　　本：889 mm×1194 mm　1/16
字　　数：1020 千字　　　　　　　　印　　张：35
版　　次：2020 年 11 月第 1 版　　　　印　　次：2020 年 11 月第 1 次印刷
书　　号：ISBN 978-7-5551-1498-7
定　　价：198.00 元

《中国壮药原色鉴别图谱》

编　委　会

《YAWJ SAEKSIENGQ DUENQ ROX YWCUENGH CUNGGUEK》

Benhveijvei

Cujyin Veijyenz：	Vangz Lugiz		
Fucujyin Veijyenz：	Myau Genvaz	Lij Denjbungz	
Cungjcawjbien：	Vangz Yuisungh	Vangz Hanyuz	
Cawjbien：	Vangz Yuisungh		
Fucawjbien：	Cuh Yilinz	Lij Veicinh	Vangz Yinzfungh	Vangz Linzyinz
	Luz Cwnghlinz	Lij Liz	Liengz Dingyinz	Leiz Beilinz
Yozsuz Guvwn：	Cungh Gozyoz		
Bienveij：	Danz Lauzhij	Sez Yayinh	Gu Gingvwnz	Yungz Siujsiengz
	Vangz Duningz	Dungj Cinghsungh	Vangz Sezyen	Yangz Yungzyinh
	Se Gveiswngh	Cungh Siujcingh	Lij Baujgangh	Suh Cingh
	Liuz Ganghbingz	Maj Canghvuj	Ouh Gvei	Vangz Yizsungh
	Huz Gizminj	Lij Gyah	Liuz Yenz	Banh Hungzbingz
	Liuz Veijfungh	Sung Cicauh	Cangh Yinhyinh	Hoz Cunhvanh
	Hoz Yencunh	Yinz Cwngcungh	Yinz Yij	Fan Lili
	Ganh Yizcwngz	Guz Yingjloz	Cau Cwngzgenh	Mungz Yenyingh
	Lungz Li	Veiz Sunghgih	Linz Cinz	
Ingjsiengq：	Vangz Yuisungh	Lij Veicinh	Vangz Yinzfungh	Cuh Yilinz
Sawcuengh Fanhoiz：	Dwngz Mingzsinh	Lanz Siujyinz	Vangz Sanvaz	Lij Bingjginz
	Lingz Li	Siz Bungzcwngz	Vangz Ginjyen	Cungh Denz
	Vangz Gyauhyen			

序

  壮族是我国人口最多的少数民族，主要聚居在广西壮族自治区，部分分布于云南省文山壮族苗族自治州。在长期的实践中，壮族先民由采集食物进而识别百药，并制造了简单的医疗工具。出土文物及有关考古资料表明，壮族先民使用药物防病治病，至今已有两千多年的历史。随着壮族地区社会经济、政治、文化的发展，经过广大壮医药工作者多年的挖掘整理和研究提高，壮医理论体系已经形成并颇具特色，得到了学术界的认可和肯定。正如国家中医药管理局原局长王国强所指出的，壮医药已成为我国缺乏规范文字记载的民族医药中，第一个通过整理形成比较完备的理论体系，进入国家医师资格考试序列和具有医疗、保健、教育、科研、文化等产业体系的民族医药，其在我国中医药和民族医药事业发展中的地位得到迅速提升，有了更加重要的地位。如今，壮医的"三气同步""三道两路""毒虚致病"等理论已在实践中指导人们用药。实践证明，壮医药是我国传统医药的重要组成部分，为壮族地区人们的健康繁衍做出了不可磨灭的贡献。

  广西壮族自治区地处我国南方沿海，北回归线横贯中部，河流众多，地貌特征以丘陵、平地和喀斯特地貌为多见；大陆海岸线漫长，北部湾面积宽广。广西属亚热带季风气候区，大部分地区气候温暖，热量丰富，雨水丰沛，干湿分明，季节变化不明显，日照适中，冬少夏多。由于特殊的地理环境和气候条件，广西蕴藏着丰富的中草药资源。第三次全国中药资源普查结果显示，广西中草药资源品种数位居全国第二；近年第四次全国中药资源普查（广西）的初步结果则表明，广西中草药资源品种数量较第三次全国中药资源普查的结果已有较大提高。据不完全统计，目前广西壮药资源有2000余种，这些壮药大多为野生，部分为栽培品，过去由于缺乏系统的整理，多散见于壮族民间，依靠口耳相传。因此，对壮药资源进行科学和系统的挖掘整理，是壮医药工作者责无旁贷的光荣而又艰巨的任务。

  全国老中医药专家学术经验继承工作指导老师、国家中医药管理局中医药重点学科民族药学（壮药学）学科带头人、广西国际壮医医院（广西壮族自治区民族医药研究院）民族药研究所原所长黄瑞松主任药师，长期从事民族药特别是壮药的挖掘和整理工作。近年来，他带领团队多次深入壮族地区，跋山涉水，调查了丰富的壮药资源，其间拍摄收集了大量壮药原形态照片，并广泛采访壮族民间医，收集了珍贵的第一手资料。在此基础上，他带领团队整理完成的《中国壮药原色鉴别图谱》（5册）即将由广西科学技术出版社出版发行。全书共收录了1091种常用壮药，包括植物药、动物药和矿物药等，占壮药资源总数的半数以上。该书全文采用壮文、汉文两种文字编写，收录的壮药多为壮医临床常用的药物。该书对每种壮药的原植物名（动物名、矿物名）、药材名、别名、来源、形态特征（性状特征）、生境分布、壮医药用等内容加以详细介绍，并附上原植物、动物、矿物的彩色照片，内容丰富，条理分明，图文并茂，充分体现了壮药的特色。该书对常用壮药基原的梳理、形态特征的鉴别、临床的使用均具有重要的指导意义。

目前，民族医药园地正值繁花似锦、欣欣向荣的好时节，民族医药迎来了前所未有的大好时机。此时，《中国壮药原色鉴别图谱》的出版，可喜可贺，作为一名多年从事传统中药研究的工作者，我由衷地感到高兴和欣慰，乐为此序。

中国工程院院士 肖培根

中国医学科学院药用植物研究所名誉所长

2020 年 10 月于北京

VAHHAIDAEUZ

Bouxcuengh youq guek raeuz dwg aen siujsoq minzcuz vunz ceiq lai ndeu, lai comz youq Gvangjsih Bouxcuengh Swcigih, mbangj youq Yinznanz Sengj Vwnzsanh Bouxcuengh Myauzcuz Swcicouh. Ciuhgeq Bouxcuengh youq ndaw ndwenngoenz raezranghrangh de, ngoenz doek ngoenz daj ra gwn ra youq cij rox cungj yw neix yw de, caemhcaiq caux ok doengh gaiq hongdawz ywbingh dem. Daj gij vwnzvuz vat okdaeuj caeuq gij swhliu gaujguj raeuz cij rox, ciuhgeq Bouxcuengh yungh yw fuengzbingh ywbingh, daengz seizneix gaenq miz song cien lai bi gvaq. Gij ginghci、 cwngci、 vwnzva bien dieg Cuengh neix ngoenz doek ngoenz fatmaj, ginggvaq gyoengq guh gaiq hong Ywcuengh de lai bi vataeu、 cingjleix caeuq lai ak yenzgiu dem, aen dijhi lijlun Ywcuengh gaenq guh hwnjdaeuj caemhcaiq gag miz daegsaek dem, yozsuzgai hix daengj fwngzmeh haenh naeuz guh ndaej ndei. Cingqlumj boux gizcangj yienzlaiz Vangz Gozgyangz Gozgyah Cunghyihyoz Gvanjlijgiz gangj yienghde, gij minzcuz yihyoz guek raeuz noix cihsaw geiq, ndaw neix Ywcuengh baenz aen daih'it doenggvaq cingjleix guhbaenz aen lijlun dijhi haemq caezcienz ndeu, gauj gij swhgwz gozgyah yihswh miz Ywcuengh, dwg aen canjyez dijhi miz yihliuz、 baujgen、 gyauyuz、 gohyenz、 vwnzva daengj. Ywcuengh youq ndaw cunghyihyoz caeuq minzcuz yihyoz guek raeuz yied lai yied miz yingjyangj, yied daeuj yied youqgaenj. Seizneix, gij lijlun lumj "sam heiq doengzbouh" "sam roen song loh" "doeg haw baenz bingh" ndaw Ywcuengh gaenq dawz bae cijdauj vunzlai yunghyw. Yungh gvaq cij hawj vunz raen daengz, Ywcuengh youq ndaw gij yihyoz conzdungj guek raeuz faenh naek, bien dieg Bouxcuengh ndaej daih dem daih ciep roengzdaeuj, goengrengz Ywcuengh laux dangqmaz.

Gvangjsih Bouxcuengh Swcigih youq henz haij baihnamz guek raeuz, diuz bwzveiz gveihsen con gvaq cungqgyang, dah lai, diegndoi、 diegbingz、 diegbya lailai; henzhaij raezranghrangh, Bwzbuvanh gvangqmyangmyang. Guengjsae bien dieg neix dwg yayezdai, dingzlai dieg mbwn raeuj, ndat lai fwn lai, sauj cumx faen cing, seiqgeiq mbouj mingzyienj geijlai, nditdak habngamj, seizdoeng noix seizhah lai. Aenvih diegdeih caeuq dienheiq daegbied, yienghneix Guengjsae cix miz daihbaj yw bae. Baez daihsam bujcaz gij swhyenz Ywdoj daengx guek seiz, gij soq binjcungj Guengjsae youq daengx guek baiz daihngeih; guh baez daihseiq bujcaz seiz, daj gij gezgoj cobouh de rox daengz, youh beij baez daihsam lai do lai. Dungjgi caengz ndaej seuq, seizneix Guengjsae miz 2000 lai cungj yw, gij yw neix lai dwg yw gyangdoengh, mbangj dwg ndaem aeu, doenghbaez aenvih noix guh hidungj cingjleix, ndawbiengz lai dwg mwngz gangj gou dingq cienz okbae. Yienghneix, aeu gohyoz、 hidungj bae vat bae cingj gij swhyenz Ywcuengh, gyoengq guh gaiq hong Ywcuengh miznaj youh hoj guh neix caen aeu rap hwnjdaeuj.

Boux cujyin yozswh Vangz Yuisungh, yienzlaiz youq Daengx guek boux Ywdoj cien'gya geq cienzswnj yozsuz gingniemh gunghcoz cijdauj lauxsae、 Gozgyah Cunghyihyoz Gvanjlijgiz Cunghyihyoz Cungdenj Yozgoh Minzcuz Yozyoz（Ywcuenghyoz）Yozgoh boux lingxdaeuz、 Gvangjsih Gozci Ywcuengh Yihyen（Gvangjsih Bouxcuengh Swcigih Minzcuz Yihyoz Yenzgiuyen）Minzcuz Yenzgiusoj dang sojcangj gvaq, de ciengzgeiz guh gaiq hong ywminzcuz daegbied dwg guh gaiq hong vataeu caeuq cingjleix Ywcuengh. Gaenh bi daeuj, de lai baez daiq doih haeuj dieg Cuengh, bin bya gvaq dah, diucaz le daihbaj yw, hix ingj ndaej daihbaj siengq saeksiengq Ywcuengh, lij lailai bae cunz canghywdoj ndawbiengz Bouxcuengh dem, sou ndaej gij swhliu ceiq moq ceiq dijbauj. Guh le doengh gij hong neix liux, de daiq doih cingjleix sij baenz 《Yawj Saeksiengq Duenq Rox Ywcuengh Cungguek》（5 cek）, bonj saw neix couh yaek youz Gvangjsih Gohyoz Gisuz Cuzbanjse ok saw. Ndaw saw gungh sou gij Ywcuengh ciengz yungh 1091 cungj, gij yw doenghgo、yw doenghduz caeuq yw rin'gvangq hix sou haeuj dem, ciemq gij soq swhyenz Ywcuengh buenq ndeu lai bae. Bonj saw neix yungh Sawcuengh、Sawgun song cungj cihsaw bienraiz, gij Ywcuengh sou haeuj ndaw saw neix lai dwg gij yw seiz ywbingh ciengz yungh. Ndaw saw ciengzsaeq gangj daengz cohgoek、cohyw、coh'wnq、goekgaen、yienghceij daegdiemj、diegmaj faenbouh、giz guhyw moix cungj yw, lij coq gij doz doenghgo（doenghduz、rin'gvangq）miz saek dem, neiyungz lai, gangj youh seuq, miz doz miz cihsaw, cibcuk raen miz daegsaek Ywcuengh. Bonj saw neix doiq cijdauj roiswnh gij goekgaen Ywcuengh、roxmai yienghsiengq、yienghlawz yunghyw gyonj ndei lailai bae.

Dangqnaj, gaiq hong minzcuz yihyoz cingq guh ndaej hoengzhumhum, ceiq hab raeuz cuengq din cuengq fwngz bae guh. Seizneix, okbanj 《Yawj Saeksiengq Duenq Rox Ywcuengh Cungguek》, ndei lai lo, gou yenzgiu conzdungj Ywdoj lai bi gvaq, caen angq raixcaix, hauhneix cix raiz gij cihsaw neix.

Cunghgoz Gunghcwngzyen yensw

Cunghgoz Yihyoz Gohyozyen Yozyung Cizvuz Yenzgiusoj mingzyi sojcangj　Siuh Beizgwnh

2020 nienz 10 nyied youq Bwzgingh sij

前　言

壮医药是我国医药学的重要组成部分。壮族人民在长期的生活实践和同疾病做斗争的过程中，积累了丰富的医学知识和用药经验，逐渐发展和形成了壮医药学。壮医药在壮族地区为壮族的生存、繁衍、健康和发展做出了重要的贡献。

广西壮族自治区地处我国南疆，地理纬度跨越亚热带及热带北缘，北回归线横贯中部。北靠云贵高原和南岭山脉，南临北部湾，地形复杂，河流众多，气候多变，特殊的地理环境和气候条件，使广西蕴藏着大量的中草药资源。据第三次全国中药资源普查统计结果，广西共有中药资源4623种，资源品种数量位居全国第二。近年来，据不完全统计，广西壮药资源有2000余种。这些壮药资源自古以来一直为壮族人民所使用，在其防病治病的过程中发挥着重要的作用。但由于历史的原因，长期以来壮药丰富的资源品种及安全有效的用药经验也只是散见于壮族民间口耳相传，壮医药一直未能得到科学系统的挖掘和整理，以致壮药资源未能得到充分的利用。

中华人民共和国成立后，特别是改革开放以来，党和国家高度重视民族医药事业的发展，制定和出台了一系列扶持和促进民族医药事业发展的政策和法规。21世纪以来，国家中医药管理局等13部门联合制定并公布《关于加强新时代少数民族医药工作的若干意见》，《广西壮族自治区人民政府关于加快中医药民族医药发展的决定》《广西壮族自治区人民政府关于印发广西壮族自治区壮瑶医药振兴计划（2011—2020年）的通知》等加快中医药民族医药发展的文件出台，对促进壮医药事业的健康发展具有重要意义。

为了弘扬和发展壮医药事业，促进壮药资源的充分利用，我们在野外资源采集、鉴定、拍摄、文献考证和壮族民间用药经验调研的基础上，编写了《中国壮药原色鉴别图谱》。本书采用壮文、汉文两种文字编写，共收录壮族常用壮药1091种，分5册出版。收录的壮药品种主要以植物药为主，也收入部分动物药（包括海洋动物）和矿物药。每种壮药内容包括正名、药材名、别名、来源、形态特征、生境分布、壮医药用，并附上原植物（动物、矿物）形态彩色照片。其中，壮文名主要以武鸣音为主，部分为忻城音、上林音、天等音、靖西音、那坡音；中文名为原植物名（动物名、矿物名）；药材名为流通市场或壮族地区习用的药材名称；别名为广西各地壮族民间对同一植物的不同称呼；来源为植物（动物）的科名、物名和学名，以及矿物的类名、族名、矿石名（或岩石名）、主要成分。书中收录壮药品种多为广西壮族地区野生，部分为栽培品种，这些品种多为广西壮族民间流传使用的药材，具有壮族民间应用基础。每个品种均配一幅高清拍摄、部位最佳的彩色照片，便于读者对照形态特征的描述进行鉴别。在壮医药用方面，以壮医理论为指导，并结合壮医用药经验进行论述，附方均为壮族民间使用的经验方，对人们应用壮药防病治病具有较大的参考作用。本书可供从事壮药生产、流通、科研、教学、检验和监管的工作者及政府决策者参考使用，也可供广大老百姓鉴别使用。

参与本书编写的人员多为从事壮药研究的科技工作者、临床医师、民间壮医师和药师，大家不辞劳苦，勤勤恳恳，努力工作在民族药挖掘整理的第一线，积累了大量壮药的第一手资料，为本书的编写提供了有力的技术支撑。本书的编写和出版得到桂林三金药业股份有限公司、广西仙朱中药科技有限公司、南宁生源中药饮片有限责任公司的大力支持；广西壮族自治区民族医药研究院、中国科学院广西植物研究所、广西壮族自治区中医药研究院在标本查询方面给予了帮助；中国科学院广西植物研究所刘演研究员对本书部分品种做了鉴定；四川省宜宾学院郭鹏教授、中国科学院广西植物研究所李光照研究员、林春蕊研究员，广西药用植物园彭治章老师、吴庆华副研究员，广西壮族自治区科学技术协会吴双老师，广西水果生产技术指导总站樊刚伦同志为本书提供了部分照片；中国工程院院士、中国医学科学院药用植物研究所名誉所长肖培根在百忙中为本书作序。在此，对以上单位和个人一并致以衷心的感谢。

由于我们经验不足，加之水平有限，本书错漏之处在所难免，敬请读者批评指正。

编　者

2020 年 10 月

VAHBAIHNAJ

Ywcuengh youq ndaw eiyw guek raeuz dwg faenh youqgaenj ndeu. Gyoengq Bouxcuengh gvaq saedceij caeuq ywbingh seiz, cix roxmai yw, rox yunghyw lailai bae, yienghneix roengzdaeuj couh guhbaenz le aen yozgoh Bouxcuengh yungh yw ywbingh. Bien dieg Bouxcuengh ndaej daih youh daih sengsanj, ndang cangq, fatmaj, goengrengz Ywcuengh laux raixcaix.

Gvangjsih Bouxcuengh Swcigih youq baihnamz guek raeuz, aen dieg neix youq gwnz yayezdai caeuq nden baek yezdai, diuz sienq bwzveiz gveihsen con gvaq cungqgyang. Baihbaek ap Yinzgvei Gauhyenz caeuq megbya Nanzlingj, baihnamz ap Bwzbuvaih, bya lai, dah lai, ndat lai, fwn lai, yienghneix Guengjsae cij miz daihbaj yw bae. Baez daihsam dungjgi gij swhyenz Ywdoj daengx guek seiz, Guengjsae miz Ywdoj 4623 cungj, gij soq binjcungj youq daengx guek baiz daihngeih. Gaenh bi daeuj dungjgi caengz ndaej seuq, Guengjsae couh miz Ywcuengh 2000 lai cungj. Daj ciuhgeq daeuj lwgminz Bouxcuengh itcig yungh doengh gij yw neix, gij yw neix ak fuengzbingh ywbingh dangqmaz. Hoeng, aenvih noix cihsaw geiq, ciengzgeiz doxdaeuj gij binjcungj Ywcuengh caeuq baenzlawz yungh yw, cij dwg mwngz gangj gou dingq cienz gwnz biengz, Ywcuengh lij caengz ndaej gohyoz hidungj bae vataeu, cingjleix gvaq, yienghneix swhyenz Ywcuengh cix caengz ndaej ndeindei bae yungh.

Cunghvaz Yinzminz Gunghozgoz laebbaenz le, daegbied dwg gaijgwz hailangh doxdaeuj, Dangj caeuq guekgya yawjnaek hangh yihyoz minzcuz lailai bae, ceiqdingh caeuq okdaiz le baenzroix cwngcwz caeuq fazgveih bae fuz bae coi hangh yihyoz minzcuz. 21 sigij doxdaeuj, Gozgyah Cunghyihyoz Gvanjlijgiz daengj 13 aen bumwnz doxcaeuq okdaiz vwnzgen coi cunghyihyoz, minzcuz yihyoz vaiq fat, beijlumj《Geij Aen Yigen Gyarengz Youq Seizdaih Moq Guh Gaiq Hong Siujsoq Minzcuz Yihyoz》,《Gvangjsih Bouxcuengh Swcigih Yinzminz Cwngfuj Gietdingh Gyavaiq Guh Cunghyihyoz Minzcuz Yihyoz》《Yaenqfat Aen Dunghcih Gvangjsih Bouxcuengh Swcigih Yinzminz Cwngfuj Giva Saenqhwng Ywcuengh Ywyauzcuz（2011—2020 nienz）》, doengh gij vwnzgen neix ndeileih gij saehnieb Ywcuengh lailai bae.

Vihliux guhhoengh caeuq fatmaj Ywcuengh, rox yungh Ywcuengh daengz dieg bae, dou bae gyangdoengh ra yw、duenqdingh、ingj doz、caz saw、diuyenz gij ginghyen yunghyw ndawbiengz Bouxcuengh, guh gij hong neix le cij bienraiz bonj saw《Yawj Saeksiengq Duenq Rox Ywcuengh Cungguek》. Bonj saw neix yungh Sawcuengh、Sawgun song cungj cihsaw daeuj bienraiz, gungh sou gij Ywcuengh ciengz yungh 1091 cungj, faen 5 cek ok saw. Gij binjcungj Ywcuengh sou haeuj saw neix, aeu yw doenghgo guhcawj, hix sou di yw doenghduz（gij yw doenghduz ndaw haij hix sou）caeuq yw rin'gvangq. Ndaw neix moix cungj yw geiq miz cohgoek、cohyw、coh'wnq、goekgaen、yienghceij daegdiemj、diegmaj faenbouh、giz guh yw、lij coq gij doz doenghgo（doenghduz、rin'gvangq）miz saek dem. Ndaw neix, coh Cuengh aeu vah Vujmingz guhdaeuz, lij miz di vah Yinhcwngz、vah Sanglinz、vah Denhdwngj、vah Cingsih、vah Nazboh；coh Gun dwg gij coh doenghgo（doenghduz、rin'gvangq）yienzlaiz；cohyw dwg gij coh ndaw haw yungh roxnaeuz dieg Cuengh gvenq yungh；coh'wnq dwg gij coh doengz aen doenghgo gak dieg yienghlawz heuh；goekgaen dwg gohmingz、vuzmingz caeuq yozmingz doenghgo（doenghduz）, caeuq leimingz、cuzmingz、rin'gvangq （roxnaeuz cohrin）、gij cingzfaenh cujyau. Gij binjcungj Ywcuengh ndaw saw lai soq dwg yw ndaw doengh dieg Cuengh，mbangj di ndaem aeu，doengh gij binjcungj neix ndawbiengz Bouxcuengh Guengjsae ciengz yungh，vunzlai yungh gvaq. Moix aen binjcungj gyonq boiq fouq doz miz saek cincangqcangq、ingj gvaileujleuj ndeu，yienghneix fuengbienh bouxdoeg yawj saw yawj doz roxmai yw. Ndaw saw gangj Ywcuengh miz gijmaz yungh，aeu gij lijlun Ywcuengh daeuj vixyinx，youh caez gangj gij ginghyen yunghhyw Ywcuengh dem，danyw gyonq ging ndawbiengz Bouxcuengh yungh gvaq，hab vunzlai yawj le goj ndaej yungh daeuj fuengzbingh ywbingh. Bonj saw neix hab doengh boux swnghcanj、siugai、yenzgiu、son saw、genjniemh、gamguenj Ywcuengh de yungh，hab doengh boux cwngfuj guh gitdingh yungh，hix hab gyoengq beksingq roxmai yw yungh.

Doengh boux caez raiz bonj saw neix，lai dwg doengh boux gohgi gunghcozcej yenzgiu Ywcuengh、boux canghyw duenq bingh yw bingh、canghywdoj caeuq yozswh，gyoengq neix mbouj lau dwgrengz，roengzrengz bae vat、bae cingj Ywcuengh，rom ndaej le daihbaj swhliu ceiq moq，yienghneix cix fuengbienh bienraiz bonj saw neix lailai bae. Bienraiz bonj saw neix caeuq ok saw daeuj cix baengh Gveilinz Sanhginh Yozyez Gujfwn Youjhan Gunghswh、Gvangjsih Senhcuh Cunghyoz Gohgi Youjhan Gunghswh、Nanzningz Swnghyenz Cunghyoz Yinjben Youjhan Cwzyin Gunghswh；Gvangjsih Bouxcuengh Swcigih Minzcuz Yihyoz Yenzgiuyen、Cunghgoz Gohyozyen Gvangjsih Cizvuz Yenzgiusoj、Gvangjsih Bouxcuengh Swcigih Cunghyihyoz Yengiuyen coengh ra byauhbwnj；boux yenzgiuyenz Liuz Yenj Cunghgoz Gohyozyen Gohyozyen Gvangjsih Cizvuz Yenzgiusoj bang gamdingh di binjcungj ndaw saw；boux gyausou Goh Bungz Swconh Sengj Yizbinh Yozyen、boux yenzgiuyenz Lij Gvanghcau、Linz Cunhyuij Cunghgoz Gohyozyen Gvangjsih Cizvuz Yenzgiusoj，boux lauxsae Bungz Cicangh、fuyenzgiuyenz Vuz Gingvaz Gvangjsih Yozyung Cizvuzyenz，boux lauxsae Vuz Sangh Gvangjsih Bouxcuengh Swcigih Gohyoz Gisuz Hezvei，Gvangjsih Suijgoj Swnghcanj Gisuz Cidauj Cungjcan Fanz Ganghlunz dungzci bang ok di doz；Cunghgoz Gunghcwngzyen yensw、Cunghgoz Yihyoz Gohyozyen Yozyung Cizvuz Yenzgiusoj mingzyi sojcangj Siuh Beizgwnh，de hong nyaengqnyatnyat lij bang bonj saw neix raiz vahhaidaeuz. Youq giz neix，caensim gyo'mbaiq doengh aen danhvei caeuq doengh boux gwnz neix，gyo'mbaiq sou.

Aenvih ginghyen dou mbouj gaeuq，caiqgya suijbingz mbouj gaeuq sang，lau lij miz loek，muengh gyoengq bouxdoeg gangj dou dingq gaij ndei bae.

Bouxbien

2020 nienz 10 nyied

目 录
Moegloeg

七画

弄岗唇柱苣苔

【药 材 名】红药。

【别 　 名】红接骨草、矮脚甘松。

【来 　 源】苦苣苔科植物弄岗唇柱苣苔 *Chirita longgangensis* W. T. Wang。

【形态特征】多年生草本。根状茎长，圆柱形，顶部节间长 0.4~2.0 cm，顶端被贴伏短柔毛。叶密集于根状茎顶端，3~4 个轮生，无柄；叶片长圆状线形，长 9~16 cm，宽 1.5~2.9 cm，顶端微钝，两面密被贴伏短柔毛。聚伞花序腋生，二至三回分枝；花序梗被短柔毛；苞片对生，披针形，密被贴伏短柔毛；花梗密被短腺毛；花萼 5 裂达基部，裂片狭披针状线形；花冠白色，有紫纹，长约 3.4 cm，外面无毛，上唇 2 裂，下唇 3 裂，裂片卵圆形；退化雄蕊 3 枚，无毛；雌蕊长约 2.8 cm，子房和花柱被短毛。花期 10~12 月。

【生境分布】生于石灰岩山林边石上。广西主要分布于龙州、大新、天等等地。

【壮医药用】

药用部位　根茎。

性味　微甜、涩，平。

功用　调龙路、火路，补血，消肿痛。用于勒内（血虚），产呱勒内（产后血虚），发旺（痹病），胴尹（胃痛），林得叮相（跌打损伤），夺扼（骨折），埃病（咳嗽）。

附方　（1）产呱勒内（产后血虚）：红药 30 g，鸡血藤、生姜各 15 g，水煎，取药液加红糖 30 g，分 2 次服。

（2）林得叮相（跌打损伤）：红药 90 g，红丝线 30 g，三块瓦根 15 g，米酒 1 kg，浸泡 12 日备用。每次空腹服 50 mL，每日 2~3 次。

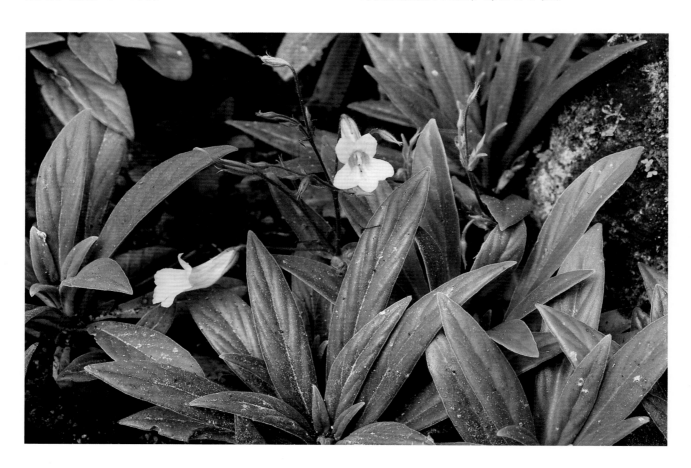

Yazndiengx

【Cohyw】 Yazndiengx.

【Coh'wnq】 Gociepndokhoengz、goganhsunghgadaemq.

【Goekgaen】 Dwg yazndiengx doenghgo gujgiqdaizgoh.

【Yienghceij Daegdiemj】 Gofaex maj lai bi. Ganj lumj rag raez, yiengh saeumwnz, gwnzdingj hoh caeuq hoh ndawde raez 0.4~2.0 lizmij, dingj byai miz bwn'unq dinj nemboemz. Mbaw maj youq gwnzdingj ganj lumj rag yaedyubyub, 3~4 aen gvaengx maj, mbouj miz gaenz；mbaw luenzraez yiengh baenzdiuz, raez 9~16 lizmij, gvangq 1.5~2.9 lizmij, byai loq bumj, song mbiengj miz bwn'unq dinj nenboemz yaedyub. Gyaeujva comzliengj maj eiq, 2~3 gvaengx dok nye；gaenq gyaeujva miz bwn'unq dinj；mbawlup maj doxcah, luenzraez gaeb byai menh soem, miz bwn'unq dinj nenboemz yaedyub；gaenqva miz bwnhanh dinj yaedyub；iemjva 5 dek daengz gizgoek, limq dek luenzraez gaeb byaih menh some；mauhva saekhau, miz raizaeuj, raez aiqmiz 3.4 lizmij, baihrog mbouj miz bwn, naengbak baihgwnz 2 dek, naengbak baihlaj 3 dek, limq dek yiengh gyaeqluenz；doiqvaq simva boux 3 diuz, mbouj miz bwn；simva boux raez aiqmiz 2.8 lizmij；fuengzlwg caeuq saeuva miz bwn dinj. 10~12 nyied haiva.

【Diegmaj Faenbouh】 Maj youq gwnzrin henz ndoeng byai rinhoi. Guengjsae dingzlai maj youq Lungzcouh、Dasinh、Denhdwngj daengj dieg.

【Gij Guhyw Ywcuengh】

Giz guhyw　Ganjrag.

Singqfeih　Loq diemz、saep, bingz.

Goeng'yungh　Diuz lohlungz、lohhuj, bouj lwed, siu infoeg. Yungh youq lwed haw, seng gvaq lwedhaw, fatvcmgh, dungx in, laemx doek deng sieng, ndokraek, baenzae.

Danyw　（1）Seng gvaq lwedhaw：Yazndiengx 30 gwz, gaeulwedgaeq、hingndip gak 15 gwz, cienq raemx, aeu raemx yw gyaux hoengzdangz 30 gwz faen 2 mbat gwn.

（2）Laemx doek deng sieng：Yazndiengx 90 gwz, gaeundoksoiq 30 gwz, rag gosammbaw 15 gwz laeujhaeux 1 gunghginh, cimq 12 ngoenz bwhyungh. Moix ngoenz dungx byouq gwn 50 hauzswngh, moix ngoenz 2~3 mbat.

麦冬

【药材名】麦冬。

【别　名】寸冬、沿阶草、小麦冬、小叶麦门冬、韭菜麦冬、韭叶麦冬。

【来　源】百合科植物麦冬 *Ophiopogon japonicus*（L. f.）Ker-Gawl.。

【形态特征】多年生常绿草本。根茎短而肥厚，横走，须根多，中部或先端常膨大呈椭圆形或纺锤形的肉质小块根。茎短。叶丛生；叶片长线形，长10~50 cm，宽1.5~4.0 mm，先端急尖或渐尖，边缘具细锯齿，脉3~7条，叶柄鞘状。花葶长6~15（27）cm；总状花序长2~7 cm，具花数朵至十数朵；花单生或成对着生于苞片腋内；苞片披针形；花梗长3~4 mm，关节位于中部；花被片常稍下垂而不展开，披针形，长约5 mm，白色或淡紫色。浆果球形，熟时暗蓝色。种子球形。花期5~8月，果期8~9月。

【生境分布】生于山坡阴湿处、林下或溪旁，或栽培。广西主要分布于藤县、贺州、罗城、南丹等地，长江流域及以南各省区也有分布或栽培。

【壮医药用】

药用部位　块根。

性味　甜、微苦，凉。

功用　通气道，补肺阴，养阴液，止咳嗽。用于埃病（咳嗽）无痰，热病烦渴，咽干口燥，屙意囊（便秘），年闹诺（失眠）。

附方　（1）埃病（咳嗽）无痰：麦冬10 g，五味子、罗汉果各6 g，水煎代茶饮。

（2）热病烦渴：麦冬、淡竹叶、山栀子各10 g，连翘、生地黄、玄参各12 g，水煎服。

（3）咽干口燥，屙意囊（便秘）：麦冬、竹叶卷心、沙参、石斛、知母各10 g，生地黄15 g，玄参12 g，玉叶金花20 g，枸杞子6 g，水煎服。

（4）年闹诺（失眠）：麦冬20 g，花生全草60 g，莲子心2 g，水煎服。

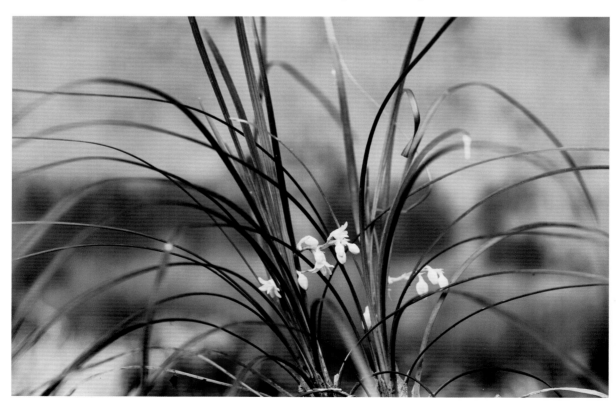

Gyazcij

【Cohyw】 Gyazcij.

【Coh'wnq】 Gocundungh、goyenzgaihcauj、gyazcij iq、gomegdoeng mbawsaeq、gyazcij coenggep、gyazcij mbawcoenggep.

【Goekgaen】 Dwg gyazcij doenghgo bwzhozgoh.

【Yienghceij Daegdiemj】 Dwg go'nywj ciengz heu maj lai bi. Ganjrag dinj youh bizna， byaij vang，ragmumh lai， cungqgyang roxnaeuz byai rag ciengz bongq hung baenz ganjrag saeq yienghbomj roxnaeuz yiengh lumj lwgrok nohna raemx lai. Ganj dinj. Mbaw maj baenz caz；mbaw yienghsienq raez， raez 10~50 lizmij，gvangq 1.5~4.0 hauzmij， byai mbaw fwt soem roxnaeuz menhmenh bienq soem， bien mbaw miz heujgawq saeq， meg 3~7 diuz， gaenzmbaw lumj faek. Gaenzva raez 6~15（27）lizmij；vahsi baenz foengq raez 2~7 lizmij， miz geij duj va roxnaeuz cib geij duj va；va dan maj roxnaeuz maj baenz doiq youq ndaw lajeiq limqva；limqva yiengh longzcim；gaenqva raez 3~4 hauzmij， giz hoh youq cungqgyang；dipva ciengz loq duengh doxroengz youh mbouj mbehai， yiengh longzcim， raez daihgaiq 5 hauzmij， saekhau roxnaeuz saekaeuj mong. makieng lumj aen'giuz， cug le saekomong. Ceh lumj aen'giuz. 5~8 nyied haiva， 8~9 nyied dawzmak.

【Diegmaj Faenbouh】 Maj youq giz raemhcumx gwnz bo、laj ndoeng roxnaeuz henz rij， roxnaeuz ndaem aeu. Guengjsae cujyau faenbouh youq Dwngzyen、Hozcouh、Lozcwngz、Nanzdanh daengj dieg， guek raeuz song hamq Dahcangzgyangh caeuq dah baihnamz gak sengj gih hix miz faenbouh roxnaeuz ndaem aeu.

【Gij Guhyw Ywcuengh】

Giz guhyw　Ndaekrag.

Singqfeih　Van、loq haemz， liengz.

Goeng'yungh　Doeng roenheiq， bouj bwt yaem， ciengx raemxyaem， dingz ae. Yungh daeuj yw baenzae mbouj miz myaiz， binghhhuj hozhawq， hozhawq hozhat， okhaexndangj， ninz mbouj ndaek.

Danyw　（1）Baenzae mbouj miz myaiz：Gyazcij 10 gwz， gaeucuenqiq、maklozhan gak 6 gwz， cienq raemx dang caz gwn.

（2）Binghhhuj hozhawq：Gyazcij、gogaekboux、vuengzgae gak 10 gwz， golenzgyauz、gocaemcij ndip、caemhmbaemx gak 12 gwz， cienq raemx gwn.

（3）Hozhawq hozhat， okhaexnong：Gyazcij、gogaekboux、sacaem、davangzcauj、gocihmuj gak 10 gwz， gocaemcij ndip 15 gwz， caemhmbaemx 12 gwz， gaeubeizhau 20 gwz， makgoujgij 6 gwz， cienq raemx gwn.

（4）Ninz mbouj ndaek：Gyazcij 20 gwz， daengx go duhdoem 60 gwz， sim cehmbu 2 gwz， cienq raemx gwn.

七画

扶芳藤

【药 材 名】扶芳藤。

【别　　名】爬行卫矛、常春卫矛、爬墙虎。

【来　　源】卫矛科植物扶芳藤 *Euonymus fortunei*（Turcz.）Hand.-Mazz.。

【形态特征】常绿藤状灌木，高可达数米。枝上有气生根。单叶对生；叶片薄革质，椭圆形、长椭圆形或长倒卵形，长 3.5~8.0 cm，宽 1.5~4.0 cm，先端钝或急尖，基部楔形，边缘具浅锯齿；叶柄长 3~6 mm。聚伞花序腋生，2~4 次分枝，花序梗长 1.5~3.0 cm；小聚伞花序密集，有花 4~7 朵，花梗长约 5 mm；花白绿色或黄绿色，4 基数，直径 5~7 mm；子房三角锥状，粗壮明显。蒴果近球状，直径 6~12 mm，粉红色；果序梗长 2.0~3.5 cm；果梗长 5~8 mm。种子具鲜红色假种皮。花期 6 月，果期 10 月。

【生境分布】生于山坡丛林中。广西主要分布于融水、桂林、龙胜、资源、永福、兴安、恭城、蒙山、容县、那坡、凌云、乐业、宁明、上林、罗城、金秀等地，江苏、浙江、安徽、江西、湖北、湖南、四川、陕西等省也有分布。

【壮医药用】

药用部位　地上部分。

性味　辣、苦，温。

功用　通龙路、火路，益气血，祛风毒，舒筋络，止血。用于勒内（血虚），嘘内（气虚），核尹（腰痛），发旺（痹病），林得叮相（跌打损伤），创伤出血，唉勒（咯血），奔寸（子宫脱垂），约经乱（月经不调），兵淋勒（崩漏）。

附方　（1）奔寸（子宫脱垂）：①扶芳藤 120 g，水煎，取药液加黄酒、红糖各适量调服。②扶芳藤 100 g，水煎，取药液加黄酒、红糖各适量服。

（2）发旺（痹病）：扶芳藤、虎杖、忍冬藤、九节风、宽筋藤各 20 g，水煎服。

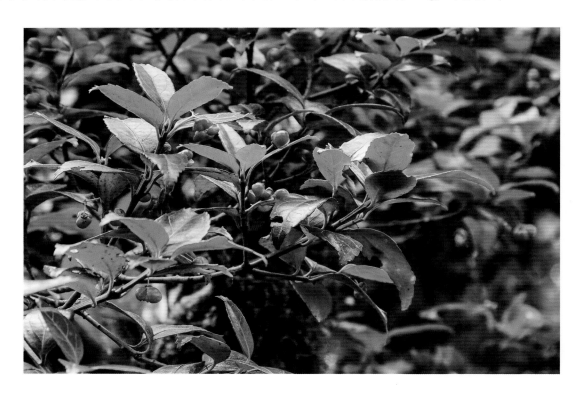

Gaeundaux

【 Cohyw 】 Gaeundaux.

【 Coh'wnq 】 Gaeubazhingzveimauz、gaeucangzcunhveimauz、gaeubazcangz.

【 Goekgaen 】 Dwg gaeundaux doenghgo veimauzgoh.

【 Yienghceij Daegdiemj 】 Dwg faexcaz gaeu ciengz heu，sang ndaej daengz geij mij. Gwnz nye maj miz ragdomx. Mbaw dandog maj doxdoiq；mbaw loq na，yiengh luenzbomj、luenzbomj raez roxnaeuz luenz raez lumj gyaeq dauqdingq，raez 3.5~8.0 lizmij，gvangq 1.5~4.0 lizmij，byai maeuz roxnaeuz doq soem，gizgoek sotsoenj，henzbien miz heujgawq feuz；gaenqmbaw raez 3~6 hauzmij. Foengqva lumj comzliengj maj lajeiq，miz 2~4 baez faen nye，ganj foengqva raez 1.5~3.0 lizmij；foengqva comzliengj iq comzmaed，miz 4~7 duj va，ganjva raez daihgaiq 5 hauzmij；dujva saek hauloeg roxnaeuz saek henjloeg，gijva gak bouhfaenh soqgoek dwg 4，cizging 5~7 hauzmij；fuengzlwg luenzsoem sam gak，gig cocangq. Makhawq lumj giuz，cizging 6~12 hauzmij，saek hoengzmaeq；ganj foengqmak raez 2.0~3.5 lizmij；gaenq mak raez 5~8 hauzmij. Ceh miz gyaj naengceh saek hoengzsien. 6 nyied haiva，10 nyied dawzmak.

【 Diegmaj Faenbouh 】 Maj youq ndaw ndoengfaex dieg bo. Guengjsae cujyau youq Yungzsuij、Gveilinz、Lungzswng、Swhyenz、Yungjfuz、Hingh'anh、Gunghcwngz、Mungzsanh、Yungzyen、Nazboh、Lingzyinz、Lozyez、Ningzmingz、Sanglinz、Lozcwngz、Ginhsiu daengj dieg neix miz，guek raeuz Gyanghsuh、Cezgyangh、Anhveih、Gyanghsih、Huzbwz、Huznanz、Swconh、Sanjsih daengj sengj caemh miz.

【 Gij Guhyw Ywcuengh 】

Giz guhyw　Dingz gwnz dieg.

Singqfeih　Manh、haemz、raeuj.

Goeng'yungh　Doeng lohlungz、lohhuj，ik lwedheiq，cawz doegfung，iet nyinz，dingz lwed. Aeu daeuj yw lwedhaw，heiqhaw，hwetin，fatvangh，laemx doek deng sieng，deng sieng oklwed，aelwed，rongzva domx，dawzsaeg luenh，binghloemqlwed.

Danyw　（1）Rongzva domx：① Gaeundaux 120 gwz，cienq raemx，aeu raemxyw gya laeujhenj、dangznding gak aeu habliengh diuz gwn. ② Gaeundaux 100 gwz，cienq raemx，aeu raemxyw gya laeujhenj、dangznding gak aeu habliengh diuz gwn.

（2）Fatvangh：Gaeundaux、godiengangh、gaeu vagimngaenz、go'ienhoengz、gaeusongx gak 20 gwz，cienq raemx gwn.

走马胎

【药 材 名】走马胎。

【别　　名】大叶紫金牛、走马风。

【来　　源】紫金牛科植物走马胎 *Ardisia gigantifolia* Stapf。

【形态特征】大灌木或亚灌木，高可达 3 m。根粗壮，稍呈串珠状膨大，具香气，断面具血点。茎常无分枝，幼嫩部分被微柔毛。单叶互生，常集生于茎顶端，叶片椭圆形至倒卵状披针形，长 20~57 cm，宽 5~18 cm，先端钝急尖或近渐尖，基部楔形，下延至叶柄成狭翅，边缘具细齿，叶脉明显，背面叶脉凸起，常带紫红色，两面具腺点。圆锥聚伞花序顶生或腋生，花序长 20~25 cm；花梗长 1.0~1.5 cm；花长 4~5 mm；花萼和花冠均 5 裂，萼片披针形，具腺点；花瓣白色或粉红色，卵形，长 4~5 mm，具疏腺点；雄蕊 5 枚。浆果球形，直径约 6 mm，红色，具纵肋和腺点。花期 2~7 月，果期 11~12 月或 2~6 月。

【生境分布】生于山间林下阴湿的地方。广西主要分布于马山、融水、阳朔、永福、蒙山、防城港、上思、平南、凌云、乐业、隆林、象州、金秀、扶绥等地，云南、广东、江西、福建等省也有分布。

【壮医药用】

药用部位　根、叶、全株。

性味　辣、微苦，温。

功用　调龙路、火路，祛风毒，除湿毒，生肌。根、全株用于发旺（痹病），麻邦（偏瘫），林得叮相（跌打损伤），呗脓（痈肿），啥痦（疳积），勒爷顽瓦（小儿麻痹后遗症），勒内（血虚），约经乱（月经不调），下肢溃疡，兵淋勒（崩漏）；叶用于兵淋勒（崩漏），呗脓（痈肿），下肢溃疡，林得叮相（跌打损伤）。

附方　（1）发旺（痹病），勒内（血虚）：走马胎根 50 g，扶芳藤、牛膝、九节风各 25 g，秤杆草 10 g，鸡血藤、黑老虎各 15 g，水煎服。

（2）啥痦（疳积）：走马胎根 10 g，骨碎补 25 g，鲜田基黄 15 g，水煎服。

（3）产呱勒内（产后血虚）：走马胎根、黄花倒水莲、五指毛桃各 25 g，鸡血藤 15 g，何首乌、益母草各 10 g，水煎后加红糖服。

（4）产呱发旺（产后痹病）：走马胎、当归、鸡血藤各 15 g，桂枝 5 g，木贼草、桑枝各 10 g，水煎服；另取鲜豨莶草、葱叶、生姜各 250 g，水煮沸后加米酒 500 g，调匀，擦洗患处。

（5）呗脓（痈肿）：鲜走马胎叶适量，捣烂外敷患处。

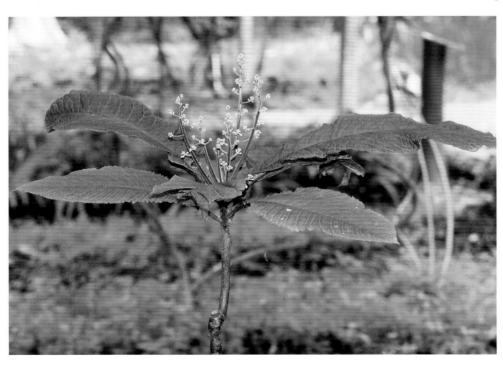

Gofunghlwed

【 Cohyw 】Gofunghlwed.

【 Coh'wnq 】Swjginhniuz mbawhung、coujmajfungh.

【 Goekgaen 】Dwg gofunghlwed doenghgo swjginhniuzgoh.

【 Yienghceij Daegdiemj 】Faexcaz hung roxnaeuz yagvanmuz，sang ndaej daengz 3 mij. Rag coloet，bongzhung mizdi lumj roixcaw，miz heiqrang，najgat miz diemjlwed. Ganj dingzlai mij dok nye，liq oiq mizmbangj mizdi bwn'unq. Mbaw dog maj doxcah，dingzlai comzmaj gwnz byai ganj，mbaw luenzraez daengz lumj gyaeq dauqbyonj byai menh soem，raez 20~57 lizmij，gvangq 5~18 lizmij，byai bumx gaenjsoem roxnaeuz gaenh ciemh soem，goek sot，iet daengz gaenqmbaw le baenz fwedgaeb，henzbien miz heujsaeq，megmbaw mingzyienj，megmbaw baihlaeng doedhwnj，dingzlai daiq saekaeuj，song mienh miz diemjraiz. Gyaeujva lumj liengj comzbaenz saeumwnzsoem majbyai roxnaeuz majeiq，gyaeujva raez 20~25 lizmij；gaenqva raez 1~1.5 lizmij；va raez 4~5 hauzmij；iemjva caeuq mauhva cungj dwg 5 seg，mbawiemj gaeb samgak lumj gyaeq roxnaeuz byai menh soem，miz diemjraiz；mbawva hau roxnaeuz hoengzmaeq，yiengh gyaeqluenz，raez 4~5 hauzmij，miz diemjraiz mbang；simvaboux 5 dug. Mak luenzgiuz，hung yaek 6 hauzmij，hoengz，miz sejdaengj caeuq diemjraiz. 2~7 nyied haiva，11~12 nyied roxnaeuz 2~6 nyied dawzmak.

【 Diegmaj Faenbouh 】Hwnj laeng giz dieg raemhcumx ndaw ndoeng faex mbang、ndaet ndaw bya. Guengjsae dingzlai hwnj laeng Majsanh、Yungzsuij、Yangzsoz、Yungjfuz、Mungzsanh、Fangzcwngzgangj、Sangswh、Bingznanz、Lingzyinz、Lozyez、Lungzlinz、Siengcouh、Ginhsiu、Fuzsuih daengj dieg，guek raeuz Yinznanz、Guengjdoeng、Gyanghsih、Fuzgen daengj sengj neix caemh miz.

【 Gij Guhyw Ywcuengh 】

Giz guhyw　Rag、mbaw、daengx go.

Singqfeih　Manh、loq haemz、raeuj.

Goeng'yungh　Diuz lohlungz、lohhuj、siu fungdoeg、cawz caepdoeg、maj noh. Rag、daengx go ndaej yw fatvangh，mazmbangj，laemx doek deng sieng，baeznong，baenzgam，lwgnye vanzvax，lwedhaw，dawzsaeg luenh，song ga gveiyangz，binghhloemqlwed；mbaw ndaej yw binghhloemqlwed，baeznong，song ga gveiyangz，laemx doek deng sieng.

Danyw　（1）Fatvangh，lwed haw：Rag gofunghlwed 50 gwz，fuzfanghdwngz、baihdoh、giujcezfungh gak 25 gwz，rumganjcaengh 10 gwz，gukndaem、gaeulwedgaeq gak 15 gwz，cienq raemx gwn.

（2）Baenzgam：Rag gofunghlwed 10 gwz，guzsuibuj 25 gwz，denzgihvangz ndip 15 gwz，cienq raemx gwn.

（3）Mizlwg le lwed haw：Rag gofunghlwed、swnjgyaeujhen vahenj、gocijcwz gak 25 gwz，gaeulwedgaeq 15 gwz，soujvuh、yizmujcauj gak 10 gwz，cienq raemx gya hoengzdangz gwn.

（4）Mizlwg le fatvangh：Gofunghlwed、danghgveih、nyesangh、godaebdoengzcauj gak 10 gwz，gaeulwedgaeq gak 15 gwz，gveicih 5 gwz，cienq raemx gwn；lingh aeu hihcencauj ndip、mbawcoeng、hingndip gak 250 gwz，cienq raemx goenj le gya laeujhaeux 500 gwz，diuz yinz，cat mwnqmaz.

（5）Baeznong：Mbaw gofunghlwed ndip habliengh，dub yungz oep mwnqbaez.

赤苍藤

【药 材 名】腥藤。

【别　　名】龙须菜、龙须藤、蚂蝗藤、十丈藤、勾华、侧苋、叩娘内、叩丘、抠优、土白芍、假黄藤、菜藤。

【来　　源】铁青树科植物赤苍藤 Erythropalum scandens Blume。

【形态特征】常绿木质藤本，长可达 10 m，卷须腋生，全株有鱼腥臭气。单叶互生，叶卵形或长卵形，长 8~20 cm，宽 4~15 cm，顶端渐尖、钝尖或突尖，稀为圆形；基出脉常 3 条；叶柄长 3~10 cm。二歧聚伞花序腋生或顶生，花梗长 0.2~0.5 mm，总花梗长 3~9 cm；花萼筒具 4~5 裂片；花冠白色，直径 2.0~2.5 mm，裂齿小，卵状三角形；雄蕊 5 枚；花盘隆起。核果卵状椭圆形或椭圆状，长 1.5~2.5 cm，直径 0.8~1.4 cm，全为增大呈壶状的花萼筒所包围，成熟时淡红褐色，常开裂为 3~5 枚裂瓣；果梗长 1.5~3.0 cm；种子蓝紫色。花期 4~5 月，果期 5~7 月。

【生境分布】生于低山、丘陵地区，或山区溪边、山谷、林缘和灌木丛中。广西主要分布于桂东至桂南、桂西南至桂西北地区，云南、贵州、西藏、广东等省区也有分布。

【壮医药用】

药用部位　全株。

性味　微苦，平。

功用　通水道，清热毒，祛湿毒。用于黄标（黄疸），屙泻（泄泻），肉扭（淋证），急性肾炎，尿道炎，笨浮（水肿）。

附方　（1）黄标（黄疸）：腥藤、田基黄、茵陈、鸡骨草各 15 g，叶下珠 12 g，水煎服。

（2）急性肾炎，尿道炎：腥藤 10 g，排钱草、车前草、田基黄、羊蹄草各 12 g，水煎服。

（3）屙泻（泄泻）：腥藤 50 g，水煎服。

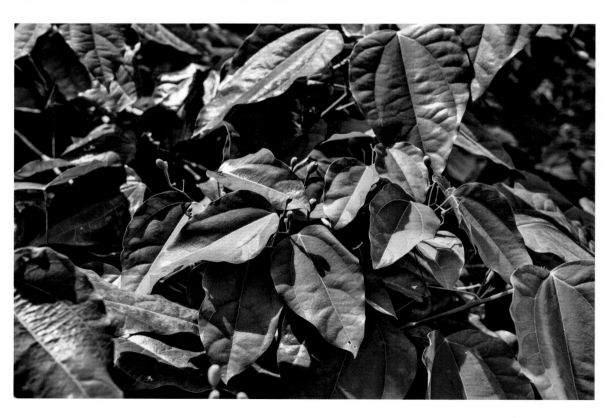

Gaeunyouhhou

【Cohyw】Gaeunyouhhou.

【Coh'wnq】Byaekmumhlungz、gaeumumhlungz、gaeubing、gaeuvaz、cezcen、gaeunengznoix、gaeugiuh、gaeuyou、dujbwzsauz、gyajgaeuhenj、gaeubyaek.

【Goekgaen】Dwg gaeunyouhhou doenghgo dezcingh goh.

【Yienghceij Daegdiemj】Gogaeu baenz faex sikseiq heu，raez ndaej daengz 10 mij，mumh gienj lajeiq，daengx go miz heiqhou sing bya. Mbaw dog maj doxcah，luenzgyaeq roxnaeuz luenzgyaeq raez，raez 8~20 lizmij，gvangq 4~15 lizmij，byai menhmenh soem，byai buemx roxnaeuz byai soem，noix miz luenz，goek oksaimeg siengzseiz 3 diuz；gaenzmbaw raez 3~10 lizmij. Mauhva comzliengj song cih majeiq roxnaeuz maj dingj，gaenqva raez 0.2~0.5 hauzmij，gaenqva hung raez 3~9 lizmij；doengziemjva miz 4~5 limq seg；mauhva saekhau，hunggvangq 2.0~2.5 hauzmij，heujlig iq，lumj gyaeq samgak；simva boux 5 naep；buenzva moj doxhwnj. Cehmak luenzbenj lumj gyaeq roxnaeuz luenzbenj，raez 1.5~2.5 lizmij，hunggvangq 0.8~1.4 lizmij，cungj deng doengziemjva lumj huz lai hung gvaeghumx，geq le hoengzmoenq damh，haujlai lig guh 3~5 limq，gaenqmak raez 1.5~3.0 lizmij；ceh aeujo. 4~5 nyied haiva，5~7 nyied dawzmak.

【Diegmaj Faenbouh】Hwnj laeng diegndoi byadaemq roxnaeuz henz rij ndaw bya ndaw lueg henz ndoeng caeuq ndaw faexcaz. Guengjsae dingzlai hwnj laeng Gveidungh daengz Gveinanz、Gveisihnanz daengz Gveisihbwz，guek raeuz Yinznanz、Gveicouh、Sihcang、Guengjdoeng daengj sengj gih neix caemh hwnj miz.

【Gij Guhyw Ywcuengh】

Giz guhyw　Daengx go.

Singfeih　Loq haemz，bingz.

Goeng'yungh　Doeng roenraemx，siu ndatdoeg，cawz caepdoeg. Ndaej yw vuengzbiu，oksiq，nyouhniuj，cinqyienzgaenj，niudauyenz，baenzfouz.

Danyw　（1）Vuengzbiu：Gaeunyouhhou、denzgihvangz、yinhcinz、gihguzcauj gak 15 gwz，nya'gvanjdouj（golwgluengh）12 gwz，cienq raemx gwn.

（2）Cinyenzgaenj，niudauyenz：Gaeunyouhhou 10 gwz，godaebcienz、godaezmax、denzgihvangz、yangzdizcauj gak 12 gwz，cienq raemx gwn.

（3）Oksiq：Gaeunyouhhou 50 gwz，cienq raemx gwn.

赤胫散

【药材名】赤胫散。

【别　　名】蛇头蓼、华赤胫散、桂千金子、花蝴蝶。

【来　　源】蓼科植物赤胫散 Polygonum runcinatum Buch.-Ham. ex D. Don var. sinense Hemsl.。

【形态特征】一年生草本，高可达 50 cm。根状茎横走，节明显，有时膨大呈连珠状或块状，红褐色。茎近直立或上升，稍分枝，节部通常具倒生伏毛。叶互生；叶柄基部两侧扩大成抱茎垂片；叶片菱状卵形或三角卵形，长 5~9 cm，宽 3~5 cm，顶端渐尖，基部有一对长圆形叶耳或近于无耳，上面有 "V" 形紫纹，两面无毛或被柔毛；托叶鞘筒状，先端截平，具短缘毛或无毛。头状花序直径 5~10 mm，数个再集成圆锥状；花序梗具腺毛；花被裂片 5 枚，淡红色或白色；雄蕊 8 枚；花柱上部 3 深裂。瘦果卵形，具 3 棱，黑褐色，包于宿存花被内。花期 4~8 月，果期 6~10 月。

【生境分布】生于林下、水旁和沟边。广西主要分布于南宁、融水、金秀、兴安、灌阳、龙胜、恭城、凌云、凤山、罗城等地，台湾、湖北、湖南、四川、贵州、云南等省区也有分布。

【壮医药用】

药用部位　根茎。

性味　微苦、涩，平。

功用　调龙路、火路，清热毒，消肿痛。用于呗脓（痈肿），呗（无名肿毒），呗嘻（乳痈），嚓呗郎（带状疱疹），林得叮相（跌打损伤）。

附方　（1）呗嘻（乳痈）：赤胫散、蒲公英各适量，共捣烂，加适量酒糟拌匀，敷患处。

（2）嚓呗郎（带状疱疹）：赤胫散、龙血竭各适量，研末，调适量茶油涂患处。

（3）呗（无名肿毒）：赤胫散、救必应、金不换各 10 g，三姐妹 15 g，水田七 5 g，水煎服。

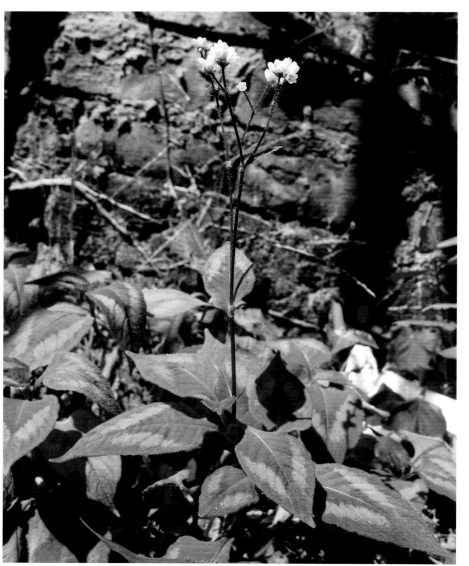

Liuzngoux

【 Cohyw 】 Liuzngoux.

【 Coh'wnq 】 Liuzgyaeujngwz、vazcikgingsanq、gveicenhginhswj、vahhuzdez.

【 Goekgaen 】 Dwg liuzngoux doenghgo liugoh.

【 Yienghceij Daegdiemj 】 Gorum maj bi ndeu，sang ndaej daengz 50 lizmij. Ganj lumj rag majvang，hoh yienh，miz mbangj bongzhung baenz cawzraih roxnaeuz baenz ndaek，henjgeqhoengz. Ganj gaenh daengjsoh roxnaeuz swnghwnj，mizdi faen nyez，dahoh dingzlai miz bwn boemzbemq maj dauqbyonj. Mbaw maj doxcah；gaenqmbaw song henz goek hunggvangq baenz mbawduix got ganj；mbaw lumj gyaeq baenz gak roxnaeuz lumj gyaeq samgak，raez 5~9 lizmij，gvangq 3~5 lizmij，byai menh soem，goek miz doiq mbawrwz luenzraez ndeu roxnaeuz gaenh mij rwz，baihgwnz miz vaenxaeuj cih "V"，song mbiengj mij bwn roxnaeuz miz bwn'unq；dakmbaw lumj doengzfaek，byai gatbingz，henzbien miz bwn dinj roxnaeuz mij bwn. Gyaeujva hung 5~10 hauzmij，geij ndaek dauq comz baenz luenzsaeusoem；gaenq gyaeujva miz bwnhanh；dujva mbawleg 5 mbaw，hoengzdamh roxnaeuz hau；simva boux 8 diuz；saeuva baihgwnz 3 leglaeg. Makceh lumj gyaeq，miz 3 gak，henjgeqndaem，duk ndaw dujva supyouq. 4~8 nyied haiva，6~10 nyied dawzmak.

【 Diegmaj Faenbouh 】 Hwnj laj faex、hamq raemx caeuq bangx mieng. Guengjsae dingzlai hwnj laeng Nanzningz、Yungzsuij、Ginhsiu、Hingh'anh、Gvanyangz、Lungzswng、Gunghcwngz、Lingzyinz、Fungsanh、Lozcwngz daengj dieg neix，guek raeuz Daizvanh、Huzbwz、Huznanz、Swconh、Gveicouh、Yinznanz daengj sengj gih neix caemh miz.

【 Gij Guhyw Ywcuengh 】

Giz guhyw　Ganjrag.

Singqfeih　Loq haemz、saep，bingz.

Goeng'yungh　Diuz lohlungz、lohhuj，siu doeghuj，siu in gawh. Ndaej yw baeznong，baez，baezcij，baenzgwz，laemx doek deng sieng.

Danyw 　（1）Baezcij：Liuzngoux、go iethoh gak aenqliengh，caez dub yungz，gya laeuj aenqliengh gyaux yinz，oep mwnq baez.

（2）Baenzgwz：Liuzngoux、lungzyezgez gak aenqliengh，nienj mba，mbaw gyaux aenqliengh youzcaz cat mwnq baez.

（3）Baez：Liuzngoux、gouzbietwngq、gimmboujvuenh gak 10 gwz，denzcaetraemx 5 gwz，samcejnuengx 15 gwz，cienq raemx gwn.

护耳草

【药 材 名】护耳草。

【别 名】九牛力、仙人桃、大奶汁藤、打不死。

【来 源】萝藦科植物护耳草 *Hoya fungii* Merr.。

【形态特征】附生攀缘灌木。植株含乳汁。除花萼外全株无毛。叶对生；叶片坚纸质或革质，卵圆形至椭圆状长圆形，长 8~9 cm，宽 4.5~8.5 cm，顶端急尖至短渐尖，基部圆形；侧脉明显；叶柄长达 3 cm。聚伞花序伞形状腋生；总花梗长约 3.5 cm；花梗长 2~4 cm；花直径约 1.5 cm；花萼裂片长圆形，外被伏毛，边缘有缘毛；花冠白色，内面具褐色软鳞片；副花冠星状，亮黄色，外角急尖，内角直立；花粉块每室 1 个。蓇葖线状长圆形，长约 12 cm，直径约 8 mm；种子具白色绢质种毛。花期 4~5 月，果期秋季。

【生境分布】生于山地疏林中，附生于树上。广西主要分布于南宁、上林、上思、那坡、凌云、来宾、扶绥、宁明、龙州、凭祥等地，云南、广东等省也有分布。

【壮医药用】

药用部位 全株。

性味 微苦，凉。

功用 调龙路、火路，通气道，清热毒，消肿痛。用于埃病（咳嗽），货烟妈（咽痛），扁桃体炎，脾肿大，发旺（痹病），林得叮相（跌打损伤），夺扼（骨折）。

附方 （1）肺热埃病（咳嗽），货烟妈（咽痛）：护耳草、十大功劳各 15 g，水煎服。

（2）扁桃体炎：护耳草、三叉苦、扛板归各 30 g，连翘、桔梗、甘草各 10 g，水煎服。

（3）林得叮相（跌打损伤）：护耳草、丢了棒、钻地风各 15 g，田七 6 g，甘草 3 g，水煎服。

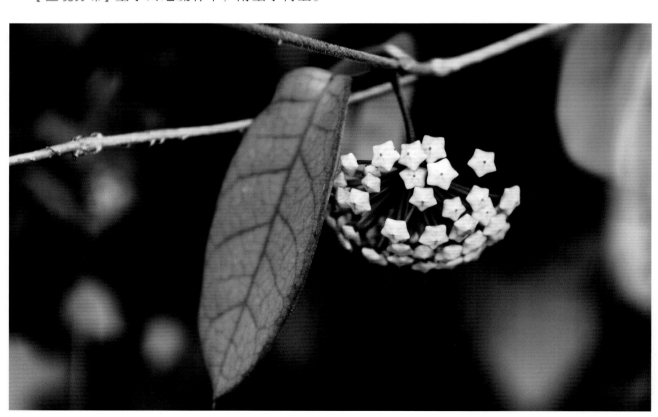

Gaeurengzvaiz

【 Cohyw 】 Gaeurengzvaiz.

【 Coh'wnq 】 Gorengzvaiz、 gosenhyinzdauz、 gaeuraemxcij、 godwkmboujdai.

【 Goekgaen 】 Dwg gaeurengzvaiz doenghgo lozmozgoh.

【 Yienghceij Daegdiemj 】 Dwg gofaexcaz nangq maj. Daengx go miz raemxcij. Cawz iemjva caixvaih daengx go mbouj miz bwn. Mbaw maj doxdoiq ; mbaw geng lumj ceij roxnaeuz nyangq youh rongh， yiengh luenzgyaeq daengz yienghbomj yiengh luenzraez， raez 8~9 lizmij， gvangq 4.5~8.5 lizmij， gwnzdingj fwt soem daengz dinj menhmenh bienq soem， goek luenz ; megvang yienhda ; gaenzmbaw raez daengz 3 lizmij. Vahsi comzliengj lumj aenliengj maj goekmbaw ; gaenqvahung raez daihgaiq 3.5 lizmij ; gaenqva raez 2~4 lizmij ; cizging va daihgaiq 1.5 lizmij ; mbawveuq iemjva yiengh luenzraez， baihrog miz bwnndumj， bienmbaw miz bwnbien ; mauhva saekhau， baihndaw miz gyaepunq doiqsaek ; mauh va'iq lumj ndaundeiq， saek henjrongh， gok baihrog fwt soem， gok baihndaw daengjsoh ; gaiq mbafaenj moix fuengz aen ndeu. Makveuq yienghsienq yiengh luenzraez， raez daihgaiq 12 lizmij， cizging daihgaiq 8 hauzmij ; ceh miz bwnceh hau lumj sei. 4~5 nyied haiva， Seizcou dawzmak.

【 Diegmaj Faenbouh 】 Maj youq ndaw ndoeng caz gwnz reih， nangq maj youq gwnz faex. Guengjsae cujyau faenbouh youq Nanzningz、 Sanglinz、 Sangswh、 Nazboh、 Lingzyinz、 Laizbinh、 Fuzsuih、 Ningzmingz、 Lungzcouh、 Bingzsiengz daengj dieg， guek raeuz Yinznanz、 Guengjdoeng daengj sengj hix miz faenbouh.

【 Gij Guhyw Ywcuengh 】

Giz guhyw　　Daengx go.

Singqfeih　　Loq haemz， liengz.

Goeng'yungh　　Diuz lohlungz、 lohhuj， doeng roenheiq， cing doeghuj， siu foeg dingz in. Yungh daeuj yw baenzae， conghhoz in， benjdauzdijyenz， mamx foeghung， fatvangh， laemx doek deng sieng， ndokraek.

Danyw　　（1） Bwt hwngq baenzae， conghhoz in : Gaeurengzvaiz、 faexgoenglauz gak 15 gwz， cienq raemx gwn.

（2） Benjdauzdijyenz : Gaeurengzvaiz、 gosamnga、 gangzngwd gak 30 gwz， golenzgyauz、 gizgwnj、 gamcauj gak 10 gwz， cienq raemx gwn.

（3） Laemx doek deng sieng : Gaeurengzvaiz、 maexgyaeuqvaiz、 byaeknu gak 15 gwz， dienzcaet 6 gwz， gamcauj 3 gwz， cienq raemx gwn.

扭肚藤

【药材名】扭肚藤。

【别　　名】毛毛茶、断骨草、白花茶。

【来　　源】木犀科植物扭肚藤 *Jasminum elongatum*（Bergius）Willd.。

【形态特征】常绿缠绕藤本，高可达 4 m。分枝多，小枝疏被柔毛。单叶对生；叶卵状披针形，长 1.5~6.0 cm，宽 1.0~2.5 cm，先端短尖或钝尖，基部浑圆、平截或微心形，全缘，呈波浪状起伏，沿背脉上有柔毛；叶柄长 2~5 mm。聚伞花序顶生或腋生，多花，稠密，花香，花序多少被柔毛；花柄长 1~3 mm；花萼裂片 6~8 枚，长 3~10 mm，被柔毛或无毛；花冠高脚碟状，白色，管长 2~3 cm，裂片 6~9 枚，披针形，长 6~10 mm；雄蕊 2 枚，内藏。浆果球状，直径 6~7 mm，成熟时黑色。花期夏秋季。

【生境分布】生于山坡、河旁、路边灌木丛中及沙地。广西各地均有分布，广东、贵州、云南、海南等省也有分布。

【壮医药用】

药用部位　茎、叶。

性味　微苦，凉。

功用　利谷道，清热毒，除湿毒。用于腊胴尹（腹痛），屙意咪（痢疾），东郎（食滞），口疮（口腔溃疡），夺扭（骨折），呗脓（痈肿），奔冉（疥疮）。

附方　（1）屙意咪（痢疾）：①扭肚藤、人苋各 10 g，木棉 12 g，水煎服。②扭肚藤 10 g，白背叶、益母草各 12 g，水煎服。

（2）奔冉（疥疮）：扭肚藤、乌桕各 10 g，水煎服。

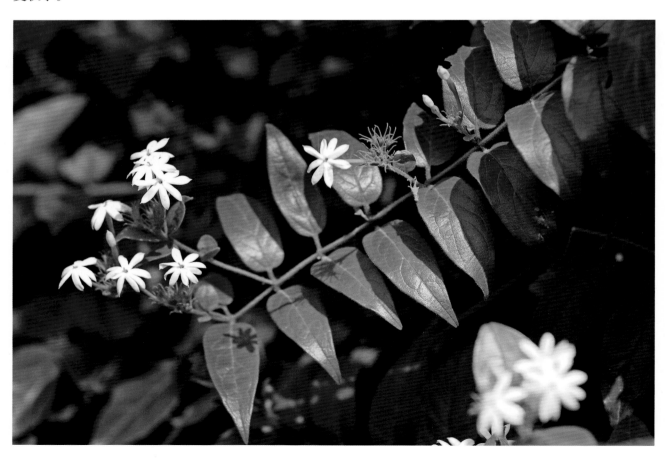

Gaeudungxniuj

【 Cohyw 】 Gaeudungxniuj.

【 Coh'wnq 】 Mauzmauzcaz、gondokraek、bwzvahcaz.

【 Goekgaen 】 Dwg gaeudungxniuj doenghgo muzsihgoh.

【 Yienghceij Daegdiemj 】 Gogaeu goenjgeuj sikseiq heu，sang daengz 4 mij. Dok nye lai，nyelwg miz bwn'unq mbang. Mbaw dog majdoiq，mbaw lumj gyaeq byai menh soem，raez 1.5~6.0 lizmij，gvangq 1.0~2.5 lizmij，byai dinjsoem roxnaeuz soembumx，goek luenzlum、gat bingz roxnaeuz lumj sim，bien lawx，baenz bohlang hwnjroengz，ciz megsaen gwnz miz bwn'unq；gaenzmbaw raez 2~5 hauzmij. Foengqva lumj comzliengj maj byai roxnaeuz maj eiq，va lai，deih，va hom，foengq va lainoix miz bwn'unq；gaenzva raez 1~3 hauzmij；iemjva 6~8 seg，raez 3~10 hauzmij；mauhva ga sang lumj deb，hau，guenj raez 2~3 lizmij，mbawseg 6~9 mbaw，yienghlongzcim，raez 6~10 hauzmij；simva boux 2 diuz，yo ndaw. Makraemx lumj giuz，hung 6~7 hauzmij，geq le ndaem. Seiz hah、seizcou haiva.

【 Diegmaj Faenbouh 】 Hwnj gwnz ndoi、bangx dah、ndaw faexcaz hamq roen dem diegsa. Guengjsae gak dieg cungj miz，guek raeuz Guengjdoeng、Gveicouh、Yinznanz、Haijnanz daengj sengj neix caemh miz.

【 Gij Guhyw Ywcuengh 】

Giz guhyw　Ganj、mbaw.

Singqfeih　Loq haemz，liengz.

Goeng'yungh　Leih roenhaeux，siu ndatdoeg，cawz caepdoeg. Ndaej yw laj dungx in，okhaexmug，dungx raeng，baknengz，ndokraek，baeznong，baenznyan.

Danyw （1）Okhaexmug：　① Gaeudungxniuj、yinzgen gak 10 gwz，muzmienz 12 gwz，cienq raemx gwn. ② Gaeudungxniuj 10 gwz，mbawlaenghau、yizmujcauj gak 12 gwz，cienq raemx gwn.

（2）Baenznyan：Gaeudungxniuj、vuhgiu gak 10 gwz，cienq raemx gwn.

块根紫金牛

【药　材　名】土生地。

【别　　　名】木生地、小罗伞、高郎伞。

【来　　　源】紫金牛科植物块根紫金牛 *Ardisia pseudocrispa* Pit.。

【形态特征】灌木，高可达 3 m。具块根。小枝无毛或有时被微柔毛。叶片椭圆形或倒卵状披针形，长 5~8 cm，宽 1.5~2.5 cm，边缘全缘或具细波状齿，齿间具边缘腺点，两面均无毛。复伞形花序生于侧生特殊花枝顶端；花梗长约 1 cm；花萼基部连合达 1/2 或略短，萼片卵形或近长圆形，具密腺点；花瓣近白色或粉红色至红色；雄蕊花药卵形或广披针形，背部具密腺点；子房球形，具腺点；胚珠 5 颗。果球形，鲜红色，具腺点。花期 4~5 月，果期 11~12 月。

【生境分布】生于林下、潮湿或略干燥的石上积土或灌木丛中。广西主要分布于靖西、德保、宁明、大新、龙州等地，云南等省也有分布。

【壮医药用】

药用部位　块根。

性味　苦，凉。

功用　调龙路、火路，清热毒，祛风毒，除湿毒。用于发旺（痹病），肾虚腰痛，林得叮相（跌打损伤），夺扼（骨折），货烟妈（咽痛），胴尹（胃痛），勒内（血虚），约经乱（月经不调）。

附方　（1）约经乱（月经不调）：土生地 10 g，当归藤、益母草各 20 g，鸡血藤 30 g，红糖适量，水煎服。

（2）发旺（痹病）：土生地、小钻、枫荷桂、牛膝各 10 g，大钻、七叶莲、两面针各 15 g，水煎服。

（3）肾虚腰痛：土生地、牛膝、顶天柱各 10 g，熟地 20 g，千斤拔、牛大力各 15 g，猪骨头 500 g，水炖，调食盐少许，食肉喝汤。

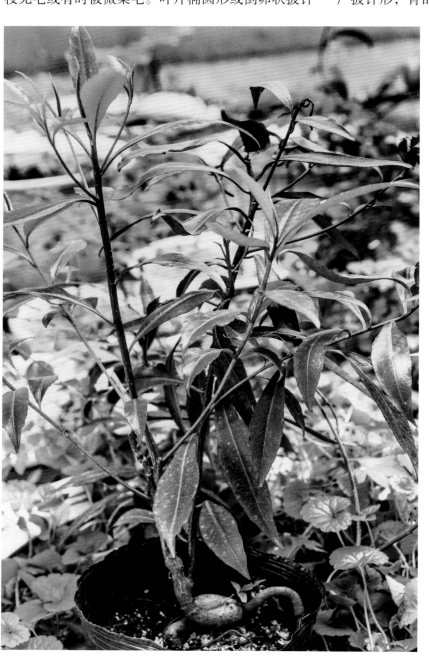

Swnghdifaex

【Cohyw】 Swnghdifaex.

【Coh'wnq】 Muz swnghdi、siujlozsanj、gauhlangzsanj.

【Goekgaen】 Dwg swnghdifaex doenghgo swjginhniuzgoh.

【Yienghceij Daegdiemj】 Faexcaz, sang ndaej daengz 3 mij. Miz ndaek rag. Nyelwg mij bwn roxnaeuz miz mbangj mizdi bwn, unq. Mbaw luenzbenj roxnaeuz lumj gyaeq dauqbyonj byai menh soem, raez 5~8 lizmij, gvangq 1.5~2.5 lizmij, henzbien lawx roxnaeuz miz heuj lumj bohlang saeq, gyang heuj miz diemjhanh henzbien, song mbiengj cungj mij bwn. Gyaeujva lumj liengj daeb maj gwnz byai nyezva daegbied maj henzbien de; gaenqva raez yaek 1 lizmij; linxva goek doxnem daengz 1/2 roxnaeuz loq dinj, mbawlinx lumj gyaeq roxnaeuz miz seiz gaenh raezluenz, miz haujlai diemjhanh; mbawva gaenh hau roxnaeuz hoengzmaeq daengz hoengz; ywva simva boux lumj gyaeq roxnaeuz gvangq byai menh soem, baihlaeng miz haujlai diemjhanh; rugva luenzgiuz, miz diemjhanh; beihcuh 5 naed. Mak luenzgiuz, hoengzsien, miz diemjhanh. 4~5 nyied haiva, 11~12 nyied dawzmak.

【Diegmaj Faenbouh】 Hwnj ndaw ndoeng laj faex、doem cwk gwnz rin loq hawq roxnaeuz cumx roxnaeuz ndaw faexcaz. Guengjsae dingzlai hwnj laeng Cingsih、Dwzbauj、Ningzmingz、Dasinh、Lungzcouh doengh dieg neix, guek raeuz Yinznanz daengj sengj neix caemh miz.

【Gij Guhyw Ywcuengh】

Giz guhyw   Ndaekrag.

Singqfeih   Haemz, liengz.

Goeng'yungh   Diuz lohlungz、lohhuj, siu ndatdoeg, cawz fungcaep, cawz caepdoeg. Ndaej yw fatvangh, mak haw hwetin, laemx doek deng sieng, ndokraek, conghhoz in, dungx in, lwed haw, dawzsaeg luenh.

Danyw （1）Dawzsaeg luenh：Swnghdifaex 10 gwz, gaeudanghgveih、yizmujcauj gak 20 gwz, gaeulwedgaeq 30 gwz, hoengzdangz aenqliengh, cienq raemx gwn.

（2）Fatvangh：Swnghdifaex、siujconq、funghhozgvei、niuzcih gak 10 gwz, daihconq、lienzcaetmbaw、liengjmenqcimh gak 15 gwz, cienq raemx gwn.

（3）Mak haw hwetin：Swnghdifaex、niuzcih、saeudaemxmbwn gak 10 gwz, suzdi 20 gwz, cenhginhbaz、niuzdaliz gak 15 gwz, ndokmou 500 gwz, aeuq aeu, dwk di gyu, gwn noh gwn dang.

拟鼠麹草

【药 材 名】鼠曲草。

【别　　名】鼠麹草、贴生鼠麹草、白头翁、白头艾、清明草、三月艾。

【来　　源】菊科植物拟鼠麹草 *Pseudognaphalium affine*（D. Don）Anderberg。

【形态特征】一年生草本，高可达 50 cm，全株密被白色棉毛。茎基部分枝。叶互生；基部叶条状匙形，花后凋落，上部叶倒披针形或匙形，长 2~7 cm，宽 3~12 mm，先端具小尖，基部渐狭，下延。头状花序伞房状排列；总苞球状钟形，总苞片 3 层，金黄色；花全为管状花，黄色，外层雌花，花冠丝状；中央两性花，花冠筒状。瘦果倒卵形或倒卵状圆柱形，长约 0.5 mm，具乳头状突起；冠毛黄白色。花期 1~4 月，果期 8~11 月。

【生境分布】生于田埂、荒地、路旁。广西主要分布于南丹、都安、田林、田东、那坡、隆安、南宁、上林、玉林、贵港、钟山等地，华东、中南、西南地区及河北、陕西、台湾等省区也有分布。

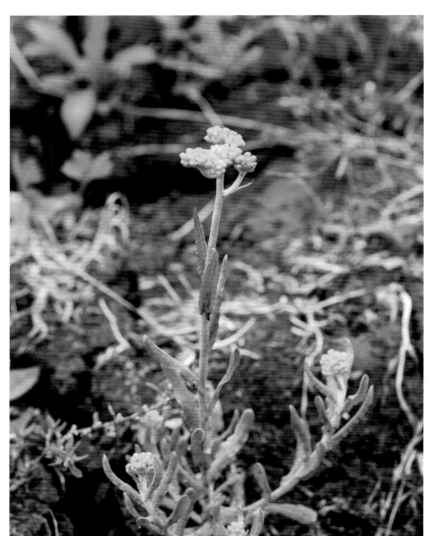

【壮医药用】

药用部位　全草。

性味　甜，平。

功用　调气道、谷道，祛风毒，除湿毒，化痰毒，止咳嗽。用于唉病（咳嗽），奔墨（哮病），贫痧（感冒），胴尹（胃痛），屙泻（泄泻），兵白带（带下病），发旺（痹病）。

附方　（1）贫痧（感冒），唉病（咳嗽），奔墨（哮病）：鼠曲草、连翘、防风、杏仁、山桔梗各 10 g，忍冬叶 20 g，不出林 15 g，鸭脚菜根 12 g，水煎服。

（2）兵白带（带下病）：鼠曲草 10 g，白鸡肉花根、白背桐根、三白草各 15 g，水煎服。

Ngaihgyaeujhau

【 Cohyw 】 Ngaihgyaeujhau.

【 Coh'wnq 】 Sujgizcauj、dezswngh sujgizcauj、bwzdouzungh、ngaihbwzdouz、rumcingmingz、ngaihsamnyied.

【 Goekgaen 】 Dwg naihgyaeujhau doenghgo gizgoh.

【 Yienghceij Daegdiemj 】 Gorum maj bi ndeu，sang ndaej daengz 50 lizmij，daengx go miz bwnmienz hau yaedyubyub. Giz goek dok nye. Mbaw maj doxcah；mbaw majgoek baenz diuz lumj beuzgeng，haiva le loenqdoek，mbaw caek gwnz byai menh soem dauqbyonj roxnaeuz lumj beuzgeng，raez 2~7 lizmij，gvangq 3~12 hauzmij，byai miz soem iq，goek menhmenh gaeb，yotroengz. Gyaeujva baenz gyaeuz baenz yiengh fuengzliengj baizlied；byakvalaux lumj cung luenzgiuz，byakvalaux 3 laemh，henjgim. Va cungj dwg lumj guenj caez，henj，gvaengx rog vahmeh，mauhva lumj sei；va songsingq cungqgyang，mauhva lumj doengz. Makceh yiengh gyaeqluenz dingjbyonj roxnaeuz lumj gyaeqluenz dingjbyonj yiengh saeumwnz，raez daihgaiq 0.5 hauzmij，miz doedhwnj lumj gyaeuj cij；bwnmauh saek henjhau. 1~4 nyied haiva，8~11 nyied dawzmak.

【 Diegmaj Faenbouh 】 Hwnj hamq naz、diegfwz、bangx roen. Guengjsae dingzlai hwnj laeng Nanzdanh、Duh'anh、Denzlinz、Denzdungh、Nazboh、Lungzanh、Namzningz、Sanglinz、Yilinz、Gveigangj、Cunghsanh daengj dieg neix，guek raeuz Vazdungh、cunghnanz、sihnanz doengh dieg neix dem Hozbwz、Sanjsih、Daizvanh daengj sengj gih neix caemh miz.

【 Gij Guhyw Ywcuengh 】

Giz guhyw　　Daengx go.

Singqfeih　　Van，bingz.

Goeng'yungh　　Diuz roenheiq、roenhaeux，siu fungdoeg，cawz caepdoeg，cawz myaizdoeg，dingz ae. Ndaej yw baenzae，baenzbaeg，baenzsa，dungx in，oksiq，binghbegdaiq，fatvangh.

Danyw　（1）Baenzsa，baenzae，baenzbaeg：Ngaihgyaeujhau、lienzgyauz、fangzfungh、makgingq（makbaeng）、gizgwnghbya gak 10 gwz，mbawyinjdungh 20 gwz，mboujokndoeng 15 gwz，rag godinbit 12 gwz，cienq raemx gwn.

（2）Binghbegdaiq：Ngaihgyaeujhau 10 gwz，rag vanohgaeqhau、rag godongzlaenghau、gosamhau gak 15 gwz，cienq raemx gwn.

芫荽

【药 材 名】芫荽。

【别　　名】香菜、胡荽、胡荽子、小茴萝。

【来　　源】伞形科植物芫荽 *Coriandrum sativum* L.。

【形态特征】一年生或二年生草本，高可达 1 m。植株有强烈香气，无毛。根纺锤形，细长，有多数纤细支根。茎直立，多分枝，有条纹，中空。叶互生；基生叶及茎下部的叶均有长柄，叶片一回或二回羽状全裂，叶片宽卵状楔形，深裂；上部叶条形，细裂。伞形花序顶生或与叶对生，花序梗长 2~8 cm；伞辐 3~7 条；小伞形花序有花 3~9 朵，白色或带淡紫色；花萼 5 裂，萼齿卵状三角形或长卵形；花瓣 5 枚，倒卵形，长 1.0~1.2 mm，顶端有内凹的小舌片；雄蕊 5 枚；子房 2 室。双悬果球形，直径 1.5~2.5 mm，有棱。花果期 4~11 月。

【生境分布】栽培。广西各地均有栽培，东北部及河北、山东、安徽、江苏、浙江、江西、湖南、广东、陕西、四川、贵州、云南、西藏等省区也有栽培。

【壮医药用】

药用部位　全草、果。

性味　全草：辣，温。果：辣、酸，平。

功用　祛风毒，透疹，开胃，止疼痛。用于贫痧（感冒），笃麻（麻疹），痘疹透发不畅，东郎（食滞），胴尹（胃痛），腊胴尹（腹痛），巧尹（头痛），诺嚎尹（牙痛）。

附方　（1）笃麻（麻疹）：①鲜芫荽 20 g，葛根 30 g，升麻 10 g，水煎服。②鲜芫荽、香菇各 15 g，水煎服。

（2）东郎（食滞）：鲜芫荽、紫苏各 10 g，生姜 3 片，水煎代茶饮。

（3）巧尹（头痛）：鲜芫荽 15 g，白芷 12 g，川芎 6 g，水煎服。

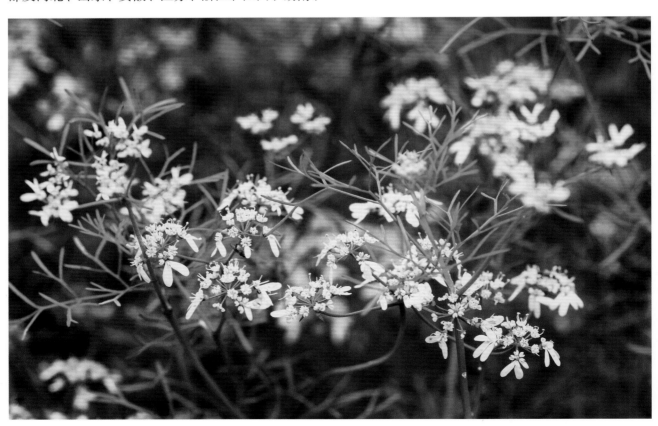

Yiemzsih

【Cohyw】 Yiemzsih.

【Coh'wnq】 Byaekrang、huzsih、lwghuzsih、byaekranglwg.

【Goekgaen】 Dwg yiemzsih doenghgo sanjhingzgoh.

【Yienghceij Daegdiemj】 Gorum maj bi ndeu roxnaeuz song bi, sang ndaej daengz 1 mij. Gorum miz heiqrang cadcad, mij bwn. Rag lumj aenraeuq, saeqraez, miz haujlai diuz raglwg saeqsaeq. Ganj daengjsoh, faen nye lai, miz diuzvaenx, sim gyoeng. Mbaw maj doxcah ; mbawgoek dem mbaw baihlaj ganj cungj miz gaenq raez, mbaw it hoiz roxnaeuz song hoiz dangq bwnroeg leg caez, mbaw gvangq gyaeq sot, leg laeg ; mbaw baihgwnz baenz diuz, saeq leg. Gyaeujva lumj liengj maj byai roxnaeuz caeuq mbaw majdoiq, gaenq gyaeujva raez 2~8 lizmij ; sejliengj 3~7 diuz ; gyaeujva lumj liengjlwg miz va 3~9 duj, hau roxnaeuz daz aeujdamh ; linxva 5 leg, heujlinx lumj gyaeq samgak roxnaeuz lumj gyaeqraez ; mbawva 5 mbaw, lumj gyaeq dauqbyonj, raez 1.0~1.2 hauzmij, byai miz mbawlinx iq mboep doxhaeuj ; simva boux 5 diuz ; rugva 2 rug. Song mak venj luenzgiuz, hung 1.5~2.5 hauzmij, miz limqgak. 4~11 nyied haiva dawzmak.

【Diegmaj Faenbouh】 Ndaem aeu. Guengjsae gak dieg cungj miz vunz ndaem, guek raeuz baihdoengbaek dem Hozbwz、Sanhdungh、Anhveih、Gyanghsuh、Cezgyangh、Gyanghsih、Huznanz、Guengjdoeng、Sanjsih、Swconh、Gveicouh、Yinznanz、Sihcang daengj sengj gih neix caemh miz vunz ndaem.

【Gij Guhyw Ywcuengh】

Giz guhyw　Daengx go、mak.

Singqfeih　Daengx go：Manh, raeuj. Mak：Manh、soemj、bingz.

Goeng'yungh　Cawz fungdoeg, ok cimj, hai dungx, dingz in'dot. Ndaej yw baenzsa, dokmaz, dokcimj ok mbouj biu, dungx raeng, dungx in, laj dungx in, gyaeujin, heujin.

Danyw　（1）Dokmaz：① Yiemzsih ndip 20 gwz, gwzgwnh 30 gwz, swnghmaz 10 gwz, cienq raemx gwn. ② Yiemzsih ndip、yanghguh gak 15 gwz, cienq raemx gwn.

（2）Dungx raeng：Yiemzsih ndip、sijsu gak 10 gwz, gieng ndip 3 benq, cienq raemx guh caz gwn.

（3）Gyaeujin：Yiemzsih ndip 15 gwz, conhgungh 6 gwz, cienq raemx gwn.

芸香

【药 材 名】芸香。

【别　　名】臭草、百应草、小叶香、小香草。

【来　　源】芸香科植物芸香 Ruta graveolens L.。

【形态特征】多年生草本，高可达 1 m。全株呈粉绿色，有臭气。茎直立，多分枝。叶为二回或三回羽状复叶，长 6~12 cm；末回裂片短匙形或狭长圆形，长 5~30 mm，宽 2~5 mm。聚伞状花序顶生，花金黄色，花直径约 2 cm；萼片和花瓣均为 4 枚；雄蕊 8 枚；子房通常 4 室，每室有胚珠多颗。蒴果长 6~10 mm，由顶端开裂至中部，果皮有凸起的油点；种子甚多，肾形，褐黑色。花期 3~6 月及冬季末期，果期 7~9 月。

【生境分布】栽培或生于沟谷、溪边、路旁草丛中。广西主要分布于南宁、柳州、全州、梧州、苍梧、桂平、玉林、来宾、宁明等地，福建、广东等省也有分布。

【壮医药用】

药用部位　地上部分。

性味　微苦，凉。

功用　调龙路、火路，祛风毒，清热毒。用于贫痧（感冒），发得（发热），狠风（小儿惊风），巧尹（头痛），楞阿勒（鼻出血），呗脓（痈肿），林得叮相（跌打损伤），额哈（毒蛇咬伤）。

附方　（1）林得叮相（跌打损伤）：芸香 1000 g，米酒 100 mL，水煎，趁热熏患处。

（2）贫痧（感冒），发得（发热）：芸香、三叉苦、三姐妹、广防风各 15 g，水煎服。

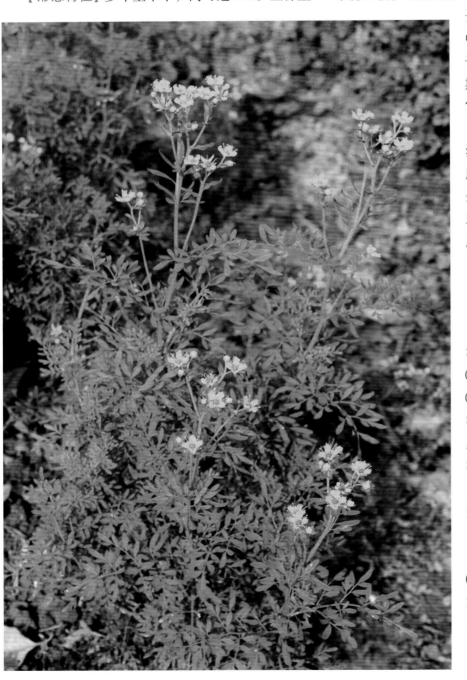

Nya'ngaihceuj

【Cohyw】Nya'ngaihceuj.

【Coh'wnq】Nywjhaeu、gobakwngq、mbawrang'iq、goranglwg.

【Goekgaen】Dwg nya'ngaihceuj doenghgo yinzyanghgoh.

【Yienghceij Daegdiemj】Gorum maj geij bi，sang ndaej daengz 1 mij. Daengx go heumaeq，miz heiqhaeu. Ganj daengjsoh，faen nye lai. Mbaw song hoiz roxnaeuz sam hoiz fuzyez lumj bwnroeg，raez 6~12 lizmij；mbawleg hoizrieng lumj beuzgeng dinj roxnaeuz gaeb luenzraez，raez 5~30 hauzmij，gvangq 2~5 hauzmij. Gyaeujva comzliengj maj byai，va henjgim，va hung yaek 2 lizmij；linxva caeuq mbawva cungj dwg 4 mbaw；simva boux 8 diuz；rugva dingzlai 4 rug，rugrug miz beihcuh lai ceh. Mak raez 6~10 hauzmij，daj byai aj daengz cungqgyang，naengmak miz diemjyouz doedhwnj；ceh lai lai，lumj mak，henjgeqndaem. 3~6 nyied dem byai seizdoeng haiva，7~9 nyied dawzmak.

【Diegmaj Faenbouh】Ndaem aeu roxnaeuz hwnj ndaw lueg、bangx rij、hamq roen ndaw rum. Guengjsae dingzlai hwnj laeng Nanzningz、Liujcouh、Cenzcouh、Vuzcouh、Canghvuz、Gveibingz、Yilinz、Laizbinh、Ningzmingz daengj dieg neix，guek raeuz Fuzgen、Guengjdoeng daengj sengj caemh miz.

【Gij Guhyw Ywcuengh】

Giz guhyw　Dingz gwnz dieg.

Singqfeih　Loq haemz，liengz.

Goeng'yungh　Diuz lohlungz、lohhuj，cawz fungdoeg，siu ndatdoeg. Ndaej yw baenzsa，fatndat，hwnjfung、gyaeujin，ndaeng oklwed，baeznong，laemx doek deng sieng，ngwz haeb.

Danyw　（1）Laemx doek deng sieng：Nya'ngaihceuj 1000 gwz，laeujhaeux 100 hauzswngh，cienq raemx，swnh ndat oenq mwnqsien.

（2）Baenzsa，fatndat：Nya'ngaihceuj、samngahaemz、samcejnuengx、gvangjfangzfungh gak 15 gwz，cienq raemx gwn.

花椒

【药　材　名】花椒。

【别　　　名】香椒、大红袍、大花椒。

【来　　　源】芸香科植物花椒 *Zanthoxylum bungeanum* Maxim.。

【形态特征】小乔木，高可达 7 m。枝有短刺，当年生枝被短柔毛。叶轴常有甚狭窄的叶翼；叶有小叶 5~13 片，小叶对生，无柄；小叶卵形或椭圆形，位于叶轴顶部的较大，近基部的有时圆形，长 2~7 cm，宽 1.0~3.5 cm，边缘具细裂齿，齿缝有油点，叶背基部中脉两侧有丛毛或小叶两面均被柔毛。伞房状圆锥花序顶生或生于侧枝之顶，花序轴及花梗密被短柔毛或无毛；花被片 6~8 枚，黄绿色，排成 1 轮；雄花雄蕊 5~8 枚，退化雌蕊顶端叉状浅裂；雌花有心皮 2 个或 3 个，偶有 4 个。果实红色至紫红色，单个分果瓣径 4~5 mm，散生微凸起的油点；果梗长 4.0~7.5 mm；种子长 3.5~4.5 mm。花期 4~5 月，果期 8~10 月。

【生境分布】生于路旁、山坡的灌木丛中。广西主要分布于北部、东北部等地，除东北部及新疆外，其他省区也有分布。

【壮医药用】

药用部位　果。

性味　辣、麻，温。

功用　调谷道、气道，温脾胃，祛寒毒，杀虫。用于东郎（食滞），腹冷，屙泻（泄泻），腊胴尹（腹痛），京尹（痛经），鹿（呕吐），埃病（咳嗽），发旺（痹病），诺嚎尹（牙痛），胴西咪暖（肠道寄生虫病），蛲虫病，巧尹（头痛）。

附方　（1）诺嚎尹（牙痛）：花椒 3 g，金不换 15 g，水煎漱口。

（2）京尹（痛经）：花椒、川芎各 10 g，木香 6 g，共研末，加白酒适量调成糊状，敷于肚脐，外加艾灸。

（3）巧尹（头痛）：花椒、吴茱萸、苍术各 5 g，水煎泡足。

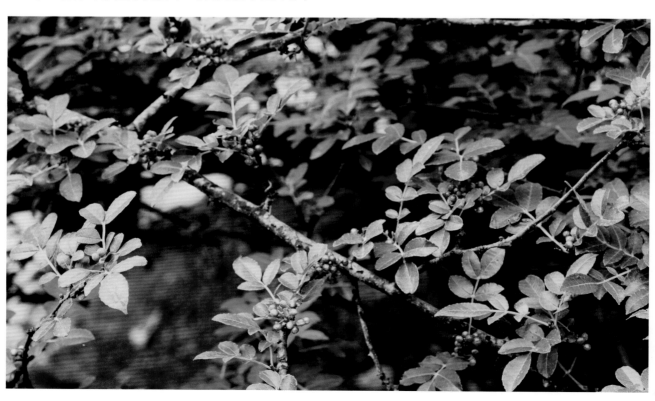

Vaceu

【Cohyw】Vaceu.

【Coh'wnq】Ceurang、daihhoengzbauz、vaceuhung.

【Goekgaen】Dwg vaceu doenghgo yinzyangh goh.

【Yienghceij Daegdiemj】Go faexsang iq，sang ndaej daengz 7 mij. Nge miz oen dinj，nge bi de maj miz bwn'unq dinj. Sugmbaw dingzlai miz fwedmbe gaebged；mbaw miz mbawlwg 5~13 mbaw，mbawlwg maj doxdoiq，mij gaenq；mbawlwg lumj gyaeq roxnaeuz luenzbenj，youq byai sugmbaw lai hung，gaenh laj goek miz mbangj luenz，raez 2~7 lzimij，gvangq 1.0~3.5 lizmij，henzbien miz heujlig saeq，luengq heuj miz diemjyouz，laeng mbaw haenz goek song henz gyang meg miz bwncumh roxnaeuz mbawlwg song mbiengj cungj miz bwn'unq. Gyaeujva luenzsoem lumj ranzliengj maj gwnz byai roxnaeuz maj gwnz byai henz nge，sug gyaeujva dem gaenqva miz haujlai bwn'unq dinj roxnaeuz mij bwn；mbawva 6~8 mbaw，henjheu，baiz baenz 1 gvaengx；simva boux vaboux 5~8 diuz，sim vameh gungz byai legfeuh lumj ca；vameh miz naengsim 2 aen roxnaeuz 3 aen，noix miz 4 aen. Makceh hoengz daengz hoengzaeuj，gag aen limqmak aq 4~5 hauzmij，miz diemjyouz doedhwnj mbangsanq；gaenqmak raez 4.0~7.5 hauzmij；ceh raez 3.5~4.5 hauzmij. 4~5 nyied haiva，8~10 nyied dawzmak.

【Diegmaj Faenbouh】Hwnj bangx roen、gwnz ndoi ndaw faexcaz. Guengjsae dingzlai hwnj baihbaek、baihdoengbaek daengj dieg neix，guek raeuz cawz baihdoengbaek dem Sinhgyangh le，gizyawz sengj gih wnq caemh miz.

【Gij Guhyw Ywcuengh】

Giz guhyw　Mak.

Singqfeih　Manh、maz、raeuj.

Goeng'yungh　Diuz roenhaeux、roenheiq，raeuj mamxdungx，cawz caepdoeg，gaj non. Ndaej yw dungx raeng，dungxnit，oksiq，laj dungx in，dawzsaeg in，rueg，baenzae，fatvangh，heujin，dungxsaej miz non，nauzcungzbingh，gyaeujin.

Danyw　（1）Heujin：Vaceu 3 gwz，gim mbouj vuenh 15 gwz，cienq raemx riengx bak.

（2）Dawzsaeg in：Vaceu、conhgungh gak 10 gwz，muzyangh 6 gwz，caez nienj mienz，dwk laeujbieg aenqliengh gyaux baenz cuk，oep saejndw，lij cwt ngaih dem.

（3）Gyaeujin：Vaceu、cazladbya、canghsuz gak 5 gwz，cienq raemx gwn.

花刺参

【药材名】海参。

【别　名】海男子、海鼠。

【来　源】刺参科动物花刺参 *Stichopus variegatus* Sempen。

【形态特征】体略呈方柱形，长 30~40 cm。体壁多肉，体前端中央有嘴，嘴周围有 20 个圆柱形的触手。体背面散生多数圆锥形肉刺。腹面管足排列成 3 条纵带，中央 1 条较宽。体色多为深黄色带深浅不同的橄榄色斑点、黄灰色带浅褐色的网纹或浓绿色的斑纹等。

【生境分布】多生活于岸礁边，海水平静、海草多的沙底，小者栖息于珊瑚下或石下，大者多生活于较深水域或潟湖通道。广西北部湾各地海域均有出产，广东、海南等省海域也有出产。

【壮医药用】

药用部位　全体。

性味　甜、咸，温。

功用　补肾养血，调谷道。用于委哟（阳痿），腰膝酸软，四肢无力，漏精（遗精），屙意囊（便秘），夜尿多，妇女更年期综合征，年闹诺（失眠），皮肤溃疡不收口，创伤，疽毒溃烂，血压嗓（高血压），贫血。

附方　（1）创伤，疽毒溃烂：海参适量，焙干，研末，取药粉适量敷患处。

（2）贫血：海参 1 条，鸡蛋 1 个，大枣、鸡血藤各 30 g，水煎食用。

（3）妇女更年期综合征：海参 1 条，百合、黑芝麻各 30 g，大米 50 g，煮粥食用。

（4）漏精（遗精）：海参 1 条，桃金娘果 100 g，加白酒 500 mL 浸泡 100 天，每次取药酒 50 mL 饮用。

（5）屙意囊（便秘）：海参 1 条，火麻仁、大米各 50 g，煮粥食。

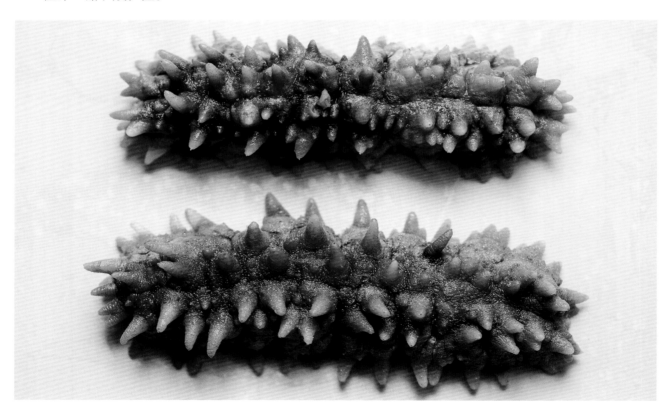

Binghaij

【 Cohyw 】 Binghaij.

【 Coh'wnq 】 Haijnanzswj、nouhaij.

【 Goekgaen 】 Dwg binghaij doenghduz swsinh goh.

【 Yienghceij Daegdiemj 】 Ndang loq fuengsaeu yiengh， raez 30~40 lizmij. Bangx ndang miz noh lai， gyaeuj ndang cungqgyang miz bak， henz bak miz 20 diuz gaeufwngz saeunduen. Gwnzlaeng sanq maj lai aen linzgaeq yiengh yenzcuih. Bangxdungx guenjdin baiz baenz 3 loh raeh， loh cungqgyang lai hung. Saek ndang lai dwg saek henjgeq daiq diemjraiz saek makgyamj geq oiq mboujdoengz、saek henjmong daiq lohraiz saek henjgeq roxnaeuz ndangq saek heugeq daengj.

【 Diegmaj Faenbouh 】 Dingzlai maj youq henz rinndumj henzhaij， raemxhaij caem、sadaej rumhaij lai， duziq youq laj sanhhuz roxnaeuz laj rin， duzhung dingzlai maj youq gizdieg haemq laeg roxnaeuz daihloh raemxhamz. Guengjsae Bwzbuvanh gak dieg haijyiz cungj miz， guekraeuz Guengjdoeng、Haijnanz daengj sengj haijyiz hix miz.

【 Gij Guhyw Ywcuengh 】

Giz guhyw　　Daengx ndang.

Singqfeih　　Van、hamz、raeuj.

Goeng'yungh　　Bouj mak ciengx lwed， diuz roenhaeux. Ndaej yw lumgyaej， hwet gyaeujhoq unq， gen ga mbouj miz rengz， laemzok， okhaexndangj， nyouh lai， mehmbwk gwnghnenzgiz cunghhozcwng， ninz mbouj ndaek， naeng biuxnaeuh nanz mbouj hop， deng sieng， daixdoeg saengxsaengx， hezyazsang， lwedhaw.

Danyw　（1）Dengsieng， daixdoeg saengxsaengx：Binghaij habliengh， gang remj， muz baenz mba， aeu ywmba habliengh oep dieg in.

（2）Lwedhaw：Binghaij 1 duz， gyaeqgaeq 1 aen， makcauj、gaeugaeq gak 30 gwz， cienq raemx gwn.

（3）Mehmbwk gwnghnenzgiz cunghhozcwng：Binghaij 1 duz， beghab、lwgraz gak 30 gwz， haeuxsan 50 gwz， cawj cuk gwn.

（4）Laemzok：Binghaij 1 duz， maknim 100 gwz， gya laeujhau 500 hauzswngh cimq 100 ngoenz， moixbaez aeu laeujyw 50 hauzswngh ndoet gwn.

（5）Okhaexndangj：Binghaij 1 duz， cehyaedlaux、haeuxsan gak 50 gwz， cawj cuk gwn.

七画

花叶冷水花

【药 材 名】花叶冷水花。

【别　　名】白斑叶冷水花。

【来　　源】荨麻科植物花叶冷水花 *Pilea cadierei* Gagnep. et Guill.。

【形态特征】多年生草本或半灌木，高可达40 cm。全株无毛。根状茎匍匐。茎肉质，下部多少木质化。叶片多汁，倒卵形，长 2.5~6.0 cm，宽1.5~3.0 cm，先端骤凸，基部楔形或钝圆，边缘具浅牙齿或啮蚀状，上面深绿色，中央有 2 条间断的白斑，下面淡绿色；钟乳体梭形，在两面明显。花雌雄异株；雄花序头状且常成对生于叶腋，雄花倒梨形且长约 2.5 mm，花被合生至中部且顶部 4 裂，外面密布钟乳体，雄蕊 4 枚；雌花长约 1 mm，花被片 4 枚。花期 9~11 月。

【生境分布】栽培。广西部分地区有栽培，其他省区也有栽培。

【壮医药用】

药用部位　全草。

性味　淡，凉。

功用　清热毒，利水道。用于呗脓（痈肿），肉扭（淋证）。

附方　（1）呗脓（痈肿）：花叶冷水花、葛根、狗肝菜、解毒草各 30 g，水煎服。

（2）肉扭（淋证）：花叶冷水花、葫芦茶各30 g，水煎服。

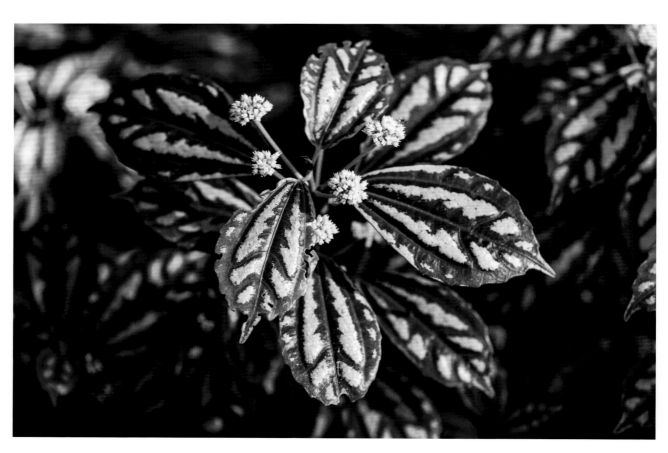

Go'mbawraiz

【 Cohyw 】 Go'mbawraiz.

【 Coh'wnq 】 Gombawraizhau.

【 Goekgaen 】 Dwg go'mbawraiz doenghgo sinzmazgoh.

【 Yienghceij Daegdiemj 】 Dwg gorum maj lai bi roxnaeuz buenq faexcaz， sang ndaej daengz 40 lizmij. Daengx go mbouj miz bwn. Ganj lumj rag bomzbax. Ganj nohna， baihlaj lainoix cungj bienq faex. Mbaw miz iengraemx lai， yiengh luenz lumj gyaeq dauqdingq， raez 2.5~6.0 lizmij， gvangq 1.5~3.0 lizmij， byai doq doed， gizgoek sotsoenj roxnaeuz luenzmaeuz， henzbien miz heuj feuh roxnaeuz lumj gaetveuq， mienh gwnz saekheugeq， cungqgyang miz 2 diuz raizhau gek， mienh laj saek heudamh ； raizhau lumj aendaeuq youh loq geng lumj rinbya， youq song mienh gig yienh. Vaboux vameh mbouj caemh duj ； foengq vaboux lumj gyaeuj caemhcaiq ciengz baenz doiq maj youq lajeiq mbaw， vaboux yiengh lumj makleiz dauqdingq， raez daihgaiq 2.5 hauzmij， dujva habmaj daengz cungqgyang caemhcaiq gwnzdingj seg 4 limq， baihrog miz haujlai duq hau geng lumj rinbya， simboux 4 dug ； vameh raez daihgaiq 1 hauzmij， limqva miz 4 limq. 9~11 nyied haiva.

【 Diegmaj Faenbouh 】 Ndaem. Guengjsae mbangj dieg ndaem miz， guek raeuz gizyawz sengj gih caemh ndaem miz.

【 Gij Guhyw Ywcuengh 】

Giz guhyw　Daengx go.

Singqfeih　Damh，liengz.

Goeng'yungh　Siu doegndat， leih roenraemx. Aeu daeuj yw baeznong， nyouhniuj.

Danyw　（1）Baeznong：Go'mbawraiz、maenzgat、cwxmbawgyaemq、rumgaijdoeg gak 30 gwz， cienq raemx gwn.

（2）Nyouhniuj：Go'mbawraiz、gocazsogak 30 gwz， cienq raemx gwn.

苍耳

【药 材 名】苍耳。

【别　　名】白痴头婆、虱麻头、苍耳子。

【来　　源】菊科植物苍耳 *Xanthium sibiricum* Patrin ex Widder。

【形态特征】一年生草本，高可达 1 m。全株密被短毛。根纺锤状。茎直立。叶互生；叶片三角状卵形或心形，长 4~9 cm，宽 5~10 cm，边缘近全缘或有 3~5 浅裂，边缘具粗锯齿；叶柄长 3~11 cm。头状花序顶生或腋生，花黄色，单性，雌雄同株；雄花序球形，雄花花冠钟形；雌花序椭圆形，外层总苞片小，披针形，被短柔毛，内层总苞片结合成囊状，宽卵形或椭圆形，在瘦果成熟时变坚硬，连同喙部长 12~15 mm，宽 4~7 mm，表面生多数钩刺及短毛。瘦果倒卵形，包于总苞内。花期 7~8 月，果期 9~10 月。

【生境分布】生于山坡、荒地、路旁等处。广西各地均有分布，国内东北部、北部、东部、南部、西北部、西南部各省区均有分布。

【壮医药用】

药用部位　根、茎、带总苞的果、全草。

性味　苍耳子（带总苞的果）：辣、苦，温；有毒。全草：苦、微辣，平；有毒。

功用　祛寒毒，通肺气，杀虫。根用于隆白呆（带下），乳糜尿，发旺（痹病）；带总苞的果用于贫痧（感冒），楞涩（鼻炎），鼻窦炎，兰喷（眩晕），血压嗓（高血压），巧尹（头痛），发旺（痹病）；全草用于麻风，能啥能累（湿疹），麦蛮（风疹）。

附方　（1）血压嗓（高血压）：苍耳根 10 g，豨莶草 15 g，车前草 30 g，十大功劳 20 g，水煎服。

（2）鼻窦炎：苍耳子、辛夷花、防风、细辛、升麻、藁本、甘草各 3 g，白芷、川芎、木通各 6 g，水煎服。

（3）兰喷（眩晕）：苍耳子、川芎各 10 g，藁本 6 g，野菊花、板蓝根各 15 g，水煎服。

（4）发旺（痹病）：苍耳根 15 g，水煎服。

（5）麦蛮（风疹）：苍耳全草 30 g，山芝麻、黄柏、救必应各 20 g，水煎外洗。

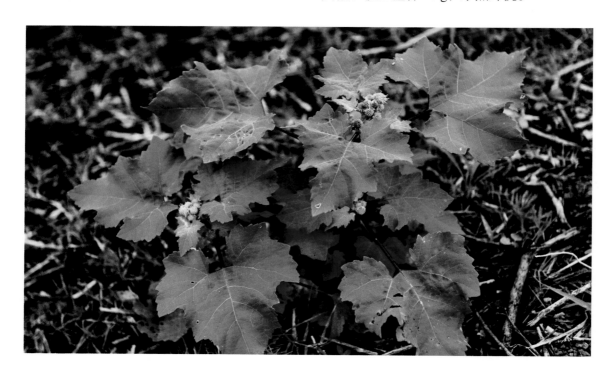

Cijdouxbox

【Cohyw】Cijdouxbox.

【Coh'wnq】Gofaetvaiz、vaetmou、cehcijdouxbox.

【Goekgaen】Dwg cijdouxbox doenghgo gizgoh.

【Yienghceij Daegdiemj】Dwg go'nywj maj bi ndeu，ndaej sang daengz 1 mij. Daengx go miz bwndinj deih. Rag lumj lwgrok. Ganj daengj soh. Mbaw maj doxciep；mbaw yiengh samgak yiengh luenz roxnaeuz lumj aensim，raez 4~9 lizmij，gvangq 5~10 lizmij，bienmbaw ca mbouj lai bingzraeuz roxnaeuz miz 3~5 veuqfeuh，bienmbaw miz heujgawq co；gaenzmbaw raez 3~11 lizmij. Vahsi lumj aen'gyaeuj maj gwnzdingj roxnaeuz maj goekmbaw，va saekhenj，dansingq，vameh vaboux caemh go；vahsiboux lumj aen'giuz，mauhva vaboux lumj aencung；vahsimeh yienghbomj，mbawvalup caengz baihrog iq，yiengh longzcim，miz bwn'unq dinj，mbawvalup caengz baihndaw gyoeb baenz yiengh aendaeh，lumj gyaeq gvangq roxnaeuz yienghbomj，makhaep cug le bienq geng，daiq aenbak raez 12~15 hauzmij，gvangq 4~7 hauzmij，baihrog maj dingzlai oenngaeu caeuq bwndinj. Makhaep yiengh aen'gyaeq dauqdingq，bau youq ndaw dujlup. 7~8 nyied haiva，9~10 nyied dawzmak.

【Diegmaj Faenbouh】Maj youq gwnz ndoi、diegfwz、henz roen daengj dieg. Guengjsae gak dieg cungj miz faenbouh，guek raeuz baihdoengbaek、baihbaek、baihdoeng、baihnamz、baihsaebaek、baihsaenamz gak sengj gih cungj hix miz faenbouh.

【Gij Guhyw Ywcuengh】

Giz guhyw Rag、ganj、gij mak daiq valup、daengx go.

Singqfeih Ceh cijdouxbox（aenmak daiq dujlup）：Manh、haemz、raeuj；miz doeg. Daengx go：Haemz、loq manh，bingz；miz doeg.

Goeng'yungh Cawz doeghanz，doeng heiqbwt，gaj non. Rag aeu daeuj yw roengzbegdaiq，nyouh humz baenz cij，fatvangh；aenmak daiq dujlup aeu daeuj yw baenzsa，ndaengsaek，binghbizdouyenz，ranzbaenq，hezyazsang，gyaeujin，fatvangh；daengx go aeu daeuj yw mazfungh，naenghumz naenglot，funghcimj.

Danyw （1）Hezyazsang：Rag cijdouxbox 10 gwz，gohihcenh 15 gwz，gomaxdaez 30 gwz，faexgoenglauz 20 gwz，cienq raemx gwn.

（2）Binghbizdouyenz：Ceh cijdouxbox、goyilanzaeuj、lwglazbyaj、gosisinh、goswngmaz、gogaujbwnj、gamcauj gak 3 gwz，begcij、ciengoeng、fanhdoeggaeu gak 6 gwz，cienq raemx gwn.

（3）Ranzbaenq：Ceh cijdouxbox、ciengoeng gak 10 gwz，gogaujbwnj 6 gwz，vagutcwx、gohungh gak 15 gwz，cienq raemx gwn.

（4）Fatvangh：Rag cijdouxbox 15 gwz，cienq raemx gwn.

（5）Funghcimj：Daengx go cijdouxbox 30 gwz，lwgrazbya、faexvuengzlienz、maexndeihmeij gak 20 gwz，cienq raemx swiq baihrog.

033

七画

苍白秤钩风

【药 材 名】秤钩风。

【别　　名】穿墙风、土防己、蛇总管。

【来　　源】防己科植物苍白秤钩风 *Diploclisia glaucescens*（Blume）Diels。

【形态特征】木质大藤本。茎长可超过 20 m，直径可达 10 cm；只有 1 个腋芽。叶片厚革质，下面常有白霜；叶柄自基生至明显盾状着生，通常比叶片长很多。圆锥花序狭而长，簇生于老茎和老枝上，长 10~30 cm 或更长；花淡黄色，微香；雄花萼片长 2.0~2.5 mm，外轮萼片椭圆形，内轮萼片阔椭圆形或阔椭圆状倒卵形，均有黑色网状斑纹，花瓣倒卵形或菱形，长 1.0~1.5 mm，顶端短尖或凹头，雄蕊长约 2 mm；雌花萼片和花瓣与雄花的相似，但花瓣顶端明显 2 裂，退化雄蕊线形；心皮长 1.5~2.0 mm。核果黄红色，长圆状狭倒卵圆形，长

1.3~2.0 cm。花期 4 月，果期 8 月。

【生境分布】生于山谷、山腰疏林下或灌木丛中。广西主要分布于南部、西部、西北部等地区，云南、广东等省也有分布。

【壮医药用】

药用部位　根、茎、叶。

性味　微苦，寒。

功用　清热毒，除湿毒，消肿毒。用于发旺（痹病），胆囊炎，肉扭（淋证），额哈（毒蛇咬伤），尿路感染。

附方　（1）胆囊炎：秤钩风叶 30 g，伸筋草、姜黄、鸡内金各 15 g，火炭母、金钱草各 20 g，水煎服。

（2）尿路感染：秤钩风根、红藤菜各 30 g，水煎代茶饮。

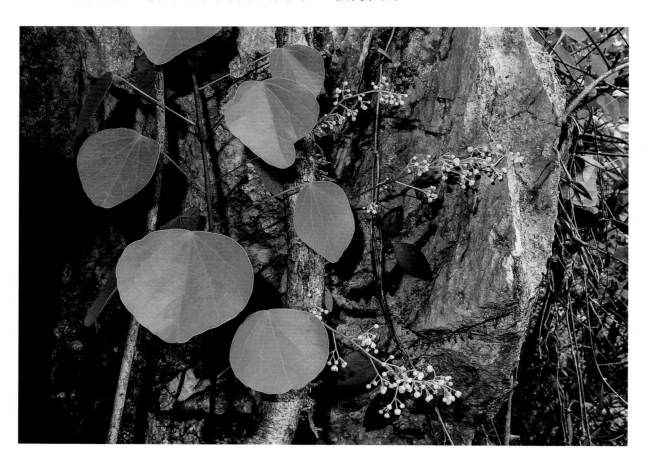

Gaeucaenghngaeu

【Cohyw】Gaeucaenghngaeu.

【Coh'wnq】Conhcangzfungh、dujfangzgij、sezcungjgvanj.

【Goekgaen】Dwg gaeucaenghngaeu doenghgo fangzgijgoh.

【Yienghceij Daegdiemj】Gogaeu hung baenz faex. Ganj raez ndaej mauhgvaq 20 mij，hungloet ndaej daengz 10 lizmij；caenh miz 1 aen yazeiq. Mbaw na ndangjndwt，baihlaj dingzlai miz mwihau；gaenzmbaw daj goek maj daengz lumj dunqbaiz yienhcag maj dwk，dingzlai raez gvaq mbaw haujlai. Gyaeujva luenzsoem gaeb cix raez，comzmaj laeng ganjgeq caeuq gwnz ganjgeq，raez 10~30 lizmij roxnaeuz lai raez；va henjdamh，miz di rang；linxva vaboux raez 2.0~2.5 hauzmij，linxva gvaengx rog luenzbenj，linxva gvaengx ndaw luenzbenj gvangq lumj gyaeq dauqbyonj luenzbenj gvangq，cungj miz raizbanq ndaem lumj muengx，mbawva lumj gyaeq dauqbyonj roxnaeuz lumj gakdaengj，raez 1.0~1.5 hauzmij，byai soem dinj roxnaeuz gyaeuj mboep，simva boux raez yaek 2 hauzmij；linxva vameh caeuq mbawva dem vaboux doxlumj，hoeng byai mbawva miz 2 leg yienhcag，simva boux doiqvaq baenz diuzmae；sinhbiz raez 1.5~2.0 hauzmij. Makceh henjhoengz，raezluenz gaeb luenz gyaeq dauqbyonj，raez 1.3~2.0 lizmij. 4 nyied haiva，8 nyied dawzmak.

【Diegmaj Faenbouh】Hwnj youq ndaw lueg、buenqbangh bya laj faex mbang roxnaeuz ndaw faexcaz. Guengjsae dingzlai hwnj laeng baihnamz、baihsae、baihsaebaek daengj dieg neix，guek raeuz Yinznanz、Guengjdoeng daengj sengj neix caemh hwnj miz.

【Gij Guhyw Ywcuengh】

Giz guhyw　Rag、ganj、mbaw.

Singqfeih　Loq haemz，hanz.

Goeng'yungh　Siu doeghuj，cawz caepdoeg，siu gawh in. Aeu daeuj yw fatvangh，danjnangzyenz，nyouhniuj、ngwz haeb，lohnyouh lahdawz.

Danyw　（1）Danjnangzyenz：Mbaw gaeucaenghngaeu 30 gwz，rumietnyinz、gienghenj、dawgaeq gak 15 gwz，hojdanqmuj、ginhcenzcauj gak 20 gwz，cienq raemx gwn.

（2）Lohnyouh lahdawz：Rag gaeucaenghngaeu、byaekgaenhoengz gak 30 gwz，cienq raemx guh caz gwn.

苎麻

【药 材 名】苎麻。

【别　　名】家麻、青麻、白麻。

【来　　源】荨麻科植物苎麻 *Boehmeria nivea* （L.）Gaudich.。

【形态特征】亚灌木，高可达 2 m。全株被毛。根粗壮，横走。茎直立，中空。叶互生；叶片卵形，长 6~15 cm，宽 6~12 cm，上面稍粗糙，疏被短伏毛，下面密被雪白色毡毛，边缘具粗锯齿；叶柄长 2.5~9.5 cm。花单性，雌雄同株或同一植株的全为雌性，圆锥花序腋生，柔弱下垂；雄花花被片 4 枚，狭椭圆形，外面有疏柔毛，雄蕊 4 枚，退化雌蕊狭倒卵圆形；雌花花被椭圆形，顶端有 2 个或 3 个小齿，外面被短柔毛，果期菱状倒披针形。瘦果椭圆形，密生短毛，宿存柱头丝状。花期 8~10 月。

【生境分布】生于山谷林边或草坡。广西各地区均有分布，云南、贵州、广东、福建、江西、台湾、浙江、湖北、四川、甘肃、陕西、河南等省区也有分布。

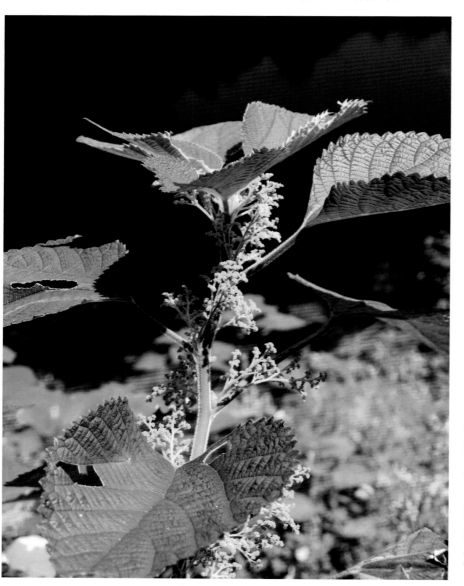

【壮医药用】

药用部位　根、叶。

性味　微苦、甜，寒。

功用　清热毒，利尿止血，安胎。根用于急性膀胱炎，肉裂（尿血），麻疹高热，胎动不安，呗脓（痈肿）；叶用于外伤出血，呗脓（痈肿），奋寸（子宫脱垂）。

附方　（1）急性膀胱炎：苎麻根、枳壳、连翘各 15 g，金银花、金钱草、构树根、海金沙藤各 30 g，木贼 20 g，甘草 10 g，水煎服。

（2）胎动不安：苎麻根、黄芩、白术（炒）各 10 g，太子参 15 g，水煎服。

（3）呗脓（痈肿）：鲜苎麻叶、鲜地桃花根皮、鲜野芙蓉根皮各 30 g，共捣烂敷患处。

（4）奋寸（子宫脱垂）：苎麻叶 50 g，艾叶、榆树皮、毛七公各 30 g，升麻 10 g，水煎先熏后洗。

Gobanh

【 Cohyw 】 Gobanh.

【 Coh'wnq 】 Gobanhranz、gobanhloeg、gobanhhau.

【 Goekgaen 】 Dwg gobanh doenghgo sinzmazgoh.

【 Yienghceij Daegdiemj 】 Lumj faexcaz，sang ndaej daengz 2 mij. Daengx go miz bwn. Rag cocoek，byaij vangz. Ganj sohdaengj，cungqgyang gyoeng. Mbaw maj doxca；mbaw luenz lumj gyaeq，raez 6~15 lizmij，gvangq 6~12 lizmij，mienhgwnz loq co，miz bwnboemz dinj mbang，mienhlaj miz haujlai bwnna saek hausiet，henzbien miz heujgawq co；gaenqmbaw raez 2.5~9.5 lizmij. Va singq dog，vaboux vameh caemh duj roxnaeuz doengz nye cungj dwg vameh，foengqva luenzsoem maj lajeiq，unq domx；limqva vaboux 4 limq，luenzbomj gaeb，baihrog miz bwn'unq mbang，simboux 4 dug，simmeh mbouj fat luenzgaeb lumj gyaeq dauqdingq；dujvameh luenzbomj，gwnzdingj miz 2 diuz roxnaeuz 3 diuz heuj saeq，mienhrog miz bwn'unq dinj，seiz dawzmak laj iq gwnz hung raez lumj gyamj. Makhawq luenzbomj，miz haujlai bwn dinj，gyaeujsaeu mbouj loenq baenz diuz lumj sei. 8~10 nyied haiva.

【 Diegmaj Faenbouh 】 Maj youq henz ndoeng ndaw lueg roxnaeuz ndoirum. Guengjsae gak dieg cungj miz，guek raeuz Yinznanz、Gveicouh、Guengjdoeng、Fuzgen、Gyanghsih、Daizvanh、Cezgyangh、Huzbwz、Swconh、Ganhsuz、Sanjsih、Hoznanz daengj sengj gih caemh miz.

【 Gij Guhyw Ywcuengh 】

Giz guhyw　Rag、mbaw.

Singqfeih　Loq haemz、van、hanz.

Goeng'yungh　Siu doegndat，leih nyouh dingz lwed，onj lwgndawdungx. Rag aeu daeuj yw rongznyouh gipsingq fazyenz，nyouhlwed，mazcimj fat ndatnyag，lwgndawdungx doengh lai mbouj onj，baeznong；mbaw aeu daeuj yw rog sieng oklwed，baeznong，rongzva domx.

Danyw　（1）Rongznyouh gipsingq fazyenz：Rag gobanh、cizgoz、golenzgyau gak 15 gwz，vagimngaenz、duhnamhfangz、rag gosa、gaeu gogutgeuj gak 30 gwz，muzceiz 20 gwz，gamcauj 10 gwz，cienq raemx gwn.

（2）Lwgndawdungx doengh lai mbouj onj：Rag gobanh、vangzcinz、bwzsuz（cauj）gak 10 gwz，godaiswjsinh 15 gwz，cienq raemx gwn.

（3）Baeznong：Mbaw gobanh ndip、naengrag vadauznamh ndip、naengrag ndip yejfuzyungz gak 30 gwz，itheij dub yungz le oep giz bingh.

（4）Rongzva domx：Mbaw gobanh 50 gwz，mbawngaih、naeng goyizsu、aenmoedgunj gak 30 gwz，goswnghmaz 10 gwz，cienq raemx，sien oenq mienh sab.

芦荟

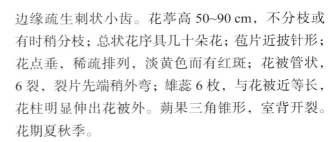

【药 材 名】芦荟。

【别　　名】油葱、草芦荟。

【来　　源】百合科植物芦荟 *Aloe vera*（L.）Burm. f.。

【形态特征】多年生肉质常绿草本。茎较短。叶近簇生或稍 2 列（幼小植株）；叶片肥厚多汁，条状披针形，长 15~36 cm，宽 2~6 cm，粉绿色，边缘疏生刺状小齿。花葶高 50~90 cm，不分枝或有时稍分枝；总状花序具几十朵花；苞片近披针形；花点垂，稀疏排列，淡黄色而有红斑；花被管状，6 裂，裂片先端稍外弯；雄蕊 6 枚，与花被近等长，花柱明显伸出花被外。蒴果三角锥形，室背开裂。花期夏秋季。

【生境分布】栽培。广西各地均有栽培，国内南部其他各省区也有栽培。

【壮医药用】

药用部位　根、叶、花。

性味　根、花：甜、淡，凉；有毒。叶：苦，寒；有毒。

功用　根、花：调气道、谷道，清热毒，祛湿毒，止血。根用于唪疳（疳积），尿路感染；花用于埃病（咳嗽），钵痨（肺结核），唉勒（咯血），吐血，楞阿勒（鼻出血）。

叶：清热毒，消瘀肿。用于呗脓（痈肿），呗（无名肿毒），渗裆相（烧烫伤），能啥能累（湿疹），蜂蜇伤。

注　本品有毒，内服慎用，不可过量；孕妇忌服。

附方　（1）渗裆相（烧烫伤）：鲜芦荟叶适量，切成薄片贴于患处。

（2）蜂蜇伤：鲜芦荟叶适量，去皮取肉，涂于伤口周围。

（3）呗（无名肿毒）：鲜芦荟叶适量，捣烂取汁加适量冰片调匀，涂患处。

（4）钵痨（肺结核），唉勒（咯血），吐血：芦荟花 6 g，水煎服。

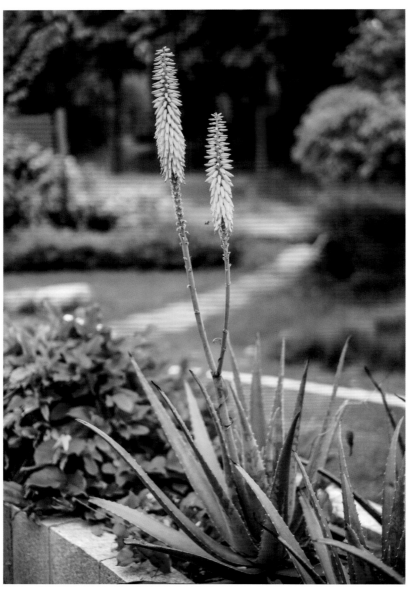

Goyouzcoeng

【Cohyw】 Goyouzcoeng.

【Coh'wnq】 Goyouzcoeng、nyangqnyungz.

【Goekgaen】 Dwg goyouzcoeng doenghgo bwzhozgoh.

【Yienghceij Daegdiemj】 Dwg gonywj ciengz heu nohna raemx lai. Ganj haemq dinj. Mbaw ca mbouj lai maj baenz caz roxnaeuz loq dwg 2 baiz（gooiq）; mbaw bizna raemx lai，baenz diuz yienghlongzcim，raez 15~36 lizmij，gvangq 2~6 lizmij，mba saekheu，bienmbaw maj miz heujsaeq lumj oen. Gaenzva sang 50~90 lizmij，mbouj faen nye roxnaeuz mizseiz loq faen nye; vahsi baenz foengq miz geij cib duj va; limqva ca mbouj lai yiengh longzcim; va duengq，baiz ndaej cax，saek henjoiq caiq miz banqhoengz; mbawva lumj guenj，6 veuq，byai limqveuq loq goz coh baihrog; simva boux 6 diuz，caeuq mbawva ca mbouj lai doengz raez，saeuva iet ok rog mbawva daeuj haemq cingcuj. Makdek lumj cuenqsamgak，laeng mak dek. Cawzhah、cawzcou haiva.

【Diegmaj Faenbouh】 Ndaem aeu. Guengjsae gak dieg cungj ndaem miz，guek raeuz baihnamz gijwnq gak sengj gih hix miz ndaem aeu.

【Gij Guhyw Ywcuengh】

Giz guhyw   Rag、mbaw、va.

Singqfeih   Rag、va：Van、damh、liengz; miz doeg. Mbaw：Haemz、hanz; miz doeg.

Goeng'yungh   Rag、va：Diuz roenheiq、roenhaeux，cing doeghuj，cawz doegcumx，dingz lwed. Rag aeu daeuj yw baenzgam，lohnyouh lahdawz; va aeu daeuj yw baenzae，bwtlauz，aelwed，rueglwed，ndaeng oklwed.

Mbaw   Cing doeghuj，siu foeg. Yungh daeuj yw baeznong，baez，coemh log sieng，naenghumz naenglot，dinz ndat.

Cawq   Cungj yw neix miz doeg，gwn aeu siujsim，gaej gwn gvaqmauh; mehdaiqndang gimq gwn.

Danyw   （1）Coemh log sieng：Mbaw youzcoeng ndip dingz ndeu，roenq baenz gep mbang nem youq giz bingh.

（2）Dinz ndat：Mbaw youzcoeng ndip dingz ndeu，cawz naeng aeu noh，cat youq seiqhenz baksieng.

（3）Baez：Mbaw youzcoeng ndip dingz ndeu，dub yungz aeu raemx gya dingz binghben gyaux yinz，cat giz bingh.

（4）Bwtlauz，aelwed，rueglwed：Va youzcoeng 6 gwz，cienq raemx gwn.

芭蕉

【药 材 名】芭蕉。

【别　　名】巴蕉。

【来　　源】芭蕉科植物芭蕉 *Musa basjoo* Sieb. et Zucc.。

【形态特征】多年生草本，高可达 4 m。叶片长圆形，长 2~3 m，宽 25~30 cm，先端钝，基部圆形或不对称，叶上面鲜绿色，有光泽；叶柄粗壮，长达 30 cm。花序顶生，下垂；苞片红褐色或紫色；雄花生于花序上部，雌花生于花序下部；雌花在每一苞片内 10~16 朵，排成 2 列；合生花被片长 4.0~4.5 cm，具 5（3+2）齿裂，离生花被片几乎与合生花被片等长，顶端具小尖头。浆果三棱状长圆形，肉质，长 5~7 cm，具 3~5 棱，近无梗，具多颗种子。

【生境分布】多栽培于庭园及农舍附近。广西各地均有栽培，四川、湖北、山东、广东、海南等省也有栽培。

【壮医药用】

药用部位　根、茎髓、花、果皮。

性味　根、茎髓：甜，寒。花：甜、淡，凉。

功用　根、茎髓：清热毒，生津止渴，利尿。用于热病，烦闷，啊肉甜（消渴），呗脓（痈肿），呗叮（疔），丹毒，兵淋勒（崩漏），肉扭（淋证），笨浮（水肿），脚气，血压嗓（高血压），贝傍寒（鹅口疮）。

花：化痰毒，软坚，和胃，通经。用于胸膈饱胀，脘腹痞疼，吞酸反胃，呕吐痰涎，妇女行经不畅。

附方　（1）热病，烦闷：芭蕉根 30 g，地龙 20 g，水煎，调白糖适量服。

（2）妇女行经不畅：芭蕉花、木棉花、陈皮各 6 g，土人参、白术、土茯苓、益母草各 10 g，水煎，调红糖适量服。

（3）贝傍寒（鹅口疮）：芭蕉果皮适量，烧炭存性，研末，调茶油适量敷患处。

（4）血压嗓（高血压）：芭蕉根、五眼果树二层皮各 30 g，水煎服。

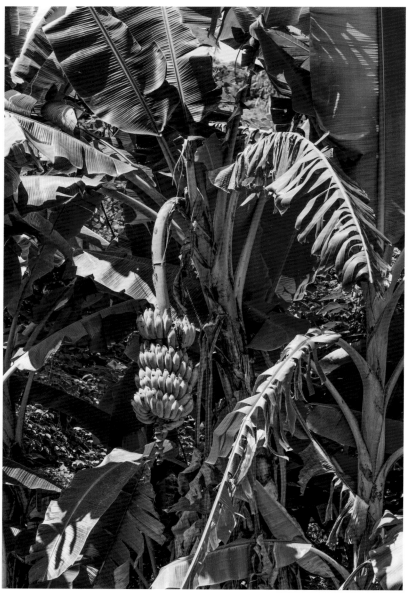

Lwggyoij

【 Cohyw 】 Gyoij.

【 Coh'wnq 】 Lwggyoij.

【 Goekgaen 】 Dwg go'gyoij doenghgo bahciuhgoh.

【 Yienghceij Daegdiemj 】 Dwg go'nywj maj lai bi， ndaej sang daengz 4 mij. Mbaw yiengh luenzraez， raez 2~3 mij， gvangq 25~30 lizmij， byaimbaw mwt， goek luenz roxnaeuz mbouj doxdaengh， gwnz mbaw heuloeg， rongh ； gaenzmbaw cohung， raez daengz 30 lizmij. Vahsi maj gwnzdingj， duengh doxroengz ； limqva saek hoengzndaem roxnaeuz saekaeuj ； vaboux maj gwnz vahsi， vameh maj laj vahsi ； vameh youq ndaw moix limqva 10~16 duj， baiz baenz 2 baiz ； gij dipva gyoebmaj raez 4.0~4.5 lizmij， miz 5 （3+2） veuqheuj， gij dipva doxliz maj ca mbouj lai caeuq gij dipva gyoebmaj doengz raez， gwnzdingj miz gyaeujsoem iq. Makieng lumj aen'giuz yiengh samlimq yiengh luenzraez nohna raemx lai， raez 5~7 lizmij， miz 3~5 limq， ca mbouj lai mbouj miz nye， miz dingzlai ceh.

【 Diegmaj Faenbouh 】 Lai ndaem youq ndaw suen caeuq henz ranz. Guengjsae gak dieg cungj miz ndaem， guek raeuz Swconh、 Huzbwz、 Sanhdungh、 Guengjdoeng、 Haijnanz daengj sengj hix miz ndaem aeu.

【 Gij Guhyw Ywcuengh 】

Giz guhyw Rag、 ngvizganj、 va、 naengmak.

Singqfeih Rag、 ngvizganj ： Van， hanz. Va ： Van、 damh、 liengz.

Goeng'yungh Rag、 ngvizganj ： Cing doeghuj， hawj myaiz daeuj gaij hozhawq， leih nyouh. Yungh daeuj yw binghhhuj， simnyap， oknyouhdiemz， baeznong， baezding， baenz mai naenghumz， binghhloemqlwed， nyouhniuj， baenzfouz， bingh gyakga， hezyazsang， baezbakhanq.

Va ： Siu doegmyaiz， siu foeg， diuzhuz ndaw dungx， doeng meg. Yungh daeuj yw heiq ndaw dungx dingj coh gwnz， dungx raeng miz heiq， dwnxsoemj， rueg caiq myaiz rih， mehmbwk dawzsaeg mbouj swnh.

Danyw （1） Binghhhuj， simnyap ： Rag gogyoij 30 gwz， ndwen 20 gwz， cienq raemx， gyaux begdangz habliengh gwn.

（2） Mehmbwk dawzsaeg mbouj swnh ： Va'gyoij、 valeux、 naengmakgam gak 6 gwz， gocaenghnaengh、 gobegsaed、 gaeulanghauh、 ngaihmwnj gak 10 gwz， cienq raemx， gyauxbegdangz habliengh gwn.

（3） Baezbakhanq ： Naeng gyoij dingz ndeu， cauj remj， nienj baenz mba， gyaux youzcaz habliengh oep giz bingh.

（4） Hezyazsang ： Rag gogyoij、 caengz naeng daihngeih gomakmyaz gak 30 gwz， cienq raemx gwn.

苏木

【药 材 名】苏木。

【别　　名】红苏木、棕木、苏方木、美膜、秀雾、苏枋。

【来　　源】苏木科植物苏木 Caesalpinia sappan L.。

【形态特征】小乔木，高可达 6 m。树干及枝条具刺，枝上的皮孔密而显著。二回羽状复叶，长 30~45 cm；羽片 7~13 对，对生，长 8~12 cm；小叶 10~17 对，无柄；小叶长圆形至长圆状菱形，长 1~2 cm，宽 5~7 mm，先端微缺，基部歪斜。圆锥花序顶生或腋生，长约与叶相等；花梗长 15 mm；萼片 5 枚，下面一枚较大，呈兜状；花瓣黄色，阔倒卵形，长约 9 mm，具柄。荚果木质，稍压扁，近长圆形至长圆状倒卵形，长约 7 cm，宽 3.5~4.0 cm，红褐色，上角具外弯或上翘的硬喙；种子 3~4 粒，长圆形。花期 5~10 月，果期 7 月至翌年 3 月。

【生境分布】生于山谷丛林中或山脚下，也有栽培。广西主要分布于南宁、大新、凭祥、龙州、陆川、北流、桂平、合浦、天等、那坡、百色、田东、平果、隆林、天峨、桂平等地，云南、福建、台湾、广东、海南、四川、贵州等省区也有分布或栽培。

【壮医药用】

药用部位　心材。

性味　甜、咸，平。

功用　调龙路、火路，消肿痛。用于腊胴尹（腹痛），核尹（腰痛），京瑟（闭经），京尹（痛经），产呱腊胴尹（产后腹痛），产呱忍勒卟叮（产后恶露不尽），屙泻（泄泻），屙意咪（痢疾），唪能白（白癜风），破伤风，外伤出血，发旺（痹病），林得叮相（跌打损伤），呗脓（痈肿），痂（癣）。

注　妇女月经过多者和孕妇慎服。

附方　（1）痛症：苏木 30 g，桃金娘 50 g，加米酒 500 mL 浸泡 15 天，晚上睡觉前取药酒饮用，每次 25 mL。

（2）林得叮相（跌打损伤）：苏木、威灵仙、小榕树根、阴阳莲根、小钻根、竹叶、走马胎、穿破石根、七叶莲各 15 g，加白酒 1000 mL 浸泡 30 天，每次服药酒 50 mL。

（3）京尹（痛经）：苏木、当归、柴胡、甘草各 10 g，郁金、枳壳各 12 g，川楝子 6 g，香附、益母草、白芍各 15 g，水煎服。

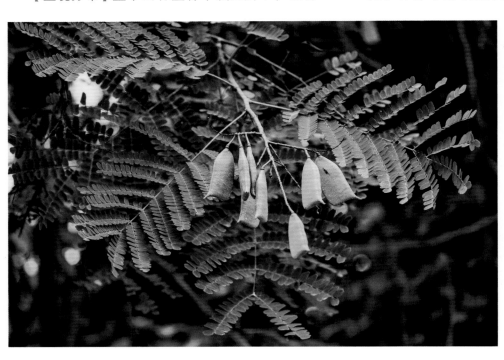

Gosoqmoeg

【 Cohyw 】 Gosoqmoeg.

【 Coh'wnq 】 Gosoqmoeghoengz、gocoengmoeg、gosoqfuengmoeg、maexmoz、gosiuvu、gosoqfueng.

【 Goekgaen 】 Dwg gosoqmoeg doenghgo suhmuzgoh.

【 Yienghceij Daegdiemj 】 Gofaex iq，sang ndaej daengz 6 mij. Ganj dem nye miz oen，conghnaeng gwnznye maed youh yienh. Mbaw lumj bwnroeg faen song nye，raez 30~45 lizmij；mbaw bwnroeg miz 7~13 doiq，maj doxdoiq，raez 8~12 lizmij；mbawlwg 10~17 doiq，mbouj miz gaenz；mbawlwg luenzraez daengz luenzraez lumj lingzhingz，raez 1~2 lizmij，gvangq 5~7 hauzmij，byai mizdi veuq，gizgoek mbitmbieng. Foengqva luenzsoem maj gwnzdingj roxnaeuz lajeiq，daihgaiq caeuq mbaw doxdoengz raez；ganjva raez 15 hauzmij；iemjva 5 diuz，diuz baihlaj haemq hung，lumj rumqbuh；limqva saekhenj，gvangq lumj gyaeq dauqdingq，raez daihgaiq 9 hauzmij，miz gaenq. Faekmak geng lumj faex，loq yazbenj，loq luenzraez daengz luenzraez lumj gyaeq dauqdingq，raez daihgaiq 7 lizmij，gvangq 3.5~4.0 lizmij，saek hoengzgeq，gok gwnz miz bakroeg geng van ok rog roxnaeuz ndiengq doxhwnj；ceh miz 3~4 naed，luenzraez. 5~10 nyied haiva， 7 nyied daengz bi daihngeih 3 nyied dawzmak.

【 Diegmaj Faenbouh 】 Maj youq ndaw ndoeng cauzlueg roxnaeuz laj dinbya，caemh ndaem miz. Guengjsae cujyau youq Nanzningz、Dasinh、Bingzsiengz、Lungzcouh、Luzconh、Bwzliuz、Gveibingz、Hozbuj、Denhdwngj、Nazboh、Bwzswz、Denzdungh、Bingzgoj、Lungzlinz、Denhngoz、Gveibingz daengj dieg neix miz，guek raeuz Yinznanz、Fuzgen、Daizvanh、Guengjdoeng、Haijnanz、Swconh、Gveicouh daengj sengj gih caemh maj miz roxnaeuz ndaem miz.

【 Gij Guhyw Ywcuengh 】

Giz guhyw Simfaex.

Singqfeih Van、hamz、bingz.

Goeng'yungh Diuz lohlungz、lohhuj，siu foegin. Aeu daeuj yw laj dungx in，hwetin，dawzsaeg gaz，dawzsaeg in，seng gvaq laj dungx in，seng gvaq yietlwed mbouj dingz，oksiq，okhaexmug，baenznaenghau，binghhbosanghfungh，rog sieng oklwed，fatvangh，laemx doek deng sieng，baeznong，gyak.

Cawq Mehmbwk dawzsaeg daiq lai caeuq mehdaiqndang gwn yaek siujsim.

Danyw （1）Bingh'in：Gosoqmoeg 30 gwz，maknim 50 gwz，gya laeujhaeux 500 hauzswngh cimq 15 ngoenz，doengxhaemh ninz gaxgonq aeu laeujyw gwn，moix mbat gwn 25 hauzswngh.

（2）Laemx doek deng sieng：Gosoqmoeg、godietsienq、rag goreiz、rag yinhyangzlenz、rag gaeucuenqiq、mbawfaexcuk、gofunghlwed、rag gooenciq、cizyezlenz gak aeu 15 gwz，gya laeujhau 1000 hauzswngh cimq 30 ngoenz，aeu laeujyw gwn，moix mbat gwn 50 hauzswngh.

（3）Dawzsaeg in：Gosoqmoeg、danghgveih、caizhuz、gamcauj gak 10 gwz，hinghenj、cizgoz gak 12 gwz，conhlenswj 6 gwz，cidmou、ngaihmwnj、bwzsoz gak 15 gwz，cienq raemx gwn.

苏铁

【药 材 名】苏铁。

【别　　名】凤尾蕉、凤尾草、大凤尾草、铁树。

【来　　源】苏铁科植物苏铁 *Cycas revoluta* Thunb.。

【形态特征】常绿灌木或小乔木，高可达 2 m，稀达 8 m 或更高。树干粗壮，圆柱形，有明显的叶柄残痕。羽状叶丛生于茎顶，长 75~200 cm，叶柄两侧有刺；羽状裂片在 100 对以上，条形，坚硬，长 9~18 cm，向上斜展微呈 "V" 形，边缘背卷，先端有刺状尖头。花雌雄异株；雄球花圆柱形，长 30~70 cm，直径 8~15 cm，有短梗；小孢子叶顶端宽平，有急尖头；大孢子叶密生黄色茸毛，上部的顶片边缘羽状分裂，裂片条状钻形，先端有刺状尖头，胚珠 2~6 颗。种子倒卵形，稍扁，橙红色。花期 6~7 月，果期 7~10 月。

【生境分布】栽培。广西各地均有栽培，福建、台湾、广东等省区也有栽培。

【壮医药用】

药用部位　叶、花、种子。

性味　甜、淡，平；有小毒。

功用　叶：调龙路，止血，调谷道。用于屙意咪（痢疾），勒爷东郎（小儿食滞），隆白呆（带下），京瑟（闭经），外伤出血。

花、种子：调气机，固精，清肝火。用于胴尹（胃痛），漏精（遗精），京尹（痛经），隆白呆（带下），黄标（黄疸），血压嗓（高血压），巧尹（头痛）。

注　本品有小毒，不宜久服。

附方　（1）外伤出血：苏铁叶适量煅炭，研末，撒患处。

（2）隆白呆（带下）：苏铁花 12 g，水煎服。

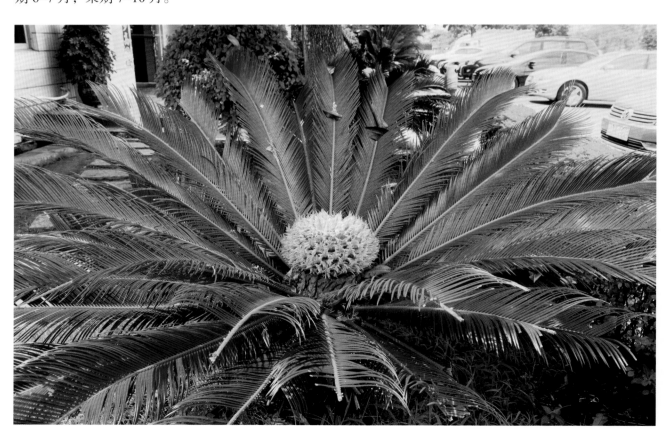

Gogungh

【Cohyw】Gogungh.

【Coh'wnq】Fungveijciuh、fungveijcauj、dafungveijcauj、faexdiet.

【Goekgaen】Dwg gogungh doenghgo gogunghgoh.

【Yienghceij Daegdiemj】Cungj faexcab roxnaeuz go faexsang iq ciengseiz heu de，goj sang daengz 2 mij，mbangjdi daengz 8 mij roxnaeuz engq sang. Ganjfaex loet，saeuluenz，gij haenzcik gaenz mbaw de raen cingx. Gij nyoemqmbaw lumj bwnroeg de did youq byai ganj，raez 75~200 lizmij，gaenq mbaw song mbiengj henz miz oen；cungj mbaw seg bwnroeg neix miz 100 doiq doxhwnj，baenz diuz，geng，raez 9~18 lizmij，yiengq doxhwnj iet mbe lumj cih "V" nei，bien gienj dauqlaeng，byai soem lumj oen. Vaboux vameh mbouj caemh go；vagiuz boux baenz saeuluenz，raez 30~70 lizmij，gingqraez 8~15 lizmij，miz ganj dinj；mbaw bauswj iq mwnq byai de gvangq bingz，miz gyaeuj soem gaek de；mbaw bauswj hung hwnj gij bwnyungz nyaednyub，baihgwnz doengh mbaw gwnzdingj de gij bien seg lumj bwnroeg，mbaw seg baenz diuz lumj cuenq，byai miz gyaeuj soem lumj oen，ngazcaw 2~6 naed. Gij ceh lumj gyaeq dauqdingq，loq benj，saek henjhoengz. 6~7 nyied haiva，7~10 nyied dawzmak.

【Diegmaj Faenbouh】Ndaem aeu. Guengsae gak dieg cungj ndaem miz，guek raeuz Fuzgen、Daizvanh、Guengjdoeng daengj sengj gih caemh ndaem miz.

【Gij Guhyw Ywcuengh】

Giz guhyw　Mbaw、va、ceh.

Singqfei　Van、damh，bingz；miz di doeg.

Goeng'yungh　Mbaw：Diuz lohlungz，dingz lwed，diuz lohhaeux. Ndaej yw okhaexmug，lwgnyez dungx raeng，roengbegdaiq，dawzsaeg gaz，rog sieng oklwed.

Va、ceh：Diuz heiqndang，giengz cinglig，siu daephuj. Naej yw dungx in，laeuhcing，dawzsaeg in，roengbegdaiq，vuengzbiu，hezyazsang，gyaeujin.

Cawq　Cungj yw neix miz di doeg，mbouj hab gwn nanz.

Danyw　（1）Rog sieng oklwed：Mbaw gogungh aenqliengh hangq coemh baenz danq，numienz，vanq dieg sieng.

（2）Roengbegdaiq：Va gogungh 12 g，cienq raemx gwn.

苏铁蕨

【药材名】苏铁蕨。

【别　　名】贯众、三金。

【来　　源】乌毛蕨科植物苏铁蕨 Brainea insignis（Hook.）J. Sm.。

【形态特征】植株高可达 2 m，全株无毛。根茎粗短。主轴单一或有时分叉，木质，密被红棕色长钻形鳞片。叶簇生于主轴顶部；叶柄长 10~50 cm；叶片椭圆披针形，长 50~100 cm，宽 10~30 cm，一回羽状；羽片线状披针形至狭披针形，近无柄，边缘有锯齿；下部羽片略缩短，中部羽片最长，达 15 cm，宽 7~11 mm；能育叶与不育叶同形，仅羽片较短较狭，彼此较疏离。孢子囊群沿主脉两侧的小脉着生，最终布满能育羽片的下面。

【生境分布】生于山坡向阳处。广西主要分布于金秀、平南、上林、南宁、柳州、桂林、藤县、桂平、博白、北流、隆林、百色、靖西、扶绥等地，广东、海南、福建、台湾、云南等省区也有分布。

【壮医药用】

药用部位　根茎。

性味　微涩，凉。

功用　清热解毒，止血，驱虫。用于贫痧（感冒），烧烫伤，外伤出血，蛔虫病。

附方　（1）外伤出血：苏铁蕨、棕榈根、大黄各 30 g，各炒炭存性，研末，混匀，取适量敷于伤口。

（2）烧烫伤：苏铁蕨、大黄、山栀子、地榆各 30 g，各炒炭存性，研末，混匀，取适量菜籽油调涂患处。

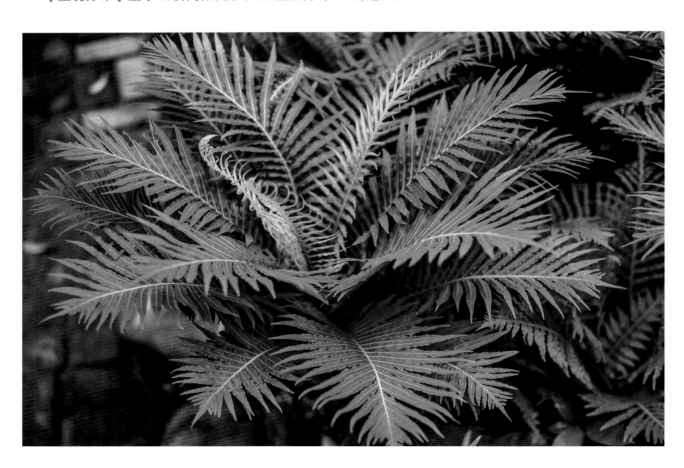

Gutsodiet

【 Cohyw 】 Gutsodiet.

【 Coh'wnq 】 Guenqcungq、samgim.

【 Goekgaen 】 Dwg gogutsodiet doenghgo guthoengzgoh.

【 Yienghceij Daegdiemj 】 Go sang goj daengz 2 mij，baenz go mij bwn. Ganjrag co dinj. Diuz sugdaeuz dog roxnaeuz mbangj baez faen nga，fatfaex，miz haujlai limqgyaep lumj cuenq raez saek aeujnding. Nyoemqmbaw maj youq gwnzdingj sugdaeuz；gaenzmbaw raez 10~50 lizmij；mbaw luenzbomj ciemh soem，raez 50~100 lizmij，gvangq 10~30 lizmij，lumj bwnroeg hoiz ndeu；mbaw bwnroeg baenz reg ciemh soem daengz gaebged ciemh soem，gaenh mij gaenq，gij bien miz ngazgawq；baihlaj gij mbaw bwnroeg loq sukdinj，cungqgyang mbaw bwnroeg ceiq raez，daengz 15 lizmij，gvangq 7~11 hauzmij；mbaw ndaej fat caeuq mbaw mbouj ndaejfat de doengzyiengh，dan gij mbaw bwnroeg haemq dinj haemq gaeb，song cungj doxliz haemq cax. Rongzdaeh bauswj daj gij meg'iq songmiengj megdaeuz de maj douh，doeklaeng baijrim youq laj mbaw bwnroeg ndaej fat de.

【 Diegmaj Faenbouh 】 Hwnj youq gwnzndoi mwnq yiengq ndit de. Guengjsae dingzlai hwnj youq Ginhsiu、Bingznamz、Sanglinz、Nanzningz、Liujcouh、Gveilinz、Dwngzyen、Gveibingz、Bozbwz、Bwzliuz、Lungzlinz、Bwzswz、Cingsih、Fuzsuih daengj dieg，guek raeuz Guengjdoeng、Haijnamz、Fuzgen、Daizvanh、Yinznanz daengj sengj gih caemh hwnj miz.

【 Gij Guhyw Ywcuengh 】

Giz guhyw　　Ganjrag.

Singqfeih　　Loq saep，liengz.

Goeng'yungh　　Siundat gaijdoeg，dingz lwed，ywdeh. Ndaej yw baenzsa，coemh log sieng，rog sieng oklwed，ndang miz deh.

Danyw　　（1）Rog sieng oklwed：Gutsodiet、rag go'gyang、daihvuengz gak 30 gwz，gak caujhawq caujgyo，nu mienz，gyauxyinz，aeu aenqliengh oep dieg sieng.

（2）Coemh log sieng：Gutsodiet、daihvuengz、vuengzgae、diyiz gak 30 gwz，gak cauj hawq cauj gyo，numienz，gyauxyinz，aeu aenqliengh youzcehbyaek diuz ndei cat dieg sieng.

杜仲

【药材名】杜仲。

【别　名】川杜仲。

【来　源】杜仲科植物杜仲 *Eucommia ulmoides* Oliver。

【形态特征】落叶乔木，高可达 20 m。树皮、小枝或叶片折断拉开均有弹性的白胶丝。树皮灰褐色，粗糙。嫩枝有黄褐色毛，老枝有明显的皮孔。单叶互生；叶片椭圆形、卵形或长圆形，长6~15 cm，宽 3.5~6.5 cm，边缘具锯齿；叶柄长1~2 cm，散生长毛。花单性，雌雄异株，生于当年枝的基部；雄花簇生，花梗长约 3 mm，雄蕊 5~10枚，无花被，无退化雌蕊；雌花单生，花梗长约8 mm，子房扁而长，先端 2 裂。翅果长椭圆形，扁平，长 2.5~3.7 cm，宽约 1 cm，先端 2 裂，周围具薄翅；坚果位于中央；种子 1 粒。花期春夏季，果期秋季。

【生境分布】生于低山谷地或低坡的疏林中，多为栽培。广西栽培于融水、桂林、乐业、隆林、凤山等地，陕西、甘肃、河南、湖北、四川、云南、贵州、湖南、浙江等省也有分布。

【壮医药用】

药用部位　树皮。

性味　甜、微辣，温。

功用　调龙路，补肝肾，强筋骨，安胎。用于核尹（腰痛），腰膝无力，发旺（痹病），夺扭（骨折），胎动不安，先兆流产，血压嗓（高血压），渗裆相（烧烫伤）。

附方　（1）核尹（腰痛）：杜仲15 g，水煎服。

（2）发旺（痹病）：杜仲、续断、枸杞子、鸡血藤、海桐皮、海风藤、清风藤、络石藤各 20 g，千年健 15 g，水煎服。

（3）血压嗓（高血压）：杜仲15 g，泽泻 25 g，田七粉 5 g，茯苓12 g，丹皮 10 g，桑寄生 30 g，水煎服。

（4）渗裆相（烧烫伤）：杜仲皮适量，烧存性，撒敷患处。

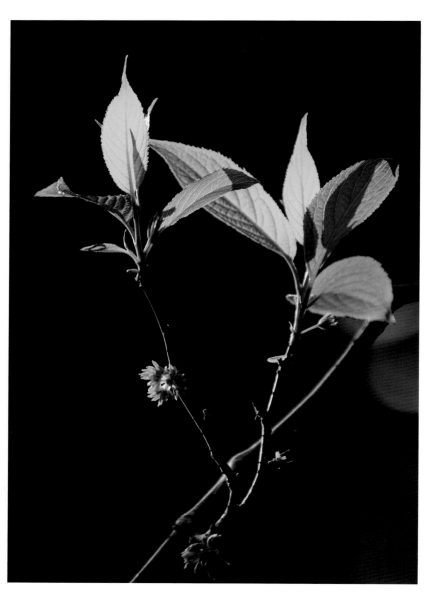

Goducung

【Cohyw】Goducung.

【Coh'wnq】Goconhducung.

【Goekgaen】Dwg goducung doenghgo ducunggoh.

【Yienghceij Daegdiemj】Gofaex loenq mbaw，sang ndaej daengz 20 mij. Naengfaex、nye saeq roxnaeuz mbaw euj raek le rag okdaeuj cungj miz gijsei gyauhhau ietrwt. Naengfaex saekmonggeq，cocat. Nyeoiq miz bwn saek henjgeq，nye geq naeng miz conghda yienh. Mbaw dandog maj doxca；mbaw luenzbomj、luenz lumj gyaeq roxnaeuz luenzraez，raez 6~15 lizmij，gvangq 3.5~6.5 lizmij，henzbien miz heujgawq；gaenzmbaw raez 1~2 lizmij，maj miz lengq dug bwn raez. Va singq dog，vaboux vameh mbouj caemh duj，maj youq gizgoek nye dangbi ok；vaboux maj baenznyup，ganjva raez daihgaiq 3 hauzmij，simva boux 5~10 dug，mbouj miz byakva，mbouj miz simmeh doiqvaq；vameh dandog maj，ganjva raez daihgaiq 8 hauzmij，fuengzlwg benj youh raez，byai 2 seg. Makfwed luenzbomj raez，benjbingz，raez 2.5~3.7 lizmij，gvangq daihgaiq 1 lizmij，byai miz 2 seg，seiqhenz miz fwed mbang；makgeng youq cungqgyang；ceh naed ndeu. Seizcin caeuq seizhah haiva，seizcou dawzmak.

【Diegmaj Faenbouh】Maj youq ndaw ndoeng faex mbang ndoi daemq roxnaeuz ndaw lueg，dingzlai dwg ndaem. Guengjsae ndaem youq Yungzsuij、Gveilinz、Lozyez、Lungzlinz、Fungsanh daengj dieg neix，guek raeuz Sanjsih、Ganhsuz、Hoznanz、Huzbwz、Swconh、Yinznanz、Gveicouh、Huznanz、Cezgyangh daengj sengj caemh miz.

【Gij Guhyw Ywcuengh】

Giz guhyw　Naengfaex.

Singqfeih　Van、loq manh、raeuj.

Goeng'yungh　Diuz lohlungz，bouj daep mak，giengz nyinz ndok，onj lwgndawdungx. Aeu daeuj yw hwetin，hwet ga unq mbouj miz rengz，fatvangh，ndokraek，lwgndawdungx doengh lai mbouj onj，ciudaeuz lonlwg，Hezyazsang，coemh log sieng.

Danyw　（1）Hwetin：Goducung 15 gwz，cienq raemx gwn.

（2）Fatvangh：Goducung、gosuzdon、goujgij、gaeulwedgaeq、godongz、gaeudonj、goroetma、gaeuraihrin gak 20 gwz，cenhnenzgen 15 gwz，cienq raemx gwn.

（3）Hezyazsang：Goducung 15 gwz，gocwzse 25 gwz，mba hingsamcaet 5 gwz，fuzlingz 12 gwz，naengmauxdan 10 gwz，gosiengz 30 gwz，cienq raemx gwn.

（4）Coemh log sieng：Aeu naeng goducung habliengh，coemh baenz rog reuqndaem ndaw remjhenj，sanq oep haeuj giz sieng bae.

杜若

【药 材 名】杜若。

【别　　名】山竹壳菜、石竹、白叶菜、水芭蕉。

【来　　源】鸭跖草科植物杜若 *Pollia japonica* Thunb.。

【形态特征】多年生草本，高可达 80 cm。根状茎长而横走。茎直立或上升，不分枝，被短柔毛。叶常聚生于茎顶，互生，无柄或叶基渐狭而延成带翅的柄；叶片长椭圆形或长椭圆状披针形，长 10~30 cm，宽 3~7 cm，先端渐尖，背面具散生细毛。顶生圆锥花序，由蛇尾状聚伞花序组成，花序总梗长 15~30 cm，各级花序轴和花梗被钩状毛；总苞片披针形，花梗长约 5 mm；萼片 3 枚，宿存；花瓣白色，长约 3 mm；发育雄蕊 6 枚。果球状，黑色，直径约 5 mm；种子灰色带紫色。花期 7~9 月，果期 9~10 月。

【生境分布】生于山谷林下阴湿处和沟边。广西各地均有分布，台湾、福建、浙江、安徽、江西、湖北、湖南、广东、贵州、四川等省区也有分布。

【壮医药用】

药用部位　全草。

性味　辣，微温。

功用　调龙路、火路，通水道，祛风毒，除湿毒，消肿痛。用于腊胴尹（腹痛），发旺（痹病），额哈（毒蛇咬伤），毒虫咬伤，巧尹（头痛），勒爷发得（小儿发热），鹿勒（呕血），笨浮（水肿）。

附方　（1）勒爷发得（小儿发热）：杜若、九头狮子草各 3 g，水煎服。

（2）鹿勒（呕血）：杜若、大蓟、五月艾各 12 g，水煎服。

（3）笨浮（水肿）：杜若 15 g，马齿苋 12 g，水煎服。

（4）发旺（痹病）：杜若 15 g，水煎服。

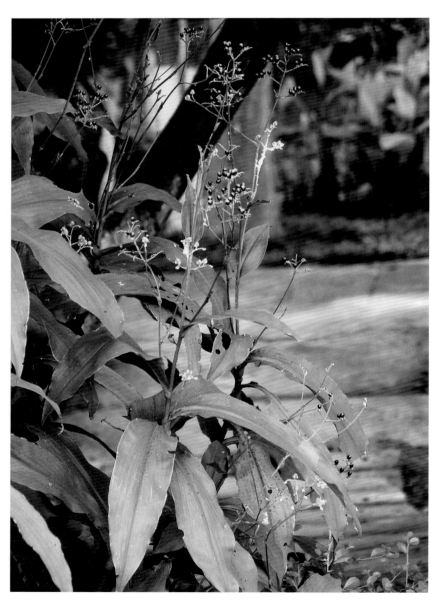

Gocukraemx

【Cohyw】Gocukraemx.

【Coh'wnq】Byaeksanhcuzgwz、gocukrin、byaekmbawhau、gogyoijraemx.

【Goekgaen】Dwg gocukraemx doenghgo yazcizcaujgoh.

【Yienghceij Daegdiemj】Gorum maj lai bi, sang ndaej daengz 80 lizmij. Ganj laj namh lumj rag raez cix maj vang. Ganj daengjsoh roxnaeuz swng doxhwnj, mbouj faen ngaa, hwnj bwn'unq dinj. Mbaw ciengz comz maj youq byai ganj, maj doxca, mbaw mbouj miz gaenq roxnaeuz gokmbaw ciemh gaeb le iet baenz gaenz daiq fwed; mbaw raez bomj roxnaeuz luenzbomj byai soem, raez 10~30 lizmij, gvangq 3~7 lizmij, byai ciemh soem, baihlaeng miz bwnsaeq mbangbyagbyag. Foengqva soemluenz maj gwnzdingj, dwg youz foengqva comzliengj lumj rieng gwz gyoebbaenz, gaenqmeh gyaeujva raez 15~30 lizmij, gak gaep sug gyaeujva caeuq gaenqva hwnj bwnngaeu; cungj bauhben luenzraez gaeb byai menh soem, gaenqva raez aiq 5 hauzmij; iemjva 3 limq, louz daengz bi daih ngeih; limqva saekhau, raez daihgaiq 3 hauzmij; simva boux 6 diuz,cung maj ndaejbaenz. Mak luenz, saekndaem, cizging daihgaiq 5 haumij; ceh saekmong cab saekaeuj. 7~9 nyied haiva, 9~10 nyied dawzmak.

【Diegmaj Faenbouh】Maj youq cauzlak ndawndoeng lajfaex gizraemhcumx caeuq henz mieng. Guengjsae gak dieg cungj miz, guek raeuz Daizvanh、Fuzgen、Cezgyangh、Anhveih、Gyanghsih、Huzbwz、Huznanz、Guengjdoeng、Gveicouh、Swconh daengj sengj gih caemh maj miz.

【Gij Guhyw Ywcuengh】

Giz guhyw　Daengx go.

Singqfeih　Manh, loq raeuj.

Goeng'yungh　Diuz lohlungz、lohhuj, doeng roenraemx, cawz rumzdoeg, cawz caepdoeg, siu foegin. Yungh youq laj dungx in, fatvangh, ngwz haeb, nondeog haeb sieng, gyaeujin, lwgnyez fatndat, rueglwed, baenzfouz.

Danyw　（1）Lwgnyez fatndat：Gocukraemx、giujdouzswhswjcauj gak 3 gwz, cienq raemx gwn.

（2）Rueglwed：Gocukraemx、da'gi、ngaihhajnyied 12 gwz, cienq raemx gwn.

（3）Baenzfouz：Gocukraemx 15 gwz, byaekiemjsae 12 gwz, cienq raem gwn.

（4）Fatvangh：Gocukraemx 15 gwz, cienq raemx gwn.

杜鹃

【药 材 名】杜鹃。

【别　　名】杜鹃花、映山红、艳山红。

【来　　源】杜鹃花科植物杜鹃 *Rhododendron simsii* Planch.。

【形态特征】落叶或半常绿灌木，高可达 3 m。茎分枝多而纤细，密被亮棕褐色扁平糙伏毛。叶互生；叶片卵形、椭圆状卵形，或倒卵形，或倒卵形至倒披针形，长 1.5~7.0 cm，宽 0.5~3.0 cm，先端短渐尖，基部楔形或宽楔形，具细齿，上面疏被糙伏毛，下面被褐色糙伏毛；叶柄长 2~6 mm，有毛。顶生伞形花序有花 2~4（6）朵；花萼 5 裂，裂片三角状长卵形，被糙伏毛，边缘具睫毛；花冠阔漏斗形，粉红色，长 3.5~4.0 cm，裂片 5 枚，倒卵形，长 2.5~3.0 cm，上部裂片具深红色斑点；雄蕊 10 枚；子房 10 室，花柱伸出花冠外，无毛。蒴果卵圆形，长达 1 cm，密被糙伏毛；花萼宿存。花期 4~5 月，果期 6~8 月。

【生境分布】生于林中或岩畔腐殖土中。广西各地均有分布，江苏、安徽、浙江、江西、福建、台湾、湖北、湖南、广东、四川、贵州、云南等省区也有分布。

【壮医药用】

药用部位　根、叶、花。

性味　根：酸、涩，温；有毒。叶、花：甜、酸，平。

功用　根：祛风湿，通龙路，止血。用于发旺（痹病），林得叮相（跌打损伤），京瑟（闭经），外伤出血。

叶、花：清热毒，化痰毒，止咳嗽，止痒。用于埃病（咳嗽），麦蛮（风疹），呗脓（痈肿）。

注　本品根有毒，孕妇禁服。

附方　（1）埃病（咳嗽）：杜鹃花 6 g，金银花、木棉花各 10 g，罗汉果 9 g，六月雪根 15 g，水煎服。

（2）京瑟（闭经）：杜鹃根、赤芍、红花各 30 g，野芋头 100 g，苏木 10 g，路路通 15 g，加白酒 1000 mL 浸泡 60 天，每次取药酒 25 mL 饮用。

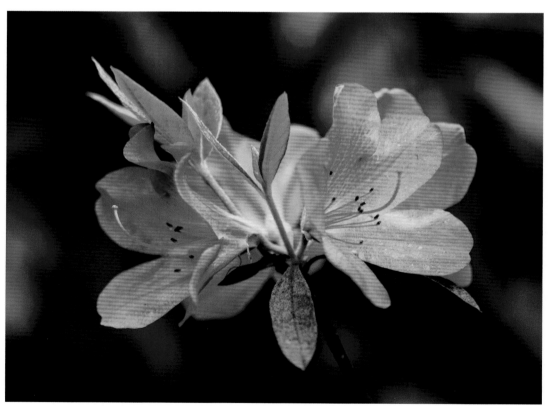

Vadugienh

【Cohyw】 Vadugienh.

【Coh'wnq】 Dugenhvah、yingjsanhhungz、yensanhhungz.

【Goekgaen】 Vadugienh doenghgo dugenhvah goh.

【Yienghceij Daegdiemj】 Faexcaz buenq heu gvaq bi roxnaeuz loenq mbaw，sang ndaej daengz 3 mij. Ganj faen nye lai cix saeqiq，miz haujlai bwnco bomz benjbingz henjgeq rong. Mbaw maj doxcah；mbaw lumj gyaeq、luenzraez dangq gyaeq roxnaeuz，gyaeq dauqbyonj daengz byai menh soem dauqbyonj，raez 1.5~7.0 lizmij，gvangq 0.5~3.0 lizmij，byai dinj menh soem，goek sot roxnaeuz gvangq sot，miz heuj saeq，baihgwnz miz bwnco bomz mbang，baihlaj miz bwnco bomz henjgeq；gaenzmbaw raez 2~6 hauzmij，miz bwn. Gyaeujva lumj liengj maj byai miz va 2~4（6）duj；linxva 5 leg，mbawleg samgak lumj gyaeqraez，miz bwnco bomz，henzbien miz meizda raemx；dujva lumj louhdouj gvangq，hoengzmaeq，raez 3.5~4.0 lizmij，mbawleg 5 diuz，lumj gyaeq dauqbyonj，raez 2.5~3.0 lizmij，mbawleg baihgwnz miz diemjbanq hoengzlaep；simva boux 10 diuz；rugva 10 rug，saeuva ietok dujva daeuj，mij bwn. Mak ndangjngaeuz luenzgyaeq，raezdaengz 1 lizmij，miz haujlai bwnco bomz；linxva supyouq. 4~5 nyied haiva，6~8 nyied dawzmak.

【Diegmaj Faenbouh】 Hwnj ndaw ndoeng roxnaeuz henz rin ndaw doem rong naeuh de. Guengjsae gak dieg cungj miz，guek raeuz Gyanghsuh、Anhveih、Cezgyangh、Gyanghsih、Fuzgen、Daizvanh、Huzbwz、Huznanz、Guengjdoeng、Swconh、Gveicouh、Yinznanz daengj sengj gih neix caemh miz.

【Gij Guhyw Ywcuengh】

Giz guhyw　Rag、mbaw、va.

Singqfeih　Rag：Soemj、saep、raeuj；miz doeg. Mbaw、va：Van、soemj，bingz.

Goeng'yungh　Rag：Cawz fungcaep，doeng lohlungz，dingz lwed. Ndaej yw fatvangh，laemx doek deng sieng，dawzsaeg gaz，rog sieng oklwed.

Mbaw、va：Siu ndatdoeg，siu naizdoeg，dingz ae，dingz humz. Ndaej yw baenzsae，funghcimj，baeznong.

Cawq　Goyw neix miz doeg，mehmbwk miz ndang mbouj gimq gwn.

Danyw　（1）Baenzsae：Vadugienh 6 gwz，vagimngaenz、vaminz gak 10 gwz，maklozhan 9 gwz，rag naeroeknyied 15 gwz，cienq raemx gwn.

（2）Dawzsaeg gaz：Rag vadugienh、cizsauz、hungzvah gak 30 gwz，biekcwx 100 gwz，somoeg 10 gwz，makraeu 15 gwz，dwk laeujbieg 1000 hauzswngh cimq 60 ngoenz，mbatnaengz aeu laeujyw 25 hauzswngh gwn.

杜仲藤

【药材名】杜仲藤。

【别　名】红杜仲、藤杜仲、土杜仲、白杜仲、软羔藤、老鸦嘴藤、白胶藤、刺耳南、喉崩。

【来　源】夹竹桃科植物杜仲藤 *Urceola micrantha*（Wall. ex G. Don）D. J. Middleton。

【形态特征】攀缘灌木。枝有不明显的皮孔但无斑点。叶对生，椭圆形或卵圆状椭圆形，长5~8 cm，宽1.5~3.0 cm，顶端渐尖，基部锐尖；叶柄长1.0~1.5 cm，有微毛。聚伞花序总状，长9 cm；花小，水红色；花萼深裂，裂片披针形；花冠坛状，近钟形，裂片长2 mm，近基部边缘具一枚锯齿；雄蕊着生于花冠筒的基部；子房具疏柔毛，柱头圆锥状。蓇葖果每2个同生于一果柄上，卵状披针形，基部膨大，向顶端渐狭尖；种子长2 cm，有种毛。花期3~6月，果期7~12月。

【生境分布】生于山谷、疏林或密林、灌木丛、水旁。广西主要分布于上林、桂林、苍梧、藤县、岑溪、合浦、防城港、上思、东兴、钦州、浦北、平南、容县、陆川、博白、北流、百色、靖西、金秀、宁明、龙州等地，广东、云南、四川等省也有分布。

【壮医药用】

药用部位　根或根皮、老藤皮。

性味　苦、微酸、涩，平；有小毒。

功用　调龙路、火路，补阳虚，强筋骨，消肿痛。用于肾虚核尹（腰痛），委哟（阳痿），勒爷顽瓦（小儿麻痹后遗症），血压嗓（高血压），发旺（痹病），林得叮相（跌打损伤），夺扼（骨折），外伤出血。

附方　（1）发旺（痹病），肾虚核尹（腰痛）：杜仲藤根、千斤拔、牛大力各10 g，煲猪脚食。

（2）林得叮相（跌打损伤）：鲜杜仲藤根、鲜泽兰叶、鲜小叶榕叶、鲜骨碎补各30 g，捣烂，炒热外敷患处。

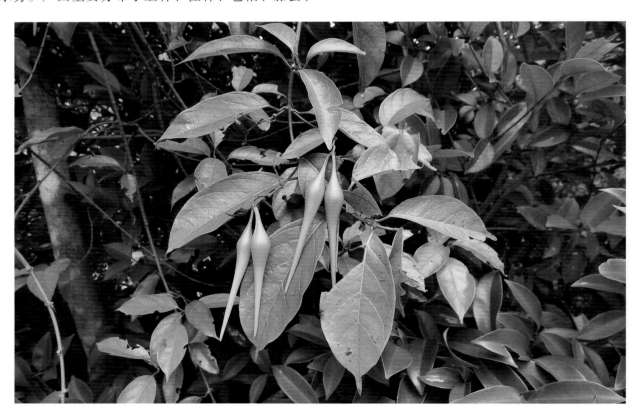

Gaeuseigyau

【 Cohyw 】 Gaeuseigyau.

【 Coh'wnq 】 Gaeuseigyauhoengz、gaeuducung、ducungdoj、ducunghau、gaeuyenjyang、gaeubakroegga、gaeubwzgyauh、oenrwznamz、houzbaengh.

【 Goekgaen 】 Dwg gaeuseigyau doenghgo gyazcuzdauzgoh.

【 Yienghceij Daegdiemj 】 Go faexcaz duenghruenz. Nye miz conghnaeng mbouj mingzyenj hoeng mbouj miz diemjraiz. Mbaw majdoiq、raezluenz roxnaeuz lumj gyaeq luenzbenj、raez 5~8 lizmij、gvangq 1.5~3.0 lizmij、byai ciemh soem、goek soemraeh；gaenzmbaw raez 1.0~1.5 lizmij、mizdi bwn. Gyaeujva comzliengj baenz gyaeuz、raez 9 lizmij；va iq、hoengzoiq；iemjva leglaeg、mbawseg byai menh soem；mauhva lumj danz、gaenh cung、mbawseg、raez 2 hauzmij、gaenh henz goek miz diuz heujgawq ndeu；simva boux majgoek doengzva；buenzva baenz gvaengx；rugceh mizdi bwn'unq、saeuva dinj、gyaeujsaeu saeumwnz soem. Makduqdengq song aen song aen caez maj gwnz gaenq ndeu、yiengh lumj gyaeq luenz byai soem、goek bongzhung、coh byai ciemh gaebsoem；ceh raez 2 lizmij、miz bwn ceh. 3~6 nyied haiva、7~12 nyied dawzmak.

【 Diegmaj Faenbouh 】 Hwnj ndaw lueg、ndaw ndoeng faex mbang roxnaeuz ndoengfaex ndaet、ndaw faexcaz、henz raemx. Guengjsae dingzlai hwnj laeng Sanglinz、Gveicinz、Canghvuz、Dwngzyen、Cwnzhih、Hozbuj、Fangzcwngzgangj、Sangswh、Dunghhingh、Ginhcouh、Bozbwz、Bingznanz、Yungzyen、Luzconh、Bujbwz、Bwzliuz、Bwzswz、Cingsih、Ginhsiu、Ningzmingz、Lungzcouh daengj dieg neix、guek raeuz Guengjdoeng、Yinznanz、Swconh daengj aen sengj neix caemh miz.

【 Gij Guhyw Ywcuengh 】

Giz guhyw　　Rag roxnaeuz naengrag、naenggaeugeq.

Singqfeih　　Haemz、loq soemj、saep、bingz；miz di doeg.

Goeng'yungh　　Diuz lohlungz、lohhuj、bouj yangznoix、gyangz ginhguz、siu gawh'in. Ndaej yw mak haw hwetin、vizyoq、lwgnye vanzvax、hezyazsang、fatvangh、laemx doek deng sieng、ndokraek、rog sieng oklwed.

Danyw　（1）Fatvangh、mak haw hwetin：Rag gaeuseigyau、cenhginhbaz、niuzdaliz gak 10 gwz、aeuq gamou gwn.

（2）Laemx doek deng sieng：Rag gaeuseigyau ndip、mbaw swzlanz ndip、mbawreiz ndip、guzsuibuj ndip gak 30 gwz、dub yungz、ceuj ndat oep mwnqsien.

杜茎山

【药 材 名】杜茎山。

【别 名】胡椒树、野胡椒、鱼子花、鱼兰藤、楝桃三、美打、美叠血。

【来 源】紫金牛科植物杜茎山 *Maesa japonica*（Thunb.）Moritzi ex Zoll.。

【形态特征】常绿灌木，直立，有时攀缘，高可达 3 m，小枝、叶柄、叶两面、花序均无毛。小枝疏生皮孔。单叶互生；叶片椭圆形至披针状椭圆形，长 5~15 cm，宽 2~5 cm，顶端渐尖、急尖或钝；叶柄长 5~13 mm。总状花序或圆锥花序，1~3 个腋生；花梗长 2~3 mm；花萼和花冠均 5 裂；花冠白色，长钟形，管长 3.5~4.0 mm，具明显的脉状腺条纹，裂片为花冠管长的 1/3 或更短；雄蕊 5 枚，内藏；柱头分裂。浆果球形，直径 4~6 mm，肉质，具脉状腺条纹，萼与花柱宿存。花期 1~3 月，果期 10 月或 5 月。

【生境分布】生于山坡或石灰山杂木林下向阳处，或路旁灌木丛中。广西大部分地区均有分布，国内西南至台湾以南各地也有分布。

【壮医药用】

药用部位 全株。

性味 苦，寒。

功用 调龙路、火路，清热毒，祛风毒，消肿痛，接骨。用于贫痧（感冒），巧尹（头痛），兰喯（眩晕），林得叮相（跌打损伤），夺扼（骨折），呗叮（疔），渗裆相（烧烫伤），呗脓（痈肿），兵淋勒（崩漏），兵白带（带下病），核尹（腰痛），卟很裆（不孕症），约经乱（月经不调），骨髓炎，皮肤风毒；外用于外伤出血，林得叮相（跌打损伤），夺扼（骨折），呗叮（疔），渗裆相（烧烫伤），呗脓（痈肿），过敏性皮炎。

附方 （1）兵淋勒（崩漏）：杜茎山、茅梅根各 15 g，白及 12 g，水煎服。

（2）兵白带（带下病）：杜茎山、白术、苍术、土人参各 15 g，荆芥 10 g，水煎服。

（3）卟很裆（不孕症）：杜茎山、菟丝子各 30 g，鹿角霜 15 g，水煎服。

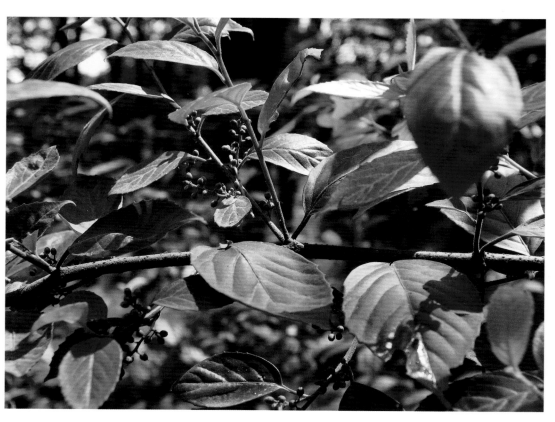

Faexmanh

【 Cohyw 】 Faexmanh.

【 Coh'wnq 】 Faexhuzciu、huzciucwx、yizswjvah、yizlanzdwngz、gojdauzsanh、meijdaj、meijdezhez.

【 Goekgaen 】 Dwg gofaexmanh doenghgo swjginhniuzgoh .

【 Yienghceij Daegdiemj 】 Go faexcaz daengxbi heu， daengjsoh， mizmbangj duenghruenz， sang ndaej daengz 3 mij. Nyelwg、gaenzmbaw、mbaw song mienh、foengqva cungj mbouj miz bwn. Nyelwg miz conghnaeng cax. Mbaw dog maj doxciep ; mbaw luenzraez daengz menh some luenzraez， raez 5~15 lizmij， gvangq 2~5 lizmij， dingjbyai menhmenh bienq soem、fwt bienq soem roxnaeuz mwt ; gaenzmbaw raez 5~13 hauzmij. Vahsi baenz foengq roxnaeuz vahsi luenzsoem， 1~3 aen maj lajeiq mbaw ; gaenqva raez 2~3 hauzmij ; iemjva caeuq mauhva cungj dwg 5 veuq ; mauhva saekhau， yiengh lumj cungraez， diuzguenj raez 3.5~4.0 hauzmij， miz baenz diuzraiz diemjdu lumj meg， mbawveuq raez baenz 1/3 guenj mauhva roxnaeuz engq dinj， simva boux 5 diuz， yo yoqu ndaw ; gyaeujsaeu dek. Makieng lumj giuz， hung 4~6 hauzmij， nohnwd， miz diuzraiz diemjdu lumj meg， iemj caeuq saeuva lw roengz. 1~3 nyied haiva， 10 nyied roxnaeuz 5 nyied dawzmak.

【 Diegmaj Faenbouh 】 Maj youq gwnz bo roxnaeuz laj ndoeng faexcab gwnz bya roxnaeuz gwnz ndoi giz coh ndit， roxnaeuz ndaw faexcaz bangx roen. Guengjsae dingzlai dieg cungj maj miz， guek raeuz saenamz daengz Daizvanh baihnamz gak dieg caemh maj miz.

【 Gij Guhyw Ywcuengh 】

Giz guhyw   Daengx go.

Singqfeih   Haemz， hanz.

Goeng'yungh   Diuz lohlungz、lohhuj， siu ndatdoeg， cawz fungdoeg， siu foegin， ciep ndok. Ndaej yw baenzsa， gyaeujin， ranzbaenq， laemx doek deng sieng， ndokraek， baezding， coemh log sieng， baeznong， binghloemqlwed， roengzbegdaiq， hwetin， mboujhwnjndang， dawzsaeg luenh， guzsuizyenz， naengnoh fungdoeg ; rog'yungh yw rog sieng oklwed， laemx doek deng sieng， ndokraek， baezding， coemh log sieng， baeznong， gominjsing bizyenz.

Danyw   （1）Binghloemqlwed : Faexmanh、ragmakdumh gak 15 gwz， bwzgiz 12 gwz， cienq raemx gwn.

（2）Roengzbegdaiq : Faexmanh、begsaed、cangsaed、gocaenghnaengh gak 15 gwz， nyaqrahgaeq 10 gwz， cienq raemx gwn.

（3）Mboujhwnjndang : Faexmanh、gaeungva gak 30 gwz， nyaqndok gaeuloeg 15 gwz， cienq raemx gwn.

七画

杉木

【药材名】杉木。

【别　名】杉、杉树。

【来　源】杉科植物杉木 *Cunninghamia lanceolata*（Lamb.）Hook.。

【形态特征】常绿乔木，高达 30 m。树皮灰褐色，裂成长条片脱落，内皮淡红色。叶在主枝上辐射伸展，侧枝的叶基部扭转成二列状，披针形或条状披针形，坚硬，长 2~6 cm，宽 3~5 mm，边缘有细缺齿，上面无明显白粉，下面有 2 条白粉气孔带。

花单性，雌雄同株；雄球花圆锥状，黄绿色，长 0.5~1.5 cm，有短梗，40 余个簇生于枝顶；雌球花单生或 2~4 个簇生于枝顶，球状，淡红色或紫红色。球果卵圆形，长 2.5~5.0 cm，直径 3~4 cm；成熟时苞鳞革质，棕黄色，先端有坚硬的刺状尖头；种子扁平，两侧边缘有窄翅。花期 4 月，果期 5~10 月。

【生境分布】生于温暖湿润的山地。广西各地均有分布，长江流域、秦岭以南地区也有分布。

【壮医药用】

药用部位　根、树皮、茎枝、叶或全株。

性味　辣，微温。

功用　消肿痛，祛风毒，止血。根用于腊胴尹（腹痛），发旺（痹病），林得叮相（跌打损伤），兵嘿细勒（疝气）；树皮或全株用于兵嘿细勒（疝气），脚气肿痛，漆疮，发旺（痹病），林得叮相（跌打损伤），外伤出血，渗裆相（烧烫伤），过敏性皮炎，阴道炎，隆白呆（带下），阴道滴虫，屙泄（泄泻），膀胱癌；茎枝用于慢性下肢溃疡，脚气肿痛，漆疮，渗裆相（烧烫伤）；叶用于林得叮相（跌打损伤），腰椎间盘突出。

附方　（1）脚气肿痛，漆疮：杉木树皮适量，水煎洗患处。

（2）腰椎间盘突出：鲜杉木嫩叶、鲜松树嫩叶、鲜鹰不扑叶、鲜土牛膝叶各 50 g，共捣烂，敷患处。

（3）屙泻（泄泻）：杉木树皮 30 g，水煎服。

（4）膀胱癌：杉木树二层皮 50 g，雪里见 10 g，水煎服。

（5）阴道炎，隆白呆（带下），阴道滴虫：杉木皮 20 g，水煎服。

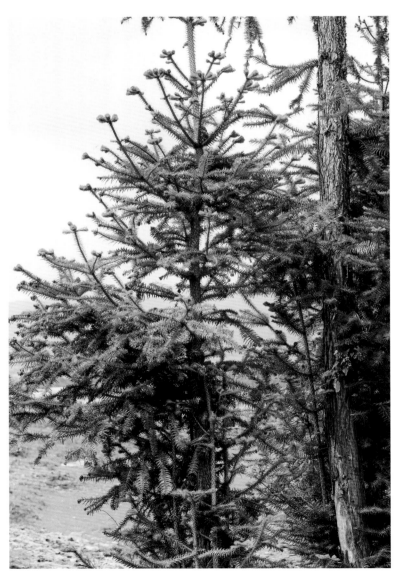

Gosamoeg

【 Cohyw 】 Gosamoeg.

【 Coh'wnq 】 Sacoengz、safaex.

【 Goekgaen 】 Dwg gosamoeg doenghgo sacoengzgoh.

【 Yienghceij Daegdiemj 】 Go faex sang seiqseiz heu de， sang daengz 30 mij. Naeng faex saek henjmong， mbaw seg baenz diuz raez de loenq doek， naeng ndaw de saek hoengzdamh. Gij mbaw youq gwnz nye daeuz de did iet， mbaw henznye mwnq goenq de baenqniuj lumjbaenz song coij， byai ciemh soem roxnaeuz baenz diuz raez ciemh soem， geng， raez 2~6 lizmij， gvangq 3~5 hauzmij， bien miz ngaz vauq saeq， baih gwnz mbabieg mbouj raen cingx， baihlaj miz 2 diuz sai conghheiq bieg. Va singq dog， boux meh caemh go；va giuz boux luenzsoem， saek henjheu， raez 0.5~1.5 lizmij， miz ganj dinj， 40 lai aen baenznyoemq dawz youq dingjnye； vagiuz meh dog majroxnaeuz 2~4 aen guh nyoemq dawz youq dingjnye， lumj aen giuz， saek hoengzoiq roxnaeuz hoengz. Makgiuz gyaeq luenz， raez 2.5~5.0 lizmij， ciz gingq raez 3~4 lizmij；cingzsug le gij gyaep bangx gyajnaeng， saek henjndaem， byai miz gij oen soem geng de；gij ceh benj bingz， songmbiengj henz de miz fwed gaeb. 4 nyied haiva， 5~10 nyied dawzmak.

【 Diegmaj Faenbouh 】 Hwnj youq dieg bya mwnq raeuj cumx de. Guengjsae gak dieg cungj hwnj miz， guek raeuz Cangzgyangh liuzyiz、Cinzlingj baihnamz doxroengz daengj dieg neix caemh hwnj miz.

【 Gij Guhyw Ywcuengh 】

Giz guhyw　　Rag、naengfaex、nyeganj、mbaw roxnaeuz daengx go.

Singqfeih　　Manh， loq raeuj.

Goeng'yungh　　Siu gawh in， cawz fungdoeg， dingz lwed. Rag ndaej yw laj dungx in， fatvangh， laemx doek deng sieng， binghhaexsaejlwg；naengfaex roxnaeuz daengx go ndaej yw bingh haexsaej lwg， gyakdin gaw hin， cizcangh， fatvangh， laemx doek deng sieng， rog sieng oklwed， coemh log sieng， gominjsing bizyenz， yinhdauyenz， roengzbegdaiq， yinhdau dizcungz， oksiq， rongznyouh baenznganz；nyeganj ndaej yw mansing ga naeuh， gyakdin gawh in， cizcangh， coemh log sieng；mbaw ndaej yw laemx doek deng sieng， yauhcuih genhbuenz doed.

Danyw　（1） Gyakdin gawh in， cizcangh：Naeng samoeg aenqliengh， cienq raemx dwk swiq dieg humzin.

（2） Yauhcuih genhbuenz doed：Mbaw oiq samoeg ndip、mbaw oiq faexcoengz ndip、mbaw yiuhmboujcoemj ndip、mbaw dojniuzciz ndip 50 gwz， itheij dub yungz， oep dieg in.

（3） Oksiq：Naeng samoeg 30 gwz， cienq raemx gwn.

（4） Rongznyouh baenznganz：Naeng samoeg caengzndaw de 50 gwz， cezlijgen 10 gwz， goen raem gwn.

（5） Yinhdauyenz， roengzbegdaiq， yinhdau dizcungz：Naeng samoeg 20 gwz， cienq raemx gwn.

059

七画

杧果

【药 材 名】杧果。

【别　　名】芒果。

【来　　源】漆树科植物杧果 *Mangifera indica* L.。

【形态特征】常绿大乔木，高可达 20 m。树皮厚，灰褐色。单叶互生，常聚生枝顶；叶片长圆形或长圆状披针形，长 12~30 cm，宽 3.5~8.0 cm，先端渐尖或急尖，边缘皱波状；侧脉 20~25 对，斜升；叶柄长 2~6 cm。圆锥花序顶生，长 20~25 cm，多花密集，有柔毛，花小，杂性，黄色或淡黄色；萼片和花瓣均为 5 枚；萼片卵状披针形，外被柔毛；花瓣长圆形，长 3.5~4.0 mm；花盘肉质，5 浅裂；雄蕊 5 枚，仅 1 枚发育。核果椭圆形或肾形，微扁，长 5~10 cm，宽 3~5 cm，成熟时黄色、青色或带浅紫红色，中果皮肉质，肥厚，鲜黄色，味甘，果核坚硬。花期 3~4 月，果期 7~8 月。

【生境分布】生于河谷、山坡或旷野林中，多栽培。广西主要分布于西南地区、东南地区、中部地区，福建、台湾、广东、海南、云南等省区也有分布。

【壮医药用】

药用部位　叶、果实、果核。

性味　叶：酸，平。果实：甜、酸，微寒。果核：酸、涩，平。

功用　叶：利气道、谷道，止咳，祛湿毒。用于埃病（咳嗽），东郎（食滞），能唅能累（湿疹），唉疳（疳积）。

果实：利谷道、气道，生津，止咳，止呕。用于鹿（呕吐），埃病（咳嗽），东郎（食滞），食欲不振。

果核：用于兵嘿细勒（疝气），睾丸炎。

附方　（1）唉疳（疳积）：杧果叶、鸡矢藤、独脚金各 10 g，水煎服。

（2）埃病（咳嗽）：杧果叶、土丁桂各 15 g，水煎服。

（3）兵嘿细勒（疝气），睾丸炎：杧果核、橘核、荔枝核各 6 g，牛膝、槟榔钻、土党参、五指毛桃各 15 g，柴胡 10 g，水煎服。

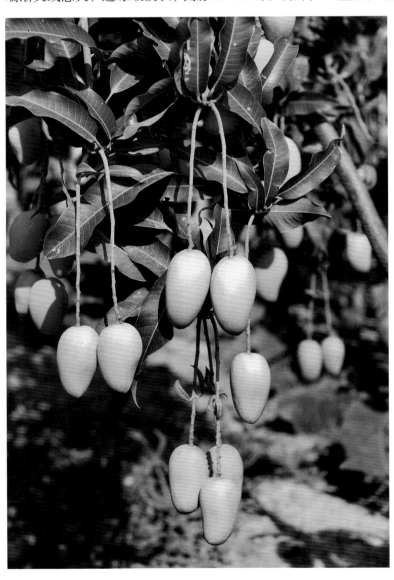

Makgai

【 Cohyw 】Makgai.

【 Coh'wnq 】Makmuengh.

【 Goekgaen 】Dwg makgai doenghgo cizsugoh.

【 Yienghceij Daegdiemj 】Go faexsang hung seiqgeiq heu, sang ndaej daengz 20 mij. Naengfaex na, moenqmong. Mbaw dog maj doxcah, dingzlai comzmaj gwnz byai ; luenzraez roxnaeuz luenzraez byai menh soem, raez 12~30 lizmij, gvangq 3.5~8.0 lizmij, byai ciemh soem roxnaeuz soemgaenj, henzbien nyouq bohlangq ; saimeg henzbien 20~25 doiq, mat doxhwnj ; gaenqmbaw raez 2~6 lizmij. Gyaeujva saeumwnz soem majbyai, raez 20~25 lizmij, va lai maedcomz, miz bwn'unq, va iq, capsingq, henj roxnaeuz henjdamh ; iemjva caeuq mbawva cungj dwg 5 mbaw ; iemjva lumj gyaeq byai menh soem, baihrog miz bwn'unq, mbawva luenzraez, raez 3.5~4.0 hauzmij ; buenzva unqnoh, 5 legfeuh ; simva boux 5 diuz, caenh 1 diuz fazyuz. Aenmak luenzraez roxnaeuz lumj aencinq, loq benj, raez 5~10 lizmij, gvangq 3~5 lizmij, geq le saekhenj、saekheu roxnaeuz daz aeujhoengzdamh, naengmak ndaw nohnup, bizna, henjrongh, feih gam, cehmak ndangjgenq. 3~4 nyied haiva, 7~8 nyied dawzmak.

【 Diegmaj Faenbouh 】Hwnj ndaw lueg、gwnz ndoi roxnaeuz ndaw ndoeng rogndoi, dingzlai vunz ndaem. Guengjsae dingzlai hwnj laeng baihsaenamz、baihdoengnamz、cunghbu digih, guek raeuz Fuzgen、Daizvanh、Guengjdoeng、Haijnanz、Yinznanz daengj sengj gih neix caemh miz.

【 Gij Guhyw Ywcuengh 】

Giz guhyw   Mbaw、mak、ceh.

Singqfeih   Mbaw : Soemj, bingz. Mak : Van、soemj, loq hanz. Ceh : Soemj、saep, bingz.

Goeng'yungh   Mbaw : Leih roenheiq、roenhaeux, dingz ae, siu caepdoeg. Ndaej yw baenzae, dungx raeng, naenghumz naenglot, baenzgam.

Mak : Leih roenhaeux、roenheiq, maj myaiz, dingz ae, dingz rueg. Ndaej yw rueg, baenzae, dungx raeng, bak mbouj ngah.

Ceh : Ndaej yw raembongz, cehraem in.

Danyw （1）Baenzgam : Mbawmakgai、gicizdwngz、duzgyozginh gak 10 gwz, cienq raemx gwn.

（2）Baenzae : Mbawmakgai、dujdinghgvei gak 15 gwz, cienq raemx gwn.

（3）Raembongz, cehraem in : Cehmakgai、cehmakgam、cehlaehcei gak 6 gwz, baihdoh、binhlangzconq、dujdangjcinh、gocijcwz gak 15 gwz, caizhuz 10 gwz, cienq raemx gwn.

李

【药 材 名】李。

【别　　名】李子、山李子。

【来　　源】蔷薇科植物李 *Prunus salicina* Lindl.。

【形态特征】落叶乔木，高可达 12 m。树皮灰褐色，粗糙。叶互生；叶片长圆倒卵形、长椭圆形，长 6~12 cm，宽 3~5 cm，边缘有锯齿或重锯齿，两面无毛或下面脉腋间有毛；叶柄长 1.0~1.5 cm，顶端有 2 个腺体或无。花通常 3 朵并生，花梗长 1~2 cm，花直径 1.5~2.2 cm；萼筒钟状，花萼片 5 枚，长圆卵形；花瓣 5 枚，白色，长圆状倒卵形，有明显带紫色脉纹；雄蕊多数；雌蕊 1 枚。核果卵球形或近圆锥形，直径 3.5~7.0 cm，黄色、红色、绿色或紫色，被蜡粉；核有皱纹。花期 4 月，果期 7~8 月。

【生境分布】栽培。广西各地均有栽培，陕西、甘肃、四川、云南、贵州、湖南、湖北、江苏、浙江、江西、福建、广东、台湾等省区也有栽培。

【壮医药用】

药用部位　根、叶、种子。

性味　根：苦，寒。种子：苦，平。

功用　根：清热毒，祛湿毒，止痛。用于屙意咪（痢疾），隆白呆（带下）。

叶、种子：利谷道、水道，通便，消水肿。用于屙意囊（便秘），笨浮（水肿），林得叮相（跌打损伤），能啥能累（湿疹）。

附方　（1）林得叮相（跌打损伤）：李根、飞龙掌血、小驳骨各 20 g，红花、枳壳、华佗豆各 15 g，血竭、土鳖虫各 10 g，加白酒 1000 mL 浸泡，外用或浸湿外敷。

（2）能啥能累（湿疹）：鲜李树叶 100 g，扛板归、忍冬叶各 50 g，水煎洗患处。

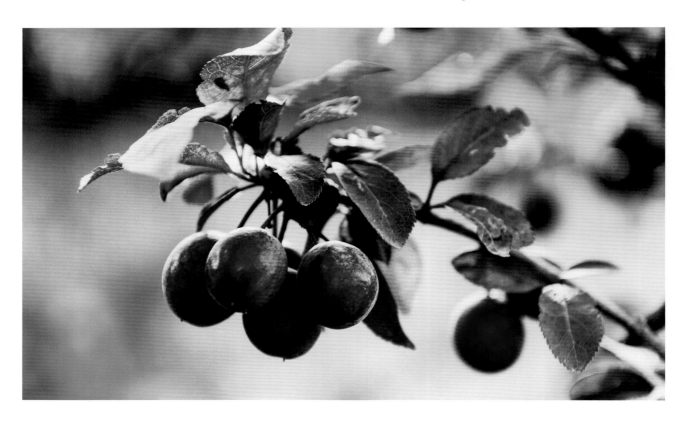

Makmaenj

【 Cohyw 】 Makmaenj.

【 Coh'wnq 】 Maksijlaeq 、 makyenq.

【 Goekgaen 】 Dwg makmaenj doenghgo ciengzveizgoh.

【 Yienghceij Daegdiemj 】 Gofaex mbawloenq， sang ndaej daengz 12 mij. Naengfaex saek henjgeq mong， conyabnyab. Mbaw maj doxcah ； mbaw luenzraez yienghgyaeq dingjbyonj 、 yiengh mwnzgyaeq raez， raez 6~12 lizmij， gvangq 3~5 lizmij， henzbien miz heujgawq roxnaeuz heujgawq doxdaeb， song mbiengj mbouj miz bwn roxnaeuz baihlaj eiqmeg ndawde miz bwn ； gaenzmbaw raez 1.0~1.5 lizmij， byai miz 2 aen du roxnaeuz mbouj miz. Va ciengzseiz 3 duj caezmaj， ganjva raez 1~2 lizmij， va cizging 1.5~2.2 lizmij ； doengziemj lumj cung， mbaw iemjva 5 limq， luenzraez yiengh gyaeq ； limqva 5 diuz， saekhau， luenzraez yiengh gyaeq dingjbyonj， miz raizmeg sai saekaeuj yienhda ； simva boux dingzlai ； sim vameh 1 diuz. Cehmak gyaeqluenz roxnaeuz gaenh nwnzgyaeq， cizging 3.5~7.0 lizmij， saekhenj 、 saekhoengz 、 saekheu roxnaeuz saekaeuj， hwnj faenjlab ； ceh miz riznyaeuq. 4 nyied haiva， 7~8 nyied dawzmak.

【 Diegmaj Faenbouh 】 Vunz ndaem. Guengjsae gak dieg cungj miz vunz ndaem， guek raeuz Sanjsih 、 Ganhsuz 、 Swconh 、 Yinznanz 、 Gveicouh 、 Huznanz 、 Huzbwz 、 Gyanghsuh 、 Gyanghsih 、 Fuzgen 、 Guengjdoeng 、 Daizvanh daengj sengj gih caemh miz vunz ndaem.

【 Gij Guhyw Ywcuengh 】

Giz guhyw　Rag 、 mbaw 、 ceh.

Singqfeih　Rag ： Haemz， hanz. Ceh ： Haemz， bingz.

Goeng'yungh　Rag ： Cing hujdoeg， cawz caepdoeg， dingzin. Yungh youqyw okhaexmug， roengzbegdaiq.

Mbaw 、 ceh ： Leih roenhaeux 、 roenraemx， doeng haex， siu baenzfouz. Naaej yw okhaexndangj， baenzfouz， laemx doek deng sieng， naenghumz naenglot.

Danyw　（1） Laemx doek deng sieng ： Rag makmaenj 、 oenceu 、 ciepndokiq gak 20 gwz， vahoengz 、 naengcengx 、 duhvazdoz gak 15 gwz， hezgez 、 duzdaeuhlaux gak 10 gwz， gyaux laeujbieg 1000 hauzswngh cimqdumx， yungh baihrog roxnaeuz nyomx oep giz in.

（2） Naenghumz naenglot ： Mbaw makmaenj ndip 100 gwz， gangzngwd 、 mbaw vagimngaenz gak 50 gwz， cienq raemx swiq giz humz.

杨梅

【药材名】杨梅根皮、杨梅果。

【别　　名】火杨梅、山杨梅。

【来　　源】杨梅科植物杨梅 *Myrica rubra* (Lour.) Sieb. et Zucc.。

【形态特征】常绿乔木，高可在 15 m 以上，芽、小枝和叶柄均无毛。树皮灰色，老时纵向浅裂；树冠圆球形。单叶互生，常密集于小枝上端部分；叶片倒卵状长圆形，长 5~13 cm，宽 1.5~3.5 cm，先端钝或微尖，全缘或中部以上具稀粗锯齿，下面具金黄色腺体。花雌雄异株。雄花序单独或数条丛生于叶腋，圆柱状，不分枝，每苞片腋内生 1 朵雄花；雄花具 2~4 枚卵形小苞片及 4~6 枚雄蕊。雌花序常单生于叶腋，较雄花序短而细瘦，每苞片腋内生 1 朵雌花；雌花通常具 4 枚卵形小苞片。核果球状，外表面具乳头状凸起，直径 1.0~1.5 cm，栽培品种可达 3 cm，外果皮肉质，多汁液及树脂，味酸、甘，成熟时深红色或紫红色。花期 2~4 月，果期 6~7 月。

【生境分布】生于山坡或山谷林中，喜酸性土壤，也有栽培的。广西各地均有分布，江苏、浙江、台湾、福建、江西、湖南、贵州、四川、云南、广东等省区也有分布。

【壮医药用】

药用部位　根皮、果。

性味　酸、甘，平。

功用　根皮：止痛，解毒。用于胴尹（胃痛），雷公藤中毒。

果：利谷道，生津液，祛湿毒，止痒。用于烦渴，鹿（呕吐），屙意咪（痢疾），东郎（食滞），胴尹（胃痛），巧尹（头痛），渗裆相（烧烫伤），麦蛮（风疹）。

附方　（1）烦渴：杨梅果适量，盐水腌制，取出置口中含服。

（2）东郎（食滞）：杨梅果（干）、厚朴、陈皮、萝卜子、山楂各 10 g，神曲 12 g，水煎服。

（3）胴尹（胃痛）：杨梅根皮、三叉苦、枳壳、香附各 10 g，葫芦茶 20 g，水煎服。

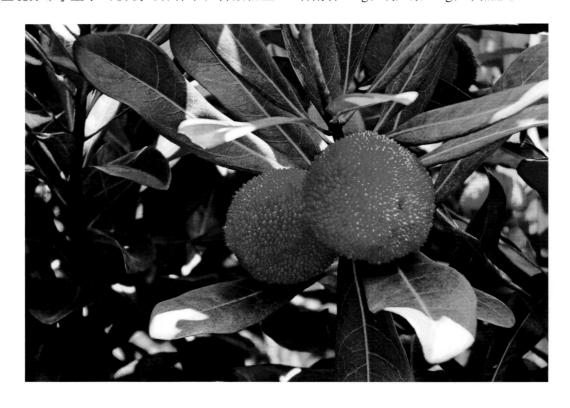

Goseq

【Cohyw】Goseq.

【Coh'wnq】Goseqhuj、goseqbya.

【Goekgaen】Dwg goseq doenghgo yangzmeizgoh.

【Yienghceij Daegdiemj】Gofaex ciengz heu, sang ndaej daengz 15 mij doxhwnj, ngaz、nye iq caeuq gaenqmbaw cungj mbouj miz bwn. Naengfaex mong, geq le miz rizleg daengj ; mauhfaex luenzluenz. Mbaw dog maj doxcah, comzndaet youq baihgwnz byai nyesaeq ; luenzraez lumj gyaeq, raez 5~13 lizmij, gvangq 1.5~3.5 lizmij, byai muemx roxnaeuz loq soem, bien lawx roxnaeux baihgwnz cungqgyang miz heujgawq co mbang, baihlaj miz diemjraiz henjgim. Vaboux vameh gag linghyouq. Duj vaboux gagdog roxnaeuz geij diuz comz youq lajeiq mbaw, saeumwnz, mij dok nye, moix aen byukva lajeiq cungj miz 1 duj vaboux ; vaboux miz 2~4 aen vengqbyuklwg lumj gyaeq dem 4~6 diuz simva boux. Duj vameh ciengz gag maj youq laj eiq mbaw, dinj gvaq duj vaboux lij byomsaeq, moix limq byukva lajeiq miz 1 duj vameh ; vameh dingzlai miz 4 limq byukva lwg yienghgyaeq. Aenmak luenz, rog miz doedhwnj lumj gyaeuj nauqcij, hung 1.0~1.5 lizmij, gij binjcungj vunz ndaem ndaej hung daengz 3 lizmij, nohmak youq baihrog, raemx lai, feih soemj、diemz, mak cug le hoengzgeq roxnaeuz hoengzaeuj. 2~4 nyied haiva, 6~7 nyied dawzmak.

【Diegmaj Faenbouh】Maj laeng gwnz ndoi roxnaeuz ndaw ndoeng ndaw lueg, haengj doemnamh soemj, caemh miz vunz ndaem. Guengjsae gak dieg cungj miz, guek raeuz Gyanghsuh、Cezgyangh、Daizvanh、Fuzgen、Gyanghsih、Huznanz、Gveicouh、Swconh、Yinznanz、Guengjdoeng daengj sengj gih neix caemh miz.

【Gij Guhyw Ywcuengh】

Giz guhyw　Naengrag、mak.

Singqfeih　Soemj、gam、bingz.

Goeng'yungh　Naengrag：Dingzin, gaij doeg. Ndaej yw dungx in, gaeuleizgungh dengdoeg.

Mak：Leih roenhaeux, seng raemxmyaiz, siu caepdoeg, dingz humz. Ndaej yw nyaphozhawq, rueg, okhaexmug, dungx raeng, dungx in, gyaeujin, coemh log sieng, funghcimj.

Danyw　（1）Nyaphozhawq：Makseq habliengh, aeu raemxgyu iepguh, aeu okdaeuj dwk bak hamzgwn.

（2）Dungx raeng：Makseq（hawq）、houbuj、cinzbiz、cehlauxbaeg、sanhcah gak 10 gwz, sinzgiz 12 gwz, cienq raemx gwn.

（3）Dungx in：Naengrag goseq、samngahaemz、cizgoz gak 10 gwz, cazbou 20 gwz, cienq raemx gwn.

扬子毛茛

【药 材 名】毛茛。

【别　　名】狮子球、半匍匐毛茛。

【来　　源】毛茛科植物扬子毛茛 *Ranunculus sieboldii* Miq.。

【形态特征】多年生草本。茎铺散于地上，长可达 30 cm，密被伸展的柔毛。三出复叶；叶片宽卵形，长 2.0~4.5 cm，宽 3~6 cm，下面疏被柔毛；中央小叶具长或短柄，宽卵形或菱状卵形，3 浅裂至深裂，裂片上部边缘疏生锯齿；侧生小叶具短柄，较小，不等侧 2 裂；叶柄长 2~5 cm。花对叶单生，具长梗；萼片 5 枚，反折，狭卵形，外面疏被柔毛；花瓣 5 枚，黄色，近椭圆形，长达 7 mm；雄蕊和心皮均多数。聚合果球形，直径约 1 cm；瘦果扁，长约 3.6 mm。

【生境分布】生于平原或丘陵水田边或河边。广西主要分布于那坡、靖西、凤山、天等、忻城、金秀、资源、桂林等地，长江中下游各地及台湾地区也有分布。

【壮医药用】

药用部位　全草。

性味　微苦、辣，温；有毒。

功用　明目，祛瘴毒，调气道。用于早期角膜薄翳，笃瘴（疟疾），墨病（气喘），偏头痛，黄标（黄疸），淋巴癌，鸡眼。

注　本品有毒，内服慎用；孕妇和婴幼儿禁用。

附方　（1）墨病（气喘）：毛茛适量，捣烂取汁；针挑气喘反应点后，涂上药汁封穴位。

（2）偏头痛：毛茛叶 3 片，置百会穴上，以艾灸灸 20 分钟。

（3）黄标（黄疸）：毛茛 10 g，白术、苍术各 15 g，水煎，药液低位泡足。

（4）淋巴癌：毛茛 6 g，水煎服。

（5）鸡眼：鲜毛茛适量，捣烂敷患处（禁止接触患处以外的皮肤）。

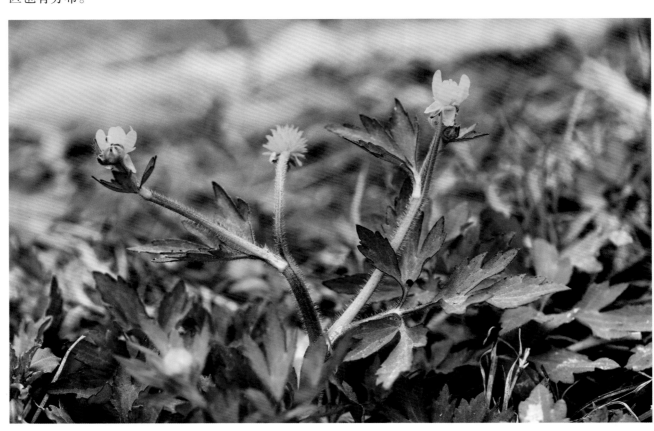

Mauzgwnjiq

【 Cohyw 】 Mauzgwnjiq.

【 Coh'wnq 】 Giuzsaeceij、mauzgwnj buenq boemxbemq.

【 Goekgaen 】 Dwg mauzgwnjiq doenghgo mauzgwnjgoh.

【 Yienghceij Daegdiemj 】 Gorum maj geij bi. Ganj busanq gwnz doem，raez ndaej daengz 30 lizmij，miz haujlai bwn'unq iet mbe. Sam cwt fuzyez；mbaw gvangqgyaeq，raez 2.0~4.5 lizmij，gvangq 3~6 lizmij，baihlaj miz bwn'unq mbang；mbaw cungqgyang miz gaenq raez roxnaeuz dinj，lumj gyaeqgvangq roxnaeuz lumj gyaeq gakdaengj，3 legfeuh daengz leglaeg，mbawleg baihgwnz henzbien miz yazgawq；mbaw iq majhenz miz gaenq dinj，loq iq，mbouj doxdaengh 2 leg；gaenzmbaw raez 2~5 lizmij. Va doiq mbaw gag maj，miz gaenq raez；mbawlinx 5 mbaw，euj byonj，gaebgyaeq，baihrog miz bwn'unq mbang；mbawva 5 mbaw，henj，gaenh luenzbenj，raez daengz 7 hauzmij；simva boux caeuq simva cungj lai. Mak comzhab luenzgiuz，hunggvangq yaek 1 lizmij；ceh benj，raez yaek 3.6 hauzmij.

【 Diegmaj Faenbouh 】 Hwnj youq dieg bingz roxnaeuz dieg ndoi hamq naz roxnaeuz hamq dah. Guengjsae dingzlai hwnj laeng Nazboh、Cingsih、Fungsanh、Denhdwngj、Yinhcwngz、Ginhsiu、Swhyenz、Gveilinz daengj dieg neix，guek raeuz gak dieg baihlaj cungqgyang Cangzgyangh dem Daizvanh dieggih caemh hwnj miz.

【 Gij Guhyw Ywcuengh 】

Giz guhyw　Daengx go.

Singqfeih　Loq haemz、manh、raeuj；miz doeg.

Goeng'yungh　Rongh da，cawz ciengdoeg，diuz roenheiq. Aeu daeuj yw gokda dawzmueg ngamq miz，fatnit，ngaebheiq，mbiengj gyaeujin，vuengzbiu，linzbahngaiz，dagaeq.

Cawq　Go yw neix miz doeg，haeujsim noix gwn；mehmbwk daiqndang caeuq lwgnyez nomj mbouj gimq yungh.

Danyw　（1）Ngaebheiq：Mauzgwnjiq aenqliengh，dub yungz aeu raemx；cim deu diemj fanjwngq ae'ngab le，duz raemxyw fung yezveiq.

（2）Mbiengj gyaeujin：Mbaw mauzgwnjiq 3 mbaw，dwk gwnz bwzveiqyez，aeu ngaizgiuj cwt 20 faencung.

（3）Vuengzbiu：Mauzgwnjiq 10 gwz，bwzsuz、canghsuz gak 15 gwz，cienq raemx，raemxyw cimq ga haemq feuh.

（4）Linzbahngaiz：Mauzgwnjiq 6 gwz，cienq raemx gwn.

（5）Dagaeq：Mauzgwnjiq ndip aenqliengh，dub yungz oep mwnq bingh（mbouj ndaej bungq deng naengnoh giz wnq）.

束花石斛

【药 材 名】石斛。

【别　　名】大黄草。

【来　　源】兰科植物束花石斛 *Dendrobium chrysanthum* Lindl.。

【形态特征】多年生附生草本，长可达 2 m。茎圆柱形，肉质，下垂，直径 5~15 mm，不分枝，节间长 3~4 cm，干后浅黄色或黄褐色。叶互生，2 列；叶片长圆状披针形，长 13~19 cm，宽 1.5~4.5 cm，先端渐尖，基部具鞘；叶鞘纸质。伞状花序几乎无花序梗，每 2~6 朵花为一束侧生于当年生具叶的茎上部；花黄色，直径约 3 cm；中萼片长圆形或椭圆形，侧萼片斜卵状三角形；花瓣稍凹呈倒卵形，比萼片大，全缘或有时具细啮蚀状；唇瓣肾形或横长圆形，密布短毛，唇瓣两侧各具 1 个栗色斑块。蒴果长圆柱形，长约 7 cm。花期 9~10 月。

【生境分布】附生于山地树干上或山谷阴湿的岩石上。广西主要分布于百色、德保、靖西、那坡、隆林、凌云、田林、南丹、环江等地，贵州、云南、西藏等省区也有分布。

【壮医药用】

药用部位　茎。

性味　甜，微寒。

功用　利谷道，补阴液，退虚热。用于热病口干，久病虚热不退，胴尹（胃痛），鹿（呕吐），视力减退，腰膝软弱。

附方　（1）热病口干：石斛 12 g，麦冬、玉叶金花各 15 g，水煎服。

（2）久病虚热不退：石斛、地骨皮各 10 g，鳖甲 15 g，水煎服。

（3）胴尹（胃痛）：石斛、两面针、古羊藤、陈皮各 10 g，水煎服。

（4）腰膝软弱：石斛 12 g，牛大力、山萸肉各 15 g，五指毛桃 20 g，水煎服。

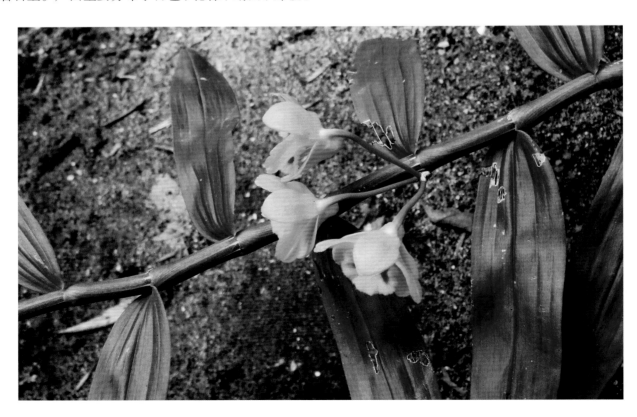

Davangzcauj

【Cohyw】Davangzcauj.

【Coh'wnq】Davangzcauj.

【Goekgaen】Dwg godavangzcauj doenghgo lanzgoh.

【Yienghceij Daegdiemj】Dwg gonywj nem maj maj lai bi, raez ndaej daengz 2 mij. Ganj yiengh saeuluenz noh na raemx lai, duengh doxroengz, co 5~15 hauzmij, mbouj faen nye, ndaw hoh raez 3~4 lizmij, hawq le saek henjoiq roxnaeuz saek henjgeq. Mbaw maj doxciep, 2 hangz; mbaw yiengh luenzraez yiengh longzcim, raez 13~19 lizmij, gvangq 1.5~4.5 lizmij, byaimbaw menhmenh bienq soem, laj goek miz faek; faek mbanglumj ceij. Vahsi yienghliengj ca mbouj lai mbouj miz gaenzvahsi, moix 2~6 duj va guh nyumq ndeu maj youq song henz gwnz ganj ndaw bi miz mbaw haenx; va saekhenj, cizging daihgaiq 3 lizmij; mbawiemj gyang yiengh luenzraez roxnaeuz yienghbomj, mbawiemj vang lumj aen'gyaeq ngeng yiengh samgak; gij limqva loq mboep yiengh aen'gyaeq dauqdingq, hung gvaq mbawiemj, bienmbaw bingzraeuz roxnaeuz mizseiz miz di deng gaet nei; limq naengbak lumj aenmak roxnaeuz yiengh luenzvang, miz bwndinj deihdub, song henz ndaw mbawva gak miz gaiq banq saekmaklaeq ndeu. Makdek yienghsaeuluenz raez, raez daihgaiq 7 lizmij. 9~10 nyied haiva.

【Diegmaj Faenbouh】Maj youq gwnz ganjfaex ndaw reih roxnaeuz gwnz rin ndaw lueg giz raemhcumx. Guengjsae cujyau faenbouh youq Bwzswz、Dwzbauj、Cingsih、Nazboh、Lungzlinz、Lingzyinz、Denzlinz、Nanzdanh、Vanzgyangh daengj dieg, guek raeuz Gveicouh、Yinznanz、Sihcang daengj sengj gih hix miz faenbouh.

【Gij Guhyw Ywcuengh】

Giz guhyw　Ganj.

Singqfeih　Van, loq hanz.

Goeng'yungh　Leih roenhaeux, bouj raemxyaem, doiq hujhaw. Yungh daeuj yw binghhhuj hozhawq, bingh nanz le hujhaw mbouj doiq, dungx in, rueg, da menhmenh bienq myoz, hwetga unq mbouj miz rengz.

Danyw　（1）Binghhhuj hozhawq : Davangzcauj 12 gwz, gyazcij、gaeubeizhau gak 15 gwz, cienq raemx gwn.

（2）Bingh nanz le hujhaw mbouj doiq : Davangzcauj、naenggaeujgij gak 10 gwz, gyaep fw 15 gwz, cienq raemx gwn.

（3）Dungx in : Davangzcauj、gocaengloj、gomaxlienzan、naengmakgam gak 10 gwz, cienq raemx gwn.

（4）Hwetga unq mbouj miz rengz : Davangzcauj 12 gwz, ngaeuxbya、cazladbya gak 15 gwz, gocijcwz 20 gwz, cienq raemx gwn.

豆腐柴

【药 材 名】豆腐柴。

【别　　　名】度甘麻、墨子稔、臭辣树、鸡屎泡。

【来　　　源】马鞭草科植物豆腐柴 *Premna microphylla* Turcz.。

【形态特征】直立灌木，高可达 2 m。茎多分枝，幼枝有柔毛。叶对生，揉之具臭味；叶片卵状披针形、椭圆形、卵形或倒卵形，长 3~13 cm，宽 1.5~6.0 cm，先端急尖至长渐尖，基部渐狭窄下延至叶柄两侧，边缘上半部具少数粗齿，无毛或有短柔毛；叶柄长 0.5~2.0 cm。圆锥聚伞花序顶生；花萼杯状，密被毛或无毛，但边缘常具睫毛，5 浅裂；花冠长约 7 mm，淡黄色，内外均具柔毛，外面还有腺点。核果紫色，球形至倒卵形。花果期 5~10 月。

【生境分布】生于山坡、丘陵、路旁、林边灌木丛及山谷丛林中。广西主要分布于东部地区，华东、中南、华南地区以及四川、贵州等省也有分布。

【壮医药用】

药用部位　根、叶。

性味　苦，寒。

功用　调龙路、火路，利谷道，清热毒，除湿毒。用于黄标（黄疸），喯疳（疳积），屙泻（泄泻），屙意咪（痢疾），呗虽（肠痈），兵西弓（阑尾炎），雷公藤中毒；外用于呗脓（痈肿），呗叮（疔），发旺（痹病），创伤出血。

附方　（1）呗脓（痈肿）：鲜豆腐柴根和叶、鲜野芙蓉根皮各适量，捣烂外敷患处。

（2）创伤出血：鲜豆腐柴嫩叶适量，捣烂外敷伤口处。

（3）发旺（痹病）：豆腐柴根、麻骨风、九节风、飞龙掌血根各 50 g，水煎外洗患处。

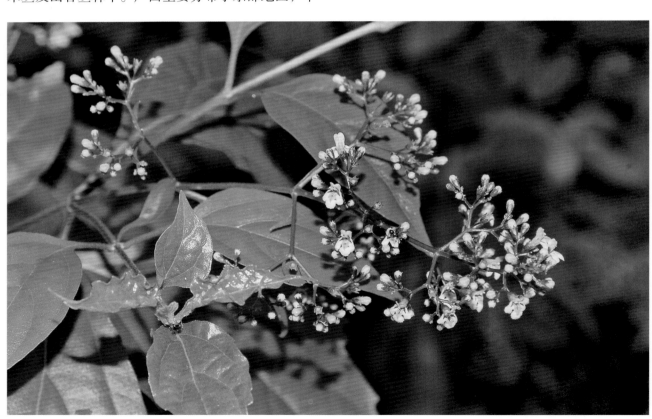

Faexmaeg

【 Cohyw 】Faexmaeg.

【 Coh'wnq 】Duganhmaz、gonimmaeg、gofaexladhaeu、gobophaexgaeq.

【 Goekgaen 】Doenghgo faexmaeg majbenhcauj goh.

【 Yienghceij Daegdiemj 】Faexcaz daengjsoh，sang daengz 2 mij. Ganj dingzlai dok nye，nyeoiq miz bwn'unq. Mbaw doiq maj，nu le miz heiq haeu；lumj gyaeq luenzraez byai gaeb menh soem、luenzmban、yiengh gyaeq roxnaeuz lumj gyaeq dingjbyonj，raez 3~13 lizmij，gvangq 1.5~6.0 lizmij，byai gaenj soem daengz raez ciemh soem，goek ciemh gaeb iet doxroengz daengz gaenzmbaw song henz，henzbien baihgwnz miz heuj co loq noix，mbouj miz bwn daengz miz bwn'unq dinj；gaenzmbaw raez 0.5~2.0 lizmij. Gyaeujva comzliengj luenzsoem maj gwnzdingj；iemjva lumj cenj，henzbienz seiqseiz miz bwnda raemx，5 seg dinj；mauhva raez daihgaiq 7 hauzmij，saek henjoiq，ndawrog cungj miz bwn'unq，baihrog mauhva miz diemjsienq. Cehmak saekaeuj，yiengh luenz daengz yiengh gyaeq dinjbyonj. 5~10 nyied haiva dawzmak.

【 Diegmaj Faenbouh 】Maj youq gwnzbo、ndoilueg、henzroen、henzndoeng cazcah caeuq cauzlak ndawndoeng cumjfaex. Guengjsae dingzlai maj youq baihdungh digih，guek raeuz Vazdungh、cunghnanz、Vaznanz digih caeuq Swconh、Gveicouh daengj sengj caemh maj miz.

【 Gij Guhyw Ywcuengh 】

Giz guhyw　Rag、mbaw.

Singqfeih　Haemz，hanz.

Goeng'yungh　Diuz lohlungz、lohhuj，leih roenhaeux，cing hujdoeg，cawz caepdoeg. Yungh youq yw vuengzbiu，baenzgam，oksiq，okhaexmug，baezsaej，binghsaejgungz，leizgunghdwngz cungduz；yungh baihrog yungh youq baeznong，baezding，fatvangh，deng sieng oklwed.

Danyw　（1）Baeznong：Rag mbaw faexmaeg、rag naeng cwxfuzyungz gak habliengh，dub yungz oep giz in.

（2）Deng sieng oklwed：Mbaw oiq faexmaeg habliengh，swiq cengh dub yungz，oep giz in.

（3）Fatvangh：Rag faexmaeg、mazguzfungh、gyiujcezfungh、rag oenceu gak 50 gwz，cienq raemx swiq.

豆瓣绿

【药 材 名】豆瓣绿。

【别　　名】三四叶、三花草、岩豆瓣。

【来　　源】胡椒科植物豆瓣绿 Peperomia tetraphylla（G. Forst.）Hook. et Arn.。

【形态特征】多年生肉质草本，高可达 12 cm。

茎基部匍匐，多分枝，下部节上生根。叶 3 片或 4 片轮生，阔椭圆形或近圆形，长 9~12 mm，宽 5~9 mm，有透明腺点；叶柄长 1~2 mm。穗状花序单个顶生和腋生，长 2.0~4.5 cm，黄绿色，花细小；总花梗被疏毛或近无毛，花序轴密被毛；苞片近圆形，有短柄，盾状；花药近椭圆形，花丝短；柱头顶生，被短柔毛。浆果近卵形，长近 1 mm，顶端尖。花期 2~4 月及 9~12 月。

【生境分布】生于岩石上或石隙湿润处。广西主要分布于蒙山、平南、桂平、隆林、西林、那坡、南丹、象州等地，台湾、福建、广东、贵州、云南、四川、甘肃、西藏等省区也有分布。

【壮医药用】

药用部位　全草。

性味　微辣，微平。

功用　通龙路、火路，祛风毒，除湿毒，调气道，止咳嗽。用于林得叮相（跌打损伤），发旺（痹病），夺扼（骨折），喯疳（疳积），埃病（咳嗽），呗脓（痈肿）。

附方　（1）喯疳（疳积）：豆瓣绿、鸡矢藤各 3 g，水煎服。

（2）埃病（咳嗽）：豆瓣绿 12 g，土丁桂 15 g，山白芷 5 g，水煎服。

（3）呗脓（痈肿）：鲜豆瓣绿、鲜木芙蓉各 20 g，共捣烂敷患处。

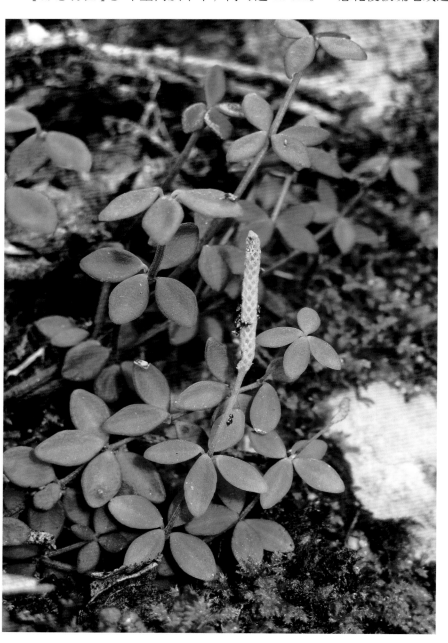

Goduhmbienj

【Cohyw】Goduhmbienj.

【Coh'wnq】Samseiqmbaw、gosamva、douqbanqrin.

【Goekgaen】Dwg goduhmbienj doenghgo huzciuhgoh.

【Yienghceij Daegdiemj】Gorum miz noh maj geij bi, sang ndaej daengz 12 lizmij. Goek ganj boemzbemq, faen nye lai, gwnz hoh baihlaj miz rag. Mbaw 3 mbaw roxnaeuz 4 mbaw maj baenz gvaengx, luenzbenj gvangq roxnaeuz gaenh luenz, raez 9~12 hauzmij, gvangq 5~9 hauzmij, miz diemjraiz saw; gaenzmbaw raez 1~2 hauzmij. Gyaeujva baenz riengz ndaek dog majbyai caeuq majeiq, raez 2.0~4.5 lizmij, henjheu, va saeqiq; gaenq goekva miz bwn mbang roxnaeuz gaenh mij bwn, sim gyaeujva miz haujlai bwn; mbawbyak gaenh luenz, miz gaenz dinj, lumj dunqbaiz; ywva gaenh luenzbenj, seiva dinj; gyaeujsaeu majbyai, miz bwn'unq dinj. Makraemx gaenh luenzgyaeq, raez gaenh 1 hauzmij, byai soem. 2~4 nyied caeuq 9~12 nyied haiva.

【Diegmaj Faenbouh】Hwnj gwnz rin roxnaeuz luengq rin mwnq cumx. Guengjsae dingzlai hwnj laeng Mungzsanh、Bingznanz、Gveibingz、Lungzlinz、Sihlinz、Nazboh、Nanzdanh、Siengcouh daengj dieg neix, guek raeuz Daizvanh、Fuzgen、Guengjdoeng、Gveicouh、Yinznanz、Swconh、Ganhsuz、Sihcang daengj sengj gih neix caemh miz.

【Gij Guhyw Ywcuengh】

Giz guhyw　Daengx go.

Singqfeih　Loq manh, loq bingz.

Goeng'yungh　Doeng lohlungz、lohhuj, cawz fungdoeg, cawz caepdoeg, diuz roenheiq, dingz ae. Aeu daeuj yw laemx doek deng sieng, fatvangh, ndokraek, baenzgam, baenzae, baeznong.

Danyw　（1）Baenzgam：Goduhmbienj、gihcizdaengz gak 3 gwz, cienq raemx gwn.

（2）Baenzae：Goduhmbienj 12 gwz, dujdinghgveiq 15 gwz, bwzcijbya 5 gwz, cienq raemx gwn.

（3）Baeznong：Goduhmbienj ndip、fuzyungzfaex ndip gak 20 gwz, caez dub yungz oep mwnq baez.

两面针

【药 材 名】两面针。

【别　　名】入地金牛、入山虎、大叶猫爪筋。

【来　　源】芸香科植物两面针 *Zanthoxylum nitidum*（Roxb.）DC.。

【形态特征】常绿木质藤本，高可达 5 m。根黄色，味辣麻。老茎外表有明显的皮孔，茎枝及叶轴均有弯钩锐刺。奇数羽状复叶，小叶 3~11 片，对生，较厚，干后革质，阔卵形、近圆形或狭长椭圆形，长 3~12 cm，宽 1.5~6.0 cm，顶部尾状，钝而有缺口，缺口处有油点，全缘或边缘有疏浅裂齿，齿缝处有油点，叶面有蜡质光，中脉两面有刺或无刺；小叶有短柄。圆锥花序或伞房状聚伞花序腋生。花单性，4 基数；萼片上部紫绿色；花瓣淡黄绿色，长约 3 mm；雄蕊 4 枚；雌花的花瓣较宽，无退化雄蕊；子房圆球形，柱头头状。蓇葖果近球形，成熟时红褐色，有粗大腺点，单个分果瓣直径 5.5~7.0 mm，顶端有短芒尖。花期 3~5 月，果期 9~11 月。

【生境分布】生于山地、丘陵、平地的疏林、灌木丛中，荒山草坡的有刺灌木丛中较常见。广西主要分布于南宁、龙州、防城港、博白、容县、桂平、平南等地，台湾、福建、广东、海南、贵州、云南等省区也有分布。

【壮医药用】

药用部位　根、叶、全株。

性味　辣、苦，微温；有小毒。

功用　通龙路、火路，祛风毒，消肿痛。用于胴尹（胃痛），溃疡，林得叮相（跌打损伤），腰肌劳损，发旺（痹病），核尹（腰痛），呗奴（瘰疬），贫痧（感冒），诺嚎尹（牙痛），货烟妈（咽痛），渗裆相（烧烫伤），兵嘿细勒（疝气），额哈（毒蛇咬伤）。

附方　（1）胴尹（胃痛）：两面针根、木蝴蝶、马莲鞍、木姜子根各 12 g，九龙藤 15 g，水煎服。

（2）发旺（痹病）：两面针全株、狗脊各 20 g，苍术 19 g，薏苡仁 10 g，千斤拔 30 g，水煎服。

（3）溃疡：两面针全株、白芷、白及各 10 g，三叉苦 12 g，九里香 12 g，水田七 6 g，水煎服。

（4）林得叮相（跌打损伤），腰肌劳损：两面针全株、杜仲各 15 g，钻地风 12 g，铁凉伞、小钻、千斤拔、牛大力各 10 g，水煎服。

（5）诺嚎尹（牙痛）：两面针根皮少许，嚼碎慢咽。

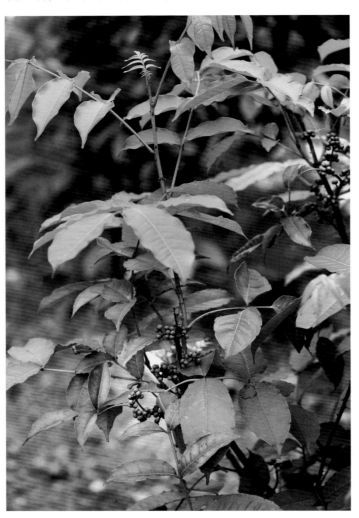

Gocaengloj

【 Cohyw 】 Gocaengloj.

【 Coh'wnq 】 Ginhniuz haeujnamh、gukhaeujbya、go'nyinznyaujmeuz mbawhung.

【 Goekgaen 】 Dwg gocaengloj doenghgo yinzyanghgoh.

【 Yiengjceij daegdiemj 】 Go gaeu mbouj faex ciengz heu，sang ndaej daengz 5 mij. Rag henj，feih manhmaz. Rog ganjgeq miz conghnaeng mingzyienj，ganjnye dem ndokmbaw cungj miz oensoem vanngaeu. Mbaw fuzyez lumj bwnroeg dansoq，mbawlwg 3~11 mbaw，majdoiq，haemq na，hawq le ndangj lumj naeng，gyaeq gvangq、gaenh luenz roxnaeuz luenzbenj gaebraez，raez 3~12 lizmij，gvangq 1.5~6.0 lizmij，byai lumj rieng，bumj lij miz bakvauq，bakvauq miz diemjyouz，bien lawx roxnaeuz henzbien miz heujlig feuh mbang，luengq heuj miz diemjyouz，najmbaw wenq lumj lab，meg cungqgyang song mbiengj miz oen roxnaeuz mbouj miz oen；mbawlwg miz gaenqdinj. Va saeu mwnzsoem roxnaeuz comzliengj majeiq. Va singq dog，4 gihsu；mbawiemj caek gwnz heuaeuj；mbawva henjheu damh，raez daihgaiq 3 hauzmij；simva boux 4 diuz；vameh mbawva haemq gvangq，mbouj miz simva boux doiqvaq，rongzva luenzgiuz，gyaeujsaeu lumj gyaeuj. Mak gaenh luenzgiuz，geq le hoengzmoenq，miz diemjraiz coloet，ga limqmak hunggvangq 5.5~7.0 hauzmij，byai miz gaiz soemdinj. 3~5 nyied haiva，9~11 nyied dawzmak.

【 Diegmaj Faenbouh 】 Hwnj ndaw cumh faexcaz、ndaw ndoeng faex mbang diegbingz、diegndoi、diegbya. Ndaw caz faexcaz miz oen gwnz ndoinywj byafwz raen haemq lai. Guengjsae dingzlai hwnj laeng Nanzningz、Lungzcouh、Fangzcwngzgangj、Bozbwz、Yungzyen、Gveibingz、Bingznanz daengj dieg neix，guek raeuz Daizvanh、Fuzgen、Guengjdoeng、Haijnanz、Gveicouh、Yinznanz daengj sengj neix caemh hwnj miz.

【 Gij Guhyw Ywcuengh 】

Giz guhyw　Rag、mbaw、daengx go.

Singqfeih　Manh、haemz，loq raeuj；miz di doeg.

Goeng'yungh　Doeng lohlungz、lohhuj，siu fungdoeg，siu gawh in. Ndaej aeu ma yw dungx in，gveiyangz、laemx doek deng sieng，hwetin hwet dot，fatvangh，hwetin，baeznou，baenzsa，heujin，conghhoz in，coemh log sieng，raembongz，ngwz haeb.

Danyw　（1）Dungx in：Rag gocaengloj、mbajfaex、majlenzanh、rag muzgyanghswj gak 12 gwz，giujlungzdwngz 15 gwz，cienq raemx gwn.

（2）Fatvangh：Daengx go caengloj、goujciz gak 20 gwz，canghsuz 19 gwz，haeuxroeg（haeuxlidlu）10 gwz，cenhginhbaz 30 gwz，cienq raemx gwn.

（3）Gveiyangz：Daengx go gocaengloj、bwzcij、bwzgiz gak 10 gwz，gosamnga、giujlijyangh gak 12 gwz，dienzcaetraemx 6 gwz，cienq raemx gwn.

（4）Laemx doek deng sieng，hwetin hwet dot：Daengx gocaengloj、gaeuseigyau gak 15 gwz，conhdifungh 12 gwz，dezliengzsanj、siujconq、godaemxcae、niuzdaliz gak 10 gwz，cienq raemx gwn.

（5）Heujin：Naengrag gocaengloj aiq noix，geux soiq menh ndwnj.

旱田草

【药 材 名】旱田草。

【别　　名】锯齿草、田蛭草、鱼尾草、五月莲。

【来　　源】玄参科植物旱田草 *Lindernia ruellioides*（Colsm.）Pennell。

【形态特征】一年生草本，高可达 10 cm。茎柔弱，分枝，长可达 30 cm，节上生根。叶对生，叶柄长 3~20 mm，且不抱茎；叶片矩圆形或椭圆形，长 1~4 cm，宽 0.6~2.0 cm，顶端圆钝或急尖，基部宽楔形，边缘除基部外密生细锯齿。总状花序顶生，有花 2~10 朵；花梗短，向顶端渐粗而连于萼；萼在花期长约 6 mm，果期达 10 mm，5 裂，齿条状披针形；花冠紫红色，长 10~14 mm，管长 7~9 mm，上唇直立，2 裂，下唇开展，3 裂；发育雄蕊和退化雄蕊各 2 枚；柱头宽而扁。蒴果圆柱形，长 1.5~2.0 cm。种子椭圆形，褐色。花期 6~9 月，果期 7~11 月。

【生境分布】生于草地、平原、山谷及林下。广西主要分布于南宁、柳州、融水、灵川、平乐、恭城、梧州、苍梧、藤县、蒙山、岑溪、上思、平南、玉林、博白、北流、平果、那坡、乐业、田林、西林、隆林、南丹、天峨、凤山、东兰、罗城、忻城、金秀、宁明、龙州等地，台湾、福建、江西、湖北、湖南、广东、贵州、四川、云南、西藏等省区也有分布。

【壮医药用】

药用部位　全草。

性味　淡，平。

功用　调火路，利谷道，解热毒，消肿痛。用于约经乱（月经不调），嘻尹（乳房胀痛），啸疳（疳积），勒爷发得（小儿发热），额哈（毒蛇咬伤），口疮（口腔溃疡），屙意咪（痢疾），呗脓（痈肿）。

附方　（1）约经乱（月经不调），嘻尹（乳房胀痛）：鲜旱田草、刘寄奴各 30 g，路路通 12 个，黄酒 250 mL，以文火水煎服。

（2）啸疳（疳积）：旱田草 15 g，旱莲草 10 g，水煎服。

（3）勒爷发得（小儿发热）：旱田草、水蜈蚣各 15 g，生石膏 30 g，土甘草 6 g，水煎服。

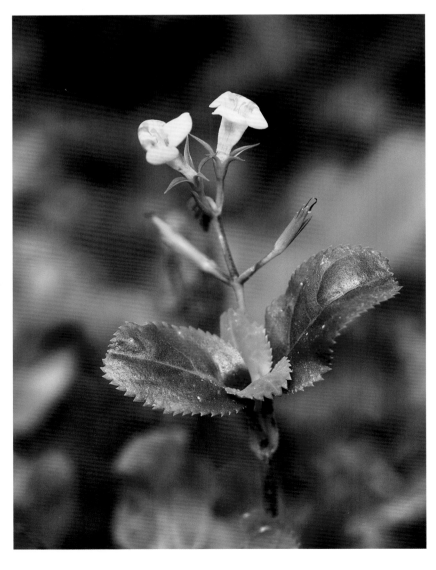

Nyaleng

【Cohyw】Nyaleng.

【Coh'wnq】Goheujgawq、gobingnaz、goriengbya、golienznguxnyied.

【Goekgaen】Dwg nyaleng doenghgo yenzsinhgoh.

【Yienghceij Daegdiemj】Gorum maj bi ndeu，sang ndaej daengz 10 lizmij. Ganj unqnyieg，dok nye，raez ndaej daengz 30 lizmij，gwnz hoh miz rag. Mbaw majdoiq，gaenzmbaw raez 3~20 hauzmij，lij mbouj got ganj；mbaw luenzgak roxnaeuz luenzbenj，raez 1~4 lizmij，gvangq 0.6~2.0 lzimij，byai luenzbumx roxnaeuz gaenjsoem，goek gvangsot，henzbien cawz goek le miz haujlai heujgawq saeq. Gyaeujva majbyai，miz va 2~10 duj；gaenqva dinj，coh gwnz byai menh co le lienz daengz iemj；linxva mwh haiva raez daihgaiq 6 hauzmij，mwh dawzmak daengz 10 hauzmij，5 seg，lumj diuz heuj byai menh soem；mauhva aeujhoengz，raez 10~14 hauzmij，guenj raez 7~9 hauzmij，naengbak gwnz daengjsoh，2 leg，naengbak laj mbehai，3 seg；simva boux majfat caeuq simva boux doiqvaq gak 2 saeu；gyaeujsaeu gvangq lij benj. Makceh saeumwnz，raez 1.5~2.0 lizmij. Ceh luenzbenj，henjgeq. 6~9 nyied haiva，7~11 nyied dawzmak.

【Diegmaj Faenbouh】Hwnj diegrum、diegbingz、ndaw lueg dem laj faex. Guengjsae dingzlai hwnj laeng Nanzningz、Liujcouh、Yungzsuij、Lingzconh、Bingzloz、Gunghcwngz、Vuzcouh、Canghvuz、Dwngzyen、Mungzsanh、Swnzhih、Sangswh、Bingznanz、Yilinz、Bozbwz、Bwzliuz、Bingzgoj、Nazboh、Lozyez、Denzlinz、Sihlinz、Lungzlinz、Nanzdanh、Denhngoz、Fungsanh、Dunghlanz、Lozcwngz、Yinhcwngz、Ginhsiu、Ningzmingz、Lungzcouh daengj dieg neix，guek raeuz Daizvanh、Fuzgen、Gyanghsih、Huzbwz、Huznanz、Guengjdoeng、Gveicouh、Swconh、Yinznanz、Sihcang daengj sengj gih neix caemh miz.

【Gij Guhyw Ywcuengh】

Giz guhyw　Daengx go.

Singqfeih　Damh，bingz.

Goeng'yungh　Diuz lohhuj，leih roenhaeux，gaij ndatdoeg，siu gawh'in. Ndaej yw dawzsaeg luenh，baezcij，baenzgam，lwgnyez fatndat，ngwz haeb，baknengz，okhaexmug，baeznong.

Danyw　（1）Dawzsaeg luenh，baezcij：Nyaleng ndip、liuzginuz gak 30 gwz，makraeu 12 aen，laeujhenj 250 hauzswngh，aeu feizrwnh cienq raemx gwn.

（2）Baenzgam：Nyaleng 15 gwz，gohanlenz 10 gwz，cienq raemx gwn.

（3）Lwgnyez fatndat：Nyaleng、sipndangjraemx gak 15 gwz，siggaundip 30 gwz，gamcaujdoj 6 gwz，cienq raemx gwn.

旱金莲

【药 材 名】金莲花。

【别 名】旱莲花、吐血丹。

【来 源】金莲花科植物旱金莲 *Tropaeolum majus* L.。

【形态特征】一年生肉质蔓生草本。茎叶多汁。单叶互生，叶柄长 6~31 cm，盾状，着生于叶片的近中心处；叶片圆形，直径 3~10 cm，边缘为波浪形的浅缺刻；主脉 9 条，由叶柄着生处向四面放射。单花腋生，花梗长 6~13 cm；花黄色、紫色、橘红色或杂色，直径 2.5~6.0 cm；花托杯状；萼片 5 枚，长椭圆状披针形，基部合生，其中 1 枚延长成长距；花瓣 5 枚，圆形，上部 2 枚通常全缘，较大，长 2.5~5.0 cm，宽 1.0~1.8 cm，下部 3 枚较小，基部狭窄成爪，近爪处边缘具睫毛；雄蕊 8 枚；子房 3 室，花柱 1 枚。核果扁球形，熟时分裂成 3 个瘦果。

花期 6~10 月，果期 7~11 月。

【生境分布】栽培，也有少数野生。广西各地均有栽培，河北、江苏、福建、江西、广东、云南、贵州、四川、西藏等省区也有栽培。

【壮医药用】

药用部位 全草。

性味 辣、酸、凉。

功用 清热毒，止血。用于火眼（急性结膜炎），呗脓（痈肿），鹿勒（呕血），唉勒（咯血），声音嘶哑。

附方 （1）声音嘶哑：金莲花 10 g，罗汉果 1 个，金果榄 6 g，水煎代茶饮。

（2）火眼（急性结膜炎）：金莲花、决明子、青葙子各 10 g，夏枯草、九里明各 15 g，车前草 30 g，水煎服。

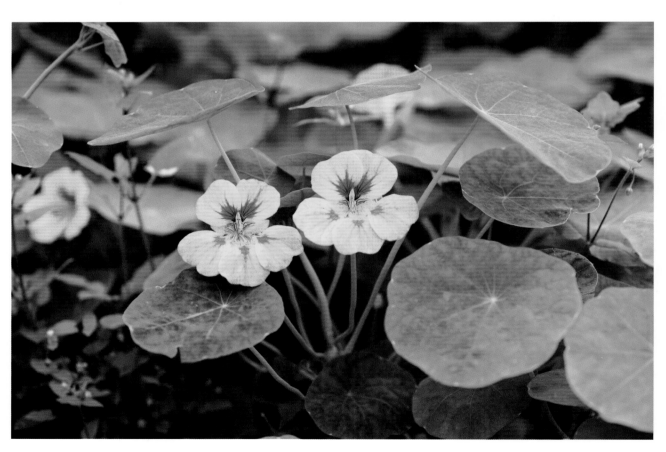

Yokhanzlenz

【Cohyw】Yokhanzlenz.

【Coh'wnq】Hanlenzvah、danrueglwed.

【Goekgaen】Dwg yokhanzlenz doenghgo ginhlenzvahgoh.

【Yienghceij Daegdiemj】Gorum daz gaeu unqnoh maj bi ndeu. Ganj mbaw raemx lai. Mbaw dog maj doxcah，gaenzmbaw raez 6~31 lizmij，lumj dunqbaiz，maj laeng gaenh cungqgyang mbaw；mbaw luenz，hung 3~10 lizmij，henzbien veuq gaek feuh lumj bohlangq；megcawj 9 diuz，daj gaenzmbaw maj haenx coh seiqhenz sakok. Va dog majeiq，gaenqva raez 6~13 lizmij；va saekhenj、saekaeuj，henjhoengz sien roxnaeuz cabsaek，hung 2.5~6.0 lizmij；dakva lumj boi；mbawlinx 5 mbaw，raezluenz byai menh soem，goek doxnem，ndawde 1 mbaw ietraez baenz ndaraez；mbawva 5 mbaw，luenz，baihgwnz 2 mbaw dingzlai bien lawx，loq hung，raez 2.5~5.0 lizmij，gvangq 1.0~1.8 lizmij，baihlaj 3 mbaw loq saeq，goek gaeb baenz cauj，gaenh cauj henzbien de miz meizdaraemx；simva boux 8 mbaw；rugva 3 rug，saeuva 1 saeu. Makceh benjgiuz，geq le aq baenz 3 ndaek. 6~10 nyied haiva，7~11 nyied dawzmak.

【Diegmaj Faenbouh】Ndaem aeu，caemh miz mbangj gag hwnj. Guengjsae gak dieg cungj miz vunz ndaem，guek raeuz Hozbwz、Gyanghsuh、Fuzgen、Gyanghsih、Guengjdoeng、Yinznanz、Gveicouh、Swconh、Sihcang daengj sengj gih neix caemh miz vunz ndaem.

【Gij Guhyw Ywcuengh】

Giz guhyw　Daengx go.

Singqfeih　Manh、soemj、liengz.

Goeng'yungh　Siu doeghuj，dingz lwed. Ndaej yw dahuj，baeznong，rueglwed，aelwed，hozhep.

Danyw　（1）Hozhep：Yokhanzlenz 10 gwz，lozhanqgoj 1 aen，ginhgojlanj 6 gwz，cienq raemx guh caz gwn.

（2）Dahuj：Yokhanzlenz、gezmingzswj、cinghsiengqswj gak 10 gwz，rumhahroz、giujlijmingz gak 15 gwz，cehcenzcauj 30 gwz，cienq raemx gwn.

吴茱萸

【药 材 名】吴茱萸。

【别　　名】茶辣、米辣、密果吴萸、吴萸。

【来　　源】芸香科植物吴茱萸 *Tetradium ruti-carpum*（A. Juss.）Hartley。

【形态特征】灌木或小乔木，高达 10 m。幼枝、叶轴、叶柄、叶两面、花轴及萼片均被柔毛。奇数羽状复叶对生，叶柄长 4~8 cm，小叶柄长 2~5 mm；小叶 5~11 片，对生，长椭圆形或卵形，长 5.5~15.0 cm，宽 3~7 cm，先端急尖，有明显油点。雌雄异株，聚伞圆锥花序顶生；花轴基部有对生苞片 2 枚；萼片 5 枚，广卵形；花瓣 5 枚，白色，长圆形，长 4~6 mm；雄花雄蕊 5 枚，退化子房先端 4~5 裂；雌花瓣较雄花瓣大，退化雄蕊鳞片状，心皮 5 个，每个心皮有胚珠 2 个。蓇葖果近球形，长 5~6 mm，直径约 4 mm，成熟时紫红色，裂开成 5 个果瓣；每果瓣有种子 1 粒。花期 6~8 月，果期 9~10 月。

【生境分布】生于低海拔向阳的疏林下或林缘旷地。广西主要分布于龙胜、全州、灵川、资源、兴安、阳朔、那坡、凌云、乐业、金秀等地，陕西、甘肃、安徽、浙江、福建、台湾、湖北、湖南、广东、四川、贵州、云南等省区也有分布。

【壮医药用】

药用部位　根、树皮、果。

性味　辣、苦，温；有小毒。

功用　调龙路、火路，利谷道，祛寒毒，止疼痛。用于腊胴尹（腹痛），鹿（呕吐），屙泻（泄泻），屙意咪（痢疾），巧尹（头痛），三叉神经痛，兵嘿细勒（疝气），京尹（痛经），货烟妈（咽痛），口疮（口腔溃疡），林得叮相（跌打损伤），发旺（痹病），额哈（毒蛇咬伤），能啥能累（湿疹），呗脓显（脓疱疮）。

附方　（1）腊胴尹（腹痛）：鲜吴茱萸果 15 g，鲜大蒜 2 瓣，共捣烂，米汤半碗调匀，分 2 次服。

（2）胃寒鹿（呕吐）：吴茱萸果、酒曲各 5 g，共研末；生姜 15 g，水煎煮，药粉用姜汤冲服。

（3）风寒巧尹（头痛），三叉神经痛：吴茱萸果 24 g，瓜子金 12 g，山白芷 5 g，共研粗末，置鸽子腹腔内加白酒 50 mL，隔水蒸熟食用。

（4）屙泻（泄泻）：吴茱萸果 100 g，黑老虎藤皮 20 g，鸡内金 6 g，共研末，每次 6 g，沸水冲服，每日 3 次。

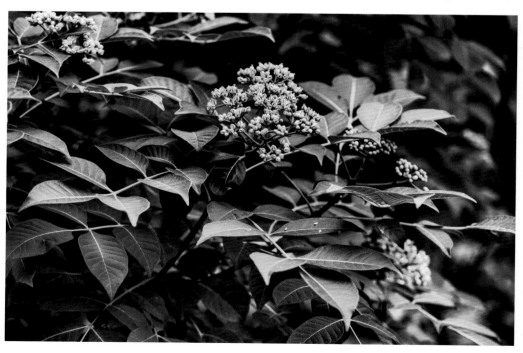

Cazlad

【Cohyw】Cazlad.

【Coh'wnq】Cazlaz、mijlaz、mizgojnguzyiz、nguzyiz.

【Goekgaen】Dwg cazlad doenghgo yinzyanghgoh.

【Yienghceij Daegdiemj】Go faexsang iq roxnaeuz faexcaz，sang daengz 10 mij. Nyeoiq、ndokmbaw、gaenzmbaw、mbaw song mienh、ndokva caeuq iemjmbaw cungj miz bwn'unq. Mbaw fuzyez lumj bwnroeg dansoq maj doxdoiq，gaenzmbaw raez 4~8 lizmij，gaenz mbawlwg raez 2~5 hauzmiz；mbawlwg 5~11 mbaw，majdoiq，luenzbenj raez roxnaeuz luenzgyaeuz，raez 5.5~15.0 lizmij，gvangq 3~7 lizmij，byai soemgaenj，miz diemjyouz yienhda. Boux meh mbouj caemh go，foengqva saeumwnz soem comzliengj majbyai；goek ndokva miz doiq mbawbyak 2 naep；iemjva 5 naep，gvangq luenzgyaeq；mbawva 5 naep，hau，luenzraez，raez 4~6 hauzmij；vaboux simva boux 5 naep，byai rongzva doiqvaq 4~5 leg；vameh mbawva hung gvaq mbawva vaboux，simva boux doiqvaq lumj gyaep，naengsim 5 aen，aenaen naengsim miz beihcuh 2 aen. Mak loq luenz，raez 5~6 hauzmij，hung yaek 4 hauzmij，geq le aeujhoengz，ceghai baenz 5 limqmak；moix limq mak miz ceh 1 naed. 6~8 nyied haiva，9~10 nyied dawzmak.

【Diegmaj Faenbouh】Hwnj laeng dieg gvangq henz ndoeng roxnaeuz laj faex mbang haijbaz daemq coh ndit. Guengjsae dingzlai hwnj laeng Lungzswng、Cenzcouh、Lingzconh、Swhyenz、Hingh'anh、Yangzsoz、Nazboh、Lingzyinz、Lozyez、Ginhsiu daengj dieg neix，guek raeuz Sanjsih、Ganhsuz、Anhveih、Cezgyangh、Fuzgen、Daizvanh、Huzbwz、Huznanz、Guengjdoeng、Swconh、Gveicouh、Yinznanz daengj sengj gih neix caemh miz.

【Gij Guhyw Ywcuengh】

Giz guhyw　Rag、naengfaex、mak.

Singqfeih　Manh、haemz、raeuj；miz di doeg.

Goeng'yungh　Diuz lohlungz、lohhuj，leih roenhaeux，cawz nitdoeg，dingz in'dot. Ndaej yw laj dungx in、rueg、oksiq、okhaexmug、gyaeujin、sanhcah sinzginghdung、sangi、gyaeujin、conghhoz in、baknengz、laemx doek deng sieng、fatvangh、ngwz haeb、naenghumz naenglot、baeznonghenj.

Danyw　（1）Laj dungx in：Cehcazlad ndip 15 gwz，suenq 2 gyaeuz，caez dub yungz，aeu gyang vanj raemxreiz ma diuz yinz，guh 2 mbat gwn.

（2）Dungx nit rueg：Cehcazlad、ndolaeuj gak 5 gwz，caez nienj mienz；hing ndip 15 gwz，cienqraemx，mbayw caeuq raemxhing cung gwn.

（3）Funghhanz gyaeujin，sanhcah sinzginghdung：Cehcazlad 24 gwz，gvahswjginh 12 gwz，sanhbwzcij 5 gwz，caez nienj mbaco，dwk ndaw dungx roeggap gya laeujbieg 50 hauzswngh，gek raemx cwng cug gwn.

（4）Oksiq：Cehcazlad 100 gwz，naeng gaeugukndaem 20 gwz，i dawgaeq 6 gwz，caez nienj mba，mbat 6 gwz，raemxgoenj cung gwn，ngoenz 3 mbat.

岗松

【药 材 名】岗松。

【别　　名】扫把枝、沙松、地肤子。

【来　　源】桃金娘科植物岗松 *Baeckea frutescens* L.。

【形态特征】矮小秃净灌木，高可达 1 m。嫩枝纤细，多分枝。叶对生，无柄或具短柄，叶片狭线形或线形，长 5~10 mm，宽 0.3~0.5 mm，先端尖，上面有沟，下面突起，有透明油腺点，干后褐色，中脉 1 条，无侧脉。花小，白色，单生于叶腋内；花梗长 1.0~1.5 mm；萼管钟状，长约 1.5 mm，萼齿 5 枚，细小三角形；花瓣圆形，分离，长约 1.5 mm，基部狭窄成短柄；雄蕊 10 枚或稍少，成对与萼齿对生；子房下位，3 室。蒴果长约 2 mm；种子扁平，具角。花期夏秋季。

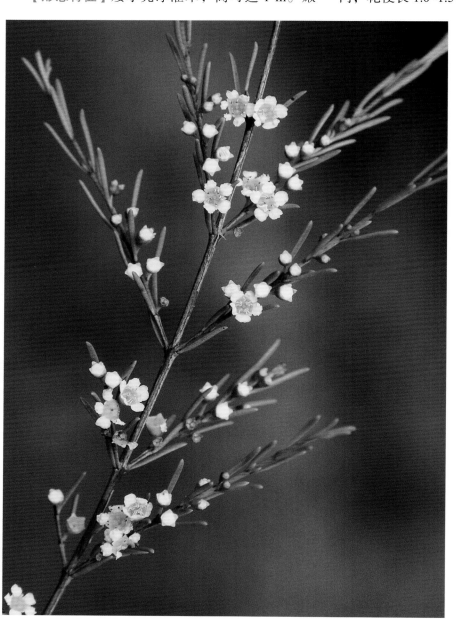

【生境分布】生于低丘、荒山草坡及灌木丛中。广西主要分布于柳州、融水、金秀等地，福建、广东、江西等省也有分布。

【壮医药用】

药用部位　全株。

性味　苦、涩，微寒。

功用　通谷道、水道，清热毒，祛风毒，止痒。用于贪痧（感冒）高热，膀胱炎，胴尹（胃痛），屙泻（泄泻），发旺（痹病），肉扭（淋证），能啥能累（湿疹），痂（癣），额哈（毒蛇咬伤）。

附方　（1）肉扭（淋证）：岗松、车前草各 30 g，田螺 12 个，水煎，饭前服。

（2）能啥能累（湿疹），痂（癣）：岗松、旱莲草各 250 g，水煎洗患处。

Nyasaujbaet

【 Cohyw 】Nyasaujbaet.

【 Coh'wnq 】Gosaujbaet、gosahsungh、difuhswj.

【 Goekgaen 】Dwg nyasaujbaet doenghgo dauzginhniengzgoh.

【 Yienghceij Daegdiemj 】Dwg faexgvanmuz daemq iq、seuqset、sang ndaej daengz mij ndeu. Nyeoiq saeqsit、faen nye lai. Mbaw doiq did、mbouj miz gaenq roxnaeuz miz gaenq dinj、dip mbaw yiengh gaeb saeq roxnaeuz saeqsit、raez 5~10 hauzmij、gvangq 0.3~0.5 hauzmij、giz byai soemset、baihgwnz miz luengq、baihlaj doed hwnj、miz diemjdoed youz sawdik、hawq le saek henjgeq、nyinz gyang diuz ndeu、mbouj miz nyinz henz. Va iq、saekhau、dan did youq geh nye mbaw；gaenqva raez 1.0~1.5 hauzmij；dakva yiengh lumj aencung、raez daihgaiq 1.5 hauzmij、yaz dakva 5 dip、saeqset lumj samgak；dipva yiengh luenz、faenliz、raez daihgaiq 1.5 hauzmij、giz goek gaebged baenz gaenq dinj；vaboux 10 duj roxnaeuz loq noix、baenz doiq caeuq dakva doiq hai；ranzceh youq baihlaj、3 congh. Aenmak raez daihgaiq 2 hauzmij；gij ceh bej bingz、miz gak. Seizhah、seizcou haiva.

【 Diegmaj Faenbouh 】Hwnj youq ndaw faex gvanmuz caeuq ndoi nywj bo fwz、ndoi daemq. Guengjsae cujyau faenbouh youq Liujcouh、Yungzsuij、Ginhsiu daengj dieg、guek raeuz Fuzgen、Guengjdoeng、Gyanghsih daengj sengj hix miz faenbouh.

【 Gij Guhyw Ywcuengh 】

Giz guhyw　Daengx go.

Singqfeih　Haemz、saep、loq hanz.

Goeng'yungh　Doeng roenhaeux、roenzraemx、siu ndatdoeg、cawz rumzdoeg、dingz humz. Yungh youq baenzsa ndat lai、rongznyouh fatndat、dungx in、oksiq、fatvangh、nyouhniuj、naenghumz naenglot、gyak、ngwz haeb.

Danyw　（1）Nyouhniuj：Nyasaujbaet、nywjdaezmax gak 30 gwz、saenaz 12 aen、cienq raemx、gwn haeux gaxgonq gwn yw.

（2）Naenghumz naenglot、gyak：Nyasaujbaet、gomijcauq gak 250 gwz、cienq raemx swiq giz in.

牡荆

【药 材 名】牡荆。

【别　　名】蚊子柴。

【来　　源】马鞭草科植物牡荆 Vitex negundo var. *cannabifolia*（Sieb. et Zucc.）Hand. -Mazz.。

【形态特征】落叶灌木或小乔木，高可达 5 m。基多分枝，有香味，嫩枝四方形，密被细毛。叶对生；掌状 5 出复叶，少有 3 出复叶；小叶片披针形或卵形，长 5~10 cm，宽 2.5~3.5 cm，先端长尖，边绣具粗锯齿；两面绿色，有油点，沿叶脉有短细毛；总叶柄长 3~6 cm，密被黄色细毛。圆锥状花序顶生或侧生，密被粉状细毛；花萼钟状，上端 5 裂；花冠淡紫色，长约 6 mm 或稍长，外面密生细毛，上唇 2 裂，下唇 3 裂；雄蕊 4 枚，伸出花管；子房球形，柱头 2 裂。浆果近球形，黑色。花期 6~7 月，果期 8~11 月。

【生境分布】生于向阳的低山坡路边或灌木丛中。广西各地均有分布，华东地区及河北、湖南、湖北、广东、四川、贵州等地也有分布。

【壮医药用】

药用部位　根、茎、叶。

性味　微苦、微辣，平。

功用　调气道、谷道，祛风毒，除湿毒，止咳喘。用于贫痧（感冒），笃瘴（疟疾），埃病（咳嗽），奔墨（哮病），胴尹（胃痛），腊胴尹（腹痛），屙泻（泄泻），屙意咪（痢疾），麦蛮（风疹），痂（癣）。

附方　（1）麦蛮（风疹）：牡荆叶、小叶耳草各 50 g，千里光、黄檗、三叉苦各 30 g，水煎外洗。

（2）埃病（咳嗽）：牡荆叶 6 g，陈皮、桑叶、枇杷叶各 10 g，红糖适量，水煎服。

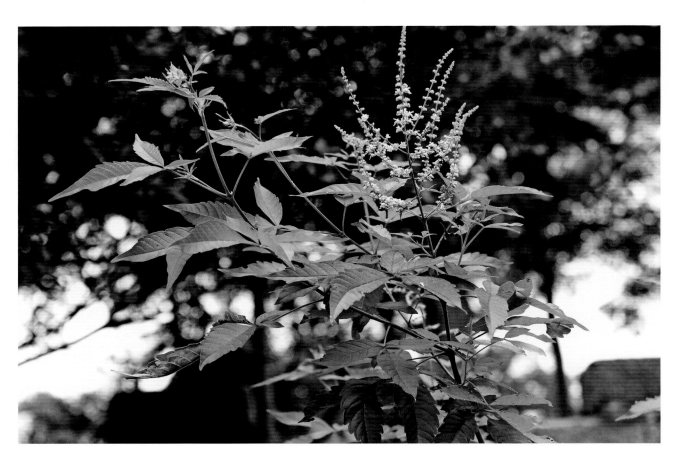

Goging

【Cohyw】Goging.

【Coh'wnq】Faexcwj.

【Goekgaen】Dwg goging doenghgo majbenhcaujgoh.

【Yienghceij Daegdiemj】Faexcaz mbaw loenq roxnaeuz gofaex iq, sang ndaej daengz 5 mij. Goek dingzlai dok nye, miz heiq rang, nyeoiq seiq fueng, hwnj bwn saeq yaed. Mbaw maj doxdoiq; fuzyez lumj fajfwngz miz 5 mbaw, noix miz 3 mbaw; mbaw iq luenzraez gaeb byai menh soem, raez 5~10 lizmij, gvangq 2.5~3.5 lizmij, byai raezsoem, bien miz heujgawq co; song mbiengj saekheu, miz diemjyouz, henz megmbaw miz bwnsaeq dinj; cungj gaenzmbaw raez 3~6 lizmij, hwnj bwnsaeq henj. Gyaeujva luenzsoem maj gwnzdingj roxnaeuz maj song henz, hwnj bwnsaeq yaedyub lumj faenj nei; iemjva lumj cung, baihgwnz 5 seg; mauhva saek aeujoiq, raez aiq 6 hauzmij roxnaeuz loq raez, baihrog hwnj bwnsaeq yaedyub, fwijbak baihgwnz 2 seg, fwijbak baihlaj 3 seg; simva boux 4 diuz, iet ok guenjva; ranzceh luenzluenz, gyaeujsaeu 2 seg. Makgieg luenz lumj giuz, saekndaem. 6~7 nyied haiva, 8~11 nyied dawzmak.

【Diegmaj Faenbouh】Maj youq bo daemq mbiengj coh daengngoenz henzroen roxnaeuz ndaw cazcah. Guengjsae gak dieg cungj miz, guek raeuz Vazdungh digih caeuq Hozbwz、Huznanz、Huzbwz、Guengjdoeng、Swconh、Gveicouh daengj dieg caemh maj miz.

【Gij Guhyw Ywcuengh】

Giz guhyw Rag、ganj、mbaw.

Singqfeih Loq haemz, loq manh, bingz.

Goeng'yungh Diuz roenheiq、roenhaeux, cawz rumzdoeg, cawz caepdoeg, dingz baenzae baeg. Yungh youq baenzsa, fatnit, baenzae, baenzngab, dungx in, laj dungx in, oksiq, okhaexmug, funghcimj, gyak.

Danyw （1）Funghcimj：Mbaw goging、mbawiqwjcauj gak 50 gwz, cenhlijgvangh、vangzbo、samveng gak 30 gwz, cienq raemx gwn.

（2）Baenzae：Mbaw goging 6 gwz, naeng makgam、mbaw bizbaz gak 10 gwz, hungzdangz habliengh, cienq raemx gwn.

牡蒿

【药 材 名】牡蒿。

【别　　　名】假柴胡、土柴胡、菊叶柴胡。

【来　　　源】菊科植物牡蒿 *Artemisia japonica* Thunb.。

【形态特征】多年生草本，高可达 1 m。植株有香气。茎直立，基部木质化，上部分枝被微柔毛，后渐稀疏或无毛。叶二型，两面均无毛或初时微有短柔毛；基生叶与茎下部叶倒卵形或宽匙形，有裂齿或三浅裂，边缘中部以下全缘，基部渐窄成柄；中部叶匙形，上端有 3~5 枚裂片，每裂片的上端有 2（3）枚小锯齿或无锯齿，叶基部楔形，常有假托叶；上部叶小，上端具 3 浅裂或不分裂。头状花序多数密集组成长大圆锥花丛；总苞片 3 层或 4 层；小花均为管状，淡黄色，边缘 8 朵小花为雌性，花柱伸出花冠外；中央小花两性，花冠管状，花柱短。瘦果椭圆形，灰白色。花果期 7~10 月。

【生境分布】生于山坡林下、路边草丛中。广西各地均有分布，辽宁、河北、山西、陕西、甘肃、山东、江苏、安徽、浙江、江西、福建、台湾、河南、湖北、湖南、广东、四川、贵州、云南、西藏等省区也有分布。

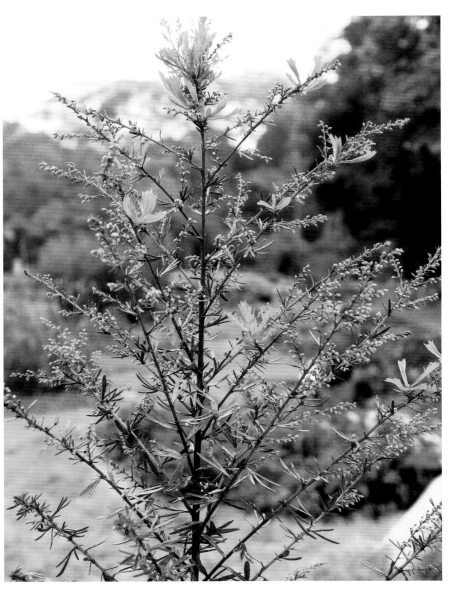

【壮医药用】

药用部位　全草。

性味　淡，平。

功用　调龙路、火路，祛风毒，清热毒，调气机，止痛。用于贫痧（感冒），巧尹（头痛），黄标（黄疸），笃瘴（疟疾），扁桃体炎，血压嗓（高血压），唉疳（疳积），发旺（痹病），林得叮相（跌打损伤），刀伤出血，呗脓（痈肿），疥癣，能啥能累（湿疹），麦蛮（风疹）。

附方　（1）风热贫痧（感冒），巧尹（头痛）：牡蒿、连翘、川芎、羌活各 10 g，三叉苦、金银花各 15 g，水煎服。

（2）能啥能累（湿疹）：①牡蒿 15 g，蚂蚱刺 50 g，一点红 20 g，山芝麻 30 g，水煎浓汁湿敷患处。②牡蒿 50 g，五色花、路边菊各 30 g，穿心莲 20 g，水煎洗患处。

Byaekvae

【Cohyw】Byaekvae.

【Coh'wnq】Caizhuzgyaj、caizhuzdoj、caizhuz mbawgut.

【Goekgaen】Dwg gobyaekvae doenghgo gizgoh.

【Yienghceij Daegdiemj】Dwg go'nywj maj lai bi，ndaej sang daengz 1 mij. Daengx go miz heiqrang. Ganj daengj soh，goek geng lumj faex，gij nye baihgwnz miz bwn loq unq，doeklaeng menhmenh bienq cax roxnaeuz mbouj miz bwn. Yienghmbaw miz song cungj，song mbiengj cungj mbouj miz bwn roxnaeuz codaeuz loq miz bwn'unq dinj；gij mbaw laj goek caeuq gij mbaw laj ganj yiengh aen'gyaeq dauqdingq roxnaeuz lumj aen beuzgeng gvangq，miz heujveuq roxnaeuz sam veuqfeuh，cungqgyang bienmbaw baihlaj cungj dwg bingzraeuz，goekmbaw menhmenh bienq geb baenz gaenz；gij mbaw cungqgyang lumj yienghbeuzgeng，baihgwnz miz mbawveuq 3~5 mbaw，moix mbaw mbawveuq baihgwnz miz 2（3）diuz heujgawq saeq roxnaeuz mbouj miz heujgawq，goekmbaw yienghseb，ciengz miz mbawdak gyaj；baihgwnz mbaw iq，baihgwnz miz 3 veuqfeuh roxnaeuz mbouj veuq. Vahsi lumj aen'gyaeuj dingzlai gyoeb deihdub maj hung baenz cazva luenzsoem；mbawvalup 3 caengz roxnaeuz 4 caengz；va'iq cungj lumj guenj，saek henjoiq，8 duj va'iq bienmbaw cungj dwg vameh，saeuva ietok rog mauhva；gij va'iq cungqgyang dwg songsingq，mauhva lumj diuz guenj，saeuva dinj. Makhaep yienghbomj，saek haumong. 7~10 nyied haiva dawzmak.

【Diegmaj Faenbouh】Maj youq laj ndoeng gwnz bo、ndaw faexcaz henz roen. Guengjsae gak dieg cungj miz faenbouh，guek raeuz Liuzningz、Hozbwz、Sanhsih、Sanjsih、Ganhsuz、Sanhdungh、Gyanghsuh、Anhveih、Cezgyangh、Gyanghsih、Fuzgen、Daizvanh、Hoznanz、Huzbwz、Huznanz、Guengjdoeng、Swconh、Gveicouh、Yinznanz、Sihcang daengj sengj gih hix miz faenbouh.

【Gij Guhyw Ywcuengh】

Giz guhyw　Daengx go.

Singqfeih　Damh，bingz.

Goeng'yungh　Diuz lohlungz、lohhuj，cawz doegfung，cing doeghuj，diuz heiqgih，dingz in. Yungh daeuj yw baenzsa，gyaeujin，vuengzbiu，fatnit，benjdauzdijyenz，hezyazsang，baenzgam，fatvangh，laemx doek deng sieng，cax sieng oklwed，baeznong，baenz gyak baenz nyan，naenghumz naenglot，funghcimj.

Danyw　（1）Funghhuj baenzsa，gyaeujin：Byaekvae、golienzgyauz、ciengoeng、go'gyanghhoz gak 10 gwz，gosamnga、vagimngaenz gak 15 gwz，cienq raemx gwn.

（2）Naenghumz naenglot：① Byaekvae 15 gwz，gogadaek 50 gwz，golizlungz 20 gwz，lwgrazbya 30 gwz，dwk raemx cienq raemxgwd oep giz bingh. ② Byaekvae 50 gwz，govahaeu、govaihag gak 30 gwz，nyafaenzlenz 20 gwz，cienq raemx swiq giz bingh.

利黄藤

【药 材 名】利黄藤。

【别　　名】肥力漆、追风藤、泌脂藤、脉果藤。

【来　　源】漆树科植物利黄藤 *Pegia sarmentosa*（Lecomte）Hand.-Mazz.。

【形态特征】攀缘状木质藤本。小枝无毛或近无毛。奇数羽状复叶，长 15~30 cm，有小叶 5~7 对，叶轴和叶梗腹面具槽，被卷曲黄色微柔毛；小叶对生，长圆形或椭圆状长圆形，长 4.0~9.5 cm，宽 1.5~4.0 cm，先端渐尖或急尖，边缘具疏离钝齿或近全缘，上面具灰白色细小的乳突体，中脉被黄色卷曲微柔毛，叶背脉腋具灰黄色簇毛；叶柄长 3~8 mm。圆锥花序长 8~20 cm 或更长；花梗长 1.0~1.5 mm；花萼裂片三角形；花瓣卵形或卵状椭圆形，长约 1.5 mm；雄蕊长约 0.7 mm；子房球形，柱头盾状。核果椭圆形或卵圆形，长 1.0~1.5 cm，宽 0.8~1.0 cm，压扁状；种子长圆柱形。

【生境分布】生于石山灌木丛或密林中。广西主要分布于上林、河池、天峨、都安、百色、扶绥、龙州等地，云南、贵州、广东等省也有分布。

【壮医药用】

药用部位　茎、叶。

性味　酸，平。

功用　除湿毒，通龙路、火路。用于发旺（痹病），林得叮相（跌打损伤），巧尹（头痛），腊胴尹（腹痛），能啥能累（湿疹）。

附方　（1）巧尹（头痛）：利黄藤茎叶 15 g，三叉苦、葫芦茶各 30 g，水煎服。

（2）能啥能累（湿疹）：利黄藤茎叶、十大功劳、夜舌树根、灯笼草各 30 g，水煎洗患处。

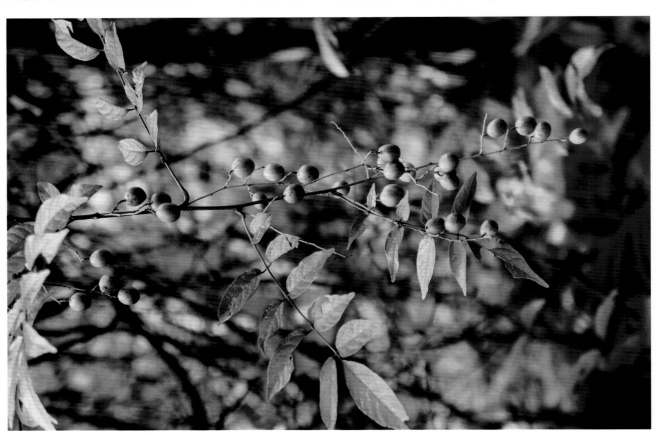

Gaeuleihvuengz

【Cohyw】Gaeuleihvuengz.

【Coh'wnq】Feizlizciz、gaeucuihfungh、gaeumizcih、gaeumegmak.

【Goekgaen】Dwg gaeuleihvuengz doenghgo cizsugoh.

【Yienghceij Daegdiemj】Gogaeu baenz faex duenghbenz. Nyezlwg mij bwn roxnaeuz gaenh mij bwn. Mbaw fuzyez bwnroeg geizsoq, raez 15~30 lizmij, miz mbawlwg 5~7 doiq, ndokmbaw caeuq gaenqmbaw naj dungx miz cauz, miz bwn'unq mbang gienjgut；mbawlwg maj doxdoiq, raezluenz roxnaeuz benjluenz dangq raezluenz, raez 4.0~9.5 lizmij, gvangq 1.5~4.0 lizmij, byai menh soem roxnaeuz gaenj soem, henzbien miz heuj bumx mbang roxnaeuzz gaenh lawx liux, baihgwnz miz lumj cijdoed saeqiq haumong, gyangmeg miz bwn'unq gienjgut henj, eiqmeg laeng mbaw miz bwnnyumq henjmong；gaenqmbaw raez 3~8 hauzmij. Gyaeujva luenzsoem raez 8~20 lizmij roxnaeuz lai raez；gaenqva raez 1.0~1.5 hauzmij；linxva mbawleg samgak；mbawva lumj gyaeq roxnaeuz lumj gyaeq luenzbenj, raez yaek 1.5 hauzmij；simva boux raez yaek 0.7 hauzmij；rugva luenzgiuz, gyaeujsaeu lumj dunq. Makceh luenzbenj roxnaeuz luenzgyaeq, raez 1.0~1.5 lizmij, gvangq 0.8~1.0 lizmij, yazbenj；ceh raezluenzsaeu.

【Diegmaj Faenbouh】Hwnj ndaw faexcaz ndaw bya roxnaeuz ndaw ndoeng faex ndaet. Guengjsae dingzlai hwnj laeng Sanglinz、Hozciz、Denhngoz、Duh'anh、Bwzswz、Fuzsuih、Lungzcouh daengj dieg neix, guek raeuz Yinznanz、Gveicouh、Guengjdoeng daengj sengj neix caemh miz.

【Gij Guhyw Ywcuengh】

Giz guhyw　Ganj、mbaw.

Singqfeih　Soemj, bingz.

Goeng'yungh　Cawz caepdoeg, doeng lohlungz、lohhuj. Ndaej yw fatvangh, laemx doek deng sieng, gyaeujin, laj dungx in, naenghumz naenglot.

Danyw （1）Gyaeujin：Ganjmbaw gaeuleihvuengz 15 gwz, samngahaemz、huzluzcaz gak 30 gwz, cienq raemx gwn.

（2）Naenghumz naenglot：Ganjmbaw gaeuleihvuengz、cibdaihgoenglauz、ragfaexlinxhaemh、godaengloengz gak 30 gwz, cienq raemx swiq mwnq humz.

何首乌

【药材名】何首乌、夜交藤。

【别　　名】首乌、千线藤、扣旦、扣栗、那勾门、蚯蚓藤、麻狼暖。

【来　　源】蓼科植物何首乌 *Fallopia multiflora*（Thunb.）Haraldson。

【形态特征】多年生落叶缠绕草本。块根肥厚，长椭圆形，黑褐色。茎长可达 4 m，缠绕，多分枝，下部木质化。叶卵形或长卵形，长 3~7 cm，宽 2~5 cm，顶端渐尖，基部心形或近心形；叶柄长 1.5~3.0 cm；托叶鞘膜质，偏斜。圆锥状花序顶生或腋生，长 10~20 cm；苞片三角状卵形，每苞内具 2~4 朵花；花梗有节，长 2~3 mm；花被 5 深裂，白色或淡绿色，花被片外面 3 片较大，背部具翅，花被果时近圆形，直径 6~7 mm；雄蕊 8 枚；花柱 3 枚。瘦果卵形，具 3 棱，长 2.5~3.0 mm，黑褐色，有光泽，包于宿存花被内。花期 8~9 月，果期 9~10 月。

【生境分布】生于山谷灌木丛、山坡林下、沟边石隙。广西各地均有分布，华东、华中、华南地区及陕西、甘肃、四川、云南、贵州等省也有分布。

【壮医药用】

药用部位　块根（何首乌）、藤（夜交藤）、叶。

性味　苦、甜、涩，微热。

功用　块根（何首乌）：通谷道，调龙路、火路，补血虚，除湿毒，调巧坞（头脑）。用于腰膝柔弱，肝肾阴亏，须发早白，勒内兰唪（血虚眩晕），呗脓（痈肿），能啥能累（湿疹），麦蛮（风疹），屙意囊（便秘），黄标（黄疸），高脂血，胴尹（胃痛），神经衰弱，多汗。

藤（夜交藤）：用于神经衰弱，多汗。

叶：外用治呗脓（痈肿）。

附方　（1）肝肾阴亏，须发早白：制何首乌、黑豆、熟地各 12 g，白芍 10 g，黑芝麻、山药各 15 g，山茱萸、牡丹皮各 6 g，粉碎成细粉，炼蜜为丸，内服。

（2）黄标（黄疸）：制何首乌 12 g，板蓝根、绞股蓝、茵陈、白马骨各 10 g，水煎服。

（3）勒内兰唪（血虚眩晕）：制何首乌、红丝线、红葱、五指毛桃各 10 g，鸡血藤 15 g，土人参 12 g，水煎服。

（4）神经衰弱：夜交藤 25 g，瓜子金 10 g，南五味子 12 g，梦花根 6 g，土党参、五指毛桃各 30 g，水煎服。

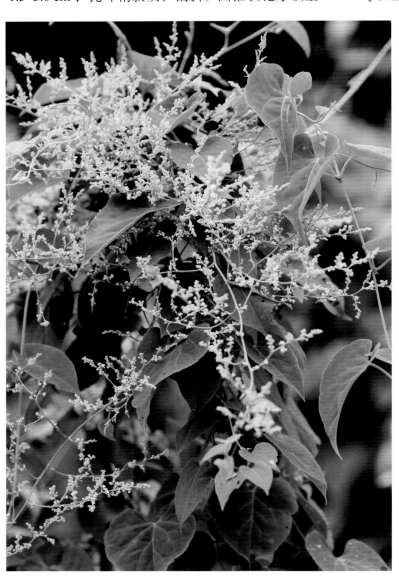

Maenzgya

【 Cohyw 】 Maenzgya、goye'gyauhdwngz.

【 Coh'wnq 】 Soujvuh、gocenhsendwngz、gogoudan、gogouliz、gonazmwnzgouh、gogiuhyinjdwngz、gomazlangznonj.

【 Goekgaen 】 Dwg maenzgya doenghgo liugoh.

【 Yienghceij Daegdiemj 】 Go nywj mbaw rox doek maj lai bi. Rag bizna、yiengh luenzgyaeq raez、saek henjgeq ndaem. Ganj raez ndaej daengz 4 mij、geujheux、lai faen nye、baihlaj geng lumj faex. Mbaw yiengh lumj aen'gyaeq roxnaeuz yiengh lumj aen'gyaeq raez、raez 3~7 lizmij、gvangq 2~5 lizmij、gwnzdingj menhmenh bienq soem、goek baenz yiengh aensim roxnaeuz ca mbouj lai yiengh lumj aensim；gaenzmbaw raez 1.5~3.0 lizmij；faek mbawdak mbawmbang youh unq、loq ngeng. Vahsi lumj luenzsoem maj gwnzdingj roxnaeuz maj lajgoek mbaw、raez 10~20 lizmij；limqva yiengh samgak lumj aen'gyaeq、moix lupva ndaw de miz 2~4 duj va；gaenqva miz hoh、raez 2~3 hauzmij；iemjva caeuq mauhva 5 veuqlaeg、saekhau roxnaeuz saek heuoiq、baihrog 3 mbaw iemjva caeuq mauhva haemq hung、baihlaeng miz fwed、iemjva caeuq mauhva dawzmak seiz ca mbouj lai yiengh luenz、cizging 6~7 hauzmij；simva boux 8 diuz；saeuva 3 diuz. Makhawq yiengh lumj aen'gyaeq、miz 3 limq、raez 2.5~3.0 hauzmij、saek henjgeq ndaem、wenjrongh、bau youq ndaw dujva lw roengz haenx. 8~9 nyied haiva、9~10 nyied dawzmak.

【 Diegmaj Faenbouh 】 Maj youq faexcaz ndaw lueg、laj ndoeng gwnz bo、geh rin henz mieng. Guengjsae gak dieg cungj miz faenbouh、guek raeuz Vazdungh、Vazcungh、Vaznamz digih caeuq Sanjsih、Ganhsuz、Swconh、Yinznanz、Gveicouh daengj sengj hix miz faenbouh.

【 Gij Guhyw Ywcuengh 】

Giz guhyw Ndaekrag（maenzgya）、gaeu（goye'gyauhdwngz）、mbaw.

Singqfeih Haemz、van、saep、loq huj.

Goeng'yungh Rag（maenzgya）：Doeng roenhaeux、diuz lohlungz、lohhuj、bouj lwedhaw、cawz doegcumx、diuz ukgyaeuj. Aeu daeuj yw hwet ga unq nyieg、daep mak haw sied、mumh caeuq bwngyaeuj hau ndaej caeux、lwed haw ranzbaenq、baeznong、naenghumz naenglot、funghcimj、okhaexndangj、vuengzbiu、hezcijsang、dungx in、sinzgingh haw ok hanh lai. Gaeu（goye'gyauhdwngz）：Aeu daeuj yw sinzgingh haw nyieg、ok hanh lai. Mbaw：Baihrog yungh aeu daeuj yw baeznong.

Danyw （1） Daep mak haw sied、mumh caeuq bwngyaeuj hau ndaej caeux：Maenzgya cauj gvaq、duhndaem、suzdi gak 12 gwz、gobwzsoz 10 gwz、lwgrazndaem、maenzbya gak 15 gwz、gosanhcuhyiz、naengmauxdan gak 6 gwz、nienj baenz mbasaeq、cuengq dangzrwi guh baenz ywnaed、gwngvaq ndaw.

（2） Vuengzbiu：Maenzgya cauj gvaq 12 gwz、gohungh、gyaujgujlanz、go'ngaihndingj、go'ndokmax gak 10 gwz、cienq raemx gwn.

（3） Lwed haw ranzbaenq：Maenzgya cauj gvaq、gaeundoksoiq、gohoengzcoeng、gocijcwz gak 10 gwz、gaeulwedgaeq 15 gwz、gocaenghnaengh 12 gwz、cienq raemx gwn.

（4） Sinzgingh haw nyieg：Goye'gyauhdwngz 25 gwz、gaeuraemxcij 10 gwz、gaeucuenqiq 12 gwz、raggoyihbya 6 gwz、godangjsinhdoj、gocijcwz gak 30 gwz、cienq raemx gwn.

七画

皂荚

【药 材 名】皂荚刺、大皂角。

【别　　名】猪牙皂、小牙皂、牙皂。

【来　　源】蝶形花科植物皂荚 Gleditsia sinensis Lam.。

【形态特征】落叶乔木或小乔木，高可达 30 m。树干有分枝的粗刺，呈圆锥状，长达 16 cm。一回羽状复叶，长 10~26 cm；小叶 2~9 对，卵状披针形至长圆形，长 2.0~12.5 cm，宽 1~6 cm，先端圆钝，顶有细尖，边缘具细锯齿，网脉明显，两面均被毛；小叶柄长 1~5 mm。花杂性，黄白色；花序腋生或顶生。雄花直径 9~10 mm；萼片 4 枚，三角状披针形；花瓣 4 枚，长圆形，长 4~5 mm；雄蕊 8（6）枚。两性花直径 10~12 mm；萼片、花瓣与雄花的均相似，萼片长 4~5 mm，花瓣长 5~6 mm，雄蕊 8 枚。荚果带状，长 12~37 cm，或荚果短小，多少呈柱形，长 5~13 cm，弯曲呈新月形，褐棕色或红褐色，常被白色粉霜。花期 3~5 月，果期 5~12 月。

【生境分布】生于山坡林中或谷地、路旁，常栽培于庭院或宅旁。广西主要分布于融安、桂林、龙胜、恭城、平南、博白、北流、那坡、富川、龙州等地，河北、山东、河南、甘肃、江苏、安徽、湖南、福建、广东、四川、贵州、云南等省也有分布。

【壮医药用】

药用部位　枝、叶、刺（皂荚刺）、果（大皂角）。

性味　辣，温；有小毒。

功用　枝、叶、刺（皂荚刺）：消肿痛，排脓，杀虫。用于痰涎壅盛，痂（癣），呗脓（痈肿），喯呗郎（带状疱疹）。

果（大皂角）：开窍，祛痰，调气道。用于痰多，墨病（气喘），中风口眼㖞斜，癫痫，痂（癣），屙意咪（痢疾）。

注　本品有小毒，孕妇禁服。

附方　（1）呗脓（痈肿）：鲜皂荚刺、鲜枇杷皮各适量，捣烂敷患处。

（2）痰涎壅盛：皂荚刺、半夏各 10 g，铁落 15 g，竹茹 1 g，水煎服。

（3）中风口眼㖞斜：大皂角、钩藤各 15 g，胆南星、制半夏、天麻各 10 g，红丝线 12 g，水煎服。

（4）屙意咪（痢疾）：大皂角 6 g，鱼腥草、丹皮、水六谷各 10 g，茵陈 12 g，白头翁 15 g，凤尾草 20 g，水煎服。

（5）喯呗郎（带状疱疹）：皂荚枝和叶适量，水煎液敷患处。

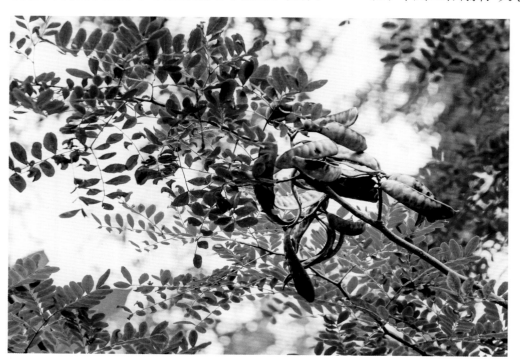

Goceugoeg

【Cohyw】Oenceugoeg、makceugoeg.

【Coh'wnq】Cuhyazcau、yazcausaeq、yazcau.

【Goekgaen】Dwg goceugoeg doenghgo dezhingzvahgoh.

【Yienghceij Daegdiemj】Gofaex mbaw loenq roxnaeuz gofaex iq, sang ndaej daengz 30 mij. Ganjfaex miz oenco dok, baenz luenzsaeu soem, raez daengz 16 lizmij. Fuzyez lumj bwn hop ndeu, raez 10~26 lizmij；mbaw'iq 2~9 doiq, lumj gyaeq menh soem daengz yiengh luenzraez, raez 2.0~12.5 lizmij, gvangq 1~6 lizmij, byai luenzbumj, dingj miz soemsaeq, henzbien miz heujgawq saeq, megmuengx yienhda, song mbiengj cungj hwnj bwn；gaenz mbaw'iq raez 1~5 hauzmij. Va cabsingq, saek henjhau；gyaeujva maj eiq roxnaeuz maj dingj. Vaboux cizging 9~10 hauzmij；mbawiemj 4 limq, samgak menh soem；limqva 4 limq, luenzraez, raez 4~5 hauzmij；simva boux 8 （6）dug. Va songsingq cizging 10~12 hauzmij；mbawiemj、limqva caeuq vaboux cungj doxlumj, mbawiemj raez 4~5 hauzmij, limqva raez 5~6 hauzmij, simva boux 8 duj. Faekmak lumj cag, raez 12~37 lizmij, roxnaeuz faekmak dinj iq, lainoix baenz luenzsaeu, raez 5~13 lizmij, vangoengj baenz ndwenmoq, saek henjgeq roxnaeuz saek hoengzgeq, ciengz goemq muifaenj saekhau. 3~5 nyied haiva, 5~12 nyied dawzmak.

【Diegmaj Faenbouh】Maj youq bya'ndoi mdawndoeng roxnaeuz cauzlak、henzroen, ciengz ndaem youq ndaw daxhongh roxnaeuz henzranz. Guengjsae dingzlai hwnj laeng Yungzanh、Gveilinz、Lungzswng、Gunghcwngz、Bingznanz、Bozbwz、Bwzliuz、Nazboh、Fuconh、Lungzcouh daengj dieg, guek raeuz Hozbwz、Sanhdungh、Hoznanz、Ganhsuz、Gyanghsuh、Anhveih、Huznanz、Fuzgen、Guengjdoeng、Swconh、Gveicouh、Yinznanz daengj sengj caemh hwnj miz.

【Gij Guhyw Ywcuengh】

Giz guhyw　Nye、mbaw、oen（oenceugoeg）、mak（makceugoeg）.

Singqfeih　Manh、raeuj；miz di doeg.

Goeng'yungh　Nye、mbaw、oen（oenceugoeg）：Siu foegin, baiz nong, gaj non. Yungh youq myaizniu lai saek, gyak, baeznong, baezngwz.

Mak（makceugoeg）：Doeng hoz doeng ndaeng, cawz myaizniu, doeng roenheiq. Yungh youq myaizniu lai, ngaebheiq, cungfungh bak mbieng da mbieng, fatbagmou, gyak, okhaexmug.

Cawq　Cungj yw neix miz di doeg, mehdaiqndang gimq gwn.

Danyw　（1）Baeznong：Oenceugoeg ndip, naeng bizbaz ndip gak habliengh, dubyungz oep giz in.

（2）Myaizniu lai saek：Oenceugoeg、buenqhah gak 10 gwz, nyaqdiet 15 gwz, naengcuk（cawz caengz naengheu）1 gwz, cienq raemx gwn.

（3）Cungfungh bak mbieng da mbieng：Makceugoeg、gaeungaeu gak 15 gwz, danjnanzsingh、cibuenqhah、denhmaz gak 10 gwz, gohoengzsihsen 12 gwz, cienq raemx gwn.

（4）Okhaexmug：Makceugoeg 6 gwz, yizsinghcauj、danhbiz、suijluzguz gak 10 gwz, go'ngaizndingj 12 gwz, bwzdouzvungh 15 gwz, goriengfungh 20 gwz, cienq raemx gwn.

（5）Baezngwz：Nye ceugoeg caeuq mbaw habliengh, cienq raemx oep giz in.

佛手

【药 材 名】佛手。

【别　　名】广佛手、佛手柑、手柑、五指柑。

【来　　源】芸香科柑橘属植物佛手 *Citrus medica* L. var. *sarcodactylis* Swingle。

【形态特征】常绿小乔木或灌木。老枝灰绿色，幼枝略带紫红色，有短而硬的刺。单叶互生，无翼叶，无关节；叶片长椭圆形或倒卵状长圆形，长 5~16 cm，宽 2.5~7.0 cm，先端钝，有时微凹，基部近圆形或楔形，边缘有浅波状钝锯齿。花单生、簇生或为总状花序；花萼杯状，5 浅裂；花瓣 5 枚，内面白色，外面紫色；雄蕊 30 枚以上；子房椭圆形，在花柱脱落后即行分裂。柑果卵形或长圆形，橙黄色，表面粗糙，先端分裂如拳状或张开似指尖；果皮厚。花期 4~5 月，果熟期 10~12 月。

【生境分布】栽培。广西各地均有栽培，浙江、江西、福建、广东、四川、云南等省也有栽培。

【壮医药用】

药用部位　果。

性味　辣、苦、微酸，温。

功用　调气道、谷道，散寒毒，止痛。用于胴尹（胃痛），邦印（痛症），两胁胀痛，埃病（咳嗽），比耐来（咳痰），鹿（呕吐），东郎（食滞）。

附方　（1）胴尹（胃痛）：佛手、柴胡、香附、秽草、黄皮果树皮各 10 g，白芍、九里香各 15 g，枳壳 12 g，水煎服。

（2）两胁胀痛：佛手、郁金、柴胡、薄荷、当归、茯苓各 10 g，枳壳、白芍各 12 g，水煎服。

（3）埃病（咳嗽）：佛手 10 g，玉叶金花 20 g，铁包金、不出林各 15 g，黄糖适量，水煎当茶饮。

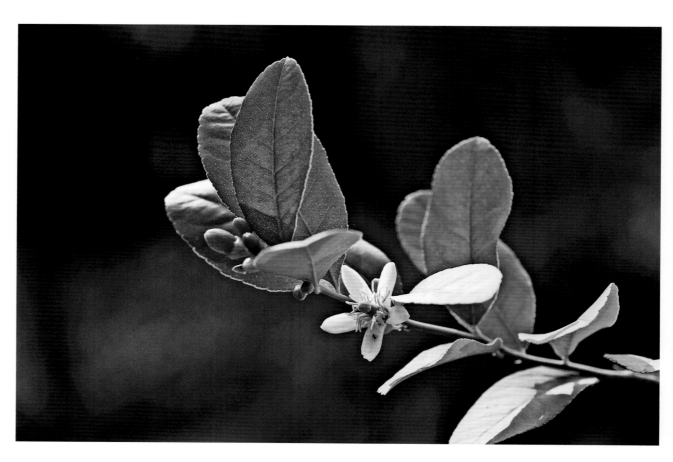

Makfuzsouj

【 Cohyw 】 Makfuzsouj.

【 Coh'wnq 】 Gvangjfuzsouj、gamfuzsouj、gamsouj、gamhajceij.

【 Goekgaen 】 Dwg makfuzsouj doenghgo ganhgizsuz yinzyanghgoh.

【 Yienghceij Daegdiemj 】 Faexcaz roxnaeuz faexsang iq sikseiq heu. Nyegeq heumong, nyeoiq loq miz di aeujhoengz, miz oen dinj cix ndangj. Mbaw dog maj doxcah, mij mbawfwed, mij da'hoh ; mbaw raez mwnzgyaeq roxnaeuz lumj gyaeq dauqbyonj luenzraez, raez 5~16 lizmij, gvangq 2.5~7.0 lizmij, byai bumx, mizmbangj mizdi mboep, goek gaenh luenz roxnaeuz sot, henzbien miz heujgawq bumx bohlangq feuh. Va gag maj、comzmaj roxnaeuz baenz gyaeuz ; iemjva lumj boi, 5 segfeuh ; mbawva 5 mbaw, baihndaw hau, baihrog aeuj ; simva boux 30 naep doxhwnj ; rugva luenzbenj, saeuva loenqdoek le cix gag mbekhai. Makgam lumj gyaeq roxnaeuz luenzraez, henjrongh, rog naeng cocab, byai lig lumj gaemzgienz roxnaeuz mbehai lumj byaifwngz ; naengmak na. 4~5 nyied haiva, 10~12 nyied mak geq.

【 Diegmaj Faenbouh 】 Vunz ndaem. Guengjsae gak dieg cungj miz vunz ndaem, guek raeuz Cezgyangh、Gyanghsih、Fuzgen、Guengjdoeng、Swconh daengj sengj neix caemh miz vunz ndaem.

【 Gij Guhyw Ywcuengh 】

Giz guhyw   Aenmak.

Singqfeih   Manh、haemz、loq soemj、raeuj.

Goeng'yungh   Diuz roenheiq、roenhaeux, sanq nitdoeg, dingz in. Ndaej aeu ma yw dungx in, bingh in, song leq cengjin, baenzae, biqmyaiz lai, rueg, dungx raeng.

Danyw   （1）Dungx in : Makfuzsouj、caizhuz、yanghfu、veicauj gak 10 gwz, giujlijyangh、bwzsauz gak 15 gwz, cizgoz 12 gwz, cienq raemx gwn.

（2）Song leq cengjin : Makfuzsouj、yuzginh、caizhuz、boqoh、danghgveih、fuzlingz gak 10 gwz, cizgoz、bwzsauz gak 12 gwz, cienq raemx gwn.

（3）Baenzae : Makfuzsouj 10 gwz, gaeubeizhau 20 gwz, dezbauhginh、bucuzlinz gak 15 gwz, dangzhenj habliengh, cienq raemx guh caz gwn.

七画

佛甲草

【药材名】佛甲草。

【别　　名】打不死、麻雀舌。

【来　　源】景天科植物佛甲草 *Sedum lineare* Thunb.。

【形态特征】多年生肉质草本，高可达 20 cm。全株光滑无毛。茎圆柱形，多数丛生，颇柔软，斜卧地面，着地部分节上生不定根。3 叶轮生，少有 4 叶轮生或对生的，叶线形，长 2.0~2.5 cm，宽约 0.2 cm，先端钝尖，基部无柄，有短距。聚伞花序顶生，疏生花，宽 4~8 cm，中央有一朵具短梗的花，另有 2~3 分枝，分枝上的花无梗；萼片 5 枚，线状披针形，长 0.15~0.70 cm；花瓣 5 枚，黄色，披针形，长 0.4~0.6 cm；雄蕊 10 枚；雌蕊 5 枚，心皮成熟时略叉开，具短花柱。蓇葖果。花期 4~5 月，果期 6~7 月。

【生境分布】生于低山或平地草坡上。广西主要分布于融水、桂林、平南、富川等地，云南、四川、贵州、广东、湖南、湖北、甘肃、陕西、河南、安徽、江苏、浙江、福建、台湾、江西等省区也有分布。

【壮医药用】

药用部位　全草。

性味　甜、淡，寒。

功用　调龙路、火路，清热毒，除湿毒，消肿痛，止血。内用于货烟妈（咽痛），急性扁桃体炎，火眼（急性结膜炎），呗脓（痈肿），呗叮（疔），唉呗郎（带状疱疹），渗裆相（烧烫伤），额哈（毒蛇咬伤），黄标（黄疸），屙泻（泄泻），屙意咪（痢疾），屙意勒（便血），兵淋勒（崩漏）；外用于呗（无名肿毒），呗脓（痈肿），呗叮（疔），丹毒，唉呗郎（带状疱疹），额哈（毒蛇咬伤），渗裆相（烧烫伤）。

附方　（1）货烟妈（咽痛），呗叮（疔）：佛甲草、称量木、救必应、土牛膝、连翘各 10 g，玄参、金银花各 12 g，水煎服。

（2）呗（无名肿毒）：鲜佛甲草 20 g，鲜半边莲 15 g，捣烂外敷患处周围，中间留口。

（3）渗裆相（烧烫伤）：鲜佛甲草适量，捣烂调淘米水外敷患处。

（4）黄标（黄疸）：佛甲草、虎杖、溪黄草各 10 g，满天星 12 g，水煎服。

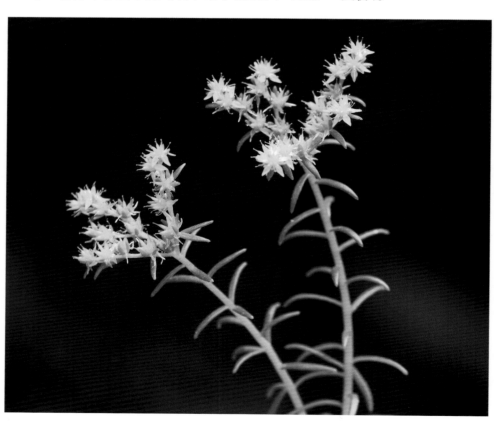

Dojsamcaet

【 Cohyw 】 Dojsamcaet.

【 Coh'wnq 】 Dwk mbouj dai、linxroeglaej.

【 Goekgaen 】 Dwg godojsamcaet doenghgo gingjdenhgoh.

【 Yienghceij Daegdiemj 】 Dwg go'nywj nohnwd maj lai bi，sang ndaej daengz 20 lizmij. Daengx go wenj mbouj miz bwn. Ganj yiengh saeuluenz，dingzlai maj baenz caz，haemq unq，ngeng raih youq gwnz dieg，gij maj gwnz deih gwnz hoh miz ragmumh. 3 mbaw doxlwnz maj，noix miz 4 mbaw doxlwnz maj roxnaeuz doxdoiq maj，mbaw yiengh sieng，raez 2.0~2.5 lizmij，gvangq daihgaiq 0.2 lizmij，byai mbaw soemmwt，goek mbouj miz gaenq，miz gawxdinj. Vahsi comzliengj maj gwnzdingj，va maj ndaej cax，gvangq 4~8 lizmij，cungqgyang miz duj va miz gaenqdinj ndeu，lingh miz 2~3 diuz faen nye，gij va gwnz faen nye mbouj miz gaenq；iemjva 5 mbaw，lumj sieng yiengh longzcim，raez 0.15~0.70 lizmij；limqva 5 mbaw，saekhenj，yiengh longzcim，raez 0.4~0.6 lizmij；simva boux 10 diuz；sim vameh 5 diuz，naengsim cingzsug le loq hai ca，miz saeuva dinj. Makroxveuq. 4~5 nyied haiva，6~7 nyied dawzmak.

【 Diegmaj Faenbouh 】 Maj youq byadaemq roxnaeuz gwnz diegnywj diegbingz. Guengjsae cujyau faenbouh youq Yungzsuij、Gveilinz、Bingznanz、Fuconh daengj dieg，guek raeuz Yinznanz、Swconh、Gveicouh、Guengjdoeng、Huznanz、Huzbwz、Ganhsuz、Sanjsih、Hoznanz、Anhveih、Gyanghsuh、Cezgyangh、Fuzgen、Daizvanh、Gyanghsih daengj sengj gih hix miz faenbouh.

【 Gij Guhyw Ywcuengh 】

Giz guhyw　Daengx go.

Singqfeih　Van、damh、hanz.

Goeng'yungh　Diuz lohlungz、lohhuj，siu doeghuj，cawz doegcumx，siu foegin，dingz lwed. Gwn aeu daeuj yw fatvangh，benjdauzdijyenz singqgip，dahuj，baeznong，baezding，baezngwz，coemh log sieng，ngwz haeb，vuengzbiu，oksiq，okhaexmug，okhaexlwed，binghloemqlwed；baihrog aeu daeuj yw baez，baeznong，baezding，binghdandoeg，baezngwz，ngwz haeb，coemh log sieng.

Danyw　（1）Conghhoz in，baezding：Dojsamcaet、gocwnghliengmuz、maexndeihmeij、vaetdauq、golenzgyauz gak 10 gwz，caemhmbaemx、va'gimngaenz gak 12 gwz，cienq raemx gwn.

（2）Baez：Dojsamcaet ndip 20 gwz，yw'ngwzhaeb ndip 15 gwz，dub yungz oep seiqhenz baihrog giz bingh，cungqgyang louz baksieng.

（3）Coemh log sieng：Dojsamcaet ndip dingz ndeu，dub yungz diuz raemxdauzhaeux oep baihrog giz bingh.

（4）Vuengzbiu：Dojsamcaet、godiengangh、goloedcaemj gak 10 gwz，gobaidoq 12 gwz，cienq raemx gwn.

伽蓝菜

【药 材 名】伽蓝菜。

【别　　名】鸡爪三七、五爪三七、土三七。

【来　　源】景天科植物伽蓝菜 Kalanchoe ceratophylla Haw.。

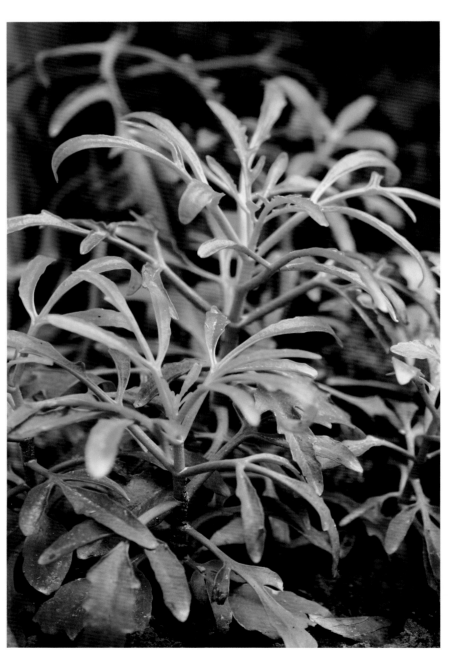

【形态特征】多年生肉质直立草本，高可达1 m。全株绿色，老枝变红，无毛。叶对生，上部较小，下部较大，长 8~18 cm，羽状深裂，裂片披针形，全缘或具不规则的羽状浅裂。聚伞花序顶生，长 10~30 cm；花直立，多数；花萼 4 深裂，裂片线状披针形，膜质；花冠黄色或浅橙红色，长1.5~2.0 cm，高脚碟状，膜质，裂片 4 枚，卵形；雄蕊 8 枚，2 轮，着生于花冠管喉部，花丝短；下位鳞片 4 枚，线形。花期几乎全年。

【生境分布】多为栽培。广西各地零星有栽培，云南、广东、福建、台湾等省区也有栽培。

【壮医药用】

药用部位　地上部分。

性味　甜、微苦，微寒。

功用　通火路，清热毒，祛湿毒，消肿痛。用于林得叮相（跌打损伤），额哈（毒蛇咬伤），呗脓（痈肿），渗裆相（烧烫伤），能啥能累（湿疹）。

附方　（1）林得叮相（跌打损伤）：鲜伽蓝菜、鲜大罗伞各适量，捣烂外敷患处。

（2）额哈（毒蛇咬伤）：鲜伽蓝菜 60 g，捣烂取汁冲适量白酒服，药渣外敷伤口周围（留伤口）。

（3）渗裆相（烧烫伤）：鲜伽蓝菜适量，捣烂外敷患处。

Byaeknyaujgaeq

【 Cohyw 】 Byaeknyaujgaeq.

【 Coh'wnq 】 Gosamcaet nyaujgaeq、gosamcaet haj nyauj、gosamcaetdoj.

【 Goekgaen 】 Dwg gobyaeknyaujgaeq doenghgo gingjdenhgoh.

【 Yienghceij Daegdiemj 】 Dwg go'nywj nohnwd daengjsoh maj lai bi，sang ndaej daengz 1 mij. Daengx go saekheu，nyegeq bienq hoengz，mbouj miz bwn. Mbaw doxdoiq maj，baihgwnz loq saeq，baihlaj loq hung，raez 8~18 lizmij，yienghfwed veuqlaeg，dipvengq yiengh longzcim，bienmbaw bingzraeuz miz veuq feuh lumj fwed mbouj gveihcwz. Vahsi comzliengj maj gwnzdingj，raez 10~30 lizmij；va daengjsoh，dingzlai；iemjva 4 veuqlaeg，dipvengq lumj sienqyiengh longzcim，mbawmbang youh unq；mauhva saekhenj roxnaeuz saek henjhoengz mong，raez 1.5~2.0 lizmij，yiengh lumj aendeb ga sang，mbawmbang youh unq，dipvengq 4 mbaw，yiengh lumj aen'gyaeq；simva boux 8 diuz，2 lwnz，maj youq giz conghguenj mauhva，seiva dinj；gyaep baihlaj miz 4 mbaw，yiengh sienq. Geiz haiva ca mbouj lai dwg daengx bi.

【 Diegmaj Faenbouh 】 Dingzlai dwg ndaem aeu. Guengjsae gak dieg lingzsing ndaem miz，guek raeuz Yinznanz、Guengjdoeng、Fuzgen、Daizvanh daengj sengj gih hix ndaem miz.

【 Gij Guhyw Ywcuengh 】

Giz guhyw　Dingz gwnz dieg.

Singqfeih　Van、loq haemz，loq hanz.

Goeng'yungh　Doeng lohhuj，cing doeghuj，cawz doegcumx，siu foegin. Aeu daeuj yw laemx doek deng sieng，ngwz haeb，baeznong，coemh log sieng，naenghumz naenglot.

Danyw　（1）Laemx doek deng sieng：Byaeknyaujgaeq ndip、goyahsang ndip gak dingz ndeu，dub yungz oep giz bingh baihrog.

（2）Ngwz haeb：Byaeknyaujgaeq ndip 60 gwz，dub yungz aeu raemx gyaux dingz laeujhau ndeu gwn，nyaqyw oep baihrog baksieng（louz baksieng gaej oep）.

（3）Coemh log sieng：Byaeknyaujgaeq ndip dingz ndeu，dub yungz oep baihrog giz bingh.

近江牡蛎

【药 材 名】牡蛎。

【别　　名】左牡蛎、左壳、海蛎、海蛎子壳、蚝、大蚝、蚝壳。

【来　　源】牡蛎科动物近江牡蛎 Ostrea rivularis Gould。

【形态特征】贝壳呈圆形、卵圆形或三角形等。左壳附着，较大而厚，右壳外面稍不平，有灰、紫、棕、黄等色，环生同心鳞片；内面白色，边缘有的淡紫色。生长多年的个体，鳞片层层相叠，坚厚如石。

【生境分布】多栖息于河口附近盐度较低的内湾、低潮线至水深约 7 m 水域处。广西沿海各地均有出产，广东、福建、山东等沿海省也有出产。

【壮医药用】

药用部位　贝壳。

性味　咸，微寒。

功用　清肝火，安神，软坚散结。用于阴囊潮湿，胃溃疡，乳腺增生症，淋巴癌，兰嗉（眩晕），年闹诺（失眠），呗奴（瘰疬），腹部痞块，自汗，优平（盗汗），漏精（遗精），兵淋勒（崩漏），啊肉甜（消渴）。

附方 （1）胃溃疡：牡蛎、海螵蛸、瓦楞子各 30 g，黄连 5 g，白及 20 g，甘草 10 g，水煎服。

（2）阴囊潮湿：牡蛎适量，研末，取药粉适量涂患处。

（3）乳腺增生症：牡蛎、黄根各 30 g，马鞭草 20 g，水煎服。

（4）年闹诺（失眠）：牡蛎、瓜蒌根各 6 g，甘草 1 g，共研末，以温开水送服。

（5）优平（盗汗）：牡蛎、麻黄根各 10 g，黄芪、山茱萸各 15 g，水煎服。

（6）淋巴癌：牡蛎 30 g，夏枯草 20 g，白芥子、天花粉各 15 g，水煎服。

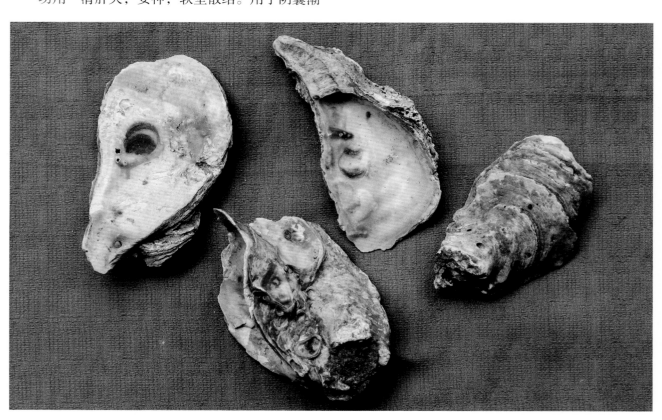

Gyapsae

【 Cohyw 】 Gyapsae.

【 Coh'wnq 】 Gyapsae swix、gyapswix、haijliz、haijlizswjgoz、hauz、dahauz、hauzgoz.

【 Goekgaen 】 Dwg gyapsae doenghduz mujlizgoh.

【 Yienghceij Daegdiemj 】 Yienghceij gyapbangx dwg luenz、luenzgyaeq roxnaeuz samgak daengj. Byuk swix nem，haemq hung youh na，byuk gvaz baihrog loq mbouj bingz，miz saekhoi、aeuj、aeujnding、henj daengj，doengzsimgyaep gvaengz maj；mienh baihndaw saekhau，bangxhenz mizdi saek aeujoiq. Saek aen maj haujlai bi le，gyaep caengzcaengz doxdaeb，na youh geng lumj rin nei.

【 Diegmaj Faenbouh 】 Dingzlai youq neivanh henz bakdah gyusiuj、dihcauz sienq daengz raemx daihgaiq laeg 7 mij. Guengjsae henzhaij gak dieg cungj miz，guekraeuz Guengjdoeng、Fuzgen、Sanhdungh daengj henzhaij sengj hix miz.

【 Gij Guhyw Ywcuengh 】

Giz guhyw　Gyapbangx.

Singqfeih　Hamz，loq hanz.

Goeng'yungh　Cing daephuj，ansaenz，unq gijgeng sanq gijgiet. Ndaej yw raem bwd，dungx biux naeuh，yujsen demmaj，binghbaeznou，ngunh，ninz mbouj ndaek，baeznou，bangxdungxfoeg，hanhbyoux，ok hanhheu，laeuhcing，binghloemqlwed，oknyouhdiemz.

Danyw　（1）Dungx biux naeuh：Gyapsae、haijboz、gyapvex gak 30 gwz，vuengzlienz 5 gwz，bwzgiz 20 gwz，gamcauj 10 gwz，cienq raemx gwn.

（2）Raem bwd：Gyapsae habliengh，muz baenz mba，aeu yw mba hab liengh cat dieg in.

（3）Yujsen demmaj：Gyapsae、govahma gak 30 gwz，gohaexmax 20 gwz，cienq raemx gwn.

（4）Ninz mbouj ndaek：Gyapsae、raggyamgva gak 6 gwz，gamcauj 1 gwz，caez muz baenz mba，aeu raemxrumh soengq gwn.

（5）Ok hanhheu：Gyapsae、ragmazvangx gak 10 gwz，vangzgiz、sanhcuhyiz gak 15 gwz，cienq raemx gwn.

（6）Binghbaeznou：Gyapsae 30 gwz，nyazyazgyae 20 gwz，bwzgaiswj、denhvahfwnj gak 15 gwz，cienq raemx gwn.

余甘子

【药 材 名】余甘子。

【别　　名】牛甘果、喉甘子、油甘子、米含。

【来　　源】大戟科植物余甘子 *Phyllanthus emblica* L.。

【形态特征】灌木或乔木，高可达 20 m。树皮浅褐色，横裂。小枝纤细，被锈色短柔毛。叶互生，2 列，密生，形似羽状复叶，叶片线状长圆形，长 8~20 mm，宽 2~6 mm，顶端截平或钝圆，具锐尖头或微凹，基部浅心形而稍偏斜；叶柄长 0.3~0.7 mm。花单性，雌雄同株，多朵雄花和 1 朵雌花或全为雄花组成腋生的聚伞花序；萼片 6 枚；雄花花梗长 1.0~2.5 mm，雄蕊 3 枚，花丝合生成柱；雌花花梗长约 0.5 mm，花盘杯状，包藏子房达一半以上；花柱 3 枚，顶端 2 裂，裂片顶端再 2 裂。蒴果核果状，圆球形，直径 1.0~1.5 cm，肉质，绿白色或淡黄白色，光亮；味初酸涩苦，后渐变甘甜。花期 4~6 月，果期 7~9 月。

【生境分布】生于山地疏林、灌木丛、荒地和山沟向阳处。广西除东北部及北部少见外，其余各地常有分布，江西、福建、台湾、广东、海南、四川、贵州、云南等省区也有分布。

【壮医药用】

药用部位　根、树皮、叶、果。

性味　根、树皮、叶：涩，平。果实：甜、酸、涩，凉。

功用　根、树皮、叶：调火路，清热毒，祛湿毒。用于血压嗓（高血压），屙泻（泄泻），屙意咪（痢疾），鹿勒（呕血），蜈蚣咬伤，诺嚎尹（牙痛），口疮（口腔溃疡），呗叮（疔），能啥能累（湿疹）。

果：通火路，调谷道、气道，解毒生津，止咳化痰。用于贫痧（感冒），烦热口干，诺嚎尹（牙痛），兵霜火豪（白喉），埃病（咳嗽），胴尹（胃痛），黄标（黄疸），火眼（急性结膜炎）。

附方　（1）鹿勒（呕血）：余甘子根、仙鹤草各 15 g，水煎服。

（2）烦热口干：余甘子（浸盐水）适量，嚼碎服。

（3）埃病（咳嗽）：余甘子 10 g，陈皮 6 g，不出林 15 g，水煎服。

（4）诺嚎尹（牙痛）：余甘子根皮 10 g，煎水含服。

（5）能啥能累（湿疹）：余甘子鲜叶或鲜树皮适量，捣烂取汁外涂患处。

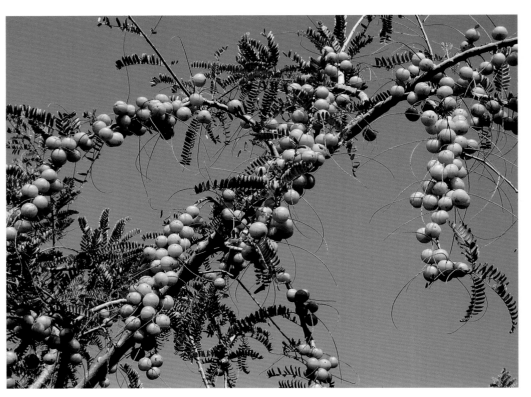

Makyid

【Cohyw】Makyid.

【Coh'wnq】Makham、makhozgam、makyidyouz、maexhamz.

【Goekgaen】Dwg makyid doenghgo dagizgoh.

【Yienghceij Daegdiemj】Faexcaz roxnaeuz gofaex，sang ndaej daengz 20 mij. Naeng faex saek henjgeq damh，seg vang. Nye iq saeqset，miz bwn'unq dinj saekmyaex. Mbaw maj doxca，2 lied，maj deih，yiengh lumj bwnroeg，mbaw baenzdiuz luenzraez，raez 8~20 hauzmij，gvangq 2~6 hauzmij，byai lumj gat bingz roxnaeuz luenzbumj，miz gyaeuj soemset roxnaeuz loq mboep，goek loq lumj simdaeuz youh loq mbieng；gaenzmbaw raez 0.3~0.7 hauzmij. Va singq dog，vaboux vameh caemh duj，lai duj vaboux caeuq duj vameh ndeu roxnaeuz cungj dwg vaboux gap baenz foengqva comzliengj maj lajeiq；iemjva 6 limq；ganj vaboux raez 1.0~2.5 hauzmij，simboux 3 dug，seiva doxnem maj baenz saeu；ganj vameh raez daihgaiq 0.5 hauzmij，buenzva lumj boi，baulomx fuengzlwg dingz ndeu doxhwnj；saeuva 3 dug，gwnzdingj seg 2 vingq，vingq gwnzdingj caiq seg 2 vingq. Makhawq lumj ceh，yiengh luenz lumj giuz，cizging 1.0~1.5 lizmij，cungj dwg noh，saek heubieg roxnaeuz saek henjbieg damh，ngaeuzrongh；feihdauh laklak dwg soemj saep haemz，gaenlaeng menhmenh bienq diemzgam. 4~6 nyied haiva，7~9 nyied dawzmak.

【Diegmaj Faenbouh】Maj youq dieg ndoi faex mbang、cazfaex、dieg fwz caeuq giz raen daengngoenz luengq bya. Guengjsae cawz baihdunghbwz caeuq baihbwz noix raen le，gizyawz gak dieg ciengz maj miz，guek raeuz Gyanghsih、Fuzgen、Daizvanh、Guengjdoeng、Haijnanz、Swconh、Gveicouh、Yinznanz daengj sengj gih caemh maj miz.

【Gij Guhyw Ywcuengh】

Giz guhyw　Rag、naeng、mbaw、mak.

Singqfeih　Rag、naeng、mbaw：Saep，bingz. Mak：Van、soemj、saep、liengz.

Goeng'yungh　Rag、naeng、mbaw：Diuz lohhuj，siu doeghuj，cawz doegcumx. Aeu daeuj yw hezyazsang，oksiq，okhaexmug，rueglwed，sipndangj haeb sieng，heujin，baknengz，baezding，naenghumz naenglot.

Mak：Doeng lohhuj，diuz roenhaeux、roenheiq，gaij doeg yinh ndang，dingz baenzae siu myaiz. Aeu daeuj yw baenzsa，fanzhuj hozgan，heujin，baenzngoz，baenzae，dungx in，vuengzbiu，dahuj.

Danyw　（1）Rueglwed：Rag makyid、nyacaijmaj gak aeu 15 gwz，cienq raemx gwn.

（2）Fanzhuj hozgan：Makyid（cimq raemx gyu gvaq）aeu habliengh，nyaij soiq gwn.

（3）Baenzae：Makyid 10 gwz，naenggam 6 gwz，bucuzlinz 15 gwz，cienq raemx gwn.

（4）Heujin：Naeng rag makyid 10 gwz，cienq raemx hamz gwn.

（5）Naenghumz naenglot：Mbaw roxnaeuz naeng makyid ndip aeu habliengh，dub yungz aeu raemx cat giz bingh.

103

含笑花

【药 材 名】含笑。

【别　　 名】茶连木。

【来　　 源】木兰科植物含笑花 *Michelia figo*（Lour.）Spreng.。

【形态特征】常绿灌木，高可达 3 m。树皮灰褐色，分枝繁密。芽、嫩枝、叶柄、花梗均密被茸毛。叶狭椭圆形或倒卵状椭圆形，长 4~10 cm，宽1.8~4.5 cm，先端钝短尖，基部楔形，下面中脉上留有褐色平伏毛，余脱落无毛；叶柄长 2~4 mm。花直立，淡黄色而边缘有时红色或紫色，气芳香；花被片 6 枚，较肥厚，长椭圆形，长 12~20 mm；雄蕊长 7~8 mm；雌蕊群长约 7 mm，群柄长约6 mm 且被淡黄色茸毛。聚合果长 2.0~3.5 cm；蓇葖卵圆形或球形，顶端有短尖的喙。花期 3~5 月，果期 7~8 月。

【生境分布】栽培。广西主要栽培于南宁、柳州、桂林、梧州、金秀等地，其他省区也有栽培。

【壮医药用】

药用部位　叶、花蕾。

性味　涩，平。

功用　叶：化瘀血。用于林得叮相（跌打损伤）。

花蕾：调月经。用于约经乱（月经不调），隆白呆（带下）。

附方　（1）约经乱（月经不调）：含笑花蕾、合欢花、玫瑰花各 10 g，水煎代茶饮。

（2）林得叮相（跌打损伤）：含笑叶 15 g，苏木 10 g，飞龙掌血 30 g，水煎服。

（3）隆白呆（带下）：含笑花蕾 15 g，五指毛桃 50 g，穿破石 30 g，水煎服。

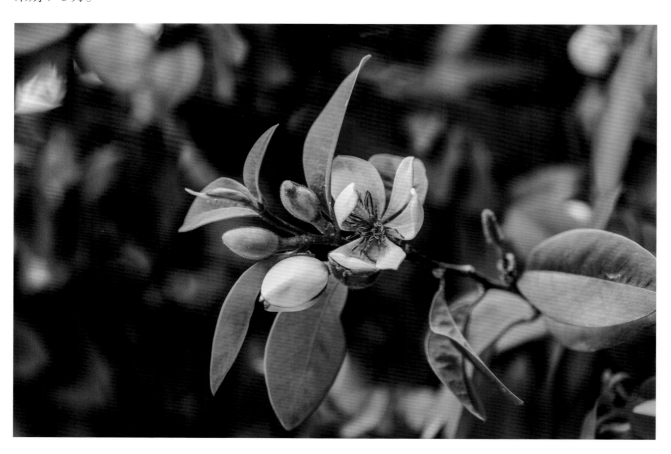

Vahanzseu

【 Cohyw 】 Vahanzseu.

【 Coh'wnq 】 Cazlienzfaex.

【 Goekgaen 】 Dwg govahanzseu doenghgo muzlanzgoh.

【 Yienghceij Daegdiemj 】 Go faexcaz heu gvaq bi, sang ndaej daengz 3 mij. Naengfaex henjgeqmong, nyelwg maedlai. Nyod、nyezoiq、gaenqmbaw、gaenqva cungj miz haujlai bwnyungz. Mbaw gaeb luenzraez roxnaeuz luenzraez lumj gyaeq dauqbyonj, raez 4~10 lizmij, gvangq 1.8~4.5 lizmij, byai bumx soem dinj, goek sot, baihlaj gwnz meggyang louz miz bwn boemzbemq bingz henjgeq, gizyawz loenqdoek mij bwn; gaenqmbaw raez 2~4 hauzmij. Va daengjsoh, henjdamh lij henzbien miz mbangj hoengz mbangj aeuj, heiq homrang; mbawva 6 mbaw, loq bizna, raezluenz, raez 12~20 hauzmij; simva boux raez 7~8 hauzmij; gij sim vameh raez yaek 7 hauzmij, gij gaenz raez yaek 6 hauzmij lij miz bwnyungz henjdamh. Aen makcob raez 2.0~3.5 lizmij; doedduq luenzgyaeq roxnaeuz lumj giuz, byai miz bakroeg soem dinj. 3~5 nyied haiva, 7~8 nyied dawzmak.

【 Diegmaj Faenbouh 】 Ndaem aeu. Guengjsae dingzlai ndaem laeng Nanzningz、Liujcouh、Gveilinz、Vuzcouh、Ginhsiu daengj dieg neix, guek raeuz sengj gih wnq caemh ndaem miz.

【 Gij Guhyw Ywcuengh 】

Giz guhyw　Mbaw、valup.

Singqfeih　Saep, bingz.

Goeng'yungh　Mbaw：Siu lweddai. Ndaej yw laemx doek deng sieng.

Valup：Diuz dawzsaeg. Ndaej yw dawzsaeg luenh, roengzbegdaiq.

Danyw　（1）Dawzsaeg luenh：Valup vahanzceu、vahozvuenh、vameizgvei gak 10 gwz, cienq raemx guh caz gwn.

（2）Laemx doek deng sieng：Mbaw vahanzceu 15 gwz, somoeg 10 gwz, lwed feihlungzcangj 30 gwz, cienq raemx gwn.

（3）Roengzbegdaiq：Valup vahanzceu 15 gwz, gocijcwz 50 gwz, conhbosiz 30 gwz, cienq raemx gwn.

含羞草

【药 材 名】含羞草。

【别 名】怕丑草、害羞草。

【来 源】含羞草科植物含羞草 *Mimosa pudica* L.。

【形态特征】多年生披散亚灌木状草本，高可达 1 m。茎圆柱状，具分枝，具散生、下弯的钩刺及倒生刺毛。二回双数羽状复叶，羽片 1~2 对，长 3~8 cm，掌状排列于长柄顶端，羽片和小叶触之即闭合而下垂；小叶 10~20 对，线状长圆形，长 8~13 mm，宽 1.5~2.5 mm，先端急尖，边缘具刚毛。头状花序圆球形，直径约 1 cm，具长总花梗，单生或 2~3 枚生于叶腋；花小，淡红色，多数；花冠钟状，裂片 4 枚；雄蕊 4 枚，伸出于花冠之外。荚果长圆形，长 1~2 cm，宽约 5 mm，荚缘波状，具刺毛；种子卵形，长 3.5 mm。花期 3~10 月，果期 5~11 月。

【生境分布】生于旷野荒地、灌木丛中，常有栽培供观赏。广西各地均有分布，台湾、福建、广东、云南等省区也有分布。

【壮医药用】

药用部位 全草。

性味 甜、涩、微苦，微寒；有小毒。

功用 调龙路、火路，清热毒，除湿毒，调巧坞。用于贫疹（感冒），勒爷发得（小儿发热），喯疳（疳积），埃病（咳嗽），黄标（黄疸），胴尹（胃痛），屙泻（泄泻），火眼（急性结膜炎），笨浮（水肿），唉勒（咯血），楞屙勒（鼻出血），肉裂（尿血），年闹诺（失眠），呗脓（痈肿），嘻呗郎（带状疱疹），林得叮相（跌打损伤）。

附方 （1）屙泻（泄泻）：含羞草、鸡仔树、三叉苦、九里香各 10 g，火炭母 20 g，水煎服。

（2）年闹诺（失眠）：含羞草、淡竹叶各 10 g，灯心草 3 g，夜交藤 20 g，水煎蒸猪心食。

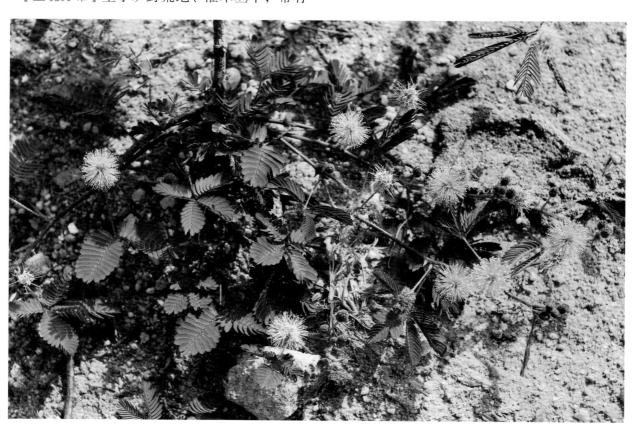

Gonajnyaenq

【 Cohyw 】 Gonajnyaenq.

【 Coh'wnq 】 Nywjfuemx、golaunyaenq.

【 Goekgaen 】 Dwg gonajnyaenq doenghgo hanzciuhcaujgoh.

【 Yienghceij Daegdiemj 】 Gonywj lumj faexcaz raih sanq maj laibi, sang ndaej daengz 1 mij. Ganj luenz lumj saeu, miz faen nye, maj lengq dug oenngaeu van doxroengz dem bwn'oen byonj. Mbaw lumj bwnroeg baenzsueng faen song nye, mbaw bwnroeg 1~2 doiq, raez 3~8 lizmij, lumj fajfwngz baiz youq byai gaenzraez, mbaw bwnroeg caeuq mbawlwg mbat bungq deng couh haep vaek roengzdaeuj；mbawlwg 10~20 doiq, baenzdiuz luenzraez, raez 8~13 hauzmij, gvangq 1.5~2.5 hauzmij, byai doq soemset, henzbien miz bwngeng. Foengqva baenzgouz luenz lumj giuz, cizging daihgaiq 1 lizmij, ganjva raez, maj gyaeuz dog roxnaeuz 2~3 gyaeuz maj youq eiqmbaw；valwg, saekhoengzdamh, dingzlai；dujva lumj cung, seg 4 limq；simva boux 4 dug, ietok rog mauhva. Faekmak luenzraez, raez 1~2 lizmij, gvangq daihgaiq 5 hauzmij, henz faek lumj raemxlangh, miz bwn'oen；ceh luenz lumj gyaeq, raez 3.5 hauzmij. 3~10 nyied haiva, 5~11 nyied dawzmak.

【 Diegmaj Faenbouh 】 Maj youq diegfwz gvangq、byoz faexcaz, baeznaengz miz ndaem hawj vunz ngonzsangj. Guengjsae gak dieg cungj maj miz, guek raeuz Daizvanh、Fuzgen、Guengjdoeng、Yinznanz daengj sengj gih caemh maj miz.

【 Gij Guhyw Ywcuengh 】

Giz guhyw   Daengx go.

Singqfeih   Van、saep、loq haemz, loq hanz；miz di doeg.

Goeng'yungh   Diuz lohlungz、lohhuj, siu doeghuj, cawz doegcumx, diuz gyaeujngunh. Aeu daeuj yw baenzsa, lwgnyez fatndat, baenzgam, baenzae, vuengzbiu, dungx in, oksiq, dahuj, baenzfouz, aelwed, ndaeng oklwed, nyouhlwed, ninz mbouj ndaek, baeznong, baezngwz, laemx doek deng sieng.

Danyw （1）Oksiq：Gonajnyaenq、faexgihcaij、samveng、go'ndukmax gak 10 gwz, gaeumei 20 gwz, cienq raemx gwn.

（2）Ninz mbouj ndaek：Gonajnyaenq、gogaekboux gak 10 gwz, godaengcauj 3 gwz, gaeuye'gyauh 20 gwz, cienq raemx le aeu raemxyw cwng simmou gwn.

七画

冷饭团

【药　材　名】黑老虎。

【别　　　名】大钻、入地麝香、臭饭团、红钻、十八症、过山香、厚叶五味子、大叶钻骨风、大钻骨风、中泰南五味子。

【来　　　源】五味子科植物冷饭团 Kadsura coccinea（Lem.）A. C. Sm.。

【形态特征】常绿木质攀缘藤本，长可达 4 m。全株有香气。根粗壮，稍肉质，紫褐色。茎枝圆柱形，棕黑色，疏生白色点状皮孔。单叶互生，革质，叶片长圆形至卵状披针形，长 8~17 cm，宽 3~8 cm，先端钝或急尖，基部宽楔形或近圆形，全缘。花单生叶腋，稀成对；雌雄异株；花被片10~16 枚，红色或红黄色，椭圆形或椭圆状倒卵形，长 1.2~1.5 cm，宽 0.5~1.4 cm；雄蕊群椭圆形或圆锥形，雄蕊 14~48 枚，排成 2~5 列；雌蕊群卵形至球形，排成 5~7 列，柱头钻形。聚合果近球形，成熟时红色或黑紫色，直径 6~12 cm 或更大。花期5~7 月，果期 8~10 月。

【生境分布】生于山地疏林中，常缠绕于大树上。广西主要分布于金秀、三江、兴安、全州、临桂、昭平、贺州、平南、上思、南宁、马山、宁明、扶绥、龙州、德保等地，江西、福建、湖南、广东、四川、贵州、云南等省也有分布。

【壮医药用】

药用部位　根、藤茎、叶。

性味　辣、微苦，温。

功用　调龙路、火路，祛风毒，除湿毒，消肿痛。根和藤茎用于发旺（痹病），兵吟（筋病），胴尹（胃痛），腊胴尹（腹痛），京尹（痛经），林得叮相（跌打损伤），夺扼（骨折），麻邦（偏瘫），兵嘿细勒（疝气）；叶用于林得叮相（跌打损伤），能啥能累（湿疹）。

注　孕妇慎服。

附方　（1）发旺（痹病）：黑老虎根和藤茎、四方钻、铁钻、九龙藤各 10 g，九节风 12 g，白背枫、七叶莲各 15 g，加白酒 500 mL 浸泡，取药酒 25 mL 内服，另取药酒适量外擦患处。

（2）京尹（痛经）：黑老虎根 25 g，益母草 12 g，香附子 6 g，水煎空腹服。

（3）腊胴尹（腹痛），胴尹（胃痛）：黑老虎根 20 g，吴茱萸 6 g，共研为末，每次取药粉 5 g，以开水冲服。

（4）京尹（痛经），胴尹（胃痛）：黑老虎根 30 g，柑子皮 10 g，乌药 15 g，水煎服。

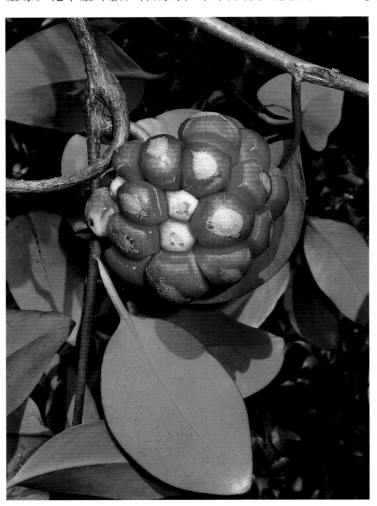

Gaeucuenqhung

【Cohyw】Gaeucuenqhung.

【Coh'wnq】Daihcuenq、yuzdi seyangh、coufandonz、hungzcon、cibbetcwng、gosanhyangh、houyez vujveiswj、dayez conguzfungh、daconguzfungh、cunghdainanz vujveiswj.

【Goekgaen】Dwg gaeucuenqhung dwg doenghgo vujveiswjgoh.

【Yienghceij Daegdiemj】Gogaeu benzbuenz baenz faex sikseiq heu，goj raez daengz 4 mij. Daengx go miz heiq rang. Rag coekcangq，loq mizdi noh，saek henjaeuj. Ganj luenzsaeu，saek aeujndaem，congh naeng baenz diemj saek bieg mbangbyag. Mbaw dog maj doxcah，gyajnaeng，gij mbaw luenzraez daengz lumj gyaeq byai ciemh soem，raez 8~17 limij，gvangq 3~8 lizmij，byai bumx roxnaeuz gaenj soem，goek sot roxnaeuz gaenh luenz lawxlub. Va gag maj eiqmbaw，baenzdoiq noix，vameh vaboux mbouj caemh go；iemjva mauhva 10~16 naed，saek hoengz roxnaeuz saek henjhoengz，luenzbumj roxnaeuz gyaeq dauqdingq luenzbumj，raez 1.2~1.5 lizmij，gvangq 0.5~1.4 lizmij，bog simva boux luenzbumj roxnaeuz luenzsoem，sim vaboux 14~48 naed，baiz baenz 2~5 coij；bog sim vameh lumj gyaeq daengz lumj giuz，sim vameh 5~7 coij，gyaeujsaeu lumj feicuenq. Mak doxcomz daihgaiq lumj giuz，mak cug le saek hoengz roxnaeuz aeujndaem，cizging 6~12 lizmij roxnaeuz engqgya hung. 5~7 nyied haiva，8~10 nyied dawzmak.

【Diegmaj Faenbouh】Hwnj youq ndawndoeng faex loq mbang haenx，ciengzseiz heux youq gwnz gofaex hung. Guengjsae dingzlai youq Ginhsiu、Sanhgyangh、Hingh'anh、Cenzcouh、Linzgvei、Cauhbingz、Hozcouh、Bingznamz、Sangswh、Nanzningz、Majsanh、Ningzmingz、Fuzsuih、Lungzcouh、Dwzbauj daengj dieg neix hwnj miz，guek raeuz Gyanghsih、Fuzgen、Huznanz、Guengjdoeng、Swconh、Gveicouh、Yinznanz daengj sengj neix caemh miz.

【Gij Guhyw Ywcuengh】

Giz guhyw　Rag、ganjgaeu、mbaw.

Singqfeih　Manh、loqhaemz、raeuj.

Goeng'yungh　Diuz lohlungz、lohhuj，cawz fungdoeg，cawz doegcumx，siu foegin. Rag caeuq ganjgaeu yungh youq fatvangh，binghnyinz，dungx in，laj dungx in，dawzsaeg in，laemx doek deng sieng，ndokraek，mazmbangj，raembouz；mbaw yungh youq laemx doek deng sieng，naenghumz naenglot.

Cawq　Mehmbwk daiqndang gwn yaek siujsim.

Danyw　（1）Fatvangh：Rag gaeucuenqhung caeuq ganj gaeu、swfanghcon、dezcon、gaeugoujlungz gak 10 gwz，giujcezfungh 12 gwz，gociepndok、cizyezlenz gak 15 gwz，gya laeujhau 500 hauzswngh daeuj cimq，mbat gwn 25 hauzswngh laeujyw，lingh aeu di laeujyw daeuj cat mwnq in.

（2）Dawzsaeg in：Rag gaeucuenqhung 25 gwz，yizmujcauj 12 gwz，gocwdmou 6 gwz，cienq raemx dungxiek gwn.

（3）Laj dungx in，dungx in：Rag gaeucuenqhung 20 gwz，cazlad 6 gwz，itheij numienz，moixbaez aeu ywmba 5 gwz，aeu raemxgoenj cung gwn.

（4）Dawzsaeg in，dungx in：Rag gaeucuenqhung 30 gwz，naenggam 10 gwz，vuhyoz 5 gwz，cienq raemx gwn.

沙针

【药 材 名】沙针。

【别　　名】干檀香。

【来　　源】檀香科植物沙针 *Osyris quadripartita* Salzm. ex Decne.。

【形态特征】灌木或小乔木，高可达 5 m。枝细长，嫩时呈三棱形。单叶互生；叶片薄革质，椭圆状披针形或椭圆状倒卵形，长 2.5~6.0 cm，宽 0.6~2.0 cm，顶端有短尖头，近无柄。花小；雄花 2~4 朵集成小聚伞花序，花梗长 4~8 mm，花被 3 裂，雄蕊 3 枚，花丝很短；雌花单生，偶 4 朵或 3 朵聚生，苞片 2 枚，花盘、雄蕊同雄花，但雄蕊不育；两性花具发育的雄蕊，胚珠 3 颗，柱头 3 裂。核果近球形，成熟时橙黄色至红色，直径 8~10 mm。花期 4~6 月，果期 10 月。

【生境分布】生于砾石较多的坡地草丛中。广西主要分布于南宁、隆安、靖西、龙州、大新、凭祥等地，西藏、四川、云南等省区也有分布。

【壮医药用】

药用部位　根、叶。

性味　涩、微苦，凉。

功用　清热毒，消肿痛，调气道。根用于肝肿大，埃病（咳嗽）；根和叶用于呗脓（痈肿），痂（癣），夺扼（骨折），刀伤。

附方　（1）呗脓（痈肿）：鲜沙针叶适量，捣烂敷患处。

（2）肝肿大：沙针根、石上柏各 30 g，岩黄连 3 g，鸡骨草 10 g，夏枯草 15 g，水煎服。

（3）埃病（咳嗽）：沙针叶、三姐妹、救必应各 30 g，姜黄 10 g，含羞草 3 g，水煎服。

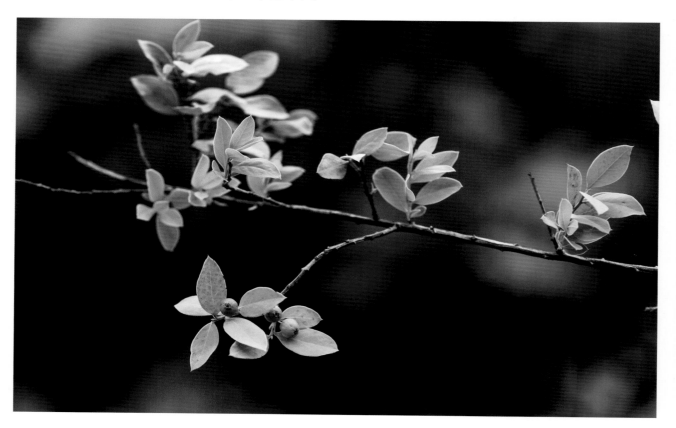

Gocahcinh

【 Cohyw 】 Gocahcinh.

【 Coh'wnq 】 Goganhdanzyangh.

【 Goekgaen 】 Dwg gocahcinh doenghgo danzyanghgoh.

【 Yienghceij Daegdiemj 】 Dwg faexcaz roxnaeuz gofaex iq， sang ndaej daengz 5 mij. Nye raezsaeq， mwh oiq lumj sam limq. Mbaw dog maj doxca；mbaw loq na， yiengh luenzbomj byai soem roxnaeuz luenzbomj lumj gyaeq dauqdingq， raez 2.5~6.0 lizmij， gvangq 0.6~2.0 lizmij， byai miz gyaeujsoem dinj， ca mbouj geijlai mbouj miz gaenz. Dujva iq；vaboux 2~4 duj comz baenz foengqva liengj iq， gaenqva raez 4~8 hauzmij， dujva miz 3 seg， simboux 3 dug， seiva gig dinj；vameh maj dandog， saekbaez miz 4 duj roxnaeuz 3 duj comzmaj， mbawgyaj 2 mbaw， buenzva、simboux doengz vaboux， hoeng simboux mbouj fat；song singq va miz simboux fat， cehgae 3 naed， gyaeujsaeu miz 3 seg. Makceh luenz lumj giuz， mwh cingzsug saekhenjrwg daengz saekhoengz， cizging 8~10 hauzmij. 4~6 nyied haiva， 10 nyied dawzmak.

【 Diegmaj Faenbouh 】 Maj youq byozrum diegbo miz rinreq lai. Guengjsae cujyau maj youq Nanzningz、 Lungzanh、Cingsih、Lungzcouh、Dasinh、Bingzsiengz daengj dieg neix， guek raeuz Sihcang、Swconh、 Yinznanz daengj sengj gih caemh miz.

【 Gij Guhyw Ywcuengh 】

Giz guhyw　Rag、mbaw.

Singqfeih　Saep、loq haemz， liengz.

Goeng'yungh　Siu doegndat， siu infoeg， diuz roenheiq. Rag aeu daeuj yw daepfouz， baenzae；rag caeuq mbaw cungj aeu daeuj yw baeznong， gyak， ndokraek， deng cax sieng.

Danyw　（1）Baeznong：Aeu mbaw gocahcinh ndip habliengh， dub yungz oep giz bingh.

（2）Daepfouz：Rag gocahcinh、fouxndoengz gak 30 gwz， vuengzlienzdoj 3 gwz， gogukgaeq 10 gwz， nyayazgyae 15 gwz， cienq raemx gwn.

（3）Baenzae：Mbaw gocahcinh、sanhcejmei、maexndeihmeij gak 30 gwz， hinghenj 10 gwz， gonajnyaenq 3 gwz， cienq raemx gwn.

沙梨

【药材名】沙梨。

【别　名】梨树。

【来　源】蔷薇科植物沙梨 *Pyrus pyrifolia*（Burm. f.）Nakai。

【形态特征】乔木，高可达 15 m。嫩枝、嫩叶柄及花序梗和花梗幼时、苞片边缘、萼片内面均被柔毛或茸毛。叶片卵状椭圆形或卵形，长 7~12 cm，宽 4.0~6.5 cm，先端长尖，基部圆形或近心形，边缘有刺芒锯齿；叶柄长 3.0~4.5 cm。伞形总状花序，具花 6~9 朵，直径 5~7 cm；花梗长 3.5~5.0 cm；花直径 2.5~3.5 cm；萼片三角卵形；花瓣卵形，长 15~17 mm，先端啮齿状，基部具短爪，白色；雄蕊 20 枚；花柱 5 枚。果实近球形，浅褐色，有浅色斑点，先端微向下陷；种子卵形，深褐色。花期 4 月，果期 8 月。

【生境分布】栽培。广西各地均有栽培，国内东部、中南部和西南部各省区也有栽培。

【壮医药用】

药用部位　叶、果。

性味　叶：辣、涩、微苦，平。果：甜、微酸，凉。

功用　叶：解毒，止痒。用于毒蕈中毒，漆过敏，麦蛮（风疹）。

果：清热毒，化痰毒，生津液。用于热病烦渴，肺热埃病（咳嗽），大便燥结。

附方　（1）肺热埃病（咳嗽）：沙梨 1 个（切开去心），加冰糖适量，隔水蒸服。

（2）热病烦渴：沙梨 1 个（切开去心），麦冬、淡竹叶各 10 g，加黄糖适量，水煎代茶饮。

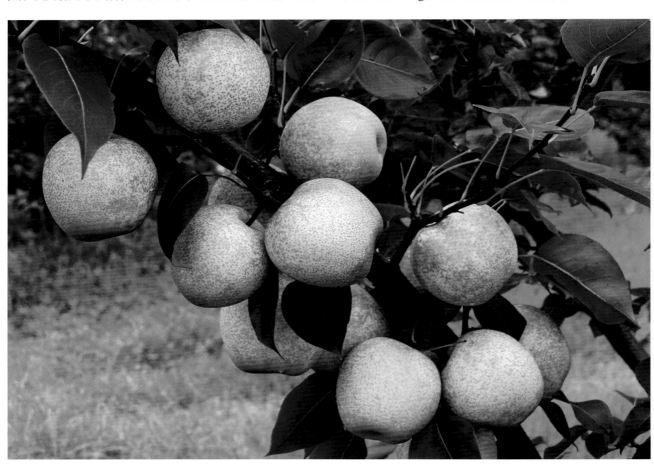

Makleiz

【 Cohyw 】 Makleiz.

【 Coh'wnq 】 Makleiz.

【 Goekgaen 】 Dwg makleiz doenghgo ciengzveizgoh.

【 Yienghceij Daegdiemj 】 Gofaex， sang ndaej daengz 15 mij. Nyeoiq、gaenzmbaw oiq caeuq ganj gyaeujva caeuq ganjva mwh oiq、mbawlup henzbien、mbawiemj baihndaw cungj hwnj bwn'unq roxnaeuz bwnyungz. Mbaw lumj gyaeq yiengh mwnzgyaeq roxnaeuz yiengh gyaeq， raez 7~12 lizmij， gvangq 4.0~6.5 lizmij， byai raez soem， gizgoek luenz roxnaeuz gaenh yiengh simdaeuz， henzbien miz oen heujgawq；gaenzmbaw raez 3.0~4.5 lizimij. Gyaeujva lumj liengj， miz va 6~9 duj， cizging 5~7 lizmij；ganjva raez 3.5~5.0 lizmij；va cizging 2.5~3.5 lizmij；mbawiemj yiengh gyaeq samgak；limqva lumj gyaeq， raez 15~17 hauzmij， byai lumj faenz haeb， gizgoek miz cauj dinj， saekhau；simva boux 20 diuz；saeuva 5 diuz. Mak loq luenz， saek henjgeq damh， miz diemjraiz saekdamh， byai loq loem doxroengz；ceh yiengh gyaeq， saek henjgeq laeg. 4 nyied haiva， 8 nyied dawzmak.

【 Diegmaj Faenbouh 】 Vunz ndaem. Guengjsae gak dieg cungj miz vunz ndaem， guek raeuz baihdoeng、 baihnamz cungqgyang caeuq baihsaenamz gak sengj gih caemh miz vunz ndaem.

【 Gij Guhyw Ywcuengh 】

Giz guhyw　Mbaw、mak.

Singqfeih　Mbaw：Manh、saep、loq haemz， bingz. Mak：Van、loq soemj， liengz.

Goeng'yungh　Mbaw：Gaij doeg， dingz humz. Yungh youq deng raet doeg， caet gominj， fungcimj.

Mak：Cing hujdoeg， vaq myaizdoeg， ok myaiz. Yungh youq binghhuj hozhawq， bwthuj baenzae， okhaex hojgeng.

Danyw　（1）Bwthuj baenzae：Makleiz 1 aen （buq hai cawz sim）， gya binghdangz habliengh， gek raemx cwng gwn.

（2）Binghhuj hozhawq：Makleiz 1 aen （buq hai cawz sim）， gyazcij、dancuzyez gak 10 gwz， gyaux dangznding habliengh， cienq raemx dang caz ndoet.

沙田柚

【药材名】柚。

【别　　名】柚子。

【来　　源】芸香科植物沙田柚 *Citrus maxima*（Burm.）Merr. cv. Shatian Yu。

【形态特征】本品与同属植物柚形态相似，但沙田柚果梨形或葫芦形，果顶略平坦，有明显环圈及放射沟，蒂部狭窄而延长呈颈状，果肉爽脆，味浓甘，但水分较少，种子颇多。果期10月下旬以后。

【生境分布】栽培。广西主要产于容县、桂林、柳州等地。

【壮医药用】

药用部位　叶、果皮、果核。

性味　辣、苦，温。

功用　调气道、谷道，除湿毒。果皮用于埃病（咳嗽），比耐来（咳痰），东郎（食滞），鹿（呕吐）；叶用于妇女产后康复，呗嘻（乳痈）；果核用于兵嘿细勒（疝气），呗嘻（乳痈）。

附方　（1）妇女产后康复：鲜柚叶、鲜水菖蒲全草、鲜大风艾各适量，水煎洗浴。

（2）呗嘻（乳痈）：①柚果核、露蜂房、枳壳、当归各10g，柴胡15g，水煎服。②鲜柚叶、鲜白花丹、鲜了哥王各适量，捣烂外敷患处。

（3）兵嘿细勒（疝气）：柚果核、升麻各10g，柴胡8g，水煎服。

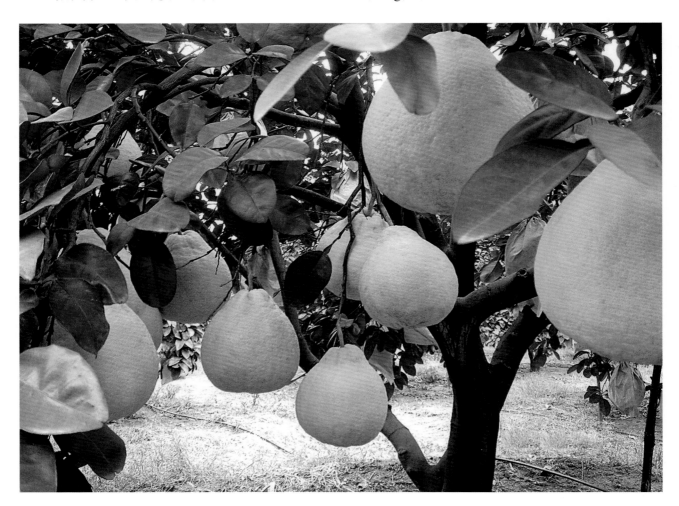

Makbugdiengz

【 Cohyw 】Makbugdiengz.

【 Coh'wnq 】Lwgbug.

【 Goekgaen 】Dwg makbugdiengz doenghgo yinzyanghgoh.

【 Yienghceij Daegdiemj 】Gobug neix caeuq doengh gobug caemhguz de yienghceij doxlumj, hoeng go makbugdiengz aenmak yiengh lumj makleiz roxnaeuz lumj aen lwggyoux, dingj mak loq bingzbwd, miz gvaengxluenz mingzyienj caeuq rizmieng baenzsak, gizndw gaebged lij iet raez baenz yienghhoz, nohmak coiq sangj, feih gamndaek, hoeng raemx loq noix, ceh loq lai. 10 nyied daej doxbae dawzmak.

【 Diegmaj Faenbouh 】Vunz ndaem. Guengjsae dingzlai ndaem laeng Yungzyen、Gveilinz、Liujcouh daengj dieg neix.

【 Gij Guhyw Ywcuengh 】

Giz guhyw　Mbaw、naengmak、cehmak.

Singqfeih　Manh、haemz、raeuj.

Goeng'yungh　Diuz roenheiq、roenhaeux、cawz caepdoeg. Naengmak ndaej yw baenzae, biq myaiz lai, dungx raeng、rueg；mbaw ndaej yw mehmbwk seng liux hoizfuk, baezcij；cehmak ndaej yw raembongz, baezcij.

Danyw　（1）Canjhou ganghfuz：Mbawbug ndip、canghbuzraemx ndip daengx go、dafunghngaih ndip gak habliengh, cienq raemx swiqndang.

（2）Baezcij：① Cehmakbug、rongzrwi gak 、sizgoz、danghgveih gak 10 gwz, caizhuz 15 gwz, cienq raemx gwn. ② Mbawbug ndip、bwzvahdanh ndip、liujgohvangz ndip gak habliengh, dub yungz oep mwnq baez.

（3）Raembongz：Cehmakbug、swnghmaz gak 10 gwz, caizhuz 8 gwz, cienq raemx gwn.

诃子

【药 材 名】诃子。

【别　　名】诃黎勒。

【来　　源】使君子科植物诃子 *Terminalia chebula* Retz.。

【形态特征】落叶大乔木，高可达 30 m。树皮棕黑色，纵裂。小枝、叶芽和幼叶多被棕色亮毛。叶互生或近对生；叶片卵形或椭圆形，长 7~20 cm，宽 3.0~8.5 cm，先端短尖，基部钝圆或楔形且偏斜；叶柄长 1.5~3.0 cm，顶端常有 2 个腺体。穗状花序腋生或顶生，有时又组成圆锥花序；花多数，两性，长约 8 mm；花萼杯状，顶端 5 齿裂，裂片三角形，内面被柔毛；无花瓣；雄蕊 10 枚；子房被毛，花柱长而粗。核果卵形或椭圆形，长 2.4~4.5 cm，直径 1.9~2.3 cm，青色或黑褐色，具 5 条钝棱。花期 5 月，果期 7~12 月。

【生境分布】栽培。广西主要栽培于南宁、钦州等地，云南、广东等省也有栽培。

【壮医药用】

药用部位　果。

性味　苦、酸、涩，平。

功用　调谷道、气道，止泻痢，止咳喘，利咽喉。用于屙泻（泄泻），尊寸（脱肛），隆白呆（带下），功能性子宫出血，兵淋勒（崩漏），屙意勒（便血），货烟妈（咽痛），钵痨（肺结核），埃病（咳嗽），墨病（气喘），漏精（遗精），优平（盗汗），久咳失声。

附方　（1）功能性子宫出血：诃子 15 g，大叶紫珠、海螵蛸、茜草各 20 g，水煎服。

（2）埃病（咳嗽）：诃子、罗汉果、麦冬各 10 g，水煎代茶饮。

（3）优平（盗汗）：诃子、麻黄根、太子参各 15 g，鸡肉 200 g，水炖，食肉喝汤。

（4）久咳失声：诃子、五味子、百部、前胡各 10 g，铁包金、不出林各 12 g，蝉蜕 6 g，水煎服。

（5）屙泻（泄泻），尊寸（脱肛）：诃子、五倍子、五味子各 10 g，赤石脂、白术（炒）各 15 g，神曲 12 g，凤尾草 20 g，水煎服。

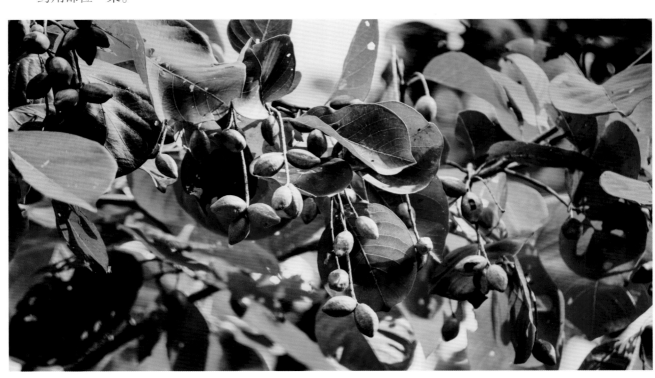

Lwggwh

【Cohyw】Lwggwh.

【Coh'wnq】Lwglizgoh.

【Goekgaen】Dwg lwggwh doenghgo swjginhswjgoh.

【Yienghceij Daegdiemj】Go faexsang hung loenq mbaw，sang ndaej daengz 30 mij. Naengfaex henjgeqndaem，leg daengj. Nyelwg、nyodmbaw caeuq mbawoiq dingzlai miz bwnrongh henjgeq. Mbaw maj doxcah roxnaeuz gaenh maj doxdoiq；mbaw lumj gyaeq roxnaeuz luenzbenj，raez 7~20 lizmij，gvangq 3.0~8.5 lizmij，byai soem dinj，goek bumjluenz roxnaeuz sot cix miz di mbit；gaenzmbaw raez 1.5~3.0 lizmij，byai miz seiz miz 2 diemj diemjhanh. Gyaeujva baenz riengz majeiq roxnaeuz majbyai，mizseiz cix comzbaenz gyaeujva luenzsoem；va lai，song singq，raez yaek 8 hauzmij；linxva lumj boi，byai 5 heujleg，mbawleg samgak，ndaw miz bwn'unq；mij mbawva；simva boux 10 diuz；rugva miz bwn，saeuva raez cix co. Makceh lumj gyaeq roxnaeuz luenzbenj，raez 2.4~4.5 lizmij，hung 1.9~2.3 lizmij，heugeq roxnaeuz henjgeqndaem，miz 5 diuz gak bumx. 5 nyied haiva，7~12 nyied dawzmak.

【Diegmaj Faenbouh】Ndaem aeu. Guengjsae dingzlai ndaem laeng Nanzningz、Ginhcouh daengj dieg neix，guek raeuz Yinznanz、Guengjdoeng daengj sengj caemh miz vunz ndaem.

【Gij Guhyw Ywcuengh】

Giz guhyw　Mak.

Singqfeih　Haemz、soemj、saep，bingz.

Goeng'yungh　Diuz roenhaeux、roenheiq，dingz oksiq，dingz aebaeg，leih conghhoz. Ndaej yw oksiq，damhangx roed，roengzbegdaiq，gunghnwngzsing swjgungh oklwed，binghhloemqlwed，okhaexlwed，conghhoz in，bwtlauz，baenzae，ngaebheiq，louhcingh，hanh lai，ae lai hozhep.

Danyw　（1）Gunghnwngzsing swjgungh oklwed：Lwggwh 15 gwz，swjcuh mbaw hung、haijbiuhsiuh、sihcauj gak 20 gwz，cienq raemx gwn.

（2）Baenzae：Lwggwh、lozhanqgoj、mwzdungh gak 10 gwz，cienq raemx guhcaz gwn.

（3）Hanh lai：Lwggwh、ragmazvangz、daiswjsinh gak 15 gwz，nohgaeq 200 gwz，aeuq aeu，gwn noh gwn dang.

（4）Ae lai hozhep：Lwggwh、vujveiswj、bakbouh、Cenzhuz gak 10 gwz，dietbaugim、mboujokndoeng gak 12 gwz，byakduzbid 6 gwz，cienq raemx gwn.

（5）Oksiq，damhangx roed：Lwggwh、vujbeiswj、vujveiswj gak 10 gwz，lauzrinnding、bwzsuzceuj gak 15 gwz，sinzgiz 12 gwz，fungveijcauj 20 gwz，cienq raemx gwn.

补骨脂

【药 材 名】补骨脂。

【别　　名】破故纸。

【来　　源】蝶形花科植物补骨脂 *Psoralea corylifolia* L.。

【形态特征】一年生直立草本，高可达 150 cm，全株被白色柔毛及黑棕色腺点。茎直立，枝坚硬。单叶互生，有时具一片长 1~2 cm 的侧生小叶；叶柄长 2.0~4.5 cm；叶宽卵形，长 4.5~9.0 cm，宽 3~6 cm，边缘具粗锯齿，两面具明显黑色腺点，近无毛或仅脉上和叶缘有毛。穗状花序腋生，有花 10~30 朵，组成密集的总状或小头状花序；花萼钟状；花冠黄色或蓝色，长约 4 mm，花瓣明显具瓣柄，旗瓣倒卵形，雄蕊 10 枚，单体。荚果卵形，长 5 mm，具小尖头，黑色，表面具不规则网纹，种子扁。花果期 7~10 月。

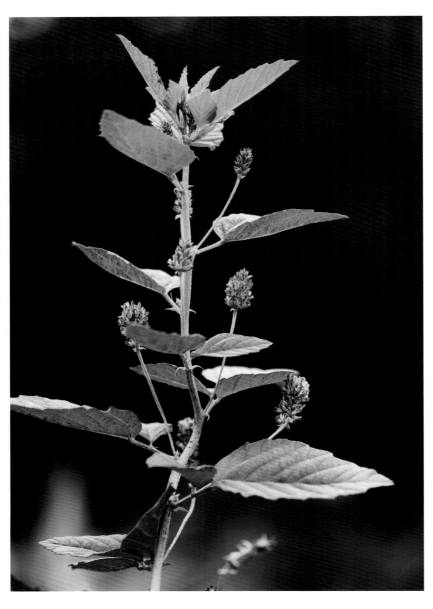

【生境分布】生于山坡、溪边、田边，也有栽培。广西主要分布于桂林、岑溪、桂平等地，云南、四川也有分布，河北、山西、甘肃、安徽、江西、河南、广东、贵州等省有栽培。

【壮医药用】

药用部位　种子。

性味　辣、苦，温。

功用　温肾气，止泻。用于委哟（阳痿），漏精（遗精），濑幽（遗尿），小便频数，腰膝冷痛，肾虚墨病（气喘），五更屙泻（泄泻）；外用于唪能白（白癜风），鸡眼，斑秃。

附方　（1）肾虚墨病（气喘），五更屙泻（泄泻）：补骨脂、土人参、淫羊藿、淮山各 10 g，白术（炒）12 g，土茯苓 15 g，砂仁 5 g，水煎服。

（2）濑幽（遗尿），小便频数，委哟（阳痿），腰膝冷痛：补骨脂、淫羊藿、熟地、山茱萸、肉苁蓉各 10 g，乌药 15 g，土人参 20 g，水煎服。

Faenzcepraemx

【 Cohyw 】 Faenzcepraemx.

【 Coh'wnq 】 Bogucij.

【 Goekgaen 】 Dwg faenzcepraemx doenghgo dezhingzvahgoh.

【 Yienghceij Daegdiemj 】 Gorum daengjsoh bi maj mbat， sang ndaej daengz 150 lizmij， daengx go miz bwnyungz hau dem diemjraiz saek mongndaem. Ganj daengj soh， nye ndangjgenq. Mbaw dog maj doxcah， mizseiz miz mbawlwg majhenz raez 1~2 lizmij； gaenzmbaw raez 2.0~4.5 lizmij； mbaw gvangq yienghgyaeq， raez 4.5~9.0 lizmij， gvangq 3~6 lizmij， henzbien miz heujgawq co， song mbiengj cungj miz diemjraiz ndaem yienhda， gyawj mij bwn roxnaeuz gag gwnz saimbaw caeuq henzbien mbaw miz bwn. Variengz majeiq， miz va 10~30 duj， comzbaenz gyaeujva iq roxnaeuz yupva maedcaed； iemjva lumj cung； mauhva saekhenj roxnaeuz olamz， aiq raez 4 hauzmij， mbawva miz gaenzmbaw yienhda， mbawva yienghgyaeq dauqbyonj， simva boux 10 duj， gag dog. Faek yiengh gyaeq， raez 5 hauzmij， miz gyaeujsoem iq， saekndaem， gwnz miz saimuengx mbouj doxdoengz， ceh benj. 7~10 nyied haiva dawzmak.

【 Diegmaj Faenbouh 】 Maj laeng gwnz ndoi hamq rij hamq naz， caemh miz vunz ndaem. Guengjsae dingzlai maj laeng Gveilinz、Cwnzhih、Gveibingz daengj dieg neix， guek raeuz Yinznanz、Swconh caemh maj miz、Hozbwz、Sanhsih、Ganhsuz、Anhveih、Gyanghsih、Hoznanz、Guengjdoeng、Gveicouh daengj sengj neix miz vunz ndaem.

【 Gij Guhyw Ywcuengh 】

Giz guhyw　Ceh.

Singqfeih　Manh、haemz、raeuj.

Goeng'yungh　Raeuj mak， dingz siq. Ndaej yw vizyoj， louqcingh， radnyouh， nyouhdeih， hwet gyaeujhoq incaep， mak haw aengaeb， gyanghwnz oksiq； rogyungh yw baenz naenghau， dagaeq， ndangqndo.

Danyw　（1）Mak haw haebgyawh， gyanghwnz oksiq：Faenzcepraemx、gocaenghnaengh、yinzyangzhoz、sawzcienz gak 10 gwz， caujbwzsuz 12 gwz， dojfuzlingz 15 gwz， sahyinz 5 gwz， cienqraemx gwn.

（2）Radnyouh， nyouhdeih， vizyo， hwet gyaeujhoq incaep：Faenzcepraemx、yinzyangzhoz、suzdi、cazlad、yuzcungzyungz gak 10 gwz， fwnzcenzdongz 15 gwz， gocaenghnaengh 20 gwz， cienq raemx gwn.

灵枝草

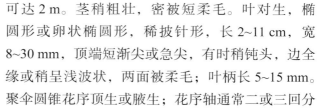

【药 材 名】白鹤灵芝。

【别　　名】假红蓝、癣草。

【来　　源】爵床科植物灵枝草 Rhinacanthus nasutus（L.）Kurz。

【形态特征】多年生直立草本或亚灌木，高可达 2 m。茎稍粗壮，密被短柔毛。叶对生，椭圆形或卵状椭圆形，稀披针形，长 2~11 cm，宽 8~30 mm，顶端短渐尖或急尖，有时稍钝头，边全缘或稍呈浅波状，两面被柔毛；叶柄长 5~15 mm。聚伞圆锥花序顶生或腋生；花序轴通常二或三回分枝，密被短柔毛；花萼内外均被茸毛，5 深裂，裂片长约 2 mm；花冠白色，长 2.5 cm 或过之，被柔毛，上唇线状披针形，长约 8 mm，顶端常下弯，下唇长约 10 mm，3 深裂，形似展翅飞翔的白鹤，雄蕊 2 枚，花药 2 室；花柱和子房被疏柔毛。蒴果长椭圆形，长约 2 cm；种子 4 粒。花期 12 月至翌年 3 月。

【生境分布】生于灌木丛或疏林下。广西主要分布于南部、中部等地区，云南、广东、海南等省也有分布。

【壮医药用】

药用部位　地上部分。

性味　甜、淡，平。

功用　补肺阴，祛湿毒，杀虫止痒。用于早期钵痨（肺结核），痂（癣），能啥能累（湿疹），额哈（毒蛇咬伤）。

附方　（1）早期钵痨（肺结核）：白鹤灵芝、雷丸各 10 g，桑白皮 15 g，土人参 12 g，田七 3 g，水煎服。

（2）痂（癣），能啥能累（湿疹）：鲜白鹤灵芝叶适量，加 75% 酒精适量，捣烂外涂患处。

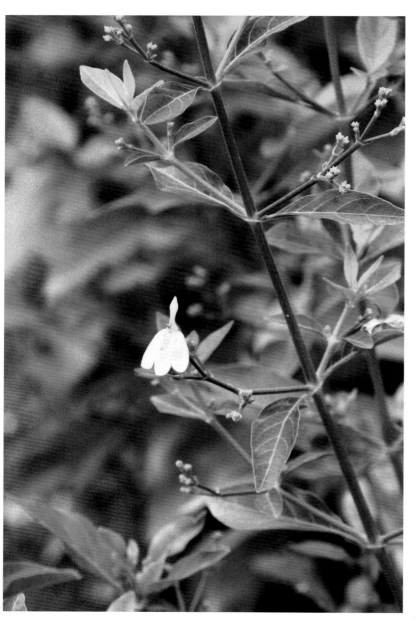

Go'gyakhoengz

【Cohyw】Go'gyakhoengz.

【Coh'wnq】Gyajhungzlanz、sienjcauj.

【Goekgaen】Go'gyakhoengz doenghgo gezcangz goh.

【Yienghceij Daegdiemj】Gorum roxnaeuz faexcaz iq daengjsoh maj lai bi, sang ndaej daengz 2 mij. Ganj loq conoengq, hwnj bwn'unq dinj yaedyub. Mbaw doxmaj, bomj roxnaeuz bomj lumj gyaeq, luenzraez byai menh soem, raez 2~11 lizmij, gvangq 8~30 hauzmij, dingjbyai dinj ciemh soem roxnaeuz soem gaenj, mizseiz gyaeuj loq bumj, bien lawx roxnaeuz loq lumj raemxlangh feuz, song mbiengj hwnj bwn'unq; gaenqmbaw raez 5~15 hauzmij. Gyaeujva luenzsoem comzliengj maj byai roxnaeuz maj eiq; sug gyaeujva ciengzseiz 2 roxnaeuz 3 hop dok nye, hwnj bwn'unq dinj yaedyub; iemjva ndaw rog cungj hwnj bwnyungz, 5 dek laeglum, mbaw dek raez aiq 2 hauzmij; mauhva saekhau, raez 2.5 lizmij roxnaeuz raez gvaq, hwnj bwn'unq, naengbak baihgwnz lumj mae luenzraez byai menh soem, raez aiq 8 hauzmij, dingjbyai seiqseiz van doxroengz, naengbak baihlaj raez aiq 10 hauzmij, 3 dek laeglum, yiengh lumj roegbeghab mbe fwd mbin, simva boux 2 diuz, ywva 2 fuengz; saeuva caeuq ranzceh hwnj bwn'unq mbang. Mak yiengh bomj raezaiq raez 2 lizmij; ceh 4 naed. 12 nyied~bi daihngeih 3 nyied haiva.

【Diegmaj Faenbouh】Maj youq cazcah roxnaeuz lajfaex mbang ndawndoeng. Guengjsae dingzlai maj youq baihnanz、baihcungh daengj dieg, guek raeuz Yinznanz、Guengjdoeng、Haijnanz daengj sengj caemh maj miz.

【Gij Guhyw Ywcuengh】

Giz guhyw　Dingz gwnz dieg.

Singqfeih　Van、damh、bingz.

Goeng'yungh　Bouj bwt haw, gaj non dingz humz. Yungh youq baenzlauz, gyak, naenghumz naenglot, ngwz haeb.

Danyw　(1) Baenzlauz：Go'gyakhoengz、leizvanz gak 10 gwz, sanghbwzbiz 15 gwz, yinzsinh doj 12 gwz, dienzcaet 3 gwz, cienq raemx gwn.

(2) Gyak, naenghumz naengzgaet：Mbaw go'gyakhoengz ndip aenqlieng, gyaux 75% ciujcingh habliengh, dub yungz led giz in.

灵香草

【药 材 名】灵香草。

【别　　名】香草、薰衣草。

【来　　源】报春花科植物灵香草 *Lysimachia foenum-graecum* Hance。

【形态特征】多年生草本，株高可达 60 cm。干后具浓郁香气。茎草质，具棱，棱边有狭翅。单叶互生，叶片广卵形至椭圆形，长 4~15 cm，宽 2~6 cm，先端微尖，边缘微皱呈波状；叶柄长 5~12 mm，具狭翅。花单生于叶腋，黄色；花梗长 2.5~4.0 cm；花萼裂片披针形，两面被褐色腺体；花冠黄色，长 1.2~2.0 cm，直径 2.0~3.5 cm，分裂近达基部，裂片长圆形；花柱长 5~7 mm。蒴果近球形，灰白色，直径 6~7 mm，具宿存萼片及花柱；种子多数，褐色。花期 5 月，果期 8~9 月。

【生境分布】生于山谷溪边和林下的腐殖质土壤中。广西主要分布于融水、桂林、龙胜、那坡、凌云、贺州、东兰、罗城、环江、金秀等地，云南、广东、湖南等省也有分布。

【壮医药用】

药用部位　全草。

性味　甘，平。

功用　调火路，通气道，除瘴毒，止痛。用于贫痧（感冒），笃瘴（疟疾），巧尹（头痛），货咽妈（咽痛），诺嚎哒（牙周炎），胴西咪暖（肠道寄生虫病），胸闷腹胀，林得叮相（跌打损伤）。

附方　（1）贫痧（感冒）：灵香草 15 g，芦根、鱼腥草、水蜈蚣各 10 g，水煎服。

（2）林得叮相（跌打损伤）：灵香草、七叶莲各 12 g，骨碎补 6 g，水煎服。

（3）胴西咪暖（肠道寄生虫病）：灵香草、苦楝各 15 g，水煎服。

（4）诺嚎哒（牙周炎）：灵香草、银不换各 15 g，生石膏 30 g，水煎服。

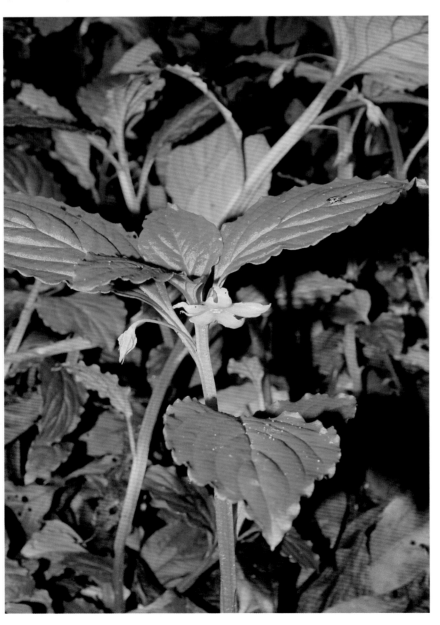

Nyahom

【Cohyw】Nyahom.

【Coh'wnq】Gorang、Gooenqbuh.

【Goekgaen】Dwg nyahom doenghgo baucunhvahgoh.

【Yienghceij Daegdiemj】Gorum maj geij bi，go sang ndaej daengz 60 lizmij. Hawq le miz heiq rangfwtfwt. Ganj dangq rum，miz limqgak，henzbien limqgak miz fwedgaeb. Mbaw dog maj doxcah，mbaw gvangq gyaeq daengz luenzbenj，raez 4~15 lizmij，gvangq 2~6 lizmij，byai mizdi soem，henzbien mizdi nyaeuq baenz bohlang；gaenqmbaw raez 5~12 hauzmij，miz fwedgaeb. Va gag maj youq eiqmbaw，henj；gaenqva raez 2.5~4.0 lizmij；iemjva mbawseg byai menh soem，song mbiengj miz diemjraiz henjgeq；mauhva saekhenj，raez 1.2~2.0 lizmij，cizging 2.0~3.5 lizmij，faenleg gaenh daengz goek，mbawseg raez luenz；saeuva raez 5~7 hauzmij. Makceh gaenh luenzgiuz，haumong，hung 6~7 hauzmij，miz mbawiemj dem saeuva supyouq；ceh lai，henjgeq. 5 nyied haiva，8~9 nyied dawzmak.

【Diegmaj Faenbouh】Hwnj henz rij ndaw lueg caeuq gwnz namh doxgaiq naeuh laj faex. Guengjsae dingzlai hwnj laeng Yungzsuij、Gveilinz、Lungzswng、Nazboh、Lingzyinz、Hozcouh、Dunghlanz、Lozcwngz、Vanzgyangh、Ginhsiu daengj dieg neix，guek raeuz Yinznanz、Guengjdoeng、Huznanz daengj sengj neix caemh miz.

【Gij Guhyw Ywcuengh】

Giz guhyw　Daengx go.

Singqfeih　Gam，bingz.

Goeng'yungh　Diuz lohhuj，doeng roenheiq，cawz ciengdoeg，dingz in. Ndaej yw baenzsa，fatnit，gyaeujin，conghhoz in，nohheuj dot，dungxsaej miz non，aek mwnh dungx raeng，laemx doek deng sieng.

Danyw　（1）Baenzsa：Nyahom 15 gwz，luzgwnh、byaekvaeh、sipndangjraemx gak 10 gwz，cienq raemx gwn.

（2）Laemx doek deng sieng：Nyahom、lienzcaetmbaw gak 12 gwz，guzsuibuj 6 gwz，cienq raemx gwn.

（3）Dungxsaej miz non：Nyahom、gujdung gak 15 gwz，cienq raemx gwn.

（4）Nohheuj dot：Nyahom、ngaenzmboujvuenh gak 15 gwz，siggau ndip 30 gwz，cienq raemx gwn.

尾叶那藤

【药 材 名】五指那藤。

【别　　名】牛藤、牛藤果、七姐妹藤、野木瓜。

【来　　源】木通科植物尾叶那藤 *Staunto-nia obovatifoliola* Hayata subsp. *urophylla*（Hand.-Mazz.）H. N. Qin。

【形态特征】木质藤本。茎、枝和叶柄均具细线纹。掌状复叶有小叶 5~7 片；叶柄长 3~8 cm。小叶倒卵形或阔匙形，长 4~10 cm，宽 2.0~4.5 cm，基部 1 片或 2 片小叶较小，先端为一狭而弯的长尾尖，基部狭圆或阔楔形；小叶柄长 1~3 cm。总状花序数个簇生于叶腋，每个花序有 3~5 朵淡黄绿色的花；雄花花梗长 1~2 cm；外轮萼片卵状披针形，长 10~12 mm，内轮萼片披针形；无花瓣；雄蕊花丝合生为管状，药室顶端具锥尖附属体。果长圆形或椭圆形，长 4~6 cm；种子三角形，压扁。花期 4 月，果期 6~7 月。

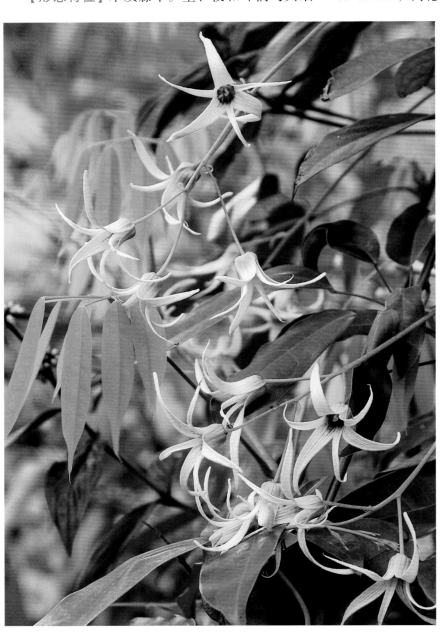

【生境分布】生于沟谷林中或山坡灌木丛中。广西主要分布于隆安、上林、融水、桂林、全州、兴安、永福、龙胜、上思、博白、贺州、昭平、罗城、象州、金秀等地，福建、广东、江西、湖南、浙江等省也有分布。

【壮医药用】

药用部位　茎、叶。

性味　苦，凉。

功用　祛风毒，舒筋络，止疼痛，通水道。用于发旺（痹病），各种神经性疼痛，肉扭（淋证），笨浮（水肿）。

附方　（1）发旺（痹病）：五指那藤、钻地风、黑血藤、爬山虎各 15 g，水煎服。

（2）三叉神经痛：五指那藤、王不留行各 15 g，高良姜 30 g，水煎服。

（3）笨浮（水肿）：五指那藤、当归藤、香茅草各 60 g，水煎，泡脚足用。

Gaeuna

【Cohyw】Gaeuna.

【Coh'wnq】Gaeuvaiz、makgaeuvaiz、gaeucaetcejnuengx、moeggvacwx.

【Goekgaen】Dwg gaeuna doenghgo muzdunghgoh.

【Yienghceij Daegdiemj】Gogaeu baenz faex. Ganj、nye caeuq gaenzmbaw cungj miz saimae saeq. Fuzyez lumj bajfwngz miz mbawlwg 5~7 mbaw；gaenzmbaw raez 3~8 lizmij. Mbawlwg lumj gyaeq dauqbyonj roxnaeuz lumj beuzgeng gvangq, raez 4~10 lizmij, gvangq 2.0~4.5 lizmij, goek 1 mbaw roxnaeuz 2 mbaw mbawlwg haemq iq, byai dwg rieng soem gaeb cix van, goek gaebluenz roxnaeuz sotgvangq；gaenz mbawlwg raez 1~3 lizmij. Gyaeujva baenz gyaeuz geij gyaeuj comzmaj laj eiqmbaw, it gyaeujva miz 3~5 duj va henjdamhheu；gaenqva vaboux raez 1~2 lizmij；linxva gvaengx rog lumj gyaeq byai menhsoem, raez 10~12 hauzmij, linxva gvaengx ndaw byai menhsoem；mij mbawva；seiva simva boux gapseng lumj diuz guenj, byai gyaeuj saeuva miz gaiqbengx luenzsoem cuenq. Mak raezluenz roxnaeuz luenzbenj, raez 4~6 lizmij；ceh samgak, naenx benj. 4 nyied haiva, 6~7 nyied dawzmak.

【Diegmaj Faenbouh】Hwnj youq ndaw ndoeng ndaw lueg roxnaeuz ndaw faexcaz gwnz ndoi. Guengjsae dingzlai hwnj laeng Lungzanh、Sanglinz、Yungzsuij、Gveilinz、Cenzcouh、Hingh'anh、Yungjfuz、Lungzswng、Sangswh、Bozbwz、Hozcouh、Cauhbingz、Lozcwngz、Siengcouh、Ginhsiu daengj dieg neix, guek raeuz Fuzgen、Guengjdoeng、Gyanghsih、Huznanz、Cezgyangh daengj sengj neix caemh hwnj miz.

【Gij Guhyw Ywcuengh】

Giz guhyw　Ganj、mbaw.

Singqfeih　Haemz、liengz.

Goeng'yungh　Cawz fungdoeg, soeng nyinzmeg, dingz in dot, doeng roenraemx. Aeu daeuj yw fatvangh, gak cungj saenzgingj indot, nyouhniuj, baenzfouz.

Danyw （1）Fatvangh：Gaeuna、conhdifungh、gaeulwedndaem、bazsanhhuj gak 15 gwz, cienq raemx gwn.

（2）Samnga saenzgingh in：Gaeuna、vangzmbouj louzhangz gak 15 gwz, gauhliengzgyangh 30 gwz, cienq raemx gwn.

（3）Baenzfouz：Gaeuna、gaeudanghgveih、hazranzrang gak 60 gwz, cienq raemx, cimq din yungh.

七画

尾花细辛

【药 材 名】土细辛。

【别　　名】追风草、白金耳环、假金耳环、马蹄细辛。

【来　　源】马兜铃科植物尾花细辛 *Asarum caudigerum* Hance。

【形态特征】多年生草本，全株被散生柔毛，各部毛被较厚。根状茎粗壮。叶片阔卵形、三角状卵形和卵状心形，长 4~10 cm，宽 3.5~10.0 cm，先端急尖至长渐尖，基部耳状或心形；叶柄长 5~20 cm，有毛。花梗长 1~2 cm；花被绿色，裂片先端是 10 cm 以上的细长尾尖；雄蕊比花柱长，花丝比花药长；子房下位，具 6 棱，花柱合生，顶端 6 裂。果近球状，直径约 1.8 cm，具宿存花被。花期 4~5 月。

【生境分布】生于林下、溪边和路旁阴湿地。广西各地均有分布，浙江、江西、福建、台湾、湖北、湖南、广东、四川、贵州、云南等省区也有分布。

【壮医药用】

药用部位　全草。

性味　辣、微苦，温；有小毒。

功用　调气道，通火路，祛寒毒，化痰毒，消肿痛。用于贫痧（感冒），埃病（咳嗽），巧尹（头痛），奔墨（哮病），发旺（痹病），核尹（腰痛），诺嚎尹（牙痛），林得叮相（跌打损伤），呗嘻（乳痈），口疮（口腔溃疡），额哈（毒蛇咬伤），呗脓（痈肿）。

附方　（1）发旺（痹病）：土细辛 3 g，两面针、金刚刺、土茯苓 20 g，千年健 10 g，五指枫根、麻骨风各 15 g，煎水内服兼外洗患处。

（2）核尹（腰痛）：土细辛 10 g，两面针、映山红根各 30 g，全蝎 6 g，半枫荷 20 g，加白酒 500 mL 浸泡 30 天，取药酒适量外擦痛处（忌内服）。

（3）诺嚎尹（牙痛）：土细辛少许，洗净放于痛牙上咬含一段时间后取出，唾液不可咽下。

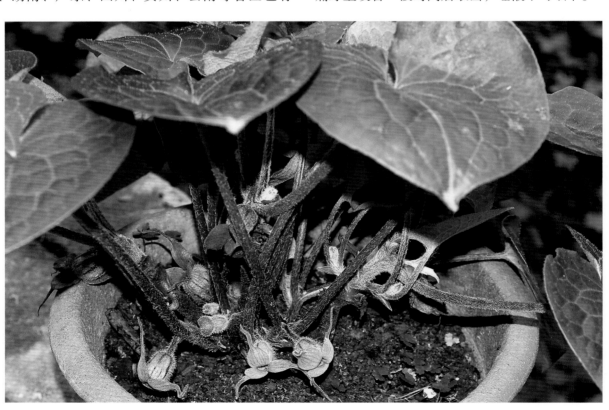

Sisinhdoj

【Cohyw】Sisinhdoj.

【Coh'wnq】Gocuihfunghcauj、soijgimhau、soijgimhau gyaj、maxdaez sisinh.

【Goekgaen】Dwg go sisinhdoj doenghgo majdouhlingzgoh.

【Yienghceij Daegdiemj】Dwg go'nywj maj lai bi，daengx goywj miz bwn'unq，gij bwn gak giz haemq na. Ganjrag cocat. Mbaw lumj aen'gyaeq gvangq、yiengh samgak lumj aen'gyaeq caeuq lumj aen'gyaeq yiengh simdaeuz，raez 4~10 lizmij，gvangq 3.5~10.0 lizmij，byaimbaw fwt soem daengz menhmenh bienq soem，goekmbaw lumj rwz roxnaeuz yiengh simdaeuz；gaenzmbaw raez 5~20 lizmij，miz bwn. Gaenqva raez 1~2 lizmij；dujva saekheu，gyaeuj limqva riengraez soem 10 lizmij doxhwnj；simva boux raez gvaq saeuva，seiva raez gvaq ywva；fuengzlwg youq baihlaj，miz 6 limq，saeuva gyoebmaj，gwnzdingj 6 diuz. Mak ca mbouj lai lumj aengiuz，cizging daihgaiq 1.8 lizmij，miz duj va lw roengz. 4~5 nyied haiva.

【Diegmaj Faenbouh】Maj youq laj faex，henzrij caeuq diegcumx henz loh. Guengjsae gak dieg cungj miz faenbouh，guek raeuz Cezgyangh、Gyanghsih、Fuzgen、Daizvanh、Huzbwz、Huznanz、Guengjdoeng、Swconh、Gveicouh、Yinznanz daengj sengj gih hix miz faenbouh.

【Gij Guhyw Ywcuengh】

Giz guhyw　Daengx go.

Singqfeih　Manh、loq haemz，raeuj；miz di doeg.

Goeng'yungh　Diuz roenheiq，doeng lohhuj，cawz doeghanz，vaq doegmyaiz，siu foegin. Aeu daeuj yw baenzsa，baenzzae，gyaeujin，baenzngab，fatvangh，hwetin，heujin，laemx doek deng sieng，baezcij，baezbak，ngwz haeb，baeznong.

Danyw　（1）Fatvangh：Sisinhdoj 3 gwz，gooenceu、gaeuginhgangh 20 gwz，dojfuklingz 20 gwz，go'ngaeucah 10 gwz，rag goging、gaeuhohdu gak 15 gwz，cienq raemx gwn giem swiq baihrog giz baenzbingh.

（2）Hwetin：Sisinhdoj 10 gwz，gooenceu、rag gaeugvaqngaeu gak 30 gwz，duzsipgimz 6 gwz，raeuvaiz 20 gwz，gya laeujhau 500 hauzswngh cimq laeuj 30 ngoenz，aeu laeujyw dingz ndeu cat giz in baihrog（gimq gwn）.

（3）Heujin：Sisinhdoj dingz noix，swiq cengh cuengq gwnz diuz heujin haeb，hamz duenh seizgan ndeu le dawz ok，mbouj ndaej ndwnj myaiz roengz dungx.

陆地棉

【药 材 名】陆地棉根。

【别　　名】高地棉、棉花。

【来　　源】锦葵科植物陆地棉 *Gossypium hirsutum* L.。

【形态特征】一年生草本，高达 1.5 m，小枝疏被长毛。单叶互生，叶阔卵形，直径 5~12 cm，基部心形或心状截头形，常 3 浅裂，稀 5 裂，中裂片常深裂达叶片之半，裂片宽三角状卵形，先端突渐尖，基部宽，上面沿脉被粗毛，下面疏被长柔毛；叶柄长 3~14 cm，疏被柔毛。花单生于叶腋，花梗通常较叶柄略短；小苞片 3 枚，分离，具腺体 1 个，边缘具 7~9 齿，被长硬毛和纤毛；花萼杯状，裂片 5 枚，三角形，具缘毛；花白色、淡黄色、淡红色或紫色，长 2.5~3.0 cm；雄蕊柱长 1~2 cm；蒴果卵形，长 3.5~5.0 cm，具喙；种子卵圆形，具棉毛。花期夏、秋季。

【生境分布】栽培。广西部分地区有栽培，国内各产棉区广泛栽培。

【壮医药用】

药用部位　根。

性味　甜，温。

功用　通气道、水道，调龙路，补虚。用于体虚埃病（咳嗽），奔墨（哮病），兵淋勒（崩漏），奪寸（子宫脱垂），体虚浮肿，约经乱（月经不调），产呱嘻馁（产后乳汁缺少）。

附方　（1）体虚埃病（咳嗽），奔墨（哮病）：陆地棉根、桔梗、杏仁、百合各 10 g，前胡、倒水莲、山药各 12 g，水煎服。

（2）兵淋勒（崩漏），奪寸（子宫脱垂）：陆地棉根、当归、土人参、牛大力、白术各 10 g，升麻、桔梗各 6 g，山药、倒水莲各 12 g，鸡血藤 15 g，水煎服。

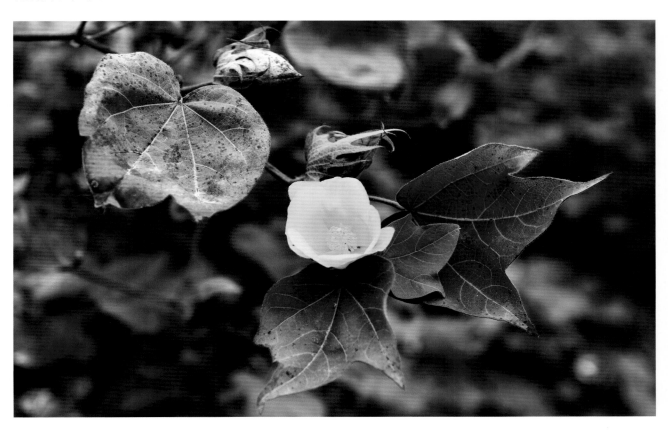

Gofaiq

【Cohyw】 Gofaiq.

【Coh'wnq】 Faiqdiegsang、faiq.

【Goekgaen】 Dwg gofaiq doenghgo ginjgveizgoh.

【Yienghceij Daegdiemj】 Dwg go'nywj baenz bi hwnj，sang ndaej daengz 1.5 mij，nye iq miz bwn raez caxcang. Dan mbaw camjca did，mbaw gvangq yiengh lumj gyaeq，cizging 5~12 lizmij，giz goek yiengh lumj aensim roxnaeuz yiengh lumj aensim daet gyaeuj，ciengz miz 3 dip dek feuh，noix miz 5 dip dek，dip dek cungqgyang ciengz dek laeg daengz buenq mbaw，dip dek yiengh lumj gyaeq samgak gvangq，giz byai doed cugciemh soem，giz goek gvangq，baihgwnz henz nyinz miz bwn co，baihlaj miz bwnyungz raez caxcang；gaenzmbaw raez 3~14 lizmij，miz bwnyungz caxcang. Va dan hai youq geh nye mbaw，gaenqva bingzciengz beij gaenzmbaw loq dinj；dipbau iq 3 dip，faenliz，miz diemjdoed dip ndeu，henz bien miz 7~9 yaz，gwnz miz bwn geng raez caeuq bwn saeq；dakva yiengh lumj aenboi，dipdek 5 dip，yiengh samgak，miz bwn henz；va saekhau、saek henjoiq、saek hoengzoiq roxnaeuz saekaeuj，raez 2.5~3.0 lizmij；vaboux dipsim raez 1~2 lizmij；aenmak yiengh lumj gyaeq，raez 3.5~5.0 lizmij，miz bak；naedceh yiengh luenz gyaeq，miz bwnfaiq. Seizhah、seizcou haiva.

【Diegmaj Faenbouh】 Ndaem. Guengjsae mbangj giz dieg ndaem miz，guek raeuz gak dieg guh faiq ndaem miz lai.

【Gij Guhyw Ywcuengh】

Giz guhyw　Rag.

Singqfeih　Van，raeuj.

Goeng'yungh　Doeng droenheiq、roenzraemx，diuz lohlungz，bouj haw. Yungh youq ndangnyieg baenzae，baenzngab，binghloemqlwed，dakconh，ndanghaw baenzfouz，dawzsaeg luenh，senggvaq cijnoix.

Danyw　（1）Ndang nyieg baenzae，baenzngab：Rag gofaiq、gizgwngh、hing'yinz、bwzhoz gak 10 gwz，cenzhuz、swnjgyaeujhen，maenzcienz gak 12 gwz，cienq raemx gwn.

（2）Binghloemqlwed，dakconh：Rag gofaiq、danghgveih、gocaenghnaengh、goragvaiz、begsaed gak 10 gwz，swnghmaz、gizgwngh gak 6 gwz，maenzcienz、swnjgyaeujhen gak 12 gwz，gaeulwedgaeq 15 gwz，cienq raemx gwn.

忍冬

【药材名】金银花、忍冬藤。

【别　名】银花、双花、二花。

【来　源】忍冬科植物忍冬 *Lonicera japonica* Thunb.。

【形态特征】多年生半常绿缠绕木质藤本。茎中空，多分枝，幼枝密被短柔毛和腺毛。叶对生，纸质，叶片卵形、长圆卵形或卵状披针形，长2.5~8.0 cm，宽1.0~5.5 cm，先端短尖、渐尖或钝圆，基部圆形或近心形，两面和边缘均被短柔毛。花成对腋生，味清香；花梗密被短柔毛和腺毛；大形叶状苞片2枚，广卵形或椭圆形，长2~3 cm，被毛或近无毛；小苞片被短毛及腺毛；萼筒无毛，5齿裂，裂片外面和边缘密被毛；花冠唇形，长3~5 cm，上唇4浅裂，花冠筒细长，外面被短毛和腺毛。花白色或黄色；雄蕊5枚，子房无毛，花柱和雄蕊长于花冠。浆果球形，直径6~7 mm，成熟时蓝黑色，有光泽。花期4~7月，果期6~11月。

【生境分布】生于山坡疏林中、灌木丛中、村寨旁、路边等，也有栽培。广西主要分布于桂林、龙胜、全州等地，华东、中南、西南地区及辽宁、河北、山西、陕西、甘肃等省也有分布。

【壮医药用】

药用部位　花蕾或带初开放的花、茎枝。

性味　甜，寒。

功用　花蕾：调龙路、火路，利谷道、水道，清热毒，除湿毒。用于贫疹（感冒），屙意咪（痢疾），屙泻（泄泻），货烟妈（咽痛），钵痨（肺结核），肺热埃病（咳嗽），奔墨（哮病），火眼（急性结膜炎），兵西弓（阑尾炎），陆裂（咳血），兵淋勒（崩漏），屙意勒（便血），笨浮（水肿），呗嘻（乳痈），呗脓（痈肿）。

茎枝：调火路，清热毒，祛湿毒。用于发旺（痹病），麦蛮（风疹），航靠谋（痄腮），发得（发热），呗脓（痈肿），呗叮（疔）。

附方　（1）发得（发热）：金银花、路边菊各12 g，败酱草、淡竹叶各10 g，芦根15 g，水煎服。

（2）肺热埃病（咳嗽）：金银花、鱼腥草各12 g，百合6 g，小飞扬10 g，水煎服。

（3）货烟妈（咽痛）：金银花、连翘、野甘草各10 g，水东哥15 g，水煎服。

（4）发旺（痹病）：忍冬藤30 g，麻骨风、九龙藤各15 g，当归藤、黄花倒水莲各20 g，煲猪骨服。

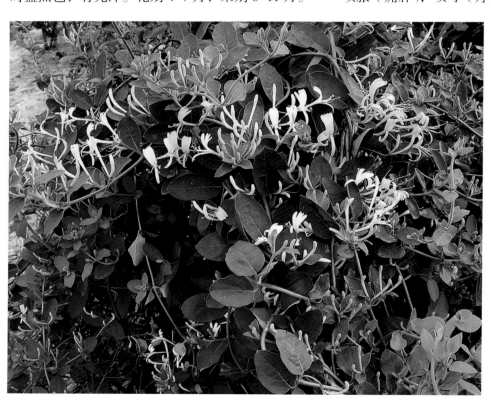

Vagimngaenz

【 Cohyw 】 Vagimngaenz、rag vagimngaenz.

【 Coh'wnq 】 Va'ngaenz、vasueng、va'ngeih.

【 Goekgaen 】 Dwg vagimngaenz doenghgo yinjdunghgoh.

【 Yienghceij Daegdiemj 】 Gogaeu baenz faex geuj buenq seiqgeiq heu maj geij bi. Ndaw ganj gyoeng, dok nye lai, nyeoiq miz haujlai bwn'unq dinj caeuq bwnhanh. Mbaw majdoiq, gyajceij, mbaw lumj gyaeq roxnaeuz lumj gyaeq byai menh soem, raez 2.5~8.0 lizmaj, gvangq 1.0~5.5 lizmij, byai soemdinj、ciemh soem roxnaeuz bumxluenz, goek luenz roxnaeuz gaenh lumj sim, song mbiengj caeuq henzbien cungj miz bwn'unq dinj. Va baenz doiq majeiq, va loq rang, gaenqva miz bwn'unq dinjlai caeuq bwnhanh; byakva 2 mbaw, gvangq gyaeq roxnaeuz luenzbenj, raez 2~3 lizmij, miz bwn roxnaeuz ceng di mbouj miz bwn; byakvalwg miz bwndinj dem bwnhanh; doengziemj mbouj miz bwn, 5 heujleg, mbawseg rog caeuqbien miz haujlai bwn; mauhva lumj naengbak, raez 3~5 lizmij, naengbak gwnz 4 legfeuh, doengzmauhva saeqraez, rog miz bwndinj caeuq bwnhanh. Va saekhau, roxnaeuz saek henjgim; simva boux 5 diuz, rugceh mij bwn, saeuva caeuq simva boux raez gvaq mauhva. Makraemx lumj giuz, hung 6~7 hauzmij, geq le ndaem'o, wenqrongh. 4~7 nyied haiva, 6~11 nyied dawzmak.

【 Diegmaj Faenbouh 】 Hwnj gwnz ndoi ndaw ndoeng faex mbang、ndaw faexcaz, bangx mbanj, hamq roen doengh dieg neix, caemh miz vunz ndaem. Guengjsae dingzlai hwnj laeng Gveilinz、Lungzswng、Cenzcouh daengj dieg neix, guek raeuz Vazdungh、Cunghnanz、Sihnanz doengh dieg neix dem Liuzningz、Hozbwz、Sanhsih、Sanjsih、Ganhsuz daengj sengj neix caemh miz.

【 Gij Guhyw Ywcuengh 】

Giz guhyw Valup roxnaeuz daiq va ngamq hai、nyeganj.

Singqfeih Van, hanz.

Goeng'yungh Valup : Diuz lohlungz、lohhuj, leih roenhaeux、roenraemx, siu ndatdoeg, cawz caepdoeg. Ndaej yw baenzsa, okhaexmug, oksiq, conghhoz in, bwtlauz, bwthuj baenzae, dahuj, binghsaejgungz, rueglwed, binghloemqlwed, okhaexlwed, baenzfouz, baezcij, baeznong.

Nyeganj : Diuz lohhuj, siu ndatdoeg, cawz caepdoeg. Ndaej yw fatvangh, funghcimj, hangzgauqmou, fatndat, baeznong, baezding.

Danyw （1）Fatndat : Vagimngaenz、lubenhgiz gak 12 gwz, baicangcauj、dancuzyez gak 10 gwz, luzgwnh 15 gwz, cienq raemx gwn.

（2）Bwthuj baenzae : Vagimngaenz、gosinghaux gak 12 gwz, bwzhoz 6 gwz, siujfeihyangz 10 gwz, cienq raemx gwn.

（3）Conghhoz in : Vagimngaenz、golienzgyauz、yejganhcauj gak 10 gwz, suijdunghgoh 15 gwz, cienq raemx gwn.

（4）Fatvangh : Rag vagimngaenz 30 gwz, mazguzfungh、giujlungzdwngz gak 15 gwz, gaeudanghgveih、swnjgyaeujhen vahenj gak 20 gwz, aeuq ndokmou gwn.

131

七画

鸡桑

【药 材 名】鸡桑。

【别　　名】小叶桑。

【来　　源】桑科植物鸡桑 *Morus australis* Poir.。

【形态特征】灌木或小乔木。树皮灰褐色。叶片卵形，长 5~14 cm，宽 3.5~12.0 cm，先端急尖或尾状，基部楔形或心形，边缘具粗锯齿，不分裂或 3~5 裂，上面粗糙，密生短刺毛，背面疏被粗毛；叶柄长 1.0~1.5 cm，被毛。雄花序长 1.0~1.5 cm，被柔毛，雄花绿色，具短梗，花被片卵形，花药黄色；雌花序球形，长约 1 cm，密被白色柔毛，雌花花被片长圆形，暗绿色，花柱很长，柱头 2 裂。聚花果短椭圆形，长约 1 cm，成熟时红色或暗紫色。花期 3~4 月，果期 4~5 月。

【生境分布】生于石灰岩山地、林缘或荒地。广西各地均有分布，辽宁、河北、陕西、甘肃、山东、安徽、浙江、江西、福建、台湾、河南、湖北、湖南、广东、四川、贵州、云南、西藏等省区也有分布。

【壮医药用】

药用部位　根皮、茎枝、叶。

性味　根皮：苦，凉。叶：甜、微苦，凉。

功用　根皮：清热毒，调气道，止咳嗽。用于肺热埃病（咳嗽），尿路感染，埃病百银（百日咳），呗奴（瘰疬）。

茎枝：用于血压嗓（高血压）。

叶：清热毒，祛风毒，调气道，止咳嗽。用于贫痧（感冒），肺热埃病（咳嗽），巧尹（头痛），货烟妈（咽痛）。

附方　（1）尿路感染：鸡桑根皮 50 g，马鞭草 20 g，白茅根 30 g，水煎服。

（2）肺热埃病（咳嗽）：鸡桑根皮 30 g，水煎，取药液加蜂蜜适量调服。

（3）血压嗓（高血压）：鸡桑茎枝 50 g，水煎服。

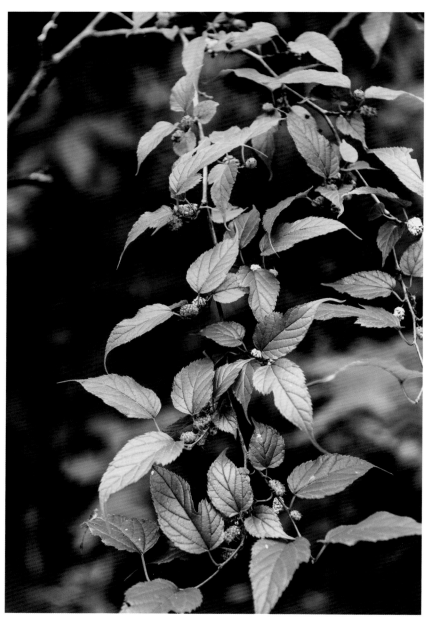

Nengznuengxgaeq

【 Cohyw 】 Nengznuengxgaeq.

【 Coh'wnq 】 Gosiujyezsangh.

【 Goekgaen 】 Dwg nengznuengxgaeq doenghgo sanghgoh.

【 Yienghceij Daegdiemj 】 Dwg faexcaz roxnaeuz gofaex iq. Naengfaex saek mongndaem. Mbaw luenz lumj gyaeq, raez 5~14 lizmij, gvangq 3.5~12.0 lizmij, byai doq soem roxnaeuz lumj rieng, gizgoek sotsoenj roxnaeuz lumj simdaeuz, henzbien miz heujgawq co, mbouj seg roxnaeuz miz 3~5 seg, mienhgwnz cocat, miz haujlai bwn'oen dinj, mienhlaeng miz bwnco mbang；gaenzmbaw raez 1.0~1.5 lizmij, miz bwn. Foengq vaboux raez 1.0~1.5 lizmij, miz bwn'unq, vaboux saekheu, miz ganj dinj, limqva luenz lumj gyaeq, ywva saekhenj；foengq vameh luenz lumj giuz, raez daihgaiq 1 lizmij, miz haujlai bwn'unq saekhau, limq vameh luenzraez, saek amqloeg, saeuva gig raez, gyaeujsaeu miz 2 seg. Makcomz luenzbomj dinj, raez daihgaiq 1 lizmij, mwh cingzsug saekhoengz roxnaeuz saek aeujgeq. 3~4 nyied haiva, 4~5 nyied dawzmak.

【 Diegmaj Faenbouh 】 Maj youq dieg rinbya、henz ndoeng roxnaeuz diegfwz. Guengjsae gak dieg cungj miz, guek raeuz Liuzningz、Hozbwz、Sanjsih、Ganhsuz、Sanhdungh、Anhveih、Cezgyangh、Gyanghsih、Fuzgen、Daizvanh、Hoznanz、Huzbwz、Huznanz、Guengjdoeng、Swconh、Gveicouh、Yinznanz、Sihcang daengj sengj gih caemh miz.

【 Gij Guhyw Ywcuengh 】

Giz guhyw　Naengrag、nyeganj、mbaw.

Singqfeih　Naengrag：Haemz, liengz. Mbaw：Van、loq haemz, liengz.

Goeng'yungh　Naengrag：Siu doegndat, diuz roenheiq, dingz ae. Aeu daeuj yw bwthuj baenzae, lohnyouh lahdawz, baenzae bak ngoenz, baeznou.

Nyeganj：Aeu daeuj yw hezyazsang.

Mbaw：Siu doegndat, cawz doegfung, diuz roenheiq, dingz ae. Aeu daeuj yw baenzsa, bwthuj baenzae, gyaeujin, conghhoz in.

Danyw （1）Lohnyouh gamjyiemj：Naengrag nengznuengxgaeq 50 gwz, maxbiencauj 20 gwz, raghazranz 30 gwz, cienq raemx gwn.

（2）Bwthuj baenzae：Naengrag nengznuengxgaeq 30 gwz, cienq raemx, aeu ywraemx gya habliengh dangzrwi diuz gwn.

（3）Hezyazsang：Ganj nye nengznuengxgaeq 50 gwz, cienq raemx gwn.

鸡矢藤

【药 材 名】鸡矢藤。

【别　　　名】狗屁藤、甘藤、雀儿藤、臭藤、鸡屎藤。

【来　　　源】茜草科植物鸡矢藤 *Paederia scandens*（Lour.）Merr.。

【形态特征】多年生草质藤本，长可达 5 m，揉碎后有恶臭。叶对生，卵形、卵状长圆形、披针形或狭卵形，长 5~14 cm，宽 1~6 cm，先端急尖或渐尖，基部圆形或心形，两面无毛或近无毛。腋生或顶生圆锥花序，扩展，末次分枝的花呈蝎尾状排列；花梗短或无；花萼管陀螺形，花萼裂片三角形；花冠管钟形，长 7~10 mm，外面灰白色，被粉末状柔毛，内面紫色，5 裂；雄蕊 5 枚；子房 2 室。浆果球形，淡黄色，光亮，分裂为 2 个小坚果，小坚果无翅。花期 5~7 月，果期 10 月。

【生境分布】生于山地路旁、溪边、河边、岩石缝隙、田埂沟边草丛中。广西主要分布于南宁、龙州、宁明、上林、柳州、桂林、灌阳、恭城、龙胜、合浦、东兴、防城港、钦州、贵港、博白、容县、平果、那坡、隆林、贺州、天峨等地，云南、贵州、四川、广东、福建、江西、湖南、湖北、安徽、江苏、浙江等省也有分布。

【壮医药用】

药用部位　全草。

性味　甘、涩，平。

功用　利谷道、水道，调龙路、火路，除湿毒，祛风毒，止痛。用于肝脾肿大，东郎（食滞），腹胀，胴尹（胃痛），笨浮（水肿），唉痄（疳积），埃病百银（百日咳），勒爷喔细（小儿腹泻），兵西弓（阑尾炎），黄标（黄疸），屙泻（泄泻），屙意咪（痢疾），发旺（痹病），林得叮相（跌打损伤），呗奴（瘰疬），呗脓（痈肿），唉呗郎（疱疹），邦印（痛症），惹茸（耳鸣），额哈（毒蛇咬伤）。

附方　（1）腹胀，胴尹（胃痛）：鸡矢藤、小毛蒌、燕尾藤、红吹风、山薄荷各 10 g，水煎服。

（2）发旺（痹病）：鲜鸡矢藤适量，捣烂，炒热外敷。

（3）勒爷喔细（小儿腹泻）：鲜鸡矢藤适量，捣烂，炒热外敷肚脐。

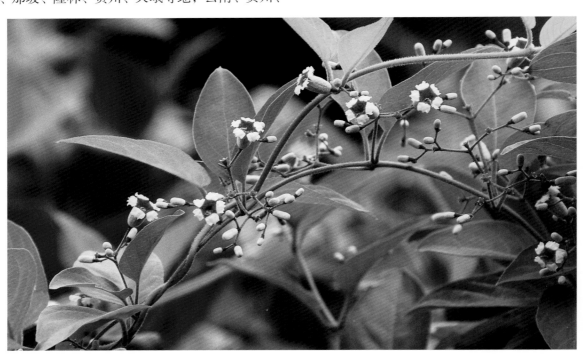

Gaeuroetma

【 Cohyw 】 Gaeuroetma.

【 Coh'wnq 】 Goujbidwngz、ganhdwngz、gaeuroeglaej、gaeuhaeu、gaeuhaexgaeq.

【 Goekgaen 】 Dwg gaeuroetma doenghgo sihcaujgoh.

【 Yienghceij Daegdiemj 】 Gogaeu lumj rum maj lai bi，raez ndaej daengz 5 mij，nu soiq le haeu dangqmaz. Mbaw maj doxdoiq，lumj gyaeq、lumj gyaeq luenzraez、yiengh longzcim roxnaeuz lumj aen gyaeq geb，raez 5~14 lizmij，gvangq 1~6 lizmij，byaimbaw fwt soem roxnaeuz menhmenh bienq soem，goek luenz roxnaeuz lumj simdaeuz，song mbiengj mbouj miz bwn roxnaeuz ca mbouj lai mbouj miz bwn. Vahsi luenzsoem maj laj eiq mbaw roxnaeuz maj gwnzdingj，gij vahsi mbegvangq，gij va nyerieng baiz baenz rieng sipgimz；gaenqva dinj roxnaeuz mbouj miz gaenqva. Guenjiemjva lumj lwggyangq，mbawveuq iemjva yiengh samgak；guenj mauhva lumj cung，raez 7~10 hauzmij，rog haumong，miz bwn'unq lumj mba，ndaw aeuj，5 veuq；simva boux 5 diuz；fuengzlwg 2 aen. Makieng lumj giuz，henjoiq，ronghwenq，dek baenz 2 aen makgeng，lwgmak geng mbouj miz fwed. 5~7 nyied haiva，10 nyied dawzmak.

【 Diegmaj Faenbouh 】 Hwnj bangx roen ndaw bya、henz rij、hamq dah roxnaeuz luengq rin、hamq naz ndaw rum hamq mieng. Guengjsae dingzlai hwnj laeng Nanzningz、Lungzcouh、Ningzmingz、Sanglinz、Liujcouh、Gveilinz、Gvanyangz、Gunghcwngz、Lungzswng、Hozbuj、Dunghhingh、Fangzcwngzgangj、Ginhcouh、Gveigangj、Bozbwz、Yungzyen、Bingzgoj、Nazboh、Lungzlinz、Hozcouh、Denhngoz daengj dieg neix，guek raeuz Yinznanz、Gveicouh、Swconh、Guengjdoeng、Gyanghsih、Fuzgen、Huznanz、Huzbwz、Anhveih、Gyanghsuh、Cezgyangh daengj sengj neix caemh miz.

【 Gij Guhyw Ywcuengh 】

Giz guhyw   Daengx go.

Singqfeih   Gam、saep、bingz.

Goeng'yungh   Leih roenhaeux、roenraemx、diuz lohlungz、lohhuj，cawz caepdoeg，siu fungdoeg，dingz in. Ndaej yw daepmamx gawhhung，dungx raeng，dungx bongz，dungx in，baenzfouz，baenzgam，baenzae bak ngoenz，lwgnyez oksiq，binghsaejgungz，vuengzbiu，oksiq，okhaexmug，fatvangh，laemx doek deng sieng，baeznou，baeznong，baenzngwz，bangh in，rwzruengz，ngwz haeb.

Danyw （1）Dungxbongz，dungx in：Gaeuroetma、siujmauzlouz、gaeuriengenq、hungzcuihfungh、boqohbya gak 10 gwz，cienq raemx gwn.

（2）Fatvangh：Gaeuroetma ndip habliengh. Dubyungz，ceuj ndat oep rog.

（3）Lwgnye oksiq：Gaeuroetma ndip habliengh，dub yungz，ceuj ndat oep saejndw.

鸡冠花

【药 材 名】鸡冠花。

【别　　名】鸡冠头。

【来　　源】苋科植物鸡冠花 *Celosia cristata* L.。

【形态特征】一年生草本，高可达 1 m，全体无毛；茎直立，有分枝，绿色或红色，具明显条纹。单叶互生，叶片卵形，卵状披针形或披针形，宽 2~6 cm，绿色常带红色，顶端急尖或渐尖，具小芒尖；叶柄长 2~15 mm，或无叶柄。花两性，穗状花序顶生，呈扁平肉质鸡冠状、卷冠状或羽毛状；花被片红色、紫色、黄色、橙色或红黄相间；每朵花下有苞片 3 片，花被 5 片，雄蕊 5 枚，花丝基部合生成一短管；子房有短柄，花柱紫色。胞果卵形，长 3~3.5 mm，包裹于宿存花被片内。种子凸透镜状肾形，黑色。花果期均为全年。

【生境分布】栽培于庭院。广西各地均有栽培，国内各地均有栽培。

【壮医药用】

药用部位　花序。

性味　甜，凉。

功用　调龙路，清热毒，止血，止带。用于陆裂（咳血），渗裂（血证），屙意勒（便血），屙意咪（痢疾），兵白带（带下病），兵淋勒（崩漏），仲嘿喯尹（痔疮）。

附方　（1）仲嘿喯尹（痔疮）：鸡冠花、紫草、虎杖各 10 g，马莲鞍 12 g，煎水内服外洗。

（2）兵白带（带下病）：鸡冠花、山海螺、牡丹皮各 10 g，白背桐、白背桐、泽泻各 12 g，生薏苡仁 15 g，水煎服。

（3）屙意咪（痢疾）：鸡冠花 15 g，车前草 30 g，凤尾草 20 g，红糖适量，水煎服。

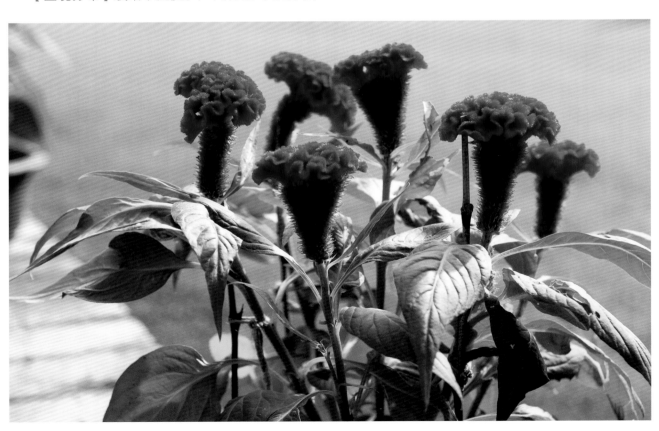

Varoujgaeq

【Cohyw】 Varoujgaeq.

【Coh'wnq】 Gyaeujroujgaeq.

【Goekgaen】 Dwg varoujgaeq doenghgo gengoh.

【Yienghceij Daegdiemj】 Dwg go'nywj maj bi ndeu, sang ndaej daengz 1 mij, baenz go mbouj miz bwn；ganj daengjsoh, miz faennye, saekheu roxnaeuz saekhoengz, miz raiz baenzdiuz haemq cingcuj. Mbaw dog maj doxa, mbaw yiengh lumj aen'gyaeq, lumj aen gyaeq yiengh longzcim roxnaeuz yiengh longzcim, gvangq 2~6 lizmij, saekheu ciengz miz di saekhoengz, byai mbaw fwt soem roxnaeuz menhmenh bienq soem, miz byai soem；gaenzmbaw raez 2~15 hauzmij, roxnaeuz mbouj miz gaenzmbaw. Va dwg song singq, vahsi rienghaeux maj gwnzdingj, baenz yiengh roujgaeq、roujgaeq gienj、roxnaeuz yiengh fwed benjbingz na youh unq；mbaw iemjva caeuq mauhva saekhoengz、saekaeuj、saekhenj、saek makdoengj caeuq henjhoengz doxcab；moix duj va baihlaj miz 3 mbaw limqva, iemjva caeuq mauhva 5 mbaw, simva boux 5 diuz, goek seiva gyoebmaj baenz diuz guenjdinj ndeu；fuengzlwg miz gaenqdinj, saeuva saekaeuj. Ceh bauhgoj yiengh lumj aen'gyaeq, raez 3~3.5 hauzmij, suek youq ndaw iemjva caeuq mauhva lw roengz. Ceh lumj aen duzdouging lumj aenmak, saekndaem. Cungj dwg daengx bi haiva dawzmak.

【Diegmaj Faenbouh】 Ndaem youq ndaw hongh ranz. Guengjsae gak dieg cungj ndaem aeu, guek raeuz gak dieg hix miz ndaem.

【Gij Guhyw Ywcuengh】

Giz guhyw　Vahsi.

Singqfeih　Van, liengz.

Goeng'yungh　Diuz lohlungz, cing doeghuj, dingz lwed, hawj begdaiq dingz. Aeu daeuj yw rueglwed, iemqlwed, okhaexlwed, okhaexmug, binghbegdaiq, binghloemqlwed, baezhangx.

Danyw　（1）Baezhangx：Varoujgaeq、goswjcauj, godiengangh gak 10 gwz, gomaxlienzan 12 gwz, cienq raemx gwn swiq baihrog.

（2）Binghbegdaiq：Varoujgaeq、gocaemcij、naengmauxdan gak 10 gwz, godungzhau、gocagseq gak 12 gwz, haeuxroeg ndip 15 gwz, cienq raemx gwn.

（3）Okhaexmug：Varoujgaeq 15 gwz, daezmbe 30 gwz, goriengroeggaeq 20 gwz, dangznding dingz ndeu, cienq raemx gwn.

鸡眼草

【药 材 名】鸡眼草。

【别　　名】三叶人字草、人字草、苍蝇翼、苍蝇草。

【来　　源】蝶形花科植物鸡眼草 *Kummerowia striata*（Thunb.）Schindl.。

【形态特征】一年生草本，高可达45 cm。披散或平卧，多分枝。茎枝、叶两面中脉及边缘、花萼外面及边缘、果实表面均被毛。老茎常红褐色，茎和枝上的白色细毛向下。托叶膜质，卵状长圆形，被长缘毛；叶柄极短；小叶3片，倒卵形或长圆形，长6~22 mm，宽3~8 mm，先端常圆形，侧脉呈明显"人"字形。花小，单生或2（3）朵簇生于叶腋；花梗下端具2枚苞片，萼基部具4枚小苞片；花萼钟状，5裂；花冠粉红色或紫色，长5~6 mm，较萼约长1倍。荚果球形或倒卵形，长3.5~5.0 mm，先端短尖；种子1粒，黑色。花期7~9月，果期8~10月。

【生境分布】生于荒坡上、田边、地头、草坪上或溪旁。广西各地均有分布，国内东北部、北部、东部、中南部、西南部等省区也有分布。

【壮医药用】

药用部位　全草。

性味　苦，寒。

功用　解热毒，祛湿毒，利谷道，排脓生肌。用于黄标（黄疸），屙意咪（痢疾），尿血，慢性肠炎，喯疳（疳积），贫痧（感冒），夜盲，诺嚎尹（牙痛），狠尹（疖肿），呗脓（痈肿），呗嘻（乳痈），额哈（毒蛇咬伤）。

附方　（1）贫痧（感冒）：鲜鸡眼草60 g，生姜10 g，水煎代茶饮。

（2）诺嚎尹（牙痛）：鸡眼草30 g，金不换15 g，两面针10 g，细辛3 g，水煎含服。

（3）狠尹（疖肿），呗脓（痈肿），乳痈：鲜鸡眼草、红糖各适量，共捣烂敷患处。

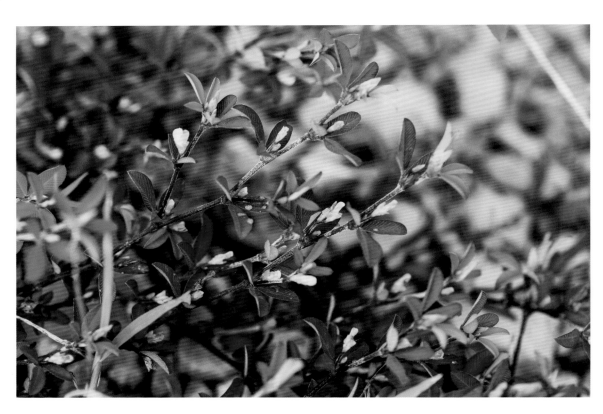

Godagaeq

【Cohyw】Godagaeq.

【Coh'wnq】Gosammbaw yinzswcauj、yinswcauj、gofwednengznyaen、rumnengznyaen.

【Goekgaen】Dwg godagaeq doenghgo dezhingzvahgoh.

【Yienghceij Daegdiemj】Gorum maj bi dog，sang ndaej daengz 45 lizmij. Byozsanq roxnaeuz ninzbingz，dingzlai dok nye. Ganjnye、mbaw song mbiengj meg cungqgyang caeuq henzbien、iemjva baihroeg caeuq henzbien、biujmienh faekmak cungj hwnj bwn. Ganjgeq ciengzseiz saek hoengzhenjgeq，gij bwnsaeq saekhau gwnz ganj caeuq nye yiengq baihlaj. Mbawdak lumj i，lumj gyaeq yiengh luenzraez，hwnj bwnhenz raez；gaenzmbaw dinjdet；mbaw'iq 3 mbaw，yienghgyaeq dingjbyonj roxnaeuz yiengh luenzraez，raez 6~22 hauzmij，gvangq 3~8 hauzmij，byai ciengzseiz luenzlulu，meghenz baenz cihsaw "人" yienhda. Va iq，hai duj dog roxnaeuz 2（3）duj comzmaj youq eiqmbaw；gaenzva baihlaj miz 2 limq mbawduk，goek iemj miz 4 limq mbawlup iq；iemjva lumj cung，5 seg；mauhva saek hoengzmaeq roxnaeuz saekaeuj，raez 5~6 hauzmij，raezgvaq iemjva daihgaiq 1 boix. Faekmak luenzgiuz roxnaeuz luenz lumj gyaeq dauqdingq，raez 3.5~5.0 hauzmij，byai soem；ceh naed ndeu，saekndaem. 7~9 nyied haiva，8~10 nyied dawzmak.

【Diegmaj Faenbouh】Maj youq ndoifwz、henznaz、henzreih、doenghnywj roxnaeuz henzrij. Guengjsae gak dieg cungj hwnj miz，guek raeuz baihdoengbaek、baihbaek、baihdoeng、baihcungnamz、baihsaenamz daengj sengj gih caemh hwnj miz.

【Gij Guhyw Ywcuengh】

Giz guhyw　Daengx go.

Singqfeih　Haemz，hanz.

Goeng'yungh　Gaij hujdoeg，cawz caepdoeg，leih roenhaeux，baiz nong maj nohmoq. Yungh youq vuengzbiu，okhaexmug，nyouhlwed，cangzyenz binghnumq，baenzgam，baenzsa，damengzgaeq，heujin，baezin，baeznong，baezcij，ngwz haeb.

Danyw　（1）Baenzsa：Godagaeq ndip 60 gwz，hing ndip 10 gwz，cienq raemx guh caz gwn.

（2）Heujin：Godagaeq 30 gwz，goroixlanz 15 gwz，gocaengloj 10 gwz，gosisinh 3 gwz，cienq raemx hamzndwenj.

（3）Baezin、baeznong、baezcij：Godagaeq ndip、dangznding gak aenqliengh，doxgyaux dub yungz oep giz in.

鸡蛋花

【药 材 名】鸡蛋花。

【别　　名】缅枝子、鸭脚木。

【来　　源】夹竹桃科植物鸡蛋花 *Plumeria rubra* L.。

【形态特征】落叶小乔木，高可达 8 m。枝条粗壮，带肉质，具丰富乳汁。叶互生，聚生于枝顶；叶片长圆状倒披针形或长椭圆形，长 20~40 cm，宽 7~11 cm；叶柄长 4.0~7.5 cm。聚伞花序顶生，总花梗三歧，肉质；花梗长 2.0~2.7 cm；花萼裂片卵圆形；花冠外面白色，花冠筒外面及花冠裂片外面左边略带淡红色斑纹；花冠内面黄色，直径 4~5 cm；花冠筒圆筒形，长 1.0~1.2 cm，内面密被柔毛；花冠裂片 5 枚，阔倒卵形，长 3~4 cm；雄蕊 5 枚；心皮 2 枚，柱头顶端 2 裂。蓇葖果双生，圆筒形，长约 11 cm，直径约 1.5 cm，绿色。花期 5~10 月，栽培极少结果，果期一般为 7~12 月。

【生境分布】栽培。广西各地均有栽培，广东、云南、福建等省也有栽培。

【壮医药用】

药用部位　叶、花。

性味　甜、微苦，凉。

功用　清热毒，除湿毒，通气道，调谷道。叶用于贫疹（感冒），发得（发热）；花用于屙意咪（痢疾），屙泻（泄泻），埃病（咳嗽），勒爷东郎（小儿食滞），黄标（黄疸）。

附方　（1）勒爷东郎（小儿食滞）：鸡蛋花 10 g，独脚金 3 g，蒸碎肉食用。

（2）埃病（咳嗽）：鸡蛋花、木棉花各 10 g，水煎代茶饮。

（3）贫疹（感冒），发得（发热）：鸡蛋花叶、三姐妹各 15 g，广防风 10 g，水煎服。

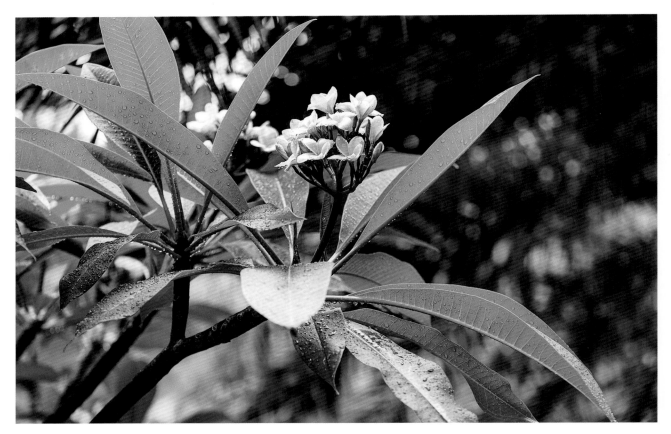

Va'gyaeqgaeq

【 Cohyw 】 Va'gyaeqgaeq.

【 Coh'wnq 】 Gomenjcihswj、faexdinbit.

【 Goekgaen 】 Dwg gova'gyaeqgaeq doenghgo gyazcuzdauzgoh.

【 Yienghceij Daegdiemj 】 Dwg gofaexiq mbaw loenq, ndaej sang daengz 8 mij. Nye cocwt, nohna raemx lai, miz raemxcij haemqlai. Mbaw maj doxca, comz maj gwnzdingj nye；mbaw yiengh luenzraez yiengh longzcim dauqdingq roxnaeuz yienghbomj raez, raez 20~40 lizmij, gvangq 7~11 lizmij；gaenzmbaw raez 4.0~7.5 lizmij. Vahsi comzliengj maj gwnzdingj, gaenzva hung sam nga, nohna raemx lai；gaenqva raez 2.0~2.7 lizmij；mbawveuq iemjva yiengh luenzgyaeq；rog mauhva saekhau, rog doengz mauhva caeuq baihrog baihswix limqveuq mauhva miz di ban saek hoengzmaeq；rog mauhva saekhenj, cizging 4~5 lizmij；doengz mauhva lumj doengznduen, raez 1.0~1.2 lizmij, baihndaw miz bwn'unq deihdub；limqveuq mauhva 5 mbaw, yiengh aen'gyaeq dauqdingq gvangq, raez 3~4 lizmij；simva boux 5 diuz；naengsim song diuz, gwnzdingj gyaeujsaeu veuq guh song. Makroxveuq maj songseng, yiengh doengzluenz, raez daihgaiq 11 lizmij, cizging daihgaiq 1.5 lizmij, saekheu. 5~10 nyied haiva, gij ndaem haemq noix dawzmak, itbuen dwg 7~12 nyied dawzmak.

【 Diegmaj Faenbouh 】 Ndaem aeu. Guengjsae gak dieg cungj miz ndaem, guek raeuz Guengjdoeng、Yinznanz、Fuzgen daengj sengj hix miz ndaem aeu.

【 Gij Guhyw Ywcuengh 】

Giz guhyw   Mbaw、va.

Singqfeih   Van、loq haemz, liengz.

Goeng'yungh   Cing doeghuj, cawz doegcumx, doeng roenheiq, diuz roenhaeux. Mbaw aeu daeuj yw baenzsa, fatndat；va aeu daeuj yw okhaexmug, oksiq, baenzae, lwgnyez dungx raeng, vuengzbiu.

Danyw （1）Lwgnyez dungx raeng：Vagyaeqgaeq 10 gwz, nyagaemhcig 3 gwz, naengj nohsoiq gwn.

（2）Baenzae：Vagyaeqgaeq、valeux gak 10 gwz, cienq raemx dangq caz gwn.

（3）Baenzsa, fatndat：Mbaw va'gyaeqgaeq、goriengvaiz gak 15 gwz, lwglazbyaj 10 gwz, cienq raemx gwn.

鸡蛋果

【药材名】鸡蛋果。

【别　　名】百香果。

【来　　源】西番莲科植物鸡蛋果 *Passiflora edulis* Sims。

【形态特征】多年生草质藤本，长约 6 m。全株无毛。茎具细条纹。叶互生；叶片掌状 3 深裂，长 6~13 cm，宽 8~13 cm，基部楔形或心形，裂片边缘有尖细锯齿。聚伞花序退化至仅存 1 朵花，与卷须对生；味芳香，直径约 4 cm；花梗长 4.0~4.5 cm；苞片绿色，宽卵形或菱形，边缘有细锯齿；萼片 5 枚，长 2.5~3.0 cm，外面顶端具 1 个角状附属器；花瓣 5 枚，披针形，与萼片等长；外副花冠裂片 4 轮或 5 轮，外 2 轮裂片丝状，基部淡绿色，中部紫色，顶部白色，内 3 轮裂片窄三角形；内副花冠裂片非褶状，顶端全缘或为不规则撕裂状；雄蕊 5 枚，花丝基部合生；子房倒卵球形，花柱 3 枚，扁棒状，柱头肾形。浆果卵球形，直径 3~4 cm，熟时紫色；种子多数，卵形。花期 6 月，果期 11 月。

【生境分布】栽培。广西南部地区有栽培，江苏、福建、台湾、湖南、广东、海南、贵州、云南等省区也有栽培。

【壮医药用】

药用部位　全株或果。

性味　甜、酸，平。

功用　清热毒，通气道。用于埃病（咳嗽），咽干，京尹（痛经）。

附方　（1）埃病（咳嗽）：鸡蛋果全株 30 g，生姜 10 g，鼠曲草 15 g，鱼腥草 20 g，水煎服。

（2）京尹（痛经）：鸡蛋果果实 1 个，田七、西洋参各 6 g，水煎服。

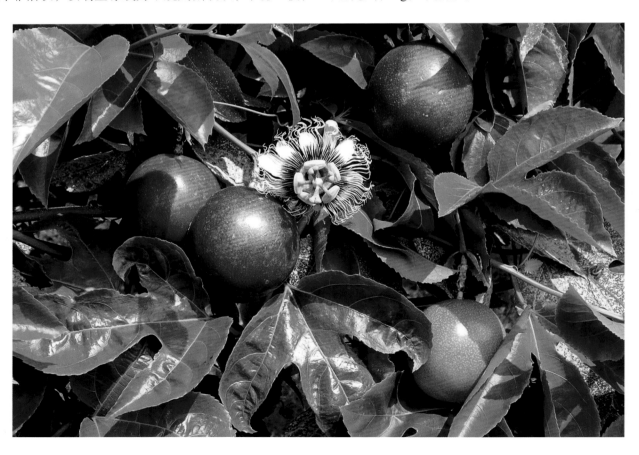

Makgyaeqgaeq

【 Cohyw 】 Makgyaeqgaeq.

【 Coh'wnq 】 Bwzyanghgoj.

【 Goekgaen 】 Dwg makgyaeqgaeq doenghgo sihfanhlenzgoh.

【 Yienghceij Daegdiemj 】 Gogaeu lumj rum maj geij bi, raez yaek 6 mij. Baenz go mij bwn. Ganj miz diuzvaenx saeq. Mbaw maj doxcah ; mbaw lumj bajfwngz 3 leglaeg, raez 6~13 lizmij, gvangq 8~13 lizmij, goek sot roxnaeuz lumj sim, mbawleg henzbien miz heujgawq saeqsoem. Gyaeujva comzliengj doiqvaq daengz caenh lw 1 dujva, caeuq mumhgienj maj doxdoiq ; va homrang, hung daihgaiq 4 lizmij ; gaenqva raez 4.0~4.5 lizmij ; byakva heu, gvangq gyaeq roxnaeuz baenz gak, henzbien miz heujgawq saeq ; linxva 5 mbaw, raez 2.5~3.0 lizmij, baihrog byai miz 1 aen ndaekbe lumj gok ; mbawva 5 mbaw, byai menh soem, caeuq linxva raez doxdoengz ; mbawleg dujva fukrog 4 gvaengx roxnaeuz 5 gvaengx, 2 gvaengx rog mbawleg baenz sei, goek heudamh, cungqgyang aeuj, byai hau, 3 gvaengx ndaw mbawleg gaeb samgak ; mbawleg dujva fukndaw mij nyaeuq, byai lawx roxnaeuz siklig mbouj doxdaengh ; simva boux 5 diuz, seiva goek doxnem ; rugva lumj gyaeq dauqbyonj, saeuva 3 saeu, lumj faexgyaengh benj, gyaeujsaeu lumj mak. Makraemx lumj giuzgyaeq, hung 3~4 limij, geq le aeuj ; ceh lai, lumj gyaeq. 6 nyied haiva, 11 nyied dawzmak.

【 Diegmaj Faenbouh 】 Ndaem aeu. Guengjsae baihnamz miz vunz ndaem, guek raeuz Gyanghsuh、 Fuzgen、 Daizvanh、 Huznanz、 Guengjdoeng、 Haijnanz、 Gveicouh、 Yinznanz daengj sengj gih neix caemh miz vunz ndaem.

【 Gij Guhyw Ywcuengh 】

Giz guhyw　Daengx go roxnaeuz mak.

Singqfeih　Van、 soemj, bingz.

Goeng'yungh　Siu doeghuj, doeng roenheiq. Ndaej yw baenzae, hoz nyan, dawzsaeg in.

Danyw　（1）Baenzae：Makgyaeqgaeq baenz go 30 gwz, gieng ndip 10 gwz, gonougut 15 gwz, yizsinghcauj 20 gwz, cienq raemx gwn.

（2）Dawzsaeg in：Mak makgyaeqgaeq 1 aen, samcaet、 sihyangzsinh gak 6 gwz, cienq raemx gwn.

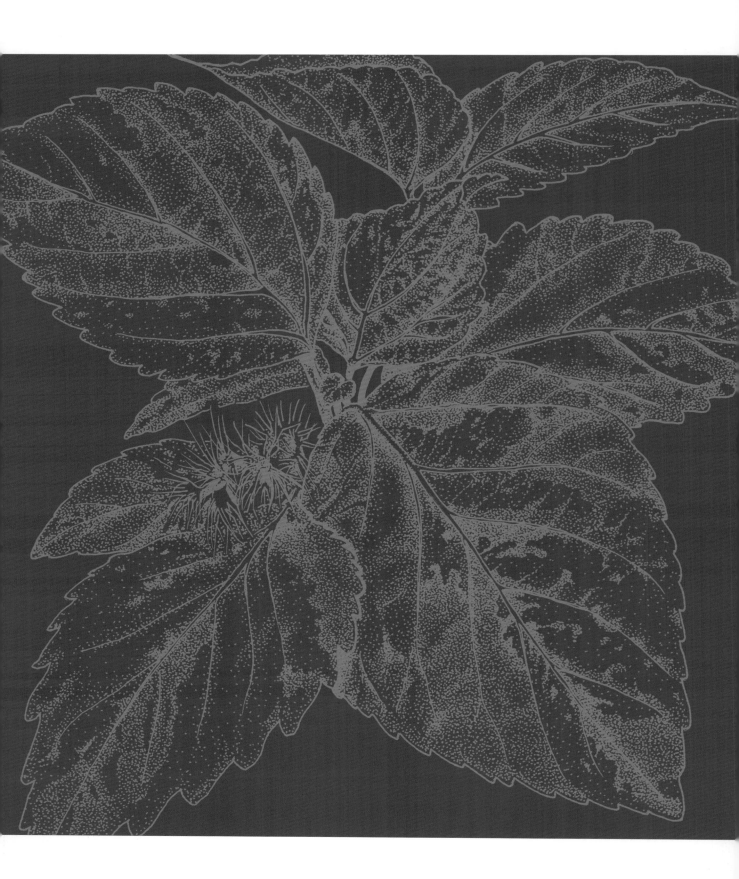

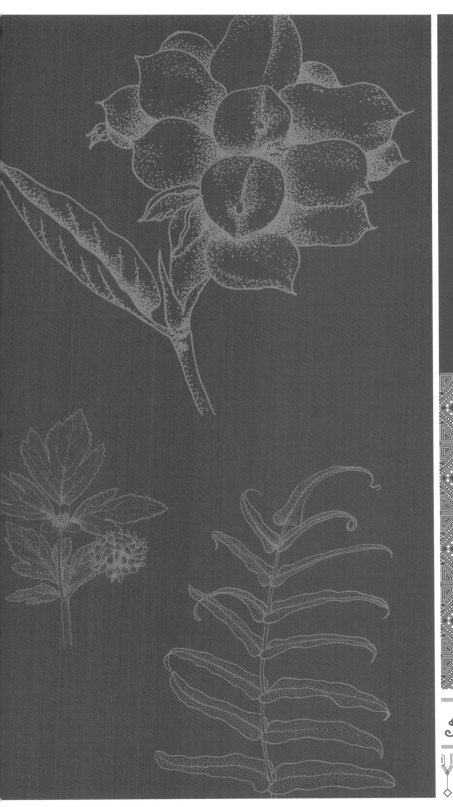

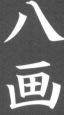

八画

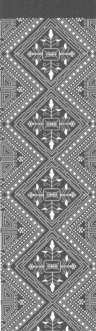

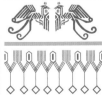

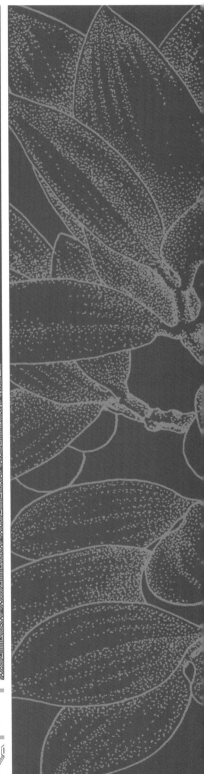

青葙

【药 材 名】青葙。

【别　　　名】鸡冠花、野鸡冠。

【来　　　源】苋科植物青葙 Celosia argentea L.。

【形态特征】一年生草本，高可达 1 m，全体无毛。茎直立，有分枝，绿色或红色，具明显条纹。单叶互生，叶片矩圆状披针形、披针形和披针状条形，长 5~8 cm，宽 1~3 cm，先端长渐尖。塔状或圆柱状穗状花序生于茎顶或分枝顶，不分枝，长 3~10 cm；苞片及小苞片披针形，长 3~4 mm，白色，光亮；花被片矩圆状披针形，长 6~10 mm，白色或粉红色；花药紫色；子房有短柄，花柱紫色。胞果卵形，长 3.0~3.5 mm，包裹于宿存花被片内。花期 5~8 月，果期 6~10 月。

【生境分布】生于平原、田边、丘陵、山坡，也有栽培的。广西各地均有分布，全国各地也有分布。

【壮医药用】

药用部位　茎、叶、种子。

性味　苦，寒。

功用　调龙路，通气道，清热毒，祛风毒，退翳膜。种子用于火眼（急性结膜炎），目赤，眼生翳膜，视物昏花，兰喯（眩晕），血压嗓（高血压）；茎、叶用于埃病（咳嗽），屙泻（泄泻），荨麻疹，麦蛮（风疹），呗脓（痈肿），狠尹（疖肿）。

附方　（1）火眼（急性结膜炎）：青葙子、平地木各 15 g，柴胡、夏枯草各 12 g，薄荷、山栀子各 10 g，狗肝菜 20 g，灯心草 3 g，水煎服。

（2）血压嗓（高血压）：青葙子、萝芙木、矮地茶、生龙骨、生牡蛎各 15 g，天麻、钩藤各 10 g，水煎服。

（3）麦蛮（风疹）：青葙叶、五色花各 50 g，枫叶 100 g，水煎外洗。

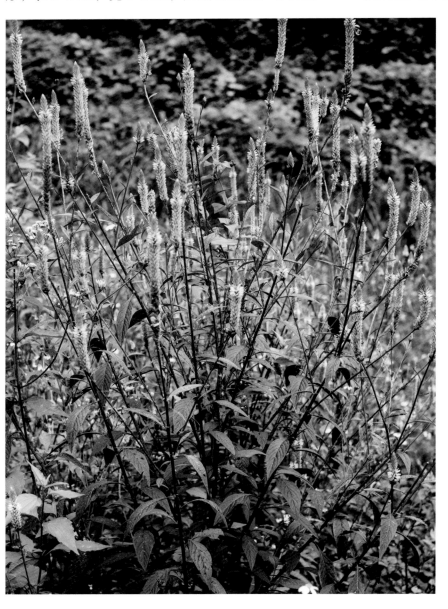

Nyadangjmaj

【 Cohyw 】Nyadangjmaj.

【 Coh'wnq 】Varoujgaeq、varoujgaeqcwx.

【 Goekgaen 】Dwg nyadangjmaj doenghgo gengoh.

【 Yienghceij Daegdiemj 】Dwg go'nywj maj bi ndeu，sang ndaej daengz 1 mij，daengx go mbouj miz bwn. Ganj daengjsoh，miz faennye，saekheu roxnaeuz saekhoengz，miz raiz baenz diuz haemq cingcuj. Mbaw dog maj doxca，mbaw yiengh luenz seiqcingq yiengh longzcim、yiengh longzcim caeuq baenz diuz yiengh longzcim，raez 5~8 lizmij，gvangq 1~3 lizmij，byaimbaw raez menhmenh bienq soem. Lumj aendap roxnaeuz yiengh saeuluenz dandog maj gwnzdingj roxnaeuz youq gwnzdingj faen nye，mbouj faennye，raez 3~10 lizmij；limqva caeuq limqva iq yiengh longzcim，raez 3~4 hauzmij，saekhau，wenj；mbaw iemjva caeuq mauhva yiengh luenz seiqcingq yiengh longzcim，raez 6~10 hauzmij，saekhau roxnaeuz hoengzmaeq；rongzfaenjva saekaeuj；fuengzlwg miz gaenqdinj，saeuva saekaeuj. Ceh bauhgoj yiengh lumj aen'gyaeq，raez 3.0~3.5 hauzmij，suek youq ndaw iemjva caeuq mauhva lw roengz. 5~8 nyied haiva，6~10 nyied dawzmak.

【 Diegmaj Faenbouh 】Maj youq dieg bingz、henz naz、dieg bo、gwnz bo，hix miz ndaem aeu. Guengjsae gak dieg cungj miz faenbouh，daengx guek gak dieg hix miz faenbouh.

【 Gij Guhyw Ywcuengh 】

Giz guhyw　Ganj、mbaw、ceh.

Singqfeih　Haemz，hanz.

Goeng'yungh　Diuz lohlungz，doeng roenheiq，cing doeghuj，cawz doegfung，doiq mueg. Ceh aeu daeuj yw dahuj，dahoengz，da hwnj mueg，yawj doxgaiq da va，ranzbaenq，hezyazsang；ganj、mbawaeu daeuj yw baenzae，oksiq，mazcinj，funghcimj，baeznong，haenzin.

Danyw　（1）Dahuj：Ceh nyadangjmaj、goyahdaemq gak 15 gwz，caizhuz、goyaguhcauj gak 12 gwz，yiengcimz、vuengzgae gak 10 gwz，gogyaemqfangz 20 gwz，gomunzcauj 3 gwz，cienq raemx gwn.

（2）Hezyazsang：Ceh nyadangjmaj、go'manhbya、gocazdeih、rinvasiz、sae'gyap ndip gak 15 gwz，denhmaz、gaeugvaqngaeu gak 10 gwz，cienq raemx gwn.

（3）Funghcimj：Mbaw nyadangjmaj、govahaeu gak 50 gwz，mbawraeu 100 gwz，cienq raemx swiq baihrog.

青牛胆

【药　材　名】金果榄。

【别　　　名】地胆、地苦胆、九龙胆、金牛胆、金古榄、金钱吊葫芦、山慈菇。

【来　　　源】防己科植物青牛胆 *Tinospora sagittata*（Oliv.）Gagnep.。

【形态特征】多年生常绿缠绕藤本，长 1 m 以上。块根连珠状，有 5~9 个球形结节，外皮黄褐色，内浅黄色，粉质。茎有条纹，常被柔毛。叶纸质至薄革质，披针状箭形或长圆状披针形，长 5~15 cm，宽 2.4~5.0 cm，先端渐尖，基部戟形或箭形，幼时两面均有疏短柔毛，老时脱落；叶柄长 2.5~5.0 cm 或稍长，有条纹。总状花序或圆锥花序腋生，长 2~15 cm 或更长，总梗、分枝和花梗均为丝状；雄花萼片、花瓣和雄蕊均 6 枚，萼片卵形或披针形，花瓣常有爪，瓣片近圆形或阔倒卵形，长 1.0~1.5 mm，基部边缘常反折；雄蕊与花瓣近等长或稍长。雌花萼片与雄花相似；花瓣楔形；退化雄蕊 6 枚；心皮 3 枚。核果近球形，红色。花期 4 月，果期秋季。

【生境分布】生于山地疏林、灌木丛石缝间。广西主要分布于崇左、大新、天等、那坡、南丹、三江、环江、融水、罗城、龙胜、资源、灵川、阳朔、金秀、靖西、上林等地，湖北、陕西、四川、西藏、贵州、湖南、江西、福建、广东、海南等省区也有分布。

【壮医药用】

药用部位　根。

性味　苦，寒。

功用　调气道，通火路，清热毒。用于货烟妈（咽痛），口腔炎，扁桃体炎，胴尹（胃痛），埃病（咳嗽），航靠谋（痄腮），呗嘻（乳痈），呗（无名肿毒），呗脓（痈肿），呗叮（疔），额哈（毒蛇咬伤）。

附方　（1）航靠谋（痄腮）：金果榄适量，磨醋外搽。

（2）货烟妈（咽痛）：①金果榄 10 g，水煎服。②金果榄 6 g，大青叶、千里光各 15 g，水煎服。

（3）胴尹（胃痛）：金果榄 3 g，三叉苦、九里香各 15 g，水煎服。

（4）呗（无名肿毒），呗脓（痈肿）：金果榄适量，磨醋取汁外涂患处。

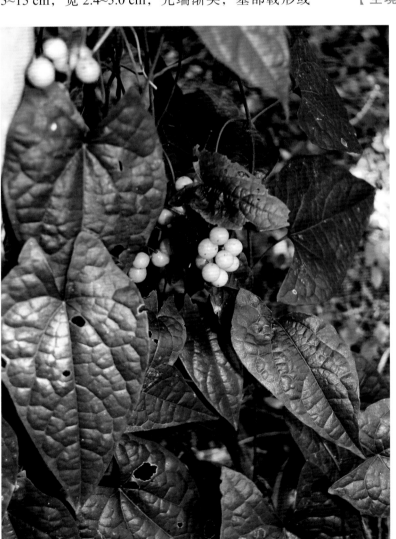

Gimjlamz

【Cohyw】Gimjlamz.

【Coh'wnq】Didanj、digujdanj、giujlungzdanj、gimniuzdanj、gimgujlanj、gimcienz diuq huzluz、Sawzgubya.

【Goekgaen】Dwg gimjlamz dwg doenghgo fangzgijgoh.

【Yienghceij Daegdiemj】Cungj gaeu duenghgeuj sikseiq heu maj lai bi de，raez 1 mij doxhwnj. Ndaekrag lumj caw doxriengh，miz 5~9 aen giethoh lumj giuz，naeng rog henjgeq，ndaw henjdamh，mba. Ganj miz diuzvaenx，dingzlai miz bwn'unq. Mbaw mbang youh oiq daengz mbang gyanaeng，byai ciemh soem lumj naq roxnaeuz luenz raez byai ciemh soem，raez 5~15 lizmij，gvangq 2.4~5.0 lizmij，byai ciemhsoem，laj goek lumj ciz roxnaeuz lumj naq，mwh oiq song mienh cungj miz bwn'unq dinj mbang，geq le doek loenq；gaenz mbaw raez 2.5~5.0 lizmij roxnaeuz loq raez，miz diuzvaenx. Foengqva baenz gyaeuz roxnaeuz luenzsoem maj lajeiq，raez 2~15 lizmij roxnaeuz engq raez，ganjhung、faennye caeuq ganjva cungj baenz sei；limqbyak vaboux、limqva caeuq sim vaboux cungj dwg 6 naed，gij limqbyak de lumj gyaeq roxnaeuz byai ciemh soem，limqva ciengz miz nyauj，gij limq de gaenh luenz roxnaeuz gvangq lumj gyaeq dauqdingq，raez 1.0~1.5 hauzmij，henzbien laj goek de ciengz baebdauq；simva boux caeuq limqva gaenh raez doxdoengz roxnaeuz lai raez. Limq vameh caeuq vaboux doxlumj；limqva sot；simva boux doiqvaq 6 naed；naengsim 3 naed. Makceh gaenh luenzgiuz，hoengz. 4 nyied haiva，seizcou dawzmak.

【Diegmaj Faenbouh】Hwnj youq faex mbang dieg bya、ndaw cazcah gehrin. Guengjsae dingzlai hwnj laeng Cungzcoj、Dasinh、Denhdwngj、Nazboh、Nanzdanh、Sanhgyangh、Vanzgyangh、Yungzsuij、Lozcwngz、Lungzswng、Swhyenz、Lingzconh、Yangzsoz、Ginhsiu、Cingsih、Sanglinz daengj dieg neix，guek raeuz Huzbwz、Sanjsih、Swconh、Sihcang、Gveicouh、Huznanz、Gyanghsih、Fuzgen、Guengjdoeng、Haijnanz daengj sengj gih neix caemh miz.

【Gij Guhyw Ywcuengh】

Giz guhyw　Rag.

Singqfeih　Haemz，hanz.

Goeng'yungh　Diuz roenheiq，doeng lohhuj，siu ndatdoeg. Yungh youq conghhoz in，conghbak fatyiemz，benjdauzdij fatyiemz，dungx in，baenzae，hangzgauqmou，baezcij，baezfouz，baeznong，baeznding，ngwz haeb.

Danyw　（1）Hangzgauqmou：Gimjlamz aenqliengh，muz meiq cat.

（2）Conghhoz in：① Gimjlamz 10 gwz，cienq raemx gwn. ② Gimjlamz 6 gwz，godaihcing、govahenj gak 15 gwz，cienq raemx gwn.

（3）Dungx in：Gimjlamz 3 gwz，gosamvengq、go'ndukmax gak 15 gwz，cienq raemx gwn.

（4）Baezfouz，baeznong：Gimjlamz aenqliengh，caeuq meiq muz yungz cat dieg baez.

149

八画

青藤仔

【药 材 名】青藤子。

【别　　名】鲫鱼胆、牛腿虱、千里藤。

【来　　源】木犀科植物青藤仔 *Jasminum nervosum* Lour.。

【形态特征】常绿攀缘灌木，高可达 5 m。植株无毛或小枝、叶柄、叶片下面和花序均疏被短柔毛。小枝圆柱形。单叶对生；叶片纸质，卵形或卵状披针形，长 1~11 cm，宽 0.5~4.5 cm，先端渐尖，基部钝或圆，基出脉 3~5 条；叶柄长 2~12 mm，有节。花 1~5 朵顶生或腋生；花序梗长 2~12 mm；花梗长 2~10 mm；花萼裂片线形，7 枚或 8 枚；花冠白色，高脚碟状，花冠筒长 1.3~2.6 cm，花冠裂片 8~10 枚，披针形，长 0.8~2.5 cm。浆果球形或长圆柱形，长 0.7~2.0 cm，直径 0.5~1.3 cm，熟时由红色变为黑色。花期 3~7 月，果期 4~10 月。

【生境分布】生于丘陵及山坡疏林或灌木丛中。广西主要分布于南宁、钦州、博白、百色、河池等地，广东、海南、台湾、贵州、云南、西藏等省区也有分布。

【壮医药用】

药用部位　根、茎、叶、花或全株。

性味　微苦，凉。

功用　清热毒，除湿毒，拔脓生肌。用于屙意咪（痢疾），笃瘴（疟疾），腊胴尹（腹痛），兵花留（梅毒），呗脓（痈肿），劳伤腰痛，林得叮相（跌打损伤）。

附方　（1）梅毒缓解期：青藤子叶、土茯苓、黄花倒水莲各 30 g，太子参、黄芪各 10 g，山楂 15 g，水煎服。

（2）呗脓（痈肿）：鲜青藤子花 30 g，捣烂敷患处。

（3）笃瘴（疟疾）：青藤子根、十大功劳、救必应各 15 g，麦冬、五味子、算盘子根 10 g，水煎服。

（4）腊胴尹（腹痛）：青藤子全株 15 g，水煎服。

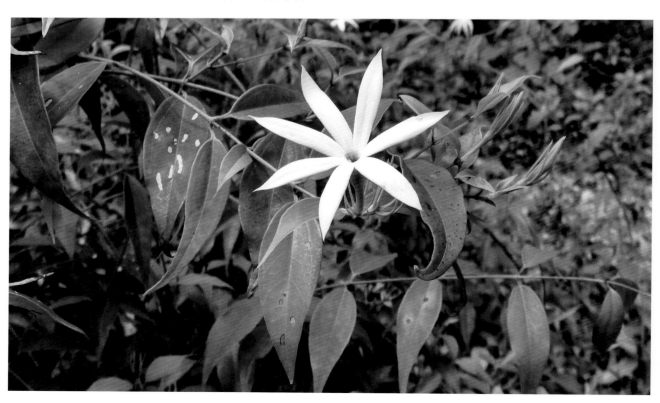

Gaeulwgheu

【 Cohyw 】 Gaeulwgheu.

【 Coh'wnq 】 Gombeibyacaek、goraeugavaiz、gocenhlijdwngz.

【 Goekgaen 】 Dwg gogaeulwgheu doenghgo muzsihgoh.

【 Yienghceij Daegdiemj 】 Dwg go faexcaz raih heu baenz bi heu rox bin faex，ndaej sang daengz 5 mij. Baenz go mbouj miz bwn roxnaeuz nyesaeq、gaenzmbaw、laj mbaw caeuq vahsi cungj miz bwn'unq dinj. Nyesaeq yiengh saeuluenz. Mbaw dog maj doxdoiq；mbaw mbang youh oiq，yiengh lumj aen'gyaeq roxnaeuz lumj aen'gyaeq yiengh longzcim，raez 1~11 lizmij，gvangq 0.5~4.5 lizmij，byaimbaw menhmenh bienq soem，goek mwt roxnaeuz luenz，goekmbaw miz 3~5 diuz meg maj ok；gaenzmbaw raez 2~12 hauzmij，miz hoh. Va 1~5 duj maj gwnzdingj roxnaeuz maj goekmbaw；gaenz vahsi raez 2~12 hauzmij；gaenqva raez 2~10 hauzmij；mbawveuq iemjva lumj diuz sienq，7 mbaw roxnaeuz 8 mbaw；mauhva saekhau，yiengh lumj aendeb ga sang，doengz mauhva raez 1.3~2.6 lizmij，limqveuq mauhva 8~10 limq，yiengh longzcim，raez 0.8~2.5 lizmij. Iengmak lumj aen'giuz roxnaeuz yiengh saeuluenz raez，raez 0.7~2.0 lizmij，cizging 0.5~1.3 lizmij，cug le youz hoengz bienq ndaem. 3~7 nyied haiva，4~10 nyied dawzmak.

【 Diegmaj Faenbouh 】 Maj youq gwnz ndoi caeuq ndoeng cax roxnaeuz ndaw faexcaz gwnz bo. Guengjsae cujyau faenbouh youq Nanzningz、Ginhcouh、Bozbwz、Bwzswz、Hozciz daengj dieg，guek raeuz Guengjdoeng、Haijnanz、Daizvanh、Gveicouh、Yinznanz、Sihcang daengj sengj gih hix miz faenbouh.

【 Gij Guhyw Ywcuengh 】

Giz guhyw　Rag、ganj、mbaw、va roxnaeuz daengx go.

Singqfeih　Loq haemz，liengz.

Goeng'yungh　Cing doeghuj，cawz doegcumx，cawz nong maj noh. Yungh daeuj yw okhaexmug，fatnit，laj dungx in，binghvahliuj，baeznong，niuj sieng hwetin，laemx doek deng sieng.

Danyw　（1）Binghvahliuj seiz gemj mbaeu：Mbaw gaeulwgheu、gaeulanghauh、swnjgyaeujhen gak 30 gwz，caemdaiswjswnh、vangzgiz gak 10 gwz，maksanhcah 15 gwz，cienq raemx gwn.

（2）Baeznong：Va gaeulwgheu ndip 30 gwz，dub yungz oep giz bingh.

（3）Fatnit：Rag gaeulwgheu、faexgoenglauz、maexndeihmeij gak 15 gwz，gyazcij、gaeucuenqiq、rag aenmoedlwngj 10 gwz，cienq raemx gwn.

（4）Laj dungx in：Daengx go gaeulwgheu 15 gwz，cienq raemx gwn.

玫瑰

【药 材 名】玫瑰花。

【别　　　名】刺玫花。

【来　　　源】蔷薇科植物玫瑰 *Rosa rugosa* Thunb.。

【形态特征】直立灌木，高可达 2 m。茎粗壮，丛生；小枝、叶片下面、叶柄和叶轴及花梗均密被茸毛和腺毛，小枝有针刺和皮刺。单数羽状复叶互生，小叶 5~9 枚；小叶片卵状椭圆形，长 1.5~5.0 cm，宽 1.0~2.5 cm，边缘有锯齿；托叶大部贴生于叶柄，离生部分卵形，边缘有带腺锯齿，下面被绒毛。花单生于叶腋或数朵簇生；花梗长 5.0~22.5 mm，密被茸毛和腺毛；萼片 5 枚，卵状披针形；花瓣重瓣至半重瓣，倒卵形，先端凹缺，味芳香，紫红色至白色；雄蕊和雌蕊均多数。蔷薇果扁球形，直径 2.0~2.5 cm，红色，萼片宿存。花期 5~6 月，果期 8~9 月。

【生境分布】栽培。广西部分地区有栽培，其他省区也有栽培。

【壮医药用】

药用部位　花。

性味　甜、微苦，温。

功用　通龙路、火路，调气机，化瘀毒。用于胴尹（胃痛），发旺（痹病），鹿勒（呕血），约经乱（月经不调），隆白呆（带下），屙意咪（痢疾），卟很裆（不孕症），呗嘻（乳痈），产后抑郁症。

附方　（1）约经乱（月经不调）：①玫瑰花、月月红、鸡冠花各 15 g，益母草、红糖各 30 g，水煎服。②玫瑰花、月季花、马鞭草各 15 g，益母草、鸡血藤各 20 g，当归藤 30 g，水煎服。

（2）卟很裆（不孕症）：玫瑰花、郁金花、合欢花、红花、木棉花、玉兰花、菖蒲花各 6 g，水煎代茶饮。

（3）胴尹（胃痛）：玫瑰花、白芍、川楝子各 9 g，香附 12 g，水煎服。

（4）产后抑郁症：玫瑰花、香茅、藤当归各 15 g，丹皮、桂枝各 10 g，水煎，药液调牛奶 50 mL 泡澡。

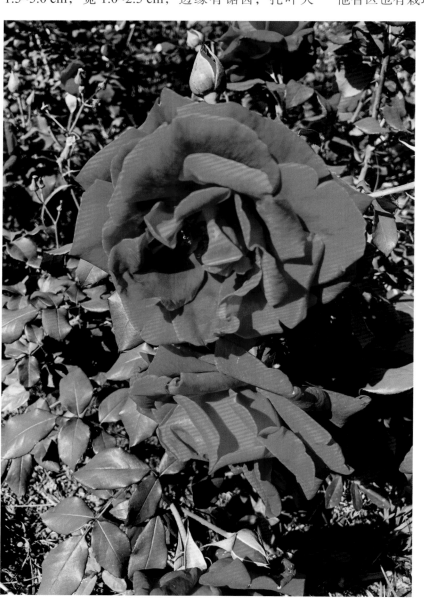

Vameizgveiq

【 Cohyw 】 Vameizgveiq.

【 Coh'wnq 】 Vameizoen.

【 Goekgaen 】 Dwg vameizgveiq doenghgo ciengzveizgoh.

【 Yienghceij Daegdiemj 】 Faexcaz daengjsoh, sang ndaej daengz 2 mij. Ganj conoengq, comzmaj ; nye'iq、limqmbaw baihlaj、gaenzmbaw caeuq sugmbaw cungj hwnj rim bwnyungz caeuq bwnsienq, nye'iq miz oensoem caeuq oennaeng. Mbaw doxdaeb lumj bwn dansoq maj doxcah, mbaw'iq 5~9 mbaw ; mbaw'iq lumj gyaeq yiengh mwnzgyaeq, raez 1.5~5.0 lizmij, gvangq 1.0~2.5 lizmij, henzbien miz heujgawq ; mbawdak dingzlai nemmaj gaenzmbaw, liz maj bouhfaenh yienghgyaeq, henzbien miz heujgawq daiq sienq, baihlaj hwnj bwnyungz. Va danmaj youq eiqmbaw roxnaeuz geijduj comzmaj ; ganjva raez 5.0~22.5 hauzmij, hwnjrim bwnyungz caeuq bwnsienq ; mbawiemj 5 diuz, lumj gyaeq menh soem ; limqva cungz limq daengz buenq cungz limq, yienghgyaeq dingjbyonj, byai mbup vauq, rangfwt, saek hoengzaeuj daengz saekhau ; simva boux caeuq sim vameh cungj dingzlai. Mak ciengzveih luenzbenj, cizging 2.0~2.5 lizmij, saekhoengz, iemjmbaw louz daengz bi daihngeih. 5~6 nyied haiva, 8~9 nyied dawzmak.

【 Diegmaj Faenbouh 】 Vunz ndaem. Guengjsae miz mbangj digih miz vunz ndaem, guek raeuz gizdah sengj gih caemh miz vunz ndaem.

【 Gij Guhyw Ywcuengh 】

Giz guhyw Va.

Singqfeih Van、loq haemz, raeuj.

Goeng'yungh Doeng lohlungz、lohhuj, diuz hietheiq, vaq doegcwk. Yungh youq dungx in, fatvangh, rueglwed, dawzsaeg luenh, roengzbwzdai, okhaexmug, mboujhwnjndang, baezcij, binghsenggvaq simnyap.

Danyw （1）Dawzsaeg luenh： ① Vameizgveiq、yezyezhoengz、valinzgaeq gak 15 gwz, ngaihmwnj、dangznding gak 30 gwz, cienq raemx gwn. ② Vameizgveiq、vayezgi、gobienmax gak 15 gwz, ngaihmwnj、gaeulwedgaeq gak 20 gwz, gaeudanghgveih 30 gwz, cienq raemx gwn.

（2）Mboujhwnjndang：Vameizgveiq、vayiginh、vagogangz、vahoengz、vaminz、vayilanz、vayiengfuz, cienq raemx dang caz ndoet.

（3）Dungx in：Vameizgveiq、bwzcauz、makrenh gak 9 gwz, cidmou 12 gwz, cienq raemx gwn.

（4）Senggvaq simnyap：Vameizgveiq、cidmou、gaeudanghgveih gak 15 gwz, danhbiz、gveicih gak 10 gwz, cienq raemx, raemxyw gyaux cijvaiz 50 hauzswngh dumhcimq swiqndang.

153

八
画

玫瑰茄

【药 材 名】玫瑰茄。

【别　　名】山茄、洛神葵。

【来　　源】锦葵科植物玫瑰茄 *Hibiscus sabdariffa* L.。

【形态特征】一年生直立草本，高可达 2 m，茎淡紫色。叶异型，下部的叶卵形，不分裂，上部的叶掌状 3 深裂，裂片披针形，长 2~8 cm，宽 0.5~1.5 cm，具锯齿，先端钝或渐尖，主脉 3~5 条，背面中脉基部具 1 枚腺体；叶柄长 2~8 cm，疏被长柔毛。花单生于叶腋，近无梗；小苞片 8~12 枚，红色，肉质，披针形，长 0.5~1.0 cm，疏被长硬毛，近顶端具刺状附属物，基部与萼合生；花萼杯状，淡紫色，直径约 1 cm，疏被刺和粗毛，裂片 5 枚；花黄色，内面基部深红色，直径 6~7 cm。蒴果卵球形，直径约 1.5 cm，密被粗毛，果瓣 5 枚。花期夏秋季。

【生境分布】栽培。广西主要栽培于南宁、百色等地，台湾、福建、广东、云南等省区也有栽培。

【壮医药用】

药用部位　花萼。

性味　酸，凉。

功用　调龙路、气道，清热毒，解烦渴。用于血压嗓（高血压），高脂血，埃病（咳嗽），中暑，酒醉。

附方　（1）血压嗓（高血压）：玫瑰茄 15 g，山芝麻根 30 g，水煎当茶饮。

（2）高脂血：玫瑰茄 20 g，水煎当茶饮。

（3）埃病（咳嗽）：玫瑰茄、乌肺叶各 30 g，水煎服。

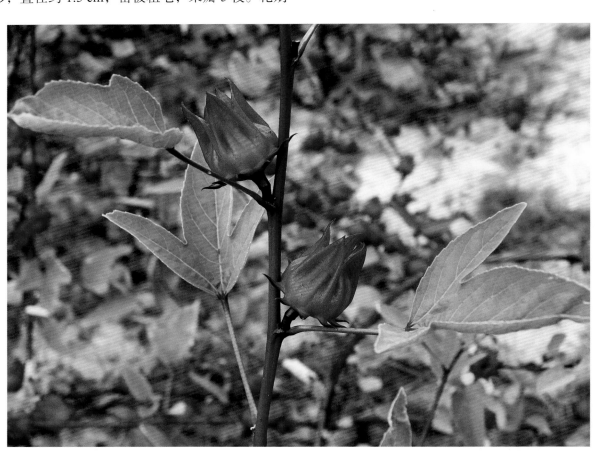

Lwggazbyaj

【 Cohyw 】 Lwggazbyaj.

【 Coh'wnq 】 Gazbya、lozsinzgveiz.

【 Goekgaen 】 Dwg lwggazbyaj doenghgo ginjgveizgoh.

【 Yienghceij Daegdiemj 】 Go'nywj daengjsoh hwnj bi ndeu，sang ndaej daengz 2 mij，ganj saekaeuj oiq. Gij mbaw yiengh mboujdoengz，mbaw baihlaj yiengh lumj gyaeq，mbouj faenhai，mbaw baihgwnz yiengh lumj bajfwngz miz 3 dip dek laeg，dip dek yiengh lumj longzcim，raez 2~8 lizmij，gvangq 0.5~1.5 lizmij，miz yazgawq，giz byai bumx roxnaeuz cugciemh soem，nyinz meh 3~5 diuz，baihlaeng ndoknyinz gyang giz goek miz diemjdoed ndeu；gaenzmbaw raez 2~8 lizmij，miz bwnyungz raez caxcang. Va dan hai youq geh nye mbaw，ca mbouj geij mbouj miz gaenq；dipbau iq 8~12 dip，saekhoengz，miz noh，yiengh lumj longzcim，raez 0.5~1.0 lizmij，miz bwn geng raez caxcang，giz gaenh dingj miz gaiq lumj oen，giz goek caeuq dakva hab did；dakva yiengh lumj aenboi，saek aeujoiq，cizging daihgaiq lizmij ndeu，miz bwn co caeuq oen caxcang，dipdek 5 dip；va saekhenj，mienh baihndaw giz goek saekhoengz laeg，cizging 6~7 lizmij. Aenmak yiengh lumj giuz gyaeq，cizging daihgaiq 1.5 lizmij，miz bwn co maed，dip mak 5 dip. Seizhah、seizcou haiva.

【 Diegmaj Faenbouh 】 Ndaem. Guengjsae cujyau ndaem youq Nanzningz、Bwzswz daengj dieg，guek raeuz Daizvanh、Fuzgen、Guengjdoeng、Yinznanz daengj sengj gih hix ndaem miz.

【 Gij Guhyw Ywcuengh 】

Giz guhyw　　Dakva.

Singqfeih　　Soemj，liengz.

Goeng'yungh　　Diuz lohlungz、roenheiq，siu ndatdoeg，siu simfanz hozhawq. Yungh youq hezyazsang，hezcihsang，baenzae，cungsuj，laeujfiz.

Danyw　（1）Hezyazsang：Lwggazbyaj 15 gwz，rag daehmaxyouz 30 gwz，cienq raemx dang caz gwn.

（2）Hezcihsang：Lwggazbyaj 20 gwz，cienq raemx dang caz gwn.

（3）Baenzae：Lwggazbyaj、mbaw vuhfei gak 30 gwz，cienq raemx gwn.

顶花杜茎山

【药　材　名】顶花杜茎山。

【别　　　名】中越杜茎山。

【来　　　源】紫金牛科植物顶花杜茎山 *Maesa balansae* Mez。

【形态特征】灌木，高可达 3 m。茎分枝多，小枝具皮孔。叶片广椭圆形或椭圆状卵形，长 10~16 cm，宽 6~11 cm，边缘近全缘或具疏细齿或短锐齿，齿尖常具腺点；叶柄长 2~3 cm。圆锥花序腋生和顶生，长 7~20 cm，分枝多；花梗长 1~2 mm；萼片广卵形，有脉状腺条纹 3 条或 4 条；花冠白色，钟形，长约 2 mm，具脉状腺条纹，裂片广卵形，边缘啮蚀状；雄蕊内藏；雌蕊较雄蕊短，柱头微 4 裂。果球形，直径约 5 mm，具纵行肋纹，宿萼包围果顶端，常冠以宿存花柱。花期 1~2 月，果期 8~11 月。

【生境分布】生于坡地、海边空旷的灌木丛中，或林缘、疏林下及溪边。广西主要分布于巴马、宁明、龙州、大新等地，海南省也有分布。

【壮医药用】

药用部位　根、叶。

功用　根：止血。用于吐血，约经乱（月经不调）。

叶：利谷道，消食滞。用于勒爷东郎（小儿食滞）。

附方　（1）吐血：顶花杜茎山根 20 g，水煎服。

（2）勒爷东郎（小儿食滞）：顶花杜茎山叶 15 g，瘦猪肉 50 g，水煎，调食盐少许，食肉喝汤。

（3）约经乱（月经不调）：顶花杜茎山根 15 g，飞龙掌血、红穿破石各 30 g，水煎服。

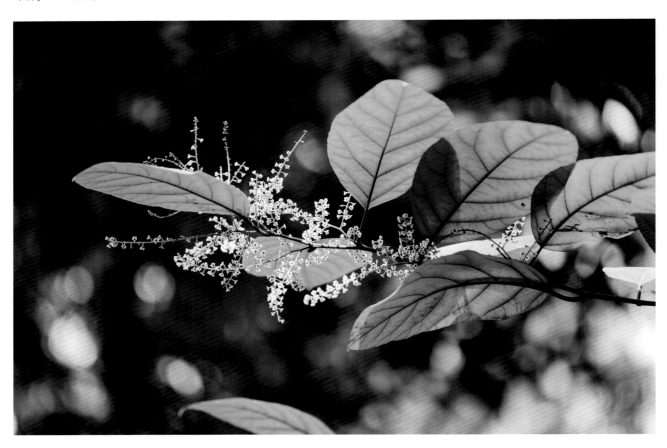

Faexmanhbya

【 Cohyw 】 Faexmanhbya.

【 Coh'wnq 】 Cungh Yez faexmanhbya.

【 Goekgaen 】 Dwg gofaexmanhbya doenghgo swjginhniuzgoh.

【 Yienghceij Daegdiemj 】 Faexcaz，ndaej sang daengz 3 mij. Ganj faen nye lai，nye miz naengcongh. Mbaw yienghbomj gvangq roxnaeuz yienghbomj yiengh luenzgyaeq，raez 10~16 lizmij，gvangq 6~11 lizmij，bienmbaw ca mbouj lai bingzraeuz roxnaeuz miz heujsaeq cax roxnaeuz heujsoem dinj，heujsoem ciengz miz diemjdu；gaenzmbaw raez 2~3 lizmij. Vahsi soemluenz maj goekmbaw roxnaeuz maj gwnzdingj，raez 7~20 lizmij，faen nye lai；gaenqva raez 1~2 hauzmij；mbawiemj yiengh aen'gyaeq gvangq，miz raizdiemj du lumj meg nei 3 diuz roxnaeuz 4 diuz；mauhva saekhau，lumj aencung，raez daihgaiq 2 hauzmij，miz raizdu lumj meg，limqveuq yiengh aen'gyaeq gvangq，bienmbaw yiengh lumj heuj mbouj caezcingj；simva boux yo youq baihndaw；sim vameh lai dinj gvaq simva boux，gyaeujsaeu loq miz 4 veuq. Mak lumj aen'giuz，cizging daihgaiq 5 hauzmij，miz raizndoksej soh，iemj lw humx dingj mak，ciengz daenj miz saeuva lw roengz. Geiz 1~2 nyied haiva，8~11 nyied dawzmak.

【 Diegmaj Faenbouh 】 Maj youq ndaw byoz faexcaz gwnz bo、henz haij dieg gvangqlangh，roxnaeuz henz ndoeng、laj ndoeng cax caeuq henz rij. Guengjsae cujyau faenbouh youq Bahmaj、Ningzmingz、Lungzcouh、Dasinh daengj dieg，guek raeuz Haijnanz Sengj hix miz faenbouh.

【 Gij Guhyw Ywcuengh 】

Giz guhyw　Rag、mbaw.

Goeng'yungh　Rag：Dingz lwed. Yungh daeuj yw rueglwed，dawzsaeg luenh.

Mbaw：Leih roenhaeux，siu dungx raeng. Yungh daeuj yw lwgnyez dungx raeng.

Danyw　（1）Rueglwed：Rag faexmanhbya 20 gwz，cienq raemx gwn.

（2）Lwgnyez dungx raeng：Mbaw faexmanhbya 15 gwz，nohcing 50 gwz，cienq raemx，dwk dingznoix gyu，gwn noh gwn dang.

（3）Dawzsaeg luenh：Rag faexmanhbya 15 gwz，oenceu、gooen ciqhoengz gak 30 gwz，cienq raemx gwn.

157

八画

抱石莲

【药 材 名】抱石莲。

【别　　名】瓜子莲、抱树莲、抱石蕨。

【来　　源】水龙骨科植物抱石莲 *Lepidogram-mitis drymoglossoides*（Baker）Ching。

【形态特征】多年生草本。根状茎细长横走，被棕色披针形鳞片，具须根。叶远生，二型，肉质；不育叶长圆形至卵形似"鳖"，长 1~2 cm，圆头或钝圆头，基部楔形，几乎无柄；能育叶舌状或倒披针形，长 3~6 cm，宽不及 1 cm，几无柄或具短柄，有时与不育叶同形。孢子囊群黄褐色，圆形，沿中脉两侧各排成一行，位于主脉与叶边之间。

【生境分布】附生于阴湿树干或岩石上。广西主要分布于南宁、隆安、三江、桂林、阳朔、全州、上思、桂平、凌云、乐业、隆林、罗城等地，长江流域及福建、广东、贵州、陕西、甘肃等省也有分布。

【壮医药用】

药用部位　全草。

性味　甜、苦，寒。

功用　凉血解毒，止咳，利水，祛瘀。用于小儿高热，石淋，诺嚎尹（牙痛），埃病（咳嗽），吐血，屙意咪（痢疾），呗脓（痈肿），呗奴（瘰疬），林得叮相（跌打损伤），肺癌。

附方　（1）小儿高热：抱石莲、鱼腥草、白茅根各 10 g，野百合 30 g，水煎服。

（2）诺嚎尹（牙痛）：抱石莲 30 g，野菊花、十大功劳各 15 g，两面针、金不换各 10 g，水煎服。

（3）呗奴（瘰疬）：抱石莲、苦参、牛耳枫各 15 g，夏枯草、猫爪草各 10 g，水煎服。

（4）肺癌：抱石莲 20 g，牛儿草 50 g，水煎服。

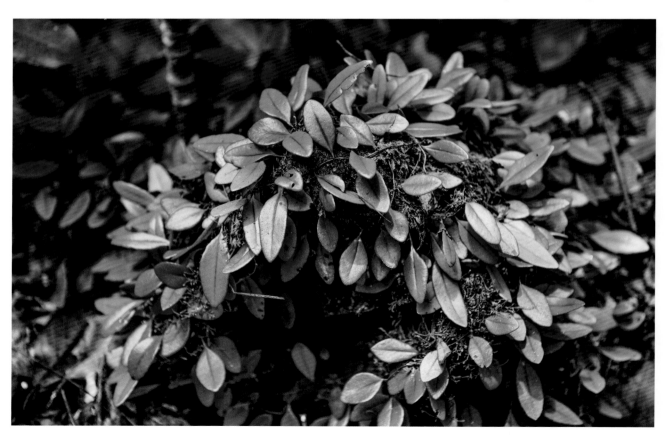

Umhmaeq

【Cohyw】Umhmaeq.

【Coh'wnq】Gvahswjlenz、lenzumjfaex、gutumjrin.

【Goekgaen】Dwg goumhmaeq doenghgo suijlungzguzgoh.

【Yienghceij Daegdiemj】Cungj caujbwnj didmaj ndaej lai bi de. Ganjrag saeq raez cuenq vang，gij limqgyaep byai ciemh soem saekdaep，miz ragmumh. Mbaw did gyae，song cungj，baenz noh；mbaw mbouj ndaej didfat de luenz raez daengz cungj gyaeq lumj duzfw de，raez 1~2 lizmij，gyaeuj luenz roxnaeuz gyaeuj luenzbumj，goek sot，mboujaiq miz gaenq；mbaw ndaej didfat de lumj linx roxnaeuz byai ciemh soem dauqdingq lumj duzbya，raez 3~6 lizmij，gvangq mbouj daengz 1 lizmij；mbouj aiq miz gaenq roxnaeuz miz gaenq dinj，mbangjbaez caeuq mbaw mbouj ndaej didfat de doxdoengz. Rongzdaeh bauswj saek henjgeq，luenz，gaen diuz meg gyang song mbiengj gak baiz guh coij ndeu，couh youq meg daeuz daengz henzbien ndaw de.

【Diegmaj Faenbouh】Bengx hwnj youq mwnq raemh cumx gwnz nye faex roxnaeuz gwnzrin. Guengjsae dingzlai hwnj yaouq Nanzningz、Lungzanh、Sanhgyangh、Gveilinz、Yangzsoz、Cenzcouh、Sangswh、Gveibingz、Lingzyinz、Lozyez、Lungzlinz、Lozcwngz daengj dieg，guek raeuz Cangzgyangh liuzyiz caeuq Fuzgen、Guengjdoeng、Gveicouh、Sanjsih、Ganhsuz daengj sengj gih caemh hwnj miz.

【Gij Guhyw Ywcuengh】

Giz guhyw　Daengx go.

Singqfeih　Van、haemz、hanz.

Goeng'yungh　Liengz lwed gaij doeg，dingz ae，leih loh raemx，cawz cwk. Ndaej yw lwgnyez fatndat，sigraemx，Heujin，baenzae，rueglwed，okhaexmug，baeznong，baeznou，laemx doek deng sieng，feingaiz.

Danyw　（1）Lwgnyez fatndat：Umhmaeq、gofeqbya、raghazbieg gak 30 gwz，gocaemjceij 30 gwz，cienq raemx gwn.

（2）Heujin：Umhmaeq 30 gwz，vagutndoeng、cibdaih goenglauz gak 15 gwz，gocaengloj、gimmboujvuenh gak 10 gwz，cienq raemx gwn.

（3）Baeznou：Umhmaeq、caemhgumh、raeurwzvaiz gak 15 gwz，yaguhcauj、nya'nyaujmeuz gak 10 gwz，cienq raemx gwn.

（4）Feingaiz：Umhmaeq 20 gwz，niuzwzcauj 50 gwz，cienq raemx gwn.

抱茎菝葜

【药 材 名】抱茎菝葜。

【别　　名】九牛力、川太、大金刚、土萆薢。

【来　　源】菝葜科植物抱茎菝葜 *Smilax ocreata* A. DC.。

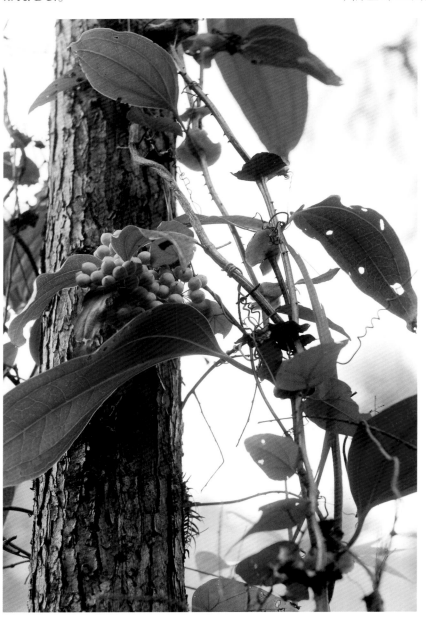

【形态特征】攀缘灌木，可长达 7 m。茎疏生刺。叶革质，卵形或椭圆形，长 9~20 cm，宽 4.5~15.0 cm，先端短渐尖，基部宽楔形至浅心形；叶柄基部两侧具耳状的鞘，鞘为穿茎状抱茎（或枝），具卷须。圆锥花序具 2~7 个伞形花序，伞形花序单个着生，具 10~30 朵花；总花梗基部有苞片 1 片；花序托膨大，近球形；花黄绿色，稍带淡红色；雄花外花被片条形；内花被片丝状；雄蕊高出花被片，下部的花丝约 1/4 合生成柱；雌花与雄花近等大，外花被片比内花被片宽 3~4 倍，无退化雄蕊。浆果直径约 8 mm，熟时暗红色，具粉霜。花期 3~6 月，果期 7~10 月。

【生境分布】生于林中或灌木丛下。广西主要分布于都安、东兰、百色、龙州、那坡、防城港、灵山、南宁、乐业等地，广东、云南、海南、台湾等省区也有分布。

【壮医药用】

药用部位　全株。

性味　甘、淡、平。

功用　调龙路、火路，祛风毒，除湿毒。用于林得叮相（跌打损伤），发旺（痹病），呗脓（痈肿）。

附方　（1）林得叮相（跌打损伤）：抱茎菝葜、九节茶各 15 g，大罗伞 10 g，水煎服。

（2）呗脓（痈肿）：抱茎菝葜、仙人掌各 15 g，水煎服。

Gaeuginhgangh

【 Cohyw 】Gaeuginhgangh.

【 Coh'wnq 】Giujniuzliz、conhdai、daginhgangh、dujbise.

【 Goekgaen 】Dwg gaeuginhgangh doenghgo bazgyahgoh.

【 Yienghceij Daegdiemj 】Faexcaz duenghbanq，ndaej sang daengz 7 mij. Maj oen mbang. Mbaw lumj naeng，yiengh gyaeq roxnaeuz yiengh luenzmban，raez 9~20 lizmij，gvangq 4.5~15.0 lzimij，byai dinj ciemh soem，goek gvangq lumj ciem daengz yiengh sim dinj；song henz goek gaenzmbaw miz byuk lumj rwz，byuk lumj ndonj ganj got ganj（roxnaeuz nye）miz seigut gyaeujva luenzsoem miz 2~7 aen gyaeujva yiengh liengj，gyaeujva yiengh liengj aen dog gag maj，miz 10~30 duj va；cungj gaenqva gizgoek miz mbawlup ndeu；dak gyaeujva bongqhung，loq lumj giuz；va saek henjheu，loq daiq mizdi hoengzoiq；vaboux gij iemjva mauhva baihrog baenzdiuz baenzlimq；iemjva mauhva baihndaw baenzsei；simva boux sang gvaq iemjva mauhva，seiva baihlaj daih'iek 1/4 doxbe maj baenz saeu；vaboux caeuq vameh cengdi hung doxdoengz，iemjva mauhva baihrog gvangq gvaq iemjva mauhva baihndaw 3~4 boix，mbouj miz simva boux doiqvaq. Makgiengh cizging aiqmiz 8 hauzmij，mwh cingzsug saek hoengzlaep，miz mwifaenj. 3~6 nyied haiva，7~10 nyied dawzmak.

【 Diegmaj Faenbouh 】Maj youq ndaw ndoeng roxnaeuz lajcazcah. Gvangjih dingzlai maj youq Duh'anh、Dunghlanz、Bwzswz、Lungzcouh、Nazboh、Fangzcwngzgangj、Lingzsanh、Nanzningz、Lozyez daengj dieg，guek raeuz Guengjdoeng、Yinznanz、Haijnanz、Daizvanh daengj sengj gih caemh maj miz.

【 Gij Guhyw Ywcuengh 】

Giz guhyw　Daengx go.

Singqfeih　Gam、damh、bingz.

Goeng'yungh　Diuz lohlungz、lohhuj，cawz rumzdoeg，cawz caepdoeg. Yunghhyouq laemx doek deng sieng，fatvangh，baeznong.

Danyw　（1）Laemx doek deng sieng：Gaeuginhgangh、giujcezcaz gak 15 gwz，goyahsang 10 gwz，cienq raemx gwn.

（2）Baeznong：Gaeuginhgangh、golinxvaiz gak 15 gwz，cienq raemx gwn.

披散木贼

【药材名】问荆。

【别　名】散生问荆、小笔筒草、蜜枝木贼、小木贼。

【来　源】木贼科植物披散木贼 *Equisetum diffusum* D. Don。

【形态特征】中小型植物，高可达 70 cm。根茎黑棕色。枝节间长 1.5~6.0 cm，绿色，但下部 1~3 节节间黑棕色，分枝多。主枝有脊 4~10 条，脊的两侧隆起成棱，每棱各有一行小瘤伸达鞘齿，鞘筒狭长；鞘齿 5~10 枚，披针形，黑棕色，有一深纵沟贯穿整个鞘背。侧枝纤细，较硬，圆柱状，有脊 4~8 条，脊的两侧有棱及小瘤；鞘齿 4~6 枚，三角形。孢子囊穗圆柱状，长 1~9 cm，直径 4~8 mm；熟时柄伸长，柄长 1~3 cm。

【生境分布】生于坡林下阴湿处、河岸湿地、溪边、杂草地。广西主要分布于龙胜、百色、靖西、那坡、凌云、乐业、隆林、天峨、凤山等地，甘肃、上海、江苏、湖南、四川、重庆、贵州、云南、西藏等省区也有分布。

【壮医药用】

药用部位　全草。

性味　苦、甜，平。

功用　利尿通淋，舒筋活络。用于尿路结石，幽堆（前列腺炎），脑血栓，发旺（痹病），林得叮相（跌打损伤）。

附方　（1）尿路结石：问荆、赤芍各 30 g，桃仁 10 g，石韦 15 g，水煎，药液调琥珀粉 2 g 冲服。

（2）幽堆（前列腺炎）：问荆、野菠萝各 50 g，水煎服。

（3）脑血栓：问荆 40 g，水煎服。

（4）发旺（痹病）：问荆、路路通、红花寄生、仙鹤草、姜黄各 15 g，水煎服。

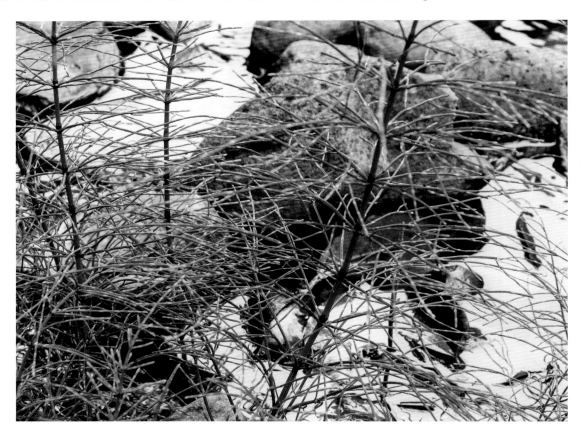

Daebdoengziq

【 Cohyw 】Daebdoengziq.

【 Coh'wnq 】Daebdoengziq sanqmaj、go'daebdoengziq、gomizcihmuzcwz、go'daebdoengzsaeq.

【 Goekgaen 】Dwg go'daebdoengziq doenghgo muzcwzgoh.

【 Yienghceij Daegdiemj 】Dwg doenghgo rauh iq，ndaej sang daengz 70 lizmij. Ganjrag saek henjndaem. Ndaw nye hoh raez 1.5~6.0 lizmij，saekheu，hoeng baihlaj ndaw 1~3 hoh dwg saek henjndaem，faen nye lai. Ganjhung miz nyesaeq 4~10 diuz，song henz nyesaeq miz limq doed ok，moix limq gak miz hangz duqiq ndeu iet daengz caengz naengganj，doengz heujnye geb raez；heujnye 5~10 diuz，yiengh longzcim，saek henjndaem，miz diuz cauzsoh laeg ndeu doenggvaq laeng heujnye. Nyevang saeqset，haemq geng，yiengh saeuluenz，miz nyeiq 4~8 diuz，song henz nyeiq miz limq caeuq duqiq；heujnye 4~6 diuz，yiengh samgak. Rieng daehlwgsaq yiengh saeuluenz，raez 1~9 lizmij，cizging 4~8 hauzmij；cug le gaenz ietraez，gaenz raez 1~3 lizmij.

【 Diegmaj Faenbouh 】Maj youq diegcumx laj ndeong、diegcumx henzdah、henz rij、diegnywj. Guengjsae cujyau faenbouh youq Lungzswng、Bwzswz、Cingsih、Nazboh、Lingzyinz、Lozyez、Lungzlinz、Denhngoz、Fungsanh daengj dieg，guek raeuz Ganhsuz、Sanghaij、Gyanghsuh、Huznanz、Swconh、Cungzging、Gveicouh、Yinznanz、Sihcang daengj sengj gih hix miz faenbouh.

【 Gij Guhyw Ywcuengh 】

Giz guhyw　Daengx go.

Singqfeih　Haemz、van、bingz.

Goeng'yungh　Cawz rin leih nyouh，soeng nyinz doeng meg. Yungh daeuj yw lohnyouh gietrin，nyouhdeih，uk lwed saek，fatvangh，laemx doek deng sieng.

Danyw　（1）Lohnyouh gietrin：Godaebdoengz、gocizsoz gak 30 gwz，ngveihmakdauz 10 gwz，fouxdinh 15 gwz，cienq raemx，raemxyw caeuq mba hujboz 2 gwz cunggwn.

（2）Nyouhdeih：Godaebdoengz、gyajbohloz gak 50 gwz，cienq raemx gwn.

（3）Uk lwed saek：Godaebdoengz 40 gwz，cienq raemx gwn.

（4）Fatvangh：Godaebdoengz、makraeu、gosiengz gutvahoengz、nyacaijmaj、hinghenj gak 15 gwz，cienq raemx gwn.

茉莉花

【药 材 名】茉莉花。

【别　　名】岩花。

【来　　源】木犀科植物茉莉花 *Jasminum sambac*（L.）Ait.。

【形态特征】常绿或落叶灌木。小枝圆柱形，有时中空，疏被柔毛。单叶对生，叶片圆形、卵状椭圆形或倒卵形，长 5~8 cm，宽 3.5~5.5 cm，先端钝、钝尖或圆，基部近圆形，下面脉腋间常具簇毛；叶柄长 2~6 mm，被毛。花单生或数朵成聚伞花序顶生或侧生，花直径约 2 cm，极芳香；花序梗被短柔毛，苞片微小，锥形；萼齿 8~10 枚，裂片线形；花冠白色，裂片长圆形至近圆形，宽 5~9 mm，4~9 片或重瓣；雄蕊 2 枚；子房上位，2 室。浆果球形，紫黑色。花期 5~8 月，果期 7~9 月。

【生境分布】栽培。广西各地均有栽培，江苏、浙江、福建、台湾、广东、四川、云南等省区也有栽培。

【壮医药用】

药用部位　根、花。

性味　根：苦，热；有小毒。花：辣、甘，温。

功用　根：调龙路、火路，解寒毒，消肿痛。用于巧尹（头痛），诺嚎尹（牙痛），癌痛，年闹诺（失眠），林得叮相（跌打损伤）。

花：调火路，利谷道，清热毒。用于屙意咪（痢疾），肝气郁滞、胸胁胀闷不适，火眼（急性结膜炎），呗脓（痈肿），呗叮（疔），屙泻（泄泻）。

附方　（1）肝气郁滞、胸胁胀闷不适：茉莉花、柴胡、佛手片、当归、香附子各 10 g，郁金、枳壳、白芍 12 g，研末泡开水当茶饮。

（2）屙泻（泄泻）：茉莉花、黄皮果根、土常山、狗尾草各 10 g，秽草 15 g，柚树根 12 g，水煎服。

（3）癌痛：茉莉花根适量，研末，取粉末 1 g 以温开水吞服。

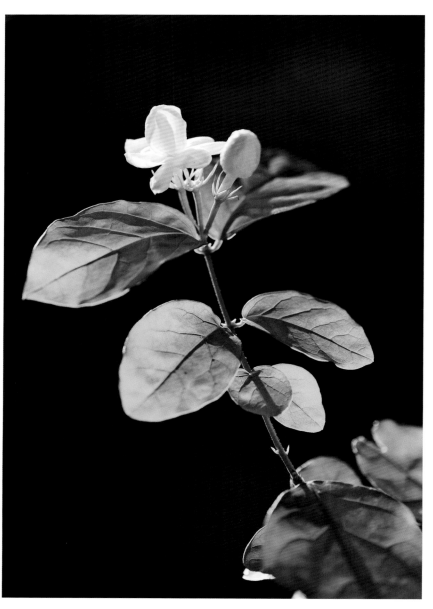

Gomaedleih

【 Cohyw 】 Gomaedleih.

【 Coh'wnq 】 Yenzvah.

【 Goekgaen 】 gomaedleih doenghgo muzsihgoh.

【 Yienghceij Daegdiemj 】 Go faexcaz loenq mbaw roxnaeuq sikseiq heu. Nyelwg saeumwnz， miz mbangj ndaw gyoeng， miz bwn'unq mbang. Mbaw dog majdoiq， mbaw luenz、 luenzgyaeq roxnaeuz luenzgyaeq dauqbyonj， raez 5~8 lizmij， gvangq 3.5~5.5 lizmij， byai bumj、 soembumj roxnaeuz luenz， goek gaenh luenz， baihlaj gyang meg'eiq dingzlai miz bwncumh ； gaenqmbaw raez 2~6 hauzmij， mij bwn. Va gag maj roxnaeuz geij duj comzbaenz gyaeujva comzliengj majbyai roxnaeuz majhenz， va hunggvangq 2 lizmij， rang dangqmaz ； gaenq gyaeujva miz bwn'unq dinj， byakva loq iq， soemcuenq ； heujiemj 8~10 mbaw， mbawseg baenz diuz ； mauhva hau， mbawseg raezluenz daengz gaenh luenz， gvangq 5~9 hauzmij， 4~9 mbaw roxnaeuz mbaw doxdaeb ； simva boux 2 diuz ； rugceh youq gwnz， 2 rug. Makraemx luenzgiuz， aeujndaem. 5~8 nyied haiva， 7~9 nyied dawzmak.

【 Diegmaj Faenbouh 】 Vunz ndaem aeu. Guengjsae gak dieg cungj miz vunz ndaem， guek raeuz Gyanghsuh、 Cezgyangh、 Fuzgen、 Daizvanh、 Guengjdoeng、 Swconh、 Yinznanz daengj sengj gih neix caemh miz vunz ndaem.

【 Gij Guhyw Ywcuengh 】

Giz guhyw　Rag、 va.

Singqfeih　Rag ： Haemz， huj ； miz di doeg. Va ： Manh、 gam， raeuj.

Goeng'yungh　Rag ： Diuz lohlungz、 lohhuj， gaij nitdoeg， siu gawh'in. Ndaej yw gyaeujin， Heujin， ngaiz in， ninz mbouj ndaek， laemx doek deng sieng.

Va ： Diuz lohhuj， leih roenhaeux， siu ndatdoeg. Ndaej yw okhaexmug， daepheiqcwk、 aek rem aek cengq， dahuj， baeznong， baezding， oksiq.

Danyw 　（ 1 ） Daepheiqcwk、 aek rem aek cengq ： Vamaedleih、 caizhuz、 fuzsoujben、 cizgwz yuzginh bwzsauz gak 12 gwz， danghgveih、 yanghfuswj gak 10 gwz， nienjmba cimq raemxgoenj guh caz gwn.

（ 2 ） Oksiq ： Vamaedleih、 rag gomakmoed、 veicauj 15 gwz， rag gobug 12 gwz， dujcanghsanh 10 gwz， goriengma gak 10 gwz， cienq raemx gwn.

（ 3 ） Ngaiz in ： Rag gomaedleih habliengh， nienjmba， aeu mba 1 gwz aeu raemxraeuj gyan gwn.

165

八画

苦瓜

【药 材 名】苦瓜根、苦瓜。

【别　　名】癞瓜。

【来　　源】葫芦科植物苦瓜 *Momordica charantia* L.。

【形态特征】一年生攀缘状草本。茎多分枝，常被细柔毛。卷须纤细，不分歧。单叶互生，膜质，卵状肾形或近圆形，长和宽均为 4~12 cm，5~7 深裂，裂片倒卵状窄椭圆形，边缘具波状齿，两面稍有毛或无毛；叶柄长 3~6 cm。花雌雄同株，均单生叶腋。雄花花梗长 3~7 cm，中部或下部具一肾形或圆形苞片，苞片、花萼和花冠均被柔毛；花萼 5 裂，裂片卵状披针形；花冠黄色，5 裂，裂片卵状椭圆形；雄蕊 3 枚。雌花花梗被微柔毛，基部具苞片 1 枚；子房纺锤形，具瘤状突起。果实纺锤形或圆柱形，具瘤状突起，长 10~20 cm，成熟后橙黄色，由顶端 3 瓣裂。种子多数，长圆形，具红色假种皮。花果期均在 5~10 月。

【生境分布】栽培。广西各地均有栽培，国内各地也有栽培。

【壮医药用】

药用部位　根、果。

性味　苦，寒。

功用　通火路，调谷道，清热毒，祛湿毒。根用于屙意咪（痢疾），诺嚎尹（牙痛），呗脓（痈肿）；果用于贫痧（感冒），屙尿甜（糖尿病），屙意咪（痢疾），火眼（急性结膜炎）。

附方　（1）屙尿甜（糖尿病）：①鲜苦瓜半个至 1 个，洗净去囊，生食。②苦瓜干、葛根各 20 g，罗汉果、白茅根、天花粉、麦冬各 10 g，水煎当茶饮。

（2）火眼（急性结膜炎）：苦瓜干、千里光各 20 g，一点红 15 g，水煎服。

（3）屙意咪（痢疾）：苦瓜干、薏苡仁各 20 g，茵陈、白头翁各 15 g，水煎服。

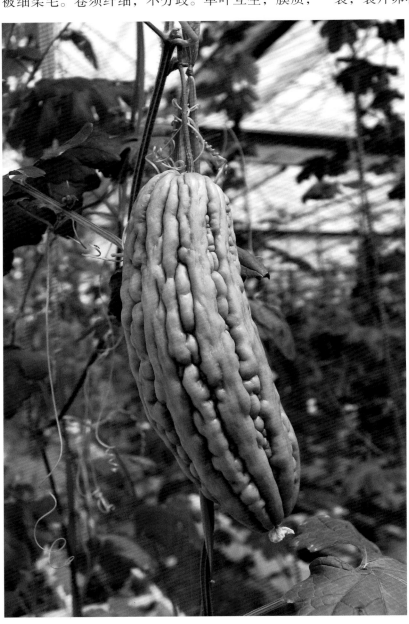

Lwgndiq

【Cohyw】 Gve'ndiq、lwgndiq.

【Coh'wnq】 Lwghaemz.

【Goekgaen】 Dwg lwghaemz doenghgo huzluzgoh.

【Yienghceij Daegdiemj】 Dwg go'nywj rox baiqraih ndaw bi ndeu maj. Ganj lai faen nye，ciengz miz bwn'unq saeq. Mumhgienj saeqset，mbouj faen nye. Mbaw dog maj doxca，mbawmbang youh unq，yiengh aen'gyaeq aenmak roxnaeuz ca mbouj lai yiengh luenz，raez caeuq gvangq cungj dwg 4~12 lizmij，5~7 veuqlaeg，yiengh aen'gyaeq dauqdingq yiengh luenzgyaeq gaeb，bien mbaw miz heuj lumj yiengh raemxlangh，song mbiengj loq miz bwn roxnaeuz mbouj miz bwn；gaenzmbaw raez 3~6 lizmij. Vaboux vameh caemh go，cungj dwg mbaw dog maj goek mbaw. Gaenqva vaboux raez 3~7 lizmij，duenh gyang caeuq duenhlaj miz diuz limqva yiengh lumj aenmak roxnaeuz yiengh luenz，limqva、iemjva caeuq mauhva cungj miz bwn'unq；iemjva miz 5 dip，moix dip lumj aen gyaeq yiengh rongzcim；mauhva saekhenj，5 dip，moix dip lumj aen'gyaeq yiengh luenzgyaeq；simva boux 3 diuz. Gaenqva vameh miz bwn loq unq，goek miz limqva diuz ndeu；fuengzlwg lumj lwgrok，miz yiengh du doedok. Mak lumj lwgrok roxnaeuz yiengh saeuluenz，miz yiengh du doedok，raez 10~20 lizmij，cug le saekhenj lumj makdoengj，daj gwnzdingj 3 limq veuq. Dingzlai dwg ceh，luenz raez，miz naengceh gyaj saekhoengz. 5~10 nyied haiva dawzmak.

【Diegmaj Faenbouh】 Vunz ndaem aeu. Guengjsae gak dieg cungj ndaem aeu，guek raeuz gak dieg hix miz ndaem.

【Gij Guhyw Ywcuengh】

Giz guhyw　Rag、mak.

Singqfeih　Haemz，hanz.

Goeng'yungh　Doeng lohhuj，diuz roenhaeux，cing doeghuj，cawz doegcumx. Rag aeu daeuj yw okhaexmug，heujin，baeznong；mak daeuj yw baenzsa，oknyouhdiemz，okhaexmug，dahuj.

Danyw　（1）Oknyouhdiemz：① Gve'ndiq ndip buenq aen daengz aen ndeu，swiq cengh dawz sim deuz，gwn ndip. ② Lwgndiqgep、gogat gak 20 gwz，maklozhan、raghazdaij、raggvahlouh、megdoeng gak 10 gwz，cienq raemx dangq caz gwn.

（2）Dahuj：Lwgndiqgep、go'nyaenhhenj gak 20 gwz，go'iethoh 15 gwz，cienq raemx gwn.

（3）Okhaexmug：Lwgndiqgep、haeuxroeg gak 20 gwz，go'ngaihndingj、gobwzdouzungh gak 15 gwz，cienq raemx gwn.

167

八画

苦参

【药 材 名】苦参。

【别 名】野槐、地槐。

【来 源】蝶形花科植物苦参 *Sophora flavescens* Aiton。

【形态特征】落叶灌木，高可达 2 m，幼枝、叶轴、叶背和荚果均被白色柔毛。根圆柱形，分枝，表皮浅棕黄色。单数羽状复叶，长达 25 cm；小叶 6~12 对，互生或近对生，纸质，披针形至披针状线形，长 2~6 cm，宽 0.5~2.0 cm，先端钝或急尖，中脉在上面平坦。总状花序顶生，长 15~25 cm；花多数；花萼钟状，长约 0.5 cm，有毛或无毛；花冠比花萼长 1 倍，白色或淡黄白色，旗瓣倒卵状匙形，长 1.4~1.5 cm，翼瓣单侧生，有强烈皱褶，长约 1.3 cm，龙骨瓣先端无凸尖；雄蕊 10 枚。荚果圆筒长 5~12 cm，不明显串珠状，种子 1~5 粒，深

红褐色或紫褐色。花期 6~8 月，果期 7~10 月。

【生境分布】生于山坡、灌木丛及河岸沙地。广西主要分布于桂林、资源、全州、灌阳、梧州、天峨、东兰、罗城、凌云、隆林、乐业、那坡等地，国内各地均有分布。

【壮医药用】

药用部位 根。

性味 苦，寒；有小毒。

功用 调火路，利谷道，清热毒，除湿毒，止痒。用于屙泻（泄泻），屙意咪（痢疾），黄标（黄疸），肉扭（淋证），麦蛮（风疹），呗脓（痈肿），仲嘿唭尹（痔疮），货烟妈（咽痛），隆白呆（带下），阴道滴虫，发旺（痹病），奔冉（疥疮），能啥能累（湿疹）。

附方 （1）发旺（痹病）：苦参 20 g，秦艽、络石藤、虎杖、忍冬藤、鸡血藤、丝瓜络、威灵仙各 10 g，水煎服。

（2）屙泻（泄泻）：苦参 30 g，白头翁、马齿苋各 15 g，火炭母 12 g，水煎服。

（3）奔冉（疥疮），能啥能累（湿疹）：苦参、百部各 20 g，大飞扬 30 g，两面针 50 g，水煎外洗。

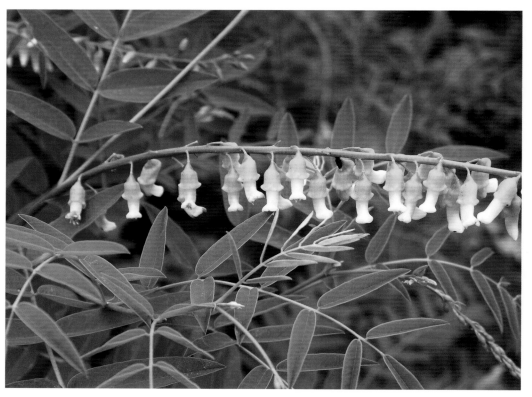

Caemhgumh

【Cohyw】Caemhgumh.

【Coh'wnq】Yejvaiz、divaiz.

【Goekgaen】Dwg caemhgumh doenghgo dezhingzvahgoh.

【Yienghceij Daegdiemj】Go faexcaz loenq rong, sang ndaej daengz 2 mij, nyeoiq, sug mbaw, laeng mbaw caeuq faekmak cungj hwnj bwn cab hau. Rag saeumwnz, faen ngye, rog naeng henjmoenq damh. Mbaw fuzyez lumj bwnroeg dansoq, raez daengz 25 lizmij; mbawlwg 6~12 doiq, maj doxcah roxnaeuz gyawj doxdoiq, gyajceij, byai menhsoem daengz byai soemmae, raez 2~6 lizmij, gvangq 0.5~2.0 lizmij, byai buemx roxnaeuz soemgaenj, meg cungqgyang youq baihgwnz bingzbwd. Yumqva maj gwnzdingj, raez 15~25 lizmij; va miz haujlai; iemjva lumj cung, raez gyawj 0.5 lizmij, miz bwn roxnaeuz mbouj miz bwn; mauhva raez gvaq iemjva baenz dingz, saekhau roxnaeuz henjhau damh, mbawgeiz lumj biuzgeng yienghgyaeq dauqbyonj, raez 1.4~1.5 lizmij, mbawfwed dan majhenz, nyaeuqnyatnyat, raez daihgaiq 1.3 lizmij, mbaw lungzgoet byai mbouj miz soemdoed; simva boux 10 diuz. Faek doengz luenz raez 5~12 lizmij, yiengh lumj roix caw mbouj yienhda, ceh 1~5 naed, saek hoengzmoenq laeg roxnaeuz aeujmoenq. 6~8 nyied haiva, 7~10 nyied dawzmak.

【Diegmaj Faenbouh】Maj youq gwnz ndoi、ndaw faexcaz dem diegsa hamqdah. Guengjsae dingzlai maj laeng Gveilinz、Swhyenz、Cenzcouh、Gvanyangz、Vuzcouh、Denhngoz、Dunghlanz、Lozcwngz、Lingzyinz、Lungzlinz、Lozyez、Nazboh daengj dieg neix, guek raeuz gak dieg cungj maj miz.

【Gij Guhyw Ywcuengh】

Giz guhyw　Rag.

Singqfeih　Haemz, hanz; miz di doeg.

Goeng'yungh　Diuz lohhuj, leih roenhaeux, siu ndatdoeg, cawz caepdoeg, dingz humz. Ndaej yw oksiq, okhaexmug, vuengzbiu, nyouhniuj, funghcimj, baeznong, baezhangx, conghhoz in, roengzbegdaiq, conghcued dizcungz, fatvangh, baenz nyan, naenghumz naenglot.

Danyw　（1）Fatvangh：Caemhgumh 20 gwz, cinzgiuj、lozsizdwngz、hujcang、gaeuyinjdungh、gaeulwedgaeq、nyaqgveraemx、veihlingzsenh gak 10 gwz, cienqraemx gwn.

（2）Oksiq：Caemhgumh 30 gwz, bwzdouzvungh 15、majcijgen gak 15 gwz, hojdanmuj 12 gwz, cienqraemx gwn.

（3）Baenz nyan, naenghumz naenglot：Caemhgumh、bwzbu gak 20 gwz, dafeihyangz 30 gwz, liengjmencinh 50 gwz, cienq raemx sab.

苦丁茶

【药 材 名】苦丁茶。

【别　　名】苦丁茶冬青、苦灯茶、大叶茶。

【来　　源】冬青科植物苦丁茶 *Ilex kudingcha* C. J. Tseng。

【形态特征】常绿乔木，高可达 8 m。小枝被微柔毛。叶片革质，长圆形至长圆状椭圆形，长 10~18 cm，宽 4.5~7.5 cm，先端短渐尖或急尖，边缘有重锯齿或粗锯齿；叶柄长约 2 cm。圆锥花序或假总状花序生于当年生枝叶腋。雄花：聚伞状圆锥花序，每枝具 3~7 朵花，花梗长 1.5~3.0 mm，疏被微柔毛；花 4 数；花萼盘状，裂片阔卵状三角形；花瓣卵状长圆形，长约 3.5 mm。果序假总状，腋生，果梗长 4~8 mm，被短柔毛或无毛；果球形，直径 9~12 mm，成熟时红色，宿存花萼伸展，裂片三角形，疏具缘毛，宿存柱头脐状。分核长约 7.5 mm，背部具网状条纹而无纵脊，内果皮石质。花期 5~6月，果期 9~10 月。

【生境分布】生于山坡、山谷、沟谷疏林中，也有栽培。广西主要分布于大新、上林、龙州、南宁、天峨等地，湖北、湖南、广东等省也有分布。

【壮医药用】

药用部位　叶。

性味　甜、苦，寒。

功用　调龙路、火路，清热毒，除湿毒。用于货烟妈（咽痛），目赤眼痛，巧尹（头痛），诺嚎尹（牙痛），火眼（急性结膜炎），惹茸（耳鸣），惹脓（中耳炎），血压嗓（高血压），屙意咪（痢疾）。

附方　（1）货烟妈（咽痛），血压嗓（高血压）：苦丁茶适量，泡开水当茶饮。

（2）目赤眼痛：苦丁茶 5 g，野菊花 10 g，木贼草 15 g，水煎当茶饮。

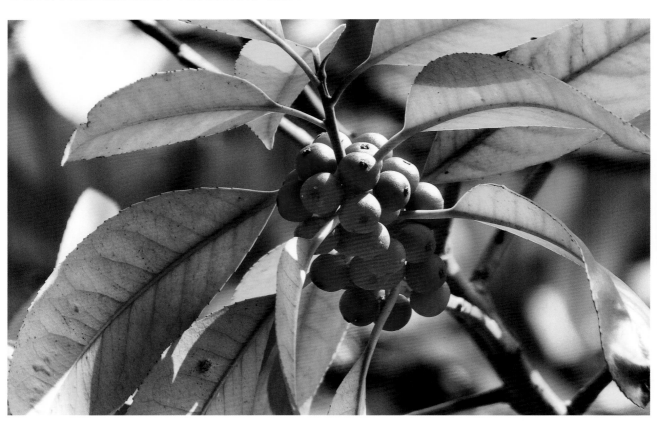

Cazdaeng

〖Cohyw〗Cazdaeng.

〖Coh'wnq〗Cazdaeng doenghcingh、gujdwnghcaz、cazmbawhung.

〖Goekgaen〗Dwg cazdaeng doenghgo dunghcinghgoh.

〖Yienghceij Daegdiemj〗Go faexsang seiqgeiq heu，sang ndaej daengz 8 mij. Nye iq miz bwn'unq mbang. Mbawrong lumj naengndangj，luenzraez daengz luenzbomj，raez 10~18 lizmij，gvangq 4.5~7.5 lizmij，byai dinj ciemh soem roxnaeuz gaenj soem，henzbien miz heujgawq doxcungz；gaenzmbaw raez daihgaiq 2 lizmij. Gyaeujva luenzsoem roxnaeuz gyaeujva gyaj maj youq eiqmbaw nye ndaw bi. Vaboux：gyaeujva luenzsoem lumj comzliengj，moix nye miz 3~7 duj va，gaenqva raez 1.5~3.0 hauzmij，hwnj bwn'unq mbang；va 4 yiengh soq；iemjva lumj buenz，mbawveuq yiengh samgak lumj gyaeq gvangq；limqva luenzraez lumj gyaeq，raez 3.5 hauzmij. Foengqmak baenzgyaeuz gyaj，maj eiq，gaenqmak raez 4~8 hauzmij，hwnj bwn'unq dinj roxnaeuz mbouj miz bwn；mak luenzgiuz，cizging 9~12 hauzmij，geq le saekhoengz，mbawiemj gaeuq mbe'gvangq，mbawveuq samgak，miz bwnyungz，gyaeujsaeu gaeuq lumj saejndw. Cehfaen raez daihgaiq 7.5 hauzmij，baihlaeng miz diuzraiz lumj muengx caemhcaiq mbouj miz saendaengj，naengmaj baihndaw lumj rin. 5~6 nyied haiva，9~10 dawzmak.

〖Diegmaj Faenbouh〗Hwnj laeng gwnz ndoi、cauzlak、cauzlak ndawndoeng faex mbang，caemh miz vunz ndaem. Guengjsae dingzlai hwnj laeng Dasinh、Sanglinz、Lungzcouh、Nanzningz、Denhngoz daengj dieg neix，guek raeuz Huzbwz、Huznanz、Guengjdoeng daengj sengj neix caemh hwnj miz.

〖Gij Guhyw Ywcuengh〗

Giz guhyw　Mbaw.

Singqfeih　Van、haemz，hanz.

Goeng'yungh　Diuz lohlungz、lohhuj，siu ndatdoeg，cawz caepdoeg. Ndaej yw conghhoz in，da hoengz da in，gyaeujin，heujin，dalot，rwzokrumz，rwznong，hezyazsang，okhaexmug.

Danyw　（1）Conghhoz in，hezyazsang：Cazdaeng habliengh，cimq raemxgoenj guh caz gwn.

（2）Da hoengz da in：Cazdaeng 5 gwz，va'gutndoeng 10 gwz，godaebdoengz 15 gwz，cienq raemx guh caz gwn.

苦玄参

【药　材　名】苦玄参。

【别　　　名】苦草、苦胆草、地胆草、鱼胆草、落地小金钱。

【来　　　源】玄参科植物苦玄参 *Picria felterrae* Lour.。

【形态特征】草本，长可达 1 m。茎基部匍匐或倾卧，节上生根，枝分叉，被短糙毛。叶对生，叶柄长 5~18 mm；叶片卵形，长 2~5 cm，宽 1.5~3.0 cm，顶端急尖，边缘具圆钝锯齿，幼叶柄被短糙毛，后无毛或近无毛。花序总状排列，有花 4~8 朵；花梗长 1 cm；萼裂片 4 枚，分生；花冠白色或红褐色，长约 12 mm，管长约 6.5 mm，上唇直立，长 4.5 mm，下唇长 6.5 mm，3 裂；雄蕊 4 枚，前方一对退化。蒴果卵形，长 5~6 mm，包于宿存的萼片内，2 瓣裂；种子多数。花期春季，果期夏季。

【生境分布】生于疏林中及荒田中。广西主要分布于南宁、梧州、平果、东兰、忻城、龙州等地，广东、贵州、云南等省也有分布。

【壮医药用】

药用部位　全草。

性味　苦，寒。

功用　调火路，通气道、谷道，清热毒，消肿痛。用于贫疹（感冒），货烟妈（咽痛），胴尹（胃痛），唥疳（疳积），屙意咪（痢疾），肺炎，呗奴（瘰疬），黄标（黄疸），早期肝硬化，埃病（咳嗽），林得叮相（跌打损伤），夺扼（骨折），发旺（痹病），呗脓（痈肿），呗叮（疔），能啥能累（湿疹），头虱，阴虱，额哈（毒蛇咬伤）。

附方　（1）贫痧（感冒）：苦玄参 12 g，丁癸草 15 g，水煎服。

（2）货烟妈（咽痛）：苦玄参 15 g，老鼠筋 12 g，水煎服。

（3）屙意咪（痢疾）：苦玄参 15 g，凤尾草 12 g，水煎服。

（4）能啥能累（湿疹）：苦玄参、小飞扬各 12 g，水煎服。

（5）头虱，阴虱：鲜苦玄参适量，捣烂加热水调匀，滤过，取药水洗患处。

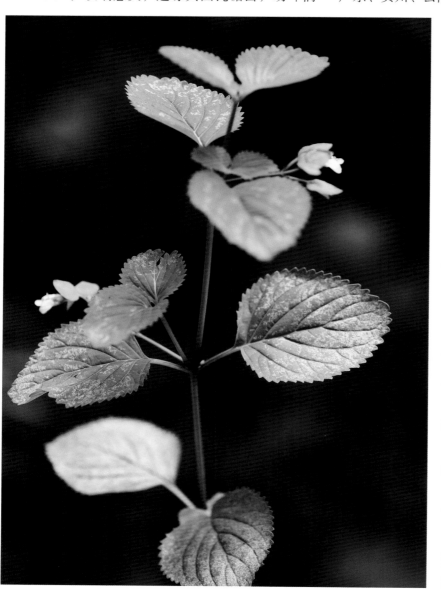

Godouh

【 Cohyw 】 Godouh.

【 Coh'wnq 】 Gohaemz、gombihaemz、gombideih、gombibya、gogimcienzlwg doejnamh.

【 Goekgaen 】 Dwg godouh doenghgo yenzsinhgoh.

【 Yienghceij Daegdiemj 】 Gorum，raez ndaej daengz 1 mij. Goek ganj bomzbemq roxnaeuz ngengninz，gwnz hoh miz rag，nye nga faen，miz bwnco dinj. Mbaw majdoiq，gaenqmbaw raez 5~18 hauzmij；mbaw lumj gyaeq，raez 2~5 lizmij，gvangq 1.5~3.0 lizmij，byai soem gaenj，henzbien miz heujgawq luenz bumx，mbawoiq song mbiengj miz bwndinj cocat，baihlaeng mbouj miz bwn roxnaeuz gaenh mbouj miz bwn. Gyaeujva baenz gyaeuz baizled，miz va 4~8 duj；gaenqva raez 1 lizmij；mbaw leglinx 4 mbaw，faen maj；mauhva hau roxnaeuz hoengzhenjgeq，raez daihgaiq 12 hauzmij，guenj raez daihgaiq 6.5 hauzmij，naengbak gwnz daengjsoh，raez 4.5 hauzmij，naengbak laj raez 6.5 hauzmij，3 leg；simva boux 4 diuz，doiq dangqnaj ndeu doiqvaq. Makceh lumj gyaeq，raez 5~6 hauzmij，bau youqndaw mbawiemj supswnz，2 limqleg；ceh lai. Seizcin haiva，seizhah dawzmak.

【 Diegmaj Faenbouh 】 Hwnj ndaw ndoeng faex mbang dem ndaw naz fwz. Guengjsae dingzlai hwnj laeng Nanzningz、Vuzcouh、Bingzgoj、Dunghlanz、Yinhcwngz、Lungzcouh daengj dieg neix，guek raeuz Guengjdoeng、Gveicouh、Yinznanz daengj sengj neix caemh miz.

【 Gij Guhyw Ywcuengh 】

Giz guhyw　Daengx go.

Singqfeih　Haemz，hanz.

Goeng'yungh　Diuz lohhuj，doeng roenheiq、roenhaeux，siu ndatdoeg，siu gawh'in. Ndaej yw baenzsa，conghhoz in，dungx in，baenzgam，okhaexmug，feiyenz，baeznou，vuengzbiu，caujgiz ganhying'va，baenzae，laemx doek deng sieng，ndokraek，fatvangh，baeznong，baezding，naenghumz naenglot，gyaeujraeu，yaemraeu，ngwz haeb.

Danyw　（1）Baenzsa：Godouh 12 gwz，dinghgveizcauj 15 gwz，cienq raemx gwn.

（2）Conghhoz in：Godouh 15 gwz，lwznou 12 gwz，cienq raemx gwn.

（3）Okhaexmug：Godouh 15 gwz，goriengfungh 12 gwz，cienq raemx gwn.

（4）Naenghumz naenglot：Godouh、feihyangziq gak 12 gwz，cienq raemx gwn.

（5）Gyaeujraeu，yaemraeu：Godouh ndip habliengh，dub yungz gya raemxndat diuz yinz，daih gvaq，aeu raemxyw sab mwnq humz.

173

八画

苹婆

【药 材 名】苹婆。

【别　　名】九层明、假九层皮、红皮果、美果囊、美难。

【来　　源】梧桐科植物苹婆 *Sterculia monosperma* Vent.。

【形态特征】乔木，高可达 8 m。树皮褐黑色，小枝幼时略具星状毛。叶矩圆形或椭圆形，长 8~25 cm，宽 5~15 cm，顶端急尖或钝；叶柄长 2.0~3.5 cm。圆锥花序顶生或腋生，柔弱且披散，具短柔毛；花梗远比花长；花萼乳白色或淡红色，钟状，外面被短柔毛，5 裂，裂片条状披针形，在顶端互相黏合，与钟状萼筒等长；雄花较多；雌花较少，略大。蓇葖果鲜红色，厚革质，长圆状卵形，长约 5 cm，宽 2~3 cm，顶端具喙，每果内有种子 1~4 粒；种子黑褐色。花期 4~5 月，10~11 月常可见少数植株二次开花。

【生境分布】生于排水良好的肥沃的土壤。广西主要分布于上林、上思、灵山、容县、博白、北流、百色、凌云、隆林、河池、宁明、龙州、大新、天等等地，广东、福建、云南和台湾等省区也有分布。

【壮医药用】

药用部位　根、叶、果壳。

性味　甜，平。

功用　根、叶：通龙路，祛风毒，除湿毒。用于发旺（痹病），林得叮相（跌打损伤）。

果壳：调谷道。用于屙意咪（痢疾）。

附方　（1）发旺（痹病）：苹婆根、千斤拔各 12 g，黑老虎 15 g，水煎服。

（2）林得叮相（跌打损伤）：苹婆叶、白花丹、小罗伞各适量，捣烂调酒外敷患处。

（3）屙意咪（痢疾）：①苹婆果壳、败酱草各 12 g，马齿苋 15 g，水煎服。②苹婆果壳 12 g，穿心莲 15 g，水煎服。

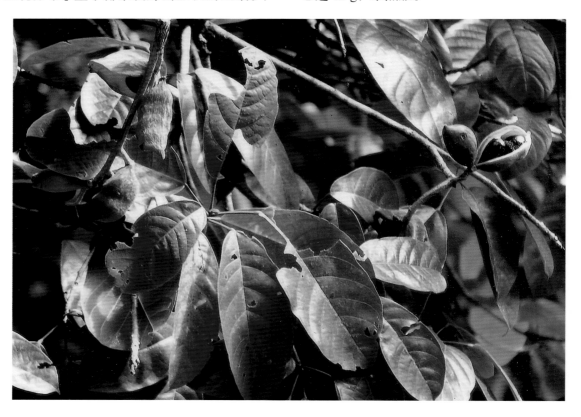

Govangh

【Cohyw 】Govangh.

【Coh'wnq 】Goujcaengzmingz、govanghgyaj、maknaenghoengz、gomeijgojnangz、gomeijnanz.

【Goekgaen 】Dwg govangh doenghgo vuzdungzgoh.

【Yienghceij Daegdiemj 】Faexgyauzmuz, sang ndaej daengz 8 mij. Naengfaex saek henjndaem, nye iq lij oiq seiz loq miz bwn baenz diemj. Mbaw yiengh luenzfueng roxnaeuz luenzraez, raez 8~25 lizmij, gvangq 5~15 lizmij, gizbyai soemset roxnaeuz bumx; gaenzmbaw raez 2.0~3.5 lizmij. Yenzcuih vahsi hai youq giz dingj roxnaeuz geh nye mbaw, unqnem caiqlix sanqsa, miz bwnyungz dinj; gaenqva beij va raez haujlai; mbok dakva saekhau roxnaeuz hoengzoiq, yiengh lumj aencung, baihrog miz bwnyungz dinj, miz 5 dip dek, dip dek baenz diuz yiengh longzcim, youq gizbyai doxnem, caeuq mbok dakva ityiengh raez; vaboux haemq lai; vameh haemq noix, loq hung. Aenmak saek hoengz sien, na geng, yiengh lumj gyaeq luenzfueng, raez daihgaiq 5 lizmij, gvangq 2~3 lizmij, giz dingj miz bak, moix aenmak ndawde miz ceh 1~4 naed; ceh saek ndaemhenj. 4~5 nyied haiva, 10~11 nyied ndaej ciengz raen lengq go haiva baez daihngeih.

【Diegmaj Faenbouh 】Hwnj youq dieg namhbiz baiz raemx ndei haenx. Guengjsae cujyau faenbouh youq Sanglinz、Sangswh、Lingzsanh、Yungzyen、Bozbwz、Bwzliuz、Bwzswz、Lingzyinz、Lungzlinz、Hozciz、Ningzmingz、Lungzcouh、Dasinh、Denhdwngj daengj dieg, guek raeuz Guengjdoeng、Fuzgen、Yinznanz caeuq Daizvanh daengj sengj gih hix miz faenbouh.

【Gij Guhyw Ywcuengh 】

Giz guhyw   Rag、mbaw、byakmak.

Singqfeih   Van, bingz.

Goeng'yungh   Rag、mbaw：Doeng lohlungz, siu rumzdoeg, cawz cumxdoeg. Yungh youq fatvangh, laemx doek deng sieng.

Byakmak：Diuz roenzhaeux. Yungh youq okhaexmug.

Danyw （1）Fatvangh：Rag govangh、gosaepndengx gak 12 gwz, gaeucuenghhung 15 gwz, cienq raemx gwn.

（2）Laemx doek deng sieng：Mbaw govangh、godonhhau、soenqdaw iq gak habliengh, dubyungz diuz laeuj rog oem giz in.

（3）Okhaexmug： ① Byakmak govangh、go'haeunaeuh gak 12 gwz, byaekiemjsae 15 gwz, cienq raemx gwn. ② Byakmak govangh 12 gwz, golanjhwzlenz 15 gwz, cienq raemx gwn.

175

八画

苘麻

【药 材 名】苘麻。

【别　　名】木磨、冬葵子、磨盆根。

【来　　源】锦葵科植物苘麻 Abutilon theophrasti Medicus.。

【形态特征】一年生亚灌木状草本，高可达 2 m，全株密被柔毛和星状毛。茎直立，上部分枝。叶互生，近圆心形，长 5~10 cm，先端长渐尖，基部心形，边缘具细圆锯齿；叶柄长 3~12 cm。花单生于叶腋，花梗长 1~3 cm，近顶端具节；花萼杯状，裂片 5 枚，卵形，长约 6 mm；花黄色，花瓣倒卵形，长约 1 cm；雄蕊柱平滑无毛，心皮 15~20 枚，轮状排列，密被软毛。蒴果半球形，直径约 2 cm，长约 1.2 cm，分果片 15~20 个，被粗毛，顶端具长芒 2 条；种子肾形，褐色，被星状柔毛。花期 7~8 月。

【生境分布】生于路旁、荒地和田野间。广西主要分布于柳州、桂林、阳朔等地，除青藏高原外，其他省区也有分布。

【壮医药用】

药用部位　种子、叶。

性味　苦，平。

功用　通水道、谷道，清热毒，除湿毒，通乳。种子用于产后乳汁不通，乳房胀痛，呗嘻（乳痈），笨浮（水肿），肉扭（淋证），屙意咪（痢疾），呗脓（痈肿），目翳；叶外用治呗脓（痈肿）。

附方　（1）产后乳汁不通，呗嘻（乳痈）：苘麻子、赤芍、金银花各 12 g，一点红 15 g，水煎服。

（2）肉扭（淋证）：苘麻种子 15 g，水煎服。

（3）屙意咪（痢疾）：苘麻种子、马齿苋、救必应各 12 g，水煎服。

（4）呗脓（痈肿）：鲜苘麻叶适量，捣烂外敷患处。

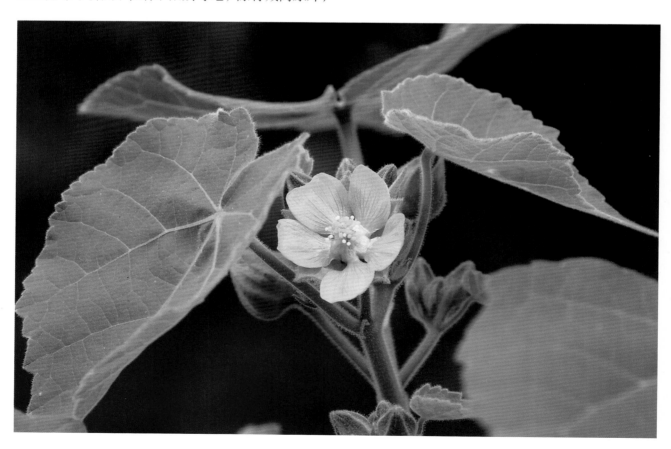

Go'ndaijheu

【 Cohyw 】Go'ndaijheu.

【 Coh'wnq 】Faexmoz、cehdunghgveiz、ragmozbwnz.

【 Goekgaen 】Dwg go'ndaijheu doenghgo ginjgveizgoh.

【 Yienghceij Daegdiemj 】Dwg go'nywj yiengh lumj ya'gvanmuz baenz bi hwnj，sang ndaej daengz 2 mij，daengx go miz bwnyungz caeuq miz bwn baenz diemj maed. Gij ganj daengjsoh，baihgwnz faen nye. Gij mbaw camca did，yiengh loq lumj sim luenz，raez 5~10 lizmij，giz byai raez cugciemh soem，giz goek yiengh lumj aensim，henz bien miz yazgawq luenz saeq；gaenzmbaw raez 3~12 lizmij. Va dan hai youq geh mbaw nye，gaenqva raez 1~3 lizmij，gaenh giz dingj miz hoh；dakva lumj aenboi，dipdek miz 5 dip，yiengh lumj gyaeq，raez daihgaiq 6 hauzmij；va saekhenj，dipva yiengh lumj gyaeq dauqdingj，raez daihgaiq lizmij ndeu；vaboux dipsim bingz wenq mbouj miz bwn，naengsim 15~20 dip，baizlied lumj aenlwnz，miz bwnyungz maed. Aenmak yiengh lumj mbiengj giuz，cizging daihgaiq 2 lizmij，raez daihgaiq 1.2 lizmij，faen mak 15~20 aen，aenmak miz bwn co，giz dingj miz 2 diuz bwn soem raez；naedceh yiengh lumj aenmak，saek henjgeq，miz bwnyungz baenz diemj. 7~8 nyied haiva.

【 Diegmaj Faenbouh 】Hwnj youq henz roen、diegfwz caeuq haenznaz. Guengjsae cujyau faenbouh youq Liujcouh、gveilinz、Yangzsoz daengj dieg，guek raeuz cawz Cinghcang gauhyenz le，gizyawz sengj gih hix miz faenbouh.

【 Gij Guhyw Ywcuengh 】

Giz guhyw Ceh、mbaw.

Singqfeih Haemz，bingz.

Goeng'yungh Doeng roenzraemx、roenzhaeux，siu ndatdoeg，cawz cumxdoeg，doeng cij. Ceh yungh youq seng gvaq raemxcij mbouj doeng，aencij foegin，baezcij，baenzfouz，nyouhniuj，okhaexmug，baeznong，dadeng；gij mbaw rog yungh yw baeznong.

Danyw （1）Seng gvaq raemxcij mbouj doeng，baezcij：Ceh go'ndaijheu、cikcok、va gimn gaenz gak 12 gwz，goiethoh 15 gwz，cienq raemx gwn.

（2）Nyouhniuj：Ceh go'ndaijheu 15 gwz，cienq raemx gwn.

（3）Okhaexmug：Ceh go'ndaijheu、byaekiemjsae、gocazluenz gak 12 gwz，cienq raemx gwn.

（4）Baeznong：Mbaw go'ndaijheu sien habliengh，dub yungz rog oem giz in.

茎花崖爬藤

【药　材　名】茎花崖爬藤。

【别　　　名】爬崖藤。

【来　　　源】葡萄科植物茎花崖爬藤 *Tetrastigma cauliflorum* Merr.。

【形态特征】木质大藤本。茎扁压状，灰褐色。

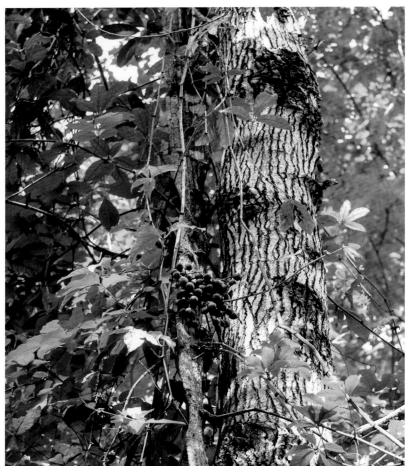

卷须不分枝，相隔 2 节间断与叶对生。叶为掌状 5 小叶；小叶长椭圆形、椭圆状披针形或倒卵状长椭圆形，长 8~18 cm，宽 3.5~9.0 cm，顶端短尾尖，基部阔楔形或近圆形，边缘具粗大锯齿；叶柄长 10~15 cm，小叶柄长 1~4 cm。花序着生于老茎上，花数朵呈小伞形聚生于末级分枝顶端；花梗长 2~8 mm，被短柔毛；花萼碟形，被短柔毛；花瓣 4 枚，卵圆形，高 0.8~2.5 mm，顶端呈头盔状，外面被乳突状毛；雄蕊 4 枚；雌蕊在雄花内退化，在雌花内花柱不明显，柱头浅 4 裂。果椭圆形或卵球形，长 1.5~2.0 cm；种子 1~4 粒。花期 4 月，果期 6~12 月。

【生境分布】生于山谷林中。广西主要分布于那坡、都安、扶绥、龙州、大新、隆安等地，广东、海南、云南等省也有分布。

【壮医药用】

药用部位　藤茎。

性味　辣，平。

功用　祛风毒，除湿毒，舒筋络。用于发旺（痹病），鹤膝风。

附方　（1）发旺（痹病）：茎花崖爬藤、清风藤、鸡血藤、桑寄生各 30 g，水煎洗患处。

（2）鹤膝风：茎花崖爬藤 50 g，水菖蒲 10 g，了哥王根皮 1 g，水煎，取药液调白酒少许服。

Gaeuyah

【Cohyw】Gaeuyah.

【Coh'wnq】Gaeubindat.

【Goekgaen】Dwg gaeuyah doenghgo buzdauzgoh.

【Yienghceij Daegdiemj】Dwg gogaeufaex hung. Ganj lumj yaz benj, saek monggeq. Mumhgienj mbouj faen nye, gek 2 hoh dingzduenh caeuq mbaw maj doxdoiq. Mbaw lumj fajfwngz miz 5 mbawlwg; mbawlwg luenzbomj raez、luenzbomj byai soem roxnaeuz luenzbomj raez lumj gyaeq dauqdingq, raez 8~18 lizmij, gvangq 3.5~9.0 lizmij, byai soem lumj rieng dinj, gizgoek sotsoenj gvangq roxnaeuz loq luenz, henzbien miz heujgawq cohung; gaenzmbaw raez 10~15 lizmij, gaenz mbawlwg raez 1~4 lizmij. Foengqva maj youq gwnz nyegeq, va geij duj lumj liengj iq comzmaj youq gwnz dingj nye gaeplaeng; gaenqva raez 2~8 hauzmij, miz bwn'unq dinj; byakva lumj deb, miz bwn'unq dinj; limqva 4 limq, luenz lumj gyaeq, sang 0.8~2.5 hauzmij, byai lumj douzgveih, mienhrog miz bwn lumj bakcij doed; simboux 4 dug; simmeh youq ndaw vaboux doiqvaq, youq ndaw saeuva vameh mbouj yienh, gyaeujsaeu miz 4 seg feuh. Mak luenzbomj roxnaeuz luenz lumj giuz gyaeq, raez 1.5~2.0 lizmij; ceh miz 1~4 naed. 4 nyied haiva, 6~12 nyied dawzmak.

【Diegmaj Faenbouh】Maj youq ndoengfaex ndaw lueg. Guengjsae cujyau youq Nazboh、Duh'anh、Fuzsuih、Lungzcouh、Dasinh、Lungzanh daengj dieg neix miz, guek raeuz Guengjdoeng、Haijnanz、Yinznanz daengj sengj caemh miz.

【Gij Guhyw Ywcuengh】

Giz guhyw Gaeuganj.

Singqfeih Manh, bingz.

Goeng'yungh Cawz doegfung, cawz doegcumx, iet nyinz. Aeu daeuj yw fatvangh, gyaeujhoq foegin.

Danyw （1）Fatvangh：Gaeuyah、goroetma、gaeulwedgaeq、gosiengz gak 30 gwz, cienq raemx le sab giz bingh.

（2）Gyaeujhoq foegin：Gaeuyah 50 gwz, yiengfuzraemx 10 gwz, naengrag godeizgoek 1 gwz, cienq raemx, aeu raemxyw diuz di laeujhau gwn.

179

八画

茅瓜

【药 材 名】茅瓜根。

【别　　名】老鼠拉冬瓜、金丝瓜、猪龙瓜、山天瓜。

【来　　源】葫芦科植物茅瓜 Solena amplexicaulis（Lam.）Gandhi。

【形态特征】攀缘草本。块根纺锤状。茎、枝柔弱。叶柄长 0.5~1.0 cm，被短柔毛或无毛；叶片卵形、长圆形、卵状三角形或戟形等，不分裂，3~5 浅裂至深裂，裂片长圆状披针形、披针形或三角形，长 8~12 cm，宽 1~5 cm，边缘全缘或有疏齿。花雌雄异株。雄花花序伞房状，有花 10~20 朵，花序梗 2~5 mm；花极小，花梗长 2~8 mm；花萼裂片近钻形；花冠黄色，外面被短柔毛，裂片三角形，长约 1.5 mm；雄蕊 3 枚，花药的药室弧状弓曲。雌花单生于叶腋，花梗长 5~10 mm；柱头 3 枚。果红褐色，长圆柱形或近球形，长 2~6 cm；种子数枚，灰白色。花期 5~8 月，果期 8~11 月。

【生境分布】生于山坡路旁、林下、杂木林中或灌木丛中。广西主要分布于南宁、上林、宾阳、横县、柳州、苍梧、玉林、容县、博白、百色、那坡、乐业、田林、隆林、钟山、天峨、凤山、巴马、都安、宁明、龙州、大新等地，台湾、福建、江西、广东、云南、贵州、四川、西藏等省区也有分布。

【壮医药用】

药用部位　块根。

性味　甜、苦、微涩，寒。

功用　调龙路、火路，清热毒，消肿结。用于航靠谋（痄腮），淋巴结炎，货烟妈（咽痛），火眼（急性结膜炎），屙意咪（痢疾），呗（无名肿毒），呗脓（痈肿）。

附方　（1）淋巴结炎，货烟妈（咽痛）：茅瓜根 15 g，水煎服。

（2）呗（无名肿毒），呗脓（痈肿）：鲜茅瓜根、鲜七叶一枝花、鲜葛薯子、鲜皂角刺各适量，共捣烂敷患处。

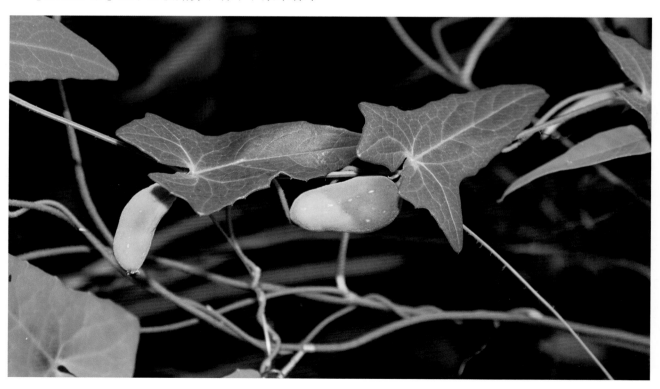

Gvenou

【 Cohyw 】 Gvenou.

【 Coh'wnq 】 Nourag sietgva、gvegimsei、gvecuhlungz、gvedenhsanh.

【 Goekgaen 】 Dwg gvenou doenghgo huzluzgoh.

【 Yienghceij Daegdiemj 】 Gorum duenghbenz. Ndaekrag lumj aenraeuq. Ganj、nyez unqnyieg. Gaenzmbaw raez 0.5~1.0 lizmij，miz bwn'unq dinj roxnaeuz mij bwn；mbaw lumj gyaeq、raezluenz、lumj gyaeq samgak roxnaeuz lumj ca doengh yienghneix，mbouj faenleg、3~5 legfeuh daengz leglaeg，mbawleg raezluenz byai menh soem、byai menh soem roxnaeuz samgak，raez 8~12 lizmij，gvangq 1~5 lizmij，henzbien lawx roxnaeuz miz heuj mbang. Va bouxmeh gag go. Gyaeujva vaboux lumj ranzliengj，miz va 10~20 duj，gaenq gyaeujva 2~5 hauzmij；va iqiq，gaenqva raez 2~8 hauzmij；mbawleg linxva gaenh yiengh conq；dujva henj，baihrog miz bwn'unq dinj，mbawleg samgak，raez yaek 1.5 hauzmij；simva boux 3 diuz，ywva rugyw van gungguiz. Vameh gag maj eiqmbaw，gaenqva raez 5~10 hauzmij；gyaeujsaeu 3 diuz. Mak hoengzhenjgeq，raez luenzsaeu roxnaeuz gaenh luenzgiuz，raez 2~6 lizmij；ceh lai，haumong. 5~8 nyied haiva，8~11 nyied dawzmak.

【 Diegmaj Faenbouh 】 Hwnj gwnz ndoi bangx roen、laj faex、ndaw ndoeng faexcab roxnaeuz ndaw faexcaz. Guengjsae dingzlai hwnj laeng Nanzningz、Sanglinz、Binhyangz、Hwngzyen、Liujcouh、Canghvuz、Yilinz、Yungzyen、Bozbwz、Bwzswz、Nazboh、Lozyez、Denzlinz、Lungzlinz、Cunghsanh、Denhngoz、Fungsanh、Bahmaj、Duh'anh、Ningzmingz、Lungzcouh、Dasinh daengj dieg neix，guek raeuz Daizvanh、Fuzgen、Gyanghsih、Guengjdoeng、Yinznanz、Gveicouh、Swconh、Sihcang daengj sengj gih neix caemh miz.

【 Gij Guhyw Ywcuengh 】

Giz guhyw　Ndaekrag.

Singqfeih　Van、haemz、loq saep、hanz.

Goeng'yungh　Diuz lohlungz、lohhuj，siu doeghuj，siu gawhgiet. Ndaej yw hangzgauqmou，linzbahgezyenz，conghhoz in，dahuj，okhaexmug，baez，baeznong.

Danyw　（1）Linzbahgezyenz，conghhoz in：Gvenou 15 gwz，cienq raemx gwn.

（2）Baez，baeznong：Rag gvenou ndip、caet mbaw dujva ndeu ndip、sawzgat ndip、oensaugoz ndip gak aenqliengh，caez dub yungz oep mwnq baez.

八画

茅莓

【药 材 名】茅莓。

【别　　名】小叶悬钩子、猫泡刺、红梅消、三月泡、拦路蛇、铺地蛇。

【来　　源】蔷薇科植物茅莓 *Rubus parvifolius* L.。

【形态特征】灌木，高可达 2 m，卧地或攀于他物上。枝、叶柄及花梗均有毛和小钩刺。小叶 3 (5) 枚；小叶片菱状圆形或倒卵形，长 2.5~6.0 cm，宽 2~6 cm，顶端圆钝或急尖，基部圆形或宽楔形，上面伏生疏柔毛，下面密被灰白色茸毛，边缘有粗锯齿或缺刻，常具浅裂片；叶柄长 2.5~5.0 cm，顶生小叶柄长 1~2 cm。伞房花序顶生或腋生，具花数朵至多朵，被柔毛和细刺；花梗长 0.5~1.5 cm；花直径约 1 cm；花萼外面密被柔毛和针刺；花萼 5 深裂，萼裂片卵状披针形或披针形；花瓣卵圆形或长圆形，粉红色至紫红色，基部具爪；雄蕊花丝白色；子房具柔毛。果实卵球形，直径 1.0~1.5 cm，红色。花期 5~6 月，果期 7~8 月。

【生境分布】生于山坡杂木林下、向阳山谷、路旁或荒野。广西各地均有分布，其他省区也有分布。

【壮医药用】

药用部位　根、地上部分。

性味　根：苦，平。地上部分：淡、涩，凉。

功用　通龙路、火路，祛风毒，除湿毒，清热毒。用于产呱腊胴尹（产后腹痛），胴尹（胃痛），肾结石，尿路结石，林得叮相（跌打损伤），发旺（痹病），仲嘿喯尹（痔疮），贫痧（感冒），埃病（咳嗽），肉扭（淋证），结膜炎，诺嚎尹（牙痛），黄标（黄疸），屙意咪（痢疾），呗脓（痈肿），麦蛮（风疹），能啥能累（湿疹）。

附方　（1）仲嘿喯尹（痔疮）：茅莓根 20 g，僵蚕 10 g，蜈蚣 1 条，水煎服。

（2）肾结石：①茅莓茎叶、火炭母、灯盏细辛各 30 g，桃仁 10 g，水煎服。②茅莓地上部分、淡竹叶各 15 g，鸡内金 30 g，水煎服。

（3）麦蛮（风疹）：茅莓茎叶、艾叶各适量，水煎外洗。

（4）尿路结石：茅莓根、金钱草、白茅根、鸡内金各 15 g，海金沙 10 g，水煎服。

（5）黄标（黄疸）：茅莓茎叶、贯众、人字草、露兜簕、田基黄各 15 g，水煎服。

（6）肉扭（淋证）：茅莓根、车前草、马蹄金、三白草、石韦各 15 g，水煎服。

（7）发旺（痹病）：茅莓根 30 g，九里香、金不换、杜仲藤、买麻藤各 15 g，水煎服。

（8）胴尹（胃痛）：茅莓根 30 g，水煎服。

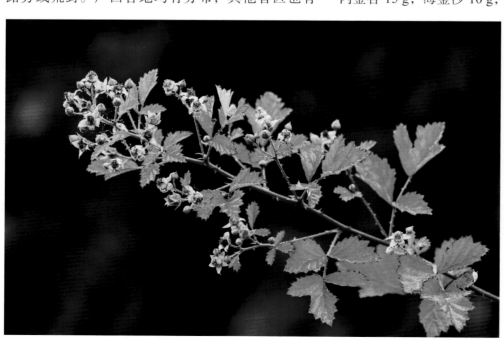

Makdumh

【Cohyw】Makdumh.

【Coh'wnq】Govenjngaeumbaw'iq、gooenbopmeuz、gohungzmeizsiu、gobopsamnyied、gongwzlanzroen、gongwzbudieg.

【Goekgaen】Dwg makdumh doenghgo ciengzveizgoh.

【Yienghceij Daegdiemj】Faexcaz，sang ndaej daengz 2 mij，ninzdieg roxnaeuz raih youq gwnz doenghyiengh. Nye、gaenzmbaw caeuq ganjva cungj miz bwn caeuq oen ngaeu'iq. Mbaw'iq 3（5）mbaw；mbaw'iq yienghhluenz gak roxnaeuz yienghgyaeq dingjbyonj，raez 2.5~6.0 lizimij，gvangq 2~6 lizmij，dingjbyai luenzbumj roxnaeuz gaenjsoem，gizgoek yienghhluenz roxnaeuz yienghciem gvangq，baihgwnz maj bwn'unq bamq mbang，baihlaj hwnj rim bwnyungz saekhaumong，henzbien miz heujgawq co roxnaeuz gaekvauq，ciengz miz mbawseg dinj；gaenzmbaw raez 2.5~5.0 lizimij，gwnzdingj maj gaenz mbaw'iq raez 1~2 lizmij. Gyaeujva lumj liengj maj gwnzdingj roxnaeuz maj eiq，miz va geij duj roxnaeuz lai duj，hwnj bwn'unq caeuq oensaeq；ganjva raez 0.5~1.5 lizmij；va cizging daihgaiq 1 lizmij；iemjva baihrog hwnj rim bwn'unq caeuq oensoem；iemjva 5 seg laeg，limqiemjseg lumj gyaeq menh soem roxnaeuz menh soem；limqva yiengh gyaeqluenz roxnaeuz yiengh luenzraez，hoengzmaeq roxnaeuz hoengzaeuj，gizgoek miz cauj；seiva simva boux saekhau；fuengzlwg miz bwn'unq. Mak yienghgyaeqluenz，cizging 1.0~1.5 lizimij，saekhoengz. 5~6 nyied haiva，7~8 nyied dawzmak.

【Diegmaj Faenbouh】Maj youq lajndoeng ndawfaexcab gwnzndoi、cauzlak giz yiengq daengngoenz、henzroen roxnaeuz rogndoi diegfwz. Guengjsae gak dieg cungj miz，guek raeuz gizdah sengj gih caemh miz.

【Gij Guhyw Ywcuengh】

Giz guhyw　Rag、dingz gwnz dieg.

Singqfeih　Rag：Haemz，bingz. Dingz gwnz dieg：damh、saep、liengz.

Goeng'yungh　Doeng lohlungz、lohhuj，cawz rumzdoeg，cing hujdoeg. Yungh youq senggvaq laj dungx in，dungx in，mak gietrin，lohnyouh gietrin，laemx doek deng sieng，fatvangh，baezhangx，baenzsa，baenzae，nyouhniuj，gezmozyenz，heujin，vuengzbiu，okhaexmug，baeznong，funghcimj，naenghumz naenglot.

Danyw　（1）Baezhangx：Rag makdumh 20 gwz，nonsei gyaengj 10 gwz，sipndangj 1 diuz，cienq raemx gwn.

（2）Mak gietrin：① Ganj mbaw makdumh、gaeumei、godaengcanjsisinh gak 30 gwz，simmakdauz 10 gwz，cienq raemx gwn. ② Makdumh bouhfaenh gwznamh、dancuzyez gak 15 gwz，i dawgaeq 30 gwz，cienq raemx gwn.

（3）Funghcimj：Ganj mbaw makdumh、mbaw ngaih gak aenqliengh，cienq raemx swiq.

（4）lohnyouh gietrin：Rag makdumh、godinmax、rag hazranz、i dawgaeq gak 15 gwz，gogutdietsienq 15 gwz，cienq raemx gwn.

（5）Vuengzbiu：Ganj mbaw makdumh、guenqcungq、yinzcicauj、loudouhlwg、go'iemgaeq gak 15 gwz，cienq raemx gwn.

（6）Nyouhniuj：Rag makdumh、gobienmax、byaekcenzlik、nyasam'bak、go'ngwzrin gak 15 gwz，cienq raemx gwn.

（7）Fatvangh：Rag makedumh 30 gwz，giujlijyangh、goroixlanz、gaeuducung、gaeuhohdu gak 15 gwz，cienq raemx gwn.

（8）Dungx in：Rag makdumh 30 gwz，cienq raemx gwn.

183

八画

枇杷

【药 材 名】枇杷。

【别　　名】白花木、杷叶。

【来　　源】蔷薇科植物枇杷 *Eriobotrya japonica* （Thunb.）Lindl.。

【形态特征】常绿小乔木，高可达 10 m。小枝、叶下面、总花梗、花梗、花萼、花瓣和果实均被锈色茸毛。小枝粗壮。单叶互生；叶片倒卵状披针形或矩状椭圆形，长 12~30 cm，宽 3~9 cm，先端急尖或渐尖，基部楔形或渐狭成叶柄，上部边缘有疏锯齿。圆锥花序顶生，长 10~19 cm，花密集；花直径 1.2~2.0 cm；萼筒浅杯状，萼片三角卵形；花瓣白色，长圆形或卵形；雄蕊 20 枚；花柱 5 枚，柱头头状。梨果球形或长圆形，直径 2~5 cm，黄色或橘黄色；种子 1~5 颗，褐色。花期 10~12 月，果期 5~6 月。

【生境分布】栽培。广西各地均有栽培，甘肃、陕西、河南、江苏、安徽、浙江、江西、湖北、湖南、四川、云南、贵州、广东、福建、台湾等省区也有栽培或野生。

【壮医药用】

药用部位　叶、树皮。

性味　叶：苦，微寒。树皮：苦，平。

功用　叶：调气道，清热毒，止咳嗽。用于埃病（咳嗽），鹿（呕吐），乳腺癌。

树皮：消肿毒。用于呗嘻（乳痈），褥疮。

附方　（1）肺燥埃病（咳嗽）：枇杷叶（去毛）、桑叶各 9 g，白茅根 15 g，水煎服。

（2）乳腺癌：枇杷叶 30 g，川贝母、天冬、七叶一枝花各 10 g，浙贝母、麦冬、王不留行各 20 g，水煎服。

（3）褥疮：鲜枇杷树皮、鲜蒲公英、鲜银花、鲜紫花地丁各适量，共捣烂敷患处。

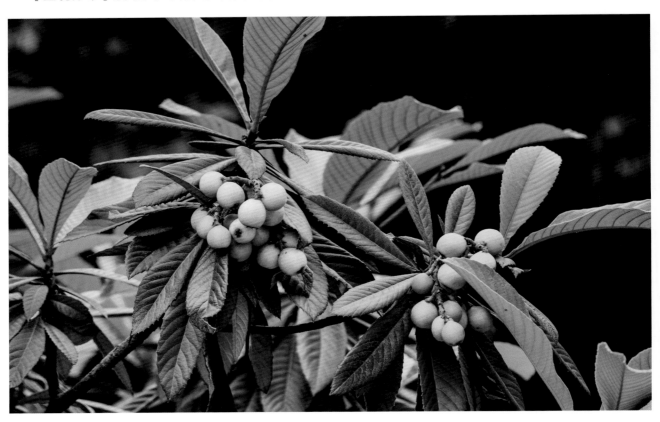

Makbizbaz

【 Cohyw 】 Makbizbaz.

【 Coh'wnq 】 Faexvahau、mbawbizbaz.

【 Goekgaen 】 Dwg makbizbaz doenghgo ciengzveizgoh.

【 Yienghceij Daegdiemj 】 Gofaex iq ciengzseiz heu，sang ndaej daengz 10 mij. Nye iq、baihlaj mbaw、ganjvadaeuz、ganjva、iemjva caeuq mak cungj hwnj bwnyungz saekmyaex. Nye iq conoengq. Mbaw dog maj doxcah；mbaw lumj gyaeq dingjbyonj byai menh soem roxnaeuz lumj seiqfueng bomj，raez 12~30 lizmij，gvangq 3~9 lizmij，byai gaenj soem roxnaeuz ciemh soem，gizgoek yiengh ciem roxnaeuz menh gaeb baenz gaenzmbaw，baihgwnz henzbien miz heujgawq mbang. Gyaeujva luenz cuenqsoem maj dingj，raez 10~19 lizmij，va yaedyub；va cizging 1.2~2.0 lizmij；doengziemj lumj cenj dinj，mbawiemj yienghgyaeq samgak；limqva saekhau，luenzraez roxnaeuz yienghgyaeq；simva boux 20 diuz；saeuva 5 diuz，gyaeujsaeu lumj gyaeuj. Makleiz luenzluenz roxnaeuz luenzraez，cizging 2~5 lizmij，saekhenj roxnaeuz saek henjhoengz；ceh 1~5 ndaed，saek henjgeq. 10~12 nyied haiva，5~6 nyied dawzmak.

【 Diegmaj Faenbouh 】 Vunz ndaem. Guengjsae gak dieg dungj miz vunz ndaem，guek raeuz Ganhsuz、Sanjsih、Hoznanz、Gyanghsuh、Anhveih、Cezgyangh、Gyanghsih、Huzbwz、Huznanz、Swconh、Yinznanz、Gveicouh、Guengjdoeng、Fuzgen、Daizvanh daengj sengj gih caemh miz vunz ndaem roxnaeuz rogndoi hwnj miz.

【 Gij Guhyw Ywcuengh 】

Giz guhyw　Mbaw、naengfaex.

Singqfeih　Mbaw：Haemz，loq hanz. Naengfaex：Haemz，bingz.

Goeng'yungh　Mbaw：Diuz roenheiq，cing hujdoeg，dingz ae. Yungh youq baenzae，rueg，cijfoegnganz.

Naengfaex：Siu foegdoeg. Yungh youq baezcij，naengnaeuh.

Danyw　（1）Bwt sauq baenzae：Mbaw makbizbaz（cawz bwn）、mbawsangh gak 9 gwz，rag hazranz 15 gwz，cienq raemx gwn.

（2）Cijfoegnganz：Mbaw makbizbaz 30 gwz，conhbeimuj、denhdungh、caekdungxvaj　gak 10 gwz，cezbeimuj、gyazcij、vangzbuliuzhingz gak 20 gwz，cienq raemx gwn.

（3）Naengnaeuh：Naengfaex makbizbaz ndip、golinzgaeq ndip、ngaenzva ndip、govemax ndip gak aenqliengh，doxgyaux dub yungz oep giz in.

八画

松叶蕨

【药 材 名】石刷把。

【别　　名】羊须、岩松、龙须草。

【来　　源】松叶蕨科植物松叶蕨 *Psilotum nudum*（L.）Beauv.。

【形态特征】小型蕨类，高 15~51 cm。根茎横行，褐色，仅具假根，二叉分枝。茎直立，下部不分枝，上部多回二叉分枝；枝条纤细，三棱形，密生白色气孔。叶为小型叶，散生，二型；不育叶鳞片状三角形，长 2~3 mm，宽 1.5~2.5 mm，先端尖；孢子叶二叉形，长 2~3 mm，宽约 2.5 mm。孢子囊球形，单生在孢子叶腋，黄褐色；孢子肾形。

【生境分布】附生于树干上或岩石裂缝处。广西主要分布于南宁、马山、上林、宾阳、上思、百色、田东、德保、靖西、那坡、河池、凤山、东兰、都安、龙州、大新等地，国内西南至东南各省也有分布。

【壮医药用】

药用部位　全草。

性味　甜、辣，微温。

功用　调龙路、火路，调水道，祛风毒，除湿毒。用于钵痨（肺结核），黄标（黄疸），笨浮（水肿），屙意咪（痢疾），京瑟（闭经），发旺（痹病），林得叮相（跌打损伤）。

附方　（1）钵痨（肺结核）：石刷把、石蚕各 15 g，水煎服。

（2）肾炎笨浮（水肿）：①石刷把、三白草、无根藤各 12 g，水煎服。②鲜石刷把 50 g，车前草 15 g，木贼 10 g，水煎服。

（3）屙意咪（痢疾）：石刷把 12 g，凹叶景天 15 g，水煎服。

（4）京瑟（闭经）：石刷把、马鞭草各 12 g，水煎服。

（5）发旺（痹病），林得叮相（跌打损伤）：石刷把 50 g，加白酒 300 mL 浸泡。取药酒 30 mL 内服，另用药酒适量外擦患处。

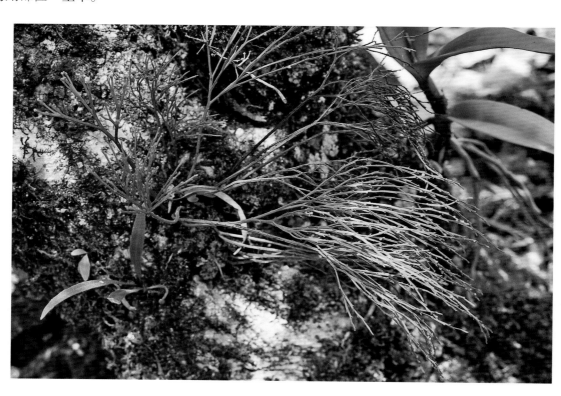

Baekcinj

【Cohyw】Baekcinj.

【Coh'wnq】Gomumhyiengz、yenzsungh、rummumhlungz.

【Goekgaen】Dwg baekcinj doenghgo baekcinjgoh.

【Yienghceij Daegdiemj】Cungj gut iq, sang 15~51 lizimj. Ganjrag maj vang, saek henjgeq, dan miz raggyaj, song ca faen nye. Ganj daengjsoh, baihlaj mbouj faen nye, baihgwnz laimbaw song ca faen nye；gij nye iqet baenz samlimq, conghheiq saekbieg yaedyub. Mbaw dwg cungj mbaw iq, sanq did, song yiengh；mbaw maen de yiengh samgak lumj limqgyaep, raez 2~3 hauzmij, gvangq 1.5~2.5 hauzmij, byai soem；mbaw lwgsaq yiengh songca, raez 2~3 hauzmij, gvangq daihgaiq 2.5 hauzmij. Rongzsaq lumj giuz, gag maj youq eiq mbaw lwgsaq, saek henjgeq mong；lwgsaq lumj iumak.

【Diegmaj Faenbouh】Nemmaj youq gwnz ganjfaex roxnaeuz geh rinbya. Guengjsae dingzlai maj youq Nanningz、Majsanh、Sanglinz、Binhyangz、Sangswh、Bwzswz、Denzdungh、Dwzbauj、Cingsih、Nazboh、Hozci、Fungsanh、Dunghlanz、Duh'anh、Lungzcouh、Dasinh daengj dieg, guek raeuz Saenamz daengz Doengnamz gak sengj caemh miz.

【Gij Guhyw Ywcuengh】

Giz guhyw   Daengx go.

Singqfeih   Van、manh, loq raeuj.

Goeng'yungh   Diuz lohlungz、lohhuj, diuz roenraemx, cawz doegfung, cawz doegcumx. Yungh youq baenzlauz, vuengzbiu, baenzfouz, okhaexmug, dawzsaeg gaz, fatvangh, laemx doek deng sieng.

Danyw   （1）Baenzlauz：Baekcinj、sizsanz gak 15 gwz, cienq raemx gwn.

（2）Aenmak fazyenz baenzfouz：① Baekcinj、sanhbwzcauj、vuzgaenhdwngz gak 12 gwz, cienq raemx gwn. ② Baekcinj ndip 50 gwz, godaezmax 15 gwz, godaebdoengz 10 gwz, cienq raemx gwn.

（3）Okhaexmug：Baekcinj 12 gwz, linxroeglaej 15 gwz, cienq raemx gwn.

（4）Dawzsaeg gaz：Baekcinj、gobienmax gak 12 gwz, cienq raemx gwn.

（5）Fatvangh, laemx doek deng sieng：Baekcinj 50 gwz, gya laeujhau 300 hauzswngh ciemq dumx. Gwn 30 hauzswngh laeuj, linghvaih aeu laeuj led giz in.

枫杨

【药 材 名】枫杨叶。

【别　　　名】臭杨柳、臭柳、元宝树、苍蝇树。

【来　　　源】胡桃科植物枫杨 *Pterocarya stenoptera* C. DC.。

【形态特征】落叶乔木，高可达 30 m。树皮灰褐色，纵裂；小枝灰色，有毛，散生皮孔。偶数或稀奇数羽状复叶互生，叶轴具翅；小叶 6~25 片，对生或近对生，无柄，长椭圆形，长 2~12 cm，宽 1.5~4.0 cm，顶端常钝圆，基部偏斜，边缘具向内弯的细锯齿，上面被细小疣状凸起，中脉及侧脉有极短的星状毛，下面具极稀疏盾状腺体，侧脉腋内具 1 丛星芒状毛。花单性，雌雄同株；雄花序柔荑状，长 6~10 cm，具 1（稀 2 或 3）枚发育的花被片，雄蕊 5~12 枚；雌花花序顶生，长 10~15 cm，花序轴密被星芒状毛及单毛，不孕性苞片 2 枚。雌花几乎无梗，花被 4 枚，子房 1 室，花柱 2 枚。果序长 20~45 cm，果序轴常被毛。坚果长椭圆形，基部有星芒状毛，有 2 窄翅，拟苍蝇。花期 4~5 月，果期 8~9 月。

【生境分布】生于沿溪涧河滩、阴湿山坡地的林中，也栽植作庭院树或行道树。广西主要分布于桂林、资源、昭平、马山、隆林、东兰、天峨等地，华北、华中、华南及西南各地均有分布。

【壮医药用】

药用部位　叶。

性味　苦、辣，温；有毒。

功用　祛湿毒，杀虫止痒。用于血吸虫病，呗脓（痈肿），奔冉（疔疮），能啥能累（湿疹），痂（癣）。

注　本品有毒，内服慎用；孕妇禁用。

附方　（1）能啥能累（湿疹）：枫杨叶 15 g，五色梅 20 g，千里光、忍冬叶各 30 g，水浓煎外洗患处。

（2）血吸虫病：枫杨叶 90 g，水煎，加少许红糖冲服。

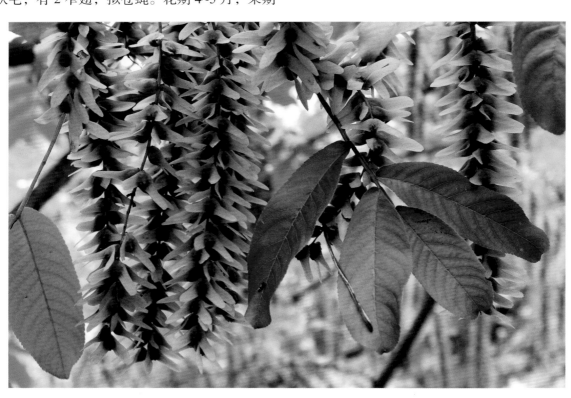

Goliuzhaeu

【Cohyw】Goliuzhaeu.

【Coh'wnq】Yangzliujhaeu、liujhaeu、faexyenzbauj、faexnengznyaen.

【Goekgaen】Dwg goliuzhaeu doenghgo huzdauz goh.

【Yienghceij Daegdiemj】Go faexsang loenq mbaw, sang ndaej daengz 30 mij. Naengfaex moenqmong, ligdaengj；nyelwg mong, miz bwn, conghnaeng maj mbang. Mbaw fuzyez lumj bwnroeg suengsoq roxnaeuz noix dansoq maj doxcah, ndokmbaw miz fwed；mbawlwg 6~25 mbaw, maj doxdoiq roxnaeuz ganeh maj doxdoiq, mij gaenq, luenz benjraez, raez 2~12 lizmij, gvangq 1.5~4.0 lizmij, byai dingzlai bumxluenz, goek mbitmbiengj, henzbien miz heujgawq saeq van doxhaeuj, baihgwnz miz doedhwnj lumj rengq saeqiq, saimeg gyang dem saimeg henzbien miz bwnndau dinjdinj, baihlaj miz diemjraiz lumj dunq mbangmbang, laj eiq megbien ndaw miz 1 cumh bwn lumj sakndau. Va dansingq, boux meh caemh go；foengq vaboux baenzroix, raez 6~10 lizmij, miz 1（noix 2 roxnaeuz 3）mbaw iemjva mauhva fatmaj, simva boux 5~12 diuz；foengq vameh majbyai, raez 10~15 lizmij, ndokva miz haujlai bwn dog dem bwn lumj sakndau, mbawbyak mbouj fat 2 mbaw. Vameh cengdi mbouj miz gaenq, iemjva mauhva 4 mbaw, fuengzlwg 1 fungh, saeuva 2 diuz. Roixmak raez 20~45 lizmij, sug roixmak dingzlai miz bwn. Aenmak luenzbenjraez, goek miz bwn lumj ndaurongh, miz 2 fwed gaeb, lumj nengznyaen. 4~5 nyied haiva, 8~9 nyied dawzmak.

【Diegmaj Faenbouh】Hwnj anjsa henz dah henz rij、ndaw ndoeng diegndoi raemhcumx, caemh ndaem guh faex daxhongh roxnaeuz faex henz roen. Guengjsae dingzlai hwnj laeng Linzgvei、Swhyenz、Cauhbingz、Majsanh、Lungzlinz、Dunghlanz、Denhngoz daengj dieg neix, guek raeuz Vazbwz、Vazcungh、Vaznanz dem Sihnanz gak dieg cungj caemh hwnj miz.

【Gij Guhyw Ywcuengh】

Giz guhyw mbaw.

Singqfeih Haemz、manh, raeuj；miz doeg.

Goeng'yungh Cawz caepdoeg, gaj non dingz humz. Ndaej yw bingh nonsuplwed, baeznong, baenznyan, naenghumz naenglot, gyak.

Cawq Go yw neix miz doeg, haeujsim noix gwn；mehmbwk mizndang gimq gwn.

Danyw （1）Naenghumz naenglot：Mbaw goliuzhaeu 15 gwz, hajsaekmoiz 20 gwz, cenhlijgvangh、mbawyinjdungh gak 30 gwz, raemx cienq gwd sab mwnq humz.

（2）Bingh nonsuplwed：Mbaw goliuzhaeu 90 gwz, cienq raemx, dwk di hoengzdangz cung gwn.

八画

枫香树

【药材名】枫香、路路通。

【别　　名】枫木、山枫香树、枫树、三角枫、黑饭叶。

【来　　源】金缕梅科植物枫香树 *Liquidambar formosana* Hance。

【形态特征】落叶大乔木，高可达 30 m。树皮灰褐色，方块状剥落。叶阔卵形，掌状 3 裂，中央裂片较长，先端尾状渐尖，两侧裂片平展，基部心形，叶下面具短柔毛或仅在脉腋间具毛；掌状脉 3~5 条，边缘具锯齿；叶柄长达 11 cm，具短柔毛；叶片秋后变红色。雄性短穗状花序常多个排成总状，雄蕊多数。雌性头状花序具花 24~43 朵，花序柄长 3~6 cm，萼齿 4~7 枚，针形，子房具柔毛，花柱长 0.6~1.0 cm。头状果序圆球形，木质，直径 3~4 cm，具宿存花柱及针刺状萼齿。种子多数，褐色。

【生境分布】生于平地、村落附近及低山的次生林。广西各地均有分布，秦岭及淮河以南各省，北起河南、山东，东至台湾，西至四川、云南及西藏，南至广东等省区也有分布。

【壮医药用】

药用部位　根、树皮、叶、果（路路通）、树脂。

性味　根、树皮、叶：辣、微苦，温。果实（路路通）：苦、平。树脂：淡，平。

功用　根、树皮、叶：调龙路、火路，利谷道，祛风毒，除湿毒。根、树皮用于发旺（痹病），呗脓（痈肿），呗叮（疔）；叶用于贫痧（感冒），腊胴尹（腹痛），屙泻（泄泻），东郎（食滞）。

果（路路通）：调火路，通水道，除湿毒。用于发旺（痹病），笨浮（水肿），产呱嘻馁（产后缺乳），京瑟（闭经），京尹（痛经），巧尹（头痛），麦蛮（风疹），能啥能累（湿疹）。

树脂：止血生肌。用于呗脓（痈肿），呗叮（疔），创伤出血。

附方　（1）呗脓（痈肿），呗叮（疔）：枫香树根皮、野芙蓉根、黄花稔各 20 g，水煎外洗。或用枫香树脂研末，撒患处。

（2）发旺（痹病）：枫香树根、大钻各 10 g，土茯苓 20 g，刺鸭脚、七叶莲、金刚刺各 12 g，水煎内服、外洗。

（3）贫痧（感冒）：枫香树叶 150 g，五指枫叶、山芝麻各 100 g，水煎，先熏头后洗澡。

（4）腊胴尹（腹痛），屙泻（泄泻）：鲜枫香树叶 50 g，鲜五指枫叶 30 g，加盐、糙米炒热敷烫腹部或脐周。

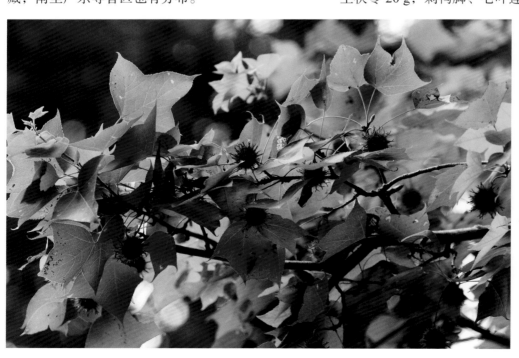

Goraeu

【 Cohyw 】 Goraeu、mak raeu.

【 Coh'wnq 】 Faexraeu、faexraeurangbya、faexraeu、raeusamgak、rongngaizndaem.

【 Goekgaen 】 Dwg goraeu doenghgo ginhlijmeizgoh.

【 Yienghceij Daegdiemj 】 Gofaex hungsang loenq mbaw，sang ndaej daengz 30 mij. Naengfaex moenqmong，baenz fueng bok doek. Mbaw yiengh gyaeq gvangq，lumj fajfwngz 3 leg，leg cungqgyang lai raez，byairieng ciemh soem，vengqleg song henz mbebingz，goek lumj sim，baihlaj mbaw miz bwnyungz dinj，roxnaeuz ngamq youq saieiq miz bwn；sai lumj fwngz 3~5 diuz，henzbien miz yazgawq；gaenzmbaw raez daengz 11 lizmij，miz bwnyungz dinj；mbawrong daengz seizcou le bienq hoengznding. Vaboux baenz riengz dinj ciengz geij duj baiz baenz yupva，simva boux miz lai duj. Vameh baenz gyaeuz miz va 24~43 duj，gaenq gyaeuzva raez 3~6 lizmij；iemjva 4~7 vengq，lumj cim，gyaeuj rongzva miz bwnyungz，saeuva raez 0.6~1.0 lizmij. Aen mak baenz gyaeuz，faex，hung 3~4 lizmij，miz saeuva gaeuq dem heujyiemj lumj oen soem. Ceh miz haujlai，saek moenq.

【 Diegmaj Faenbouh 】 Maj youq diegbingz、henz mbanj dem ndaw ndoeng gwnz byadaemq. Guengjsae gak dieg cungj maj miz，guek raeuz Cinzlingj dem Vaizhoz baihnamz gak sengj，baek daj Hoznanz、Sanhdungh，doeng daengz Daizvanh，sae daengz Swconh、Yinznanz dem Sihcang，namz daengz Guengjdoeng daengj sengj gih neix caemh maj miz.

【 Gij Guhyw Ywcuengh 】

Giz guhyw Rag、naengfaex、mbaw、mak（mak raeu）、iengfaex.

Singqfeih Rag、naengfaex、mbaw：Manh、loq haemz、raeuj. Mak（mak raeu）：Haemz、bingz. Iengfaex：Damh、bingz.

Goeng'yungh Rag、naengfaex、mbaw：Diuz lohlungz、lohhuj，leih roenhaeux，siu fungdoeg，cawz caepdoeg. Rag、naengfaex ndaej yw fatvangh，baeznong，baezding；mbaw ndaej yw fatsa，dungx in，oksiq，dungx raeng.

Mak（mak raeu）：Diuz lohhuj，doeng roenraemx，cawz caepdoeg. Ndaej yw fatvangh，baenzfouz，miz lwg le cij noix，dawzsaeg gaz，dawzsaeg in，gyaeujin，funghcimj，naenghumz naenglot.

Iengfaex：Dingz lwed maj noh. Ndaej yw baeznong，baezding，deng sieng oklwed.

Danyw （1） Baeznong，baezding：Naengrag goraeu、rag fuzyungz ndoi、nim vahenj gak 20 gwz，cienq raemx sab. Roxnaeuz aeu iengfaex goraeu nuz mienz，vanq giz in.

（2） Fatvangh：Rag goraeu、daihconq gak 10 gwz，dojfuzlingz 20 gwz，dinbitoen、lienzcaetmbaw、oengimhgangh gak 12 gwz，cienqraemx gwn、sab.

（3） Baenzsa：Mbaw goraeu 150 gwz，mbawraeu hajceij、lwgrazbya gak 100 gwz，cienqraemx，oenq gyaeuj gonq le menh swiq ndang.

（4） Dungx in，oksiq：Mbaw goraeu ndip 50 gwz，rongraeu hajceij ndip 30 gwz，dwk gyu、haeuxcauh ceuj ndat le ndat oep fabdungx roxnaeuz seiqhenz saejndw.

枫香槲寄生

【药材名】枫寄生。

【别　　名】无叶枫寄生。

【来　　源】桑寄生科植物枫香槲寄生 *Viscum liquidambaricolum* Hayata。

【形态特征】灌木，高可达 70 cm。茎基部近圆柱状，枝扁平；枝交叉对生或二歧分枝，节间长 2~4 cm，宽 4~8 mm，干后边缘肥厚，纵肋 5~7 条，边缘肥厚。叶退化呈鳞片状。聚伞花序腋生，总花梗几无，总苞舟形，具花 1~3 朵，通常仅具 1 朵雌花或雄花，或中央 1 朵为雌花，侧生的为雄花；雄花花蕾卵形，长约 1.5 mm，萼片 4 枚，花药球形；雌花花蕾长圆柱状且长 2.0~2.5 mm，萼片 4 枚且三角形，柱头乳头状。果近球形，直径 4~6 mm，基部骤狭呈柄状，成熟时呈橙红色或黄色。花果期 4~12 月。

【生境分布】寄生于果树及枫香树、桐树、栗树和栎树上。广西各地均有分布，西藏、云南、四川、甘肃、陕西、湖北、贵州、广东、湖南、江西、福建、浙江、台湾等省区也有分布。

【壮医药用】

药用部位　全株。

性味　微苦，平。

功用　祛风毒，除湿毒，化痰毒，通气道。用于发旺（痹病），胴尹（胃痛），狠风（小儿惊风），钵痨（肺结核），埃病（咳嗽），血压嗓（高血压），麻邦（偏瘫），林得叮相（跌打损伤）。

注　孕妇禁服。

附方　（1）发旺（痹病）：枫寄生、飞龙掌血各 15 g，独活、羌活、大钻、小钻各 10 g，水煎服。

（2）钵痨（肺结核）：枫寄生、不出林各 30 g，十大功劳 15 g，土人参 20 g。水煎服。

（3）血压嗓（高血压）：枫寄生 30 g，车前子 20 g，水煎服。

（4）胴尹（胃痛）：枫寄生、两面针各 15 g，金不换 10 g，水煎服。

（5）麻邦（偏瘫）：枫寄生、地锦、二色波罗蜜根各 20 g，水煎，取药液加米酒少许送服。

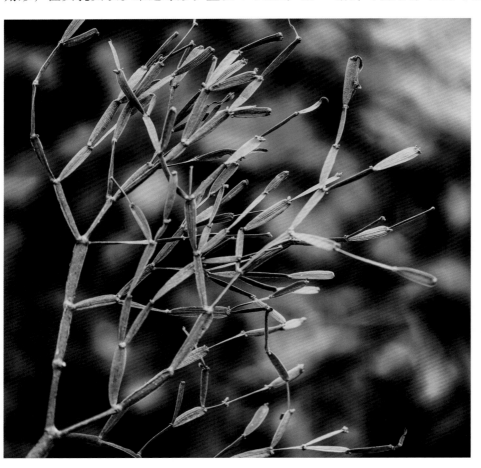

Gosiengzraeu

【Cohyw】Gosiengzraeu.

【Coh'wnq】Gosiengzfouzmbaw.

【Goekgaen】Dwg gosiengzraeu doenghgo sanghgiswnghgoh.

【Yienghceij Daegdiemj】Dwg faexcaz, sang ndaej daengz 70 lizmij. Goek ganj lumj saeuluenz, nye benjbingz；nye maj doxca doxdoiq roxnaeuz song nga faen ngingh, hoh raez 2~4 lizmij, gvangq 4~8 hauzmij, hawq le henzbien bizna, sejdaengj miz 5~7 diuz, henzbien bizna. Mbaw doiqvaq le lumj gyaep nei. Foengqva lumj comzliengj maj lajeiq, ganj foengqva ca mbouj geijlai mbouj miz, aenbyak lumj ruz nei, miz 1~3 duj va, baeznaengz caenhmiz duj vameh roxnaeuz vaboux dog, roxnaeuz cungqgyang dwg duj vameh ndeu, maj henz dwg vaboux；valup vaboux luenz lumj gyaeq, raez daihgaiq 1.5 hauzmij, byak 4 limq, ywva lumj giuz；valup vameh yiengh saeuluenz raez, raez 2.0~2.5 hauzmij, byak 4 limq yiengh samgak, gyaeujsaeu lumj bakcij. Aenmak lumj giuz, cizging 4~6 hauzmij, gizgoek doq gaeb lumj gaenq nei, mwh cingzsug saek henjhoengz roxnaeuz saekhenj. Geiz haiva caeuq geiz dawzmak cungj 4~12 nyied.

【Diegmaj Faenbouh】Geiqseng youq gwnz gofaexmak caeuq faexraeu、faexgyaeuq、faexlaeq caeuq faexreiq. Guengjsae gak dieg cungj miz, guek raeuz Sihcang、Yinznanz、Swconh、Ganhsuz、Sanjsih、Huzbwz、Gveicouh、Guengjdoeng、Huznanz、Gyanghsih、Fuzgen、Cezgyangh、Daizvanh daengj sengj gih caemh miz.

【Gij Guhyw Ywcuengh】

Giz guhyw Daengx go.

Singqfeih Loq haemz, bingz.

Goeng'yungh Cawz doegfung, cawz doegcumx, vaq doegbyaiz, doeng roenheiq. Aeu daeuj yw fatvangh, dungx in, baenzfung, bwtlauz, baenzae, hezyazsang, mazmbangj, laemx doek deng sieng.

Cawq Mehdaiqndang gimq gwn.

Danyw （1）Fatvangh：Gosiengzraeu、gomakmanh gak 15 gwz, duzhoz、gyanghhoz、gocuenqhung、gocuenqiq gak 10 gwz, cienq raemx gwn.

（2）Bwtlauz：Gosiengzraeu、goliengjdaemq gak 30 gwz, maexvuengzlienz 15 gwz, gocaengnaengh 20 gwz, cienq raemx gwn.

（3）Hezyazsang：Gosiengzraeu 30 gwz, cehdaezmax 20 gwz, cienq raemx gwn.

（4）Dungx in：Gosiengzraeu、oenceu gak 15 gwz, maengzbaegmbouj 10 gwz, cienq raemx gwn.

（5）Mazmbangj：Gosiengzraeu、gaeubenzciengz、rag maknam songsaek gak 20 gwz, cienq raemx, aeu raemxyw gya di laeujhaeux soengq gwn.

193

八画

构树

【药材名】构树根皮、构树枝叶、楮实子、构树浆。

【别　　名】纱纸树、猪沙皮树、肥猪树、木沙树、沙树木。

【来　　源】桑科植物构树 *Broussonetia papyrifera*（L.）L' Her. ex Vent.。

【形态特征】乔木，高可达 16 m。树皮暗灰色。小枝密生柔毛。单叶互生；叶片广卵形至长椭圆状卵形，长 7~20 cm，宽 6~15 cm，先端渐尖，基部心形，两侧常不相等，边缘具粗锯齿，不分裂或 3~5 裂，背面密被细毛；叶柄长 2.5~8.0 cm，密被糙毛。花雌雄异株；雄花序为葇荑花序，长 6~8 cm，花被裂片 4 枚，裂片三角状卵形，被毛，雄蕊 4 枚，退化雌蕊小；雌花序球形，直径 1.2~1.8 cm，花被管状，柱头线形，被毛。聚花果，直径约 1.5~3.0 cm，成熟时红色，肉质。花期 4~5 月，果期 6~7 月。

【生境分布】生于村旁或树林中，也有栽培。广西各地均有分布，其他省区也有分布。

【壮医药用】

药用部位　根皮、枝叶、种子（楮实子）、树浆。

性味　根皮、叶：涩，平。种子：甜，寒。

功用　根皮、枝叶：通水道、气道，敛肺止咳。根皮用于笨浮（水肿），黄标（黄疸），慢性气管炎；叶用于屙意咪（痢疾），屙泻（泄泻），外伤出血。

种子：滋肾，壮筋，利水道。用于腰膝酸软，虚劳，笨浮（水肿），黄标（黄疸）。

树浆：杀虫止痒。用于痂（癣），疥疮，能啥能累（湿疹），神经性皮炎。

附方　（1）腰膝酸软，虚劳：构树种子、千斤拔、红杜仲根皮（盐炒）各 15 g，牛大力 20 g，猪脚 1 只，水煲，食肉喝汤。

（2）笨浮（水肿）：构树根皮、海金沙、鸟不站各 20 g，木贼、大腹皮各 15 g，三白草 30 g，桂枝 6 g，水煎服。

（3）疥疮，能啥能累（湿疹），神经性皮炎：构树浆适量，外涂患处。

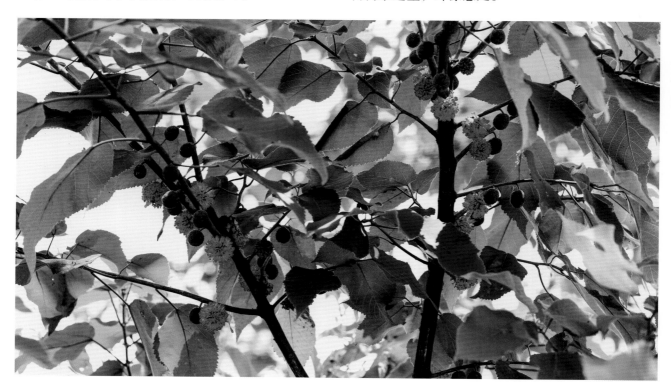

Gosa

【Cohyw】Gosa.

【Coh'wnq】Faexsaceij、faexcuhsahbiz、faexfeizcuh、faexsa、faexmoegsa.

【Goekgaen】Dwg gosa doenghgo sanghgoh.

【Yienghceij Daegdiemj】Gofaex，sang ndaej daengz 16 mij. Naengfaex saekmong'amq. Nye iq miz bwn'unq lai. Mbaw dandog maj doxca；mbaw luenz lumj gyaeq gvangq daengz luenzbomj raez lumj gyaeq，raez 7~20 lizmij，gvangq 6~15 lizmij，byai ciemh soem，gizgoek lumj simdaeuz，song henz ciengz mbouj doxdoengz raez，henzbien miz heujgawq co，mbouj seg roxnaeuz miz 3~5 seg，baihlaeng miz bwnsaeq lai；gaenzmbaw raez 2.5~8.0 lizmij，miz haujlai bwnco. Vaboux vameh mbouj caemh duj；foengq vaboux baenz riengz，raez 6~8 lizmij，dujva seg miz 4 limq，limqseg lumj gyaeq luenz samgak，miz bwn，simva boux 4 dug，sim vameh mbouj fat iq；foengq vameh luenz lumj aengiuz，cizging 1.2~1.8 lizmij，dujva lumj doengz，gyaeujsaeu raezsaeq lumj mae，miz bwn. Mak comz，cizging daihgaiq 1.5~3.0 lizmij，mwh cingzsug saekhoengz，mak nanoh. 4~5 nyied haiva，6~7 nyied dawzmak.

【Diegmaj Faenbouh】Maj youq henz mbanj roxnaeuz ndaw ndoeng faexcab，caemh miz ndaem. Guengjsae gak dieg cungj miz，guek raeuz gizyawz sengj gih caemh miz.

【Gij Guhyw Ywcuengh】

Giz guhyw　Naengrag、nyembaw、ceh、iengfaex.

Singqfeih　Naengrag、mbaw：Saep，bingz. Ceh：Van，hanz.

Goeng'yungh　Naengrag、nyembaw：Doeng roenraemx、roenheiq，sou bwt dingz ae. Naengrag aeu daeuj yw baenzfouz，vuengzbiu，menhsingq gi'gvanjyenz；mbaw aeu daeuj yw okhaexmug，oksiq，rog sieng oklwed.

Ceh：Nyinh mak，cangq nyinz，leih roenraemx. Aeu daeuj yw hwetga unq，haw，baenzfouz，vuengzbiu.

Iengfaex：Gaj non dingz humz. Aeu daeuj yw gyak，nyan，naenghumz naenglot，sinzginghsing bizyenz.

Danyw　（1）Hwetga unq，haw：Ceh gosa、goragdingh、naengrag gaeubingndoengx（aeu gyu cauj）gak 15 gwz，goniuzdaliz 20 gwz，ga mou cik ndeu，aeu raemx baek，gwn noh ndoet dang.

（2）Baenzfouz：Naengrag gosa、gogutgeuj、goroegmboujndwn gak 20 gwz，muzceiz、dafuzbiz gak 15 gwz，rumsambeg 30 gwz，nye'gviq 6 gwz，cienq raemx gwn.

（3）Nyan，naenghumz naenglot，sinzginghsing bizyenz：Aeu habliengh ieng gosa，cat haeuj giz bingh bae.

八画

构棘

【药 材 名】穿破石。

【别　　名】葨芝、黄龙退壳、黄京棘、饭团簕。

【来　　源】桑科植物构棘 *Maclura cochinchinensis* Corner。

【形态特征】常绿直立或攀缘状灌木，长可达4 m，全株有白色乳汁。根皮柔软，外皮黄色。枝灰褐色，皮孔散生，具粗壮、直立或微弯的棘刺，长 5~10 mm，枝、叶、叶柄均无毛。单叶互生，倒卵状披针形、椭圆形和长椭圆形，长 4~9 cm，宽1.5~2.8 cm，先端钝或渐尖，侧脉 7~10 对；叶柄长0.5~1.0 cm，花单性，雌雄异株；头状花序单生或成对腋生，被柔毛，花淡黄色；雄花序直径 0.6 cm，花被片 3~5 片，楔形；雌花序结果时增大，直径约 1.8 cm，花被片 4 枚。聚花果球形，肉质，直径1.5~5.0 cm，表面具瘤状体，熟时橙红色或黄色。

花期 4~5 月，果期 9~10 月。

【生境分布】生于山坡、溪边灌丛中、山谷或林缘等处。广西各地均有分布，华东、中南、西南各省及河北、陕西、甘肃等省也有分布。

【壮医药用】

药用部位　根、叶。

性味　淡，微凉。

功用　调龙路、火路，祛风毒，清热毒，除湿毒。用于钵痨（肺结核），黄标（黄疸），京瑟（闭经），尿路结石，发旺（痹病），林得叮相（跌打损伤），呗叮（疔），呗脓（痈肿）。

附方　（1）发旺（痹病）：穿破石根、九龙藤、千斤拔、牛大力、十大功劳各 15 g，五指毛桃 20 g，过江龙 12 g，煲猪脚食。

（2）尿路结石：穿破石根、母猪藤各 15 g，排钱草 20 g，煲猪脚食。

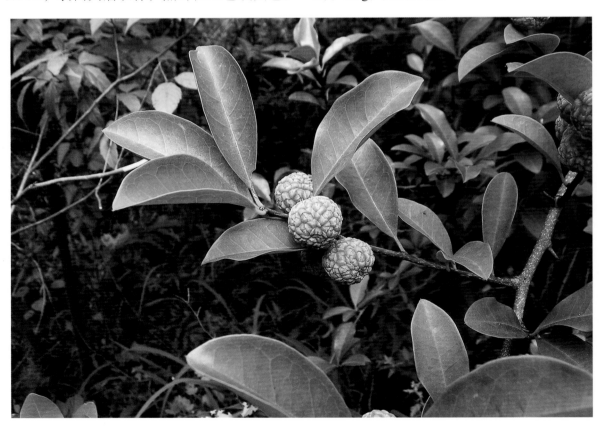

Gooenciq

【 Cohyw 】 Gooenciq.

【 Coh'wnq 】 Veicih、vangzlungz doiqgwz、vangzginghciz、fandonzlwz.

【 Goekgaen 】 Dwg gooenciq doenghgo sanghgoh.

【 Yienghceij Daegdiemj 】 Go faexcaz yiengh daengjsoh roxnaeuz raihbanq ciengz heu，raez ndaej daengz 4 mij，daengx go miz ieng hau. Naengrag unqnemnem，naeng baihrog saekhenj. Nye moenqmong，diemjnaeng mbangbyak，miz oen loq guiz roxnaeuz daengjsoh coekcangq，raez 5~10 hauzmij，nye、mbaw、gaenzmbaw cungj mbouj miz bwn. Mbaw dog maj doxcah，byai menhsoem luenzgyaeq dauqbyonj caeuq luenzbenj raez，raez 4~9 lizmij，gvangq 1.5~2.8 lizmij，byai buemx roxnaeuz menhmenh soem，meghenz 7~10 doiq ; gaenzmbaw raez 0.5~1.0 lizmij，vaboux vameh gag va ; mauhva baenz gyaeuz gag maj roxnaeuz baenz doiq，maj eiq，miz bwn'unq，va henjdanh ; foengq vaboux hung 0.6 lizmij，naengva 3~5 mbaw，sot ; foengq vameh dawzmak le lai hung，hung aiq miz 1.8 lizmij，naengva 4 mbaw. Aenmak luenz，miz noh，hung daengz 1.5~5.0 lizmij，rog miz lwnjdoed，geq le saek henjhoengz roxnaeuz saekhenj. 4~5 nyied haiva，9~10 nyied dawzmak.

【 Diegmaj Faenbouh 】 Maj youq gwnz ndoi、hamq rij ndaw faexcaz roxnaeuz ndaw lueg、henz ndoeng daengj giz dieg neix. Guengjsae gak dieg cungj miz，guek raeuz Vazdungh、Cunghnanz、Sihnanz gak sengj dem Hozbwz、Sanjsih、Ganhsuz daengj sengj neix caemh miz.

【 Gij Guhyw Ywcuengh 】

Giz guhyw Rag、mbaw.

Singqfeih Damh，loq liengz.

Goeng'yungh Diuz lohlungz、lohhuj，gaij fungdoeg，siu ndatdoeg，cawz caepdoeg. Ndaej yw feigezhwz，vuengzbiu，dawzsaeg gaz，lohnyouh gietrin，fatvangh，laemx doek deng sieng，baezding，baeznong.

Danyw （1）Fatvangh : Rag gooenciq、gaeugoujlungz、cenhginhbaz 15、niuzdaliz、cibdaihgoenglauz gak 15 gwz，gocijcwz 20 gwz，gogyanghlungz 12 gwz，aeuq gamou gwn.

（2）Lohnyouh gietrin : Rag gooenciq、gaeumoumeh gak 15 gwz，godaebcienz 20 gwz，aeuq gamou gwn.

八画

刺芋

【药 材 名】刺芋。

【别　　名】簕慈菇、簕芋、簕菜薯、山连藕、簕地茹、刺茨菇、水茨菇、水底勒、怕蒿喃、怕谷、笑楠。

【来　　源】天南星科植物刺芋 *Lasia spinosa* (L.) Thwaites。

【形态特征】多年生常绿湿生草本，高可达 1 m。根茎横卧，直径 2~3 cm，白色，肉质，多节，具皮刺。无茎。幼叶戟形，成年叶为鸟足羽状深裂，长、宽约为 20~60 cm，叶柄长 20~50 cm，基部具鞘。花葶单生，顶生肉穗花序，佛焰苞窄长，长 20~35 cm，血红色，肉质，旋钮状，仅于基部张开；肉穗花序长 2~3 cm，结果时增长 5~10 cm，花两性；花萼 4~6 片；雄蕊 4~6 枚。浆果倒卵圆状，顶部呈四角形，长 1 cm，先端通常密生小疣状突起。花期 9 月，果期翌年 2 月成熟。

【生境分布】生于田边、沟旁、阴湿草丛、竹丛中。广西主要分布于南宁、防城港、上思、灵山、玉林、陆川、博白、靖西、龙州等地，云南、广东、台湾等省区也有分布。

【壮医药用】

药用部位　根茎。

性味　苦、辣，凉；有小毒。

功用　调龙路、火路，通水道，清热毒，除湿毒，止疼痛。用于鼻咽癌，呗奴（瘰疬），发旺（痹病），林得叮相（跌打损伤），兵白带（带下病），京尹（痛经），肾炎，小便混浊，呗脓（痈肿），航靠谋（痄腮），胃炎，东郎（食滞），额哈（毒蛇咬伤），狂犬咬伤。

附方　（1）鼻咽癌：刺芋、半夏各 6 g，野花椒根 12 g，瓜子金、无花果树皮各 18 g，水煎服。

（2）呗奴（瘰疬）：刺芋 6 g，浙贝母、白芥子各 12 g，共研粉，分三等份，每日 1 份，以米汤送服。

（3）发旺（痹病）：刺芋 6 g，半枫荷、土茯苓、麻骨风各 15 g，水煎服；药渣复煎外洗。

（4）京尹（痛经）：刺芋 6 g，香附 15 g，小茴香、柑果皮各 10 g，益母草、鸡血藤各 20 g，水煎服。

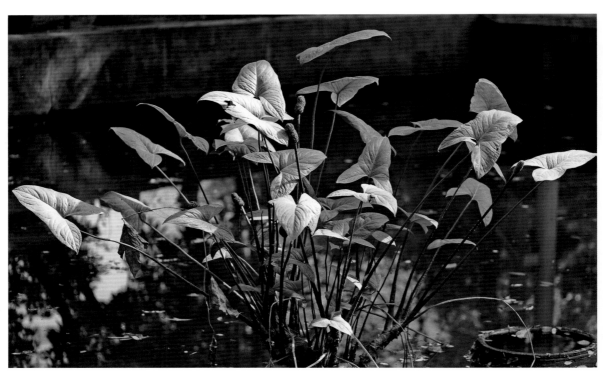

Gomungzoen

【Cohyw】Gomungzoen.

【Coh'wnq】Lwxswzguh、lwxmungz、swzguhraemx、suijdijlwx、bahauhnanz、baqguj、siuqnanz.

【Goekgaen】Dwg gomungzoen doenghgo denhnanzsinghgoh.

【Yienghceij Daegdiemj】Gorum maj lai bi baenzbi ciengz heu，maj youq gizcumx roxnaeuz gizraemx，sang ndaej daengz 1 mij. Ganjrag maj vang，cizging 2~3 lizmij，saekhau，nohnwd，laihoh，miz oennaeng. Mbawoiq lumj，yiengh fagca，mbaw geq le leglaeg lumj fwed din roeg，raez、gvangq daihgaiq 20~60 lizmij，gaenqmbaw raez 20~50 lizmij，goek miz byuk. Vadingz gag maj，gwnzdingj maj gyaeujva nohnwd，mbawlup lumj feizbaed gaebraez，raez 20~35 lizmij，saek hoengzlwed，nohnwd，baenqgeuj，cij youq gizgoek mbehai；gyaeujva nohnwd raez 2~3 lizmij，mwh dawzmak lai raez 5~10 lizmij，va miz boux miz meh；iemjva 4~6 limq；simva boux 4~6 diuz. Makgiengh lumj gyaeq luenz dingjbyonj，gwnzdingj seiq gak，raez 1 lizmij，byai siengzseiz hwnj rengq iq yaedyub doed hwnjdaeuj. 9 nyied haiva，bi daihngeih 2 nyied mak cij cingzsug.

【Diegmaj Faenbouh】Maj youq henznaz、henzmieng、caznywj raemhcumx、ndaw caz faexcuk. Guengjsae dingzlai maj youq Nanzningz、Fangzcwngzgangj、Sangswh、Lingzsanh、Yilinz、Luzconh、Bozbwz、Cingsih、Lungzcouh daengj dieg，guek raeuz Yinznanz、Guengjdoeng、Daizvanh daengj sengj gih caemh maj miz.

【Gij Guhyw Ywcuengh】

Giz guhyw　Ganjrag.

Singqfeih　Haemz、manh、liengz；miz di doeg.

Goeng'yungh　Diuz lohlungz、lohhuj，doeng roenraemx，cing hujdoeg，cawz caepdoeg，dingz indot. Yungh youq bizyenh'aiz，baeznou，fatvangh，laemx doek deng sieng，binghbegdaiq，dawzsaeg in，sinyenz，oknyouh hoemz，baeznong，hangzgauqmou，veiyenz，dungx raeng，ngwz haeb，mabag haeb.

Danyw （1）Bizyenh'aiz：Gomungzoen 6 gwz，rag cwxvaceu 12 gwz，buenya 6 gwz，gvahswjginh 18 gwz，naengfaex vuzvahgoj 18 gwz，cienq raemx gwn.

（2）Baeznou：Gomungzoen 6 gwz，cezbeimuj 12 gwz，bwzgaiswj 12 gwz，doxgyaux nu mienz，sam daengj faenh，it ngoenz it faenh，aeu raemxreiz soengq gwn.

（3）Fatvangh：Gomungzoen 6 gwz，buenfunghhez 15 gwz，dujfuzlingz 15 gwz，mazguzfungh 15 gwz，cienq raemx gwn；yaqyw dauqcungz cienq raemx swiq ndang.

（4）Dawsaeg in：Gomungzoen 6 gwz，cidmou 15 gwz，siujveizyangh 10 gwz，ngaihmwnj 20 gwz，gihhezdwngz 20 gwz，naeng makyid 10 gwz，cienq raemx gwn.

199

八画

刺苋

【药 材 名】刺苋。

【别　　名】簕苋菜、假苋菜。

【来　　源】苋科植物刺苋 *Amaranthus spinosus* L.。

【形态特征】一年生草本，高可达 1 m。茎直立，圆柱形或钝棱形，多分枝，有纵条纹。单叶互生，叶片菱状卵形或卵状披针形，长 4~10 cm，宽 1.5~4.0 cm，顶端圆钝，具微凸头；叶柄无毛，在其旁有 2 枚坚硬长 5~10 mm 的针刺。圆锥花序腋生及顶生，花单性或杂性；苞片窄狭披针形或变成尖刺；花被 5 片，绿色，长卵形，先端尖；雄花有雄蕊 5 枚；柱头 3 枚或 2 枚。胞果矩圆形，长 1.0~1.2 mm，盖裂；种子近球形，黑色或带棕黑色。花果期 7~11 月。

【生境分布】生于村旁、路旁、荒地和草坡。广西各地均有分布，陕西、河南、安徽、江苏、浙江、江西、湖南、湖北、四川、云南、贵州、广东、福建、台湾等省区也有分布。

【壮医药用】

药用部位　全草。

性味　甜、淡，凉。

功用　调龙路，清热毒，消肿痛，止血。用于屙意咪（痢疾），屙泻（泄泻），渗裂（血证），兵白带（带下病），胆结石，仲嘿喯尹（痔疮），呗脓（痈肿），能啥能累（湿疹）。

附方　（1）仲嘿喯尹（痔疮）：刺苋 20 g，马鞭草、桃仁各 10 g，食醋适量，水煎服。

（2）屙意咪（痢疾），屙泻（泄泻）：鲜刺苋 50 g，何首乌 12 g，黑老虎、金樱根各 15 g，无花果皮 10 g，水煎服。

（3）能啥能累（湿疹）：刺苋适量，水煎，取药液加食盐少许外洗患处。

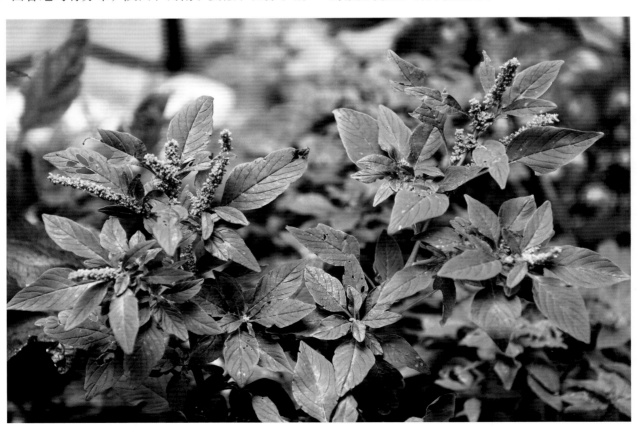

Byaekroem'oen

【Cohyw】Byaekroem'oen.

【Coh'wnq】Byaekroemlwed、byaekroemgyaj.

【Goekgaen】Dwg byaekroem'oen doenghgo gengoh.

【Yienghceij Daegdiemj】Dwg go'nywj maj bi ndeu，sang ndaej daengz 1 mij. Ganj daengjsoh，yiengh saeuluenz roxnaeuz yiengh limqmwt，faen nye lai，miz raizloh baenz diuzsoh. Mbaw dog maj doxca，mbaw yienghlingzhingz yiengh lumj aen'gyaeq roxnaeuz lumj aen gyaeq yiengh longzcim，raez 4~10 lizmij，gvangq 1.5~4.0 lizmij，gwnzdingj luenz mwt，miz gyaeuj loq doed；gaenzmbaw mbouj miz bwn，youq henz de miz 2 diuz oen geng raez 5~10 hauzmij. Vahsi yenzcuih maj youq goekmbaw caeuq maj gwnzdingj，va dwg dansingq roxnaeuz cabsingq；gij limqva dwg yiengh longzcim gaeb，roxnaeuz baenz oensoem；iemjva caeuq mauhva 5 mbaw，saekheu，yiengh lumj aen'gyaeq raez，byai soem；vaboux miz simva boux 5 diuz；gyaeujsaeu 3 diuz roxnaeuz 2 diuz. Cehbauhgoj luenz seiqcingq，raez 1.0~1.2 hauzmij，iemj veuq；ceh ca mbouj lai luenz lumj aen'giuz，saekndaem roxnaeuz daiq saek ndaemhenj. 7~11 nyied haiva dawzmak.

【Diegmaj Faenbouh】Maj youq henz mbanj、henz roen、diegfwz caeuq gwnz bo'nywj. Guengjsae gak dieg cungj miz faenbouh，guek raeuz Sanjsih、Hoznanz、Anhveih、Gyanghsuh、Cezgyangh、Gyanghsih、Huznanz、Huzbwz、Swconh、Yinznanz、Gveicouh、Guengjdoeng、Fuzgen、Daizvanh daengj sengj gih hix miz faenbouh.

【Gij Guhyw Ywcuengh】

Giz guhyw　Daengx go.

Singqfeih　Van、damh、liengz.

Goeng'yungh　Diuz lohlungz，cing doeghuj，siu foegin，dingz lwed. Aeu daeuj yw okhaexmug，oksiq，iemqlwed，binghbegdaiq，mbei gietrin，baezhangx，baeznong，naenghumz naenglot.

Danyw　（1）Baezhangx：Byaekroem'oen 20 gwz，gobienmax、ngveihmakdauz gak 10 gwz，meiq dingz ndeu，cienq raemx gwn.

（2）Okhaexmug，oksiq：Byaekroem'oen ndip 50 gwz，maenzgya 12 gwz，gaeucuenqhung、ragvavengj gak 15 gwz，naengmaknguh 10 gwz，cienq raemx gwn.

（3）Naenghumz naenglot：Byaekroem'oen dingz ndeu，cienq raemx，aeu raemxyw gya dingz gyu ndeu swiq baihrog giz baenzbingh.

201

八画

刺芹

【药材名】刺芫荽。

【别　　名】鬼芫荽、香信、洋芫荽、山芫荽、假芫荽、假香荽、香茜。

【来　　源】伞形科植物刺芹 *Eryngium foetidum* L.。

【形态特征】二年生或多年生草本，高可达50 cm，全株具强烈香气。茎直立，粗壮，上部有3~5歧聚伞式的分枝。基生叶披针形或倒披针形不分裂，长5~25 cm，宽1.2~4.0 cm，顶端钝，基部渐窄具膜质叶鞘，边缘有骨质尖锐锯齿，叶柄短；茎生叶着生在每一叉状分枝的基部，对生，无柄，边缘具深锯齿，齿尖刺状，顶端刺尖。头状花序生于茎的分叉处及上部枝条的短枝上，呈圆柱形，无花序梗；花白色、淡黄色或草绿色；总苞片4~7片，叶状，披尖形，边缘有针刺；萼齿卵状披尖形或卵状三角形；花倒披尖开倒卵。果卵圆形或球形，长1.1~1.3 mm，表面有瘤状凸起。花果期4~12月。

【生境分布】生于丘陵、山地林下、路旁、沟边等湿润处。广西主要分布于南宁、隆安、横县、灵山、桂平、玉林、容县、博白、北流、都安、扶绥、龙州等地，广东、贵州、云南等省也有分布。

【壮医药用】

药用部位　全草。

性味　微苦、辣，温。

功用　调谷道、气道，祛风毒，消肿痛。用于贫痧（感冒），埃病（咳嗽），东郎（食滞），屙泻（泄泻），黄标（黄疸），林得叮相（跌打损伤），呗脓（痈肿）。

附方　（1）贫痧（感冒）：刺芫荽15 g，大头陈12 g，水煎服。

（2）埃病（咳嗽）：刺芫荽15 g，麦冬12 g，水煎服。

（3）黄标（黄疸）：刺芫荽、天名精各12 g，水煎服。

（4）林得叮相（跌打损伤）：刺芫荽10 g，九节茶12 g，水煎服。

（5）东郎（食滞）：刺芫荽、山黄麻、大草蔻各15 g，水煎服。

（6）屙泻（泄泻）：刺芫荽、假蒟各15 g，水煎服。

（7）呗脓（痈肿）：刺芫荽、木芙蓉各15 g，水煎服。

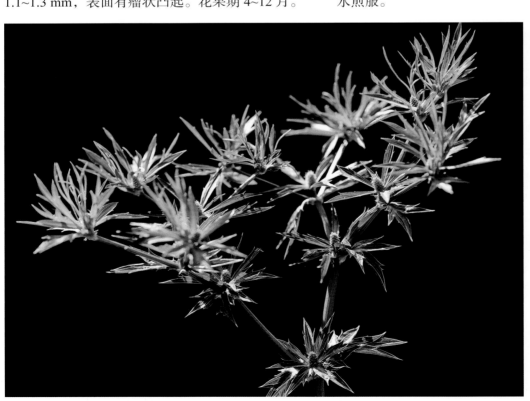

Byaekhom'oen

【 Cohyw 】 Byaekhom'oen.

【 Coh'wnq 】 Yenzsihfangz、yanghsin、yangzyenzsih、yenzsihbya、gyajyenzsih、Gyajyanghsih、yanghsih.

【 Goekgaen 】 Dwg byaekhom'oen doenghgo sanjhingzgoh.

【 Yienghceij Daegdiemj 】 Gorum maj song bi roxnaeuz geij bi，sang ndaej daengz 50 lizmij，daengx go miz heiqhom. Ganj daengjsoh，coloet，baihgwnz miz 3~5 nye comzliengj sik dok nye. Mbawgoek byai menh soem roxnaeuz byai menh soem dauqbyonj mbouj faenleg，raez 5~25 lizmij，gvangq 1.2~4.0 lizmij，byai bumx，goek ciemh gaeb miz faekmbaw mbang'i，henzbien miz heujgawq soemraeh lumj ndok，gaenzmbaw dinj；ganjmbaw maj laeng giz goek dok nye dangq ca，maj doxdoiq，mij gaenz，henzbien miz heujgawq laeg，byai heuj soem lumj oen. Gyaeujva maj youq giz faennga ganj dem gwnz nyedinj gij nye baihgwnz，baenz saeumwnz，mij gaenq gyaeujva；va hau、henjdamh roxnaeuz heurum；byakvahung miz 4~7 limq，yiengh lumj mbaw，raez soem，henz miz oencim；heujiemj luenzgyaeq soem roxnaeuz luenzgyaeq samgak. Mak luenzgyaeq roxnaeuz luenzgiuz，raez 1.1~1.3 hauzmij，najmienh miz duqdengq doedhwnj. 4~12 nyied haiva dawzmak.

【 Diegmaj Faenbouh 】 Hwnj mwnq wtcumx diegndoi、laj faex ndaw bya、bangx roen、hamq mieng daengj giz dieg neix. Guengjsae dingzlai hwnj laeng Nanzningz、Lungzanh、Hwngzyen、Lingzsanh、Gveibingz、Yilinz、Yungzyen、Bozbwz、Bwzliuz、Duh'anh、Fuzsuih、Lungzcouh doengh dieg neix，guek raeuz Guengjdoeng、Gveicouh、Yinznanz daengj sengj neix caemh hwnj miz.

【 Gij Guhyw Ywcuengh 】

Giz guhyw   Daengx go.

Singqfeih   Loq haemz、manh、raeuj.

Goeng'yungh   Diuz roenhaeux、roenheiq，siu fungdoeg，siu foegin. Ndaej yw baenzsa，baenzae，dungx raeng，oksiq，vuengzbiu，laemx doek deng sieng，baeznong.

Danyw （1）Baenzsa：Byaekhom'oen 15 gwz，dadouzcinz 12 gwz，cienq raemx gwn.

（2）Baenzae：Byaekhom'oen 15 gwz，mwzdungh 12 gwz，cienq raemx gwn.

（3）Vuengzbiu：Byaekhom'oen、denhmingzcingh gak 12 gwz，cienq raemx gwn.

（4）Laemx doek deng sieng：Byaekhom'oen 10 gwz，dacaujgou gak 15 gwz，cienq raemx gwn.

（5）Dungx raeng：Byaekhom'oen、sanhvangzmaz、dacaujgou gak 15 gwz，cienq raemx gwn.

（6）Oksiq：Byaekhom'oen、gyajgouj gak 15 gwz，cienq raemx gwn.

（7）Baeznong：Byaekhom'oen、muzfuzyungz gak 15 gwz，cienq raemx gwn.

203

八画

刺蒴麻

【药 材 名】黄花地桃花。

【别　　　名】千打槌、地桃花、粘头婆。

【来　　　源】椴树科植物刺蒴麻 *Triumfetta rhomboidea* Jacquem。

【形态特征】直立分枝小灌木，高约 1 m。枝条被毛。单叶互生，叶柄长 0.5~5.0 cm；茎下部的叶阔卵圆形，长 3~8 cm，宽 2~6 cm，先端常 3 裂，基部圆形；上部的叶长圆形，较小，两面均被毛，边缘有粗锯齿。聚伞花序数个腋生；花序梗及花梗均极短；萼片狭长圆形，长约 5 mm，顶端有角，被长毛；花瓣比萼片略短，黄色；雄蕊 10 枚；子房外面有刺毛。蒴果球形，不开裂，被灰黄色柔毛，具钩状长刺，长 2~3 mm。花期夏、秋季。

【生境分布】多见于荒坡、路边和村旁灌木丛中。广西主要分布于天峨、南宁、龙州、上思、博白等地，云南、广东、福建、台湾等省区也有分布。

【壮医药用】

药用部位　全株。

性味　甜、淡，平。

功用　祛风毒，利水道，清热毒，除湿毒。用于贫痧（感冒），发得（发热），肾结石，尿路结石，胆结石，屙意咪（痢疾），呗脓（痈肿）。

附方　（1）尿路结石：黄花地桃花、石韦各 15 g，透骨消 30 g，水煎服。

（2）胆结石：黄花地桃花、郁金各 15 g，姜黄 20 g，水煎服。

（3）贫痧（感冒），发得（发热）：黄花地桃花、白茅根各 15 g，田字草 30 g，水煎服。

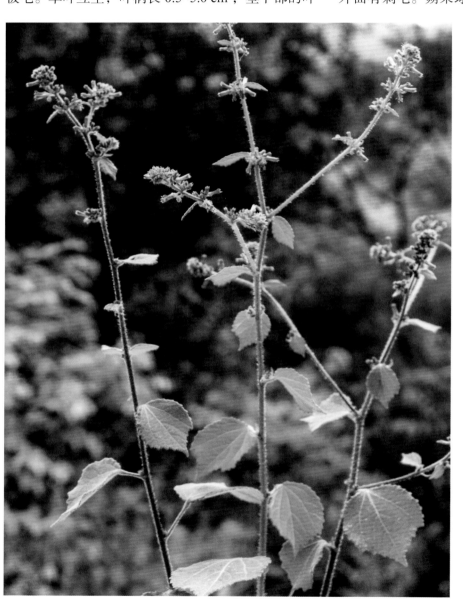

Faetmaenq

【Cohyw】Faetmaenq.

【Coh'wnq】Cenhdajcuiz、didauzvah、nenhdouzboz.

【Goekgaen】Dwg faetmaenq doenghgo donsugoh.

【Yienghceij Daegdiemj】Go faexcaz lwg daengjsoh faen nye，sang yaek 1 mij. Diuz nye miz bwn. Mbaw dog maj doxcah，gaenzmbaw raez 0.5~5.0 lizmij；mbaw baihlaj ganj gvangq gyaeq luenz，raez 3~8 lizmij，gvangq 2~6 lizmij，byai dingzlai 3 leg，goek luenz；mbaw baihgwnz raezluenz，loq saeq，song mbiengj cungj miz bwn，henzbien miz heujgawq co. Gyaeujva comzliengj geij ndaek majeiq；gaenq gyaeujva dem gaenqva cungj gigdinj；linxva gaeb raezluenz，raez yaek 5 hauzmij，byai miz gok，miz bwnraez；mbawva loq dinj gvaq linxva，henj；simva boux 10 diuz；rugva baihrog miz bwncoeg. Mak lumj giuz，mij aq，miz bwn'unq henjmong，miz oenraez lumj ngaeu，raez 2~3 hauzmij. Seizhah、seizcou haiva.

【Diegmaj Faenbouh】Raen lai hwnj gwnz ndoi fwz、bangx roen caeuq hamq mbanj ndaw faexcaz. Guengjsae dingzlai hwnj laeng Denhngoz、Nanzningz、Lungzcouh、Sangswh、Bozbwz daengj dieg neix，guek raeuz Yinznanz、Guengjdoeng、Fuzgen、Daizvanh daengj sengj gih neix caemh miz.

【Gij Guhyw Ywcuengh】

Giz guhyw　Daengx go.

Singqfeih　Van、damh，bingz.

Goeng'yungh　Cawz fungdoeg，leih roenraemx，siu doeghuj，cawzcaep. Ndaej yw baenzsa，fatndat，mak gietrin，lohnyouh gietrin，mbei gietrin，okhaexmug，baeznong.

Danyw　（1）Lohnyouh gietrin：Faetmaenq、sizveiz gak 15 gwz，douguzsiuh 30 gwz，cienq raemx gwn.

（2）Mbei gietrin：Faetmaenq、yuzginh gak 15 gwz，gienghenj 20 gwz，cienq raemx gwn.

（3）Baenzsa，fatndat：Faetmaenq、raghazranz gak 15 gwz，rumcihdenz 30 gwz，cienq raemx gwn.

刺酸模

【药 材 名】假菠菜。

【别　　名】假大黄、长刺酸模。

【来　　源】蓼科植物刺酸模 *Rumex maritimus* L.。

【形态特征】一年生草本，高可达 60 cm。茎直立粗壮，中下部分具深沟槽。茎下部叶披针形或披针状长圆形，长 4~20 cm，宽 1~4 cm，边缘微波状；叶柄长 1.0~2.5 cm；茎上部叶近无柄。圆锥状花序，花两性，多花轮生；外轮花被片椭圆形，长约 2 mm，内轮花被片果时增大，狭三角状卵形，长 2.5~3.0 mm，边缘具 2 对或 3 对针刺，全部具长圆形小瘤。瘦果椭圆形，两端尖，具 3 锐棱，黄褐色，长约 1.5 mm。花期 5~6 月，果期 6~7 月。

【生境分布】生于河边湿地、田边路旁。广西主要分布于南宁、那坡等地，国内东北部、北部以及陕西、新疆等省区也有分布。

【壮医药用】

药用部位　全草。

性味　酸、苦，凉。

功用　调龙路、火路，清热毒，除湿毒，杀虫。用于钵痨（肺结核），唉勒（咯血），仲嘿喯尹（痔疮），能啥能累（湿疹），皮肤瘙痒，呗脓（痈肿），呗脓显（黄水疮），林得叮相（跌打损伤）。

附方　（1）钵痨（肺结核）：假菠菜、不出林、黄根、扶芳藤各 15 g，百合 30 g，水煎服。

（2）仲嘿喯尹（痔疮）：假菠菜 30 g，水煎服。

（3）能啥能累（湿疹）：假菠菜、大叶紫珠各 60 g，马缨丹 30 g，水煎洗患处。

（4）皮肤瘙痒：假菠菜适量，水煎洗患处。

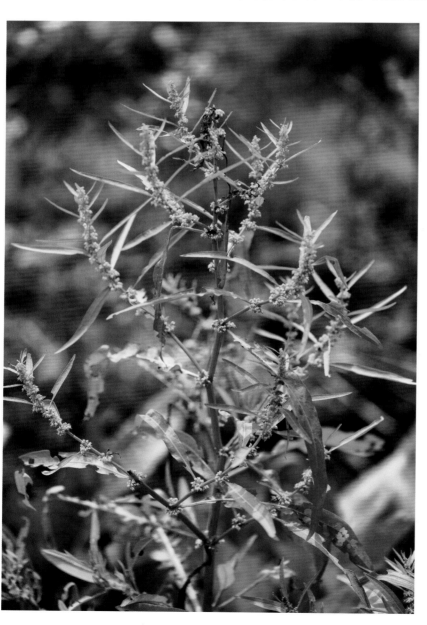

Byaeksoemjoen

【 Cohyw 】 Byaeksoemjoen.

【 Coh'wnq 】 Daihvangzgyaj、byaeksoemj oen raez.

【 Goekgaen 】 Dwg byaeksoemjoen doenghgo liugoh.

【 Yienghceij Daegdiemj 】 Gorum maj bi ndeu，sang ndaej daengz 60 lizmij. Ganj daengjsoh hungloet，cungqgyang dem baihlaj miz cauz mieng laeg. Mbaw ganj baihlaj byai menh soem roxnaeuz luenzraez byai menh soem，raez 4~20 lizmij，gvangq 1~4 lizmij，henzbien mizdi bohlang；gaenzmbaw raez 1.0~2.5 lizmij；mbaw ganj baihgwnz gaenh mij gaenz. Gyaeujva luenzsaeusoem，va song singq，haujlai va maj baenz gvaengx loek；va gvangxrog mbaw luenzbenj，raez yaek 2 hauzmij，va gvaengxndaw mwh dawzmak lai hung，gaeb samgak lumj gyaeq，raez 2.5~3.0 hauzmij，henzbien miz 2 doiq roxnaeuz 3 doiq oemcim，haemzbaengzlaengz miz rengq iq luenzraez. Makceh luenzbenj，song gyaeuj soem，miz 3 gaksoem，henjgeq，raez yaek 1.5 hauzmij. 5~6 nyied haiva，6~7 nyied dawzmak.

【 Diegmaj Faenbouh 】 Hwnj bangx dah dieg cumx、hamq naz bangx roen. Guengjsae dingzlai hwnj laeng Nanzningz、Nazboh daengj dieg neix，guek raeuz baihdoengbaek、baihbaek dem Sanjsih、Sinhgyangh daengj sengj gih neix caemh miz.

【 Gij Guhyw Ywcuengh 】

Giz guhyw Daengx go.

Singqfeih Soemj、haemz，liengz.

Goeng'yungh Diuz lohlungz、lohhuj，siu doeghuj，cawz caepdoeg，gaj non. Ndaej yw bwtlauz，aelwed，baezhangx，naenghumz naenglot，naengnoh humzlot，baeznong，baez nonghenj，laemx doek deng sieng.

Danyw （1）Bwtlauz：Byaeksoemjoen、mboujokndoeng、raghenj、gaeufufzangh gak 15 gwz，bakhab 30 gwz，cienq raemx gwn.

（2）Baezhangx：Byaeksoemjoen 30 gwz，cienq raemx gwn.

（3）Naenghumz naenglot：Byaeksoemjoen、swjsuh mbawaeuj gak 60 gwz，majyinghdanh 30 gwz，cienq raemx swiq mwnq in.

（4）Naengnoh humzlot：Byaeksoemjoen aenqliengh，cienq raemx swiq mwnq humz.

刺齿泥花草

【药 材 名】齿叶泥花草。

【别　　名】五月莲、锯齿草。

【来　　源】玄参科植物刺齿泥花草 *Lindernia ciliata*（Colsm.）Pennell。

【形态特征】一年生草本，高可达 20 cm。枝倾卧，最下部的一个节上有时稍有不定根。叶无柄或有极短而抱茎的叶柄；叶片矩圆形至披针状矩圆形，长 0.7~4.5 cm，宽 0.3~1.2 cm，边缘具紧密而带芒刺的锯齿。总状花序生于枝顶；花萼仅基部联合，齿狭披针形，有刺尖头；花冠浅紫色或白色，长约 7 mm，管长达 4.5 mm，上唇卵形，下唇常 3 裂，中裂片很大，向前凸出，圆头；后方 2 枚有性雄蕊，前方 2 枚退化雄蕊在下唇基部凸起为褶襞；花柱约与有性雄蕊等长。蒴果长荚状圆柱形，顶端有短尖头，长约为宿萼的 3 倍；种子多数，三棱形。花果期夏季至冬季。

【生境分布】生于稻田、草地、荒地和路旁等低湿处。广西主要分布于南宁、防城港、上思、贵港、玉林、北流、百色、来宾、忻城、龙州等地，西藏、云南、广东、海南、福建和台湾等省区也有分布。

【壮医药用】

药用部位　全草。

性味　淡，平。

功用　清热毒，解蛇毒，祛瘀肿。用于额哈（毒蛇咬伤），呗脓（痈肿），哗呗郎（带状疱疹），坐骨神经痛，林得叮相（跌打损伤），产呱腊胴尹（产后腹痛），急性关节炎。

附方　（1）呗脓（痈肿）：鲜齿叶泥花草 30 g，鲜六月雪、鲜七叶莲各 15 g，鲜白花丹 10 g，食盐少许，共捣烂敷患处。

（2）产呱腊胴尹（产后腹痛）：齿叶泥花草 60 g，三七 6 g，五指毛桃 30 g，鸡肉 250 g，水炖，食肉喝汤。

（3）急性关节炎：齿叶泥花草、扛板归各 30 g，艾叶、野菊花各 60 g，水煎洗患处。

（4）哗呗郎（带状疱疹）：齿叶泥花草、三叶委陵菜各 15 g，水煎服。

（5）坐骨神经痛：齿叶泥花草、铁包金各 30 g，水煎服。

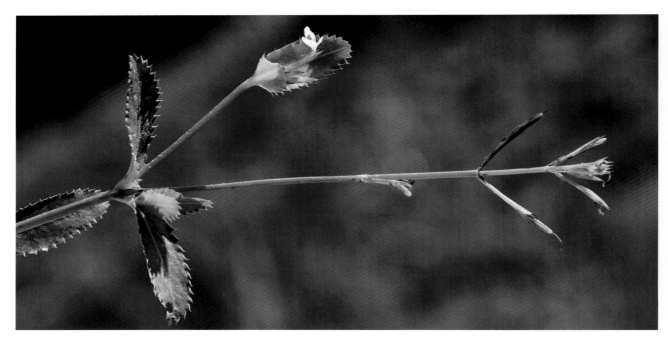

Caekngazgawh

【 Cohyw 】 Caekngazgawh.

【 Coh'wnq 】 Golienznguxnyied、nywjheujgawq.

【 Goekgaen 】 Dwg gocaekngazgawh doenghgo yenzsinhgoh.

【 Yienghceij Daegdiemj 】 Dwg go'nywj maj bi ndeu，ndaej sang daengz 20 lizmij. Nye ngeng raih，gwnz hoh ceiq laj de mizseiz loq miz rag mbouj dingh. Mbaw mbouj miz gaenz roxnaeuz miz gaenzmbaw umjganj dinjdet；mbaw yiengh seiqcingq daengz yiengh longzcim yiengh seiqcingq，raez 0.7~4.5 lizmij，gvangq 0.3~1.2 lizmij，bienmbaw miz heujgawq lumj hazlimh. Vahsi baenz foengq maj gwnzdingj nye；iemjva dan lajgoek doxhab，heuj yiengh longzcim gaeb，miz oensoem；mauhva saekaeuj mong roxnaeuz saekhau，raez daihgaiq 7 hauzmij，guenj raez daengz 4.5 hauzmij，naengbak gwnz lumj aen'gyaeq，naengbak laj ciengz 3 veuq，mbawveuq cungqgyang haemq hung，cohnaj doedok，gyaeuj luenz；2 diuz simva boux baihlaeng miz singq，2 diuz simva boux baihnaj doiqvaq le youq laj goek naengbak doed hwnj baenz mbawnyaeuq；saeuva daihgaiq caeuq simva boux miz singq doengz raez. Makdek faekraez yiengh saeuluenz，gwnzdingj miz gyaeujsoem dinj，raez daihgaiq dwg gij iemjlw 3 boix；ceh lai，yiengh samlimq. Cawzhah daengz cawzdoeng haiva dawzmak.

【 Diegmaj Faenbouh 】 Maj youq nazhaeux、diegnywj、diegfwz caeuq henz roen giz diegcumx daemq daengj. Guengjsae cujyau faenbouh youq Nanzningz、Fangzcwngzgangj、Sangswh、Gveigangj、Yilinz、Bwzliuz、Bwzswz、Laizbinh、Yinhcwngz、Lungzcouh daengj dieg，guek raeuz Sihcang、Yinznanz、Guengjdoeng、Haijnanz、Fuzgen caeuq Daizvanh daengj sengj gih hix miz faenbouh.

【 Gij Guhyw Ywcuengh 】

Giz guhyw　Daengx go.

Singqfeih　Damh，bingz.

Goeng'yungh　Cing doeghuj，gaij gij doegngwz，cawz cwk siu foeg. Yungh daeuj yw ngwz haeb，baeznong，baenzngwz，sinzgingh ndokbuenz in，laemx doek deng sieng，canj gvaq laj dungx in，hoh'in singqgip.

Danyw　（1）Baeznong：Caekngazgawh ndip 30 gwz，go'ndokmax ndip、caetdoq ndip gak 15 gwz，godonhhau ndip 10 gwz，dingznoix gyu，caez dub yungz oep giz bingh.

（2）Canj gvaq laj dungx in：Caekngazgawh 60 gwz，dienzcaet 6 gwz，gocijcwz 30 gwz，nohgaeq 250 gwz，dumq aeu，gwn noh gwn dang.

（3）Hoh'in singqgip：Caekngazgawh、gangzngwd gak 30 gwz，mbawngaih、vagutcwx gak 60 gwz，cienq raemx swiq giz bingh.

（4）Baenzngwz：Caekngazgawh、gohaungoux sammbaw gak 15 gwz，cienq raemx gwn.

（5）Sinzgingh ndokbuenz in：Caekngazgawh、goganggaeuj gak 30 gwz，cienq raemx gwn.

209

八画

鸢尾

【药 材 名】鸢尾。

【别　　名】乌七、乌鸢、蓝蝴蝶、紫蝴蝶。

【来　　源】鸢尾科植物鸢尾 *Iris tectorum* Maxim.。

【形态特征】多年生草本，高可达 50 cm。根状茎粗短，节多；淡黄色，有黄褐色须根。茎直立。叶基生；叶片剑形，长 15~50 cm，宽 1.5~4.0 cm，顶端渐尖，基部抱茎。花茎高 20~40 cm，单一或两分枝，每枝有花 1~3 朵；花蓝紫色，直径 8~10 cm；花梗长 1~2 cm；花被筒长约 3 cm，上端膨大呈喇叭形，花被裂片 6 枚，外侧 3 枚裂片较大，圆形或宽卵形，有白色带紫的鸡冠状附属物，内侧 3 枚裂片较小，椭圆形；雄蕊 3 枚；雌蕊 1 枚，子房下位，3 室，柱头 3 裂。蒴果长椭圆形或倒卵形，长 4~6 cm，有 6 棱；种子黑褐色。花期 4~5 月，果期 6~8 月。

【生境分布】生于向阳坡地、林缘及水边湿地，也有栽培。广西主要分布于南宁、融水、桂林、兴安、资源、玉林、隆林、南丹、金秀等地，大部分省区有分布或栽培。

【壮医药用】

药用部位　根茎、全草。

性味　苦、辣，平；有小毒。

功用　调龙路、火路，祛风毒，除湿毒，解疮毒，通便。用于林得叮相（跌打损伤），发旺（痹病），货烟妈（咽痛），二便不通，食积腊胴尹（腹痛），笃瘴（疟疾），胆结石，呗脓（痈肿），外伤出血。

注　本品有小毒，孕妇忌服。

附方　（1）呗脓（痈肿）：鸢尾适量，研末，取药粉调凉开水外敷。

（2）二便不通，食积腊胴尹（腹痛）：鸢尾 6 g，水煎服。

（3）货烟妈（咽痛）：鸢尾、射干、甘草各 10 g，水煎含服。

（4）外伤出血：鸢尾、棕粑叶各 10 g，共研末，加三七粉 6 g 调匀敷患处。

（5）二便不通：鲜鸢尾 30 g，捣烂敷肚脐。

（6）胆结石：鸢尾全草、金沙牛各 5 g，水煎服。

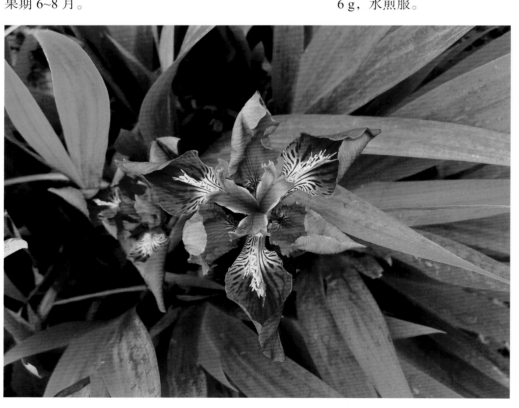

Goriengyiuh

【 Cohyw 】Goriengyiuh.

【 Coh'wnq 】Govuhciz、govuhyenh、go'mbajlamz、go'mbajaeuj.

【 Goekgaen 】Dwg goriengyiuh doenghgo yenhveijgoh.

【 Yienghceij Daegdiemj 】Dwg go'nywj maj lai bi， ndaej sang daengz 50 lizmij. Ganj lumj rag codinj， hoh lai；saek henjoiq， miz ragmumh saek henjgeq. Ganj daengj soh. Mbaw maj lajgoek；mbaw lumj faggiemq， raez 15~50 lizmij， gvangq 1.5~4.0 lizmij， gwnzdingj menhmenh bienq soem， lajgoek umj ganj. Ganjva sang 20~40 lizmij， nye ndeu roxnaeuz faen song nye， moix nye miz va 1~3 duj；va saek aeujlamz， cizging 8~10 lizmij；gaenqva raez 1~2 lizmij；doengz mbawva raez daihgaiq 3 lizmij， baihgwnz bongz lumj aen lahbah， va miz mbawveuq 6 mbaw， 3 mbaw mbawveuq baihrog haemq hung， luenz roxnaeuz lumj gyaeq gvangq， miz gij doxgaiq saekhau nem maj lumj roujgaeq aeuj ndeu， 3 mbaw mbawveuq baihndaw haemq iq， yienghbomj； simva boux 3 diuz；sim vameh diuz ndeu， fuengzlwg youq baihlaj， 3 aen， gyaeujsaeu 3 veuq. Makdek yienghbomj raez roxnaeuz yiengh aen'gyaeq dauqdingq， raez 4~6 lizmij， miz 6 limq；ceh saek henjndaem. 4~5 nyied haiva， 6~8 nyied dawzmak.

【 Diegmaj Faenbouh 】Maj youq diegbo giz raen ndit、henz ndoeng caeuq diegcumx henz raemx， roxnaeuz ndaem aeu. Guengjsae cujyau faenbouh youq Nanzningz、Yungzsuij、Gveilinz、Hingh'anh、Swhyenz、Yilinz、Lungzlinz、Nanzdanh、Ginhsiu daengj dieg， guek raeuz dingzlai sengj gih hix miz faenbouh roxnaeuz ndaem aeu.

【 Gij Guhyw Ywcuengh 】

Giz guhyw　　Ganjrag、daengx go.

Singqfeih　　haemz、manh、bingz；miz di doeg.

Goeng'yungh　　Diuz lohlungz、lohhuj， cawz doegfung， cawz doegcumx， gaij doegcieng， okhaex doeng. Yungh daeuj yw laemx doek deng sieng， fatvangh， conghhoz in， haex nyouh mbouj doeng， dungx raeng laj dungx in， fatnit， mbei gietrin， baeznong， rog sieng oklwed.

Cawq　　Cungj yw neix miz di doeg， mehdaiqndang gimq gwn.

Danyw　（1）Baeznong：Goriengyiuh dingz ndeu， nienj baenz mba， aeu mbawyw diuz raemxgoenj liengz oep baihrog.

（2）Haex nyouh mbouj doeng， dungx raeng laj dungx in：Goriengyiuh 6 gwz， cienq raemx gwn.

（3）Conghhoz in：Goriengyiuh、goriengbyaleix、gamcauj gak 10 gwz， cienq raemx gwn.

（4）Rog sieng oklwed：Goriengyiuh、rongfaengx gak 10 gwz， caez nienj baenz mba， gya mbadienzcaet 6 gwz gyaux yinz oep giz bingh.

（5）Haex nyouh mbouj doeng：Goriengyiuh ndip 30 gwz， dub yungz oep saejndw.

（6）Mbei gietrin：Daengx go goriengyiuh、duzbuenx gak 5 gwz， cienq raemx gwn.

齿果草

【药 材 名】一碗泡。

【别　　名】莎萝莽，吹云草、斩蛇剑、过山龙。

【来　　源】远志科植物齿果草 *Salomonia cantoniensis* Lour.。

【形态特征】一年生直立草本，高 5~25 cm。全株有香气。根纤细，芳香。茎多分枝，具狭翅。单叶互生，卵状心形或心形，长 5~16 mm，宽 5~12 mm，先端钝并具短尖头，基部心形，边缘全缘或微波状，基出脉 3 条；叶柄长 1.5~2.0 mm。穗状花序顶生，花极小，长 2~3 mm，无梗；萼片 5 枚，极小；花瓣 3 枚，淡红色，侧瓣长约 2.5 mm，龙骨瓣舟状，长约 3 mm；雄蕊 4 枚，花丝合生成鞘；子房 2 室，每室具 1 颗胚珠。蒴果肾形，长约 1 mm，宽约 2 mm，具三角状齿；种子 2 粒，亮黑色。花期 7~8 月，果期 8~10 月。

【生境分布】生于山坡林下、灌木丛中或草地。广西主要分布于桂林、恭城、岑溪、上林、南宁、天等、靖西、凌云等地，国内东部、中部、南部和西南部等地区也有分布。

【壮医药用】

药用部位　全草。

性味　微辣，平。

功用　清热毒，消肿痛。用于呗脓（痈肿），林得叮相（跌打损伤），痧毒，额哈（毒蛇咬伤），货烟妈（咽痛）。

附方　（1）痧毒：一碗泡 60 g，水煎，于刮痧后服用。

（2）林得叮相（跌打损伤）：鲜一碗泡 60 g，捣烂敷患处。

（3）货烟妈（咽痛）：一碗泡、僵蚕、黄连、金银花、露蜂房（炒黄）、代赭石、生牡蛎各等份，玉蝴蝶、甘草各半份，共研末，取药粉 6 g，温开水冲服。

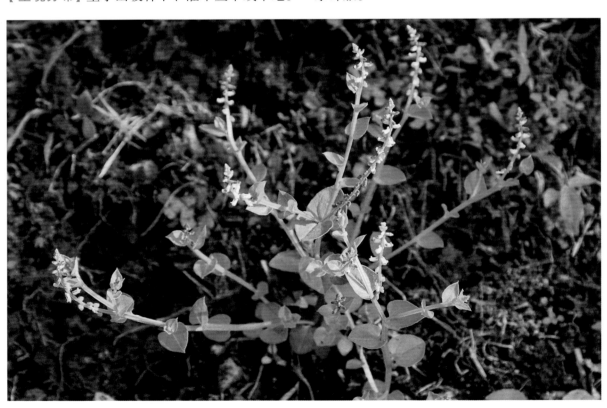

Ngouxgvaqbyaj

【Cohyw】Ngouxgvaqbyaj.

【Coh'wnq】Sahlozmangj、cuihyinzcauj、giemqgajngwz、lungzgvaqbya.

【Goekgaen】Dwg ngouxgvaqbyaj doenghgo yenjcigoh.

【Yienghceij Daegdiemj】Gorum daengjsoh maj bi ndeu，sang 5~25 lizmij. Daengx go miz heiqrang. Rag saeqsaeq，homrang. Ganj faen nye lai，miz fwedgaeb. Mbaw maj doxcah，lumj sim dangq gyaeq roxnaeuz lumj sim，raez 5~16 hauzmij，gvangq 5~12 hauzmij，byai bumx lij miz gyaeujsoem dinj，goek lumj mbi，henzbien lawx roxnaeuz miz di bohlang，meggoek 3 diuz；gaenzmbaw raez 1.5~2.0 hauzmij. Gyaeujva baenz riengz maj byai，va iqiq，raez 2~3 hauzmij，mij gaenq；linxva 5 mbaw，iqiq；mbawva 3 mbaw，hoengzdamh，mbawhenz raez yaek 2.5 hauzmij，mbaw lungzgoet lumj ruz，raez yaek 3 hauzmij；simva boux 4 diuz，seiva doxnem baenz faek；rugva 2 rug，rugrug miz 1 naed beihcuh. Mak ndangjngaeuz lumj aen mak，raez yaek 1 hauzmij，gvangq yaek 2 hauzmij，miz heuj samgak；ceh 2 naed，ndaemrongh. 7~8 nyied haiva，8~10 nyied dawzmak.

【Diegmaj Faenbouh】Hwnj laj faex gwnz ndoi、ndaw faexcaz roxnaeuz ndaw rum. Guengjsae dingzlai hwnj laeng Gveilinz、Gunghcwngz、Cwnzhih、Sanglinz、Nanzningz、Denhdwngj、Cingsih、Lingzyinz daengj dieg neix，guek raeuz baihdoeng、cungqgyang、baihnamz caeuq baihsaenamz daengj dieg neix caemh miz.

【Gij Guhyw Ywcuengh】

Giz guhyw　Daengx go.

Singqfeih　Loq manh，bingz.

Goeng'yungh　Siu doeghuj，siu gawh in. Ndaej yw baeznong，laemx doek deng sieng，sadoeg，ngwz haeb，conghhoz in.

Danyw　（1）Sadoeg：Ngouxgvaqbyaj 60 gwz，cienq raemx，gvet sa le menh gwn.

（2）Laemx doek deng sieng：Ngouxgvaqbyaj ndip 60 gwz，dub yungz oep mwnqsien.

（3）Conghhoz in：Ngouxgvaqbyaj、sanzndangj、vangzlenz、gimngaenzva、nyaqdangzrwi（ceuj henj）、rincwkdaiq、mujliqndip gak faenh doxdoengz，yihuzdez、gamcauj gak buenq faenh，caez nienj mba，aeu mbayw 6 gwz，cung raemxraeuj gwn.

213

八画

虎杖

【药材名】虎杖。

【别　　名】土大黄、阴阳莲、蛇总管、大力王。

【来　　源】蓼科植物虎杖 Reynoutria japonica Houtt.。

【形态特征】多年生灌木状草本，高1~2 m。根状茎粗壮，横走，外皮黄褐色，断面暗黄色。茎直立，粗壮，中空，具明显的纵棱和小突起，散生红色或紫红色斑点。单叶互生，叶宽卵形或卵状椭圆形，长5~12 cm，宽4~9 cm，先端短尖，疏生小突起，叶脉两面均明显；叶柄长1~2 cm；托叶鞘，早落。花雌雄异株，圆锥花序顶生或腋生；苞片漏斗状，每苞内具2~4花；花梗长2~4 mm，上部具翅；花被5深裂，淡绿色；雄蕊8枚；雌花花被片外面3片背部具翅。瘦果卵形，具3棱，长4~5 mm，黑褐色，有光泽，包于宿存花被内。花期8~9月，果期9~10月。

【生境分布】生于山坡灌木丛、山谷、路旁、田边湿地。广西各地均有分布，华东、华中、华南地区及陕西、甘肃、四川、云南、贵州等省也有分布。

【壮医药用】

药用部位　根茎、叶、全株。

性味　根茎：微苦，凉。叶：微酸，凉。

功用　根茎、全株：调龙路、火路，清热毒，除湿毒。用于黄标（黄疸），屙泻（泄泻），屙意咪（痢疾），埃病（咳嗽），肺炎，兵西弓（阑尾炎），肉扭（淋证），京瑟（闭经），血蛊（癥瘕），渗裆相（烧烫伤），发旺（痹病），林得叮相（跌打损伤），呗脓（痈肿），惹脓（中耳炎），额哈（毒蛇咬伤）。

叶：调龙路，止血。用于钵痨（肺结核），唉勒（咯血），外伤出血。

附方　（1）发旺（痹病）：虎杖、九节风各10 g，爆牙郎、大钻、钻地风各15 g，煲猪骨头，喝汤食肉。

（2）黄标（黄疸）：虎杖、佛甲草、三叉苦各10 g，满天星、溪黄草、不出林各15 g，水煎服。

（3）京瑟（闭经），血蛊（癥瘕）：虎杖、桃仁、红花各10 g，土鳖虫6 g，月季花根12 g，鸡血藤、益母草各15 g，水煎服。

（4）外伤出血：鲜虎杖叶适量，捣烂外敷伤口。

Godiengangh

【 Cohyw 】 Godiengangh.

【 Coh'wnq 】 Dujdavangz、goyinhyangzlenz、gosezcungjgvanj、nyafoedmox.

【 Goekgaen 】 Dwg godiengangh doenghgo liugoh.

【 Yienghceij Daegdiemj 】 Dwg go'nywj lumj faexcaz maj lai bi，sang 1~2 mij. Ganjrag cocat，maj vang，rognaeng saek henjgeq，mienhgat saek henjmong. Ganj daengjsoh，cocat，cungqgyang gyoeng，miz limqsoh haemq cingcuj caeuq diemjdu iq，sanq maj diemjraiz saekhoengz roxnaeuz saek hoengzaeuj. Mbaw dog maj doxca，mbaw yiengh lumj aen'gyaeq gvangq roxnaeuz yiengh aen'gyaeq yiengh luenzgyaeq，raez 5~12 lizmij，gvangq 4~9 lizmij，byai mbaw dinjsoem，miz diemjdu maj ndaej cax，megmbaw song mbiengj cungj cingcuj；gaenzmbaw raez 1~2 lizmij；faek mbawdak loenq ndaej caeux. Vaboux caeuq vameh mbouj caemh go，vahsi yenzcuih maj gwnzdingj roxnaeuz maj lajgoek mbaw；limqva lumj aenlaeuh，moix lupva ndaw de miz 2~4 duj va；gaenqva raez 2~4 hauzmij，duenh gwnz miz fwed；dujva 5 veuqlaeg，saek heuoiq；simva boux 8 diuz；3 dip dipva vameh baihlaeng miz fwed. Makhawq yiengh lumj aen'gyaeq，miz 3 limq，raez 4~5 hauzmij，saek henjgeq ndaem，wenjrongh，bau youq ndaw dujva lw roengz haenx. Geiz haiva 8~9 nyied，geiz dawzmak 9~10 nyied.

【 Diegmaj Faenbouh 】 Maj youq ndaw faexcaz gwnz bo、diegcumx ndaw lueg、henz roen、henz naz. Guengjsae gak dieg cungj miz faenbouh，guek raeuz Vazdungh、Vazcungh、Vaznamz digih caeuq Sanjsih、Ganhsuz、Swconh、Yinznanz、Gveicouh daengj sengj hix miz faenbouh.

【 Gij Guhyw Ywcuengh 】

Giz guhyw　Ganjrag、mbaw、daengx go.

Singqfeih　Ganjrag：Loq haemz，liengz. Mbaw：Loq soemj，liengz.

Goeng'yungh　Ganjrag、daengx go：Diuz lohlungz、lohhuj，siu doeghuj，cawz doegcumx. Aeu daeuj yw vuengzbiu，oksiq，okhaexmug，baenzae，binghfeiyenz，binghsaejgungz，nyouhniuj，dawzsaeg gaz，gujlwed，coemh log sieng，fatvangh，laemx doek deng sieng，baeznong，rwznong，ngwz haeb.

Mbaw：Diuz lohlungz，dingz lwed. Aeu daeuj yw bwtlauz，aelwed，rog sieng oklwed.

Danyw　（1）Fatvangh：Godiengangh、goloemq gak 10 gwz，gomaknat、gaeucuenqhung、byaeknu gak 15 gwz，dumq ndokmou，gwn dang gwn noh.

（2）Vuengzbiu：Godiengangh、dojsamcaet、gosamnga gak 10 gwz，goloedcaemj、gobaidoq、cazdeih gak 15 gwz，cienq raemx gwn.

（3）dawzsaeg gaz，gujlwed：Godiengangh、ngveihmakdauz、govahoengz gak 10 gwz，duzdaeuhlaux 6 gwz，rag goyezgi 12 gwz，gaeulwedgaeq、ngaihmwnj gak 15 gwz，cienq raemx gwn.

（4）Rog sieng oklwed：Mbaw godiengangh ndip dingz ndeu，dub yungz oep giz sieng baihrog.

215

八画

虎刺

【药 材 名】绣花针。

【别　　名】伏牛花。

【来　　源】茜草科植物虎刺 *Damnacanthus indicus* C. F. Gaertn.。

【形态特征】常绿具刺灌木，高可达 1 m，具肉质链珠状根，外皮灰褐色。茎多分枝，幼嫩枝密被短粗毛，节明显，每隔一节的叶基部有 2 枚针状刺，对生于叶柄间，刺长可达 2 cm。叶对生；叶片卵形至矩圆形，长 1.0~2.4 cm，宽约 1 cm，顶端短尖，基部圆，边缘全缘；叶柄长约 1 mm，被短柔毛；托叶生于叶柄间，初时呈 2~4 裂，后合生成三角形或戟形，易脱落。花两性，1 朵或 2 朵生于叶腋；花萼钟状，4 裂；花冠白色，管状漏斗形，长 0.9~1.0 cm，4 裂；雄蕊 4 枚；柱头 4 裂。核果红色，近球形，直径 4~6 mm，具分核 2~4 个。花期 3~5 月，果期 4~12 月。

【生境分布】生于山沟、溪边灌木丛中湿润的地方。广西主要分布于柳州、柳城、桂林、阳朔、全州、资源、钦州等地，长江以南至南部其他省区也有分布。

【壮医药用】

药用部位　根、全株。

性味　甜、苦，凉。

功用　清热毒，通水道，祛风毒，除湿毒，止疼痛。根用于核尹（腰痛），发旺（痹病），林得叮相（跌打损伤），钵痨（肺结核），约经乱（月经不调），京尹（痛经），火眼（急性结膜炎）；全株用于黄标（黄疸），笨浮（水肿），肝脾肿大，钵农（肺痈）。

附方　（1）发旺（痹痛），林得叮相（跌打损伤）：绣花针根 15~30 g，水煎服。

（2）黄标（黄疸）：绣花针全株、虎杖、人字草、葫芦茶各 20 g，白花蛇舌草 30 g，半枝莲、田基黄各 15 g，水煎服。

（3）肝脾肿大：绣花针全株 30 g，排钱草根 10 g，白花丹根 5 g，水煎服。

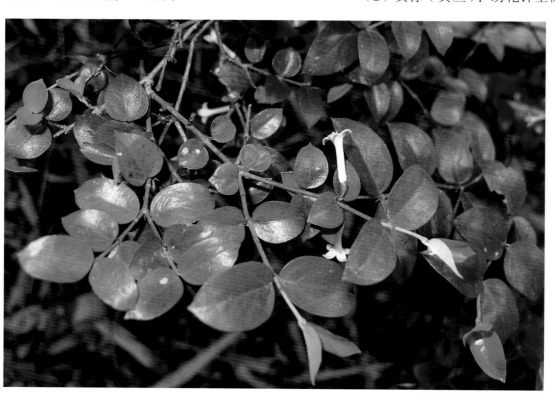

Gocaemhseuj

【Cohyw】Gocaemhseuj.

【Coh'wnq】Gofuzniuzvah.

【Goekgaen】Dwg gocaemhseuj doenghgo gencaujgoh.

【Yienghceij Daegdiemj】Dw gofaexcaz miz oen ciengz heu, ndaej sang daengz 1 mij, miz gij rag lumj roix caw nohna raemx lai, rognaeng saek henjgeq mong. Ganj faen nye lai, nyeoiq miz bwnco dinj deihdub, hoh haemq yienhda, goekmbaw moix gek hoh ndeu miz 2 diuz oen lumj cim, youq ndaw gaenzmbaw maj doxdoiq, oen raez ndaej daengz 2 lizmij. Mbaw maj doxdoiq；mbaw yiengh lumj aen'gyaeq daengz yiengh seiqcingq, raez 1.0~2.4 lizmij, gvangq daihgaiq 1 lizmij, gwnzdingj soem dinj, goekmbaw luenz, bienmbaw bingzraeuz；gaenzmbaw raez daihgaiq 1 hauzmij, miz bwn'unq dinj；mbawdak maj youq ndaw gaenzmbaw, codaeuz baenz 2~4 veuq, doeklaeng gyoeb maj baenz yiengh samgak roxnaeuz yiengh lumj fagnangx, heih loenq. Va dwg song singq, duj ndeu roxnaeuz 2 duj maj youq goekmbaw；iemjva lumj aencung, 4 veuq；mauhva saekhau, lumj guenj lumj aenlaeuh, raez 0.9~1.0 lizmij, 4 veuq；simva boux 4 diuz；gyaeujsaeu 4 veuq. Makngveih saekhoengz, ca mbouj lai lumj aen'giuz, cizging 4~6 hauzmij, miz 2~4 aen ngveih. 3~5 nyied haiva, 4~12 nyied dawzmak.

【Diegmaj Faenbouh】Maj youq ndaw lueg、ndaw ndoeng faexcaz giz diegcumx henz rij. Guengjsae cujyau faenbouh youq Liujcouh、Liujcwngz、Gveilinz、Yangzsoz、Cenzcouh、Swhyenz、Ginhcouh daengj dieg, guek raeuz Dahcangzgyangh baihnamz daengz baihnamz gij sengj gih wnq hix miz faenbouh.

【Gij Guhyw Ywcuengh】

Giz guhyw　Rag、daengx go.

Singqfeih　Van、haemz、liengz.

Goeng'yungh　Cing doeghuj, doeng roenraemx, cawz doegfung, cawz doegcumx, dingz in. Rag aeu daeuj yw hwetin, fatvangh, laemx doek deng sieng, bwtlauz, dawzsaeg luenh, dawzsaeg in, dahuj；daengx go aeu daeuj yw vuengzbiu, baenzfouz, daep mamx foeg hung, bwtnong.

Danyw　（1）Fatvangh, laemx doek deng sieng：Rag gocaemhseuj 15~30 gwz, cienq raemx gwn.

（2）Vuengzbiu：Daengx go gocaemhseuj、godiengangh、gosaheu、gocazso gak 20 gwz, nyarinngoux 30 gwz, nomjsoemzsaeh、go'iemgaeq gak 15 gwz, cienq raemx gwn.

（3）Daep mamx foeg hung：Daengx go gocaemhseuj 30 gwz, rag godaebcienz 10 gwz, rag godonhhau 5 gwz, cienq raemx gwn.

217

八画

虎耳草

【药 材 名】虎耳草。

【别　　名】老虎耳、铜钱草、石耳草、金线吊芙蓉。

【来　　源】虎耳草科植物虎耳草 *Saxifraga stolonifera* Curtis。

【形态特征】多年生常绿草本，高可达 45 cm。全株被毛。匍匐枝细长，红紫色。单叶，基部丛生，具长柄；叶片肾形至扁圆形，长 1.5~7.5 cm，宽 2~12 cm，边缘浅裂并具齿牙和腺睫毛，背面有突起的小瘤点。聚伞花序圆锥状，多分枝，每枝具花 2~5 朵；花梗长 0.5~1.6 cm，萼片卵形；花瓣 5 枚，白色，中上部具紫红色斑点，基部具黄色斑点，其中 3 枚较短，卵形，长 2.0~4.4 mm，另 2 枚较长，披针形至长圆形，长 6.2~14.5 mm；雄蕊 10 枚。花果期 4~11 月。

【生境分布】生于林下、灌木丛、草甸和阴湿岩隙中。广西主要分布于柳州、桂林、河池等地，河北、陕西、甘肃、江苏、安徽、浙江、江西、福建、台湾、河南、湖北、湖南、广东、四川、贵州、云南等省区也有分布。

【壮医药用】

药用部位　全草。

性味　苦、辣，寒；有小毒。

功用　清热毒，凉血止血，调气道。用于口疮（口腔溃疡），诺嚎尹（牙痛），失声，楞涩（鼻炎），麦蛮（风疹），呗脓（痈肿），惹脓（中耳炎），仲嘿喯尹（痔疮），兵淋勒（崩漏），埃病（咳嗽）。

附方　（1）惹脓（中耳炎）：①鲜虎耳草适量，捣汁，取少许滴入患处。②虎耳草 20 g，磨盘草 60 g，透骨消、千斤拔各 15 g，水煎服。

（2）失声：虎耳草、葫芦茶各 30 g，罗汉果 3 g，金银花 15 g，水煎代茶饮。

（3）楞涩（鼻炎）：鲜虎耳草、鲜瓦松各 10 g，共捣烂取汁，加丝瓜苗折断处流出的汁适量调匀，滴鼻。

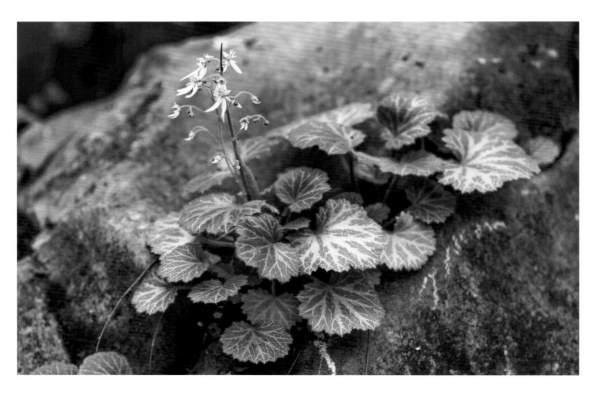

Gorwzguk

【Cohyw】Gorwzguk.

【Coh'wnq】Rwzguk、godoengzcienz、gorwzrin、gimsienq diuq fuzyungz.

【Goekgaen】Dwg gorwzguk doenghgo hujwjcaujgoh.

【Yienghceij Daegdiemj】Gorum ciengzseiz heu maj geij bi，sang ndaej daengz 45 lizmij. Daengx go miz bwn. Nye boemzbemq saeqraez，hoengzaeuj. Mbaw dog，laj goek maj baenz cumh，miz gaenq raez；mbaw lumj mak daengz luenzbenj，raez 1.5~7.5 lizmij，gvangq 2~12 lizmij，henzbien leg feuh lij miz faenzheuj dem bwndaraemx，baihlaeng miz rengq doedhwnh. Gyaeujva comzliengj luenz saeu soem，faen nye lai，nyenye miz va 2~5 duj；gaenqva raez 0.5~1.6 lizmij，linxva lumj gyaeq；mbawva 5 mbaw，hau，cungqgyang daengz baihgwnz miz diemjraiz aeujhoengz，laj goek miz diemjraiz henj，ndawde 3 mbaw haemq dinj，lumj gyaeq，raez 2.0~4.4 hauzmij，lingh 2 mbaw lai raez，byai menh soem daengz raezluenz，raez 6.2~14.5 hauzmij；simva boux 10 diuz. 4~11 nyied haiva dawzmak.

【Diegmaj Faenbouh】Hwnj laj faex、ndaw faexcaz、diegnywj dem luengq rin raemhcumx. Guengjsae dingzlai hwnj laeng Liujcouh、Gveilinz、Hozciz daengj dieg neix，guek raeuz Hozbwz、Sanjsih、Ganhsuz、Gyanghsuh、Anhveih、Cezgyangh、Gyanghsih、Fuzgen、Daizvanh、Hoznanz、Huzbwz、Huznanz、Guengjdoeng、Swconh、Gveicouh、Yinznanz daengj sengj gih neix caemh miz.

【Gij Guhyw Ywcuengh】

Giz guhyw　Daengx go.

Singqfeih　Haemz、manh，hanz；miz di doeg.

Goeng'yungh　Siu doeghuj，liengz lwed dingz lwed，diuz roenheiq. Ndaej yw baknengz，heujin，saetsing，ndaengsaek，funghcimj，baeznong，rwznong，baezhangx，binghloemqlwed，baenzae.

Danyw　（1）Rwznong：① Gorwzguk aenqliengh，dub raemx，aeu raemxyw ndik haeuj rwz. ② Gorwzguk 20 gwz，gomakmuh 60 gwz，douguzsiuh、cenhginhbaz gak 15 gwz，cienq raemx gwn.

（2）Hozhep saetsing：Gorwzguk、huzluzcaz gak 30 gwz，lozhangoj 3 gwz，vagimngaenz 15 gwz，cienq raemx guh caz gwn.

（3）Ndaengsaek：Gorwzguk ndip、vaxsoeng ndip gak 10 gwz，caez dub yungz aeu raemx，dwk gij raemx nyod seigva euj raek riuz okdaeuj aenqliengh gyaux yinz，ndik ndaeng.

八画

虎舌红

【药 材 名】红毛毡。

【别　　名】老虎脷、毛地红、毛虎舌、毛凉伞。

【来　　源】紫金牛科植物虎舌红 *Ardisia mamillata* Hance。

【形态特征】常绿矮小灌木，高可达 35 cm。幼根、茎、叶片两面、叶柄、花序梗、花梗、花萼均被毛。具匍匐的木质根状茎，常弯曲，外皮红褐色。茎粗糙。单叶互生或簇生于茎顶端；叶片倒卵形至长圆状倒披针形，长 5~14 cm，宽 2.5~4.5 cm，边缘全缘或具不明显的疏圆齿，两面绿色或暗紫红色，被糙伏毛，毛基部隆起如小瘤，具腺点；叶柄长 5~15 mm 或几无柄。伞形花序顶生或腋生，花枝 1~3 个；花枝长 3~9 cm，有花 4~10 朵；花梗长 4~8 mm；花长 5~7 mm，花萼 5 裂，裂片卵状三角形；花瓣粉红色，5 裂，裂片宽卵形，顶端急尖；雄蕊 5 枚，与花瓣近等长；雌蕊与花瓣等长；胚珠 5 颗，1 轮。核果球形，直径约 6 mm，鲜红色，几乎无毛或被柔毛。花期 6~7 月；果期 11 月至翌年 1月，有时达 6 月。

【生境分布】生于山谷、山坡林下阴湿处。广西各地均有分布，四川、贵州、云南、湖南、广东、福建等省也有分布。

【壮医药用】

药用部位　全草。

性味　苦、辣，凉。

功用　调龙路、火路，祛风毒，除湿毒，清热毒，凉血止血。用于发旺（痹病），黄标（黄疸），屙意咪（痢疾），陆裂（咳血），吐血，屙意勒（便血），京尹（痛经），约经乱（月经不调），兵淋勒（崩漏），货烟妈（咽痛），勒爷麦蛮（小儿风疹），呗脓（痈肿），林得叮相（跌打损伤）。

附方　（1）屙意勒（便血）：红毛毡、大叶紫珠、虎杖各 10 g，十大功劳木 15 g，水煎服。

（2）兵淋勒（崩漏）：红毛毡 15 g，益母草 30 g，五指毛桃 50 g，黑姜 10 g，水煎，调红糖适量服用。

（3）货烟妈（咽痛），勒爷麦蛮（小儿风疹）：红毛毡 20 g，水煎服。

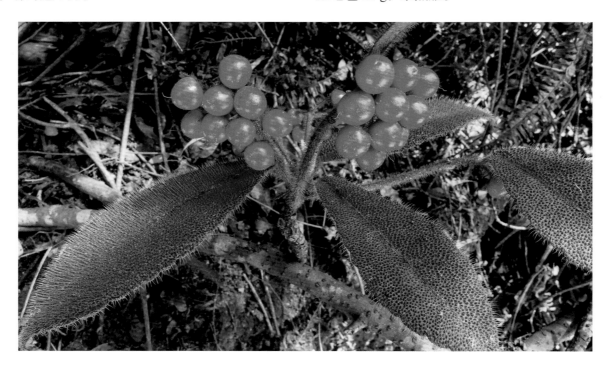

Hungzmauzcanh

【Cohyw】 Hungzmauzcanh.

【Coh'wnq】 Leihguk、bwndeihhoengz、linxguk、liengjliengzbwn.

【Goekgaen】 Dwg hungzmauzcanh doenghgo swjginhniuzgoh.

【Yienghceij Daegdiemj】 Faexcaz daemqiq heu gvaq bi，sang ndaej daengz 35 lizmij. Rag oiq、ganj、mbaw song mbiengj、gaenzmbaw、gaenq gyaeujva、gaenqva、linxva cungj miz bwn. Miz ganj lumj rag baenz faex boemzbemq，dingzlai utvan，rognaeng hongzhenjgeq. Ganj cocab. Mbaw dog maj doxcah roxnaeuz comz maj gwnz byai ganj；mbaw lumj gyaeq dauqbyonj daengz raezluenz byai menh soem dauqbyonj，raez 5~14 lizmij，gvangq 2.5~4.5 lizmij，henzbien lawx roxnaeuz miz heujluenz mbang mbouj yienh，song mbiengj heu roxnaeuz aeujhoengzlaep，miz bwnbomz co，goek bwn mojhwnj lumj rengqlwg，miz diemjhanh；gaenzmbaw raez 5~15 hauzmij roxnaeuz gaenh mij gaenq. Gyaeujva lumj liengj maj byai roxnaeuz maj eiq，nyeva 1~3 ngez；nyeva raez 3~9 lizmij，miz va 4~10 duj；gaenqva raez 4~8 hauzmij；va raez 5~7 hauzmij，linxva 5 leg，mbawleg lumj gyaeq samgak；mbawva hoengzmaeq，5 leg，mbawleg gvangq gyaeq，byai soem gaenj；simva boux 5 diuz，caeuq mbawva gaenh raez doxdoengz；sim vameh caeuq mbawva raez doxdoengz；beihcuh 5 naed，1 gvaengx. Makceh luenzgiuz，hung yaek 6 hauzmij，hoengzsien，gaenh mij bwn roxnaeuz miz bwn'unq. 6~7 nyied haiva；11 nyied daengz bi daihngeih 1 nyied dawzmak，miz seiz daengz 6 nyied.

【Diegmaj Faenbouh】 Hwnj ndaw lueg、gwnz ndoi laj faex mwnq cumx de. Guengjsae gak dieg cungj miz，guek raeuz Swconh、Gveicouh、Yinznanz、Huznanz、Guengjdoeng、Fuzgen daengj sengj neix caemh miz.

【Gij Guhyw Ywcuengh】

Giz guhyw　Daengx go.

Singqfeih　Haemz、manh、liengz.

Goeng'yungh　Diuz lohlungz、lohhuj，cawz fungdoeg，cawz caepdoeg，siu ndatdoeg，liengz lwed dingz lwed. Ndaej yw fatvangh，vuengzbiu，okhaexmug，rueglwed，okhaexlwed，dawzsaeg in，dawzsaeg luenh，binghloemqlwed，conghhoz in，lwgnyez fungcimj，baeznong，laemx doek deng sieng.

Danyw　（1）Okhaexlwed：Hungzmauzcanh、cawaeujmbawhung、dwngxguk gak 10 gwz，faexcibdaihgoenglauz 15 gwz，cienq raemx gwn.

（2）Binghloemqlwed：Hungzmauzcanh 15 gwz，yizmujcauj 30 gwz，gocijcwz 50 gwz，giengndaem 10 gwz，cienq raemx，dwk hoengzdangz aenqliengh gwn.

（3）Conghhoz in，lwgnyez fungcimj：Hungzmauzcanh 20 gwz，cienq raemx gwn.

221

八画

虎尾兰

【药 材 名】虎尾兰。

【别　　名】老虎尾。

【来　　源】龙舌兰科植物虎尾兰 *Sansevieria trifasciata* Prain。

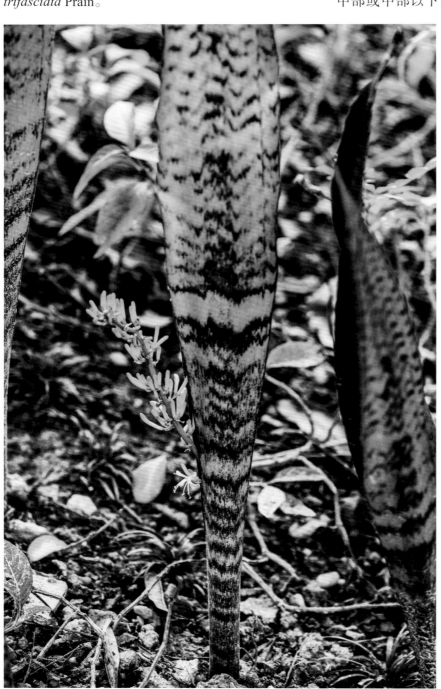

【形态特征】无茎多年生草本。根茎粗壮，匍匐。叶基生，通常 2~6 片成束；叶片厚硬半肉质，直立，带状狭披针形，长 30~120 cm，宽 2.5~8.0 cm，中部或中部以下渐狭而成叶柄，两面均有浓绿色和绿白色相间的斑纹，边缘绿色。花葶由叶丛中抽出，高 30~80 cm；总状圆锥花序顶生；花淡绿色或绿白色；花梗短，近中部有节，长 6~12 mm；花被裂片 6 枚，线形，长 1.4~1.8 cm；雄蕊 6 枚，明显伸出；子房 3 室，每室具胚珠 1 颗。浆果球形，直径约 3 mm。花期冬季。

【生境分布】栽培。广西各地均有栽培，其他省区也有栽培。

【壮医药用】

药用部位　叶。

性味　酸，凉。

功用　清热毒，解蛇毒，祛腐生肌。用于贫痧（感冒），埃病（咳嗽），呗脓（痈肿），林得叮相（跌打损伤），额哈（毒蛇咬伤），渗裆相（烧烫伤）。

附方　（1）林得叮相（跌打损伤）：鲜虎尾兰适量，捣烂敷患处。

（2）渗裆相（烧烫伤）：虎尾兰、虎杖各适量，煎膏备用。外涂药膏于患处。

Goriengguk

【Cohyw】Goriengguk.

【Coh'wnq】Riengguk.

【Goekgaen】Dwg goriengguk doenghgo lungzsezlanzgoh.

【Yienghceij Daegdiemj】Dwg go'nywj mbouj miz ganj maj lai bi. Ganjhung cocat，bomzbax. Mbaw maj lajgoek，ciengz 2~6 mbaw baenz nyumq；mbaw na youh geng buenq dwg nohna raemx lai，daengjsoh，lumj sai yiengh longzcim gaeb，raez 30~120 lizmij，gvangq 2.5~8.0 lizmij，cungqgyang roxnaeuz cungqgyang baihlaj menhmenh bienq gaeb caiq baenz gaenzmbaw，song mbiengj cungj cab miz raizva saek heundaem caeuq saek hauloeg，bienmbaw saekheu. Gaenzva daj ndaw mbaw yot ok，sang 30~80 lizmij；vahsi baenz foengq soemluenz maj gwnzdingj；va saek heuoiq roxnaeuz saek hauloeg；gaenzva dinj，ca mbouj lai dwg cungqgyang miz hoh，raez 6~12 hauzmij；va miz mbawveuq 6 mbaw，yiengh lumj sienq，raez 1.4~1.8 lizmij；simva boux 6 diuz，iet ok cingcuj；fuengzlwg 3 aen，moix aen miz naed cawzngaz ndeu. Makieng lumj aen'giuz，cizging daihgaiq 3 hauzmij. Cawzdoeng haiva.

【Diegmaj Faenbouh】Ndaem aeu. Guengjsae gak dieg cungj miz ndaem，guek raeuz gizyawz sengj gizyawz wnq hix miz ndaem aeu.

【Gij Guhyw Ywcuengh】

Giz guhyw　Mbaw.

Singqfeih　Soemj，liengz.

Goeng'yungh　Cing doeghuj，gaij gij doegngwz，cawz naeuh maj noh. Yungh daeuj yw baenzsa，baenzae，baeznong，laemx doek deng sieng，ngwz haeb，coemh log sieng.

Danyw　（1）Laemx doek deng sieng：Goriengguk ndip dingz ndeu，dub yungz oep giz bingh.

（2）Coemh log sieng：Goriengguk、godiengangh gak dingz ndeu，cienq gau bwh yungh. Aeu gauyw cat baihrog giz bingh.

肾茶

【药 材 名】肾茶。

【别　　名】猫须草、猫须公。

【来　　源】唇形科植物肾茶 *Clerodendranthus spicatus*（Thunb.）C. Y. Wu ex H. W. Li。

【形态特征】多年生草本，高可达 1.5 m。茎、叶柄、叶两面、苞片下面、花萼和花冠外面均被柔毛。茎直立，四棱形。单叶对生；叶片卵形或卵状长圆形，长 2.0~5.5 cm，宽 1.0~3.5 cm，边缘具粗牙齿或疏圆齿，两面均散布凹陷腺点；叶柄长 0.5~1.5 cm。花 2 朵或 3 朵一束对生，在枝顶组成总状花序；苞片卵圆形，边缘具小缘毛；花萼卵圆形，外被突起的锈色腺点，二唇形，上唇圆形，下唇具 4 齿且齿呈针刺状；花冠浅紫色或白色，冠筒狭管状，长 9~19 mm，冠檐大，二唇形，上唇 3 裂，下唇直伸；雄蕊 4 枚，花丝及花柱伸出花冠之外，形如猫须，长 5~7 cm。小坚果卵形，长约 2 mm，深褐色。花果期 5~11 月。

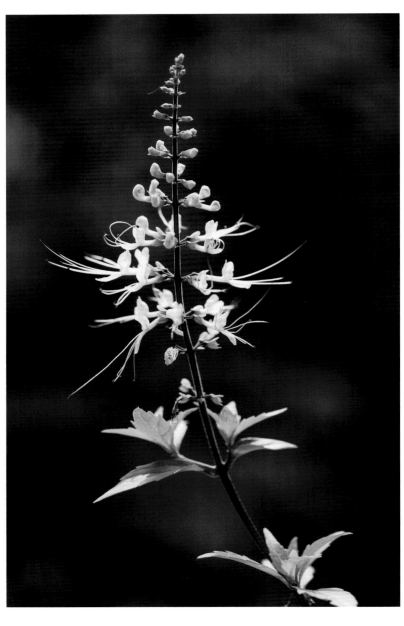

【生境分布】多为栽培，也有野生于阳光充足处。广西各地均有分布，广东、海南、云南、台湾、福建等省区也有分布。

【壮医药用】

药用部位　全草。

性味　苦，凉。

功用　通水道，清热毒，除湿毒。用于笨浮（水肿），啊肉甜（消渴），肉扭（淋证），尿路结石，胆结石，发旺（痹病）。

附方　（1）笨浮（水肿）：肾茶、穿破石、鹰不扑各 30 g，益母草 15 g，水煎服。

（2）发旺（痹病）：肾茶 20 g，土茯苓、土川太各 30 g，清风藤 15 g，水煎服。

（3）啊肉甜（消渴）：肾茶 15 g，木耳 20 g，薏苡仁 30 g，水煎服。

（4）肉扭（淋证）：肾茶、金钱草、鸡内金、月亮柴各 30 g，水煎服。

（5）胆结石：肾茶 50 g，黄根 15 g，岩黄连 10 g，腥藤 20 g，水煎服。

Gomumhmeuz

【Cohyw】Gomumhmeuz.

【Coh'wnq】Gomumhmeuz、nyamumhmeuz.

【Goekgaen】Dwg gomumhmeuz doenghgo cunzhingzgoh.

【Yienghceij Daegdiemj】Dwg go'nywj maj lai bi， ndaej sang daengz 1.5 mij. Ganj、gaenzmbaw、song mbiengj mbaw baihlaj limqva、iemjva caeuq baihrog mauhva cungj miz bwn'unq. Ganj daengj soh，yiengh seiqlimq. Mbaw dog doxdoiq maj；mbaw yiengh lumj aen'gyaeq roxnaeuz yiengh lumj aen'gyaeq yienghluenzraez，raez 2.0~5.5 lizmij，gvangq 1.0~3.5 lizmij，bienmbaw miz heujco roxnaeuz heujluenz cax，song mbiengj cungj sanq miz diemjdu mboep；gaenzmbaw raez 0.5~1.5 lizmij. 2 duj roxnaeuz 3 duj baenz gaem maj doxdoiq，youq dingj nye gyoebbaenz vahsi baenz foengq；limqva yiengh luenzgyaeq，bienmbaw miz bwnbien saeq；iemjva yiengh luenzgyaeq，baihrog miz diemjdu saekmyaex doedhwnj，yiengh song naengbak，naengbak gwnz luenz，naengbak laj miz 4 diuz heuj caemhcaiq lumj cim camz nei；mauhva saekaeuj mong roxnaeuz saekhau，doengz mauhva lumj diuz guenjgeb，raez 9~19 hauzmij，yiemhmauh hung，yiengh song naengbak，naengbak gwnz 3 veuq，naengbak laj ietsoh；simva boux 4 diuz，seiva caeuq saeuva ietok rog mauhva，yiengh lumj mumhmeuz，raez 5~7 lizmij. Makgenq iq yiengh lumj aen'gyaeq，raez daihgaiq 2 hauzmij，saek henjgeq ndaem. Geiz haiva geiz dawzmak 5~11 nyied.

【Diegmaj Faenbouh】Lai dwg ndaem aeu，hix miz maj youq baihrog giz ndit dak cungcuk. Guengjsae gak dieg cungj miz faenbouh，guek raeuz Guengjdoeng、Haijnanz、Yinznanz、Daizvanh、Fuzgen daengj sengj gih hix miz faenbouh.

【Gij Guhyw Ywcuengh】

Giz guhyw　Daengx go.

Singqfeih　Haemz，liengz.

Goeng'yungh　Doeng roenraemx，cing doeghuj，cawz doegcumx. Yungh daeuj yw baenzfouz，oknyouhdiemz，nyouhniuj，lohnyouh gietr in，mbei gietrin，fatvangh.

Danyw　（1）Baenzfouz：Gomumhmeuz、gooenciq、godungjcanz gak 30 gwz，samvengqlueg 15 gwz，cienq raemx gwn.

（2）Fatvangh：Gomumhmeuz 20 gwz，gaeulanghauh、gaeusamcaet gak 30 gwz，gogaeurumz 15 gwz，cienq raemx gwn.

（3）Oknyouhdiemz：Gomumhmeuz 15 gwz，raetmoegngaex 20 gwz，haeuxroeg 30 gwz，cienq raemx gwn.

（4）Nyouhniuj：Gomumhmeuz、duhnamhfangz、naengdawgaeq、faexronghndwen gak 30 gwz，cienq raemx gwn.

（5）Mbei gietrin：Gomumhmeuz 50 gwz，faexndokma 15 gwz，gocanghdat 10 gwz，gaeunyouhhaeu 20 gwz，cienq raemx gwn.

225

八画

肾蕨

【药材名】肾蕨。

【别　　名】凤凰蛋、天鹅抱蛋、圆蕨、落地珍珠、马骝卵。

【来　　源】肾蕨科植物肾蕨 Nephrolepis cordifolia（L.）C. Presl。

【形态特征】多年生草本，附生或土生，高达 70 cm。根状茎直立；匍匐茎从根状茎向四方生长，其上着生肉质的半透明的近球形块茎；根茎与块茎均被蓬松的淡棕色长钻形鳞片，匍匐茎、叶轴疏生钻形鳞片。叶簇生，草质，光滑，无毛；叶柄长 5~11 cm，暗褐色；叶片线状披针形或狭披针形，长 30~70 cm，宽 3~5 cm，一回羽状分裂；羽片 45~120 对，互生或密集排列呈覆瓦状，披针形或三角形，几无柄，以关节着生于叶轴，叶缘有疏钝锯齿，中部羽片通常长约 2 cm。孢子囊群沿中脉两侧各生 1 行；囊群盖肾形，棕褐色；孢子椭圆肾形。

【生境分布】生于林下、溪边、树干上或石缝中。广西各地均有分布，浙江、福建、台湾、湖南、广东、海南、贵州、云南和西藏等省区也有分布。

【壮医药用】

药用部位　块茎、全草。

性味　甜、淡，凉。

功用　清热毒，除湿毒，补肺阴，止咳嗽，消肿毒。块茎用于贫痧（感冒），发得（发热），埃病（咳嗽），货咽妈（咽痛），黄标（黄疸），委哟（阳痿）早泄，肉扭（淋证），屙泻（泄泻），屙意咪（痢疾），啈疳（疳积），呗嘻（乳痈），痂（癣）；全草用于淋巴结炎。

附方　（1）埃病（咳嗽）：肾蕨块茎、石斛、满江红各 15 g，水煎服。

（2）淋巴结炎：肾蕨全草 30 g，苦参、玄参各 15 g，重楼 6 g，水煎服。

（3）委哟（阳痿）早泄：肾蕨块茎、骨碎补、穿破石各 30 g，石菖蒲、太子参、金樱根各 10 g，水煎服。

（4）货烟妈（咽痛）：鲜肾蕨块茎 5 个，捣烂冲开水服。

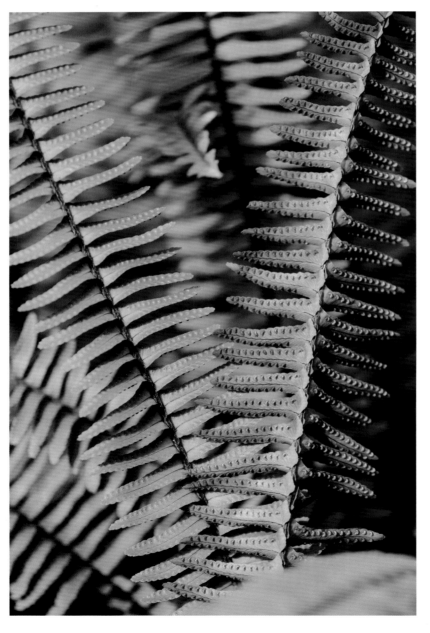

Lwgrongh

【Cohyw】Lwgrongh.

【Coh'wnq】Gyaeq funghvuengz、hanqmbwn umj gyeq、gutluenz、naedcaw doeksoem、raemmaxlaeuz.

【Goekgaen】Dwg golwgrongh doenghgo lwgronghgoh.

【Yienghceij Daegdiemj】Cungj caujbwnj goj hwnj lai bi de，bengxhwnj roxnaeuz namh hwnj，sang daengz 70 lizmij. Ganjrag daengj soh；ganj bomzbemq daj ganjrag yiengq seiqfueng didmaj，dauqgwnz de didmaj gij ganjsawz loq lumj aen giuz buenq ronghcing baenz noh de；ganjrag caeuq ganjsawz cungj miz gij limqgyaep lumj gaiq cuenqraez saekdaep damh mboengfoengx de，ganj bomzbemq，mbaw sug gij limqgyaep lumj cuenq mbang cax. Mbaw baenz nyoemq，ngaeuzngub，mij bwn；gaenzmbaw raez 5~11 lizmij，saek henjamq；mbaw baenz reg ciemh soem roxnaeuz gaebged ciemh soem，raez 30~70 lizmij，gvangq 3~5 lizmij，hoiz ndeu seg lumj bwnreog，mbaw bwnroeg 45~120 doiq，did doxca roxnaeuz baiz nyaednyub lumj goemq vax nei，raez ciemh soem roxnaeuz baenz samgak，mboujaiq miz gaenq，gij hoh de maj youq mbaw sug，bien mizdi ngazgawq bumj，cungqgyang gij mbaw baeznaengz raez daihgaiq 2 lizmij. Rongzdaeh bauswj daj songmbiengj meggyang gak maj coij ndeu；fa daeh lumj mak vunz，saek henjgeq；bauswj lumj mak vunz luenzbomj.

【Diegmaj Faenbouh】Hwnj youq laj ndoeng faex、henz rij、gwnz ngefaex roxnaeuz ndaw geh rin. Guengjsae gakdieg cungj hwnj miz，guek raeuz Cezgyangh、Fuzgen、Daizvanh、Huznanz、Guengjdoeng、Haijnanz、Gveicouh、Yinznanz caeuq Sihcang daengj sengj gih caemh hwnj miz.

【Gij Guhyw Ywcuengh】

Giz guhyw Ndaekganj、daengx go.

Singqfeih Van、damh、liengz.

Goeng'yungh Siu ndatdoeg，cawz caepdoeg，bouj bwthaw，dingz ae，siu baenzfouz. Ndaekganj ndaej yw baenzsa，fatndat，baenzae，conghhoz in，vuengzbiu，vizyoq，nyouhniuj，oksiq，okhaexmug，baenzgam，baezcij，gyak；daengx go ndaej yw linzbah gezyenz.

Danyw （1）Baenzae：Ganjsawz lwgrongh、sizhuz、manjgyanghhungz gak 15 gwz，cienq raemx gwn.

（2）Limzbah gezyenz：Lwgrongh daengx go 30 gwz，caemhgumh、yenzsinh gak 15 gwz，caekdungxvaj 6 gwz，cienq raemx gwn.

（3）Vizyoq：Ganjsawz lwgrongh、boujndoksoiq、gooenciq gak 30 gwz，gosipraemx、daiswjsinh、ragvengj gak 10 gwz，cienq raemx gwn.

（4）Conghhoz in：Ganjsawz lwgrongh ndip 5 aen，dub yungz cung raemxgoenj gwn.

227

八画

昙花

【药 材 名】昙花。

【别　　名】昙华。

【来　　源】仙人掌科植物昙花 *Epiphyllum oxypetalum*（DC.）Haw.。

【形态特征】附生肉质灌木，高可达 6 m。老茎圆柱状，木质化；分枝叶状扁平，披针形至长圆状披针形，长 15~100 cm，宽 5~12 cm，边缘波状或具深圆齿，中肋宽 2~6 mm，于两面突起；老株分枝产生气根；小窠排列于齿间凹陷处。花单生于枝侧的小窠，漏斗状，于夜间开放，芳香，长 25~30 cm，直径 10~12 cm；萼状花被片绿白色、淡琥珀色或带红晕，线形至倒披针形，瓣状花被片白色；雄蕊多数，排成 2 列；花柱长于雄蕊，柱头 15~20 枚。浆果长球形，具纵棱脊，紫红色；种子多数，亮黑色。花期 6~10 月。

【生境分布】栽培。广西各地均有栽培，其他省区也有栽培。

【壮医药用】

药用部位　花。

性味　甜，平。

功用　调气道，补肺阴，止咳嗽。用于埃病（咳嗽），鹿勒（呕血），钵痨（肺结核），呗奴（瘰疬），胸口痛，航靠谋（痄腮），年闹诺（失眠）。

附方　（1）钵痨（肺结核）：昙花 15 g，黄花倒水莲 20 g，水煎服。

（2）胸口痛：昙花 15 g，三七 6 g，鸡肉 250 g，水炖，调食盐少许，食肉喝汤。

（3）航靠谋（痄腮）：鲜昙花适量，捣烂敷患处。

（4）年闹诺（失眠）：昙花、忍冬藤各 15 g，虎杖 10 g，水煎服。

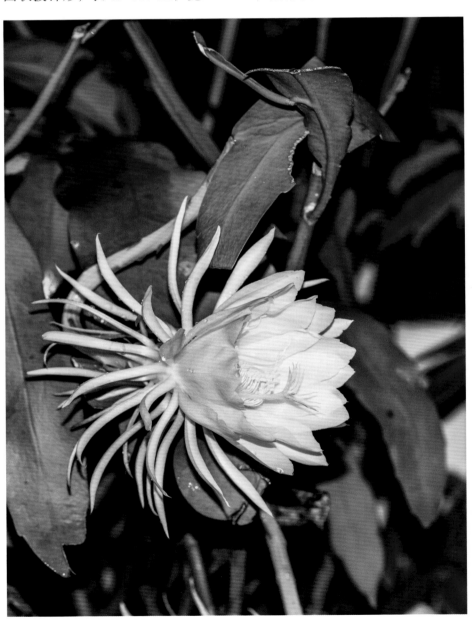

Godanzva

【 Cohyw 】 Godanzva.

【 Coh'wnq 】 Danzvaz.

【 Goekgaen 】 Dwg godanzva doenghgo senhyinzcangjgoh.

【 Yienghceij Daegdiemj 】 Gorum unqnoh nemmaj，sang ndaej daengz 6 mij. Ganjgeq luenzsaeu，fat faex；faen nye lumj mbaw benjbingz，byai menh soem daengz raezluenz byai menh soem，raez 15~100 lizmi，gvangq 5~12 lizmij，henzbien bohlang roxnaeuz miz heujluenz laeg，sejgyang gvangq 2~6 hauzmij，youq song mbiengj doedhwnj；gogeq faennye miz ragsei；congh iq baizlied youq ndaw mboep gyang heuj. Va gag maj youq nyebien congh iq，lumj aenlouh，youq gyanghaemh hailangh，homrang，raez 25~30 lizmij，hung 10~12 lizmij；mbawva lumj linx hauheu、saek hujboz damh roxnaeuz daz hoengzwenj，baenz diuz daengz byai menh soem dauqbyonj，dujva lumj mbaw hau；simva boux lai diuz，baiz baenz 2 coij；saeuva raez gvaq simva boux，gyaeujsaeu 15~20 diuz. Makraemx raezgiuz，miz saen gakdaengj，aeujhoengz；ceh lai，ndaemrongh. 6~10 nyied haiva.

【 Diegmaj Faenbouh 】 Ndaem aeu. Guengjsae gak dieg cungj miz vunz ndaem，guek raeuz sengj gih wnq caemh miz vunz ndaem.

【 Gij Guhyw Ywcuengh 】

Giz guhyw　Va.

Singqfeih　Van，bingz.

Goeng'yungh　Diuz roenheiq，bouj bwtyaem，dingz ae. Ndaej yw baenzae，rueglwed，bwtlauz，baeznou，aek in，hangzgauqmou，ninz mbouj ndaek.

Danyw　（1）Bwtlauz：Godanzva 15 gwz，swnjgyaeujhen 20 gwz，cienq raemx gwn.

（2）Aek in：Godanzva 15 gwz，samcaet 6 gwz，nohgaeq 250 gwz，cienq raemx，dwk di gyu，gwn noh gwn dang.

（3）Hangzgauqmou：Godanzva ndip aenqliengh，dub yungz oep mwnq bingh.

（4）Ninz mbouj ndaek：Godanzva、gaeuyinjdungh gak 15 gwz，hujcang 10 gwz，cienq raemx gwn.

昌感秋海棠

【药材名】昌感秋海棠。

【别　　名】盾叶秋海棠。

【来　　源】秋海棠科植物昌感秋海棠 *Begonia cavaleriei* H. Lév.。

【形态特征】多年生草本。根状茎匍匐，呈结节状或似念珠状，节明显，被鳞片，具纤维状根。无地上茎。叶盾状，基生，具长柄；叶片近圆形，长 8~22 cm，宽 5~19 cm，先端渐尖至长渐尖，基部略偏呈圆形，边缘全缘常带浅波状，自叶柄顶端放射状发出 6~8 条脉；叶柄与叶片等长，有棱。花葶高约 20 cm，花淡粉红色，呈聚伞状；雄花花被片 4 枚，雄蕊多数；雌花花被片 3 枚，子房 3 室，花柱 3 枚，仅基部合生。蒴果下垂，长圆形，长约 2.9 mm，淡红色，具 3 翅；种子淡褐色。花期 5~7 月，果期 7 月开始。

【生境分布】生于山地、沟谷、石壁或密林下潮湿石岩上。广西主要分布于马山、龙州、东兰、南丹、靖西、德保、那坡等地，贵州、云南等省也有分布。

【壮医药用】

药用部位　全草。

性味　酸、涩、凉。

功用　消瘀肿，止痛，利谷道。用于夺扼（骨折），林得叮相（跌打损伤），发旺（痹病），埃病（咳嗽），东郎（食滞）。

附方　（1）夺扼（骨折）：鲜昌感秋海棠适量，捣烂敷患处。

（2）东郎（食滞）：昌感秋海棠 30 g，瘦猪肉 50 g，水炖，调食盐少许，食肉喝汤。

（3）埃病（咳嗽）：昌感秋海棠、不出林各 30 g，牛大力 20 g，猪肺 200 g，水炖，调食盐少许，食肉喝汤。

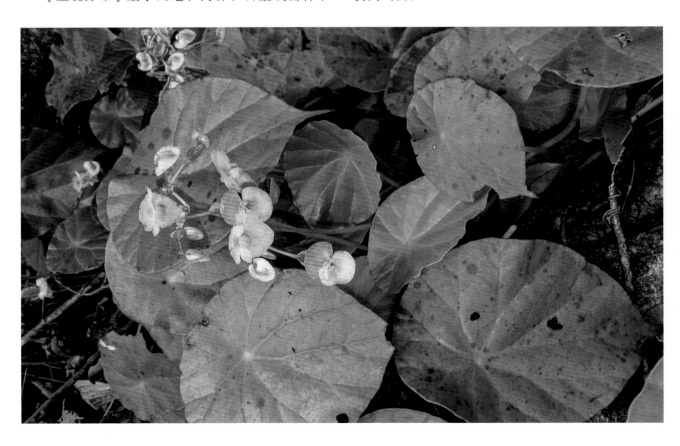

Gomomj

【 Cohyw 】 Gomomj.

【 Coh'wnq 】 Haijdangzcou.

【 Goekgaen 】 Dwg gomomj doenghgo ciuhhaijdangzgoh.

【 Yienghceij Daegdiemj 】 Gorum maj geij bi. Ganj lumj rag boemzbemq，lumj ndaekhoh roxnaeuz niemhcaw，hoh yienhyienh，miz gyaep，miz rag lumj nginzsei. Mij ganj gwnz namh. Mbaw lumj dunqbaiz，majgoek，miz gaenq raez；mbaw gaenh luenz，raez 8~22 lizmij，gvangq 5~19 lizmij，byai menh soem daengz menh soem raez，goek loq benj dangq luenz，henzbien lawx haujlai lij miz bohlang feuh，daj byai gaenzmbaw sakok 6~8 diuz meg；gaenzmbaw caeuq mbaw raez doxdoengz，miz gak. Dingzva sang yaek 20 lizmij，va hoengzmaeqdamh，lumj comzliengj；mbawva vaboux 4 mbaw，simva boux lai diuz；mbawva vameh 3 mbaw，rugva 3 rug，saeuva 3 saeu，caenh lajgoek doxnem. Mak guengqroengz，raezluenz，raez yaek 2.9 hauzmij，hoengzdamh，miz 3 fwed；ceh henjgeqdamh. 5~7 nyied haiva，7 nyied caux dawzmak.

【 Diegmaj Faenbouh 】 Hwnj ndaw bya、ndaw lueg、datrin roxnaeuz gwnz rin cumx laj faex ndaw ndoeng ndaet. Guengjsae dingzlai hwnj laeng Majsanh、Lungzcouh、Dunghlanz、Nanzdanh、Cingsih、Dwzbauj、Nazboh daengj dieg neix，guek raeuz Gveicouh、Yinznanz daengj sengj neix caemh miz.

【 Gij Guhyw Ywcuengh 】

Giz guhyw　Daengx go.

Singqfeih　Soemj、saep、liengz.

Goeng'yungh　Siu cwkgawh，dingz in，leih roenhaeux. Ndaej yw ndokraek，laemx doek deng sieng，fatvangh，baenzae，dungx raeng.

Danyw 　（1）Ndokraek：Gomomj ndip aenqliengh，dub yungz oep mwnqsien.

（2）Dungx raeng：Gomomj 30 gwz，nohcingmou 50 gwz，aeuq，dwk di gyu，gwn noh gwn dang.

（3）Baenzae：Gomomj、mboujokndoeng gak 30 gwz，niuzdaliz 20 gwz，bwtmou 200 gwz，dwk di gyu，gwn noh gwn dang.

231

八画

岩黄连

【药材名】岩黄连。

【别　　名】石生黄堇、菊花黄连、土黄连。

【来　　源】紫堇科植物岩黄连 *Corydalis saxi-cola* Bunting。

【形态特征】多年生草本，高可达 40 cm。主根粗大。茎分枝或不分枝，软弱；枝条与叶对生，花葶状。基生叶长 10~15 cm，具长柄；叶片约与叶柄等长，二回或一回羽状全裂，末回羽片楔形至倒卵形，2（3）裂或边缘具粗圆齿。总状花序长 7~15 cm，多花；苞片长于花梗；花金黄色，平展，长 2.0~2.5 cm；萼片近三角形；外花瓣较宽展，鸡冠状突起仅限于龙骨状突起之上，不伸达顶端；雄蕊 6 枚，合生成 2 束；柱头二叉状分裂。蒴果线形，下弯，长约 2.5 cm；具种子 1 列。花期 3~4 月，果期 4~5 月。

【生境分布】生于石灰岩岩缝或岩洞中。广西主要分布于德保、靖西、东兰、巴马、凤山、都安等地，浙江、湖北、陕西、四川、云南、贵州等省也有分布。

【壮医药用】

药用部位　全草。

性味　苦，寒。

功用　清热毒，除湿毒，止疼痛。用于黄标（黄疸），肝区疼痛，肺癌，肺炎，腊胴尹（腹痛），慢性结肠炎，贫痧（感冒）。

附方　（1）黄标（黄疸）：岩黄连、三棵针各 15 g，水煎服。

（2）肺癌：岩黄连 6 g，石上柏 60 g，七叶一枝花 10 g，水煎服。

（3）肺炎：岩黄连 3 g，叶下珠、金钱草、鸡骨草各 15 g，水煎服。

（4）腊胴尹（腹痛）：岩黄连 3 g，马尾千金草 10 g，黄花倒水莲 30 g，水煎服。

（5）慢性结肠炎：岩黄连 10 g，水煎服。

（6）贫痧（感冒）：岩黄连 6 g，吴茱萸 3 g，水煎服。

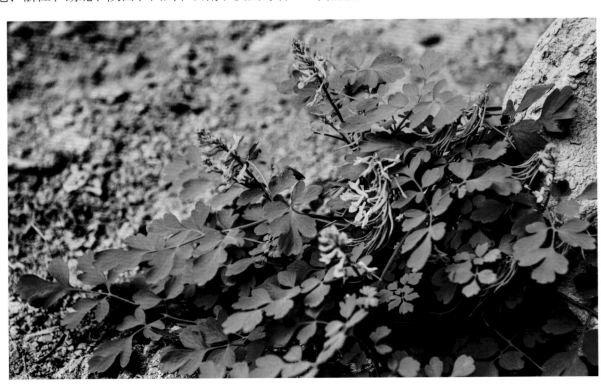

Ngumxlienz

【Cohyw】 Ngumxlienz.

【Coh'wnq】 Vangzginjrin、vangzlienz va'gut、vangzlienzdoj.

【Goekgaen】 Dwg ngumxlienz doenghgo swjgijgoh.

【Yienghceij Daegdiemj】 Gorum maj geij bi，sang ndaej daengz 40 lizmij. Ragmeh hungloet. Ganj faen nyez roxnaeuz mbouj faen nye，unqnyieg；nye caeuq mbaw maj doxdoiq，va lumj dingz. Mbaw majgoek raez 10~15 lizmij，miz gaenz raez；mbaw yaek caeuq gaenq raez doxdoengz，song hoiz roxnaeuz it hoiz lumj bwnroeg cienzleg，mbawbwn hoizrieng sot daengz lumj gyaeq dauqbyonj，2（3） leg roxnaeuz henzbien miz heuj luenzco. Gyaeujva raez 7~15 lizmij，va lai；mbawbyak raez gvaq gaenqva；va henjgim，mbe bingz，raez 2.0~2.5 lizmij；mbawlinx gaenh samgak；mbawva baihrog mbe haemq gvangq，doedhwnj lumj raeujgaeq caenh hanh youq gwnz doedhwnj lumj lungzgoet，mbouj iet daengz byai；simva boux 6 diuz，doxnem baenz 2 yumq；gyaeujsaeu song nga faenleg. Mak ndangjngaeuz baenz diuzmae，laj van，raez yaek 2.5 lizmij；miz ceh 1 coij. 3~4 nyied haiva，4~5 nyied dawzmak.

【Diegmaj Faenbouh】 Hwnj luengq rin rinhoi roxnaeuz ndaw gamj. Guengjsae dingzlai hwnj laeng Dwzbauj、Cingsih、Dunghlanz、Bahmaj、Fungsanh、Duh'anh daengj dieg neix，guek raeuz Cezgyangh、Huzbwz、Sanjsih、Swconh、Yinznanz、Gveicouh daengj sengj neix caemh miz.

【Gij Guhyw Ywcuengh】

Giz guhyw Daengx go.

Singqfeih Haemz，hanz.

Goeng'yungh Siu doeghuj，cawz caepdoeg，dingz in'dot. Ndaej yw vuengzbiu，daep in，bwtaiz，feiyenz，laj dungx in，mansing gezcangzyenz，baenzsa.

Danyw （1） Vuengzbiu：Ngumxlienz、samgocim gak 15 gwz，cienq raemx gwn.

（2） Feingaiz：Ngumxlienz 6 gwz，bekgwnzrin 60 gwz，caet mbaw dujva ndeu 10 gwz，cienq raemx gwn.

（3） Feiyenz：Ngumxlienz 3 gwz，cawlajmbaw、gogimcienz、gondokgaeq gak 15 gwz，cienq raemx gwn.

（4） Laj dungx in：Ngumxlienz 3 gwz，gocienzgim riengmax 10 gwz，swnjgyaeujhen 30 gwz'cienq raemx gwn.

（5） Mansing gezcangzyenz：Ngumxlienz 10 gwz，cienq raemx gwn.

（6） Baenzsa：Ngumxlienz 6 gwz，cazlad 3 gwz，cienq raemx gwn.

罗勒

【药材名】罗勒。

【别　　名】一串兰、九层塔、香草、紫苏薄荷、苏薄荷、小叶薄荷、鸭香、丁香罗勒。

【来　　源】唇形科植物罗勒 *Ocimum basilicum* L.。

【形态特征】一年生草本，高可达 80 cm，全株芳香。主根圆锥形，须根密集。茎直立，钝四棱形，上部被倒向微柔毛，多分枝。叶对生，叶卵圆形至卵圆状长圆形，长 2.5~5.0 cm，宽 1.0~2.5 cm，先端渐尖，两面沿叶脉具疏毛和腺点；叶柄长约 1.5 cm，被微柔毛。聚伞花序轮状，着生于茎上部节上，被微柔毛；花萼钟形，萼齿 5 枚，呈二唇形，上唇 3 齿，中齿近圆形，侧齿宽卵圆形，齿边缘均具缘毛，果时花萼宿存；花冠淡紫色，冠檐二唇形；雄蕊 4 枚；花柱超出雄蕊之上，先端 2 浅裂。小坚果卵珠形，黑褐色，基部有 1 枚白色果脐。花期 7~9 月，果期 9~12 月。

【生境分布】多为栽培。广西部分地区有栽培，新疆、吉林、河北、浙江、江苏、安徽、江西、湖北、湖南、广东、福建、台湾、贵州、云南、四川等省区也有栽培。

【壮医药用】

药用部位　全草、种子。

性味　辣、香，温。

功用　调谷道，祛风毒，除湿毒，消肿痛。全草用于贫痧（感冒），巧尹（头痛），东郎（食滞），胃肠胀气，京瑟（闭经），火眼（急性结膜炎），屙泻（泄泻），林得叮相（跌打损伤），额哈（毒蛇咬伤），能啥能累（湿疹），麦蛮（风疹）；种子用于角膜云翳。

附方（1）贫痧（感冒），巧尹（头痛）：罗勒 10 g，地桃花、三姐妹各 12 g，水煎服。

（2）胃肠胀气，东郎（食滞）：罗勒、鸡内金、布渣叶各 12 g，厚朴 10 g，水煎服。

（3）麦蛮（风疹）：罗勒、千里光各 30 g，山芝麻、五色花枝叶各 50 g，水煎外洗。

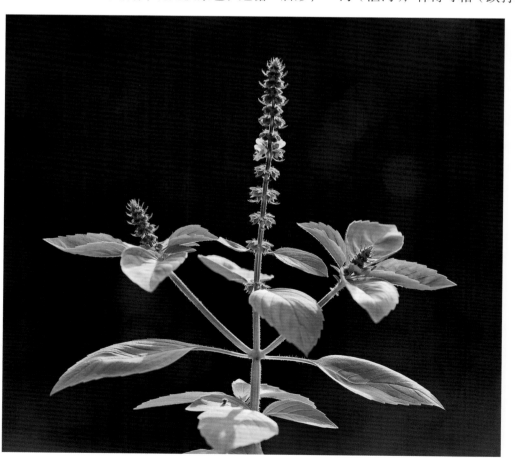

Goroixlanz

【Cohyw】Goroixlanz.

【Coh'wnq】Goitroixlanz、goujcaengzdap、gorumrang、sijsu bozhoz、suhboqoh、bozhoz mbawsaeq、goyazyangh dinghyanghroixlanz.

【Goekgaen】Dwg goroixlanz doenghgo cunzhingzgoh.

【Yienghceij Daegdiemj】Gorum maj bi dog，sang ndaej daengz 80 lizmij，daengx go rangfwt. Ragcawj luenzsoem，ragsei yaedyub. Ganj daengjsoh，yiengh seiqlimq bumj，baihgwnz miz bwn'unq laemx，dingzlai faen nga. Mbaw maj doxdoiq，mbaw lumj gyaeq luenz daengz lumj gyaeq luenz luenzraez，raez 2.5~5.0 lizmij，gvangq 1.0~2.5 lizmij，byai ciemh soem，song mbiengj henz meg mbaw miz bwn mbang caeuq conghbwnhanh；gaenzmbaw raez aiq 1.5 lizmij，hwnj bwn loq unq. Gyaeujva comzliengj baenzgvaengx，maj youq baihgwnz diuzganj gwnzhoh de，hwnj bwn loq unq，iemjva lumj cung，iemjheuj 5 limq，lumj song gak naengbak，naengbak baihgwnz 3 heuj，heuj cungqgyang gaenh luenz，limq heuj henz de yiengh luenz gyaeq gvangq，henz heuj miz bwn，dawzmak le iemjva cungj lij louz youq gwnz de；mauhva saekaeujoiq，raez daihgaiq 6 hauzmij，yiemhmauh lumj song gak naengbak；simva boux 4 diuz；saeuva mauhgvaq simva boux，byai 2 dek feuz. Mak iq lumj gyaeq，saek henjgeq laep，goek miz aenndw hau ndeu. 7~9 nyied haiva，9~12 nyied dawzmak.

【Diegmaj Faenbouh】Dingzlai dwg vunz ndaem. Guengjsae miz mbangj dieg miz vunz ndaem，guek raeuz Sinhgyangh、Gizlinz、Hozbwz、Cezgyangh、Gyanghsuh、Gyanghsih、Huzbwz、Huznanz、Guengjdoeng、Fuzgen、Daizvanh、Gveicouh、Yinznanz、Swconh daengj sengj gih caemh miz vun ndaem.

【Gij Guhyw Ywcuengh】

Giz guhyw　Daengx go、ceh.

Singqfeih　Manh、rang，raeuj.

Goeng'yungh　Diuz roenhaeux，cawz rumzdoeg，cawz caepdoeg，siu foegin. Daengx go yungh youq baenzsa，gyaeujin，dungx raeng，dungxsaej bongzrumzbongq，dawsaeg gaz，dahuj，oksiq，laemx doek deng sieng，ngwz haeb，naenghumz naenglot，funghcimj；ceh yungh youq gok da dawzmueg.

Danyw　（1）Baenzsa，gyaeujin：Goroixlanz 10 gwz，didauzvah、sanhcejmei gak 12 gwz，cienq raemx gwn.

（2）Dungxsaej bongzrumzbongq，dungx raeng：Goroixlanz、idawgaeq、gobucahyez gak 12 gwz，houbuz 10 gwz，cienq raemx gwn.

（3）Funghcimj：Goroixlanz、go'nyaenhhenj gak 30 gwz，cwxlwgraz、nye mbaw vujswzvah gak 50 gwz，cienq raemx swiq.

235

八画

罗汉松

【药 材 名】罗汉松。

【别　　名】罗汉杉。

【来　　源】罗汉松科植物罗汉松 *Podocarpus macrophyllus*（Thunb.）D. Don。

【形态特征】常绿乔木，高可达 20 m。树皮灰色或灰褐色，片状脱落。小枝浓密斜展。叶条状披针形，长 7~12 cm，宽 7~10 mm，先端尖，基部楔形，有短柄。雄球花穗状腋生，3~5 个簇生，长 3~5 cm；雌球花单生或成对着生，有梗。种子卵圆形，直径约 1 cm，熟时肉质假种皮呈紫黑色，有白粉；种托肉质，圆柱形，红色或紫红色。花期 4~5 月，果期 9~10 月。

【生境分布】多为栽培。广西主要栽培于南宁、上林、宁明、柳州、融安、陆川、乐业、那坡、凌云、金秀、桂林、全州、龙胜、梧州、北海、上思、东兴等地，江苏、浙江、福建、安徽、江西、湖南、四川、云南、贵州、广东等省也有栽培。

【壮医药用】

药用部位　根皮、叶、果。

性味　根皮：甜、微苦。叶：淡，平。果：甜，微温。

功用　根皮、叶：凉血止血。用于发旺（痹病），林得叮相（跌打损伤）。

果：调气机，止痛。用于心胃气痛，地中海贫血。

附方　（1）发旺（痹病）：鲜罗汉松根皮、鲜韭菜根各 50 g，鲜马尾松嫩叶 100 g，共捣烂，加白酒适量炒热敷患处。

（2）心胃气痛：罗汉松果 1 个，茶叶 3 g，泡茶饮。

（3）地中海贫血：罗汉松果 20 g，香花崖豆藤根 30 g，水煎服。

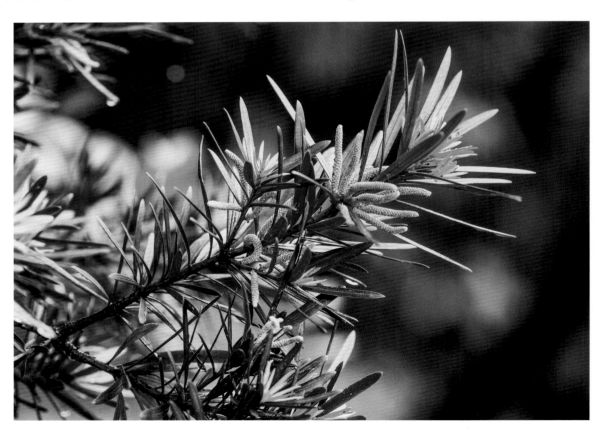

Gelozhan

【 Cohyw 】 Gelozhan.

【 Coh'wnq 】 Salozhan.

【 Goekgaen 】 Dwg gogelozhan doenghgo gelozhangoh.

【 Yienghceij Daegdiemj 】 Cungj go faex sang seiqseiz heu de，sang goj daengz 20 mij. Naengfaex mong roxnaeuz henj mong，baenz benq loenq doek. Nye iq nyaednyub ngeng iet. Mbaw baenz diuz byai ciemh soem，raez 7~12 cm，gvangq 7~10 hauzmij，byai soem，goek sot，miz gaenz dinj. Vagiuz boux baenz riengz maj lajeiq，maj 3~5 nyoemq，raez 3~5 lizmij；vagiuz meh maj dog roxnaeuz baenzdoiq maj doxdoiq，miz ganj. Ceh luenzgyaeq，ciz ging raez daih'iek 1 lizmij，cingzsug le baenz gyaj nohnaeng ceh ndaem'aeuj，miz mba bieg；gij dak ceh baenz noh，saeuluenz，saekhoengz roxnaeuz hoengzaeuj. 4~5 nyied haiva，9~10 nyied dawzmak.

【 Diegmaj Faenbouh 】 Dingzlai ndaem aeu. Guengjsae dingzlai ndaem youq Nanzningz、Sanglinz、Ningzmingz、Liujcouh、Yungzanh、Luzconh、Lueozyez、Nazboh、Lingzyinz、Ginhsiu、Gveilinz、Cenzcouh、Lungzswng、Vuzcouh、Bwzhaij、Sangswh、Dunghhingh daengj dieg，guek raeuz Gyanghsuh、Cezgyangh、Fuzgen、Anhveih、Gyanghsih、Huznanz、Swconh、Yinznanz、Gveicouh、Guengjdoeng daengj sengj caemh ndaem miz.

【 Gij Guhyw Ywcuengh 】

Giz guhyw　Naengrag、mbaw、mak.

Singqfeih　Naengrag：Van、loq haemz. Mbaw：Damh，bingz. Mak：Van，loq raeuj.

Goeng'yungh　Naengrag、mbaw：Liengz lwed dingz lwed. Ndaej yw fatvangh，laemx doek deng sieng.

Mak：Diuz heiqndang，dingz in. Ndaej yw sim'in，dicunghhaijbinzhez.

Danyw　（1）Fatvangh：Naengrag gelozhan ndip、rag coenggemq ndip gak 50 gwz，nyod oiq goge ndip 100 gwz，itheij dub yungz，gya laeujbieg aenqliengh cauj ndat dwk oep dieg in.

（2）Sim'in：Mak gelozhan 1 aen，mbawcaz 3 gwz，bauq caz gwn.

（3）Dicunghhaijbinzhez：Mak gelozhan 20 g，rag gaeuyazdou 30 gwz，cienq raemx gwn.

罗汉果

【药 材 名】罗汉果。

【别　　名】野栝楼。

【来　　源】葫芦科植物罗汉果 *Siraitia grosve-norii*（Swingle）C. Jeffrey ex A. M. Lu et Z. Y. Zhang。

【形态特征】攀缘草本，植株被黄褐色柔毛和黑色疣状腺鳞。根肥大，纺锤形或近球形。叶互生，叶柄长 3~10 cm；叶片膜质，卵状心形或三角状卵形，长 12~23 cm，宽 5~17 cm，先端渐尖或长渐尖，基部耳状心形，边缘微波状，两面被柔毛。雌雄异株。雄花序总状，6~10 朵花着生于花序轴上部；花萼筒宽钟状，裂片 5 枚；花冠黄色，被黑色腺点，裂片 5 枚，长圆形，先端锐尖；雄蕊 5 枚。雌花单生或 2~5 朵集生于总梗顶端；花萼和花冠比雄花大；退化雄蕊 5 枚；子房密生黄褐色茸毛，柱头 3 枚。果实球形或长圆形，长 6~11 cm，直径 4~8 cm，初被黄褐色茸毛和黑色腺鳞，老后脱落变光滑，果皮较薄。种子多数，淡黄色。花期 5~7 月，果期 7~9 月。

【生境分布】生于山坡林下及河边湿地、灌木丛，或栽培。广西主要分布于融安、桂林、全州、兴安、永福、资源、蒙山、金秀等地，贵州、湖南、广东、江西等省也有分布。

【壮医药用】

药用部位　果。

性味　甜，凉。

功用　通谷道、气道，清热毒，补肺阴。用于口渴，热病埃病（咳嗽），货烟妈（咽痛），扁桃体炎，声哑，屙意囊（便秘）。

附方　（1）热病埃病（咳嗽）：罗汉果 5 g，龙脷叶 12 g，红景天 10 g，水煎服。

（2）屙意囊（便秘）：罗汉果 5 g，车前子 20 g，乌药 10 g，水煎服。

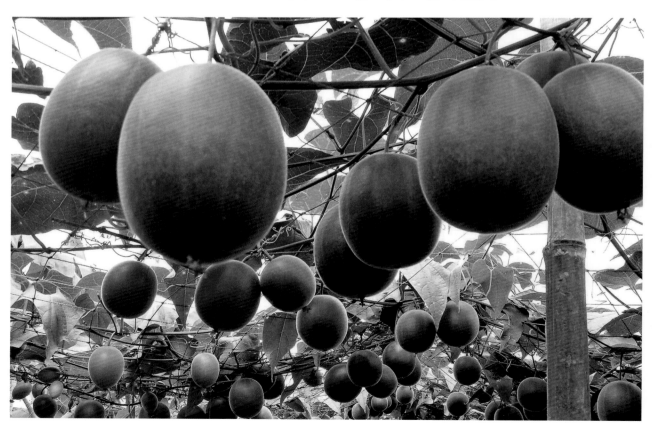

Maklozhan

【Cohyw】Maklozhan.

【Coh'wnq】Gvahlouhcwx.

【Goekgaen】Dwg maklozhan doenghgo huzluzgoh.

【Yienghceij Daegdiemj】Dwg go'nywj banqraih，miz bwn'unq saek henjgeq caeuq gyaepsen diemj du saekndaem. Rag bizhung，lumj aen lwgrok roxnaeuz ca mbouj lai luenz lumj aen'giuz. Mbaw doxca maj，gaenzmbaw raez 3~10 lizmij；gij mbaw mbang youh unq，lumj aen'gyaeq yiengh simdaeuz roxnaeuz yiengh samgak lumj aen'gyaeq，raez 12~23 lizmij，gvangq 5~17 lizmij，byaimbaw menhmenh bienq soem roxnaeuz menhmenh soem raez，goekmbaw lumj rwz yiengh lumj aensim，bien mba lumj raemxlangh saeq，song mbiengj miz bwn'unq. Vaboux caeuq vameh mbouj caemh go. Vahsi vaboux baenzgyaeuj，6~10 duj va maj youq baihgwnz sug vahsi；doengz iemjva lumj aen cung gvangq，miz 5 diuz iemj；mauhva saekhenj，miz diemjdu ndaem，miz 5 diuz iemj，luenz raez，byaimbaw soemset；simva boux 5 diuz. Vameh gag maj roxnaeuz 2~5 duj comz maj youq gwnzdingj gaenqva；iemjva caeuq mauhva hung gvaq vaboux；doiqvaq baenz simva boux 5 diuz；fuengzlwg maj miz bwnyungz deih saek henjgeq，gyaeujsaeu 3 diuz. Mak luenz lumj aen'giuz roxnaeuz luenz raez，raez 6~11 lizmij，cizging 4~8 lizmij，codaeuz miz bwnyungz saek henjgeq caeuq gyaepsen saekndaem，geq le loenq roengz bienq wenj，naengmak haemq mbang. Dingzlai dwg ceh，saek henjoiq. 5~7 nyied haiva，7~9 nyied dawzmak.

【Diegmaj Faenbouh】Maj youq ndawndoeng gwnz bo caeuq diegcumx、faexcaz henzdah，roxnaeuz ndaem aeu. Guengjsae cujyau faenbouh youq Yungzanh、Gveilinz、Cenzcouh、Hingh'anh、Yungjfuz、Swhyenz、Mungzsanh、Ginhsiu daengj dieg，guek raeuz Gveicouh、Huznanz、Guengjdoeng、Gyanghsih daengj sengj hix miz faenbouh.

【Gij Guhyw Ywcuengh】

Giz guhyw Mak.

Singqfeih Van，liengz.

Goeng'yungh Doeng roenhaeux、roenheiq，cing doeghuj，bouj bwtyaem. Aeu daeuj yw hozhawq，binghhwngq baenzae，conghhoz in，benjdauzdijyenz，singhep，okhaexndangj.

Danyw （1）Binghhwngq baenzae：Maklozhan 5 gwz，mbawlinxlungz 12 gwz，gohungzgingjdenh 10 gwz，cienq raemx gwn.

（2）Okhaexndangj：Maklozhan 5 gwz，cehgomaxdaez 20 gwz，fwnzcenzdongz 10 gwz，cienq raemx gwn.

八画

岭南山竹子

【药 材 名】岭南山竹子。

【别　　名】竹节果。

【来　　源】藤黄科植物岭南山竹子 *Garcinia oblongifolia* Champ. ex Benth.。

【形态特征】乔木或灌木，高可达 15 m。树皮深灰色；老枝通常具断环纹。叶对生；叶片长圆形、倒卵状长圆形至倒披针形，长 5~10 cm，宽 2.0~3.5 cm；叶柄长约 1 cm。花直径约 3 mm，单性，异株，单生或呈伞形状聚伞花序；花梗长 3~7 mm；雄花萼片近圆形，花瓣橙黄色或淡黄色，倒卵状长圆形，长 7~9 mm，雄蕊多数且合生成 1 束；雌花萼片、花瓣与雄花的相似，退化雄蕊合生成 4 束，短于雌蕊；子房 8~10 室，无花柱。浆果卵球形或圆球形，长 2~4 cm，基部萼片宿存，顶端承以隆起的柱头。花期 4~5 月，果期 10~12 月。

【生境分布】生于平地、丘陵、沟谷密林或疏林中。广西主要分布于南宁、桂林、苍梧、合浦、防城港、东兴、钦州、灵山、浦北、平南、容县、博白、北流、百色、金秀、扶绥、宁明、龙州、大新等地，广东、海南等省也有分布。

【壮医药用】

药用部位　树皮、果。

性味　树皮：酸、微苦，凉。果：甜、酸，凉；有小毒。

功用　树皮：清热毒，祛湿毒，收敛生肌。用于消化性溃疡，屙泻（泄泻），口疮（口腔溃疡），诺嚎达（牙周炎），痈疮溃烂，能啥能累（湿疹），渗裆相（烧烫伤）。

果：生津止渴。用于胃热津伤，鹿（呕吐），口渴；果核还用于口疮（口腔溃疡），诺嚎达（牙周炎），痈疮溃烂，能啥能累（湿疹）。

附方　（1）诺嚎达（牙周炎）：岭南山竹子树皮、十大功劳叶各 30 g，两面针 15 g，水煎。药液水蒸气熏口腔，每次 20 分钟。

（2）鹿（呕吐）：鲜岭南山竹子果 1 个，压榨取汁，取适量果汁润嘴唇。

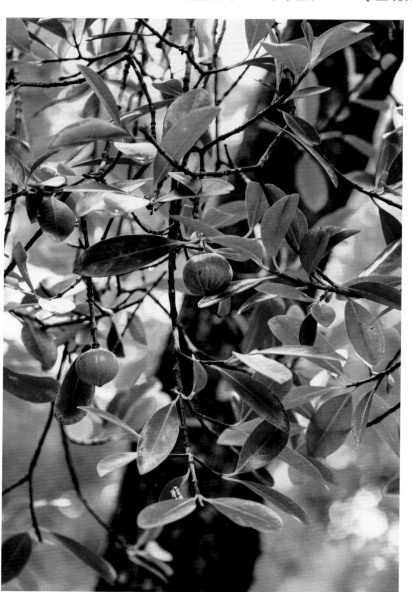

Makfaexcuk

【Cohyw】Makfaexcuk.

【Coh'wnq】Makhohcuk.

【Goekgaen】Dwg makfaexcuk doenghgo dwngzvangzgoh.

【Yienghceij Daegdiemj】Faexsang roxnaeuz faexcaz，sang ndaej daengz 15 mij. Naengfaex monglaep；nyegeq dingzlai miz vaenxgvaengx gat. Mbaw maj doxdoiq；mbaw raez luenz、raezluenz lunj gyaeq dauqbyonj daengz byai menh soem dauqbyonj，raez 5~10 lizmij，gvangq 2.0~3.5 lizmij；gaenzmbaw raez yaek 1 lizmij. Va hung daihgaiq 3 hauzmij，dansingq，gag go，gag maj roxnaeuz baenz gyaeujva comzliengj lumj liengj；gaenqva raez 3~7 hauzmij；linxva vaboux gaenh luenz，mbawva henj makdoengj roxnaeuz henjdamh，lumj gyaeq dauqbyonj raezluenz，raez 7~9 hauzmij，simva boux lai lij habmaj baenz 1 yumq；linxva vameh、mbawva caeuq vaboux doxlumj，simva boux doiqvaq habmaj baenz 4 yumq，dinj gvaq sim vameh；rugva 8~10 rug，mij saeuva. Makraemx lumj giuzgyaeq roxnaeuz luenzgiuz，raez 2~4 lizmij，linxva goek supyouq，byai daemx gyaeujsaeu mojhwnj. 4~5 nyied haiva，10~12 nyied dawzmak.

【Diegmaj Faenbouh】Hwnj diegbingz、diegndoi、ndaw lueg ndoeng ndaet roxnaeuz ndoeng faex mbang. Guengjsae dingzlai hwnj laeng Nanzningz、Gveilinz、Canghvuz、Hozbuj、Fangzcwngzgangj、Dunghhingh、Ginhcouh、Lingzsanh、Bujbwz、Bingznanz、Yunzgyen、Bozbwz、Bwzliuz、Bwzswz、Ginhsiu、Fuzsuih、Ningzmingz、Lungzcouh、Dasinh daengj dieg neix，guek raeuz Guengjdoeng、Haijnanz daengj sengj neix caemh miz.

【Gij Guhyw Ywcuengh】

Giz guhyw　Naengfaex、mak.

Singqfeih　Naengfaex：Soemj、loq haemz，liengz. Mak：Van、soemj，liengz；miz di doeg.

Goeng'yungh　Naengfaex：Siu doeghuj，cawz caepdoeg，souliemx maj noh. Ndaej yw siuhvasing gveiyangz、oksiq、baknengz、heujin、baeznong、naenghumz naenglot、coemh log sieng.

Mak：Dem myaiz dingz hat. Ndaej yw dungx huj myaiz sieng、rueg、hozhawq；cehmak lij ndaej yw baknengz、heujin、baeznong、naenghumz naenglot.

Danyw　（1）Heujin：Naengfaex makfaexcuk、mbaw cibdaihgoenglauz　gak 30 gwz，liengjmencimh 15 gwz，cienq raemx. Raemxyw fwiheiq roemx conghbak，mbat 20 faencung.

（2）Rueg：Mak makfaexcuk ndip 1 aen，caq aeu raemx，aeu raemxmak aenqliengh yinh fwijbak.

241

八画

败酱

【药 材 名】败酱草。

【别　　名】黄花败酱草、臭艾、鸡肠风。

【来　　源】败酱科植物败酱 *Patrinia scabiosifolia* Link。

【形态特征】多年生草本，高可达 2 m。根状茎横卧或斜生，有腐败臭气。茎直立，被毛或近无毛。基生叶丛生，花时枯落，长卵形，顶端尖，边缘具粗锯齿；茎生叶对生，卵形、披针形、倒披针形或线形，长 4~10 cm，宽 1.5~3.0 cm，常羽状深裂或全裂，顶生裂片较大，具 1~3 对侧裂片，先端渐尖，具粗锯齿，两面被白色糙毛或几无毛，上部叶渐变窄小，无柄。伞房花序顶生及腋生，花序梗一侧被白色糙毛；花黄色；花萼极小；花冠 5 裂，裂片卵形；雄蕊 4 枚。瘦果长圆形，长 3~4 mm，具 3 棱，种子 1 粒。花期 7~9 月。

【生境分布】生于山坡林下、林缘和灌木丛中以及路边、田埂边的草丛中。广西各地均有分布，除宁夏、青海、新疆、西藏和海南外，其余各省区均有分布。

【壮医药用】

药用部位　全草。

性味　苦，平。

功用　调龙路、火路，清热毒，排脓毒。用于呗虽（肠痈），黄标（黄疸），屙泻（泄泻），屙意咪（痢疾），兵白带（带下病），火眼（急性结膜炎），埃病（咳嗽），鹿勒（呕血），腊胴尹（腹痛），呗脓（痈肿），额哈（毒蛇咬伤）。

附方　（1）呗虽（肠痈）：败酱草、桃仁、丹皮、蒲公英、连翘、野菊花各 10 g，丹参、薏苡仁、犁头草各 15 g，金银花 12 g，冬瓜仁 20 g，水煎服。

（2）兵白带（带下病）：败酱草、白术各 10 g，土茯苓、三白草各 20 g，鸡仔树、白背桐各 12 g，鸡肉花根 15 g，水煎服。

（3）产呱腊胴尹（产后腹痛）：败酱草、桃仁、甘草、炮干姜各 10 g，红花 6 g，益母草 15 g，水煎服。

（4）黄标（黄疸）：败酱草 15 g，田基黄、白花蛇舌草各 20 g，虎杖 12 g，水煎服。

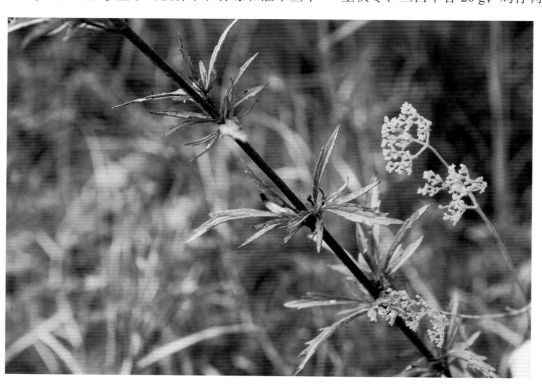

Haeunaeuh

【Cohyw 】Haeunaeuh.

【Coh'wnq 】Gohaeunaeuh vahenj、ngaihhaeu、gihcangz fungh.

【Goekgaen 】Dwg haeunaeuh doenghgo baicienggoh.

【Yienghceij Daegdiemj 】Gorum maj geij bi，sang ndaej daengz 2 mij. Ganj lumj rag ninzvang roxnaeuz majmat，miz heiq haeunaeuh. Ganj daengjsoh，miz bwn roxnaeuz gaenh mbouj miz bwn. Mbaw majgoek baenz cumh，mwh haiva rozloenq，lumj gyaeqraez byai soem，henzbien miz heujgawq co，miz gaenq raez；mbaw ganjmaj majdoiq，lumj gyaeq、byai menh soem、dauqdingq menh soem roxnaeuz yiengh sienq，raez 4~10 lizmij，gvangq 1.5~3.0 lizmij，dingzlai lumj bwnroeg leglaeg roxnaeuz leg caez，mbawseg maj dingj haemq hung，miz 1~3 doiq mbawseghenz，byai ciemhsoem，miz heujgawq co，song mbiengj miz bwn cohau roxnaeuz gaenh mij bwn，mbaw caekgwnz ciemh bienq gaeb'iq，mij gaenz. Gyaeujva fuengzliengj hungloet majbyai caeuq maj eiq，ganj foengqva mbiengj ndeu miz bwn ndangj saekhau caeuq va henj maj eiq；mbawbyak iq；iemjva iqiq；mauhva 5 leg，mbawseg lumj gyaeq；simva boux 4 diuz. Makceh luenzraez，raez 3~4 hauzmij，miz 3 gak，ceh 1 naed. 7~9 nyied haiva.

【Diegmaj Faenbouh 】Hwnj laj faex gwnz ndoi、henz ndoeng caeuq ndaw faexcaz dem bangx roen、hamq naz ndaw rum. Guengjsae gak dieg cungj miz，guek raeuz cawz Ningzya、Cinghhaij、Sinhgyangh、Sihcang dem Haijnanz caixvaih，gizyawz gak sengj gih cungj miz.

【Gij Guhyw Ywcuengh 】

Giz guhyw Daengx go.

Singqfeih Haemz，bingz.

Goeng'yungh Diuz lohlungz、lohhuj，siu ndatdoeg，baiz nongdoeg. Ndaej yw baezsaej，vuengzbiu，oksiq，okhaexmug，binghbegdaiq，dahuj，baenzae，rueglwed，laj dungx in，baeznong，ngwz haeb.

Danyw （1）Baezsaej：Haeunaeuh、cehmakdauz、danhbiz、golinzgaeq、lienzgyauz、yejgizvah gak 10 gwz，haeuxroeg（haeuxlidlu）、danhsinh、gobakcae gak 15 gwz，vagimngaenz 12 gwz，dunghgvahyinz 20 gwz，cienq raemx gwn.

（2）Binghbegdaiq：Haeunaeuh、bwzsuz gak 10 gwz，dujfuzlingz、sanhbwzcauj gak 20 gwz，faexgaeqlwg、doengzlaenghau gak 12 gwz，rag va'nohgaeq 15 gwz，cienq raemx gwn.

（3）Mizlwg le laj dungx in：Haeunaeuh、cehmakdauz、gamcauj、bauganhgyangh gak 10 gwz，hungzvah 6 gwz，yizmujcauj 15 gwz，cienq raemx gwn.

（4）Vuengzbiu：Haeunaeuh 15 gwz，denzgihvangz、golinxngwz vabieg gak 20 gwz，hujcang 12 gwz，cienq raemx gwn.

八画

垂柳

【药 材 名】垂柳。

【别　　名】柳树、杨柳、水杨柳。

【来　　源】杨柳科植物垂柳 Salix babylonica L.。

【形态特征】乔木，高达 18 m。树皮灰黑色，开裂。小枝直而下垂。叶片狭披针形或线状披针形，长 9~16 cm，宽 0.5~1.5 cm，先端长渐尖，基部楔形，背面带白色，边缘具锯齿；叶柄长 3~10 mm，有短柔毛。花序先叶开放或与叶同时开放，花单性，雌雄异株；雄花序长 1.5~3.0 cm，雄蕊 2 枚，腺体 2 个；雌花序长达 2~5 cm，基部有小叶 3 片或 4 片，子房椭圆形，柱头 2~4 深裂，腺体 1 个。蒴果长 3~4 mm，带绿黄褐色。花期 3~4 月，果期 4~5 月。

【生境分布】生于水边，常栽培。广西各地均有栽培，其他省区也有栽培。

【壮医药用】

药用部位　根皮、树皮、枝、叶、柳絮（春季果将成熟时的花蕊）。

性味　苦，凉。

功用　清热毒，祛风毒，消肿痛，凉血止血。根皮用于渗裆相（烧烫伤）；树皮用于隆白呆（带下）；枝用于诺嚎尹（牙痛），发旺（痹病），肉扭（淋证），呗脓（痈肿），黄标（黄疸）；枝叶用于呗脓显（黄水疮），漆疮，麦蛮（风疹），阴痒；叶用于笨埃（甲状腺肿大），狠风（小儿惊风），呗脓（痈肿）；柳絮用于鹿勒（呕血），唉勒（咯血），外伤出血。

附方　（1）阴痒：垂柳树皮、三白草、菝葜、牛耳枫、黄柏各 30 g，水煎洗患处。

（2）发旺（痹病）：垂柳枝、桑枝、松枝、豆豉姜、山姜树根、桃树根各适量，水煎洗患处。

（3）鹿勒（呕血），唉勒（咯血）：垂柳絮（焙干）4 g，研末，以米汤适量送服。

（4）呗脓（痈肿）：鲜垂柳叶适量，红糖适量，共捣烂，敷患处。

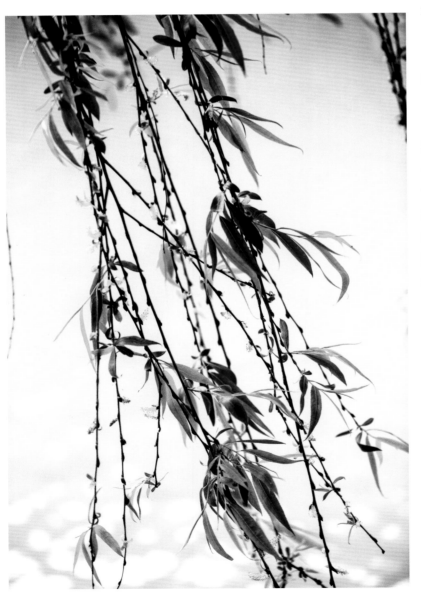

Goliux

【Cohyw 】Goliux.

【Coh'wnq 】Golaeux、golinghliux、goliuxsawh.

【Goekgaen 】Dwg goliux doenghgo yangzliujgoh.

【Yienghceij Daegdiemj 】Gofaex，sang daengz 18 mij. Naeng faex saekngvaix，haiseg. Nye iq soh youh domx. Mbaw raezgaeb byai soem roxnaeuz baenzdiuz byai soem，raez 9~16 lizmij，gvangq 0.5~1.5 lizmij，byai raez ciemh soem，gizgoek sotsoenj，mienhlaeng daiq saekhau，henzbien miz heujgawq；gaenzmbaw raez 3~10 hauzmij，miz bwnyungz dinj. Foengqva hai gaxgonq mbaw roxnaeuz caeuq mbaw doengzseiz hai，va singq dog，vaboux vameh mbouj caemh duj；foengq vaboux raez 1.5~3.0 lizmij，simva boux 2 dug，sienqdij 2 aen；foengq vameh raez daengz 2~5 lizmij，gizgoek miz mbawlwg 3 roxnaeuz 4 mbaw，fuengzlwg luenzbomj，gyaeujsaeu miz 2~4 seg laeg，sienqdij aen ndeu. Makhawq raez 3~4 hauzmij，daiq saekheuhenj. 3~4 nyied haiva，4~5 nyied dawzmak.

【Diegmaj Faenbouh 】Maj youq henz raemx，ciengz dwg ndaem. Guengjsae gak dieg cungj ndaem miz，guek raeuz gizyawz sengj gih caemh ndaem miz.

【Gij Guhyw Ywcuengh 】

Giz guhyw Naengrag、naengfaex、nye、mbaw、simva（gij simva seizcin mwh mak yaek cingzsug）.

Singqfeih Haemz，liengz.

Goeng'yungh Siu doeghuj，cawz doegfung，siu foegin，liengz lwed dingz lwed. Naengrag aeu daeuj yw coemh log sieng；naengfaex aeu daeuj yw roengzbegdaiq；nye aeu daeuj yw heujin，fatvangh，nyouhniuj，baeznong，vuengzbiu；mbaw nye aeu daeuj yw baeznong in，baezhangx，funghcimj，yaxyaem humz；mbaw aeu daeuj yw baenzhozai，lwgnyez baenzfung，baeznong；simva aeu daeuj yw rueglwed，aelwed，rog sieng oklwed.

Danyw （1）Yaxyaem humz：Naengfaex goliux、rumsam'beg、gobazgyah、goniuzwjfungh、vangzbwz gak 30 gwz，cienq raemx le sab giz bingh.

（2）Fatvangh：Nye goliux、nye gosangh、nye gocoengz、gauginghsaej、ragfaex hingbya、rag godauz gak aeu habliengh，cienq raemx le sab giz bingh.

（3）Rueglwed，aelwed：Simva goliux（lang hawq）4 gwz，nu mienz，aeu raemxreiz habliengh soengq gwn.

（4）Baeznong：Aeu mbaw goliux ndip habliengh，dangznding habliengh，itheij dub yungz，oep giz bingh.

八画

垂盆草

【药 材 名】垂盆草。

【别　　名】瓜子莲、黄瓜子草。

【来　　源】景天科植物垂盆草 *Sedum sarmentosum* Bunge。

【形态特征】多年生肉质草本，高可达 18 cm。茎纤细，匍匐，接近地面部分的节上生根，光滑无毛。3 叶轮生，叶倒披针形至长圆形，长 10~25 mm，宽 3~7 mm，先端近急尖，有距；无柄。聚伞花序顶生，有 3~5 分枝，花少，无梗；萼片 5 片，披针形至长圆形，长 3.5~5 mm，基部无距；花瓣 5 片，黄色，披针形至长圆形，长 5~8 mm，先端有稍长的短尖；雄蕊和鳞片各 10 枚；心皮 5 枚，长 5~6 mm，略叉开。蓇葖果。花期 5~7 月，果期 8 月。

【生境分布】生于山坡向阳处或石上。广西主要分布于桂林、昭平、钟山、富川，福建、贵州、四川、湖北、湖南、江西、安徽、浙江、江苏、甘肃、陕西、河南、山东、山西、河北、辽宁、吉林、北京等省市也有分布。

【壮医药用】

药用部位　全草。

性味　甜、淡，凉。

功用　调火路，清热毒，除湿毒。内用于黄标（黄疸），肉扭（淋证），货烟妈（咽痛）；外用于渗裆相（烧烫伤），呗叮（疔）。

附方　（1）货烟妈（咽痛）：垂盆草 10 g，称量木 15 g，山豆根 5 g，水煎服。

（2）黄标（黄疸）：垂盆草、板蓝根各 10 g，田基黄、白花蛇舌草、白马骨各 15 g，水煎服。

（3）渗裆相（烧烫伤）：鲜垂盆草适量，捣烂取汁外涂患处。

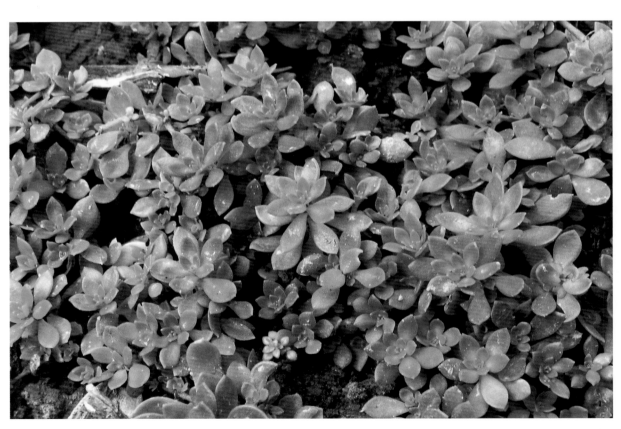

Nyafaengzbengj

【 Cohyw 】 Nyafaengzbengj.

【 Coh'wnq 】 Gogvahswjlenz、govangzgvahswjcauj.

【 Goekgaen 】 Dwg nyafaengzbengj doenghgo gingjdenhgoh.

【 Yienghceij Daegdiemj 】 Dwg go'nywj nohnwd maj lai bi，sang ndaej daengz 18 lizmij. Ganj saeqset，banq gwnz deih，gwnz hoh gyawj gwnz namh maj miz rag，wenj mbouj miz bwn. 3 mbaw doxlwnz maj，mbaw yiengh longzcim dauqdingq daengz luenz raez，raez 10~25 hauzmij，gvangq 3~7 hauzmij，byai mbaw ca mbouj lai fwt soem，miz gawx；mbouj miz gaenq. Vahsi comzliengj maj gwnzdingj，miz 3~5 faen nye，va noix，mbouj miz gaenq；iemjva 5 mbaw，yiengh longzcim daengz luenz raez，raez 3.5~5 hauzmij，goek mbouj miz gawx；limqva 5 mbaw，saekhenj，yiengh longzcim daengz luenz raez，raez 5~8 hauzmij，byai mbaw miz soemdinj loq raez；simva boux caeuq gyaep gak 10 mbaw；naengsim 5 mbaw，luenz raez，raez 5~6 hauzmij，loq ca hai. Makroxveuq. 5~7 nyied haiva，8 nyied dawzmak.

【 Diegmaj Faenbouh 】 Maj youq giz ndit dak gwnz bo roxnaeuz gwnz rin. Guengjsae cujyau faenbouh youq Gveilinz、Cauhbingz、Cunghsanh、Fuconh，guek raeuz Fuzgen、Gveicouh、Swconh、Huzbwz、Huznanz、Gyanghsih、Anhveih、Cezgyangh、Gyanghsuh、Ganhsuz、Sanjsih、Hoznanz、Sanhdungh、Sanhsih、Hozbwz、Liuzningz、Gizlinz、Baekging daengj sengj si hix miz faenbouh.

【 Gij Guhyw Ywcuengh 】

Giz guhyw　Daengx go.

Singqfeih　Van、damh、liengz.

Goeng'yungh　Diuz lohhuj，cing doeghuj，cawz doegcumx. Gwn aeu daeuj yw vuengzbiu，nyouhniuj，conghhoz in；baihrog aeu daeuj yw coemh log sieng，baezding.

Danyw　（1）Conghhoz in：Nyafaengzbengj 10 gwz，gocwnghliengmuz 15 gwz，ragduhbya 5 gwz，cienq raemx gwn.

（2）Vuengzbiu：Nyafaengzbengj、gohungh gak 10 gwz，goiemgaeq、nyarinngoux、go'ndokmax gak 15 gwz，cienq raemx gwn.

（3）Coemh log sieng：Nyafaengzbengj ndip dingz ndeu，dub yungz aeu raemx cat giz bingh baihrog.

247

八画

垂序商陆

【药　材　名】垂序商陆。

【别　　　名】山萝卜。

【来　　　源】商陆科植物垂序商陆 *Phytolacca americana* L.。

【形态特征】多年生草本，高可达 2 m。根粗壮，倒圆锥形。茎直立，圆柱形，有时带紫红色。叶片椭圆状卵形或卵状披针形，长 9~18 cm，宽 5~10 cm，顶端急尖，基部楔形；叶柄长 1~4 cm。总状花序顶生或侧生，长 5~20 cm，下垂；花梗长 6~8 mm；花白色，微带红晕，直径约 6 mm；花被裂片 5 枚；雄蕊、心皮及花柱通常均为 10 枚，心皮合生。果序下垂；浆果扁球形，熟时紫黑色。种子肾圆形。花期 6~8 月，果期 8~11 月。

【生境分布】生于山坡至平原的林缘、路旁灌木丛或草坡中。广西主要分布于南宁、马山、天等、鹿寨、资源、桂平、金秀、百色、德保、那坡、贺州、富川等地，河北、陕西、山东、江苏、浙江、江西、福建、河南、湖北、广东、四川、云南等省也有分布。

【壮医药用】

药用部位　根。

性味　苦，寒；有毒。

功用　通水道，消水肿，通二便，散肿毒。用于肾炎笨浮（水肿），水蛊（肝硬化腹水），膝关节积水，二便不利，淋巴癌，呗脓（痈肿）。

注　本品有毒，内服慎用，不宜过量；儿童、孕妇和体质虚弱者禁服。

附方　（1）肾炎笨浮（水肿）：垂序商陆 9 g，假蒌 15 g，水煎服。

（2）呗脓（痈肿）：垂序商陆、食盐各适量，共捣烂，敷患处。

（3）淋巴癌：垂序商陆根、紫茉莉根各 15 g，野猕猴桃根、藤梨根各 20 g，水煎服。

（4）水蛊（肝硬化腹水）：垂序商陆 15 g，水煎服。

（5）膝关节积水：垂序商陆适量，研末，调茶油适量，敷患处。

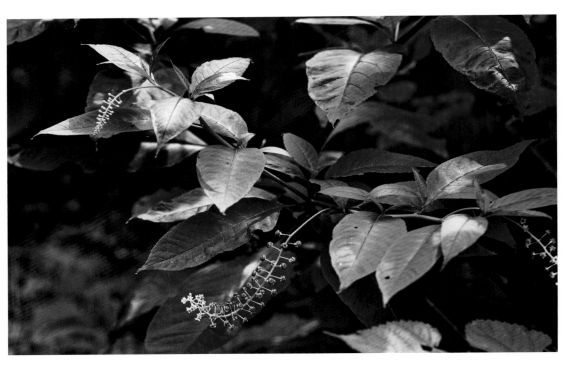

Gosanghluz

【 Cohyw 】 Gosanghluz.

【 Coh'wnq 】 Lauxbaegbya.

【 Goekgaen 】 Dwg gosanghluz doenghgo sanghluzgoh.

【 Yienghceij Daegdiemj 】 Gorum maj geij bi， sang ndaej daengz 2 mij. Rag coloet， luenzsoem dauqbyonj. Ganj daengjsoh， luenzsaeu， mizseiz daz saek aeujhoengz. Mbaw luenzbenj lumj gyaeq roxnaeuz lumj gyaeq byai menh soem， raez 9~18 lizmij， gvangq 5~10 lizmij， byai soemgaenj， goek sot ；gaenzmbaw raez 1~4 lizmij. Gyaeujva majbyai roxnaeuz majhenz， raez 5~20 lizmij， duengqroengz ；gaenqva raez 6~8 hauzmij ；va hau， daz mizdi hoengzwenq， hung daihgaiq 6 hauzmij ；mbawlegva 5 mbaw ；simva boux、dujva dem saeuva dingzlai cungj dwg 10 diuz， sinhbiz doxnem. Foengqmak duengqroengz ；makraemx lumj giuzbenj， geq le aeujndaem. Ceh luenzmak. 6~8 nyied haiva， 8~11 nyied dawzmak.

【 Diegmaj Faenbouh 】 Hwnj henz ndoeng gwnz ndoi daengz diegbingz、bangx roen ndaw faexcaz roxnaeuz ndaw rum gwnz ndoi. Guengjsae dingzlai hwnj laeng Nanzningz、Majsanh、Denhdwngh、Luzcai、Swhyenz、Gveibingz、Ginhsiu、Bwzswz、Dwzbauj、Nazboh、Hozcouh、Fuconh daengj dieg neix， guek raeuz Hozbwz、Sanjsih、Sanhdungh、Gyanghsuh、Cezgyangh、Gyanghsih、Fuzgen、Hoznanz、Huzbwz、Guengjdoeng、Swconh、Yinznanz daengj sengj neix caemh miz.

【 Gij Guhyw Ywcuengh 】

Giz guhyw　Rag.

Singqfeih　Haemz， hanz ；miz doeg.

Goeng'yungh　Doeng roenraemx， siu baenzfouz， doeng haexnyouh， sanq gawhdoeg. Ndaej yw sinyenz baenzfouz， suijguj， guengqga cwkraemx， haexnyouh mbouj leih， linzbahngaiz， baeznong.

Cawq　Goyw neix miz doeg， yaek gwn haeujsim， mbouj hab gwn lai ；lwgnyez、mehmbwk daiqndang caeuq boux ndangdaej nyieg mbouj gimq gwn.

Danyw （1） Sinyenz baenzfouz： Gosanghluz 9 gwz， gyajlouz 15 gwz， cienq raemx gwn.

（2） Baeznong： Gosanghluz、gyu gak aenqliengh， caez dub yungz， oep mwnq baez.

（3） Linzbahngaiz： Rag gosanghluz、rag maedleihaeuj gak 15 gwz， rag mizhouzdauzbya、rag leizgaeu gak 20 gwz， cienq raemx gwn.

（4） Suijguj： Gosanghluz 15 gwz， cienq raemx gwn.

（5） Guengqga cwkraemx： Gosanghluz aenqliengh， nienj mba， gyaux cazyouz aenqliengh， oep mwnq in.

249

八画

垂穗石松

【药 材 名】铺地蜈蚣。

【别　　名】灯笼石松、收鸡草、鹿角草、伸筋草、松筋草、蜈蚣草、地松柏。

【来　　源】石松科植物垂穗石松 *Palhinhaea cernua*（L.）Vasc. et Franco。

【形态特征】多年生土生植物，高达 60 cm。须根白色。主茎圆柱形，光滑无毛，多回二叉分枝。叶全缘，无柄；主茎上的叶螺旋状排列，稀疏，钻形至线形，长约 4 mm，宽约 0.3 mm，先端渐尖，基部圆形，下延；侧枝叶密生，螺旋状排列，钻形至线形，长 3~5 mm，宽约 0.4 mm，先端渐尖，基部下延。孢子囊穗小，无柄，单生于小枝顶端，短圆柱形，长 3~20 mm，淡黄色，常下垂；孢子叶覆瓦状排列，阔卵形，顶端长渐尖，边缘有多数睫毛；孢子囊肾形，表面具网纹。

【生境分布】生于林下、林缘及灌木丛下。广西主要分布于南宁、上林、融安、平乐、苍梧、藤县、岑溪、贵港、平南、玉林、陆川、博白、百色、凌云、乐业、贺州、凤山、罗城、都安、金秀、龙州等地，长江以南各省区均有分布。

【壮医药用】

药用部位　全草。

性味　甜、涩，平。

功用　祛风毒，除湿毒，舒筋络，止血生肌。用于发旺（痹病），林得叮相（跌打损伤），屙意咪（痢疾），渗裆相（烧烫伤），呗脓（痈肿），夜盲症，角膜薄翳，鹿勒（呕血），衄血，屙意勒（便血），隆芡（痛风），狠风（小儿惊风），喯疳（疳积），优平（盗汗），笨浮（水肿），外伤感染，白带过多。

附方　（1）林得叮相（跌打损伤）：铺地蜈蚣、千斤拔各 15 g，金果榄 10 g，救必应 30 g，水煎服。

（2）屙意咪（痢疾）：铺地蜈蚣 30 g，侧柏叶 10 g，车前草 15 g，水煎服。

（3）白带过多：铺地蜈蚣、翻白草、牛耳枫各 30 g，水煎外洗。

（4）外伤感染：鲜铺地蜈蚣、鲜赤小豆各适量，捣烂敷患处。

（5）隆芡（痛风）：铺地蜈蚣、车前子、山栀子、肿节风各 15 g，生石膏 20 g，水煎服。

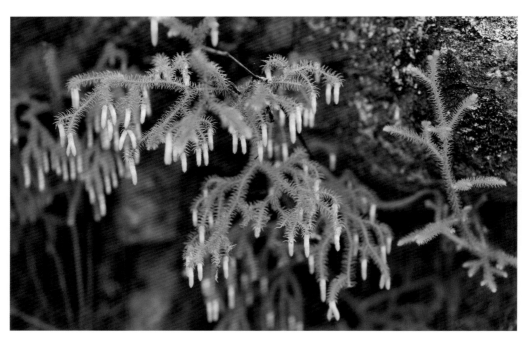

Gaeulingz

【Cohyw】Gaeulingz.

【Coh'wnq】Goietnyinz daengloengz、nywjsougaeq、nywjgaeuloeg、gutnyungq、nywjsoengnyinz、gogutsip、godisunghbwz.

【Goekgaen】Dwg gogaeulingz doenghgo sizsunghgoh.

【Yienghceij Daegdiemj】Dwg doenghgo maj gwnz namh maj lai bi，sang daengz 60 lizmij. Ragmumh saekhau. Ganjhung yiengh saeuluenz，wenj mbouj miz bwn，maj lai mbaw song nga faen nye. Bienmbaw bingzraeuz，mbouj miz gaenz；gij mbaw gwnz ganjhung baiz baenz yiengh baenqluzsae，cax，yiengh lumj facuenq daengz yiengh diuzsienq，raez daihgaiq 4 hauzmij，gvangq daihgaiq 0.3 hauzmij，byaimbaw menhmenh bienq soem，goek luenz，iet doxroengz；mbaw nyevang maj deihdub，baiz baenz yiengh baenqluzsae，yiengh lumj fagcuenq daengz yiengh diuzsienq，raez 3~5 hauzmij，gvangq daihgaiq 0.4 hauzmij，byaimbaw menhmenh bienq soem，goek iet doxroengz. Rieng daehlwgsaq iq，mbouj miz gaenz，dan maj youq gwnzdingj nyesaeq，yiengh saeuluenz dinj，raez 3~20 hauzmij，saek henjoiq，ciengz duengh doxroengz；mbaw lwgsaq baiz lumj goemq ngvax nei，yiengh lumj aen'gyaeq gvangq，gwnzdingj raez loq soem，bienmbaw miz dingzlai bwndaraemx；daehlwgsaq yiengh lumj aenmak，baihrog miz raizmuengx.

【Diegmaj Faenbouh】Maj youq laj ndoeng、henz ndoeng caeuq laj faexcaz. Guengjsae cujyau faenbouh youq Nanzningz、Sanglinz、Yungzanh、Bingzloz、Canghvuz、Dwngzyen、Cwnzhih、Gveigangj、Bingznanz、Yilinz、Luzconh、Bozbwz、Bwzswz、Lingzyinz、Lozyez、Hozcouh、Fungsanh、Lozcwngz、Duh'anh、Ginhsiu、Lungzcouh daengj dieg，guek raeuz Dahcangzgyangh baihnamz gak aen sengj gih hix miz faenbouh.

【Gij Guhyw Ywcuengh】

Giz guhyw　Daengx go.

Singqfeih　Van、saep，bingz.

Goeng'yungh　Cawz doegfung，cawz doegcumx，soeng nyinz meg，dingz lwed maj noh. Yungh daeuj yw fatvangh，laemx doek deng sieng，okhaexmug，coemh log sieng，baeznong，dafangzgaeq，da baenz mueg mbang，rueglwed，ndaeng oklwed，okhaexlwed，dungfungh，hwnjrumz，baenzgam，doekhanhheu，baenzfouz，rog sieng lahdawz，begdaiz lai lai.

Danyw　（1）Laemx doek deng sieng：Gaeulingz、saebndengx gak 15 gwz，gimjlamz 10 gwz，maexndeihmeij 30 gwz，cienq raemx gwn.

（2）Okhaexmug：Gaeulingz 30 gwz，mbawbegbenj 10 gwz，gomaxdaez 15 gwz，cienq raemx gwn.

（3）Begdaiz lai lai：Gaeulingz、gofanhbwzcauj、maexcihmbe gak 30 gwz，cienq raemx swiq baihrog.

（4）Rog sieng lah dawz：Gaeulingz ndip、duhhoengz ndip gak dingz ndeu，dub yungz oep giz bingh.

（5）Rumzgeuq：Gaeulingz、cehgomaxdaez、vuengzgae、goloemq gak 15 gwz，siggau ndip 20 gwz，cienq raemx gwn.

251

八画

使君子

【药 材 名】使君子。

【别　　名】毛使君子、留求子、四君子。

【来　　源】使君子科植物使君子 *Quisqualis indica* L.。

【形态特征】落叶攀缘状灌木，长可达 8 m。小枝被棕黄色短柔毛。单叶对生或近对生，叶片卵形或椭圆形，长 5~11 cm，宽 2.5~5.5 cm，先端渐尖，幼时密生锈色柔毛；叶柄长 5~8 mm，叶脱落后叶柄基部残存成坚硬的刺状体。顶生伞房花式穗状花序，下垂；萼管长 5~9 cm，被黄色柔毛，先端 5 裂；花瓣 5 枚，长 1.8~2.4 cm，先端钝圆，初为白色，后转为红色，芳香；雄蕊 10 枚，2 轮，不突出花冠外；子房下位，胚珠 3 颗。果橄榄形，长 2.7~4.0 cm，直径 1.2~2.3 cm，具 5 条明显的锐棱角，成熟时呈青黑色或栗色；种子 1 粒，气微香。花期初夏，果期秋末。

【生境分布】生于平地、山坡、路弯等向阳的灌木丛中。广西各地均有分布，福建、台湾（栽培）、江西、湖南、广东、四川、云南、贵州等省区也有分布。

【壮医药用】

药用部位　叶、种子。

性味　甜，温。

功用　调谷道，驱虫。用于胴西咪暖（肠道寄生虫病），小儿蛔虫，喯疳（疳积），诺嚎尹（牙痛），虚热，屙泻（泄泻），屙意咪（痢疾）。

附方　（1）小儿蛔虫：使君子、雷丸各 2 粒，夜间睡前嚼服，连服 3 日。

（2）喯疳（疳积）：使君子、雷丸各 6 g，男孩加骨碎补 10 g，女孩加女贞子 10 g，水煎服。

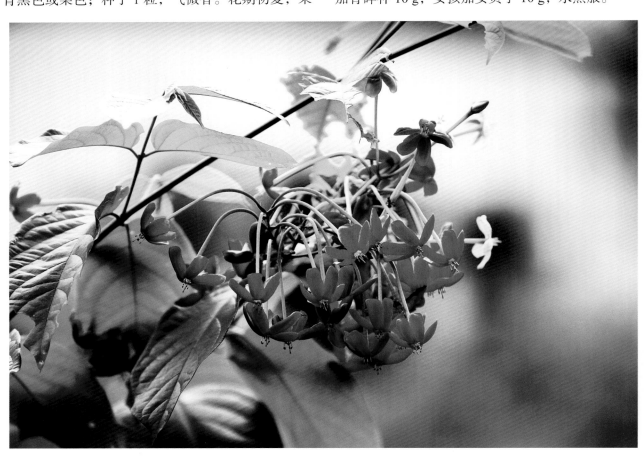

Gaeusijginh

【Cohyw】Gaeusijginh.

【Coh'wnq】Gaeusijginhbwn、gaeuliuzgiuz、gaeuseiqginhswj.

【Goekgaen】Dwg gogaeusijginh doenghgo swjginhswj goh.

【Yienghceij Daegdiemj】Dwg faexgvanmuz binraih loenq mbaw，raez ndaej daengz 8 mij. Nye iq miz bwnyungz dinj saek henjgeq. Mbaw dog doiq did roxnaeuz loq doiq did，gij mbaw yiengh luenz gyaeq roxnaeuz luenz raez，raez 5~11 lizmij，gvangq 2.5~5.5 lizmij，giz byai cugciemh soem，lij iq seiz miz bwnyungz maed saek lumj dietmyaex；gaenzmbaw raez 5~8 hauzmij，gij mbaw loenq le，gaenzmbaw lumj oen geng. Giz byai miz vahsi liengj lumj riengzhaeux baizlied；mbok dakva raez 5~9 lizmij，miz bwnyungz saekhenj，giz byai miz 5 dip dek；dipva 5 dip，raez 1.8~2.4 lizmij，giz byai luenz bumx，haidaeuz dwg saekhau，gvaqlaeng bienq baenz saekhoengz，heiq hom；vaboux 10 duj，baiz 2 hop，mbouj doed ok rog mauh；ranzceh youq baihlaj，naedceh miz 3 naed. Yiengh lumj makgyamj，raez 2.7~4.0 lizmij，cizging 1.2~2.3 lizmij，miz 5 diuz limqgak raeh yienhda，baenzcug seiz saek heundaem roxnaeuz saek henjhoengz；miz naed ceh ndeu，heiq loq hom. Youq cohah haiva，youq seizcou satbyai dawzmak.

【Diegmaj Faenbouh】Hwnj youq ndaw faex yiengq daengngoenz dieg bingz、gwnz ndoi、giz loh van daengj. Guengjsae gak dieg cungj miz faenbouh，guek raeuz Fuzgen、Daizvanh（ndaem）、Gyanghsih、Huznanz、Guengjdoeng、Swconh、Yinznanz、Gveicouh daengj sengj gih hix miz faenbouh.

【Gij Guhyw Ywcuengh】

Giz guhyw　Mbaw、ceh.

Singqfeih　Van，raeuj.

Goeng'yungh　Diuz Yoenzhaeux，boenq nengz. Yungh youq dungxsaej miz non，lwgnyez miz deh，baenzgam，heujin，hawhuj，oksiq，okhaexmug.

Danyw　（1）Lwgnyez miz deh：Ceh gaeusijginh 2 naed，banhwnz ninz gaxgonq nyaij gwn，lienz gwn 3 ngoenz.

（2）Baenzgam：Gaeusijginh、leizvanz gak 6 gwz，lwgsai gya gofwngzmaxlaeuz 10 gwz，lwgmbwk gya lwgnijcinh 10 gwz，cienq raemx gwn.

侧柏

【药 材 名】侧柏。

【别　　名】扁柏。

【来　　源】柏科植物侧柏 *Platycladus orientalis*（L.）Franco f.。

【形态特征】常绿小乔木，高可达 20 m。树皮薄，浅灰褐色，纵裂呈条片；枝条向上伸展或斜展，幼树树冠卵状尖塔形，老树树冠广圆形，生鳞叶的小枝细，向上直展或斜展，扁平，排成一平面。叶鳞片状，交叉对生，顶端外，紧贴茎生，长 1~3 mm，背面有腺点。雌雄同株，球花生于小枝顶端；雄球花黄色，卵圆形，长约 2 mm；雌球花近球形，直径约 2 mm，蓝绿色，被白粉。球果近卵圆形，长 1.5~2.5 cm，成熟前近肉质，蓝绿色，被白粉，成熟后木质，开裂，红褐色；种子卵圆形，栗褐色，稍有棱脊。花期 3~4 月，球果 10 月成熟。

【生境分布】栽培。广西各地均有栽培，内蒙古、吉林、辽宁、河北、山西、山东、江苏、浙江、福建、安徽、江西、河南、陕西、甘肃、四川、云南、贵州、湖北、湖南、广东等省区也有分布。

【壮医药用】

药用部位　枝梢、叶、种仁。

性味　枝梢、叶：苦、涩，微寒。种仁：甜，平。

功用　枝梢、叶：调龙路、火路，通气道，清热毒。用于渗裂（血证），肉裂（尿血），屙意咪（痢疾），兵淋勒（崩漏），埃病（咳嗽），比耐来（咳痰），发旺（痹病），航靠谋（痄腮），渗裆相（烧烫伤），丹毒，屙意勒（便血）。

种仁：养心安神，止汗，润肠。用于年闹诺（失眠），心跳（心悸），寝汗（盗汗），屙意囊（便秘）。

附方　（1）渗裂（血证），肉裂（尿血），兵淋勒（崩漏）：侧柏叶、卷柏、生地各 15 g，地榆、玄参、紫草各 10 g，水煎服。

（2）发旺（痹病）：侧柏枝 15 g，七叶莲 15 g，千年健 10 g，半枫荷、麻骨风、红杜仲各 12 g，水煎服。

（3）屙意勒（便血）：侧柏、虎杖、防风、连翘、地丁、槟榔各 10 g，蒲公英、银花各 15 g，秦艽 6 g，水煎服。

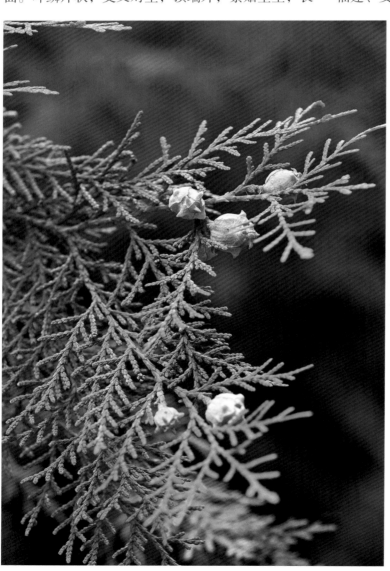

Gobegbenj

【 Cohyw 】 Gobegbenj.

【 Coh'wnq 】 Begbenj.

【 Goekgaen 】 Dwg gobegbenj dwg doenghgo bwzgoh.

【 Yienghceij Daegdiemj 】 Cungj faex sang iq ciengzseiz heu de，ndaej sang daengz 20 mij. Naeng faex mbang，saek mizdi henjmong，reg daengj baenzdiuz baenzbenq，gij nye ietmbe roxnaeuz ngeng mbe doxhwnj，faexmbaw go lwg de gij yiengh dap soem lumj gyaeq，faexmbaw go geq de gij yiengh luenzgvangq，gij nye iq did mbaw gyaep de saeq，mbesoh roxnaeuz mbe'nyeng doxhwnj，baizbaenz aen bingzmienh ndeu. Mbaw lumj limqgyaep，doxca doiqmaj rog dingj byai de，nem gaenj did youq gij ganj de，raez 1~3 hauzmij，baihlaeng miz diemjraiz. Boux meh caemh go，gij vagiuz maj youq byai nye iq；vagiuz boux saekhenj，gyaeqluenz，raez daihgaiq 2 hauzmij；vagiuz meh luenzgiuz，cizging 2 hauzmij，saek heuo，miz mbabieg. Makgiuz luenzgyaeq，raez 1.5~2.5 lizmij，caengz cingzsug seiz miz noh，saek heuo，miz mbabieg，cingzsug le baenz faex，dek，saek hoengzndaem；gij ceh luenzgyaeq roxnaeuz luenzbomj，saek henjlaeq，byaifaex miz ndoklimq. 3~4 nyied haiva，10 nyied makgiuz cingzsug.

【 Diegmaj Faenbouh 】 Ndaem'aeu. Guengsae gak dieg cungj ndaem miz，guek raeuz Neimungzguj、Gizlinz、Liuzningz、Hozbwz、Sanhsih、Sanhdungh、Gyanghsuh、Cezgyangh、Fuzgen、Anhveih、Gyanghsih、Hoznanz、Sanjsih、Ganhsuz、Swconh、Yinznanz、Gveicouh、Huzbwz、Huznanz、Guengjdoeng daengj sengj gih neix cungj ndaem miz.

【 Gij Guhyw Ywcuengh 】

Giz guhyw　Byainye、mbaw、ceh.

Singqfeih　Byainye、mbaw：Haemz、saep，loq hanz. Ceh：Van，bingz.

Goeng'yungh　Byainye、mbaw：Diuz lohlungz、lohhuj，doeng roenheiq，siu ndatdoeg. Yungh youq oklwed，nyouhlwed，okhaexmug，binghloemqlwed，baenzae，biq myaizlai，fatvangh，hangzgauqmou，coemh log sieng，dandoeg，okhaexlwed.

Ceh：Ndaej hawj simdingh，hawj hanh dingz，nyinh saej. Yungh youq ninz mbouj ndaek，simdiuq，lengxhanh，okhaexndangj.

Danyw （1） OKlwed，nyouhlwed，binghloemqlwed：Mbaw gobegbenj、genjbwz、goragndip、diyiz、yenzsinh、swjcauj gak 10 gwz，cienq raemx gwn.

（2） Fatvangh：Nye gobegbenj、caetyezlenz gak 15 gwz，go'ngaeucah 10 gwz，banfunghhoz、mazguzfungh、hungzducung gak 12 gwz，cienq raemx gwn.

（3） Okhaexlwed：Gobegbenj、godiengangh、fangzfungh、lenzgyauz、didingh、binhlangz gak 10 gwz，golinxgaeq、va'ngaenz gak 15 gwz，cinzgiuj 6 gwz，cienq raemx gwn.

255

佩兰

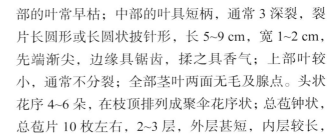

【药 材 名】佩兰。

【别　　名】水泽兰、驳骨兰。

【来　　源】菊科植物佩兰 *Eupatorium fortunei* Turcz.。

【形态特征】多年生草本，高可达 120 cm。根茎横走。茎直立，圆柱形，光滑无毛。叶对生，下部的叶常早枯；中部的叶具短柄，通常 3 深裂，裂片长圆形或长圆状披针形，长 5~9 cm，宽 1~2 cm，先端渐尖，边缘具锯齿，揉之具香气；上部叶较小，通常不分裂；全部茎叶两面无毛及腺点。头状花序 4~6 朵，在枝顶排列成聚伞花序状；总苞钟状，总苞片 10 枚左右，2~3 层，外层甚短，内层较长，长圆形至倒披针形，常带紫红色；花两性，全为管状花，花冠白色，长 5~6 mm，先端 5 齿裂；聚药雄蕊 5 枚；柱头 2 裂。瘦果圆柱形，长 3~4 mm，具 5 棱，熟时黑褐色。花期 7~11 月，果期 9~12 月。

【生境分布】生于路边灌木丛或溪边、湿地，也有栽培。广西各地均有分布，河北、陕西、山东、江苏、湖北、湖南、安徽、浙江、江西、广东、四川、贵州、云南等省也有分布。

【壮医药用】

药用部位　地上部分。

性味　辣，平。

功用　调气道、谷道，解疹毒，除湿毒。用于中暑，贫疹（感冒），约经乱（月经不调），东郎（食滞），屙泻（泄泻）。

附方　（1）中暑，贫疹（感冒）：佩兰 10 g，倒扣草 15 g，三叉苦 30 g，水煎服。

（2）约经乱（月经不调）：佩兰、红丝线、月月红各 10 g，益母草 15 g，水煎服。

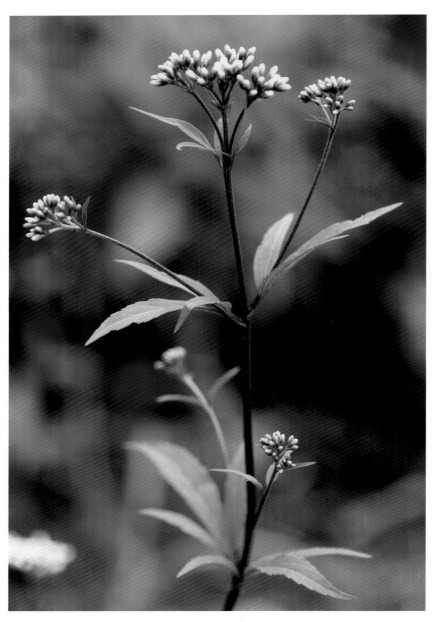

Gobeilanz

【 Cohyw 】 Gobeilanz.

【 Coh'wnq 】 Swzlanzraemx、bozguzlanz.

【 Goekgaen 】 Dwg gobeilanz doenghgo gizgoh.

【 Yienghceij Daegdiemj 】 Gorum maj geij bi，sang ndaej daengz 120 lizmij. Ganjrag majvang，saeumwnz，ngaeuzngub mij bwn. Mbaw maj doxdoiq，mbaw caek laj dingzlai roz vaiq；mbaw cungqgyang miz gaenzdinj，dingzlai 3 leglaeg，mbawseg raezluenz roxnaeuz raezluenz byai menh soem，raez 5~9 lizmij，gvangq 1~2 lizmij，byai menhmenh soem，ciz meg miz bwn'unq mbang，nu le miz heiqhom；mbaw caek gwnz lai iq，dingzlai mbouj faenleg；cienzbouh ganj mbaw song mbiengj mbouj miz bwn caeuq diemj raiz. Foengqva lumj gyaeuj 4~6 duj，youq dingj nye baizled baenz gyaeujva comzliengj；byakvalaux lumj cung，mbaw byakvalaux 10 mbaw baedauq，2~3 laemh，laemh baihrog dinjdinj，laemhndaw lai raez，raezluenz daengz byai menh soem dauqbyonj，dingzlai miz aeujhoengz；va songsingq，va lumj guenj liux；mauhva hau，raez 5~6 hauzmij，byai 5 heujleg；gyaeuj simva boux 5 naep；rugceh youq laj，gyaeujsaeu 2 leg. Makceh saeumwnz，raez 3~4 hauzmij，miz 5 limqgak，geq le ndaemhenjgeq. 7~11 nyied haiva，9~12 nyied dawzmak.

【 Diegmaj Faenbouh 】 Hwnj ndaw faexcaz hamq roen roxnaeuz bangx rij、diegcumx，caemh miz vunz ndaem. Guengjsae gak dieg cungj miz，guek raeuz Hozbwz、Sanjsih、Sanhdungh、Gyanghsuh、Huzbwz、Huznanz、Anhveih、Cezgyangh、Gyanghsih、Guengjdoeng、Swconh、Gveicouh、Yinznanz daengj sengj neix caemh miz.

【 Gij Guhyw Ywcuengh 】

Giz guhyw　　Dingz gwnz dieg.

Singqfeih　　Manh，bingz.

Goeng'yungh　　Diuz roenheiq、roenhaeux，gaij sadoeg，cawz caepdoeg. Ndaej yw cungsuj，baenzsa，dawzsaeg luenh，dungx raeng，oksiq.

Danyw　（1）Cungsuj，baenzsa：Gobeilanz 10 gwz，daujgoucauj 15 gwz，samngahaemz 30 gwz，cienq raemx gwn.

（2）Dawzsaeg luenh：Gobeilanz、hungzswhsen、ndwenndwenhungz gak 10 gwz，yizmujcauj 15 gwz，cienq raemx gwn.

257

八画

金橘

【药材名】金橘。

【别　　名】金桔。

【来　　源】芸香科植物金橘 *Fortunella margarita*（Lour.）Swingle。

【形态特征】常绿灌木，高多达 3 m。枝有刺。叶片厚，色浓绿，卵状披针形或长椭圆形，长 5~11 cm，宽 2~4 cm，顶端略尖或钝；叶柄长达 1.2 cm，翼叶甚窄。单花或 2~4 朵花簇生；花梗长 3~5 mm；花萼 4 裂或 5 裂；花瓣 5 枚，长 6~8 mm；雄蕊 20~25 枚；子房椭圆形，花柱约为子房长的 1.5 倍。果椭圆形或卵状椭圆形，长 2.0~3.5 cm，橙黄色至橙红色，果皮味甜；种子 2~5 粒。花期 3~5 月，果期 10~12 月。

【生境分布】栽培。广西主要栽培于桂林、上思、罗城、象州、宁明、荔浦等地，台湾、福建、广东等省区也有栽培。

【壮医药用】

药用部位　根。

性味　酸、苦，温。

功用　调气机，止疼痛，化痰毒。用于胴尹（胃痛），兵嘿细勒（疝气），产呱腊胴尹（产后腹痛），奔寸（子宫脱垂），呗奴（瘰疬）。

附方　（1）胴尹（胃痛）：金橘根、郁金、香附各 10 g，水煎服。

（2）兵嘿细勒（疝气）：①金橘根、金樱根、穿破石、千斤拔各 15 g，水煎服。②金橘根、艾叶、过江龙各 30 g，血竭 15 g，水煎洗患处。

（3）呗奴（瘰疬）：金橘根 30 g，苦参、玄参、沙参、丹参各 15 g，水煎服。

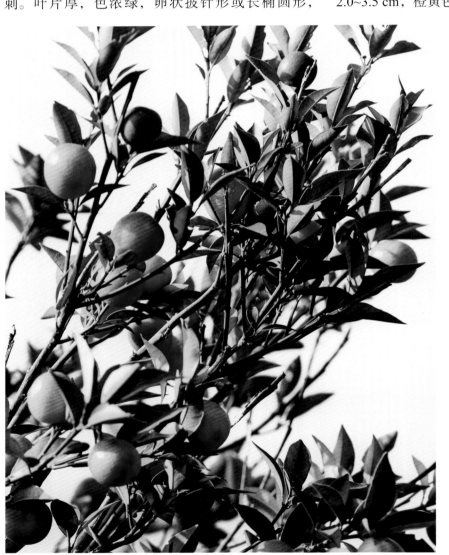

Gimgaet

【 Cohyw 】 Gimgaet.

【 Coh'wnq 】 Ginhgiz.

【 Goekgaen 】 Dwg gimgaet doenghgo yinzyanghgoh.

【 Yienghceij Daegdiemj 】 Faexcaz heu seiqgeiq, sang ndaej daengz 3 mij. Nye miz oen. Mbaw na, saek heu laeg, lumj gyaeq byai menh soem roxnaeuz raezluenz, raez 5~11 lizmij, gvangq 2~4 lizmij, byai loq soem roxnaeuz bumx；gaenzmbaw raez daengz 1.2 lizmij, fwedmbaw gaebgaeb. Va dog roxnaeuz 2~4 duj majcumh；gaenqva raez 3~5 hauzmij；linxva 4 leg roxnaeuz 5 leg；mbawva 5 mbaw, raez 6~8 hauzmij；simva boux 20~25 diuz；rugva luenzbenj, saeuva yaek dwg gij raez rugva 1.5 boix. Mak luenzbenj roxnaeuz lumj gyaeq luenzbenj, raez 2.0~3.5 lizmij, henj makdoengj roxnaeuz doengz makdoengj, naengmak feihdiemz；ceh 2~5 naed. 3~5 nyied haiva, 10~12 nyied dawzmak.

【 Diegmaj Faenbouh 】 Ndaem aeu. Guengjsae dingzlai ndaem laeng Gveilinz、Sangswh、Lozcwngz、Siengcouh、Ningzmingz、Libuj daengj dieg neix, guek raeuz Daizvanh、Fuzgen、Guengjdoeng daengj sengj gih caemh ndaem miz.

【 Gij Guhyw Ywcuengh 】

Giz guhyw   Rag.

Singqfeih   Soemj、haemz、raeuj.

Goeng'yungh   Diuz heiqgih, dingz in dot, siu myaizdoeg. Ndaej yw dungx in, binghheiq saejlwg, miz lwg le laj dungx in, swjgungh doekduengq, baeznou.

Danyw （1）Dungx in：Rag gimgaet、yiginh、yanghfu gak 10 gwz, cienq raemx gwn.

（2）Binghheiq saejlwg：① Rag gimgaet、ragvengj、conhbusiz、cenhginhbaz gak 15 gwz, cienq raemx gwn.   ② Rag gimgaet、mbawngaih、gogyanghlungz gak 30 gwz, hezgez 15 gwz, cienq raemx swiq mwnq bingh.

（3）Baeznou：Rag gimgaet 30 gwz, gujsinh、yenzsinh、sahsinh、danhsinh gak 15 gwz, cienq raemx gwn.

259

八画

金丝草

【药　材　名】金丝草。

【别　　　名】黄毛草、毛毛草、猫毛草、金丝茅。

【来　　　源】禾本科植物金丝草 *Pogonatherum crinitum*（Thunb.）Kunth。

【形态特征】多年生小草本，高可达 30 cm。秆丛生，直立或基部稍倾斜，纤细，粗糙，节明显，节上被白毛，少分枝。叶互生，排成 2 列；叶片扁平，条状披针形，长 1.5~5.0 cm，宽 1~4 mm，顶端渐尖，两面均被微毛而粗糙；叶鞘口或边缘被细毛。穗形总状花序单生于秆顶，长 1.5~3.0 cm（芒除外），乳黄色；第 1 颖长约 1.5 mm，第 2 颖与小穗等长，稍长于第 1 颖；第 1 小花缺，第 2 小花为两性；外稃稍短于第 1 颖，先端 2 裂，裂齿间伸出长 18~24 mm 的芒；内稃短于外稃；雄蕊 1 枚，花药长约 1 mm；花柱自基部分离为 2 枚，柱头帚刷状，长约 1 mm。颖果卵状长圆形，长约 0.8 mm。花果期 5~9 月。

【生境分布】生于河边、墙缝、山坡和旷野潮湿地带。广西主要分布于上思、防城港、东兰、金秀、灌阳、百色、隆林等地，安徽、浙江、江西、福建、台湾、湖南、湖北、广东、海南、四川、贵州、云南等省区也有分布。

【壮医药用】

药用部位　全草。

性味　甜、淡，平。

功用　调龙路，清热毒，凉血止血，利水道、谷道。用于贫痧（感冒）高热，黄标（黄疸），啊肉甜（消渴），笨浮（水肿），肉扭（淋证），陆裂（咳血），楞屙勒（鼻出血），喯疳（疳积）。

附方　（1）贫痧（感冒）：金丝草、三叉苦各 30 g，水煎服。

（2）勒爷黄标（小儿黄疸）：金丝草、金钱草各 15 g，虎杖 10 g，水煎，外洗下半身。

（3）陆裂（咳血）：金丝草、生地黄、百合各 30 g，苦参、知母各 9 g，桔梗 10 g，白芷、甘草各 6 g，水煎服。

（4）啊肉甜（消渴）：金丝草 15 g，松树二层皮 30 g，地枇杷 10 g，水煎服。

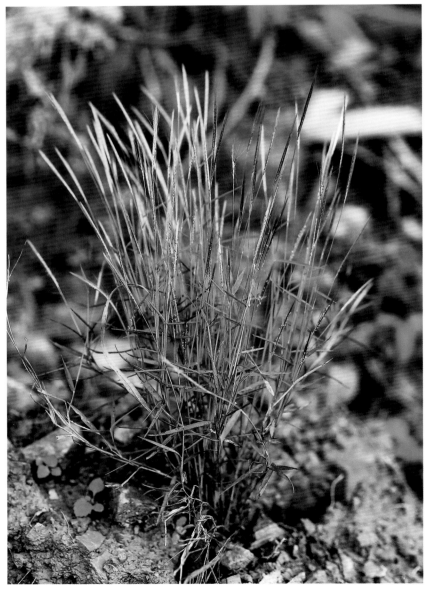

Hazgimsei

【 Cohyw 】 Hazgimsei.

【 Coh'wnq 】 Hazbwnhenj、hazbwn、hazbwnmeuz、hazgimsei.

【 Goekgaen 】 Dwg gohazgimsei doenghgo hozbwnjgoh.

【 Yienghceij Daegdiemj 】 Dwg go'nywj iq maj lai bi，ndaej sang daengz 30 lizmij. Ganj maj baenz caz，daengjsoh roxnaeuz goek loq ngeng，saeqset，cocat，hoh haemq yienhda，gwnz hoh miz bwnhau，faen nye noix. Mbaw maj doxca，baiz baenz 2 baiz；mbaw benjbingz，baenz diuz yiengh longzcim，raez 1.5~5.0 lizmij，gvangq 1~4 hauzmij，gwnzdingj menhmenh bienq soem，song mbiengj cungj mizdi bwn caemhcaiq co；bak faekmbaw roxnaeuz bien mbaw miz bwnsaeq. Vahsi baenz foengq yiengh riengz dan maj youq dingj ganj，raez 1.5~3.0 lizmij（hazlimh caixvaih），saekhenjcij；iemjrog daih'it raez daihgaiq 1.5 hauzmij，iemjrog daihngeih caeuq riengzsaeq doengz raez，loq raez gvaq iemjrog daih'it；noix daih'it duj va'iq，daihngeih va'iq dwg songsingq；iemjmeg rog loq dinj gvaq iemjmeg daih'it，byai mbaw veuq guh song，ndaw heujveuq iet ok gij hazlimh raez 18~24 hauzmij；iemjmeg ndaw dinj gvaq iemjmeg rog；simva boux diuz ndeu，ywva daihgaiq raez 1 hauzmij；saeuva daj goekmbaw doxliz baenz song diuz，gyaeujsaeu lumj gaiq baet，raez daihgaiq 1 hauzmij. Cehmeg yiengh lumj aen'gyaeq yiengh luenzraez，raez daihgaiq 0.8 hauzmij. 5~9 nyied haiva dawzmak.

【 Diegmaj Faenbouh 】 Maj youq henz dah、geh ciengz、gwnz bo caeuq rog ndoi giz diegcumx. Guengjsae cujyau faenbouh youq Sangswh、Fangzcwngzgangj、Dunghlanz、Ginhsiu、Gvanyangz、Bwzswz、Lungzlinz daengj dieg，guek raeuz Anhveih、Cezgyangh、Gyanghsih、Fuzgen、Daizvanh、Huznanz、Huzbwz、Guengjdoeng、Haijnanz、Swconh、Gveicouh、Yinznanz daengj sengj gih hix miz faenbouh.

【 Gij Guhyw Ywcuengh 】

Giz guhyw　Daengx go.

Singqfeih　Van、damh、bingz.

Goeng'yungh　Diuz lohlungz，cing doeghuj，liengz lwed dingz lwed，leih roenraemx、roenhaeux. Yungh daeuj yw baenzsa fatndat，vuengzbiu，oknyouhdiemz，baenzfouz，nyouhniuj，rueglwed，ndaeng oklwed，baenzgam.

Danyw　（1）Baenzsa：Hazgimsei、gosamnga gak 30 gwz，cienq raemx gwn.

（2）Lwgnyez vuengzbiu：Hazgimsei、duhnamhfangz gak 15 gwz，godiengangh 10 gwz，cienq raemx，swiq laj ndang.

（3）Rueglwed：Hazgimsei、gocaemcij ndip、beghab gak 30 gwz，caemhgumh、gocihmuj gak 9 gwz，gizgwnj 10 gwz，begcij、gamcauj gak 6 gwz，cienq raemx gwn.

（4）Oknyouhdiemz：Hazgimsei 15 gwz，faexcoengz caengz naeng daihngeih 30 gwz，lagdih 10 gwz，cienq raemx gwn.

261

八画

金丝桃

【药　材　名】金丝桃。

【别　　　名】山狗木。

【来　　　源】藤黄科植物金丝桃 *Hypericum monogynum* L.。

【形态特征】灌木，高可达 1.3 m，丛状。茎红色。叶对生，无柄或具短柄；叶片倒披针形或椭圆形至长圆形，长 2.0~11.2 cm，宽 1.0~4.1 cm。近伞房状花序，具花 1~15 朵，花星状；花蕾卵球形；萼片中脉分明；花瓣金黄色至柠檬黄色，开张，三角状倒卵形；雄蕊 5 束，每束有雄蕊 25~35 枚，花药黄色至暗橙色；花柱合生几达顶端然后向外弯。蒴果宽卵球形。种子深红褐色，圆柱形，具浅的线状网纹至线状蜂窝纹。花期 5~8 月，果期 8~9 月。

【生境分布】生于山坡、路旁或灌木丛中。广西主要分布于柳州、桂林、凌云、南丹、天峨、罗城、都安等地，河北、陕西、山东、江苏、安徽、浙江、江西、福建、台湾、河南、湖北、湖南、广东、四川、贵州等省区也有分布。

【壮医药用】

药用部位　全株。

性味　苦，凉。

功用　清热毒，化瘀毒，止疼痛。用于黄标（黄疸），货烟妈（咽痛），火眼（急性结膜炎），仲嘿喯尹（痔疮），肿瘤早期，年闹诺（失眠）。

附方　（1）黄标（黄疸）：金丝桃、三棵针各 15 g，水煎服。

（2）肿瘤早期：金丝桃 30 g，水煎代茶饮。

（3）年闹诺（失眠）：金丝桃 30 g，郁金 15 g，陈皮、制半夏各 10 g，水煎服。

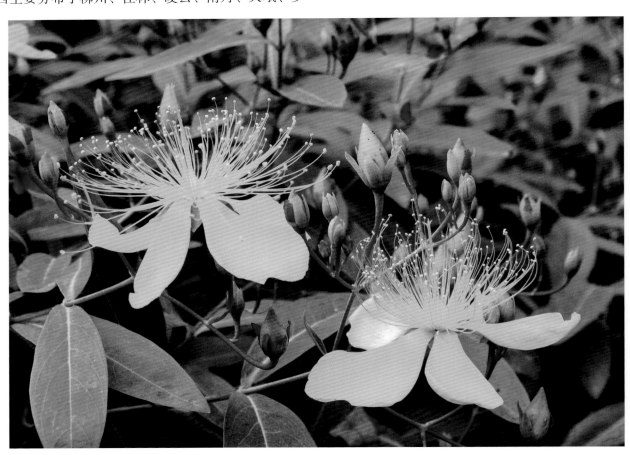

Gofaexma

〖 Cohyw 〗 Gofaexma.

〖 Coh'wnq 〗 Faexmabya.

〖 Gowkgaen 〗 Dwg gofaexma doenghgo dwngzvangzgoh.

〖 Yienghceij Daegdiemj 〗 Faexcaz， sang ndaej daengz 1.3 mij， baenz caz. Ganj hoengz. Mbaw maj doxdoiq， mij gaenz roxnaeuz miz gaenz dinj ; mbaw byai menh soem dauqbyonj roxnaeuz luenzbenj daengz raezluenz， raez 2.0~11.2 lizmij， gvangq 1.0~4.1 lizmij. Gyaeujva lumj ranzliengj， miz va 1~15 duj， va lumj ndau ; valup lumj gyaeqgiuz ; linxva meggyang yienhcag ; mbawva henjgim daengz henj ningzmungj， haiaj， samgak lumj gyaeq dauqbyonj ; simva boux 5 yumq， yumqyumq miz simva boux 25~35 diuz， ywva henj daengz henj makdoengj laep ; saeuva doxnem yaek daengz byai le van doxok. Mak gvangq gyaeq luenzgiuz. Ceh henjgeqlaep， luenzsaeu， miz vaenxmuengx baenz diuz daengz baenz diuz lumj rongzrwi. 5~8 nyied haiva， 8~9 nyied dawzmak.

〖 Diegmaj Faenbouh 〗 Hwnj gwnz ndoi、bangx roen roxnaeuz ndaw faexcaz. Guengjsae dingzlai hwnj laeng Liujcouh、Gveilinz、Lingzyinz、Nanzdanh、Denhngoz、Lozcwngz、Duh'anh daengj dieg neix， guek raeuz Hozbwz、Sanjsih、Sanhdungh、Gyanghsuh、Anhveih、Cezgyangh、Gyanghsih、Fuzgen、Daizvanh、Hoznanz、Huzbwz、Huznanz、Guengjdoeng、Swconh、Gveicouh daengj sengj gih neix caemh miz.

〖 Gij Guhyw Ywcuengh 〗

Giz guhyw　Daengx go.

Singqfeih　Haemz， liengz.

Goeng'yungh　Siu doeghuj， siu cwkdoeg， dingz in'dot. Ndaej yw vuengzbiu， conghhoz in， dahuj， baezhangx， cungjliuz geiz gonq， ninz mbouj ndaek.

Danyw　（1）Vuengzbiu : Gofaexma、samgocim gak 15 gwz， cienq raemx gwn.

（2）Cungjliuzgonq : Gofaexma 30 gwz， cienq raemx guh caz gwn.

（3）Ninz mbouj ndaek : Gofaexma 30 gwz， yiginh 15 gwz， cinzbiz、ciqbuenqyaq gak 10 gwz， cienq raemx gwn.

263

八画

金耳环

【药 材 名】金耳环。

【别　　名】土细辛、细辛、龙须草、马蹄细辛、一块瓦、小犁头。

【来　　源】马兜铃科植物金耳环 Asarum insigne Diels。

【形态特征】多年生草本。根状茎粗短；不定根丛生，稍肉质，有浓烈的麻辣味。无明显地上茎。叶2片或3片，基生；长卵状心形，长10~13 cm，宽7.5~10.0 cm，先端渐尖，基部耳状深裂，叶上面中脉两旁有白色云斑，偶无，疏生短毛，叶下面可见细小颗粒状油点，脉上和叶缘均有柔毛；叶柄长10~20 cm，有柔毛。花单生于叶腋，花梗长2~5 cm；花被筒钟状，先端3裂，花被裂片宽三角形，紫红色，长1.5~2.5 cm，宽2.0~3.5 cm，中部至基部有一直径约1 cm的半圆形垫状斑块；雄蕊12枚；子房下位，外有6棱，花柱6枚，顶端2裂。蒴果。花期3~4月。

【生境分布】生于林下阴湿地或土石山坡上。广西主要分布于靖西、融水、融安、金秀、永福、灵川、兴安、龙胜、罗城等地，广东、江西等省也有分布。

【壮医药用】

药用部位　全草。

性味　辣、微苦，温；有小毒。

功用　调气道，祛痰毒，止咳嗽，散瘀肿。用于埃病（咳嗽），贫痧（感冒），墨病（气喘），诺嚎尹（牙痛），惹脓（中耳炎），呗（无名肿毒），林得叮相（跌打损伤），额哈（毒蛇咬伤）。

附方　（1）埃病（咳嗽）：金耳环、甘草各6 g，鱼腥草、射干各10 g，百合30 g，水煎服。

（2）贫痧（感冒）：金耳环3 g，水煎服。

（3）诺嚎尹（牙痛）：金耳环适量，研末，撒于患处。

（4）呗（无名肿毒）：金耳环6 g，黄蜀葵15 g，水煎服。

（5）惹脓（中耳炎）：鲜金耳环适量，捣烂取汁滴于患处。

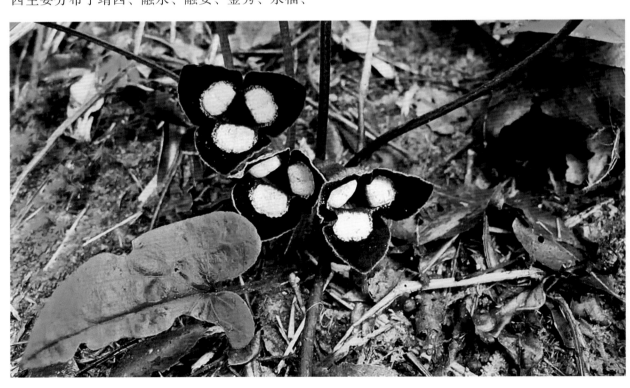

Sisinhdoj

【 Cohyw 】 Sisinhdoj.

【 Coh'wnq 】 Dujsisinh、sisinh、lungzsihcauj、sisinh maxdaez、yizgvaijvaj、bakcaelwg.

【 Goekgaen 】 Dwg sisinhdoj doenghgo majdouhlingzgoh.

【 Yienghceij Daegdiemj 】 Gorum maj geij bi. Ganj lumj rag co dinj；ragsei maj baenz yumq，mizdi noh，miz heiq manhmaz cad. Mij ganj gwnz namh yienhda. Mbaw 2 mbaw roxnaeuz 3 mbaw，majgoek；maj yiengh sim lumj gyaeq raez，raez 10~13 lizmij，gvangq 7.5~10.0 lizmij，byai ciemh soem，goek lumj rwz leg laeg，song henz meggyang gwnz mbaw miz banqfwj hau，miz mbangj mbouj miz，miz bwn dinj mbang，baihlaj mbaw raen miz diemjyouz baenz naed saeqiq，gwnz meg caeuq bien mbaw cungj miz bwn'unq；gaenzmbaw raez 10~20 lizmij，miz bwn'unq. Va gag maj laj eiq mbaw，gaenqva raez 2~5 lizmij；doengzva lumj cung，byai 3 leg，mbawva limqleg gvangq samgak，hoengzaeuj，raez 1.5~2.5 lizmij，gvangq 2.0~3.5 lizmij，cungqgyang daengz goek miz gaiq banq lumj demh luenz mbiengj hung 1 lizmij he；simva boux 12 diuz；rugva youqlaj，rog miz 6 gak，saeuva 6 diuz，byai 2 leg. Mak byak ndangj. 3~4 nyied haiva.

【 Diegmaj Faenbouh 】 Hwnj laj faex dieg cumx roxnaeuz gwnz ndoi rin namh. Guengjsae dingzlai hwnj laeng Cingsih、Yungzsuij、Yungzanh、Ginhsiu、Yungjfuz、Lingzconh、Hingh'anh、Lungzswng、Lozcwngz doengh dieg neix，guek raeuz Guengjdoeng、Gyanghsih doengh aen sengj neix caemh miz.

【 Gij Guhyw Ywcuengh 】

Giz guhyw   Daengx go.

Singqfeih   Manh、loq haemz，raeuj；miz di doeg.

Goeng'yungh   Diuz roenheiq，cawz myaiz doeg，dingz ae，sanq cwkgawh. Aeu daeuj yw baenzae，baenzsa，ngaebheiq，heujin，rwznong，baez，laemx doek deng sieng，ngwz haeb.

Danyw   （1）Baenzae：Sisinhdoj、gamcauj gak 6 gwz，gosingzbya、seganh gak 10 gwz，bakhab 30 gwz，cienq raemx gwn.

（2）Baenzsa：Sisinhdoj 3 gwz，cienq raemx gwn.

（3）Heujin：Sisinhdoj aenqliengh，nienj mba，vanq mwnq in.

（4）Baez：Sisinhdoj 6 gwz，suzgveizhenj 15 gwz，cienq raemx gwn.

（5）Rwznong：Sisinhdoj ndip aenqliengh，dub yungz aeu raemx ndik ndaw rwz.

八画

金刚纂

【药 材 名】金刚纂。

【别 名】霸王鞭、五楞金刚。

【来 源】大戟科植物金刚纂 *Euphorbia neriifolia* L.。

【形态特征】直立肉质灌木或小乔木，高可达7 m。植株含白色乳汁。茎圆柱状，上部多分枝，具不明显 5 条隆起且呈螺旋状旋转排列的脊。单叶互生；叶片肉质，倒卵形、倒卵状长圆形至匙形，长 4.5~12.0 cm，宽 1.3~4.0 cm；叶柄长 2~4 mm。花序二歧状腋生；总苞阔钟状，高约 4 mm，直径5~6 mm，边缘 5 裂，裂片半圆形，且具缘毛；腺体5 枚，肉质；雄花多枚；雌花 1 枚，栽培时常不育，成熟者未见。花期 6~9 月。

【生境分布】生于村舍附近或园边，多栽培。广西各地均有分布，广东、云南、贵州、福建等省也有分布。

【壮医药用】

药用部位 根、茎、叶。

性味 苦、微涩，凉；有小毒。

功用 根：解蛇毒，通水道。用于额哈（毒蛇咬伤），笨浮（水肿）。

茎：清热毒，止痒。用于麦蛮（风疹），兵花留（梅毒），小儿头疮，肾结石，胴尹（胃痛）。

叶：通水道，清热毒，消肿毒。用于笨浮（水肿），呗脓（痈肿）。

附方 （1）胴尹（胃痛）：金刚纂茎 60 g（去刺削皮），猪大肠 200 g，水炖烂，食肉喝汤。

（2）笨浮（水肿）：金刚纂叶、大钻各 15 g，飞龙掌血 30 g，水煎服。

（3）肾结石：金刚纂茎（去刺削皮）15 g，水煎服。

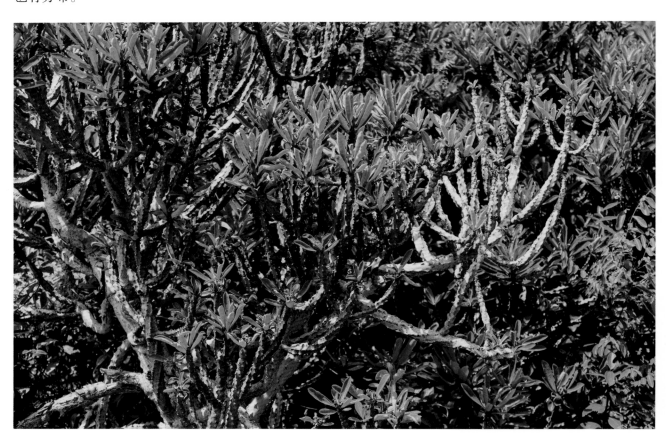

Gogimgang

【 Cohyw 】Gogimgang.

【 Coh'wnq 】Bienbavangz、hajlimqgimgang.

【 Goekgaen 】Dwg gogimgang doenghgo dagizgoh.

【 Yienghceij Daegdiemj 】Faexcaz nohnwdnwd daengjsoh roxnaeuz gofaex iq，sang ndaej daengz 7 mij. Gofaex miz raemxieng hau. Ganj luenzsaeu，baihgwnz dok nye lai，miz 5 diuz saen moj hwnjdaeuj mbouj yienh lumj luzsae baizlied. Mbaw gag maj doxcah；mbaw unqnoh，lumj gyaeq dauqbyonj、gyaeq dauqbyonj raezluenz daengz beuzgeng，raez 4.5~12.0 lizmij，gvangq 1.3~4.0 lizmij；gaenzmbaw raez 2~4 hauzmij. Gyaeujva song nga majeiq；byakmeh gvangq cung，sang yaek 4 hauzmij，hung 5~6 hauzmij，henzbien 5 leg，mbawleg luenz mdiengj，lij miz bwnhenz；diemjhanh 5 diemj，unqnoh；vaboux lai diuz；vameh 1 diuz，ndaem aeu dingzlai maen，geq le mbouj raen. 6~9 nyied haiva.

【 Diegmaj Faenbouh 】Hwnj bangx mbanj roxnaeuz hamq suen，dingzlai dwg ndaem aeu. Guengjsae gak dieg cungj ndaem miz，guek raeuz Guengjdoeng、Yinznanz、Gveicouh、Fuzgen daengj sengj neix caemh ndaem miz.

【 Gij Guhyw Ywcuengh 】

Giz guhyw　Rag、ganj、mbaw.

Singqfeih　Haemz、loq saep，liengz；miz di doeg.

Goeng'yungh　Rag：Gaij ngwzdoeg，doeng roenraemx. Ndaej yw ngwz haeb，baenzfouz.

Ganj：Siu doeghuj，dingz humz. Ndaej yw funghcimj，binghvalaeux，lwgnyez gyaeuj ndakndo，mak gietrin，dungx in.

Mbaw：Doeng roenraemx，siu doeghuj，siu gawh in. Ndaej yw baenzfouz，baeznong.

Danyw　（1）Dungx in：Ganj gogimgang 60 gwz（cawz oen dat naeng），saejlauxmou 200 gwz，aeuq naemz，gwn noh gwn dang.

（2）Baenzfouz：Mbaw gogimgang、daihconq gak 15 gwz，feihlungzcangjlwed 30 gwz，cienq raemx gwn.

（3）Mak gietrin：Ganj gogimgang（cawz oen dat naeng）15 gwz，cienq raemx gwn.

267

八画

金灯藤

【药 材 名】大菟丝子。

【别　　名】无根藤、丝子藤。

【来　　源】旋花科植物金灯藤 Cuscuta japonica Choisy。

【形态特征】一年生寄生缠绕草本。茎较粗壮，肉质，黄色，常带紫红色瘤状斑点，多分枝，无叶。花无柄或几无柄，形成穗状花序；花萼碗状，肉质，长约 2 mm，5 裂几达基部，裂片卵圆形或近圆形，顶端尖，背面常有紫红色瘤状突起；花冠钟状，淡红色或绿白色，长 3~5 mm，顶端 5 浅裂；雄蕊和鳞片各 5 枚；子房球状，2 室，花柱合生为 1 枚，柱头 2 裂。蒴果卵圆形，长约 5 mm，近基部周裂；种子 1 粒或 2 粒。花期 8~10 月，果期 9~11 月。

【生境分布】寄生于草本或灌木上。广西各地均有分布，其他省区也有分布。

【壮医药用】

药用部位　藤茎、种子。

性味　藤茎：甜、苦，平。种子：甜、辣，温。

功用　藤茎：调龙路，凉血，解热毒，消肿痛。用于黄标（黄疸），兵西弓（阑尾炎），屙意咪（痢疾），楞屙勒（鼻出血），发得（发热），林得叮相（跌打损伤）。

种子：补肾气，养肝血，明目。用于兰喯（眩晕），委哟（阳痿），漏精（遗精），白发，胎动不安，屙泻（泄泻），约经乱（月经不调），先兆流产，腰腿痛。

附方　（1）兰喯（眩晕），漏精（遗精）：大菟丝子 15 g，水煎服。

（2）腰腿痛：大菟丝子 12 g，仙茅、淫羊藿各 15 g，肉苁蓉、补骨脂各 10 g，千斤拔 20 g，水煎服。

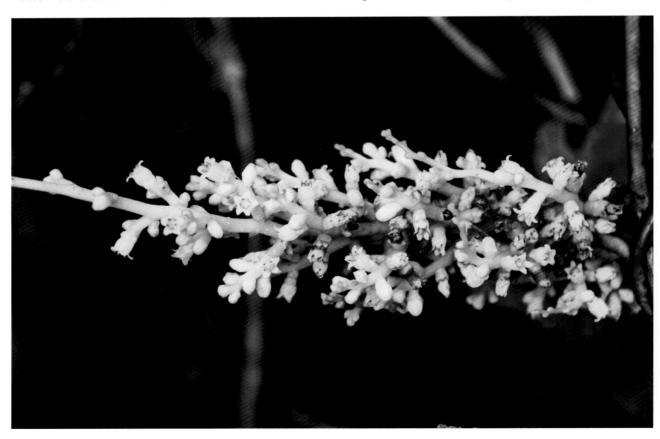

Gaeungezbwn

【 Cohyw 】 Gaeungezbwn.

【 Coh'wnq 】 Gogaujhaux 、 gogimsienq.

【 Goekgaen 】 Dwg gogaeungezbwn doenghgo senzvahgoh.

【 Yienghceij Daegdiemj 】 Dwg gonywj geujheux geiqseng maj bi ndeu. Ganj haemq cocat， nohna raemx lai， saekhenj， ciengz daiq diemjraiz lumj du saek aeujhoengz， faen nye lai， mbouj miz mbaw. Va mbouj miz gaenz roxnaeuz ca mbouj lai mbouj miz gaenz， baenz vahsi yiengh riengz ； iemjva lumj aenvanj， nohna raemx lai， raez daihgaiq 2 hauzmij， 5 veuq ca mbouj lai daengz lajgoek， mbawveuq yiengh luenzgyaeq roxnaeuz ca mbouj lai yienghluenz， gwnzdingj soem， baihlaeng ciengz miz diemj duj saek aeujhoengz doed hwnj ； mauhva lumjaencung， saek hoengzmaeq roxnaeuz saek hauloeg， raez 3~5 hauzmij， gwnzdingj 5 veuqfeuh ； simva boux caeuq mbawgyaep gak 5 mbaw ； fuengzlwg lumj aen giuz， 2 fuengz， saeuva gyoebmaj baenz diuz ndeu， gyaeujsaeu veuq guh song. Makdek yiengh luenzgyaeq， raez daihgaiq 5 hauzmij， gyawj seiqhenz lajgoek dek ； ceh naed ndeu roxnaeuz song naed. 8~10 nyied haiva， 9~11 nyied dawzmak.

【 Diegmaj Faenbouh 】 Geiqseng youq gwnz nywj roxnaeuz gwnz faexcaz. Guengjsae gak dieg cungj miz faenbouh， guek raeuz gij sengj gih wnq hix miz faenbouh.

【 Gij Guhyw Ywcuengh 】

Giz guhyw　　Gaeuganj 、 ceh.

Singqfeih　　Gaeuganj : Van 、 haemz， bingz. Ceh : Van 、 manh， raeuj.

Goeng'yungh　　Gaeu : Diuz lohlungz， liengz lwed， gaij doeghuj， siu foeg dingz in. Yungh daeuj yw vuengzbiu， binghsaejgungz， okhaexmug， ndaeng oklwed， fatndat， laemx doek deng sieng.

Ceh : Bouj heiqmak， ciengx daep bouj lwed， hawj da rongh. Yungh daeuj yw ranzbaenq， vizyoq， laeuh rae， bwngyaeuj hau， lwg ndaw ndang mbouj onj， oksiq， dawzsaeg luenh， miz ciudaeuz yaek lonlwg， hwet ga in.

Danyw　（1）Ranzbaenq， laeuhrae : Gaeungezbwn hung 15 gwz， cienq raemx gwn.

（2）Hwet ga in : Gaeungezbwn hung 12 gwz， hazsien 、 goyinzyangzhoz gak 15 gwz， yuzcungzyungz 、 faenzcepraemx gak 10 gwz， saebndengx 20 gwz， cienq raemx gwn.

269

八画

金花茶

【药 材 名】金花茶。

【别　　名】金茶花。

【来　　源】山茶科植物金花茶 *Camellia peteloii*（Merr.）Sealy。

【形态特征】灌木，高可达 3 m。枝条近无毛。叶互生；叶柄长 7~11 cm；叶片革质，狭长圆形或披针形，长 11~16 cm，宽 2.5~4.5 cm，先端尾状渐尖，边缘具疏细锯齿，中脉在上面凹入，下面隆起。花单朵腋生；花梗长 1 cm；苞片 5 枚，阔卵形；萼片 5 枚，卵形，长 4~8 mm，基部合生，稍被疏毛；花瓣 8~10 枚，金黄色，近圆形，边缘具缘毛；雄蕊多数，排成 4 列，长 1.2 cm；子房 3~4 室，花柱 3~4 枚。蒴果三角球形，直径 4.5~5.0 cm，绿白色，果瓣厚 3~5 mm；种子扁而有角，淡褐色至褐色。花期 11~12 月。

【生境分布】生于山谷林下。广西主要分布于隆安、南宁、防城港、扶绥等地。

【壮医药用】

药用部位　叶、花。

性味　叶：微苦、涩，平。花：涩，平。

功用　叶：调龙路，调谷道、水道，清热毒，除湿毒。用于货烟妈（咽痛），屙意咪（痢疾），笨浮（水肿），月经过多，肉扭（淋证），黄标（黄疸），血压嗓（高血压），高脂血，呗脓（痈肿），水蛊（肝硬化腹水），预防癌症。

花：调龙路，止血。用于血压嗓（高血压），高脂血，屙意勒（便血），兵淋勒（崩漏）。

附方　（1）月经过多：金花茶花、元宝草、牛膝各 10 g，水煎服。

（2）屙意勒（便血）：金花茶花 10 g，五月艾、毛稔各 15 g，水煎服。

（3）高脂血：金花茶叶（或花）、大果山楂叶各 6 g，热开水泡当茶饮。

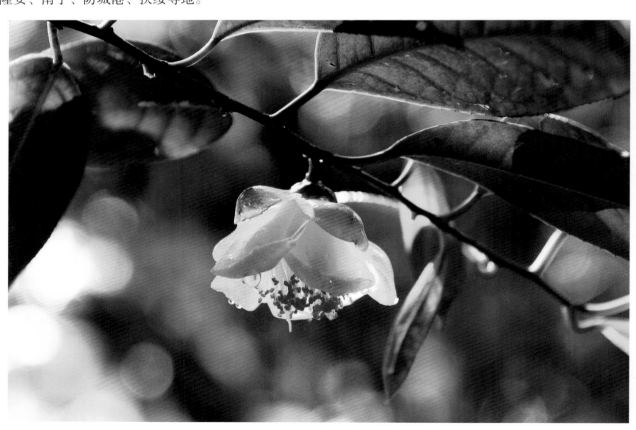

Cazvahenj

【 Cohyw 】 Cazvahenj.

【 Coh'wnq 】 Vacazhenj.

【 Goekgaen 】 Dwg cazvahenj doenghgo sanhcazgoh.

【 Yienghceij Daegdiemj 】 Dwg faexgvanmuz， sang ndaej daengz 3 mij. Nyefaex mbouj miz bwn. Mbaw camca did； gaenzmbaw raez 7~11 lizmij； mbawfaex na wenq， yiengh raezluenz roxnaeuz yiengh longzcim， raez 11~16 lizmij， gvangq 2.5~4.5 lizmij， byai mbaw raez saeq soemset， henz bien buenq dwg heujgawq co saeq， nyinz gyang youq baihgwnz mboep roengz， baihlaj doed hwnj. Va dwg duj dog hai youq laj nye va； gaenqva raez lizmij ndeu； bauva 5 dip， yiengh lumj gyaeq gvangq； dakva 5 dip， yiengh lumj gyaeq， raez 4~8 hauzmij， giz goek habseng， loq miz di bwn； dipva 8~10 dip， saek henjgim， yiengh loq luenz， henz bien miz bwn； dingzlai dwg vaboux， baiz 4 lied， raez 1.2 lizmij； ranzceh 3~4 congh， saeuva 3~4 dip. Aenmak yiengh lumj giuz sam gak， cizging 4.5~5.0 lizmij， saek heuhau， dip mak na 3~5 hauzmij； naedceh bej hix miz gak， saek henjgeq myox daengz henjgeq. 11~12 nyied haiva.

【 Diegmaj Faenbouh 】 Hwnj youq laj faex ndaw lueg. Guengjsae cujyau faenbouh youq Lungzanh、 Nanzningz、 Fangzcwngzgangj、 Fuzsuih daengj dieg.

【 Gij Guhyw Ywcuengh 】

Giz guhyw Mbaw、 va.

Singqfeih Mbaw：Loq haemz、 saep， bingz. Va：Saep， bingz.

Goeng'yungh Mbaw：Diuz lohlungz， diuz roenzhaeux、 roenzraemx， siu ndatdoeg， cawz cumxdoeg. Yungh youq conghhoz in、 okhaexmug、 baenzfouz、 dawzsaeg daiq lai、 nyouhniuj、 vuengzbiu、 hezyazsang、 hezcihsang、 baeznong、 dungx raeng、 yawhfuengz binghngaiz.

Va：Diuz lohlungz， dingz lwed. Yungh youq hezyazsang、 hezcihsang、 okhaexlwed、 binghloemqlwed.

Danyw （1） Dawzsaeg daiq lai：Va cazvahenj、 nyadoixmbawx、 govaetdauq gak 10 gwz， cienq raemx gwn.

（2） Okhaexlwed：Va cazvahenj 10 gwz、 ngaih nguxnyied、 gonap gak 15 gwz， cienq raemx gwn.

（3） Hezyazsang：Mbaw cazvahenj （roxnaeuz va）、 mbaw sanhcah mak hung gak 6 gwz， aeu raemxgoenj cimq dang caz gwn.

金线草

【药 材 名】金线草。

【别　　名】九龙盘、人字草、重阳柳、蟹壳草、毛蓼。

【来　　源】蓼科植物金线草 *Antenoron filiforme* （Thunb.） Roberty et Vautier。

【形态特征】多年生草本，高可达 80 cm，全体被毛。块根呈结节状，深棕色，须根细长。茎直立，有纵沟。单叶互生，叶椭圆形或长椭圆形，长 6~15 cm，宽 4~8 cm，顶端短渐尖或急尖，上面常有倒 "V" 形黑色斑纹；叶柄长 1.0~1.5 cm；托叶鞘管状，膜质，包茎。穗状花序顶生或腋生，花排列稀疏；花梗长 3~4 mm；花被 4 深裂，裂片卵状椭圆形，红色；雄蕊 5 枚；花柱 2 枚，顶端呈钩状。瘦果卵圆形，褐色，有光泽，长约 3 mm，包于宿存花被内。花期 7~8 月，果期 9~10 月。

【生境分布】生于山地林缘、路边阴湿处。广西各地均有分布，山东、河南、山西、陕西、湖北、四川、贵州、云南、广东、江西、浙江、江苏等省也有分布。

【壮医药用】

药用部位　全草。

性味　苦、辣，微寒。

功用　通气道、谷道，调龙路、火路，清热毒，祛湿毒，消肿痛。用于胴尹（胃痛），肉扭（淋证），尿路结石，埃病（咳嗽），屙意咪（痢疾），腊胴尹（腹痛），屙泻（泄泻），陆裂（咳血），渗裂（血证），兵淋勒（崩漏），约经乱（月经不调），京尹（痛经），隆白呆（带下），呗奴（瘰疬），呗脓（痈肿），呗（无名肿毒），渗裆相（烧烫伤），额哈（毒蛇咬伤），发旺（痹病），林得叮相（跌打损伤）。

附方　（1）发旺（痹病）：金线草、扛板归各 30 g，姜黄 20 g，水煎服。

（2）肉扭（淋证）：金线草、马鞭草、车前草、仙鹤草各 20 g，水煎服。

（3）尿道结石：金线草、鸡内金各 30 g，水煎服。

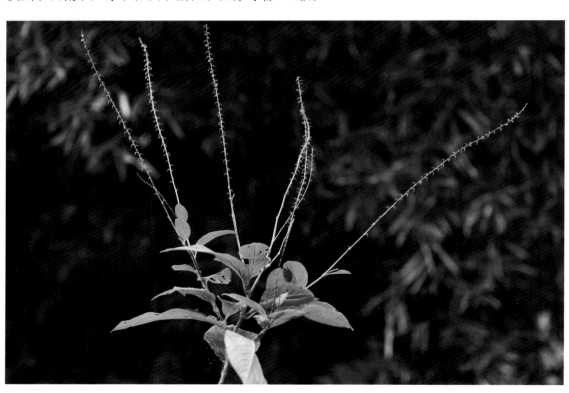

Goseqmanh

【Cohyw】Goseqmanh.

【Coh'wnq】Gogiujlungzbanz、nyadingjgvaej、gocungzyangzliuj、gogaijgozcauj、gomauzliu.

【Goekgaen】Dwg goseqmanh doenghgo liugoh.

【Yienghceij Daegdiemj】Dwg go'nywj maj lai bi，sang ndaej daengz 80 lizmij，daengx go miz bwn. Gij rag giet baenz hoh，saek henjgeq ndaem，rag mumh saeqraez. Ganj daengj soh，miz miengsoh. Mbaw dog maj doxca，mbaw yiengh luenzgyaeq roxnaeuz yiengh luenzgyaeq raez，raez 6~15 lizmij，gvangq 4~8 lizmij，gwnzdingj dinj menhmenh bienq soem roxnaeuz fwt bienq soem，baihgwnz ciengz miz yiengh "V" dauqdingq saekndaem raizva；gaenzmbaw raez 1.0~1.5 lizmij；faek mbawdak lumj diuz guenj，mbawmbang youh unq，umj ganj. Vahsi yiengh rienghaeux maj gwnzdingj roxnaeuz maj lajgoek mbaw，va baiz caxled；gaenqva raez 3~4 hauzmij；iemjva caeuq mauhva 4 veuqlaeg，mbawveuq luenz lumj aengyaeq yienghbomj，saekhoengz；simva boux 5 diuz；saeuva 2 diuz，gwnzdingj baenz aenngaeu. Makhawq yiengh luenzgyaeq，saek henjgeq，wenjrongh，raez daihgaiq 3 hauzmij，bau youq ndaw dujva lw roengz haenx. 7~8 nyied haiva，9~10 nyied dawzmak.

【Diegmaj Faenbouh】Maj youq diegbya henz ndoeng、diegcumx henz roen. Guengjsae gak dieg cungj miz faenbouh，guek raeuz Sanhdungh、Hoznanz、Sanhsih、Sanjsih、Huzbwz、Swconh、Gveicouh、Yinznanz、Guengjdoeng、Gyanghsih、Cezgyangh、Gyanghsuh daengj sengj hix miz faenbouh.

【Gij Guhyw Ywcuengh】

Giz guhyw　Daengx go.

Singqfeih　Haemz、manh，loq hanz.

Goeng'yungh　Doeng roenheiq、roenhaeux，diuz lohlungz、lohhuj，siu doeghuj，cawz doegcumx，siu foegin. Aeu daeuj yw dungx in，nyouhniuj，lohnyouh gietrin，baenzae，okhaexmug，laj dungx in，oksiq，rueglwed，iemqlwed，binghloemqlwed，dawzsaeg luenh，dawzsaeg in，roengzbegdaiq，baeznou，baeznong，baez，coemh log sieng，ngwz haeb，fatvangh，laemx doek deng sieng.

Danyw　（1）Fatvangh：Goseqmanh、gangzngwd gak 30 gwz，hinghenj 20 gwz，cienq raemx gwn.

（2）Nyouhniuj：Goseqmanh、gobienmax、daezmbe、nyacaijmaj gak 20 gwz，cienq raemx gwn.

（3）Lohnyouh gietrin：Goseqmanh、dawgaeq gak 30 gwz，cienq raemx gwn.

273

八画

金荞麦

【药 材 名】野荞麦。

【别　　名】苦荞麦、酸荞麦、赤地利。

【来　　源】蓼科植物金荞麦 *Fagopyrum dibotrys*（D. Don）H. Hara。

【形态特征】多年生草本，高可达 1 m。全株微被白色柔毛。根状茎木质化，黑褐色。茎直立，分枝，具纵棱。叶互生，三角形，长 4~12 cm，宽 3~11 cm，顶端渐尖，基部近戟形，两面具乳头状突起；叶柄长可达 10 cm；托叶鞘筒状，膜质，长 5~10 mm。伞房状花序顶生或腋生；花被 5 深裂，白色，花被裂片长椭圆形，长约 2.5 mm；雄蕊 8 枚；花柱 3 枚。瘦果宽卵形，长 6~8 mm，具 3 棱，黑褐色。花期 7~9 月，果期 8~10 月。

【生境分布】生于山谷湿地或山坡灌木丛中。广西主要分布于南宁、桂林、兴安、龙胜、资源、平南、容县、凌云、金秀、恭城等地，国内东部、中部、南部、西南部等地以及陕西省也有分布。

【壮医药用】

药用部位　根、全草。

性味　甜、酸、平。

功用　调谷道，通龙路、火路，清热毒，祛湿毒，消肿痛。用于东郎（食滞），屙意咪（痢疾），钵农（肺痈），肺炎，呗嘻（乳痈），呗脓（痈肿），林得叮相（跌打损伤），货烟妈（咽痛），额哈（毒蛇咬伤），埃病（咳嗽），蜈蚣咬伤，红斑狼疮。

附方　（1）货烟妈（咽痛）：野荞麦根 10 g，百解根、金银花、连翘各 15 g，水煎服。

（2）蜈蚣咬伤：鲜野荞麦根、鲜八角叶各适量，共捣烂敷伤口周围（留伤口处不敷）。

（3）埃病（咳嗽），痰多：野荞麦根 15 g，水煎服。

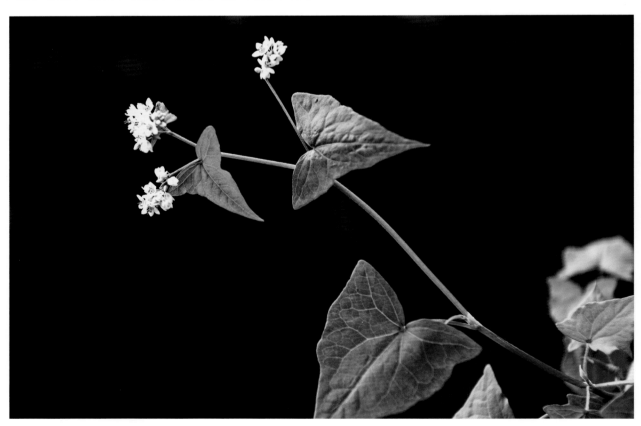

Meggakdoj

【Cohyw】Meggakdoj.

【Coh'wnq】Meghaemz、megsoemj、deihleihnding.

【Goekgaen】Dwg meggakdoj doenghgo liugoh.

【Yienghceij Daegdiemj】Gorum maj geij bi，sang ndaej daengz 1 mij. Daengx go miz di bwn'unq hau. Ganj lumj rag fat faex，henj geqndaem. Ganj daengjsoh，faen nyez，miz gakdaengj. Mbaw maj doxcah，samgak，raez 4~12 lizmij，gvangq 3~11 lizmij，byai ciemh soem，goek gaenh ca，song mbiengj miz doedhwnj lumj gyaeujcij；gaenzmbaw raez ndaej daengz 10 lizmij；dakmbaw lumj doengzfaek，mbang，raez 5~10 hauzmij. Gyaeujva lumj ranzliengj majbyai roxnaeuz majeiq；dujva 5 leglaeg，hau，mbawleg raez luenzbenj，raez yaek 2.5 hauzmij；simva boux 8 diuz；saeuva 3 diuz. Makceh gvangq gyaeq，raez 6~8 hauzmij，miz 3 gak，henjgeqndaem. 7~9 nyied haiva，8~10 nyied dawzmak.

【Diegmaj Faenbouh】Hwnj ndaw lueg diegcumx roxnaeuz gwnz ndoi ndaw faexcaz. Guengjsae dingzlai hwnj laeng Nanzningz、Gveiline、Hingh'anh、Lungzswng、Swhyenz、Bingznanz、Yungzyen、Lingzyinz、Ginhsiu、Gunghcwngz daengj dieg neix，guek raeuz baihdoeng、baihcungqgyang、baihnamz、baihsaenamz daengj dieg neix，dem Sanjsih sengj caemh miz.

【Gij Guhyw Ywcuengh】

Giz guhyw　Daengx go.

Singqfeih　Van、soemj、bingz.

Goeng'yungh　Diuz roenhaeux，doeng lohlungz、lohhuj，siu doeghuj，cawz caepdoeg，siu foegin. Ndaej yw dungx raeng，okhaexmug，bwtnong，feiyenz，baezcij，baeznong，laemx doek deng sieng，conghhoz in，ngwz haeb，baenzae，sipndangj haeb sieng，gyakhoengz.

Danyw　（1）Conghhoz in：Rag meggakdoj 10 gwz，ragbakgaij、vagimngaenz、golienzgyauz gak 15 gwz，cienq raemx gwn.

（2）Sipndangj haeb sieng：Rag meggakdoj ndip、mbaw batgak ndip gak aenqliengh，caez dub yungz oep baksieng seiqhenz（louz baksieng mbouj oep）.

（3）Baenzae，myaiz lai：Rag meggakdoj 15 gwz，cienq raemx gwn.

275

八画

金钮扣

【药 材 名】金钮扣。

【别　　　名】千日菊、蛇头黄、天文草。

【来　　　源】菊科植物金钮扣 Spilanthes panic-ulata（Wallich ex Candolle）R. K. Jansen。

【形态特征】一年生草本，高可达 80 cm。茎直立或斜升，多分枝，带紫红色，被短柔毛或近无毛。单叶对生，叶卵状披针形，长 3~5 cm，宽 0.6~2.5 cm，顶端短尖或稍钝，边缘具浅粗锯齿；叶柄长 3~15 mm。头状花序单生或圆锥状排列，卵圆形，直径 7~8 mm，有或无舌状花；花序梗长 2.5~6.0 cm；总苞片约 8 枚，2 层，绿色；花托锥形，倒卵形；花黄色，雌花舌状，舌片宽卵形或近圆形，顶端 3 浅裂；两性花花冠管状，有 4~5 枚裂片；瘦果长圆形，稍扁压，长 1.5~2 mm，暗褐色，具白色的软骨质边缘，顶端具 1~2 条芒刺。花果期 4~11 月。

【生境分布】生于田边、沟边、溪旁潮湿地、荒地、路旁及林缘。广西主要分布于南宁、隆安、马山、荔浦、藤县、贵港、百色、靖西、那坡、隆林、凤山、龙州、天等等地，云南、广东、海南、台湾等省区也有分布。

【壮医药用】

药用部位　全草。

性味　辣，温。

功用　利谷道、气道，祛风毒，除瘴毒，消肿痛。用于笃瘴（疟疾），贫痧（感冒），埃病（咳嗽），奔墨（哮病），埃病百银（百日咳），屙泻（泄泻），额哈（毒蛇咬伤），狂犬咬伤，呗脓（痈肿），呗奴（瘰疬），诺嚎尹（牙痛）。

附方　（1）贫痧（感冒）：金钮扣 5 g，金银花 15 g，连翘、薄荷、三姐妹各 10 g，水煎服。

（2）埃病（咳嗽）：金钮扣 10 g，水煎服。

（3）呗脓（痈肿）：鲜金钮扣 20 g，鲜野芙蓉 30 g，盐适量，捣烂外敷患处。

（4）额哈（毒蛇咬伤）：鲜金钮扣叶适量，捣烂外敷伤口周围（留伤口处不敷）。

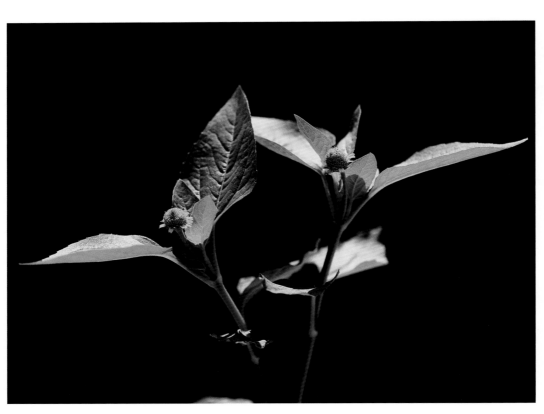

Gonougaet

【Cohyw】Gonougaet.

【Coh'wnq】Gutcienngoenz、gyaeujngwzhenj、godenhvwnz.

【Goekgaen】Dwg gonougaet doenghgo gizgoh.

【Yienghceij Daegdiemj】Gorum maj bi ndeu，sang ndaej daengz 80 lizmij. Ganj daenqjsoh roxnaeuz mathwnj，dok nye lai，daiq hoengzaeuj，miz bwn'unq dinj roxnaeuz gaenh mij bwn. Mbaw dog maj doxdoiq，mbaw lumj gyaeq byai menh soem，raez 3~5 lizmij，gvangq 0.6~2.5 lizmij，byai dinj soem roxnaeuz miz di bumx，henzbien miz heujgawq co feuh；gaenzmbaw raez 3~15 hauzmij. Gyaeujva gag maj roxnaeuz saeumwnzsoem baizled，luenzgyaeq，cizging 7~8 hauzmij，miz roxnaeuz mbouj miz va lumj linx；gaenq gyaeujva raez 2.5~6.0 lizmij；byakvameh daihgaiq 8 mbaw，2 laemh，saekheu；dakva soemcuenq，lumj gyaeq dauqbyonj；va henj，vameh lumj linx，mbawiemj gvangq gyaeq roxnaeuz gaenh luenz，byai 3 legfeuh；va songsingq mauhva lumj guenj，miz 4~5 mbawseg；makceh luenzraez，mizdi benj，raez 1.5~2 hauzmij，henjgeqlaep，miz henzbien lumj ndokhob hau，byai miz 1~2 diuz oen'gaiz. 4~11 nyied haiva dawzmak.

【Diegmaj Faenbouh】Hwnj hamq naz、hamq mieng、hamq rij giz diegcumx、diegfwz、bangx roen dem henz ndoeng. Guengjsae dingzlai hwnj laeng Nanzningz、Lungzanh、Majsanh、Libuj、Dwngzyen、Gveigangj、Bwzswz、Cingsih、Nazboh、Lungzlinz、Fungsanh、Lungzcouh、Denhdwngj daengj dieg neix，guek raeuz Yinznanz、Guengjdoeng、Haijnanz、Daizvanh daengj sengj gih neix caemh miz.

【Gij Guhyw Ywcuengh】

Giz guhyw   Daengx go.

Singqfeih   Manh，huj.

Goeng'yungh   Leih roenhaeux、roenheiq，siu fungdoeg，cawz ciengdoeg，siu gawh'in. Ndaej yw fatnit，baenzsa，baenzae，baenzngab，baenzae bakngoenz，oksiq，ngwz haeb，mavangh haebsieng，baeznong，baeznou，heujin.

Danyw （1）Baenzsa：Gonougaet 5 gwz，vagimngaenz 15 gwz，lienzgyauz、bozhoh、samcejnuengx gak 10 gwz，cienq raemx gwn.

（2）Baenzae：Gonougaet 10 gwz，cienq raemx gwn.

（3）Baeznong：Gonougaet ndip 20 gwz，yejfuzyungz ndip 30 gwz，gyu habliengh，dub yungz oep mwnqbaez.

（4）Ngwz haeb：Mbaw gonougaet ndip habliengh，dub yungz oep seiqhenz baksieng（louz baksieng mbouj oep）.

金钱蒲

【药 材 名】金钱蒲。

【别　　名】石菖蒲、石蜈蚣、金钱菖蒲。

【来　　源】天南星科植物金钱蒲 *Acorus gramineus* Soland。

【形态特征】多年生草本，高可达 30 cm（栽培品一般高只有 3~5 cm），芳香。根茎较短，长 5~10 cm，横走或斜伸，芳香，外皮淡黄色；根肉质，多数，须根密集。叶基生，革质，线形，绿色，长 20~30 cm，宽不足 6 mm，先端长渐尖，无中脉。花序柄长 2.5~9.0 cm。叶状佛焰苞长 3~9 cm，为肉穗花序长的 1~2 倍，稀比肉穗花序短，宽 1~2 mm。肉穗花序黄绿色，圆柱形。浆果倒卵形，黄绿色，长和宽均约 2 mm。花期 5~6 月，果期 7~8 月。

【生境分布】生于山沟水旁湿地或岩石上。广西主要分布于南宁、上林、桂林、兴安、龙胜、资源、上思、玉林、百色、那坡、田林、隆林、东兰、罗城、金秀等地，浙江、江西、湖北、湖南、广东、陕西、甘肃、四川、贵州、云南、西藏等省区也有分布。

【壮医药用】

药用部位　根茎。

性味　辣，温。

功用　利谷道，通巧坞（头脑），除湿毒，消肿痛。用于屙意咪（痢疾），发羊癫（癫痫），健忘耳聋，惊悸，胸胀痛，胴尹（胃痛），腹胀，发旺（痹病），夺扼（骨折），额哈（毒蛇咬伤），呗脓（痈肿），航靠谋（疟腮）。

附方　发旺（痹病）：金钱蒲 15 g，一朵云 20 g，水煎服。

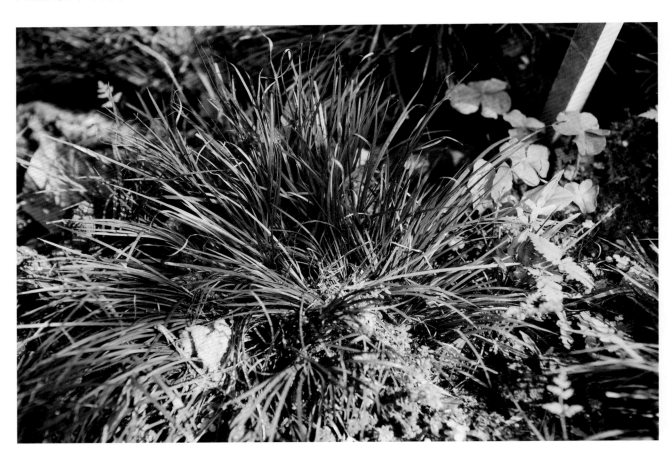

Gosipraemx

【 Cohyw 】 Gosipraemx.

【 Coh'wnq 】 Yiengfuzrin、gosiprin、gimngaenzyiengfuz.

【 Goekgaen 】 Dwg gosipraemx doenghgo denhnanzsinghgoh.

【 Yienghceij Daegdiemj 】 Gorum majlaibi，sang ndaej daengz 30 lizmij（go'ndaem itbuen ngamq miz 3~5 lizmij），miz heiq rang. Ganjrag haemq dinj，raez 5~10 lzimij，byaij vang roxnaeuz ngeng iet，rangfwt，naengrog henjoiq，naeng baihrog saekjhenj；rag nohnwd，haujlai，ragsei yaedyub. Mbaw maj goek，lumj naeng，yiengh mae，saekheu，raez 20~30 lizmij，gvangq mbouj daengz 6 hauzmij，byai raez ciemh soem，mbouj miz meg cungqgyang. Gaenz gyaeujva raez 2.5~9.0 lizmij. Vengqlup feizbaed lumj mbaw raez 3~9 lizmij，dwg gyaeujva nohnwd gij raez de 1~2 boix，noix dinj gvaq gyaeuva nohnwd，gvangq 1~2 hauzmij. Gyaeujva nohnwd saek henjheu，yiengh saeumwnz，Makgiengh yiengh gyaeq dingjbyonj，saek henjheu，raez caeuq gvangq cungj aiqmiz 2 hauzmij. 5~6 nyied haiva，7~8 nyied dawzmak.

【 Diegmaj Faenbouh 】 Maj youq dieg cumx henzraemx cauzlak roxnaeuz gwnz rinbya. Guengjsae dingzlai maj youq Nanzningz、Sanglinz、Gveilinz、Hingh'anh、Lungzswng、Swhyenz、Sangswh、Yilinz、Bwzswz、Nazboh、Denzlinz、Lungzlinz、Dunghlanz、Lozcwngz、Ginhsiu daengj dieg，guek raeuz Cezgyangh、Gyanghsih、Huzbwz、Huznanz、Guengjdoeng、Sanjsih、Ganhsuz、Swconh、Gveicouh、Yinznanz、Sihcang daengj sengj gih caemh maj miz.

【 Gij Guhyw Ywcuengh 】

Giz guhyw　Ganjrag.

Singqfeih　Manh，raeuj.

Goeng'yungh　Leih roenraemx，doeng gyaeujuk，cawz caepdoeg，siu foegin. Yungh youq okhaexmug，fatbagmou，lumzlangh rwznuk，ciemjbeg，aekbongqin，dungx in，dungxbongq，fatvangh，ndokraek，ngwz haeb，baeznong，hangzgauqmou.

Danyw　Fatvangh：Gosipraemx 15 gwz，yizdojyinz 20 gwz，cienq raemx gwn.

金粟兰

【药 材 名】金粟兰。

【别　　名】大骨兰、米兰、珠兰、珍珠兰。

【来　　源】金粟兰科植物金粟兰 Chloranthus spicatus（Thunb.）Makino。

【形态特征】半灌木，直立或稍平卧，高可达 60 cm。根须状。茎无毛，节膨大。单叶对生，椭圆形或倒卵状椭圆形，长 5~11 cm，宽 2.5~5.5 cm，顶端急尖或钝，基部楔形，边缘具圆齿状锯齿，齿端有 1 枚腺体；叶柄长 8~18 mm。穗状花序排列成圆锥花序状，通常顶生，少有腋生；苞片三角形；花小，无花被，黄绿色，极芳香；雄蕊 3 枚，药隔合生成 1 个卵状体，上部 3 裂，中央裂片较大；子房上位，倒卵形。花期 4~7 月，果期 8~9 月。

【生境分布】生于山坡、沟谷密林下，现多为栽培。广西主要分布于南宁、桂林、龙州、天等、乐业等地，云南、四川、贵州、福建、广东等省也有分布。

【壮医药用】

药用部位　全株。

性味　辣、甜，温。

功用　调龙路，化瘀毒，杀虫，止痒。用于发旺（痹病），巧尹（头痛），埃病（咳嗽），胸闷，林得叮相（跌打损伤），夺扼（骨折），外伤出血，痂（癣），呗叮（疔）。

附方　（1）林得叮相（跌打损伤），夺扼（骨折），痂（癣），呗叮（疔）：鲜金粟兰叶适量，捣烂敷患处。

（2）胸闷：金粟兰全株 10 g，田七 6 g，土人参、扶芳藤各 15 g，水煎服。

（3）巧尹（头痛）：金粟兰全株 60 g，一块瓦 30 g，地花细辛 10 g，水煎洗头。

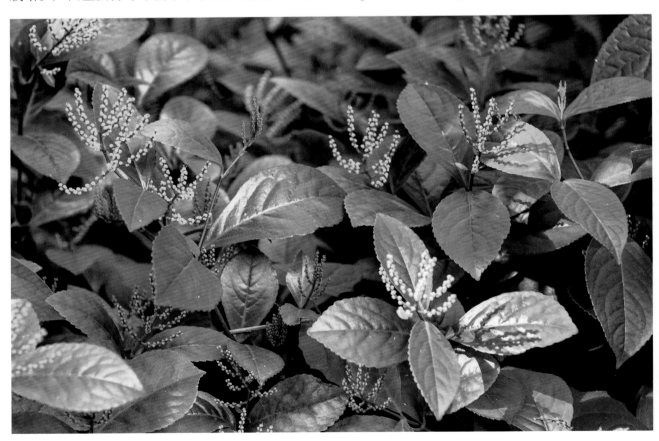

Gomaexlienz

【 Cohyw 】 Gomaexlienz.

【 Coh'wnq 】 Daguzlanz、mijlanz、cuhlanz、cinhcuhlanz.

【 Goekgaen 】 Dwg gomaexlienz doenghgo ginhsulanzgoh.

【 Yienghceij Daegdiemj 】 Buenq lumj faexcaz, daengjsoh roxnaeuz loq ninz bingz, sang ndaej daengz 60 lizmij. Lumj ragsei. Ganj mij bwn, hoh bongqhung. Mbaw dog maj doxdoiq, luenzbenj roxnaeuz lumj gyaeq dauqbyonj luenzbenj, raez 5~11 lizmij, gvangq 2.5~5.5 lizmij, byai soem gaenj roxnaeuz bumx, goek sot, henz bien miz heujgawq lumj heujluenz, byai heuj miz diemjhanh ; gaenzmbaw raez 8~18 hauzmij. Gyaeujva baenz riengz baizlied baenz gyaeujva luenzsoem, dingzlai maj byai, noix miz maj eiq ; mbawbyak samgak ; va iq, mij mbawva, henjheu, homrang dangqmaz ; simva boux 3 diuz, gekyw doxnem baenz ndaek lumj gyaeq, baihgwnz 3 leg, mbawleg cungqgyang haemq hung ; rugva youq baihgwnz, lumj gyaeq dauqbyonj. 4~7 nyied haiva, 8~9 nyied dawzmak.

【 Diegmaj Faenbouh 】 Hwnj gwnz ndoi、ndaw lueg laj faex ndaet, seizneix dingzlai dwg vunz ndaem. Guengjsae dingzlai hwnj laeng Nanzningz、Gveilinz、Lungzcouh、Denhdwngj、Lozyez daengj dieg neix, guek raeuz Yinznanz、Swconh、Gveicouh、Fuzgen、Guengjdoeng daengj sengj neix caemh miz.

【 Gij Guhyw Ywcuengh 】

Giz guhyw　Daengx go.

Singqfeih　Manh、Van、raeuj.

Goeng'yungh　Diuz lohlungz, siu gawhdoeg, gaj non, dingz humz. Aeu daeuj yw fatvangh, gyaeujin, baenzae, aek ndaet, laemx doek deng sieng, ndokraek, deng sieng oklwed, gyak, baezding.

Danyw　（1）Laemx doek deng sieng, ndokraek, gyak, baezding : Mbaw gomaexlienz ndip aenqliengh, dub yungz oep mwnqsien.

（2）Aek ndaet : Gomaexlienz baenz go 10 gwz, samcaet 6 gwz, dujyinzsinh、gaeufuzfangh gak 15 gwz, cienq raemx gwn.

（3）Gyaeujin : Gomaexlienz baenz go 60 gwz, dipvaxndeu 30 gwz, divahsisinh 10 gwz, cienq raemx fou gyaeuj.

八画

金锦香

【药 材 名】金锦香。

【别　　名】天香炉、金香炉、仰天钟、细叶金香炉、细九尺。

【来　　源】野牡丹科植物金锦香 Osbeckia chinensis L.。

【形态特征】多年生直立草本或亚灌木，高可达 60 cm。茎四棱形，具紧贴的粗伏毛。单叶对生；叶片线形或线状披针形，长 2~5 cm，宽 3~15 mm，顶端急尖，基部钝或几圆形，两面被糙伏毛，基出脉 3~5 条；叶柄短或几无，被粗伏毛。头状花序顶生，有花 2~10 朵；无花梗；花萼 4 裂，花萼裂片三角状披针形，具粗毛，各裂片间外缘具 1 处刺毛突起；花瓣 4 枚，淡紫红色或粉红色，倒卵形，长约 1 cm，具缘毛；雄蕊 8 枚，花药具长喙；子房顶端有刚毛 16 条。蒴果卵状球形，紫红色，4 纵裂，宿萼坛状，长约 6 mm。花期 7~9 月，果期 9~11 月。

【生境分布】生于荒山草坡、路旁、田地边或疏林下。广西各地均有分布，台湾、贵州、广东、福建、江西、四川等省区也有分布。

【壮医药用】

药用部位　根、全草。

性味　淡，微温。

功用　调气道、谷道，通龙路、火路，止咳喘，消肿痛。用于墨病（气喘），陆裂（咳血），屙意咪（痢疾），屙泻（泄泻），产呱腊胴尹（产后腹痛），月经过多，滴虫性阴道炎，口疮（口腔溃疡），啤痞（痞积），林得叮相（跌打损伤），外伤出血，额哈（毒蛇咬伤），呗脓（痈肿）。

附方　（1）墨病（气喘）：金锦香 30 g，前胡、不出林各 15 g，黄芩 5 g，水煎服。

（2）屙意咪（痢疾）：金锦香 30 g，鸦胆子 2 粒，水煎服。

（3）滴虫性阴道炎：金锦香、马齿苋各 30 g，连翘、百部各 15 g，水煎洗患处。

（4）外伤出血：鲜金锦香适量，捣烂敷患处。

（5）月经过多：金锦香根 50 g，水煎服。

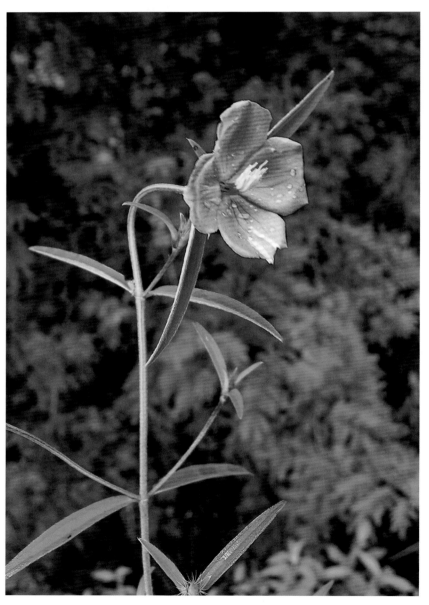

Goluzyieng

【 Cohyw 】 Goluzyieng.

【 Coh'wnq 】 Denhyanghluz、luzyienggim、yangjdenhcungh、ginhyanghluz mbaw saeq、saeqgoujcik.

【 Goekgaen 】 Dwg goluzyieng doenghgo yejmujdanhgoh.

【 Yienghceij Daegdiemj 】 Gorum daengjsoh maj geij bi roxnaeuz yagvanmuz，sang ndaej daengz 60 lizmij. Ganj seiqlimq gak，miz bwnco boemzbemq nemgaenj. Mbaw dog maj doxdoiq；mbaw baenz diuz roxnaeuz baenz diuz byai menh soem，raez 2~5 lizmij，gvangq 3~15 hauzmij，byai soem gaenj，goek bumx roxnaeuz geij luenzhingz，song mbiengj bwnlaemx cocab，meg'okgoek 3~5 diuz；gaenzmbaw dinj roxnaeuz gaenh mij，miz bwn laemxco. Gyaeujva majbyai，miz va 2~10 duj；mij gaenqva；linxva 4 leg，mbawleg linxva samgak byai menh soem，miz bwnco，gyang mbawleg baihrog miz 1 bwn'oen doedhwnj；mbawva 4 mbaw，aeujhoengzdamh roxnaeuz maeq，lumj gyaeq dauqbyonj，raez yaek 1 lizmij，miz bwnhenz；simva boux 8 diuz，ywva miz bakraez；rugva byai miz bwnndangj 16 diuz. Mak lumj gyaeq luenzgiuz，hoengzaeuj，4 legdaengj，linxvasup lumj danz，raez yaek 6 hauzmij. 7~9 nyied haiva，9~11 nyied dawzmak.

【 Diegmaj Faenbouh 】 Hwnj gwnz ndoi rum bya fwz、hamq roen、hamq naz roxnaeuz laj faex mbang. Guengjsae gak dieg cungj miz，guek raeuz Daizvanh、Gveicouh、Guengjdoeng、Fuzgen、Gyanghsih、Swconh daengj sengj gih neix caemh miz.

【 Gij Guhyw Ywcuengh 】

Giz guhyw　Rag、daengx go.

Singqfeih　Damh，loq raeuj.

Goeng'yungh　Diuz roenheiq、roenhaeux、doeng lohlungz、lohhuj，dingz ae，siu foegin. Ndaej yw ngaebheiq，ruglwed，okhaexmug，oksiq，miz lwg le laj dungx in，dawzsaeg daiq lai，dizcungzsing yinhdauyenz，baknengz，baenzgam，laemx doek deng sieng，rog sieng oklwed，ngwz haeb，baeznong.

Danyw　（1）Ngaebheiq：Goluzyieng 30 gwz，cenzhuz、mboujokndoeng gak 15 gwz，vangzginz 5 gwz，cienq raemx gwn.

（2）Okhaexmug：Goluzyieng 30 gwz，yahdanjswj 2 naed，cienq raemx gwn.

（3）Dihcungzsing yinhdauqyenz：Goluzyieng、majcijgenq gak 30 gwz，lienzgyauq、bakbouh gak 15 gwz，cienq raemx swiq mwnq bingh.

（4）Rog sieng oklwed：Go luzyieng ndip aenqliengh，dub yungz oep mwnqsien.

（5）Dawzsaeg daiq lai：Rag goluzyieng 50 gwz，cienq raemx gwn.

283

八画

金腰箭

【药　材　名】金腰箭。

【别　　　名】苞壳菊。

【来　　　源】菊科植物金腰箭 *Synedrella nodiflora* （L.）Gaertn.。

【形态特征】一年生直立草本，高可达 1 m。茎直立，二歧分枝。叶对生；具柄；叶片阔卵形至卵状披针形，连叶柄长 7~12 cm，宽 3.5~6.5 cm，基部下延成翅状宽柄，顶端短渐尖或钝，两面均被糙毛；基出脉 3 条。头状花序顶生或腋生，小花黄色；舌状花连筒部长约 1 cm，舌片椭圆形，顶端 2 浅裂；管状花向上渐扩大，长约 1 cm，檐部 4 浅裂。瘦果黑色，雌花果扁平，倒卵状长圆形，长约 5 mm，宽约 2.5 mm，边缘有污白色宽翅，翅缘各有 6~8 枚长硬尖刺；冠毛 2 枚，挺直，钢刺状，长约 2 mm；两性花瘦果倒锥形或倒卵状圆柱形，长 4~5 mm，宽约 1 mm，黑色，扁，有 3 条棱和 3 个芒尖。花期 6~10 月。

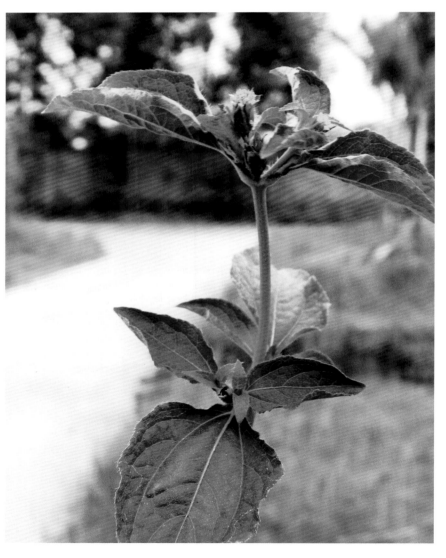

【生境分布】生于村旁和荒地。广西主要分布于南宁、兴安、合浦、容县、昭平、宁明、龙州等地，国内东南部至西南部各省区也有分布。

【壮医药用】

药用部位　全草。

性味　微辣，凉。

功用　清热毒，消肿痛。用于贫疹（感冒），发得（发热），隆白呆（带下），呗脓（痈肿），呗叮（疗）。

附方　（1）呗脓（痈肿），呗叮（疗）：金腰箭、大驳骨、地桃花各 10 g，金钱草 15 g，水煎服。

（2）贫疹（感冒），发得（发热）：金腰箭、葫芦茶、红糖各 30 g，生姜 6 g，水煎，药液冲红糖适量服。

（3）隆白呆（带下）：鲜金腰箭 100 g，鲜透骨消 30 g，共捣烂敷下腹部。

Gogutbau

【 Cohyw 】Gogutbau.

【 Coh'wnq 】Gotbaugu.

【 Goekgaen 】Dwg gogutbau doenghgo gizgoh.

【 Yienghceij Daegdiemj 】Dwg go'nywj daengjsoh maj bi ndeu，ndaej sang daengz 1 mij. Ganj daengj soh，faen baenz song nye. Mbaw maj doxdoiq；miz gaenz；mbaw yiengh gyaeq gvangq daengz lumj aen'gyaeq yiengh longzcim，daiq gaenzmbaw raez 7~12 lizmij，gvangq 3.5~6.5 lizmij，goek iet doxroengz baenz gaenz gvangq yienghfwed，gwnzdingj dinj menhmenh bienq soem roxnaeuz mwt，song mbiengj cungj miz bwnco；lajgoek ok 3 diuz meg. Vahsi lumj aen'gyaeuj maj gwnzdingj roxnaeuz maj goekmbaw，va'iq saekhenj；duj va lumj diuz linx daiq doengz daihgaiq raez 1 lizmij，limqva yienghbomj，gwnzdingj 2 veuqfeuh；duj va lumj guenj coh gwnz menhmenh hai gvangq，raez daihgaiq 1 lizmij，yiemhva 4 veuqfeuh. Makhaep saekndaem，mak vameh benjbingz，yiengh lumj aen'gyaeq dauqdingq yiengh luenzraez，raez daihgaiq 5 hauzmij，gvangq daihgaiq 2.5 hauzmij，bienmbaw miz fwed gvangq saekhau uq，bien fwed gak miz oen'geng raez 6~8 diuz；bwn mauhva 2 diuz，daengjsoh，yiengh oen'geng，raez daihgaiq 2 hauzmij；makhaep va songsingq lumj fagcuenq dauqdingq roxnaeuz yiengh aen'gyaeq dauqdingq yiengh saeuluenz，raez 4~5 hauzmij，gvangq daihgaiq 1 hauzmij，saekndaem，benj，miz 3 diuz limq caeuq 3 diuz hazlimh. 6~10 nyied haiva.

【 Diegmaj Faenbouh 】Maj youq henz mbanj caeuq diegfwz. Guengjsae cujyau faenbouh youq Nanzningz、Hingh'anh、Hozbuj、Yungzyen、Cauhbingz、Ningzmingz、Lungzcouh daengj dieg，guek raeuz baihdoengnamz daengz baihsaenamz gak aen sengj gih hix miz faenbouh.

【 Gij Guhyw Ywcuengh 】

Giz guhyw　Daengx go.

Singqfeih　Loq manh，liengz.

Goeng'yungh　Cing doeghuj，siu foeg dingz in. Yungh daeuj yw baenzsa，fatndat，roengzbegdaiq，baeznong，baezding.

Danyw　（1）Baeznong，baezding：Gogutbau、gociepndokhung、vadauznamh gak 10 gwz，duhnamhfangz 15 gwz，cienq raemx gwn.

（2）Baenzsa，fatndat：Gogutbau、gocazso、dangznding gak 30 gwz，hing 6 gwz，cienq raemx，aeu raemxyw gyaux dingz dangznding gwn.

（3）Roengzbegdai：Gogutbau ndip 100 gwz，go'byaeknok ndip 30 gwz，caez dub yungz oep lajdungx.

285

八画

金樱子

【药 材 名】金樱根、金樱叶、金樱子。

【别　　名】刺糖果、红簕勾蕊。

【来　　源】蔷薇科植物金樱子 *Rosa laevigata* Michx.。

【形态特征】常绿攀缘灌木，长可达 5 m。根粗壮，分枝，外皮黑褐色，断面褐红色。茎具倒钩状皮刺和刺毛。单数羽状复叶互生，小叶 3 片或 5 片，连叶柄长 5~10 cm；小叶片椭圆状卵形或披针状卵形，长 2~6 cm，宽 1.2~3.5 cm，先端急尖或圆钝，边缘具锐锯齿；小叶柄和叶轴具皮刺和腺毛。花单生于侧枝顶端；花梗长 1.8~2.5 cm，与萼筒均密被腺毛或针刺；萼片卵状披针形，先端呈叶状，常具刺毛和腺毛；花瓣 5 片，白色，宽倒卵形，长约 3 cm；雄蕊多数；心皮多数，花柱离生。果梨形或倒卵形，紫褐色，外面密被刺毛，果梗长约 3 cm，萼片宿存。花期 4~6 月，果期 7~11 月。

【生境分布】生于山坡、荒地和路旁灌木丛中。广西各地均有分布，陕西、江苏、安徽、浙江、江西、福建、台湾、河南、湖北、湖南、广东、海南、四川、贵州、云南等省区也有分布。

【壮医药用】

药用部位　根、叶、果。

性味　根：酸、涩，平。叶：苦，凉。果实：酸、甜、涩，平。

功用　根：通龙路、火路，调谷道、水道，补血，止血，固精涩肠。用于腰腿酸痛，漏精（遗精），濑幽（遗尿），屙意咪（痢疾），兵淋勒（崩漏），奊寸（子宫脱垂），隆白呆（带下），笨浮（水肿），仲嘿喯尹（痔疮），渗裆相（烧烫伤）。

叶：清热毒。用于呗脓（痈肿）。

果：补阴虚，固涩，止泻。用于肾虚腰胀，尿多，滑精，漏精（遗精），濑幽（遗尿），兵淋勒（崩漏），奊寸（子宫脱垂），兵白带（带下病），屙泻（泄泻），尊寸（脱肛）。

附方　（1）肾虚腰胀，尿多，漏精（遗精）：金樱子、牛大力、熟地各 20 g，千斤拔 15 g，淫羊藿、五味子、山茱萸、山药、牡丹皮各 10 g，水煎服。

（2）腰腿酸痛：金樱根、牛大力、倒水莲、五指毛桃各 20 g，煲猪脚食。

（3）仲嘿喯尹（痔疮）：金樱根 15 g，刺苋菜根、霜坡虎全草各 30 g，水煎空腹服。

（4）屙意咪（痢疾）：金樱根、大叶桉叶各 30 g，研末，以开水送服，每次 10 g，每日 3 次。

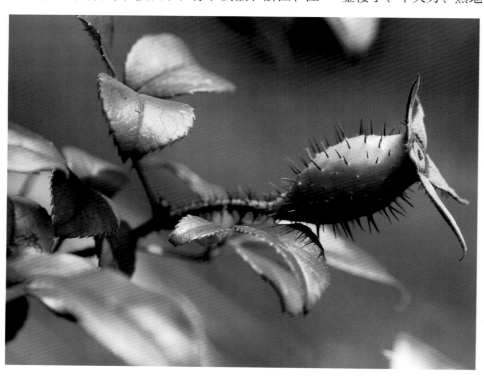

Makvengj

【 Cohyw 】 Ragmakvengj、mbawmakvengj、makvengj.

【 Coh'wnq 】 Makoendangz、gohungzlozgouhyuij.

【 Goekgaen 】 Dwg makvengj doenghgo ciengzveizgoh.

【 Yienghceij Daegdiemj 】 Faexcaz raih ciengz heu，raez ndaej daengz 5 mij. Rag loet，faen nga，naeng saek henjndaem，mienhraek saek hoengzhenj. Ganj miz naeng'oen ngaeu byonj caeuq bwn'oen. Mbaw lumj bwnroeg dansoq maj doxca，mbawlwg 3 roxnaeuz 5 mbaw，lienz gaenzmbaw raez 5~10 lizmij；mbawlwg luenzbomj lumj gyaeq roxnaeuz laj luenzgvangq gwnz gaeb lumj gyaeq，raez 2~6 lizmij，gvangq 1.2~3.5 lizmij，byai doq soemset roxnaeuz luenzbumj，henzbien miz heujgawq soem；gaenz mbawlwg caeuq sugmbaw miz naeng'oen dem bwnsienq. Va duj dog maj youq gwnzdingj henz nye；ganjva raez 1.8~2.5 lizmij，caeuq doengziemj cungj miz haujlai bwnsienq roxnaeuz oencim；limqiemj laj luenzgvangq gwnz gaeb lumj gyaeq，byai lumj mbaw，ciengz miz bwn'oen caeuq bwnsienq；limqva 5 limq，saekhau，gvangq lumj gyaeq dauqdingq，raez daihgaiq 3 lizmij；simva boux dingzlai；naengsim dingzlai，saeuva maj doxliz. Aenmak yiengh lumj makleiz roxnaeuz lumj gyaeq dauqdingq，saek aeujgeq，baihrog miz bwn'oen lai，ganjmak raez daihgaiq 3 lizmij，limqiemj lij youq. 4~6 nyied haiva，7~11 nyied dawzmak.

【 Diegmaj Faenbouh 】 Maj youq gwnz ndoi、diegfwz caeuq ndaw cazfaex henz roen. Guengjsae gak dieg cungj miz，guek raeuz Sanjsih、Gyanghsuh、Anhveih、Cezgyangh、Gyanghsih、Fuzgen、Daizvanh、Hoznanz、Huzbwz、Huznanz、Guengjdoeng、Haijnanz、Swconh、Gveicouh、Yinznanz daengj sengj gih caemh miz.

【 Gij Guhyw Ywcuengh 】

Giz guhyw Rag、mbaw、mak.

Singqfeih Rag：Soemj、saep、bingz. Mbaw：Haemz，liengz. Mak：Soemj、van、saep，bingz.

Goeng'yungh Rag：Doeng lohlungz、lohhuj，diuz roenhaeux、roenraemx，bouj lwed，dingz lwed，maenhcing saepsaej. Aeu daeuj yw hwetga nanq，laeuhcing，laihnyouh，okhaexmug，binghloemqlwed，dakconh，roengzbegdaiq，baenzfouz，baezhangx，coemh log sieng.

Mbaw：Siu doeghuj. Aeu daeuj yw baeznong.

Mak：Bouj yaemhaw，maenhsaep，dingz siq. Aeu daeuj yw makhaw hwetrem，nyouh lai，rodcing，laeuhcing，laihnyouh，binghloemqlwed，dakconh，binghbegdaiq，oksiq，gyoenjconh.

Danyw （1）Makhaw hwetrem，nyouhlai，laeuhcing：Makvengj、gorengxmox、suzdi gak 20 gwz，goragdingh 15 gwz，mbawgokyiengz、vujveiswj、gocazlad、maenzcienz、naengmauxdan gak 10 gwz，cienq raemx gwn.

（2）Hwet ga nanq：Rag makvengj、gorengxmox、daujsuijlenz、maknguh gak 20 gwz，caeuq gamou aeuq gwn.

（3）Baezhangx：Rag makvengj 15 gwz，rag byaekroemoen、daengx go sienghbohhuj gak 30 gwz，cienq raemx dungxhoengq gwn.

（4）Okhaexmug：Rag makvengj、faexan mbawhung gak aeu 30 gwz，nuz mienz，aeu raemxgoenj soengq gwn，moix mbat gwn 10 gwz，moix ngoenz gwn 3 mbat.

287

八画

金毛狗脊

【药 材 名】金毛狗脊。

【别　　名】黄狗头、金狗脊、金狗毛。

【来　　源】蚌壳蕨科植物金毛狗 *Cibotium barometz*（L.）J. Sm.。

【形态特征】多年生树状蕨，高可达 3 m。根状茎卧生，粗大，木质。叶柄粗壮，其基部和根状茎均被金黄色长茸毛，有光泽，似黄狗毛；叶片长可达 2 m，广卵状三角形，三回羽状分裂，各羽片互生，下部羽片卵状披针形，上部羽片逐渐短小，至顶部呈窄卵尾状；小羽片条状披针形，渐尖，羽状深裂至全裂。孢子囊群生于边缘侧脉顶端，每裂片上有 1~5 对；囊群盖坚硬，棕褐色，两瓣状，形如蚌壳。

【生境分布】生于山脚沟边或林下荫处酸性土上。广西主要分布于南宁、三江、桂林、全州、兴安、龙胜、资源、靖西、金秀、平南、桂平、玉林、宁明、大新、百色等地，云南、贵州、四川、广东、福建、台湾、海南、浙江、江西、湖南等省区也有分布。

【壮医药用】

药用部位　根茎、茸毛。

性味　苦、甜，温。

功用　根茎：补肾，祛风毒，舒筋络。用于肾虚腰痛，腰膝酸软，腰肌劳损，麻邦（偏瘫），发旺（痹病），类风湿性脊椎炎，咪裆笨浮（妊娠水肿）。

茸毛：止血。用于外伤出血，渗裆相（烧烫伤）。

附方　（1）类风湿性脊椎炎：金毛狗脊根茎、战骨、续断、清风藤各 15 g，骨碎补 30 g，牛膝 20 g，水煎服并洗患处。

（2）咪裆笨浮（妊娠水肿）：金毛狗脊根茎 10 g，当归 6 g，黄芪 30 g，水煎服。

（3）外伤出血：金毛狗脊茸毛适量，敷伤处。

（4）腰膝酸软：金毛狗脊根茎（砂炒去毛）、胡生姜（去毛酒制）、杜仲（盐制）各 10 g，水煎服。

（5）渗裆相（烧烫伤）：金毛狗脊茸毛适量，烧煅存性，研末撒于患处。

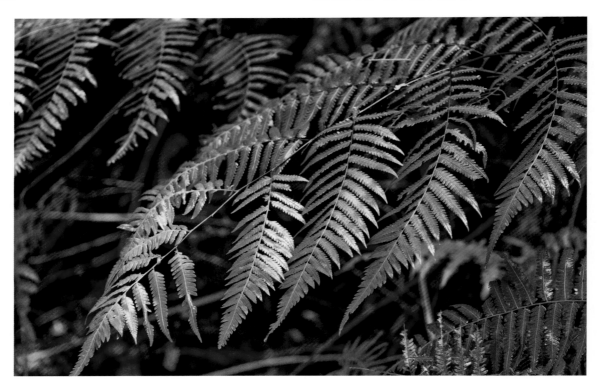

Guthwetma

【Cohyw】Guthwetma.

【Coh'wnq】Gyaeujmahenj、gutbwnhenj、seujma'ngengq.

【Goekgaen】Dwg goguthwetma doenghgo banggozgezgoh.

【Yienghceij Daegdiemj】Dwg gogut yienghfaexcaz maj lai bi，ndaej sang daengz 3 mij. Ganj lumj rag boemz maj，cohung，geng lumj faex. Gaenzmbaw cohung，lajgoek de caeuq gij ganj lumj rag de cungj miz bwnyungz raez saek henjgim，wenj，lumj bwn mahenj；mbaw raez ndaej daengz 2 mij，yienghluenz gvangq yiengh samgak，sam mbaw mbawfwed veuq hai，gij mbawfwed maj doxciep，gij mbawfwed baihlaj maj lumj aen'gyaeq yiengh longzcim，gij mbawfwed baihgwnz ciemhciemh bienq dinjsaeq，daengz gwnzdingj baenz yienghrieng gaebluenz；gij mbawfwed baenz diuz yiengh longzcim，menhmenh bienq soem，mbawfwed veuqlaeg daengz veuq caez. Gij daehlwgsaq maj youq gwnzdingj bien mbaw megvang，gwnz moix mbawveuq miz 1~5 doiq；gij iemj lwgsaq haemq geng，saek henjgeq，lumj song mbaw，yiengh lumj gyapbangx.

【Diegmaj Faenbouh】Maj youq henz mieng dinbya roxnaeuz gwnz namh sonhsing giz raemh laj ndoeng. Guengjsae cujyau faenbouh youq Nanzningz、Sanhgyangh、Gveilinz、Cenzcouh、Hingh'anh、Lungzswng、Swhyenz、Cingsih、Ginhsiu、Bingznanz、Gveibingz、Yilinz、Ningzmingz、Dasinh、Bwzswz daengj dieg，guek raeuz Yinznanz、Gveicouh、Swconh、Guengjdoeng、Fuzgen、Daizvanh、Haijnanz、Cezgyangh、Gyanghsih、Huznanz daengj sengj hix miz faenbouh.

【Gij Guhyw Ywcuengh】

Giz guhyw　Ganjrag、bwnyungz.

Singqfeih　Haemz、van、raeuj.

Goeng'yungh　Ganjrag：Bouj mak，cawz doegfung，soeng nyinz meg. Yungh daeuj yw mak haw hwetin，hwet ga naet hwetin，mazmbangj，fatvangh，fungcaep baenz ndoksaen in，mizndang baenzfouz.

Bwnyungz：Dingz lwed. Yungh daeuj yw rog sieng oklwed，coemh log sieng.

Danyw　（1）Fungcaep baenz ndoksaen in：Gij ganjrag guthwetma、maengmbaek、gociepndok、gogaeurumz gak 15 gwz，gofwngzmaxlaeuz 30 gwz，baihdoh 20 gwz，cienq raemx gwn caemhcaiq swiq giz bingh.

（2）Mizndang baenzfouz：Gij ganjrag guthwetma 10 gwz，godanghgveih 6 gwz，vangzgiz 30 gwz，cienq raemx gwn.

（3）Rog sieng oklwed：Gij bwnyungz guthwetma dingz ndeu，oep giz sieng.

（4）Hwet ga naet：Gij ganjrag guthwetma（aeu sa cauj cawz bwn deuz）、gohuzgyangh（cawz bwn deuz dwk laeuj cauj gvaq）、faexiethoux（aeu gyu cauj gvaq）Gak 10 gwz，cienq raemx gwn.

（5）Coemh log sieng：Gij bwnyungz guthwetma dingz ndeu，cauj remj，nienj baenz mba oep giz bingh.

289

八画

金疮小草

【药 材 名】筋骨草。

【别　　名】苦地胆、散血草、白毛夏枯草。

【来　　源】唇形科植物金疮小草 *Ajuga decumbens* Thunb.。

【形态特征】多年生草本，高可达 40 cm，全体被白色柔毛。茎平卧或上部直立，四棱形，紫红色或绿紫色。单叶对生，具短柄，基部抱茎；叶片匙形或倒卵状披针形，长 2.0~7.5 cm，宽 1~4 cm，先端钝或急尖，基部渐狭，下面及叶缘常带有紫色，边缘具粗齿。轮伞花序排列成穗状花序，顶生或腋生，密被透明有节长毛，花较多，密集；花萼漏斗状钟形，具 10 脉，萼齿 5 枚；花冠紫色，具蓝色条纹，筒近基部具一毛环，二唇形，上唇短，2 裂，下唇增大，3 裂；雄蕊 4 枚，二强；子房上位。小坚果卵圆形，黑色，具网状皱纹，果脐大。花期 4~8 月，果期 7~9 月。

【生境分布】生于荒坡、溪边、河旁等湿地。广西主要分布于凌云、南丹、都安、罗城、忻城、融安、三江、灵川、富川、桂平、龙州、隆安、马山等地，河北、山西、陕西、甘肃、山东、浙江、河南、四川等省也有分布。

【壮医药用】

药用部位　全草。

性味　苦，寒。

功用　通龙路、火路，清热毒，止血。用于钵脓（肺痈），埃病（咳嗽）、痰中带血，屙泻（泄泻），兵西弓（阑尾炎），火眼（急性结膜炎），呗嘻（乳痈），血压嗓（高血压），小儿头疮流黄水，关节疼痛，货烟妈（咽痛），渗裆相（烧烫伤），呗脓（痈肿），额哈（毒蛇咬伤）。

附方　（1）小儿头疮流黄水：鲜筋骨草适量，捣烂，调白矾少许拌匀，外敷患处。

（2）埃病（咳嗽）、痰中带血：筋骨草、小飞扬草各 6 g，芦根 15 g，旱莲草 9 g，生石膏 30 g，水煎饭后服。

（3）关节疼痛：鲜筋骨草 10 g，鲜松树二层皮 50 g，鲜九节风、鲜麻骨风叶各 30 g，捣烂酒炒，热敷患处。

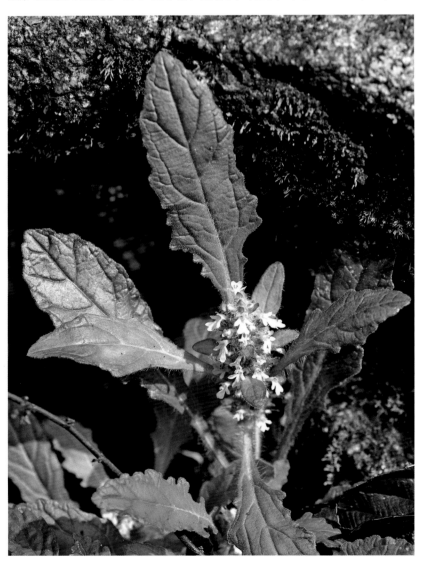

Gosanqlwed

【Cohyw】Gosanqlwed.

【Coh'wnq】Gujdidanj、rumsanqlwed、yaguhcauj bwnhau.

【Goekgaen】Dwg gosanqlwed doenghgo cunzhingzgoh.

【Yienghceij Daegdiemj】Gorum maj lai bi，sang ndaej daengz 40 lizmij，daengx go hwnj bwn'unq saekhau. Ganj ninz bingz roxnaeuz baihgwnz daengjsoh，yiengh seiq limq，saek hoengzaeuj roxnaeuz saek heuaeuj. daengz luenzmban gaeb mbaw dog maj doxdoiq，miz gaenz dinj，goek goj ganj；mbaw lumj biuzgeng roxnaeuz lumj gyaeq dauqdingq luenzmban，raez 2.0~7.5 lizmij，gvangq 1~4 lizmij，byai bumj roxnaeuz gaenj soem，goek ciemh gaeb，baihlaj caeuq henz mbaw ciengzseiz daiq saekaeuj，henzbien miz heuj co. Foengqva gvaengxliengj baiz baenz riengz，maj gwnzdingj roxnaeuz maj eiq，miz bwnraez baenz hoh ronghcingx deih，va haemq lai，maedcomz；iemjva yiengh cung lumj aenlaeuh，miz 10 diuz meg，heujiemj 5 gaiq；mauhva saekaeuj，miz diuzraiz saeklamz，doengzva gaenh goek miz gvaengx bwn ndeu，yiengh lumj song fwijbak，fwijbak baihgwnz dinj，2 seg，fwijbak baihlaj gya hung，3 seg；simva boux 4 diuz，song giengz；ranzceh youq baihgwnz. Makndangj iq yiengh gyaeqluenz，saekndaem，miz nyaeuq lumj re，saejndw mak hung. 4~8 nyied haiva，7~9 nyied dawzmak.

【Diegmaj Faenbouh】Maj youq ndoifwz、henzrij、henzdah daeng diegcumx. Guengjsae dingzlai maj youq Lingzyinz、Nanzdanh、Duh'anh、Lozcwngz、Yinhcwngz、Yungzanh、Sanhgyangh、Lingzconh、Fuconh、Gveibingz、Lungzcouh、Lungzanh、Majsanh daengj dieg，guek raeuz Hozbwz、Sanhsih、Sanjsih、Ganhsuz、Sanhdungh、Cezgyangh、Hoznanz、Swconh daengj sengj caemh maj miz.

【Gij Guhyw Ywcuengh】

Giz guhyw　Daengx go.

Singqfeih　Haemz，hanz.

Goeng'yungh　Doeng lohlungz、lohhuj，cing hujdoeg，dingz lwed. Yungh youq baeznong、baenzae、ndawmyaiz daiq lwed，oksiq，binghsaejgungz，dahuj，baezcij，hezyazsang，lwgnyez gyaeuj baenzbaez riuz raemx henj，gvanhcez indot，conghhoz in，coemh log sieng，ngwz haeb.

Danyw　（1）Lwgnyez gyaeuj baenzbaez riuz raemx henj：Gosanqlwed ndip habliengh，dub yungz，diuz di begfanz ndeu ndau yinz，oep giz in.

（2）Baenzae、ndawmyaiz daiq lwed：Gosanqlwed、rumfeihyangz iq gak 6 gwz，luzgaenh 15 gwz，gomijrek 9 gwz，siggau seng 30 gwz，cienq raemx gwn haeux le gwn yw.

（3）Gvanhcez indot：Gosanqlwed ndip 10 gwz，daihngeih caengz naengcoengz ndip、giujcezfungh ndip 30 gwz，mbaw mazguzfungh ndip gak 30 gwz，dub yungz caeuq laeuj cauj，ndat oep giz in.

291

八画

金边龙舌兰

【药 材 名】金边龙舌兰。

【别　　名】金边兰。

【来　　源】龙舌兰科植物金边龙舌兰 *Agave americana* L. var. *variegate* Nichols。

【形态特征】多年生常绿草本。茎短。叶多数簇生，长椭圆形，长 18~100 cm，宽 5~20 cm，绿色，先端有利刺，边缘有黄白色条带镶边和锯齿，质厚多肉。花葶高大，顶生无数花朵；花被黄绿色，漏斗状，花被裂片 6 枚；雄蕊 6 枚；雌蕊 1 枚，子房 3 室，胚珠多数，柱头头状且 3 裂。蒴果矩圆形，室间开裂；种子多数，扁平，黑色。花期夏季。

【生境分布】栽培。广西南部地区有栽培，国内西南部各省区及广东省也有栽培。

【壮医药用】

药用部位　叶。

性味　辣，平。

功用　通气道，止咳平喘。用于肺燥埃病（咳嗽），墨病（气喘），呗脓（痈肿）。

附方　（1）肺燥埃病（咳嗽）：金边龙舌兰、石斛、麦冬各 15 g，不出林 30 g，水煎服。

（2）墨病（气喘）：金边龙舌兰、前胡、紫苏子、莱菔子、车前草各 15 g，水煎服。

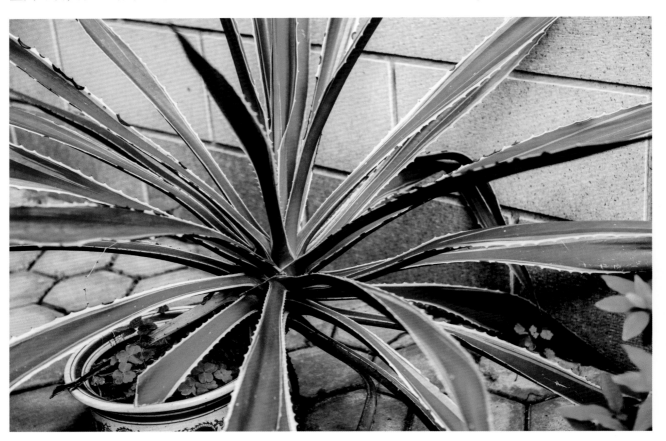

Linxlungzgim

〖Cohyw〗Linxlungzgim.

〖Coh'wnq〗Goginhbenhlanz.

〖Goekgaen〗Dwg go linxlungzgim doenghgo lungzsezlanzgoh.

〖Yienghceij Daegdiemj〗Dwg go'nywj ciengz heu maj lai bi. Ganj dinj. Gij mbaw dingzlai maj baenz caz, raez yienghbomj, raez 18~100 lizmij, gvangq 5~20 lizmij, saekheu, byaimbaw miz oenraeh, bienmbaw miz diuz gopbien caeuq heujgawq saek henjhau, na youh noh lai. Gaenzva hungsang, dingzlai va maj gwnzdingj; mbawva saek henjloeg, yiengh lumj aenlaeuh, va miz mbawveuq 6 mbaw; simva boux 6 diuz; sim vameh diuz ndeu, fuengzlwg 3 aen, cawzngaz soqgiek lai, gyaeujsaeu yiengh aen'gyaeuj caemhcaiq 3 veuq. Makdek yiengh luenz seiqcingq, mak dekhai; ceh lai, benjbingz, saekndaem. Cawzhah haiva.

〖Diegmaj Faenbouh〗Ndaem aeu. Baihnamz Guengjsae miz ndaem, guek raeuz baih saenamz gak sengj gih caeuq Guengjdoeng Sengj hix miz ndaem aeu.

〖Gij Guhyw Ywcuengh〗

Giz guhyw　Mbaw.

Singqfeih　Manh, bingz.

Goeng'yungh　Doeng roenheiq, dingz baenzae dingz baeg. Yungh daeuj yw bwt sauj baenzae, ngaebheiq, baeznong.

Danyw　（1）Bwt sauj baenzae：Linxlungzgim、davangzcauj、gyazcij gak 15 gwz, cazdeih 30 gwz, cienq raemx gwn.

（2）Ngaebheiq：Linxlungzgim、cienhhu'o、cehsijsu、cehlauxbaeg、gomaxdaez gak 15 gwz, cienq raemx gwn.

金边虎尾兰

【药 材 名】金边虎尾兰。

【别　　名】老虎尾、弓弦麻。

【来　　源】龙舌兰科植物金边虎尾兰 *Sanse-vieria trifasciata* Prain var. *laurentii*（De Wildem.）N. E. Brown。

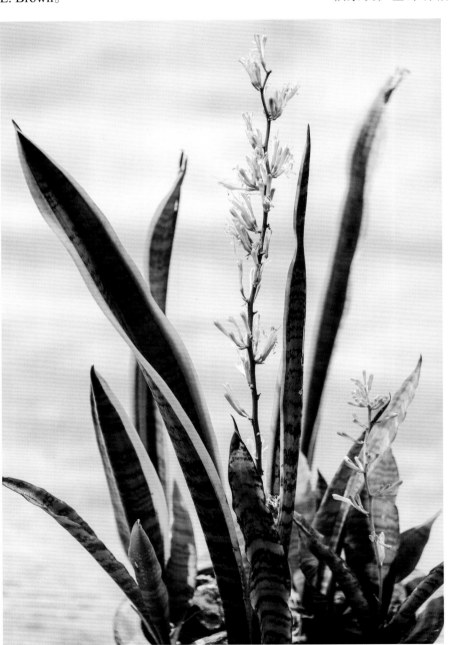

【形态特征】多年生近肉质草本。根状茎横走。叶基生，丛生；叶片直立，硬革质扁平，长条状披针形，长 30~120 cm，宽 3~8 cm，两面均具白色和深绿色相间的横带状斑纹，边缘有金黄色纵条纹，基部有槽。花葶高 30~80 cm，花淡绿色或白色，每 3~8 朵簇生，排成总状花序；花梗长 5~8 mm；花被长 1.6~2.8 cm。浆果直径 7~8 mm。花期 11~12 月。

【生境分布】栽培。广西各地均有栽培，其他省区也有栽培。

【壮医药用】

药用部位　叶。

性味　酸，凉。

功用　通气道，清热毒，祛腐生肌。用于贫疹（感冒），埃病（咳嗽），林得叮相（跌打损伤），呗脓（痈肿），额哈（毒蛇咬伤），渗裆相（烧烫伤）。

附方　（1）呗脓（痈肿）：金边虎尾兰、白花蛇舌草各 30 g，姜黄、红糖各 15 g，水煎代茶饮。

（2）埃病（咳嗽）：金边虎尾兰 30 g，龙脷叶 15 g，水煎服。

（3）渗裆相（烧烫伤）：金边虎尾兰、虎杖各 30 g，粽粑叶 15 g，水煎洗患处。

Rienggukgim

【 Cohyw 】 Rienggukgim.

【 Coh'wnq 】 Goriengguk、gogunghyenzmaz.

【 Goekgaen 】 Dwg gorienggukgim doenghgo lungzsezlanzgoh.

【 Yienghceij Daegdiemj 】 Dwg gonywj ca mbouj lai nohna maj lai bi. Gij ganj lumj rag raih vang. Mbaw maj lajgoek，maj baenz caz；mbaw daengjsoh，geng raeuz benjbingz，raez baenz diuz yiengh longzcim，raez 30~120 lizmij，gvangq 3~8 lizmij，song mbiengj cungj miz gij banq saivang saekhau roxnaeuz saek heundaem doxgek，bienmbaw miz raiz soh saek henjgim，lajgoek miz cauz. Gaenzva sang 30~80 lizmij，va saek heuoiq roxnaeuz saekhau，3~8 duj maj baenz caz，baiz baenz vahsi baenz foengq；gaenqva raez 5~8 hauzmij；mbawva raez 1.6~2.8 lizmij. Makieng lumj aen'giuz cizging 7~8 hauzmij. haiva 11~12 nyied.

【 Diegmaj Faenbouh 】 Ndaem aeu. Guengjsae gak dieg cungj miz ndaem，guek raeuz gij sengj gih wnq hix miz ndaem aeu.

【 Gij Guhyw Ywcuengh 】

Giz guhyw   Mbaw.

Singqfeih   Soemj，liengz.

Goeng'yungh   Doeng roenheiq，cing doeghuj，cawz naeuh maj noh. Yungh daeuj yw baenzsa，baenzae，laemx doek deng sieng，baeznong，ngwz haeb，coemh log sieng.

Danyw   （1）Baeznong：Rienggukgim、nyarinngoux gak 30 gwz，hinghenj、dangznding gak 15 gwz，cienq raemx dang caz gwn.

（2）Baenzae：Rienggukgim 30 gwz，mbawlinxlungz 15 gwz，cienq raemx gwn.

（3）Coemh log sieng：Rienggukgim、godiengangh gak 30 gwz，rongfaengx 15 gwz，cienq raemx swiq giz bingh.

金丝条马尾杉

【药 材 名】马尾千金草。

【别　　　名】粗糙马尾杉、千金草、马尾伸筋草、马尾青春草、飞龙。

【来　　　源】石杉科植物金丝条马尾杉 Phlegmariurus fargesii（Herter）Ching。

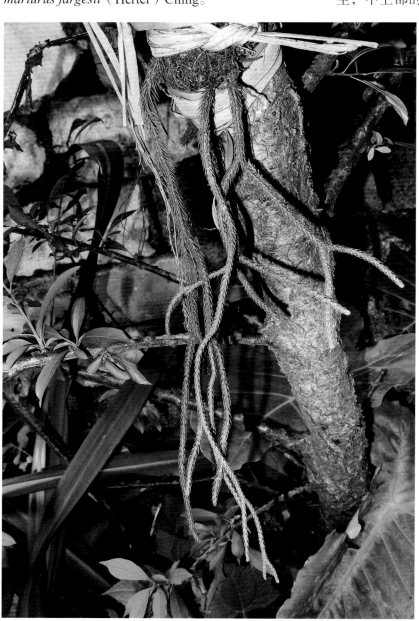

【形态特征】附生蕨类。茎簇生，成熟枝下垂，一至多回二叉分枝，长可达 52 cm，枝细瘦，枝连叶绳索状，第三回分枝连叶直径约 2 mm，侧枝等长。叶螺旋状排列，但扭曲呈二列状。营养叶密生，中上部的叶披针形，内弯，长不足 5 mm，宽约 3 mm，无柄，顶端渐尖。孢子囊穗线形，直径 1.5~2.3 mm。孢子叶卵形或披针形，先端具长尖头或短尖头。孢子囊生于孢子叶腋且大于孢子叶，肾形，2 瓣开裂，黄色。

【生境分布】生于悬崖绝壁或长有苔藓植物的古老树桠间。广西主要分布于桂林、兴安、龙胜、资源、金秀等地，台湾、四川、贵州等省区也有分布。

【壮医药用】

药用部位　全草。

性味　平，淡；有毒。

功用　调龙路、火路，祛风毒，除湿毒，消肿痛。用于林得叮相（跌打损伤），肌肉痉挛，发旺（痹病）。

注　本品有毒，不宜多服、久服；体虚者及孕妇禁用。

附方　（1）肌肉痉挛，发旺（痹病）：马尾千金草 5 g，千斤拔 10 g，牛大力 10 g，煲猪脚食用。

（2）林得叮相（跌打损伤）：马尾千金草、三钱三、泽兰、当归、血竭、苏木、红花各 10 g，枳壳 15 g，加白酒 1000 mL 浸泡 15 天，取药酒适量外擦患处。

Nyacienjgamj

【Cohyw】 Nyacienjgamj.

【Coh'wnq】 Majveijcanh co、cenhginhcauj、go ietnyinz riengmax、majveij cinghcunh cauj、oenceu.

【Goekgaen】 Dwg nyacienjgamj doenghgo sizsahgoh.

【Yienghceij Daegdiemj】 Gogut Nemmaj. Ganj maj baenznyup, nye cingzsug de duengh doxroengz, mbaw ndeu roxnaeuz lai mbaw song ca faen nye, raez goj daengz 52 lizmij, nye saeqbyom, nye lienz mbaw lumj ceux, mbaw daihsam faen nye lienz mbaw cizging daihgaiq 2 hauzmij, nye henz raez doxdoengz. Mbaw baizlied lumj yiengh geujsae, hoeng niujgoz baenz song coij. Mbaw yingzyangj maj yaedyub, gij mbaw daj giz cungqgyang dox hwnj de byai ciemh soem, ngaeu doxhaeuj, raez mbouj daengz 5 hauzmij, gvangq daihgaiq 3 hauzmij, mij gaenq, byai ciemh soem. Riengz daeh lwgsaq lumj sienq, cizging 1.5~2.3 hauzmij. Mbaw lwgsaq lumj gyaeq roxnaeuz byai ciemh soem, gyaeujbyai miz soem raez roxnaeuz soem dinj. Daehlwgsaq maj youq eiq mbaw lwgsaq, cix hung gvaq mbaw lwgsaq, lumj mak, 2 lip reg, saekhenj.

【Diegmaj Faenbouh】 Maj youq bangxdat roxnaeuz gofaexgeq gizcengjnga. Gvangjsih cujyau hwnj youq Gveilinz、Hingh'anh、Lungzswng、Swhyenz、Ginhsiu daengj dieg, guek raeuz Daizvanh、Swconh、Gveicouh daengj dieg caemh miz.

【Gij Guhyw Ywcuengh】

Giz guhyw　 Daengx go.

Singqfeih　 Bingz, damh；miz doeg.

Goeng'yungh　 Diuz lohlungz、lohhuj, cawz doegfung, cawz doegcumx, siu foegin. Yungh youq laemx doek deng sieng, ndangnoh cougaen, fatvangh.

Cawq　 Go neix miz doeg, mbouj hab gwn lai、gwn nanz；boux ndangnyieg caeuq mehdaiqndang mbouj gimq gwn.

Danyw　（1）Ndangnoh cougaen, fatvangh：Nyacienjgamj 5 gwz, godaemxcae 10 gwz, ngaeuxbya 10 gwz, goen ga mou gwn.

（2）Laemx doek deng sieng：Nyacienjgamj、samcienzsam、caeglamz、danghgveih、hezgez、soqmoeg、govahoengz gak 10 gwz, makdoengjhaemz 15 gwz, gya 1000 hauzswngh laeujhau daeuj cimq 15 ngoenz, aeu laeujyw aenqliengh daeuj cat mwnqsien.

乳茄

【药材名】五指茄。

【别　　名】五指丁茄、五子登科。

【来　　源】茄科植物乳茄 *Solanum mammosum* L.。

【形态特征】多年生直立亚灌木，高可达 1.5 m。

全株密被黄褐色柔毛，茎、叶柄、叶脉均有锐刺。叶互生，卵形，长 5~10 cm，常 5 裂或有时 3~7 裂；叶柄长 2.5~8.0 cm，上面具槽。蝎尾状花序腋外生，通常 3 朵或 4 朵花，总花梗极短，花梗长 5~10 mm。萼近浅杯状，5 深裂；花冠紫槿色，筒部隐于萼内，长约 1.5 mm，冠檐直径 25~32 mm，5 深裂，裂片长圆状线形，长 20~22 mm，外面被长柔毛，边缘膜质具缘毛；雄蕊 5 枚；子房卵状渐尖，柱头浅 2 裂。浆果倒梨状，长 4.5~5.5 cm，成熟时黄色，基部具 5 个乳头状凸起；种子黑褐色，近圆形，压扁状。花果期夏秋间。

【生境分布】栽培。广西各地均有栽培，广东、云南等省也有栽培。

【壮医药用】

药用部位　全草、果。

性味　苦，寒；有毒。

功用　清热毒，消肿痛。用于胴尹（胃痛），胸闷，淋巴结炎，呗奴（瘰疬），呗脓（痈肿）。

注　本品有毒，内服慎用；孕妇忌服。

附方　（1）淋巴结炎：鲜五指茄果 1 个，鲜牛耳枫、鲜石楠藤各 30 g，鲜石油菜 60 g，共捣烂，敷患处。

（2）胸闷：鲜五指茄果 1 个，取果皮置于 1 个猪心内，水炖，食肉喝汤。

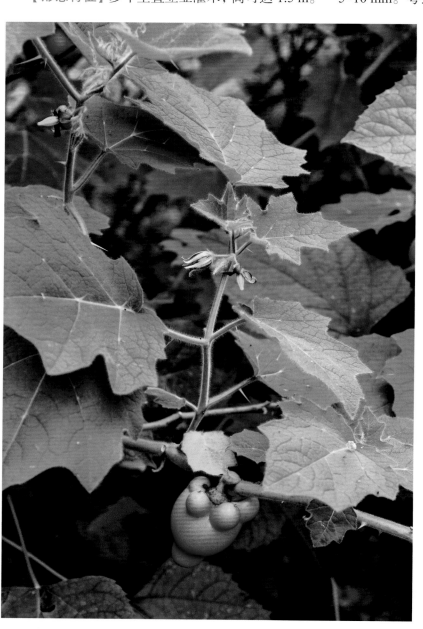

Gwzhajgok

【Cohyw】Gwzhajgok.

【Coh'wnq】Gwzhajgok、gwzlwgfwngz.

【Goekgaen】Dwg gogwzhajgok doenghgo gezgoh.

【Yienghceij Daegdiemj】Ca mbouj lai dwg faexcaz daengjsoh maj lai bi, ndaej sang daengz 1.5 mij. Daengx go miz bwn'unq saek henjgeq deih, ganj、gaenzmbaw、megmbaw cungj miz oensoem. Mbaw maj doxciep, lumj aen'gyaeq, raez 5~10 lizmij, ciengz 5 veuq roxnaeuz mizseiz 3~7 veuq；gaenzmbaw raez 2.5~8.0 lizmij, baihgwnz miz cauz. Vahsi yienghrieng sipgimz maj rog eiqmbaw, ciengz miz 3 duj roxnaeuz 4 duj va, gaenz vahung haemq dinj, gaenqva raez 5~10 hauzmij. Iemj ca mbouj lai lumj aen cenjfeuh, 5 veuqlaeg；mauhva saek aeujhoengz, doengzva yo youq ndaw iemj, raez daihgaiq 1.5 hauzmij, yiemh mauhva cizging 25~32 hauzmij, 5 veuqlaeg, limqveuq yiengh luenzraez yienghsienq, raez 20~22 hauzmij, baihrog miz bwn'unq raez, bien mbaw bingz raeuz youh mbang miz bwnbien；simva boux 5 diuz；fuengzlwg lumj aen'gyaeq menhmenh bienqsoem, gyaeujsaeu 2 veuq feuh. Makieng lumj aen'giuz yiengh makleiz dauqdingq, raez 4.5~5.5 lizmij, cug le saekhenj, laj goek miz 5 aen doed lumj gyaeujcij；ceh henjgeq ndaem, ca mbouj lai yienghluenz, baenz yiengh daenz benj. Ndaw cawzhah daengz cawzcou haiva dawzmak.

【Diegmaj Faenbouh】Ndaem aeu. Guengjsae gak dieg cungj miz ndaem, guek raeuz Guengjdoeng、Yinznanz daengj sengj hix miz ndaem aeu.

【Gij Guhyw Ywcuengh】

Giz guhyw　Daengx go、mak.

Singqfeih　Haemz, hanz；miz doeg.

Goeng'yungh　Cing doeghuj, siu foegin. Yungh daeuj yw dungx in, aekcaet, lig'in, baeznou, baeznong.

Cawq　Cungj yw neix miz doeg, gwn aeu siujsim；mehdaiqndang gaej gwn.

Danyw　（1）Lig'in：Gwzhajgok ndip aen ndeu, maexcihmbe ndip、gaeubengqlaeu ndip gak 30 gwz, byaek iemjsaerin ndip 60 gwz, caez dub yungz, oep giz bingh.

（2）Aekcaet：Gwzhajgok ndip aen ndeu, aeu naengmak cuengq youq ndaw aen simdaeuz mou, dumq aeu, gwn noh gwn dang.

299

八画

肿柄菊

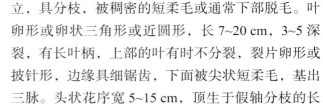

【药材名】肿柄菊叶。

【别　　名】假向日葵。

【来　　源】菊科植物肿柄菊 *Tithonia diversifolia* A. Gray。

【形态特征】一年生草本，高可达 5 m。茎直立，具分枝，被稠密的短柔毛或通常下部脱毛。叶卵形或卵状三角形或近圆形，长 7~20 cm，3~5 深裂，有长叶柄，上部的叶有时不分裂，裂片卵形或披针形，边缘具细锯齿，下面被尖状短柔毛，基出三脉。头状花序宽 5~15 cm，顶生于假轴分枝的长花序梗上。总苞片 4 层，外层椭圆形或椭圆状披针形，基部革质；内层苞片长披针形，上部叶质或膜质，顶端钝。舌状花 1 层，黄色，舌片长卵形，顶端具不明显的 3 齿；管状花黄色。瘦果长椭圆形，长约 4 mm，扁平，被短柔毛。花果期 9~12 月。

【生境分布】生于路旁、村边，常栽培作绿篱。广西主要分布于宾阳、隆安、大新、龙州、百色、靖西、德保、那坡、田东、百色、巴马、凤山等地，广东、云南等省也有分布。

【壮医药用】

药用部位　叶。

性味　苦，凉。

功用　清热毒，祛湿毒。用于屙泻（泄泻），呗脓（痈肿）。

附方　（1）屙泻（泄泻）：肿柄菊叶、番石榴皮各 10 g，地桃花、白头翁各 12 g，水煎服。

（2）呗脓（痈肿）：鲜肿柄菊叶适量，捣烂外敷患处；鲜肿柄菊、鲜了哥王各适量，捣烂外敷患处。

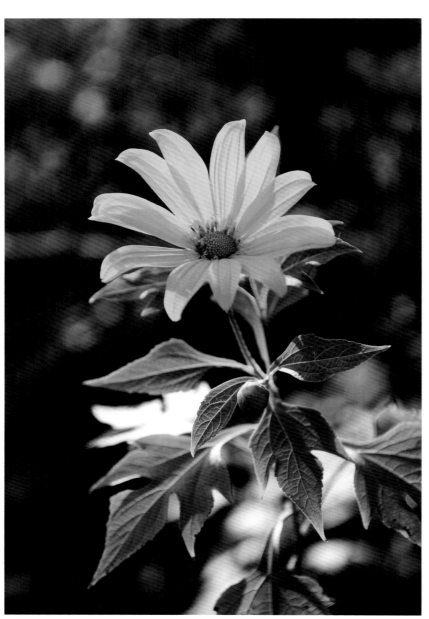

Gutgaenqfoeg

【 Cohyw 】 Gutgaenqfoeg.

【 Coh'wnq 】 Gyaj yang'yizgveiz.

【 Goekgaen 】 Dwg gutgaenqfoeg doenghgo gizgoh.

【 Yienghceij Daegdiemj 】 Gorum maj bi ndeu，sang ndaej daengz 5 mij. Ganj daengjsoh，miz dok nye，miz bwn unq dinj lailai roxnaeuz dingzlai baihlaj bwn loenq. Mbaw lumj gyaeq roxnaeuz lumj gyaeq samgak roxnaeuz gaenh luenz，raez 7~20 lizmij，3~5 leglaeg，miz gaenzmbaw raez，baihgwnz mbaw mizmbangj mbouj faen seg，mbawseg lumj gyaeq roxnaeuz byai menh soem，henzbien miz heujgawq saeq，baihlaj miz bwn unq dinj soem，goek ok sam meg. Gyaeujva，gvangq 5~15 lizmij，majbyai youq gwnz gaenq gyaeujva raez gyajsug dok nye. Byaklaux 4 laemh，laemhrog luenzbenj roxnaeuz luenzbenj byai menh soem，goek lumj naeng；laemhndaw mbawbyak raez byai menh soem，baihgwnz gyajmbaw roxnaeuz gyaji，byai bumx. Va lumj linx 1 laemh，henj，mbawiemj raez gyaeq，byai miz 3 heuj mbouj yienh；va lumj guenj henj. Makceh raezluenz，raez daihgaiq 4 hauzmij，benjbingz，miz bwn'unq dinj. 9~12 nyied haiva dawzmak.

【 Diegmaj Faenbouh 】 Hwnj bangx roen、henz mbanj，dingzlai ndaem guh fazlag heu. Guengjsae dingzlai hwnj laeng Binhyangz、Lungzanh、Dasinh、Lungzcouh、Bwzswz、Cingsih、Dwzbauj、Nazboh、Denzdungh、Bwzswz、Bahmaj、Fungsanh daengj dieg neix，guek raeuz Guengjdoeng、Yinznanz daengj sengj neix caemh miz.

【 Gij Guhyw Ywcuengh 】

Giz guhyw   Mbaw.

Singqfeih   Haemz，liengz.

Goeng'yungh   Siu ndatdoeg，cawz caepdoeg. Ndaej yw oksiq，baeznong.

Danyw   （1）Oksiq：Mbaw gutgaenqfoeg、naeng fanhsizliuz gak 10 gwz，didauzvah、bwzdouzvungh gak 12 gwz，cienq raemx gwn.

（2）Baeznong：Mbaw gutgaenqfoeg ndip habliengh，dub yungz oep mwnq baez；roxnaeuz gutgaenqfoeg ndip habliengh、liujgohvangz ndip gak habliengh，dub yungz oep mwnq baez.

鱼尾葵

【药材名】鱼尾葵。

【别　名】棕木、长穗鱼尾葵。

【来　源】棕榈科植物鱼尾葵 Caryota och-landra Hance。

【形态特征】常绿乔木，高可达 20 m。叶鞘、叶柄和叶轴均无毛或疏被易脱落的鳞片状毛。茎干通直，被灰白色毡状毛，具环状叶痕。叶二回羽状复叶，羽片每边具裂片 18~20 枚；顶部的一羽片大，楔形，先端 2 裂或 3 裂，侧边的羽片小，菱形。佛焰苞与花序无鳞秕；肉穗花序长 2.5~3.0 m，下垂，多分枝；花 3 朵聚生，雌花位于 2 朵雄花之间；雄花萼片宽圆形，花瓣椭圆形，黄色，长约 2 cm，雄蕊 110~155 枚；雌花花瓣长约 5 mm，退化雄蕊 3 枚，柱头 2 裂。蒴果球形，熟时紫红色；种子 1 粒。花期 5~7 月，果期 8~11 月。

【生境分布】生于沟谷林中或山坡，常栽培。广西除东北部外其他地区均有分布，福建、广东、海南、云南等省也有分布或栽培。

【壮医药用】

药用部位　根、叶鞘纤维（煅炭）、茎髓。

性味　甜、涩，平；果有毒。

功用　根：强筋壮骨。用于肝肾亏虚，筋骨痿软。

叶鞘纤维（煅炭）：调龙路，止血。用于陆裂（咳血），屙意勒（便血），兵淋勒（崩漏）。

茎髓：利谷道。用于东郎（食滞）。

注　本品果有毒，忌内服；体虚者及孕妇禁用。

附方　（1）陆裂（咳血）：鱼尾葵叶鞘纤维（煅炭）9 g，仙鹤草、玉叶金花各 20 g，大叶紫珠叶、鱼腥草、桑叶、枇杷寄生各 10 g，金银花 15 g，水煎服。

（2）屙意勒（便血）：鱼尾葵叶鞘纤维（煅炭）、紫草、马连鞍、茯苓、白及各 10 g，大蓟、小蓟、一点红、仙鹤草、土人参各 15 g，水煎服。

（3）兵淋勒（崩漏）：鱼尾葵叶鞘纤维（煅炭）、卷柏、炒艾炭、阿胶（冲）、茜草炭各 10 g，仙鹤草、鸡血藤各 20 g，生地黄、玄参各 15 g，水煎服。

（4）东郎（食滞）：鱼尾葵茎髓 10 g，水煎服。

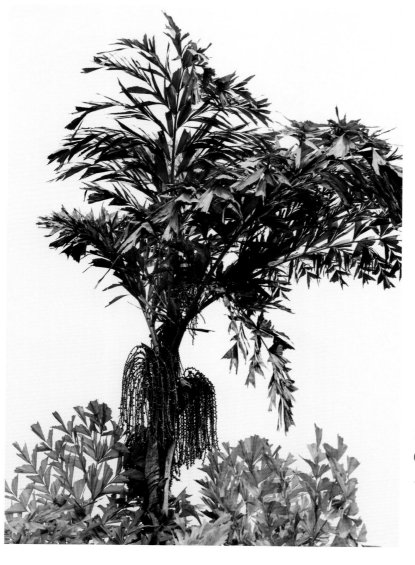

Gosenhung

【 Cohyw 】 Gosenhung.

【 Coh'wnq 】 Faexgvang、gosenhung riengraez.

【 Goekgaen 】 Dwg gosenhung doenghgo cunghlijgoh.

【 Yienghceij Daegdiemj 】 Gofaex ciengz heu，ndaej sang daengz 20 mij. Faekmbaw、gaenzmbaw caeuq sugmbaw cungj mbouj miz bwn roxnaeuz miz bwn'gyaep cax heih loenq. Ganjsoh，miz bwn lumj cien saek haumong，miz rizmbaw baenz gvaengx. Miz lai mbaw song mbaw lumj fwed，moix mbiengj mbawfwed miz mbawveuq 18~20 mbaw；mbawfwed gwnzdingj hung，yienghseb，byai mbaw veuq guh song roxnaeuz 3 veuq，mbawfwed song henz iq，yiengh seiqlimq. Lupva feizbaed caeuq vahsi mbouj miz gyaep；vahsi bizna raez 2.5~3.0 m，duengh doxroengz，faen nye lai；va miz 3 duj comzmaj，vameh youq cungqgyang 2 duj vaboux；mbaw iemjvaboux luenz gvangq，limqva yienghbomj，saekhenj，raez daihgaiq 2 lizmij，simva boux 110~155 diuz；vameh limqva raez daihgaiq 5 hauzmij，gij simva boux doiqvaq 3 diuz，gyaeujsaeu veuq guh song. Makdek lumj aen'giuz，cug le saek aeujhoengz；naed ceh ndeu. Geiz haiva 5~7 nyied，geiz dawzmak 8~11 nyied.

【 Diegmaj Faenbouh 】 Maj youq ndaw ndoeng roxnaeuz gwnz bo ndaw lueg，ciengz dwg ndaem aeu. Guengjsae cawz baihdoengbaek caixvaih gij dieg wnq cungj miz faenbouh，guek raeuz Fuzgen、Guengjdoeng、Haijnanz、Yinznanz daengj sengj hix miz faenbouh roxnaeuz ndaem aeu.

【 Gij Guhyw Ywcuengh 】

Giz guhyw　Rag、senhveiz faekmbaw（coemh baenz danq）、ngvix ganj.

Singqfeih　Van、saep、bingz；mak miz doeg.

Goeng'yungh　Rag：Hawj nyinz miz rengz ndok cangq. Yungh daeuj yw daep mak sied hawq，nyinz ndok mbouj miz rengz.

Senhveiz faekmbaw（coemh baenz danq）：Diuz lohlungz，dingz lwed. Yungh daeuj yw rueglwed，okhaexlwed，binghloemqlwed.

Ngvix ganj：Leih roenhaeux. Yungh daeuj yw dungx raeng.

Cawq　Cungj yw neix mak miz doeg，gaej gwn；bouxndangnyieg caeuq mehdaiqndang gimq yungh.

Danyw　（1）Rueglwed：Gosenhung senhveiz faekmbaw（coemh baenz danq）9 gwz，nyacaijmaj、gaeubeizhau gak 20 gwz，mbaw ruklaeujhungz、goraez、mbawnengznuengx、gosiengz bizbaz gak 10 gwz，vagimngaenz 15 gwz，cienq raemx gwn.

（2）Okhaexlwed：Gosenhung senhveiz faekmbaw（coemh baenz danq）、gonywjaeuj、gaeujcij、fuzlingz、gobwzgiz gak 10 gwz，go'nyiengh、nyienghvamaeq、golizlungz、nyacaijmaj、gocaenghnaengh gak 15 gwz，cienq raemx gwn.

（3）Binghloemqlwed：Gosenhung senhveiz faekmbaw（coemh baenz danq）、gogienjbwz、mbawngaihremj、ohgyauh（cung）、danq gohungzcen gak 10 gwz，nyacaijmaj、gaeulwed gak 20 gwz，gocaemcij ndip、caemhmbaemx gak 15 gwz，cienq raemx gwn.

（4）Dungx raeng：Gosenhung ngviz ganj 10 gwz，cienq raemx gwn.

303

八画

鱼骨木

【药材名】鱼骨木。

【别　　名】白骨木、铁屎米。

【来　　源】茜草科植物鱼骨木 *Canthium dicoccum*（Gaertn.）Merr.。

【形态特征】无刺灌木或乔木，高可达 15 m。小枝初时呈压扁状或四棱形，后变圆柱形。叶片卵形、椭圆形至卵状披针形，长 4~10 cm，宽 1.5~4.0 cm，干时两面极光亮，边微波状或全缘；叶柄扁平，长 0.8~1.5 cm。聚伞花序具比叶短的总花梗；萼筒倒圆锥形，萼檐顶部截平或 5 浅裂；花冠绿白色或淡黄色，花冠筒圆筒形，长约 3 mm，喉部具茸毛，顶部 5（4）裂，花冠裂片近长圆形，开放后外反；花药长圆柱形；花柱伸出，柱头全缘，粗厚。核果倒卵形或倒卵状椭圆形，多少近孪生，长 0.8~1.0 cm。花期 1~8 月。

【生境分布】生于疏林或灌木丛中。广西主要分布于上思、隆安、龙州、大新、阳朔、平乐、上思、平果、百色、靖西、那坡、南丹、天峨、罗城、金秀等地，广东、香港、海南、云南、西藏等省区也有分布。

【壮医药用】

药用部位　树皮。

性味　辣，寒。

功用　清热毒，止痛。用于贫痧（感冒），发得（发热），巧尹（头痛），年闹诺（失眠）。

附方　（1）贫痧（感冒），发得（发热）：鱼骨木、三叉苦各 15 g，九重楼 10 g，水煎服。

（2）巧尹（头痛）：鱼骨木 30 g，鸡蛋 2 个，水煮，食蛋喝汤。

（3）年闹诺（失眠）：鱼骨木、木棉花各 6 g，水煎代茶饮。

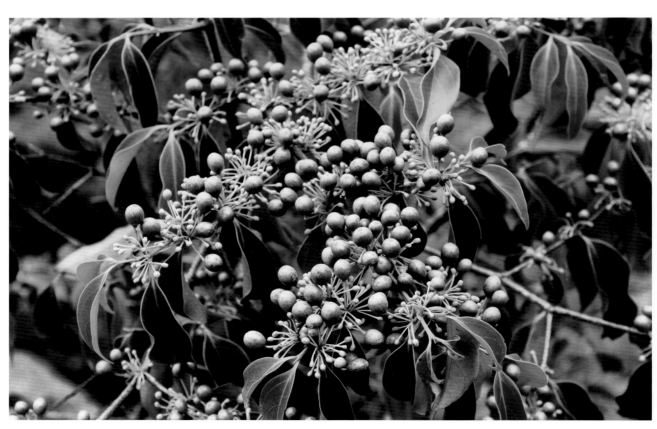

Gocihluij

【 Cohyw 】Gocihluij.

【 Coh'wnq 】Faexndokhau、godezsijmij.

【 Goekgaen 】Dwg gocihluij doenghgo gencaujgoh.

【 Yienghceij Daegdiemj 】Go faexcaz mbouj miz oen roxnaeuz gofaex, ndaej sang daengz 15 mij. Nyesaeq haidaeuz baenz yiengh daenzbenj roxnaeuz yiengh seiqlimq, doeklaeng bienq yiengh saeuluenz. Mbaw yiengh lumj aen'gyaeq、yienghbomj daengz lumj aen'gyaeq yiengh longzcim, raez 4~10 lizmij, gvangq 1.5~4.0 lizmij, hawq seiz song mbiengj haemq wenj, bienmbaw loq lumj yiengh raemxlangh roxnaeuz bingzraeuz ; gaenzmbaw benjbingz, raez 0.8~1.5 lizmij. Vahsi comzliengj miz gaenzva hung dinj gvaq mbaw ; doengziemj yiengh luenzsoem dauqdingq, gwnzdingj yiemhiemj gatbingz roxnaeuz 5 veuqfeuh ; mauhva saek hauloeg roxnaeuz saek henjoiq, doengz mauhva lumj doengznduen, raez daihgaiq 3 hauzmij, giz hoz miz bwnyungz, gwnzdingj 5（4）mbawveuq, limqveuq mauhva ca mbouj lai dwg yiengh luenzraez, haiva le byonj coh baihrog ; ywva yiengh saeuluenz raez ; saeuva ietok, gyaeujsaeu bingz raeuz, cona. Makngveih yiengh aen'gyaeq dauqdingq roxnaeuz yiengh aen'gyaeq dauqdingq bomj, ca mbouj lai dwg songseng, raez 0.8~1.0 lizmij. 1~8 nyied haiva.

【 Diegmaj Faenbouh 】Maj youq ndaw ndoeng cax roxnaeuz faexcaz. Guengjsae cujyau faenbouh youq Sangswh、Lungzanh、Lungzcouh、Dasinh、Yangzsoz、Bingzloz、Sangswh、Bingzgoj、Bwzswz、Cingsih、Nazboh、Nanzdanh、Denhngoz、Lozcwngz、Ginhsiu daengj dieg, guek raeuz Guengjdoeng、Yanghgangj、Haijnanz、Yinznanz、Sihcang daengj sengj gih hix miz faenbouh.

【 Gij Guhyw Ywcuengh 】

Giz guhyw Naengfaex.

Singqfeih Manh, hanz.

Goeng'yungh Cing doeghuj, dingz in. Yungh daeuj yw baenzsa, fatndat, gyaeujin, ninz mbouj ndaek.

Danyw （1）Baenzsa, fatndat：Gocihluij、gosamnga gak 15 gwz, goyaguhcauj 10 gwz, cienq raemx gwn.

（2）Gyaeujin：Gocihluij 30 gwz, gyaeqgyaeq 2 aen, cawj raemx, gwn gyaeq gwn dang.

（3）Ninz mbouj ndaek：Gocihluij、valeux gak 6 gwz, cienq raemx dang caz gwn.

305

八画

忽地笑

【药 材 名】忽地笑。

【别　　名】黄花石蒜。

【来　　源】石蒜科植物忽地笑 *Lycoris aurea*（L'Hér.）Herb.。

【形态特征】多年生草本。鳞茎肥大，卵形，直径 5~6 cm。叶基生；叶片剑形，长达 60 cm，宽 1.5~4.0 cm，顶端渐尖。花茎高 30~60 cm；总苞片 2 枚，披针形，长 3.5~5.0 cm；伞形花序有花 3~8 朵，花黄色或橙色；花被裂片倒披针形，长 5~7 cm，宽约 1 cm，强度反卷和皱缩，花被筒长 1.0~1.8 cm；雄蕊略伸出于花被外，花丝黄色；花柱上部玫瑰红色。蒴果具 3 棱，室背开裂；种子少数，近球形，黑色。花期 8~9 月，果期 10 月。

【生境分布】生于阴湿山坡或栽培。广西主要分布于柳州、桂林、阳朔、全州、兴安、龙胜、贵港、那坡、贺州、河池、环江等地，福建、台湾、广东、云南等省区也有分布或栽培。

【壮医药用】

药用部位　鳞茎。

性味　辣，温；有毒。

功用　解毒消肿，催吐。用于呗脓（痈肿），呗（无名肿毒），林得叮相（跌打损伤），食物中毒。

注　本品有毒，内服慎用；孕妇禁用。

附方　（1）呗脓（痈肿），呗（无名肿毒）：鲜忽地笑适量，捣烂加食盐少许调匀，敷患处。

（2）食物中毒（催吐）：①鲜忽地笑适量，捣烂绞取汁液 15 g，冲凉开水服。②鲜忽地笑 15 g，捣烂，敷天突穴。

（3）林得叮相（跌打损伤）：鲜忽地笑 15 g，捣烂，加龙血竭 10 g，调匀敷患处。

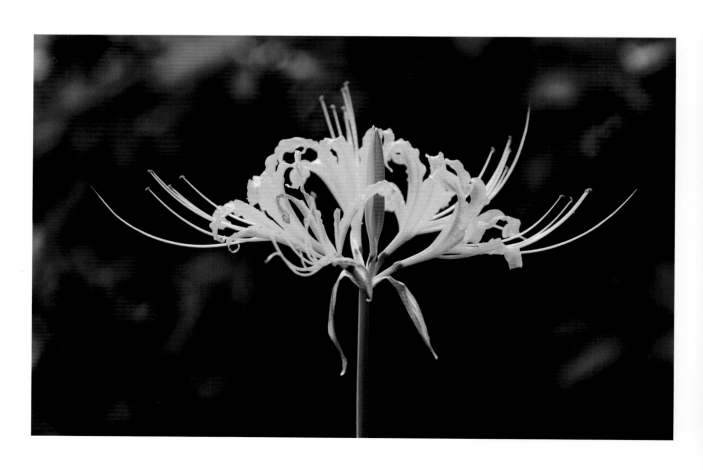

Hofangzhenj

【Cohyw】Hofangzhenj.

【Coh'wnq】Hofangzhenj sigsuenq.

【Goekgaen】Dwg gohofangzhenj doenghgo sizsongoh.

【Yienghceij Daegdiemj】Dwg go'nywj maj lai bi. Ganjgyaep bizhung， lumj aen'gyaeq， cizging 5~6 lizmij. Mbaw maj lajgoek；mbaw lumj faggiemq， raez daengz 60 lizmij， gvangq 1.5~4.0 lizmij， gwnzdingj menhmenh bienq soem. Ganjva sang 30~60 lizmij；mbaw valup 2 diuz， yiengh longzcim， raez 3.5~5.0 lizmij；vahsi yienghliengj miz va 3~8 duj， va saekhenj roxnaeuz saek makdoengj；va miz mbawveuq yiengh longzcim dauqdingq， raez 5~7 lizmij， gvangq daihgaiq 1 lizmij， gienj caeuq nyaeuq ndaej haemq haenq， doengz mbawva raez 1.0~1.8 lizmij；simva boux loq iet ok rog mbawva， seiva saekhenj；saeuva baihgwnz hoengz lumj vameizgvei. Makdek miz 3 limq， laeng mak dek；ceh dingznoix， ca mbouj lai lumj aen'giuz， saekndaem. 8~9 nyied haiva， 10 nyied dawzmak.

【Diegmaj Faenbouh】Maj youq gwnz bo giz raemhcumx roxnaeuz ndaem aeu. Guengjsae cujyau faenbouh youq Liujcouh、Gveilinz、Yangzsoz、Cenzcouh、Hingh'anh、Lungzswng、Gveigangj、Nazboh、Hocouh、Hozciz、Vanzgyangh daengj dieg， guek raeuz Fuzgen、Daizvanh、Guengjdoeng、Yinznanz daengj sengj gih hix miz faenbouh roxnaeuz ndaem aeu.

【Gij Guhyw Ywcuengh】

Giz guhyw　Ganjgyaep.

Singqfeih　Manh， raeuj；miz doeg.

Goeng'yungh　Gaij doeg siu foeg， hawjrueg. Yungh daeuj yw baeznong， baez， laemx doek deng sieng， gwn doxgaiq deng doeg.

Cawq　Cungj yw neix miz doeg， gwn aeu siujsim；mehdaiqndang gimq gwn.

Danyw　（1）Baeznong， baez：Hofangzhenj ndip dingz ndeu， dub yungz gya dingznoix gyu gyaux yinz， oep giz bingh.

（2）Gwn doxgaiq deng doeg（hawjrueg）：① Hofangzhenj ndip dingz ndeu， dub yungz nyaenj aeu raemx 15 gwz， gyaux raemxgoenj liengz gwn. ② Hofangzhenj ndip 15 gwz， dub yungz， oep denhduzhez.

（3）Laemx doek deng sieng：Hofangzhenj ndip 15 gwz， dub yungz， gya faexlwedlungz 10 gwz gyaux yinz oep giz bingh.

狗牙花

【药 材 名】狗牙花。

【别　　　名】豆腐花、狗颠木、狮子花、白狗牙。

【来　　　源】夹竹桃科植物狗牙花 *Tabernaemontana divaricata*（L.）R. Br. ex Roem. & Schult.。

【形态特征】灌木，高可达 3 m。枝有皮孔。腋内假托叶卵圆形；叶片椭圆状卵形或矩圆形，长 5.5~11.5 cm，宽 1.5~3.5 cm，先端短渐尖；叶柄长 0.5~1.0 cm。聚伞花序腋生，单生或双生；总花梗长 2.5~6.0 cm；花梗长 0.5~1.0 cm；苞片和小苞片卵状披针形；花蕾端部长圆状急尖；花萼裂片长圆形，边缘有缘毛；花冠重瓣，白色，花冠筒长达 2 cm，花冠裂片边缘有皱纹；雄蕊着生于花冠筒中部之下；柱头倒卵球形。蓇葖果长 2.5~7.0 cm，极叉开或外弯；种子 3~6 粒。花期 6~11 月，果期秋季。

【生境分布】栽培。广西主要栽培于南宁、桂林、梧州、合浦、浦北、凌云、龙州等地，南部各省也有栽培。

【壮医药用】

药用部位　叶、花。

性味　酸，凉。

功用　清热毒，消肿痛。用于产后少乳，目赤肿痛，呗脓（痈肿），狠尹（疖肿）。

附方　（1）产后少乳：狗牙花、香茅草各 5 g，麦冬、王不留行各 10 g，水煎服。

（2）目赤肿痛：狗牙花 5 g，夏枯草、决明子、野菊花、千里光、九里明各 10 g，水煎服。

（3）狠尹（疖肿）：鲜狗牙花 10 g，捣烂敷患处。

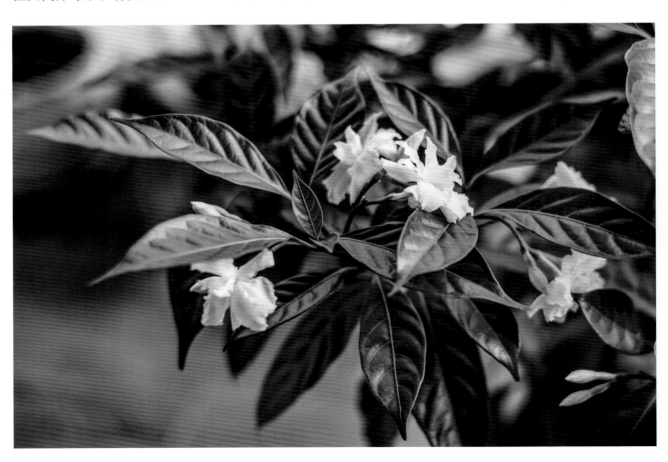

Faexmabag

【 Cohyw 】Faexmabag.

【 Coh'wnq 】Govadaeuhfouh、faexmabag、govasaeceij、heujmahau.

【 Goekgaen 】Dwg gofaexmabag doenghgo gyazcuzdauzgoh.

【 Yienghceij Daegdiemj 】Faexcaz, ndaej sang daengz 3 mij. Nye miz naengcongh. Ndaw goekmbaw mbawdak gyaj yiengh luenzgyaeq ; mbaw yienghbomj yiengh luenzgyaeq roxnaeuz yiengh seiqcingq, raez 5.5~11.5 lizmij, gvangq 1.5~3.5 lizmij, gyaeujbyai dinj menhmenh bienq soem ; gaenzmbaw raez 0.5~1.0 lizmij. Vahsi comz liengz maj goekmbaw, dan maj roxnaeuz maj baenz sueng ; gaeng vahung raez 2.5~6.0 lizmij ; gaenqva raez 0.5~1.0 lizmij ; limqva caeuq limqva iq lumj aen'gyaeq yiengh longzcim ; gwnzdingj valup yiengh luenzraez fwtsoem ; mbawveuq iemjva yiengh luenzraez, bienmbaw miz bwnbien ; mauhva doxdaeb, saekhau, doengz mauhva raez daengz 2 lizmij, bienmbaw limqveuq mauhva miz riznyaeuq ; simva boux maj youq baihlaj cungqgyang doengzmauhva ; gyaeujsaeu yiengh aen'gyaeq dauqdingq. Makdek raez 2.5~7.0 lizmij, hai ca gvangq roxnaeuz goz coh baihrog ; ceh 3~6 naed. 6~11 nyied haiva, youq seizcou dawzmak.

【 Diegmaj Faenbouh 】Ndaem aeu. Guengjsae cujyau ndaem youq Nanzningz、Gveilinz、Vuzcouh、Hozbuj、Bujbwz、Lingzyinz、Lungzcouh daengj dieg, guek raeuz baihnamz gak sengj hix miz ndaem aeu.

【 Gij Guhyw Ywcuengh 】

Giz guhyw   Mbaw、va.

Singqfeih   Soemj、liengz.

Goeng'yungh   Cing doeghuj, siu foeg dingz in. Yungh daeuj yw canj gvaq cij noix, dahuj foegin, baeznong, nwnjin.

Danyw （1）Canj gvaq cij noix : Faexmabag、gohazhom gak 5 gwz, gyazcij、makfob gak 10 gwz, cienq raemx gwn.

（2）Dahuj foegin : Faexmabag 5 gwz, nyayazgyae、duhmbej、vagutcwx、govahenj、go'nyaenhhenj gak 10 gwz, cienq raemx gwn.

（3）Nwnjin : Faexmabag ndip 10 gwz, dub yungz oep giz bingh.

狗肝菜

【药 材 名】狗肝菜。

【别　　名】草羚羊、猪肝菜、路边青。

【来　　源】爵床科植物狗肝菜 Dicliptera chinensis（L.）Juss.。

【形态特征】一年生或二年生草本，高可达80 cm。茎直立或披散，多分枝，被疏柔毛。叶片卵状椭圆形，长 2~7 cm，宽 1.5~3.5 cm，顶端短渐尖，基部阔楔形或稍下延，仅脉上有毛；叶柄长5~25 mm。花序腋生或顶生，由 3 个或 4 个聚伞花序组成，总花梗长 3~5 mm，总苞片 2 枚，阔倒卵形或近圆形，长 6~12 mm，被柔毛；小苞片线状披针形；花萼 5 裂，裂片钻形；花冠淡紫红色，长10~12 mm，外面被柔毛，二唇形，上唇阔卵状近圆形，有紫红色斑点，下唇长圆形，3 浅裂；雄蕊2 枚。蒴果短矩形，长约 6 mm，被柔毛；种子 4 粒。花期秋季。

【生境分布】生于疏林下、溪边、路旁。广西各地均有分布，福建、台湾、广东、海南、香港、澳门、云南、贵州、四川等省区也有分布。

【壮医药用】

药用部位　全草。

性味　甜、微苦，寒。

功用　清热毒，利水道、谷道。用于贫痧（感冒），发得（发热），口渴，火眼（急性结膜炎），屙意咪（痢疾），肉扭（淋证），呗脓（痈肿），喯呗郎（带状疱疹）。

附方　（1）火眼（急性结膜炎）：狗肝菜 60 g，夏枯草 10 g，枸杞叶 30 g，加油盐适量水煎服。

（2）肉扭（淋证）：狗肝菜、磨盘草、葫芦茶各 30 g，水煎代茶饮。

（3）喯呗郎（带状疱疹）：鲜狗肝菜 60 g，龙血竭 10 g，共捣烂敷患处。

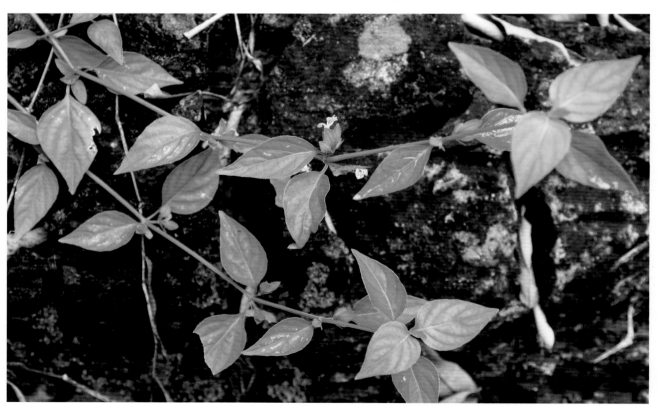

Go'gyaemqfangz

【 Cohyw 】 Go'gyaemqfangz.

【 Coh'wnq 】 Gocaujlingzyangz、gocuhganhcai、gobahcim.

【 Goekgaen 】 go'gyaemqfangz doenghgo cozcangzgoh.

【 Yienghceij Daegdiemj 】 Dwg go'nywj maj bi ndeu roxnaeuz maj song bi，ndaej sang daengz 80 lizmij. Ganj daengj soh roxnaeuz nyungq，faen nye lai，miz bwn'unq cax. Mbaw lumj aen'gyaeq yienghbomj，raez 2~7 lizmij，gvangq 1.5~3.5 lizmij，gwnzdingj dinj menhmenh bienq soem，goekmbaw yienghseb gvangq roxnaeuz loq iet doxroengz，dan gwnz meg miz bwn；gaenzmbaw raez 5~25 hauzmij. Vahsi maj goekmbaw roxnaeuz maj gwnzdingj，youz 3 aen roxnaeuz 4 aen vahsi comz liengj gyoebbaenz，gaenq vahung raez 3~5 hauzmij，mbawvalup 2 mbaw，yiengh aen'gyaeq dauqdingq gvangq roxnaeuz ca mbouj lai yienghluenz，raez 6~12 hauzmij，miz bwn'unq；limqva iq yiengh lumj sienq yiengh longzcim；iemjva 5 veuq，limqveuq lumj fagcuenq；mauhva saek aeujhoengz mong，raez 10~12 hauzmij，baihrog miz bwn'unq，yiengh song naengbak，naengbak gwnz lumj aengyaeq gvangq ca mbouj lai luenz，miz diemjraiz saek aeujhoengz，naengbak laj yiengh luenzraez，3 veuqfeuh；simva boux 2 diuz. Makdek yiengh seiqfueng dinj，raez daihgaiq 6 hauzmij，miz bwn'unq；ceh 4 naed. Youq cawzcou haiva.

【 Diegmaj Faenbouh 】 Maj youq laj ndoeng cax、henz rij、henz roen. Guengjsae gak dieg cungj miz faenbouh，guek raeuz Fuzgen、Daizvanh、Guengjdoeng、Haijnanz、Yanghgangj、Aumwnz、Yinznanz、Gveicouh、Swconh daengj sengj gih hix miz faenbouh.

【 Gij Guhyw Ywcuengh 】

Giz guhyw   Daengx go.

Singqfeih   Van、loq haemz，hanz.

Goeng'yungh   Cing doeghuj，leih roenraemx、roenhaeux. Yungh daeuj yw baenzsa，fatndat，hozhawq，dahuj，okhaexmug，nyouhniuj，baeznong，baezngwz.

Danyw   （1）Dahuj : Go'gyaemqfangz 60 gwz，nyayazgyae 10 gwz，mbawgoujgij 30 gwz，gya ding gyu youz cienq raemx gwn.

（2）Nyouhniuj : Gogyaemqfangz、gomakmuh、gocazso gak 30 gwz，cienq raemx dangq caz gwn.

（3）Baezngwz : Gogyaemqfangz ndip 60 gwz，faexlwedlungz 10 gwz，caez dub yungz oep giz bingh.

311

八画

狗尾草

【药 材 名】狗尾草。

【别　　　名】莠、光明草。

【来　　　源】禾本科植物狗尾草 *Setaria viridis*（L.）Beauv.。

【形态特征】一年生草本，高可达 1 m。根须状。秆直立或基部膝曲。叶互生；叶鞘松弛，无毛或疏具柔毛；叶舌白色，边缘有纤毛；叶片狭披针形，长 4~30 cm，宽 2~18 mm，无毛或疏被疣毛，边缘粗糙。圆锥花序紧密呈圆柱状，主轴被较长柔毛，长 2~15 cm，宽 4~13 mm，刚毛长 4~12 mm；小穗椭圆形，长 2.0~2.5 mm，基部有刚毛数条；第 1 颖卵形，长约为小穗的 1/3，具 3 脉；第 2 颖几与小穗等长，先端钝，具 5~7 脉。第 1 外稃与小穗等长，具 5~7 脉；第 2 外稃椭圆形，狭窄。颖果灰白色。花果期 5~10 月。

【生境分布】生于荒野和路旁。广西主要分布于桂林、南丹、龙州、岑溪等地，其他省区也有分布。

【壮医药用】

药用部位　全草。

性味　淡，凉。

功用　清热毒，泻肝火，利水道、谷道，止痒。用于火眼（急性结膜炎），兰嚎（眩晕）眼花，肉扭（淋证），诺嚎尹（牙痛），嗓痞（疳积），勒爷发得（小儿发热），黄标（黄疸），麦蛮（风疹），呗肿显（黄水疮），羊毛痧。

附方　（1）兰嚎（眩晕）眼花：狗尾草、决明子、青葙子各等量，共研末。每取 10 g 与羊肝 100 g 蒸熟食用。

（2）羊毛痧：针挑羊毛痧后，以狗尾草、九层楼各适量煎汤内服。

（3）肉扭（淋证）：狗尾草、鸡矢藤、葫芦茶各 30 g，人字草、一点红各 15 g，水煎服。

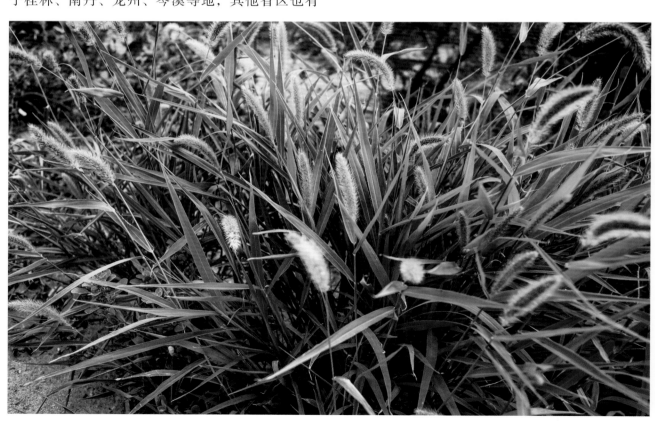

Hazriengma

【Cohyw】Hazriengma.

【Coh'wnq】Hazlwgma、nywjriengma.

【Goekgaen】Dwg go hazriengma doenghgo hozbwnjgoh.

【Yienghceij Daegdiemj】Dwg go'nywj maj bi ndeu, ndaej sang daengz 1 mij, rag lumj mumh. Ganj daengjsoh roxnaeuz lajgoek goz. Mbaw maj doxciep；faekmbaw unq, mbouj miz bwn roxnaeuz miz bwn'unq cax；linxmbaw saekhau, bien mbaw miz bwn'unq；mbaw yiengh longzcim gaeb, raez 4~30 lizmij, gvangq 2~18 hauzmij, mbouj miz bwn roxnaeuz miz bwnduq cax, bien mbaw cocat. Vahsi luenzsoem deihdub baenz yiengh saeuluenz, suggoek miz bwn'unq haemq raez, raez 2~15 lizmij, gvangq 4~13 hauzmij, bwngeng raez 4~12 hauzmij；riengzsaeq yienghbomj, raez 2.0~2.5 hauzmij, goekmbaw miz geij diuz bwngeng；iemjmeg daih'it yiengh lumj aen'gyaeq, raez daihgaiq dwg riengzsaeq 1/3, miz 3 diuz meg；iemjmeg daihngeih ca mbouj lai caeuq riengzsaeq doengz raez, byaimbaw mwt, miz 5~7 diuz meg. Iemjmeg rog daih'it caeuq riengzsaeq doengz raez, miz 5~7 diuz meg；iemjmeg rog daihngeih yienghbomj, gaeb. Cehmeg saek haumong. 5~10 nyied haiva dawzmak.

【Diegmaj Faenbouh】Maj youq rog doengh caeuq henz roen. Guengjsae cujyau faenbouh youq Gveilinz、Nanzdanh、Lungzcouh、Cwnzhih daengj dieg, guek raeuz gij sengj gih wnq hix miz faenbouh.

【Gij Guhyw Ywcuengh】

Giz guhyw　　Daengx go.

Singqfeih　　Damh, liengz.

Goeng'yungh　　Cing doeghuj, siu daephuj, leih roenraemx、roenhaeux, dingz humz. Yungh daeuj yw dahuj, ranzbaenq dava, nyouhniuj, heujin, baenzgam, lwgnyez fatndat, vuengzbiu, funghcimj, baezraemxhenj, yangzmauzsa.

Danyw　（1）Ranzbaenq dava：Hazriengma、duhmbej、nyadangjmaj gak daengjliengh, caez nienj baenz mba. Moix baez aeu 10 gwz caeuq 100 gwz daepyiengz naengj cug gwn.

（2）Yangzmauzsa：Aeu cim deu yangzmauzsa le, aeu hazriengma、lwglazbyaj gak dingz ndeu cienq raemxdang gwn.

（3）Nyouhniuj：Hazriengma、gaeuroetma、gocazso gak 30 gwz, gosaheu、golizlungz gak 15 gwz, cienq raemx gwn.

313

八画

狗脊蕨

【药 材 名】贯众。

【别　　名】贯仲、管仲、黄狗蕨、狗脊。

【来　　源】乌毛蕨科狗脊蕨 Woodwardia japonica（L. f.）Sm.。

【形态特征】植株高可达 1.2 m。根状茎粗壮，暗褐色，与叶柄基部均密被鳞片；鳞片披针形或线状披针形，长约 1.5 cm，深棕色，老时逐渐脱落。叶近生；叶柄长 15~70 cm，下部密被鳞片；叶片长卵形，长 25~80 cm，下部宽 18~40 cm，二回羽裂；顶生羽片卵状披针形或长三角状披针形，侧生羽片 7~16 对，无柄或近无柄，下部羽片线状披针形，长 12~22 cm，宽 2.0~3.5 cm，羽状半裂；裂片 11~16 对，基部一对缩小，上侧一片亦较小，向上数对裂片较大，椭圆形或卵形，长 1.3~2.2 cm，宽 7~10 mm，尖头或急尖头，边缘有细密锯齿。孢子囊群线形，生于主脉两侧相对的网脉上；囊群盖线形，棕褐色，成熟时开向主脉或羽轴。

【生境分布】生于疏林下潮湿处、山谷中或河边荫处。广西各地均有分布，长江流域以南各省区也有分布。

【壮医药用】

药用部位　根状茎。

性味　苦，微寒；有小毒。

功用　清热毒，祛风湿，止血。用于预防笃麻（麻疹），笃瘴（疟疾），发旺（痹病），屙意勒（便血），额哈（毒蛇咬伤），兵淋勒（崩漏），子宫出血，呗脓（痈肿）。

附方　（1）预防笃瘴（疟疾）：贯众、金银花、板蓝根、排钱草各 15 g，水煎服。

（2）发旺（痹病）：①贯众 15 g，苏木 10 g，穿破石 30 g，水煎服。②贯众、千斤拔、十八症各 15 g，黑老虎 12 g，水煎服。

（3）兵淋勒（崩漏）：贯众、旱莲草各 15 g，仙鹤草、白及各 12 g，水煎服。

（4）屙意勒（便血）：贯众 12 g，大黄、荆芥各 10 g，槐花 25 g，水煎服。

（5）呗脓（痈肿）：贯众 12 g，一点红、千里光、赪桐各 15 g，水煎服。

（6）子宫出血：贯众、马鞭草各 15 g，仙鹤草、辣椒根各 20 g，大黄 6 g，水煎服。

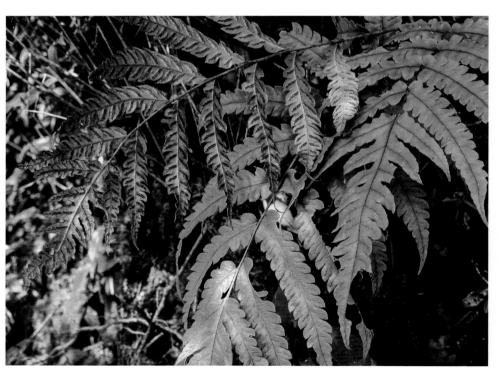

Guenqcungq

〖Cohyw〗Guenqcungq.

〖Coh'wnq〗Guenqcung、guenjcung、gutmahenj、guthwetma.

〖Goekgaen〗Dwg goguthwetma doenghgo guthoengzgoh.

〖Yienghceij Daegdiemj〗Go sang goj daengz 1.2 mij. Ganjrag hungloet, saek henjamq, caeuq mwnq goek gaenzmbaw cungj miz haujlai limqgyaep；limqgyaep byai ciemh soem roxnaeuz lumj reg sienq byai ciemh soem, raez 1.5 lizmij, saekdaep geq, geq le ciemhciemh loenqdoek. Mbaw did doxgaenh；gaenzmbaw raez 15~70 lizmij, dauqlaj miz haujlai limqgyaep；mbaw lumj gyaeqraez, raez 25~80 lizmij, dauqlaj gvangq 18~40 lizmij, songhoiz seg lumj bwnroeg；mbaw bwnroeg did gwnzdingj de lumj gyaeq byai ciemh soem roxnaeuz lumj samgak raez byai ciemh soem, mbaw bwnroeg did bangxhenz de 7~16 doiq, mij gaenz roxnaeuz gaenh mij gaenz, mbaw bwnroeg dauqlaj de lumj regsienq byai ciemh soem, raez 12~22 lizmij, gvangq 2.0~3.5 lizmij, lumj bwnroeg buenqseg；gij mbawseg 11~16 doiq, doiq mwnq goek de sukiq, mbaw baihgwn de cix haemq iq, doxhwnj miz lai doiq mbawseg haemq hung, luenzbomj roxnaeuz lumj gyaeq, raez 1.3~2.2 lizmij, gvangq 7~10 hauzmij, gyaeuj soem roxnaeuz gyaeuj gaep soem, bien miz gij ngazgawq saeqmaed. Rongzdaeh bauswj baenz regsienq, maj youq song mbiengj megdaeuz gij megmuengx doxdoiq gwnz de；fa rongzdaeh lumj regsienq, saek henjgeq, majdingh le hai yiengq megdaeuz roxnaeuz diuz sug mbaw bwnroeg de.

〖Diegmaj Faenbouh〗Hwnj youq laj ndoengfaex mbang mwnq diegcumx、ndawlueg roxnaeuz henzdah mwnq raemh de. Guengjsae gak dieg cungj hwnj miz, guek raeuz Cangzgyangh liuzyiz baihnamz doxroengz gak sengj gih caemh hwnj miz.

〖Gij Guhyw Ywcuengh〗

Giz guhyw　Gij ganjrag.

Singqfeih　Haemz, loq hanz；miz di doeg.

Goeng'yungh　Siu ndatdoeg, cawz fungcaep, dingz lwed. Ndaej yw mazcimj, fatnit, fatvangh, okhaexlwed, ngwz haeb, binghloemqlwed, rongzva oklwed, baeznong.

Danyw　（1）Fuengre fatnit：Guenqcungq、vagimngaenz、banjlanzgwnh、godaebcienz gak 15 gwz, cienq raemx gwn.

（2）Fatvangh：① Guenqcungq 15 gwz, somoeg 10 gwz, gooenciq 30 gwz, cienq raemx gwn. ② Guengqcungq、cenhginhbaz、cibnetcwng gak 15 gwz, gaeucuenqhung 12 gwz, cienq raemx gwn.

（3）Binghloemqlwed：Guenqcungq、gomaeglenz gak 15 gwz, senhozcauj、bwzgiz gak 12 gwz, cienq raemx gwn.

（4）Okhaexlwed：Guenqcungq 12 gwz, daihvuengz、ginghgai gak 10 gwz, vavaiz 25 gwz, cienq raemx gwn.

（5）Baeznong：Guenqcungq 12 gwz, go'iethoh、cenhlijgvangh、gobiengzbeih gak 15 gwz, cienq raemx gwn.

（6）Rongzva oklwed：Guenqcungq、gobienmax gak 15 gwz, senhhozcauj、rag gomanh gak 20 gwz, daihvuengz 6 gwz, cienq raemx gwn.

315

八画

夜香牛

【药 材 名】夜香牛。

【别　　名】伤寒草、小气菜、寄色草、寄色花、染色草、染色花。

【来　　源】菊科植物夜香牛 *Vernonia cinerea*（L.）Less.。

【形态特征】一年生草本，高可达 80 cm。茎直立，柔弱，少分枝，稍被毛。单叶互生，具柄；叶片披针形或倒卵形，长 2~6 cm，宽 1~3 cm，先端钝或短尖，边缘具浅齿，两面疏被毛；近枝端的叶较狭而小。头状花序多数，具花 19~23 朵；总苞钟状，长 4~5 mm；总苞片 4 层；花全部为管状花，两性，约 20 朵，淡紫红色，花冠长于苞片 2 倍，先端 5 裂。瘦果圆柱形，长约 2 mm，无肋或稀具不明显的肋，被毛，冠毛白色。花期全年。

【生境分布】生于坡地、路旁草丛中。广西主要分布于桂林、灵川、资源、恭城、平乐、贺州、昭平、钟山、蒙山、岑溪、玉林、平南、陆川、钦州、合浦、南宁、隆安、龙州等地，福建、广东等省也有分布。

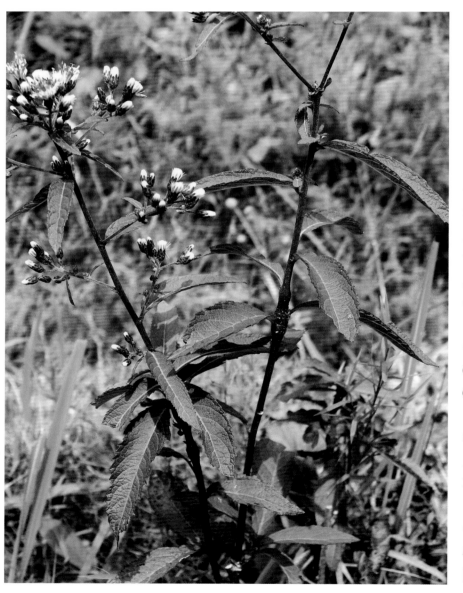

【壮医药用】

药用部位　全草。

性味　淡，凉。

功用　调火路，利谷道、气道，清热毒，祛风毒，调巧坞（头脑）。用于贫痧（感冒），发得（发热），埃病（咳嗽），笃瘴（疟疾），屙泻（泄泻），屙意咪（痢疾），黄标（黄疸），年闹诺（失眠），小儿夜尿，隆白呆（带下），林得叮相（跌打损伤），夺扼（骨折），呗脓（痈肿），呗嘻（乳痈），额哈（毒蛇咬伤）。

附方　（1）屙泻（泄泻）：夜香牛、木香各 10 g，秽草、三叉苦各 12 g，猪肚菜、凤尾草各 15 g，水煎服。

（2）黄标（黄疸）：夜香牛、水石榴、小六月雪、山栀根各 10 g，不出林 12 g，土茵陈 15 g，水煎服。

Ywcanghhan

【Cohyw】Ywcanghhan.

【Coh'wnq】Rumsanghhanz、byaeksiujgi、rumfaksaek、vafaksaek、rumnyumxsaek、vanyumxsaek.

【Goekgaen】Dwg ywcanghhan doenghgo gizgoh.

【Yienghceij Daegdiemj】Gorum maj bi ndeu，ndaej daengz sang 80 lizmij. Ganj daengjsoh，unqnyieg，dok nye noix，miz di bwn. Mbawdog maj doxcah，miz gaenz；mbaw byai menh soem roxnaeuz lumj gyaeq dauqbyonj，raez 2~6 lizmj，gvangq 1~3 lizmij，byai bumx roxnaeuz dinj soem，henzbien miz heujfeuh，song mbiengj miz bwn mbang；mbaw gaenh gwnz byai nye loq gaeb cix iq. Gyaeujva lai，miz va 19~23 duj；mbawb akmeh lumj cung，raez 4~5 hauzmij；mbaw byakmeh 4 laemh；va cungj dwg lumj guenj，song singq，daihgaiq 20 duj，aeujhoengzdamh，mauhva raez gvaq mbawbyak 2 boix，byai 5 leg. Makceh saeumwnz，raez daihgaiq 2 hauzmij，mbouj miz sej roxnaeuz miz sej mbang mbouj yienhda，miz bwn，bwnmauh hau. Baenz bi haiva.

【Diegmaj Faenbouh】Hwnj gwnz ndoi、bangx roen ndaw rum. Guengjsae dingzlai hwnj laeng Gveilinz、Lingzconh、Swhyenz、Gunghcwngz、Bingzloz、Hozcouh、Cauhbingz、Cunghsanh、Mungzsanh、Gwnzhih、Yilinz、Bingznanz、Luzconh、Ginhcouh、Hozbuj、Nanzningz、Lungzanh、Lungzcouh daengj dieg neix，guek raeuz Fuzgen、Guengjdoeng daengj sengj neix caemh miz.

【Gij Guhyw Ywcuengh】

Giz guhyw　Daengx go.

Singqfeih　Damh，liengz.

Goeng'yungh　Diuz lohhuj，leih roenhaeux、roenheiq，siu ndatdoeg，cawz fungdoeg，diuz ukgyaeuj. Ndaej yw baenzsa，fatndat，baenzae，fatnit，oksiq，okhaexmug，vuengzbiu，ninz mbouj ndaek，lwgnyez gyanghwnz nyouhraix，roengzbegdaiq，laemx doek deng sieng，ndokraek，baeznong，baezcij，ngwz haeb.

Danyw　（1）Oksiq：Ywcanghhan、muzyangh gak 10 gwz，veicauj、samngahaemz gak 12 gwz，byaekdungxmou、dungveijcauj gak 15 gwz，cienq raemx gwn.

（2）Vuengzbiu：Ywcanghhan、siglouxraemx、loegnyiedsietiq、rag nuengxnenghbya gak 10 gwz，mboujokndoeng 12 gwz，dujyinhcinz 15 gwz，cienq raemx gwn.

夜香树

【药材名】夜香树。

【别　　名】夜来香、夜香花、千里香。

【来　　源】茄科植物夜香树 Cestrum nocturnum L.。

【形态特征】直立或近攀缘状灌木，高可达 3 m。枝条细长而下垂。叶柄长 8~20 mm；叶片矩圆状卵形或矩圆状披针形，长 6~15 cm，宽 2.0~4.5 cm，两面秃净而发亮。伞房式聚伞花序腋生或顶生，疏散，有极多花；花绿白色至黄绿色，晚间极香。花萼钟状，5 浅裂；花冠高脚碟状，长约 2 cm，裂片 5 枚，卵形，长约 4 mm；雄蕊 5 枚，雄蕊和花柱均伸达花冠喉部，花丝基部有一齿状附属物。浆果矩圆状，长 6~7 mm，直径约 4 mm；种子 1 粒。

【生境分布】栽培。广西各地均有栽培，福建、广东和云南也有栽培。

【壮医药用】

药用部位　叶。

性味　苦，凉。

功用　清热毒，消肿痛。用于林得叮相（跌打损伤），冬天头昏，呗嘻（乳痈），呗脓（痈肿），发得（发热）。

附方　（1）呗嘻（乳痈）：夜香树叶 15 g，大叶蛇泡簕 12 g，水煎服。

（2）发得（发热）：夜香树叶 15 g，岗梅 12 g，水煎服。

（3）林得叮相（跌打损伤）：鲜夜香树叶、鲜小罗伞各 15 g，捣烂敷患处。

（4）冬天头昏：夜香树叶、鹅不食草、生姜各 6 g，木贼 10 g，水煎服。

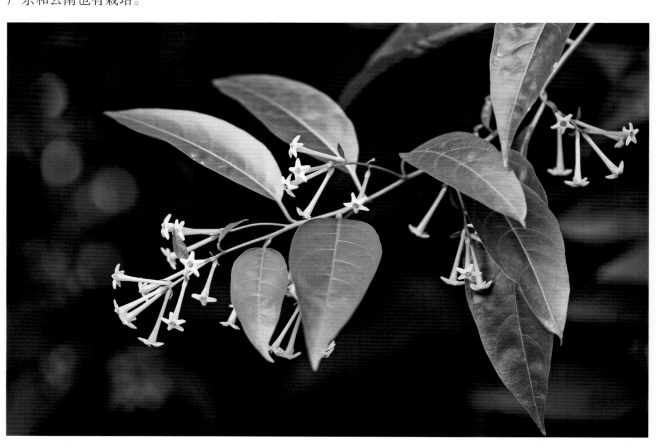

Gohaemhrang

【Cohyw】 Gohaemhrang.

【Coh'wnq】 Yelaizyangh、vahaemhrang、vacienleixrang.

【Goekgaen】 Dwg gohaemhrang doenghgo gezgoh.

【Yienghceij Daegdiemj】 Go faexcaz yiengh daengjsoh roxnaeuz gaenh duenghbenz，sang ndaej daengz 3 mij. Nye diuz saeqraez lij duengqroengz. Gaenzmbaw raez 8~20 hauzmij；mbaw luenzgak lumj gyaeq roxnaeuz luenzgak byai menh soem，raez 6~15 lizmij，gvangq 2.0~4.5 lizmij，song mbiengj ndoqseuq lij wenqrongh. Gyaeujva comzliengj fuengzliengj sik majeiq roxnaeuz majbyai，mbang sanq，miz haujlai va；va heuhau daengz henjheu，banhaemh rangrang. Iemjva lumj cung，5 legfeuh；mauhva lumj deb gasang，raez aiq 2 lizmij，mbawseg 5 mbaw，lumj gyaeq，raez aiq 4 hauzmij；simva boux 5 diuz，simva boux caeuq saeuva cungj iet daengz hoz mauhva，goek seiva miz gaiq doxgaiq lumj heuj. Makraemx luenzgak，raez 6~7 hauzmij，hung yaek 4 hauzmij；ceh 1 naed.

【Diegmaj Faenbouh】 Ndaem aeu. Guengjsae gak dieg cungj ndaem miz，guek raeuz Fuzgen、Guengjdoeng caeuq Yinznanz caemh miz vunz ndaem.

【Gij Guhyw Ywcuengh】

Giz guhyw　Mbaw.

Singqfeih　Haemz，liengz.

Goeng'yungh　Siu ndatdoeg，siu gawh'in. Ndaej yw laemx doek deng sieng，seizdoeng gyaeujngunh，baezcij，baeznong，fatndat.

Danyw　（1）Baezcij：Mbaw gohaemhrang 15 gwz，dayezsezbaulwz 12 gwz，cienq raemx gwn.

（2）Fatndat：Mbaw gohaemhrang 15 gwz，ganghmeiz 12 gwz，cienq raemx gwn.

（3）Laemx doek deng sieng：Mbaw gohaemhrang ndip、siujlozsanj ndip gak 15 gwz，dub yungz oep mwnqsien.

（4）Seizdoeng gyaeujngunh：Mbaw gohaemhrang、go'moeggyej、hing ndip gak 6 gwz，godaebdoengz 10 gwz，cienq raemx gwn.

319
八画

单叶拿身草

【药 材 名】单叶拿身草。

【别　　名】山槐树、长荚山绿豆、单叶饿蚂蝗。

【来　　源】蝶形花科植物单叶拿身草 *Desmodium zonatum* Miq.。

【形态特征】直立小灌木，高可达 0.8 m。茎幼时被小钩状毛和贴伏毛，后渐变无毛。小叶 1 片，卵形、卵状椭圆形或披针形，长 5~12 cm，宽 2~5 cm，先端渐尖或急尖，下面密被柔毛。总状花序顶生，长 10~25 cm；总花梗被小钩状毛和直长毛；花 2 朵或 3 朵簇生于每节上；花萼裂片比萼筒长，上部裂片先端微 2 裂；花冠白色或粉红色，长约 7 mm；雄蕊二体；子房被小柔毛。荚果线形，长 8~12 cm；有荚节 6~8 个，密被小钩状毛。花期 7~8 月，果期 8~9 月。

【生境分布】生于山地密林中或林缘。广西主要分布于龙州、宁明、环江、融安等地，海南、贵州、云南、台湾等省区也有分布。

【壮医药用】

药用部位　根、叶。

性味　苦，平。

功用　利谷道，消食。用于胴尹（胃痛），唉痄（疳积），屙泻（泄泻），腰腿痛，外伤出血。

附方　（1）唉痄（疳积）：单叶拿身草根 5 g，金钥匙 3 g，瘦猪肉 50 g，调食盐适量蒸食。

（2）外伤出血：鲜单叶拿身草叶适量，捣烂敷患处。

（3）腰腿痛：单叶拿身草根 50 g，加白酒 200 mL 浸泡 30 天，取药酒内服，每次 30 mL。

（4）屙泻（泄泻）：单叶拿身草根 50 g，水煎服。

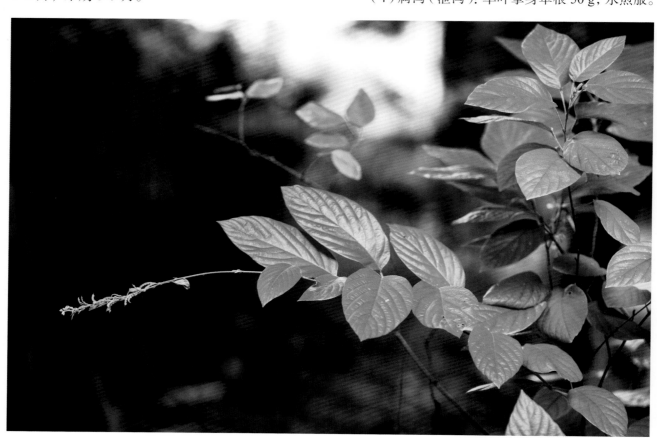

Nyadaijdan

【Cohyw】 Nyadaijdan.

【Coh'wnq】 Govaizcwx、duhheuhcwx faekraez、gobing'iekmbawdog.

【Goekgaen】 Dwg nyadaijdan doenghgo dezhingzvahgoh.

【Yienghceij Daegdiemj】 Faexcaz iq daengjsoh，sang ndaej daengz 0.8 mij. Mwh ganj oiq de hwnj bwn lumj ngaeu'iq caeuq bwn nemboemz，doeklaeng ciemh bienq mbouj miz bwn. Mbaw'iq 1 limq，yienghgyaeq、lumj gyaeq yiengh mwnzgyaeq roxnaeuz ciemh soem，raez 5~12 lizmij，gvangq 2~5 lizmij，byai ciemh soem roxnaeuz gaenj soem，baihlaj hwnj rim bwn'unq. Gyaeujva baenzroix maj gwnzdingj，raez 10~25 lizmij；ganjva meh hwnj bwn lumj ngaeu'iq caeuq bwn sohraez；va 2 duj roxnaeuz 3 duj comzmaj youq moix hoh gwnz de；iemjva limqseg raezgvaq doengziemj，baihgwnz limqseg byai mizdi 2 seg；mauhva saekhau roxnaeuz saek hoengzmaeq，raez aiq 7 hauzmij；simva boux song dij；fuengzlwg hwnj bwn'unq iq. Faekmak yienghsienq，raez 8~12 lizmij；miz hohfaek 6~8 aen，hwnj rim bwn lumj ngaeu'iq. 7~8 nyied haiva，8~9 nyied dawzmak.

【Diegmaj Faenbouh】 Maj youq bya'ndoi ndaw ndoeng faex yaed roxnaeuz henz ndoeng. Guengjsae dingzlai hwnj laeng Lungzcouh、Ningzmingz、Vanzgyangh、Yungzanh daengj dieg，guek raeuz Haijnanz、Gveicouh、Yinznanz、Daizvanh daengj sengj gih caemh hwnj miz.

【Gij Guhyw Ywcuengh】

Giz guhyw　Rag、mbaw.

Singqfeih　Haemz，bingz.

Goeng'yungh　Leih roenhaeux，siu dungx. Yungh youq dungx in，baenzgam，oksiq，hwet ga in，rog sieng oklwed.

Danyw　（1）Baenzgam：Rag nyadaijdan 5 gwz，goyaekseizgim 3 gwz，nohmoucing 50 gwz，aenqliengh dwk gyu cawj gwn.

（2）Rog sieng oklwed：Mbaw nyadaijdan ndip aenqliengh，dub yungz oep giz sieng.

（3）Hwet ga in：Rag nyadaijdan 50 gwz，gyaux laeujbieg 200 hauzswngh cimq 30 gwz，gwn laeujyw，it baez 30 hauzswngh.

（4）Oksiq：Rag nyadaijdan 50 gwz，cienq raemx gwn.

321

八画

单色蝴蝶草

【药 材 名】蓝猪耳。

【别 名】蓝花草。

【来 源】玄参科植物单色蝴蝶草 *Torenia concolor* Lindl.。

【形态特征】匍匐草本。茎具 4 棱，节上生根。叶柄长 2~10 mm；叶片三角状卵形或长卵形，长 1~4 cm，宽 0.8~2.5 cm，先端钝或急尖，基部宽楔形或近截形，边缘具锯齿或具带短尖的圆锯齿。花单朵腋生或顶生，稀排成伞形花序；花梗长 2.0~3.5 cm（果期可达 5 cm）；萼长 1.2~1.5 cm（果期时可达 2.3 cm），具 5 枚宽略超过 1 mm 的翅；萼齿 2 枚，长三角形（果实成熟时裂成 5 枚小齿）；花冠蓝色或蓝紫色，长 2.5~3.9 cm，其超出萼齿部分长 1.1~2.1 cm，裂片不具蓝色斑块；花丝线状附属物长 2~4 mm。花果期 5~11 月。

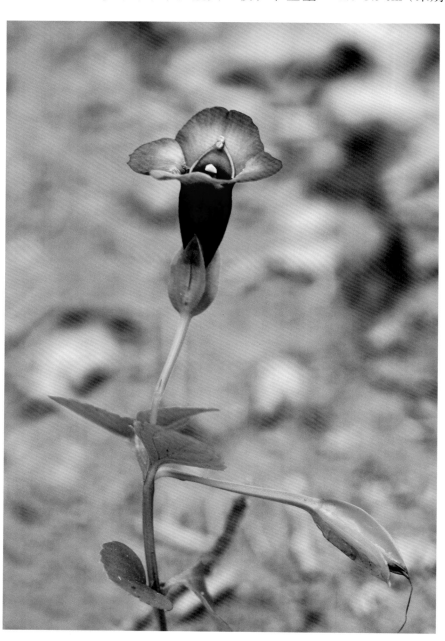

【生境分布】生于林下、山谷及路旁。广西主要分布于南宁、隆安、融水、永福、贵港、平南、桂平、百色、田东、凌云、乐业、田林、贺州、河池、巴马、都安、金秀、扶绥、龙州、大新等地，浙江、广东、贵州、台湾等省区也有分布。

【壮医药用】

药用部位 全草。

性味 苦，凉。

功用 清热毒，解蛇毒，消肿痛。用于蛇咬伤，呗脓（痈肿），林得叮相（跌打损伤）。

附方 （1）蛇咬伤，呗脓（痈肿）：鲜蓝猪耳适量，捣烂敷患处（蛇伤要留伤口）。

（2）林得叮相（跌打损伤）：蓝猪耳 20 g，虎杖 15 g，两面针 10 g，水煎服。

Govao

【Cohyw】Govao.

【Coh'wnq】Varoegenq.

【Goekgaen】Dwg govao doenghgo yenzsinhgoh.

【Yienghceij Daegdiemj】Dwg go'nywj raih maj. Ganj miz 4 limq, gwnz hoh maj miz rag. Gaenzmbaw raez 2~10 hauzmij；mbaw yiengh samgak yiengh luenz roxnaeuz yiengh luenzraez, raez 1~4 lizmij, gvangq 0.8~2.5 lizmij, byaimbaw mwt roxnaeuz fwt soem, goek dwg yienghseb gvangq roxnaeuz ca mbouj lai bingz, bien mbaw miz heujgawq roxnaeuz miz heujgawq luenz dinjsoem. Va duj dog maj eiq roxnaeuz maj gwnzdingj, noix raen baiz baenz foengqva comzliengj；gaenqva raez 2.0~3.5 lizmij（geiz dawzmak ndaej daengz 5 lizmij）；iemj raez 1.2~1.5 lizmij（geiz dawzmak ndaej daengz 2.3 lizmij）, miz 5 diuz fwed gvangq loq mauhgvaq 1 hauzmij；heujiemj 2 diuz, yiengh samgak raez（mak cug le veuq baenz 5 diuz heujsaeq）；mauhva saeklamz roxnaeuz saek aeujlamz, raez 2.5~3.9 lizmij, dingz mauhgvaq heujiemj de raez 1.1~2.1 lizmij, limqveuq mbouj miz banq saeklamz；gij doxgaiq nem maj lumj seiva de raez 2~4 hauzmij. 5~11 nyied haiva dawzmak.

【Diegmaj Faenbouh】Maj youq lajndoeng、ndaw lueg caeuq henz roen. Guengjsae cujyau faenbouh youq Nanningz、Lungzanh、Yungzsuij、Yungjfuz、Gveigangj、Bingznanz、Gveibingz、Bwzswz、Denzdungh、Lingzyinz、Lozyez、Denzlinz、Hocouh、Hozciz、Bahmaj、Duh'anh、Ginhsiu、Fuzsuih、Lungzcouh、Dasinh daengj dieg, guek raeuz Cezgyangh、Guengjdoeng、Gveicouh、Daizvanh daengj sengj gih hix miz faenbouh.

【Gij Guhyw Ywcuengh】

Giz guhyw　Daengx go.

Singqfeih　Haemz，liengz.

Goeng'yungh　Cing doeghuj，gaij gij doegngwz，siu foegin. Yungh daeuj yw ngwz haeb sieng, baeznong, laemx doek deng sieng.

Danyw （1）Ngwz haeb sieng，baeznong：Varoegenq ndip dingz ndeu，dub yungz oep giz bingh（ngwz haeb sieng aeu louz baksieng gaej oep）.

（2）Laemx doek deng sieng：Varoegenq 20 gwz，godiengangh 15 gwz，gocaengloj 10 gwz，cienq raemx gwn.

323

八画

炉甘石

【药 材 名】炉甘石。

【别　　名】甘石、浮水甘石。

【来　　源】碳酸盐类矿物方解石族菱锌矿。主要成分为碳酸锌（$ZnCO_3$）。

【性状特征】不规则块状，灰白色或淡红色。表面粉性，无光泽，凹凸不平，多孔，似蜂窝状。体轻而松，易碎，断面白色或淡红色，呈颗粒状，并有细小孔隙。气微，味微涩。

【生境分布】产于原生铅锌矿床氧化带或矿床氧化带中。广西主要分布于融安、大新、上林、柳城、北流等地，湖南、四川、云南等省也有分布。

【壮医药用】

性味　甜，平。

功用　除湿毒，退目翳，止痒，敛疮。用于湿疮瘙痒，荨麻疹，嘥呗郎（带状疱疹），黄蜂蜇伤，目赤肿痛，眼生翳膜，溃疡不敛。

附方　（1）湿疮瘙痒：炉甘石、黄连、黄柏各适量，共研末，以香油适量调匀涂患处。

（2）荨麻疹：炉甘石30 g，陈茶60 g，分别煎煮。先用陈茶煎液洗身，后用炉甘石煎液擦身。

（3）嘥呗郎（带状疱疹）：炉甘石10 g，樟脑、硫黄各1 g，血竭20 g，共研末，每次取药粉适量撒于患处。

（4）黄蜂蜇伤：炉甘石适量，以陈醋和水适量调匀洗患处。

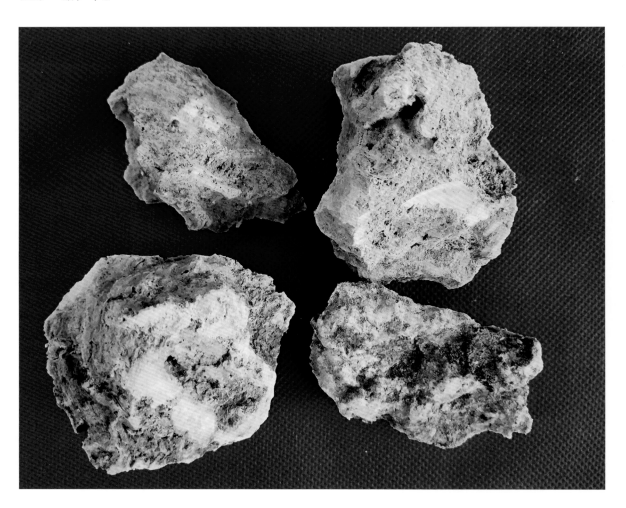

Rindaepyiengz

【Cohyw】Rindaepyiengz.

【Coh'wnq】Ringanhsiz、rinfuzsuijganhsiz.

【Goekgaen】Dwg dansonhyenz loih gvangq fanghgaijsiz cuz lingzsinhgvangq. Cujyau cingzfaen dwg dansonhsinh（$ZnCO_3$）.

【Singqyiengh Daegdiemj】Baenzgaiq mbouj gveihcwz，saek haumong roxnaeuz hoengzoiq. Baihrog baenzmba，mbouj rongh，mbaep doed mbouj bingz，congh lai，yienghceij lumj rongzrwi. Mbaeu youh soeng，yungzheih soiq，mienh buq hai saekhau roxnaeuz hoengzoiq，baenznaed，lij miz congh iqet. Heiqnoix，feih loq saep.

【Diegmaj Faenbouh】Canj youq dienyienz congzgvangq yienz sinh yangjgidai roxnaeuz ndaw yangjgidai congzgvangq. Guengjsae cujyau faenbouh youq Yungzanh、Dasinh、Sanglinz、Liujcwngz、Bwzliuz daengj dieg，guekraeuz Huznanz、Swconh、Yinznanz daengj sengj hix miz faenbouh.

【Gij Guhyw Ywcuengh】

Singqfeih　Van，bingz.

Goeng'yungh　Cawz cumxdoeg，doiq damueg，dingz haenz，hop baez. Ndaej yw baez mbaeq haenz，cinzmazcinj，baezngwz，duzdinz ndet sieng，da nding foegin，lwgda miz mueg，naeuhnwd mbouj hop.

Danyw　（1）Baez mbaeq haenz：Rindaepyiengz、vuengzlienz、vangzbwz gak habliengh，caez muz baenz mba，aeu yiengyouz habliengh gyaux yinz cat giz in.

（2）Sinzmazsinj：Rindaepyiengz 30 gwz，cazgaeuq 60 gwz，faenbied cien cawj. Sien yungh raemxyw cazgaeuq swiq ndang，caiq yungh raemxyw rindaepyiengz cat ndang.

（3）Baezngwz：Rindaepyiengz 10 gwz，canghnauj、liuzvangz gak 1 gwz，hezgez 20 gwz，caez muz baenz mba，moix baez aeu ywmba habliengh samj youq giz in.

（4）Duzdinz ndat sieng：Rindaepyiengz habliengh，aeu meiqgaeuq caeuq raemx habliengh gyaux yinz swiq giz in.

油桐

【药 材 名】油桐、桐油。

【别 名】三年桐、光桐、桐油树、桐子树。

【来 源】大戟科植物油桐 *Vernicia fordii* (Hemsl.) Airy Shaw。

【形态特征】落叶乔木，高达 10 m。树皮灰色；枝条具明显皮孔。单叶互生，初被毛，后渐脱落；叶片卵圆形，长 8~18 cm，宽 6~15 cm，边缘全缘，稀 1~3 浅裂；叶柄与叶片近等长，顶端有 2 枚扁球形腺体。花雌雄同株，先叶或与叶同时开放；花萼 2 裂或 3 裂，外面密被微柔毛；花瓣白色，有淡红色脉纹，倒卵形，长 2~3 cm；雄蕊 8~12 枚，2 轮，外轮离生，内轮花丝中部以下合生；雌花子房密被柔毛，3~8 室，每室有胚珠 1 颗，花柱与子房室同数，2 裂。核果近球形，直径 4~6 cm，无棱光滑；种子具厚壳状种皮。花期 3~4 月，果期 8~9 月。

【生境分布】生于丘陵山地，多为栽培。广西各地均有栽培，陕西、河南、江苏、安徽、浙江、江西、福建、湖南、湖北、广东、海南、四川、贵州、云南等省也有栽培。

【壮医药用】

药用部位 根、叶、果或果壳、桐油（种子榨的油）。

性味 甜、微辣，寒；有毒。

功用 消肿毒，通谷道、水道。根、叶外用于呗脓（痈肿），痂（癣），能啥能累（湿疹）；叶、果壳外用于丹毒；果外用于呗脓显（黄水疮），鸡眼；桐油外用于勒爷贫痧（小儿感冒），贫痧（感冒），腊胴尹（腹痛），兵西弓（阑尾炎），渗裆相（烧烫伤）。

注 本品有毒（种子毒性最大），多为外用，内服慎用；孕妇和婴幼儿禁用。

附方 （1）贫痧（感冒）：桐油煎煮后备用。按刮痧技法操作规范用桐油刮痧。

（2）兵西弓（阑尾炎）：桐油适量，大黄粉 30 g，调匀敷痛处。

（3）呗脓（痈肿），痂（癣）：鲜油桐根皮适量，捣烂敷患处。

（4）鸡眼：果切开，取断面流出的汁适量搽患处。

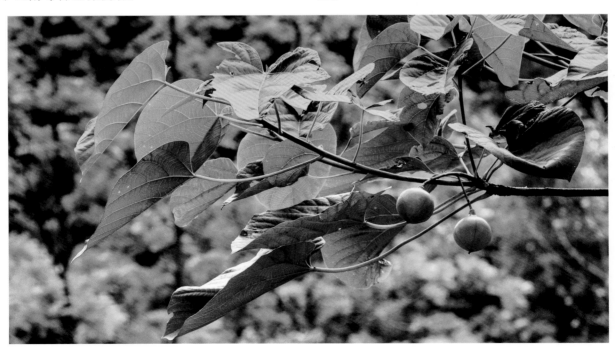

Makgyaeuq

【Cohyw】Makgyaeuq、youzdoengz.

【Coh'wnq】Gogyaeuqsambi、makgyaeuqlawx、goyouzdoengz、gomakgyaeuq.

【Goekgaen】Dwg makgyaeuq doenghgo dagizgoh.

【Yienghceij Daegdiemj】Gofaex loenq mbaw，sang daengz 10 mij. Naeng faex saekmong；duiznye miz congh naeng yienhda. Mbaw dog maj doxcah，ngamq did hwnj bwn，doeklaeng ciemh loenq；mbaw yiengh gyaeqluenz，raez 8~18 lizmij，gvangq 6~15 lizmij，bienz lawq，1~3 seg noix，gaenzmbaw caeuq mbaw cengj mbou geijlai raez doxdoengz，byai miz 2 aen sienqdij luenzbej. Vameh vaboux caemh go，mbaw sien did roxnaeuz caeuq mbaw caez hailangh；iemjva 2 seg roxnaeuz 3 seg，baihrog hwnj rim bwn loq unq；limqva saekhau，miz raizmeg saek hoengzoiq，yienghgyaeq dingjbyonj，raez 2~3 lizmij，simva boux 8~12 diuz，2 gvaengx，gvaengx baihrog faenmaj，seiva gvaengx baihndaw cungqgyang doxroengz hobmaj；fuengzlwg vameh hwnj rim bwn'unq，3~8 fungh，moix fungh miz caw'ngaz 1 naed，saeuva caeuq fungh fuengzlwg doengz soq，2 seg. Makraemx loq luenz，cizging 4~6 lizmij，mbouj miz limq ngaeuzlwenq；ceh miz naeng lumj byak na. 3~4 haiva，8~9 nyied dawzmak.

【Diegmaj Faenbouh】Maj youq ndoilueg diegbya，dingzlai dwg vunz ndaem. Guengjsae gak dieg cungj miz vunz ndaem，guek raeuz Sanjsih、Hoznanz、Gyanghsuh、Anhveih、Cezgyangh、Gyanghsih、Fuzgen、Huznanz、Huzbwz、Guengjdoeng、Haijnanz、Swconh、Gveicouh、Yinznanz daengj sengj caemh miz vunz ndaem.

【Gij Guhyw Ywcuengh】

Giz guhyw　Rag、mbaw、mak roxnaeuz byak mak、youzdoengz（caq youz cehmak）.

Singqfeih　Van、loq manh，hanz；miz doeg.

Goeng'yungh　Siu foegdoeg、doeng roenhaeux、roenraemx. Rag、mbaw rog yungh youq baeznong，gyak、naenghumz naenglot；mbaw、byak mak yungh youq dandoeg；mak rog yungh youq baeznongraemx，da'bya；youzdoengz rog yungh youq lwgnyez baenzsa，baenzsa，laj dungx in，binghsaejgungz，coemh log sieng.

Cawq　Cungj yw neix miz doeg（ceh doegsingq ceiq hung），dingzlai dwg rog yungh，gwn gvaq ndaw aeu siujsim；mehdaiqndang caeuq lwgnyez gimq yungh.

Danyw　（1）Baenzsa：Youzdoengz ciencawj le bwh yungh. Ciuq gij fuengfap deng gvetsa aeu youzdoengz daeuj gvetsa.

（2）Binghsaejgungz：Youzdoengz habliengh，faenj daihvuengz 30 gwz，diuz yinz oep giz in.

（3）Baeznong，gyak：Rag naeng makgyaeuq ndip habliengh，dub yungz oep giz in.

（4）Da'bya：Mak buqhai，aeu gij raemx gizbuqhai yiuz okdaeuj haenx habliengh leh giz in.

327

八画

泥鳅

【药材名】泥鳅。

【别　　名】鱼鳅。

【来　　源】鳅科动物泥鳅 *Misgurnus anguilli-caudatus* Cantor。

【形态特征】体长约 15 cm。头尖，吻部向前突出，口小，眼小，具细皱纹和小突起，头部无鳞。身短，皮下有小鳞片；小鳞片圆形，青黑色。前段略呈圆筒型，后部侧扁，腹部圆。须 5 对，其中吻须 1 对，上、下颌须各 2 对。鳞极其细小，埋于皮下。尾鳍圆形，背鳍短，胸腹鳍小。体背及两侧均呈灰黑色，下部呈灰白色，全体有许多黑褐色斑点。

【生境分布】生活于湖泊、池塘、沟渠和水田等富有腐殖质的淤泥表层。广西各地均有出产，国内除西部高原地区外，其余各省区也有出产。

【壮医药用】

药用部位　除去内脏后的全体或体表黏液。

性味　甜，平。

功用　补肾壮阳，利水道。全体用于阴虚，小儿流涎，委哟（阳痿），笨浮（水肿），黄标（黄疸），呗叮（疔），仲嘿喯尹（痔疮），皮肤瘙痒；体表黏液用于肉扭（淋证）。

附方　（1）阴虚：泥鳅 250 g，山药 50 g，大枣 10 g，巴戟天 20 g，水煎服。

（2）小儿流涎：泥鳅适量，烘干，研末，以温开水冲服，每次 5 g。

（3）笨浮（水肿）：泥鳅 100 g，虎杖 20 g，水煎，食肉喝汤。

（4）勒爷笨浮（小儿水肿）：泥鳅、蚂蚱、五谷虫、饿蚂蝗叶各 9 g，九香虫 3 g，共炒干研末，分 3 次以温开水送服。

（5）委哟（阳痿）：泥鳅 250 g，河虾 50 g，土人参 60 g，水煎，调米酒适量，食肉喝汤。

（6）黄标（黄疸）：泥鳅 30 g，满天星 15 g，水煎，食肉喝汤。

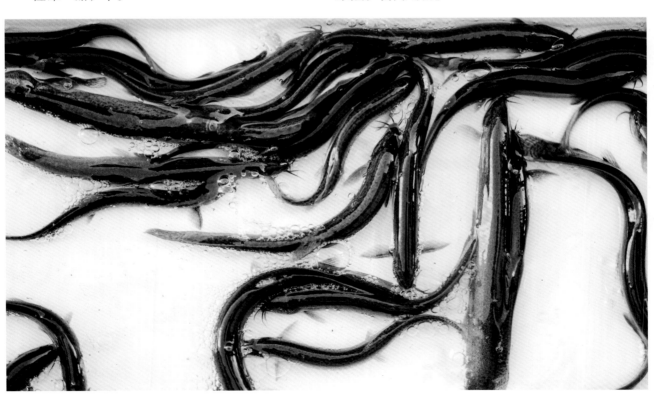

Byanouq

【 Cohyw 】 Byanouq.

【 Coh'wnq 】 Byanouq.

【 Goekgaen 】 Dwg byanouq doenghduz ciuhgoh.

【 Yienghceij Daegdiemj 】 Ndang raez daihgaiq 15 lizmij. Gyaeuj soem，bak soem baenaj，bak iq，lwgda iq，miz nyaeuq saeq caeuq doed iq，gyaeuj mbouj miz gip. Ndang dinj，laj naeng miz gip iq；gip iq luenz，saek heundaem. Gyaenghgonq loq baenz saeunduen，gyaenghlaeng benj，gyaengh dungx luenz. Mumh 5 doiq，ndawde mumhbak 1 doiq，mumh gwnzhwk、lajhwk gak 2 doiq. Gip gig iq，yo youq laj naeng. Geizrieng luenz，geizlaeng dinj，geiz aekdungx iq. Gwnzlaeng caeuq songmbiengj cungj dwg saek mongndaem，lajdungx saek monghau，daengxndang miz haujlai diemjraiz saek henjgeq ndaem.

【 Diegmaj Faenbouh 】 Maj youq huz、daemz、mieng caeuq naz daengj gij boengz miz fujcizciz lai haenx. Guengjsae gak dieg cungj miz，guek raeuz cawz saebouh gauhyenz digih le，gizyawz gak sengj gih hix miz.

【 Gij Guhyw Ywcuengh 】

Giz guhyw　Cawz bae dungxsaej le daengxndang roxnaeuz caengz haux rogndang.

Singqfeih　Van，bingz.

Goeng'yungh　Bouj mak cangq yiengz，leih roenraemx. Daengxndang ndaej yw yaem haw，lwgnyez myaiz rih，vizyoq，baenzfouz，vuengzbiu，baezding，baezhangx，ndang haenz；caengz haux rogndang ndaej yw nyouhniuj.

Danyw　（1）Yaem haw：Byanouq 250 gwz，vaizsanh 50 gwz，makcauj 10 gwz，gaeusaejgaeq 20 gwz，cienq raemx gwn.

（2）Lwgnyez myaiz rih：Byanouq habliengh，ring rem，muz baenz mba，aeu raemx rumh soengq gwn，moix baez 5 gwz.

（3）Baenzfouz：Byanouq 100 gwz，godonghmboengq 20 gwz，cienq raemx，gwn noh gwn dang.

（4）Lwgnyez baenzfouz：Byanouq、duzdaek、nondoenghgohaeux、mbaw go'iekduzbing gak 9 gwz，nongoujhom 3 gwz，caez cauj rem muz baenz mba，faen 3 baez aeu raemxrumh soengq gwn.

（5）Vizyoq：Byanouq 250 gwz，gungq 50 gwz，dojcaem 60 gwz，cienq raemx，diuz laeujhaeux habliengh，gwn noh gwn dang.

（6）Vuengzbiu：Byanouq 30 gwz，gomuenxmbwn 15 gwz，cienq raemx，gwn noh gwn dang.

329

八画

泥胡菜

【药 材 名】泥胡菜。

【别　　名】猪兜菜。

【来　　源】菊科植物泥胡菜 *Hemistepta lyrata*（Bunge）Bunge。

【形态特征】一年生草本，高可达 1 m。茎直立单生，有纵沟纹。基生叶长椭圆形或倒披针形，花期通常枯萎；中下部茎叶与基生叶同形，长4~15 cm 或更长，宽 1.5~5.0 cm 或更宽；全部叶大头羽状深裂，侧裂片 2~6 对，全部裂片边缘具三角形锯齿或重锯齿。全部叶片质地薄，两面异色，上面绿色，无毛，下面灰白色，被茸毛，基生叶及下部茎叶有长叶柄，柄基扩大抱茎。头状花序在茎枝顶端组成疏松伞房花序；总苞宽钟状或半球形；总苞片多层，覆瓦状排列；苞片草质；小花紫色或红色，花冠深 5 裂，花冠裂片线形。瘦果小，楔状或偏斜楔形，深褐色，有纵棱。冠毛白色。花果期 3~8 月。

【生境分布】生于山坡、灌木丛、草地、路旁、溪边和村落庭院边缘处。广西主要分布于南宁、马山、上林、宾阳、桂林、灵川、东兴、百色、德保、那坡、凌云、乐业、天峨、环江、巴马等地，其他各省区（新疆、西藏除外）也有分布。

【壮医药用】

药用部位　根、全草。

性味　辣，平。

功用　解热毒，消肿痛，散瘀结。用于呗脓（痈肿），呗嘻（乳痈），呗奴（瘰疬），幽堆（前列腺炎）。

附方　（1）呗奴（瘰疬）：泥胡菜、九牛胆各 10 g，百解根 15 g，水煎服。

（2）呗嘻（乳痈）：泥胡菜、蒲公英各 30 g，路路通 15 g，川芎、红花各 6 g，水煎服。

（3）幽堆（前列腺炎）：泥胡菜、灯盏细辛各 30 g，穿破石、过江龙各 15 g，黄根 10 g，水煎服。

Byaekhoi

【Cohyw】Byaekhoi.

【Coh'wnq】Byaekhoi.

【Goekgaen】Dwg gobyaekhoi doenghgo gizgoh.

【Yienghceij Daegdiemj】Dwg go'nywj maj bi ndeu, ndaej sang daengz 1 mij. Ganj daengj soh dan maj, miz raizmieng soh. Mbaw laj goek yienghbomj raez roxnaeuz yiengh longzcim dauqdingq, geiz haiva ciengz reuq; gij mbaw gwnz ganj duenh gyang baihlaj caeuq gij mbaw maj laj goek yiengh doxdoengz, raez 4~15 cm roxnaeuz engq raez, gvangq 1.5~5.0 lizmij roxnaeuz engq gvangq; gij mbaw mbawhung veuq lumj fwed nei veuqlaeg, mbawveuq vang 2~6 doiq, gij bienmbaw mbawveuq cungj miz heujgawq roxnaeuz heujgawq doxdaeb yiengh samgak. Gij mbaw cungj mbang, song mbiengj saek mbouj doengz, baihgwnz saekheu, mbouj miz bwn, baihlaj saekhaumong, miz bwnyungz, gij mbaw maj lajgoek caeuq mbaw laj ganj miz gaenzmbaw raez, goekgaenz dokgvangq umj ganj. Vahsi lumj aen'gyaeuj youq gwnzdingj ganj gyoebbaenz vahsi aenliengj mboeng; dujlup lumj aencung gvangq roxnaeuz lumj buenq aen'giuz; mbawvalup lai caengz, baiz lumj goemq ngvax nei; limqva unq mbang youh co; va'iq saekaeuj roxnaeuz saekhoengz, mauhva 5 veuq laeg, limqveuq mauhva yienghsienq. Makhawq iq, yiengh seb roxnaeuz yienghseb loq ngeng, saek henjndaem, miz limq soh. Bwnmauh saekhenj. 3~8 nyied haiva dawzmak.

【Diegmaj Faenbouh】Maj youq gwnz bo、byoz faexcaz、diegnywj、henz roen、henz rij caeuq henz gyanghongh ndaw mbanj. Guengjsae cujyau faenbouh youq Nanzningz、Majsanh、Sanglinz、Binhyangz、Gveilinz、Lingzconh、Dunghhingh、Bwzswz、Dwzbauj、Nazboh、Lingzyinz、Lozyez、Denhngoz、Vanzgyangh、Bahmaj daengj dieg, guek raeuz giz wnq gak sengj gih（Sinhgyangh、Sihcang caixvaih）hix miz faenbouh.

【Gij Guhyw Ywcuengh】

Giz guhyw　Rag、daengx go.

Singqfeih　Manh、bingz.

Goeng'yungh　Gaij doeghuj, siu foegin, sanq cwk. Yungh daeuj yw baeznong, baezcij, baeznou, nyouhdeih.

Danyw　（1）Baeznou：Byaekhoi、gimjlamz gak 10 gwz, rag gaeugidaengz 15 gwz, cienq raemx gwn.

（2）Baezcij：Byaekhoi、golinzgaeq gak 30 gwz, makraeu 15 gwz, ciengoeng、gosiengz gak 6 gwz, cienq raemx gwn.

（3）Nyouhdeih：Byaekhoi、godwnghcanjsisinh gak 30 gwz, gooenciq、byaekmbungjcwx gak 15 gwz, faexndokma 10 gwz, cienq raemx gwn.

331

八画

波罗蜜

【药 材 名】波罗蜜。

【别　　名】木波罗、树波罗。

【来　　源】桑科植物波罗蜜 *Artocarpus heterophyllus* Lam.。

【形态特征】常绿乔木，高可达 15 m，全株含乳汁。老树常有板状根。树皮厚，黑褐色，有明显环纹。叶革质，螺旋状排列，椭圆形或倒卵形，长7~25 cm，宽 3~12 cm，边缘全缘或 1~3 裂。花雌雄同株，花序生于老茎或短枝上，雄花序有时着生于枝端叶腋或短枝叶腋，花多数；雄花花被管状，被微柔毛，雄蕊 1 枚，无退化雌蕊；雌花花被管状，顶部齿裂，基部陷于肉质球形花序轴内。聚花果椭圆形至球形或不规则形状，长 30~100 cm，直径25~50 cm，成熟时黄褐色，表面有六角形瘤状凸体和粗毛，内有黄色、芳香果肉；核果长椭圆形，长约 3 cm。花期 2~3 月。

【生境分布】栽培。广西主要栽培于钦州、防城港、北海、龙州、南宁、梧州、玉林等地，广东、海南、云南等省也有栽培。

【壮医药用】

药用部位　树液、果仁。

性味　树液：淡，涩。果仁：甜，平。

功用　树液：散结肿。用于狠尹（疖肿），淋巴结炎。

果仁：调气机，通乳。用于产后乳少，乳汁不通。

附方　（1）产后乳少，乳汁不通：波罗蜜果仁100 g，当归、五指毛桃各 10 g，路路通 5 g，猪脚1 只，水煲，食肉喝汤。

（2）淋巴结炎：波罗蜜树液、茶油各等份，局部刮痧。

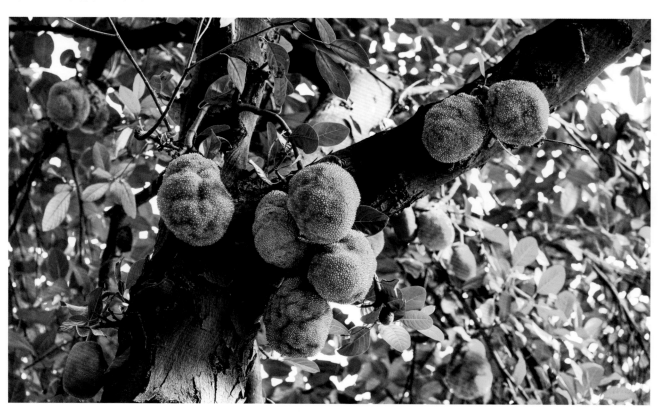

Maknam

【Cohyw】Maknam.

【Coh'wnq】Bohlozdien、bohlozfaex.

【Goekgaen】Dwg maknam doenghgo sanghgoh.

【Yienghceij Daegdiemj】Gofaex ciengz heu, sang ndaej daengz 15 mij, daengx go hamz iengcij. Faexgeq ciengz miz rag baenz baj. Naengfaex na, saek ndaemhenj, miz vaenx yienh. Mbaw na, baiz lumj baenqluxsae nei, yiengh luenzbomj roxnaeuz luenz lumj gyaeq dauqdingq, raez 7~25 lizmij, gvangq 3~12 lizmij, henzbien bingz roxnaeuz miz 1~3 seg. Vaboux vameh caemh duj, foengqva maj youq nye geq roxnaeuz nye dinj gwnzde, foengq vaboux mizseiz maj youq lajeiq mbaw byai nye roxnaeuz nye dinj, va lai duj; duj vaboux baenz doengz, miz di bwn'unq, simva boux dug ndeu, mbouj miz simmeh doiqvaq; dujvameh baenz doengz, gwnzdingj seg lumj heuj, gizgoek loemq haeuj ndaw sugva lumj aengiuz noh bae. Makcomz luenzbomj daengz luenzgiuz roxnaeuz yiengh mbouj miz gveihcwz, raez 30~100 lizmij, cizging 25~50 lizmij, mwh cingzsug saekhenjgeq, mienhrog miz duqdoed lumj roek gak caeuq bwnco, ndaw miz noh saekhenj rangrwt; cehmak luenzbomj raez, raez daihgaiq 3 lizmij. 2~3 nyied haiva.

【Diegmaj Faenbouh】Ndaem. Guengjsae cujyau youq Ginhcouh、Fangzcwngzgangj、Bwzhaij、Lungzcouh、Nanzningz、Vuzcouh、Yilinz daengj dieg neix ndaem miz, guek raeuz Guengjdoeng、Haijnanz、Yinznanz daengj sengj caemh ndaem miz.

【Gij Guhyw Ywcuengh】

Giz guhyw　Iengfaex、cehmak.

Singqfeih　Iengfaex：Damh, saep. Cehmak：Van, bingz.

Goeng'yungh　Iengfaex：Sanq dawzfoeg. Aeu daeuj yw baezin, linzbahgez fazyenz.

Cehmak：Diuz heiqgae, doeng cij. Aeu daeuj yw sengsanj gvaq cij noix, cij mbouj doeng.

Danyw　（1）Sengsanj gvaq cij noix, cij mbouj doeng：Ceh maknam 100 gwz, danghgveih、gocijcwz gak 10 gwz, makraeu 5 gwz, ga mou cik ndeu, aeu raemx baek, gwn noh gwn dang.

（2）Linzbahgez fazyenz：Iengfaex maknam、cazyouz gak daengj faenh, cat youq giz bingh gvet sa.

泽泻

【药材名】泽泻。

【别　　名】鸭舌菜。

【来　　源】泽泻科植物泽泻 *Alisma orientale* （Samuel）Juz.。

【形态特征】多年生水生或沼生草本，高可达1 m。块茎球形，直径可达 4.5 cm。叶基生；叶片卵状椭圆形，长 5~18 cm，宽 2~10 cm，先端渐尖，基部近圆形或浅心形；基出脉 5~7 条；叶柄长3.2~34.0 cm，基部鞘状。花葶高 35~90 cm，具 3~9轮分枝，集成大型轮生状圆锥花序；花两性；花梗不等长；花被片两轮，内轮花被片边缘具粗齿；萼片 3 枚，广卵形；花瓣 3 枚，白色，倒卵形；雄蕊 6 枚；雌蕊多数，离生，花柱长0.7~1.5 cm。瘦果椭圆形；种子紫红色。花果期 5~9 月。

【生境分布】生于水塘、沟渠、沼泽或水田中。广西主要分布于横县、贵港、桂平、靖西、那坡、乐业、隆林、南丹等地，其他省区也有分布。

【壮医药用】

药用部位　根茎。

性味　甜、咸，寒。

功用　利水道、谷道，清热毒，渗湿，利尿消肿。用于肉扭（淋证），笨浮（水肿），屙泻（泄泻），痰饮，兰喷（眩晕）。

附方　（1）笨浮（水肿）：泽泻、猪苓、五指毛桃各 15 g，土炒白术10 g，桂枝 12 g，槟榔壳、益母草（未开花）20 g，水煎服。

（2）肉扭（淋证）：泽泻、笔筒草各 15 g，车前草、海金沙藤各20 g，桃仁 10 g，水煎代茶饮。

（3）痰饮：泽泻、钩藤各 15 g，姜半夏、土人参、五指毛桃、天竺黄各 10 g，仙鹤草 30 g，水煎服。

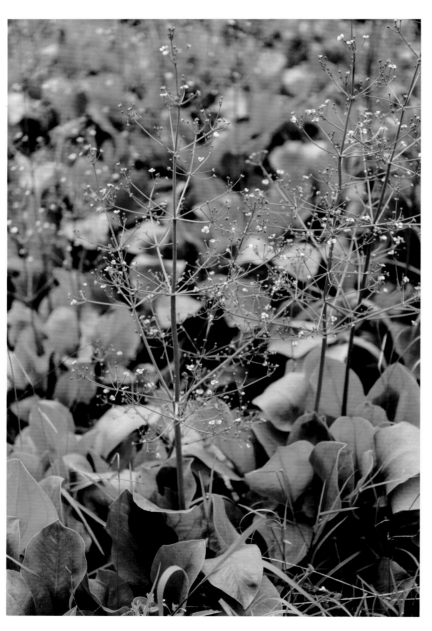

Goswzse

【 Cohyw 】 Goswzse.

【 Coh'wnq 】 Byaeklinxbit.

【 Goekgaen 】 Dwg goswzse doenghgo cwzsegoh.

【 Yienghceij Daegdiemj 】 Go'nywj maj ndaw raemx roxnaeuz maj ndaw dingh maj lai bi， ndaej sang daengz 1 mij. Ndaek rag lumj aen'giuz， cizging ndaej daengz 4.5 lizmij. Mbaw maj lajgoek；mbaw lumj aen'gyaeq yienghbomj， raez 5~18 lizmij， gvangq 2~10 lizmij， byaimbaw menhmenh bienq soem， goek ca mbouj lai dwg luenz roxnaeuz lumj aensim feuh；goekmbaw ok meg 5~7 diuz；gaenzmbaw raez 3.2~34.0 lizmij， goekmbaw lumj faek. Gaenzva sang 35~90 lizmij， miz 3~9 gvaengx faennye， gyoebbaenz vahsi luenzsoem doxlwnz maj；ua dwg song singq；gaenzva mbouj doengz raez；dipva song gvaengx， bien mbaw mbawva miz heujco；mbawiemj 3 mbaw， yiengh aen'gyaeq gvangq；mbawva 3 mbaw， saekhau， yiengh aen'gyaeq dauqdingq；simva boux 6 diuz；simva boux dingzlai， doxliz maj， saeuva raez 0.7~1.5 lizmij. Makhaep yienghbomj；ceh saek aeujhoengz. 5~9 nyied haiva dawzmak.

【 Diegmaj Faenbouh 】 Maj youq ndaw daemz、mieng、diegboengzmoet roxnaeuz ndaw naz. Guengjsae cujyau faenbouh youq Hwngzyen、Gveigangj、Gveibingz、Cingsih、Nazboh、Lozyez、Lungzlinz、Nanzdanh daengj dieg， guek raeuz gij sengj gih wnq hix miz faenbouh.

【 Gij Guhyw Ywcuengh 】

Giz guhyw　　Ganjrag.

Singqfeih　　Van、hamz、hanz.

Goeng'yungh　　Leih roenraemx、roenhaeux、cing doeghuj， nyamq cumx， leih nyouh siu foeg. Yungh daeuj yw nyouhniuj， baenzfouz， oksiq， cwk myaiz， ranzbaenq.

Danyw （1） Baenzfouz：Goswzse、raethaexmou、gocijcwz gak 15 gwz， namh cauj begsaed 10 gwz， go'gviq 12 gwz， byakmaklangz、samvengqlueg（caengz haiva）20 gwz， cienq raemx gwn.

（2） Nyouhniuj：Goswzse、godaebdoengz gak 15 gwz， gomaxdaez、gaeugutgeuj gak 20 gwz， ngveihmakdauz 10 gwz， cienq raemx dangq caz gwn.

（3） Cwk myaiz：Goswzse、gaeugvaqngaeu gak 15 gwz， buenqyaq cawj hing、gocaenghnaengh、gocijcwz、iengfaexcuk gak 10 gwz， nyacaijmaj 30 gwz， cienq raemx gwn.

泽漆

【药 材 名】泽漆。

【别　　　名】猫眼草。

【来　　　源】大戟科植物泽漆 *Euphorbia helioscopia* L.。

【形态特征】一年生草本，高可达 30 cm，全体略带肉质，富含乳汁，光滑无毛。茎直立，单一或自基部多分枝。叶互生，倒卵形或匙形，长1.0~3.5 cm，宽 0.5~1.5 cm，先端圆或微凹，具细锯齿；总苞片 5 枚，轮生，倒卵状长圆形；总伞幅5 枚，长 2~4 cm。花序单生，具柄或近无柄；总苞钟状，先端 4 浅裂；腺体 4 个，肾形。雄花数枚，明显伸出总苞外；雌花 1 枚，子房柄略伸出总苞边缘。蒴果三棱状阔圆形，具明显的三纵沟，长2.5~3.0 mm，直径 3.0~4.5 mm；成熟时分裂为 3 个分果爿。种子卵状，具明显的脊网。花果期 4~10 月。

【生境分布】生于山沟、路旁、荒野和山坡。广西主要分布于全州、百色、那坡等地，宁夏、山东、江苏、江西、福建、河南、湖南、四川、贵州等省区也有分布。

【壮医药用】

药用部位　根、叶。

性味　辣、苦，微寒；有毒。

功用　通水道、气道，清热毒，祛湿毒，除瘴毒。用于笨浮（水肿），痰饮喘咳，笃瘴（疟疾），屙意咪（痢疾），呗奴（瘰疬），结核性瘘管，骨髓炎，能啥能累（湿疹），麦蛮（风疹）。

注　本品有毒，不宜多服、久服，孕妇禁用。

附方　（1）笨浮（水肿），痰饮喘咳：泽漆根、葶苈子、红花各 6 g，泽泻 12 g，泽兰 10 g，炒白术、茯苓、五指毛桃各 15 g，水煎服。

（2）呗奴（瘰疬）：泽漆 6 g，夏枯草、猫爪草各 10 g，不出林 15 g，土茯苓 20 g，水煎服。

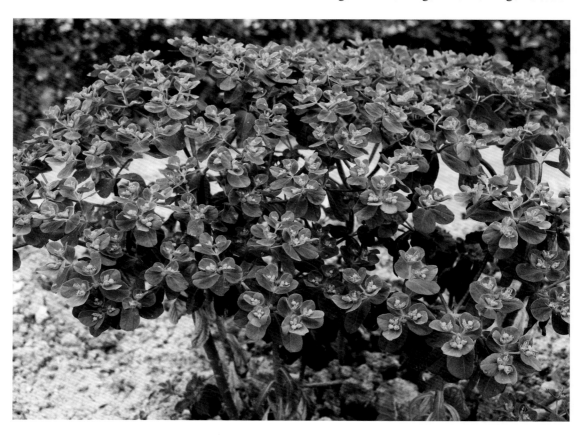

Goywhumz

【Cohyw】Goywhumz.

【Coh'wnq】Nywjdameuz.

【Goekgaen】Dwg goywhumz doenghgo dagiz goh.

【Yienghceij Daegdiemj】Dwg go'nywj daengx bi hwnj，sang ndaej daengz 30 lizmij，daengx ndang loq miz noh，hamz miz raemxcij gig lai，wenq mbouj miz bwn. Ganj daengjsoh，dan nye roxnaeuz daj gizgoek miz faen nye lai. Mbaw camca did，yiengh lumj gyaeq daujdingq roxnaeuz lumj beuzgeng，raez 1.0~3.5 lizmij，gvangq 0.5~1.5 lizmij，giz byai luenz roxnaeuz loq mboep，miz heujgawq saeq；cup bauva miz 5 duj，did lumj lwnzci，yiengh lumj luenz raez gyaeq daujdingq；cupva lumj liengjcomz miz 5 duj，raez 2~4 lizmij. Vahsi dan hai，miz gaenq roxnaeuz ca mbouj geijlai mbouj miz gaenq；cumh bauva yiengh lumj aencung，giz byai miz 4 dip dek feuh，miz 4 aen doed，yiengh lumj aenmak. Vaboux miz lai duj，iet ok rog bauva yienhda；vameh duj ndeu，gij gaenq ranzceh iet ok cumh bauva henz bien daeuj. Aenmak yiengh luenz gvangq sam limq，miz sam diuz luengq yienhda，raez 2.5~3.0 hauzmij，cizging 3.0~4.5 hauzmij；baenzsug seiz dek baenz 3 nga mak. Naedceh lumj gyaeq，miz ndokmuengx yienhda. 4~10 nyied haiva dawzmak.

【Diegmaj Faenbouh】Hwnj youq ndaw lueg、henz roen、diegfwz caeuq gwnz ndoi. Guengjsae cujyau faenbouh youq Cenzcouh、Bwzswz、Nazboh daengj dieg，guek raeuz Ningzya、Sanhdungh、Gyanghsuh、Gyanghsih、Fuzgen、Hoznanz、Huznanz、Swconh、Geicouh daengj sengj gih hix miz faenbouh.

【Gij Guhyw Ywcuengh】

Giz guhyw　Rag、mbaw.

Singqfeih　Manh、haemz、loq hanz；miz doeg.

Goeng'yungh　Doeng roenraemx、roenheiq，siu ndatdoeg，boenq cumxdoeg，cawz cangqdoeg. Yungh youq baenzfouz，myaiz lai baeg'ae，fatnit，okhaexmug，baeznou，louzgvanj gezhwz，ndokngvizin，naenghumz naenglot，funghcimj.

Cawq　Cungj yw neix miz doeg，mbouj hab gwn lai、gwn nanz，mehmbwk daiqndang gimq gwn.

Danyw　（1）Baenzfouz，myaiz lai baeg'ae：Rag goywhumz、lwglizdingz、vahoengz gak 6 gwz，cwzse 12 gwz，cengzlamz 10 gwz，cauj begsaed、faeglingz、gocijcwz gak 15 gwz，cienq raemx gwn.

（2）Baeznou：Goywhumz 6 gwz，goyaguhcauj、nywjcaujmeuz gak 10 gwz，gocazdeih 15 gwz，foeglingzdoj 20 gwz，cienq raemx gwn.

八画

定心藤

【药 材 名】铜钻。

【别 名】藤蛇总管、黄九牛、甜果藤、假丁公藤。

【来 源】茶茱萸科植物定心藤 *Mappianthus iodoides* Hand.-Mazz.。

【形态特征】木质藤本，卷须粗壮，幼枝、叶柄、花序、花萼外面、花瓣外面、果均被糙伏毛，花瓣内面被短茸毛。幼枝具棱，老茎具皮孔，断面橙黄色，密布小孔和放射状条纹。单叶对生或近对生；叶片长椭圆形至长圆形，长 8~17 cm，宽 3~7 cm，背面略被毛；叶柄长 6~14 mm。花序腋生，花芳香。雄花花梗长 1~2 mm；花萼微 5 裂；花冠黄色，长 4~6 mm；裂片 5 枚且呈卵形；雄蕊 5 枚，雌蕊不发育。雌花花梗长 2~10 mm；花萼浅杯状，5 裂；花瓣 5 枚，长圆形，长 3~4 mm；退化雄蕊 5 枚，子房密被硬伏毛，柱头 5 圆裂。核果橄榄状椭圆形，红黄色，长 2.0~3.7 cm，宽 1.0~1.7 cm，味甜。种子 1 粒。花期 4~8 月，果期 6~12 月。

【生境分布】生于疏林、灌木丛及沟谷林中。广西主要分布于南宁、上林、融水、桂林、兴安、龙胜、藤县、蒙山、上思、东兴、平南、容县、那坡、凌云、贺州、钟山、罗城、金秀等地，云南、福建、广东、湖南、贵州等省也有分布。

【壮医药用】

药用部位 根、茎。

性味 微苦、涩、平。

功用 调龙路，利水道，祛风毒，除湿毒，消肿痛。用于发旺（痹病），林得叮相（跌打损伤），额哈（毒蛇咬伤），肝病水肿。

附方 （1）发旺（痹病）：铜钻 25 g，麻骨风、九节风、半枫荷、黄花倒水莲各 10 g，五指毛桃 15 g，水煎服；药渣加水煎第二次，取药液洗患处。

（2）林得叮相（跌打损伤）：铜钻、飞龙掌血、虎杖各 25 g，枳壳、山栀子各 15 g，共研末，药粉用白酒炒热敷患处。

（3）肝病水肿：铜钻、三姐妹、丹参、生地黄、玄参、泽泻各 10 g，牛大力、苍术各 15 g，猪苓 12 g，水煎服。

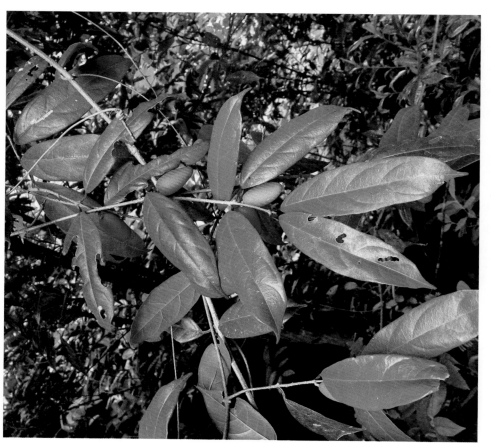

Cunjdongz

【Cohyw】Cunjdongz.

【Coh'wnq】Godwngzsezcungjgvanj、govangzgiujniuz、gaeumakdiemz、gaeugyaj dinghgunghdwngz.

【Goekgaen】Dwg cunjdongz doenghgo cazcuhyizgoh.

【Yienghceij Daegdiemj】Dwg gogaeufaex，mumhgienj cocangq、nyenomj、gaenzmbaw、foengqva、mienhrog byakva、mienhrog limqva、mak cungj miz bwnboemz co，mienh ndaw limqva miz bwnyungz dinj. Nyenomj miz limq，ganjgeq naeng miz conghda，mienh raek saek henjrwg，miz haujlai congh iq caeuq diuzraiz seq okdaeuj. Mbaw dog maj doxdoiq roxnaeuz lumj maj doxdoiq；mbaw luenzbomj raez daengz luenz raez，raez 8~17 lizmij，gvangq 3~7 lizmij，mienhlaeng miz di bwn；gaenzmbaw raez 6~14 hauzmij. Foengqva maj lajeiq，va homfwtfwt. Gaenq vaboux raez 1~2 hauzmij；byakva loq seg 5 lig；mauhva saekhenj，raez 4~6 hauzmij；limqva 5 limq caemhcaiq luenz lumj gyaeq；simva boux 5 dug，sim vameh mbouj fat. Gaenq vameh raez 2~10 hauzmij；byakva lumj cenj feuh，miz 5 seg；limqva miz 5 limq，yiengh luenz raez，raez 3~4 hauzmij；simmeh doiqvaq 5 dug，fuengzlwg miz haujlai bwnboemz ndangj，gyaeujsaeu miz 5 seg luenz. Makceh luenzbomj lumj makgyamj，saek hoengzhenj，raez 2.0~3.7 lizmij，gvangq 1.0~1.7 lizmij，feih diemz. Ceh naed ndeu. 4~8 nyied haiva，6~12 nyied dawzmak.

【Diegmaj Faenbouh】Maj youq ndoeng faex mbang、byoz faexcaz caeuq ndoeng ndaw lueg. Guengjsae cujyau youq Nanzningz、Sanglinz、Yungzsuij、Gveilinz、Hingh'anh、Lungzswng、Dwngzyen、Mungzsanh、Sangswh、Dunghhingh、Bingznanz、Yungzyen、Nazboh、Lingzyinz、Hozcouh、Cunghsanh、Lozcwngz、Ginhsiu daengj dieg neix miz，guek raeuz Yinznanz、Fuzgen、Guengjdoeng、Huznanz、Gveicouh daengj sengj caemh miz.

【Gij Guhyw Ywcuengh】

Giz guhyw　Rag、ganj.

Singqfeih　Loq haemz、saep，bingz.

Goeng'yungh　Diuz lohlungz，leih roenraemx，cawz doegfung，cawz doegcumx，siu foegin. Aeu daeuj yw fatvangh，laemx doek deng sieng，ngwz haeb，daep bingh foeg.

Danyw　（1）Fatvangh：Cunjdongz 25 gwz，gomazguzfungh、go'ienhoengz、maexlaeulej、swnjgyaeujhenj gak 10 gwz，gocijcwz 15 gwz，cienq raemx gwn；nyaqyw gya raemx cienq mbat daihngeih，aeu raemxyw sab giz bingh.

（2）Laemx doek deng sieng：Cunjdungz、gomakmanh、godiengangh gak 25 gwz，cizgoz、govuengzgae gak 15 gwz，itheij nu mienz，ywfaenj aeu laeujhau cauj ndat le oep giz bingh.

（3）Daep bingh foeg：Cunjdungz、gosanhcejmei、danhsinh、gocwxien、yenzsinh、gocwzse gak 10 gwz，goniuzdaliz、canghsuz gak 15 gwz，cuhlingz 12 gwz，cienq raemx gwn.

339

八画

空心泡

【药 材 名】空心泡。

【别　　名】蔷薇莓、白花暗洞、五月泡、覆盆子、三月莓、托盘子、白烟泡。

【来　　源】蔷薇科植物空心泡 *Rubus rosifolius* Sm.。

【形态特征】直立或攀缘灌木，高可达 3 m。小枝、叶轴、叶片、叶柄、花梗和花萼均无腺毛，但有柔毛和腺点。小枝疏生皮刺。小叶 5~7 枚，卵状披针形或披针形，长 3~7 cm，宽 1.5~2.0 cm，先端渐尖，下面沿中脉具稀疏小皮刺，边缘有尖锐缺刻状重锯齿；叶柄长 2~3 cm，顶生小叶柄长 0.8~1.5 cm，叶柄和叶轴均具小皮刺。花 1~2 朵顶生或腋生；花梗疏生小皮刺；萼片披针形或卵状披针形，顶端长尾尖，花后常反折；花瓣长圆形或长倒卵形，长 1.0~1.5 cm，白色，基部具爪；雌蕊多数。果实卵球形或长圆状卵圆形，长 1.0~1.5 cm，红色；核具深窝孔。花期 3~5 月，果期 6~7 月。

【生境分布】生于山谷、村旁、山脚下。广西主要分布于横县、柳州、融水、阳朔、桂林、全州、兴安、龙胜、平乐、恭城、苍梧、平南、玉林、百色、平果、德保、隆林、昭平、金秀等地，安徽、浙江、江西、福建、台湾、湖南、广东、四川、贵州等省区也有分布。

【壮医药用】

药用部位　根、叶。

性味　苦，平。

功用　调龙路、火路，清热毒，除湿毒，接骨。用于屙意咪（痢疾），胴尹（胃痛），林得叮相（跌打损伤），夺扼（骨折），骨痛（附骨疽）。

附方　（1）胴尹（胃痛）：空心泡根、三月泡根、山苍根、黄皮果根各 10 g，九里香根 15 g，水煎服。

（2）夺扼（骨折）：鲜空心泡叶、鲜麻骨风、鲜岗松叶各适量，捣烂外敷患处。

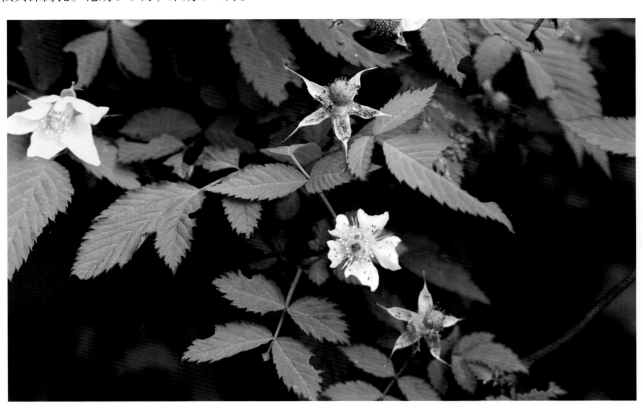

Dumhsamndwen

【Cohyw】Dumhsamndwen.

【Coh'wnq】Dumhciengzveih、gobwzvah'an'dung、go'nguxnyiedbau、gofuzbwnzswj、dumhsamnyied、godozbanz、gobwzyenhbau.

【Goekgaen】Dwg dumhsamndwen doenghgo ciengzveizgoh.

【Yienghceij Daegdiemj】Faexcaz daengjsoh roxnaeuz raih，sang ndaej daengz 3 mij. Nye iq、sugmbaw、mbaw、gaenzmbaw、ganjva caeuq iemjva cungj mbouj bwnsienq caeuq diemjsienq. Nye iq maj miz naeng'oen mbang. Mbaw iq 5~7 mbaw，laj luenzgvangq gwnz gaeb lumj gyaeq roxnaeuz laj gvangq gwnz gaeb，raez 3~7 lizmij，gvangq 1.5~2.0 lizmij，byai ciemh soem，mienh laj ndij nyinzgyang miz naeng'oen iq cax，henzbien miz heujgawq veuq soem laeg doxgek；gaenqmbaw raez 2~3 lizmij，mbaw iq maj youq gwnzdingj haenx gaenz raez 0.8~1.5 lizmij，gaenzmbaw caeuq sugmbaw cungj miz naeng'oen iq. Va 1~2 duj maj youq gwnzdingj roxnaeuz lajeiq；ganjva miz naeng'oen iq mbang；limqiemj laj gvangq gwnz gaeb roxnaeuz laj luenzgvangq gwnz gaeb lumj gyaeq，byai raez rieng soem，va hai le iemj ciengz byonj doxok；limqva luenzraez roxnaeuz raez lumj gyaeq dauqdingq，raez 1.0~1.5 lizmij，saekhau，gizgoek miz cauj；sim vameh dingzlai. Mak luenz lumj giuz roxnaeuz luenzraez lumj gyaeq，raez 1.0~1.5 lizmij，saekhoengz；ceh miz conghgumz laeg. 3~5 nyied haiva，6~7 nyied dawzmak.

【Diegmaj Faenbouh】Maj youq cauzlak、henz mbanj、laj dinbya. Guengjsae cujyau youq Hwngzyen、Liujcouh、Yungzsuij、Yangzsoz、Gveilinz、Cenzcouh、Hingh'anh、Lungzswng、Bingzloz、Gunghcwngz、Canghvuz、Bingznanz、Yilinz、Bwzswz、Bingzgoj、Dwzbauj、Lungzlinz、Cauhbingz、Ginhsiu daengj dieg neix maj miz，guek raeuz Anhveih、Cezgyangh、Gyanghsih、Fuzgen、Daizvanh、Huznanz、Guengjdoeng、Swconh、Gveicouh daengj sengj caemh maj miz.

【Gij Guhyw Ywcuengh】

Giz guhyw Rag、mbaw.

Singqfeih Haemz，bingz.

Goeng'yungh Diuz lohlungz、lohhuj，siu doeghuj，cawz doegcumx，ciep ndok. Aeu daeuj yw okhaexmug，dungx in，laemx doek deng sieng，ndokraek，baezhaem ndok.

Danyw （1）Dungx in：Rag dumhsamndwen、rag gosanhyezbau、rag sanhcangh、rag makmaed gak 10 gwz，raggo'ndukmax 15 gwz，cienq raemx gwn.

（2）Ndokraek：Mbaw dumhsamndwen ndip、mazguzfungh ndip、mbaw ganghsungh ndip gak aeu habliengh，dub yungz oep giz bingh.

帘子藤

【药材名】帘子藤。

【别　　名】麻子藤、菜豆藤、产后补、花拐藤。

【来　　源】夹竹桃科植物帘子藤 Pottsia laxiflora（Bl.）Kuntze。

【形态特征】常绿攀缘灌木，长可达 9 m。枝条柔弱，具乳汁。叶片卵圆形或椭圆状卵圆形，长

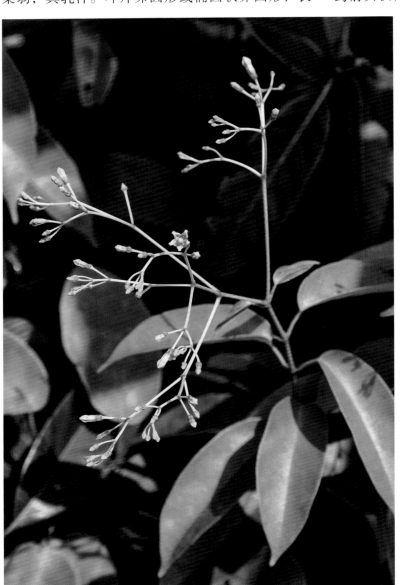

6~12 cm，宽 3~7 cm，顶端急尖具尾状；叶柄长1.5~4.0 cm。总状式的聚伞花序腋生和顶生，长8~25 cm，具长总花梗；花梗长 0.8~1.5 cm；花萼短，花萼裂片宽卵形，外面被短柔毛，内面具腺体；花冠长约 7 mm，紫红色或粉红色，花冠筒圆筒形，花冠裂片卵圆形，长约 2 mm；花丝被长柔毛，花药箭头状，伸出花冠筒喉部之外；花柱中部膨大，子房被长柔毛，柱头圆锥状。蓇葖果双生，线状长圆形，长达 40 cm，绿色；种子线状长圆形，顶端具白色绢质种毛。花期 4~8 月，果期 8~10 月。

【生境分布】生于山地疏林中或湿润的密林山谷中，攀缘树上或山坡路旁、水沟边灌木丛中。广西主要分布于横县、永福、平乐、苍梧、合浦、防城港、上思、东兴、浦北、贵港、桂平、百色、凌云、乐业、田林、金秀、龙州等地，贵州、云南、广东、湖南、江西、福建等省也有分布。

【壮医药用】

药用部位　根、茎、叶。

性味　苦、辣，微温。

功用　根：补血。用于贫血。

茎、叶：活血通络，祛风邪，除湿毒。用于夺扼（骨折），林得叮相（跌打损伤），发旺（痹病）。

附方　（1）贫血：帘子藤根、黄根各 30 g，红药、五指毛桃各 20 g，水煎服。

（2）夺扼（骨折）：鲜帘子藤茎叶、鲜伸筋草、鲜核桃枝各 30 g，小鸡仔肉 1 只，共捣烂敷患处。

Gaeulienz

【Cohyw】Gaeulienz.

【Coh'wnq】Gomazswjdwngz、gocaidoudwngz、gocanjhoubuj、govagvaijdwngz.

【Goekgaen】Dwg gogaeulienz doenghgo gyazcuzdauz goh.

【Yienghceij Daegdiemj】Dwg go faexcaz raih heu baenz bi，raez ndaej daengz 9 mij. Nye unq，miz raemxcij. Mbaw yiengh luenzgyaeq roxnaeuz yienghbomj yiengh luenzgyaeq，raez 6~12 lizmij，gvangq 3~7 lizmij，gwnzdingj fwt soem miz rieng；gaenzmbaw raez 1.5~4.0 lizmij. Gij vahsi comzliengj baenz foengq maj goekmbaw roxnaeuz maj gwnzdingj，raez 8~25 lizmij，miz ganjva hung raez；gaenqva raez 0.8~1.5 lizmij；iemjva dinj，iemjva veuq lumj gyaeq gvangq，baihrog miz bwn'unq dinj，baihndaw miz sendij；mauhva raez daihgaiq 7 hauzmij，saek aeujhoengz roxnaeuz saek hoengzmaeq，doengz mauhva lumj doengznduen，limqveuq mauhva yiengh luenzgyaeq，raez daihgaiq 2 hauzmij；seiva miz bwn'unq raez，ywva lumj gyaeujnaq，iet ok baihrog hoz doengzmauhva；duenhgyang saeuva bongz，fuengzlwg miz bwn'unq raez，gyaeujsaeu yiengh luenzsoem. Mak roxveuq maj songseng，yienghsienq luenzraez，raez daengz 40 lizmij，saekheu；ceh yienghsienq luenzraez，gwnzdingj miz bwnceh saekhau lumj sei. Geiz haiva 4~8 nyied，geiz dawzmak 8~10 nyied.

【Diegmaj Faenbouh】Maj youq ndaw ndoeng cax gwnz ndoi roxnaeuz ndoeng deih ndaw lueg，benz hwnj gwnzfaex roxnaeuz henz roen gwnz bo、ndaw faexcaz henz mieng. Guengjsae cujyau faenbouh youq Hwngzyen、Yungjfuz、Bingzloz、Canghvuz、Hozbuj、Fangzcwngzgangj、Sangswh、Dunghhingh、Bujbwz、Gveigangj、Gveibingz、Bwzswz、Lingzyinz、Lozyez、Denzlinz、Ginhsiu、Lungzcouh daengj dieg，guek raeuz Gveicouh、Yinznanz、Guengjdoeng、Huznanz、Gyanghsih、Fuzgen daengj sengj hix miz faenbouh.

【Gij Guhyw Ywcuengh】

Giz guhyw　　Rag、ganj、mbaw.

Singqfeih　　Haemz、manh，loq raeuj.

Goeng'yungh　　Rag：Bouj lwed. Yungh daeuj yw lwednoix.

Ganj、mbaw：Doeng meg hawj lwed byaij，cawz doegfung，cawz doegcumx. Yungh daeuj yw ndokraek，laemx doek deng sieng，fatvangh.

Danyw　（1）Lwednoix：Rag gaeulienz、faexndokma gak 30 gwz，yazndiengx、gocijcwz gak 20 gwz，cienq raemx gwn.

（2）Ndokraek：Ganj mbaw gaeulienz、gutnyungq ndip、nyehaeddouz ndip gak 30 gwz，gaeqbouxlwg duz ndeu，caez dub yungz oep giz bingh.

343

八画

郎伞树

【药 材 名】罗伞盖珍珠。

【别 　 名】大罗伞树、凉伞盖珍珠、珍珠盖罗伞、雀儿肾。

【来 　 源】紫金牛科植物郎伞树 *Ardisia hanceana* Mez。

【形态特征】灌木，高可达 1.5 m，极少达 6 m。茎粗壮，除侧生特殊花枝外，无分枝。叶片椭圆状或长圆状披针形，长 10~17 cm，宽 1.5~3.5 cm，边缘近全缘或具边缘反卷的疏突尖锯齿，齿尖具边缘腺点，两面无毛，下面近边缘通常具隆起的疏腺点，被细鳞片；叶柄长 1 cm 或更长。复伞房状伞形花序，无毛，着生于顶端下弯的侧生特殊花枝尾端，花枝长 8~24 cm；花序轴长 1.0~2.5 cm；花梗长 1.1~2.0 cm；萼片卵形；花瓣白色或带紫色，长 6~7 mm，卵形，具腺点，内面近基部具乳头状突起；雄蕊与花瓣等长，花药箭状披针形，背部具疏大腺点；雌蕊与花瓣等长，子房卵圆形；胚珠 5 颗。果球形，直径约 9 mm，深红色。花期 5~6 月，果期 11~12 月。

【生境分布】生于山谷、山坡林下阴湿处。广西主要分布于南宁、马山、上林、横县、融水、阳朔、桂林、永福、荔浦、苍梧、平南、那坡、凌云、乐业、罗城、巴马、都安、金秀、龙州等地，浙江、安徽、江西、福建、湖南、广东等省也有分布。

【壮医药用】

药用部位　根。

性味　苦、辣，平。

功用　除湿毒，活血，止痛。用于发旺（痹病），林得叮相（跌打损伤），京瑟（闭经）。

附方　（1）林得叮相（跌打损伤）：鲜罗伞盖珍珠、鲜小驳骨、鲜飞龙掌血根皮各 30 g，鲜泽兰叶 50 g，共捣烂炒热敷患处。

（2）发旺（痹病）：罗伞盖珍珠、枫荷桂各 10 g，麻骨风、土党参、五指毛桃各 15 g，当归藤 20 g，鸡血藤 30 g，水煎服。

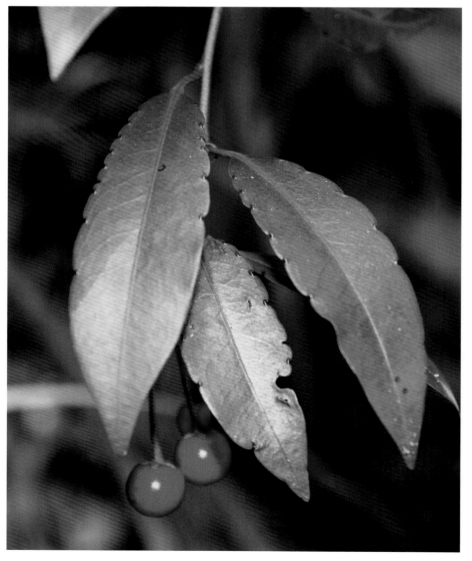

Faexliengjhung

【 Cohyw 】 Faexliengjhung.

【 Coh'wnq 】 Faexlozsanj、liengzsanjgoemqcaw、gaiqlozsanj、makroeglaej.

【 Goekgaen 】 Dwg faexliengjhung doenghgo swjginhniuzgoh.

【 Yienghceij Daegdiemj 】 Faexcaz, sang ndaej daengz 1.5 mij, noix daengz 6 mij. Ganj coloet, cawz maj henz nyeva daegbied le, mbouj miz faen nye. Mbaw luenzraez roxnaeuz luenzbenj byai menh soem, raez 10~17 lizmij, gvangq 1.5~3.5 lizmij, henzbien gaenh lawx roxnaeuz miz heujgawq soem doed mbang gienj doxdauq henzbien, heujsoem miz diemjhanh henzbien, song mbiengj mij bwn, baihlaj gaenh henzbien dingzlai miz diemjhanh mbang doedhwnj, miz gyaep saeq ; gaenzmbaw raez 1 lizmij roxnaeuz lai raez. Gyaeujva lumj liengj dangq ranzliengj daeb, mij bwn, maj laeng gwnz byai van doxroengz rieng nyezva daegbied maj henz de, nyeva raez 8~24 lizmij ; diuz sim gyaeujva raez 1.0~2.5 lizmij ; gaenqva raez 1.1~2.0 lizmij ; linxva lumj gyaeq ; mbawva hau roxnaeuz daz saekaeuj, raez 6~7 hauzmij, lumj gyaeq, miz diemjhanh, baihndaw gaenh goek miz doedhwnj lumj gyaeujcij ; simva boux caeuq mbawva raez doxdoengz, ywva lumj diuznaq byai menh soem, baihlaeng miz diemjhanh hung mbang ; sim vameh caeuq mbawva raez doxdoengz, rugva luenzgyaeq ; beihcuh 5 naed. Mak luenzgiuz, hung yaek 9 hauzmij, hoengzgeq. 5~6 nyied haiva, 11~12 nyied dawzmak.

【 Diegmaj Faenbouh 】 Hwnj ndaw lueg、gwnz ndoi laj faex fwzcumx de. Guengjsae dingzlai hwnj laeng Nanzningz、Majsanh、Sanglinz、Hwngzyen、Yungzsuij、Yangzsoz、Gveilinz、Yungjfuz、Libuj、Canghvuz、Bingznanz、Nazboh、Lingzyinz、Lozyez、Lozcwngz、Bahmaj、Duh'anh、Ginhsiu、Lungzcouh daengj dieg neix, guek raeuz Cezgyangh、Anhveih、Gyanghsih、Fuzgen、Huznanz、Guengjdoeng daengj sengj neix caemh miz.

【 Gij Guhyw Ywcuengh 】

Giz guhyw Rag.

Singqfeih Haemz、manh、bingz.

Goeng'yungh Cawz caepdoeg, doeng lwed, dingz in. Ndaej yw fatvangh, laemx doek deng sieng, dawzsaeg gaz.

Danyw （1）Laemx doek deng sieng : Faexliengjhung ndip、siujbozguz ndip、feihlungzcangjhez ndip gak 30 gwz, mbaw cwzlanz ndip 50 gwz, caez dub yungz ceuj ndat oep mwnqsien.

（2）Fatvangh : Faexliengjhung、funghhozgvei gak 10 gwz, mazguzfungh、dujdangjsinh、gocijcwz gak 15 gwz, gaeudanghgveih 20 gwz, gaeulwedgaeq 30 gwz, cienq raemx gwn.

345

八画

参环毛蚓

【药材名】地龙。

【别　　名】蚯蚓、土龙、地龙子、土地龙、曲蟮。

【来　　源】钜蚓科动物参环毛蚓 *Pheretima aspergillum* E. Perrier。

【形态特征】体圆柱形，长 11~38 cm，宽 0.5~1.2 cm，前端稍尖，尾端钝圆。头部退化，口在体前端。全体有 100 多个环节，每节有一环刚毛，前端第 14~16 环节有环带，习称"白颈"。雌雄同体，雌生殖孔 1 个在第 14 节腹面正中，雄生殖孔 1 对在第 18 节腹面两侧，受精囊孔 3 对在第 6~9 节交界处腹面两侧各有 1 个。

【生境分布】生活于潮湿疏松的泥土中。广西各地均有出产，广东、福建等省也有出产。

【壮医药用】

药用部位　全体。

性味　咸，寒。

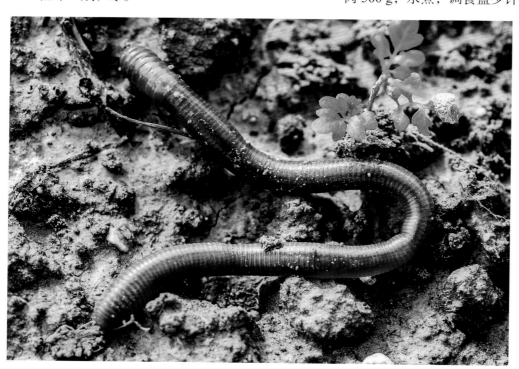

功用　调龙路，通气道、水道，清热毒，止抽搐。用于热病抽搐，麻邦（偏瘫），发得（发热），癫痫，阿闷（胸痹），喯呗郎（带状疱疹），发旺（痹病），埃病（咳嗽），麻抹（肢体麻木），血压嗓（高血压），墨病（气喘），笨浮（水肿），巧尹（头痛），渗裆相（烧烫伤）。

附方　（1）渗裆相（烧烫伤）：生地龙 50 g，加白糖 30 g 拌匀，放置 30 分钟，取药汁涂患处。

（2）麻邦（偏瘫）：地龙、水蛭各 50 条，大蜈蚣 10 条，烘干，共研末。以温开水送服，每次 5 g。

（3）癫痫：①地龙、羊角丝、天麻、乌梅、石菖蒲各 20 g，钩藤 30 g，水煎。药液加入朱砂 0.3 g 调匀服。②地龙、五加皮各 30 g，吴茱萸 15 g，全蝎 10 g，水煎服。

（4）笨浮（水肿）：地龙 6 g，鹰不扑 10 g，狗肉 500 g，水煮，调食盐少许，食肉喝汤。

（5）喯呗郎（带状疱疹）：生地龙、生盐各适量，混合后共捣烂，取药汁擦患处。

（6）巧尹（头痛）：地龙 15 g，天麻、黄芩各 10 g，水煎服。

（7）埃病（咳嗽），墨病（气喘）：地龙、鱼腥草、矮地茶各 10 g，水煎服。

Duzndwen

【 Cohyw 】 Duzndwen（duzndwenhawq）.

【 Coh'wnq 】 Ndwen、dujlungz、dilungzswj、dujdilungz、gizsan.

【 Goekgaen 】 Dwg duzndwen doenghduz giyinjgoh.

【 Yienghceij Daegdiemj 】 Ndang saeunduen, raez 11~38 lizmij, gvangq 0.5~1.2 lizmij, baihnaj loq soem, baihlaeng duenz luq. Gyaeuj doiqvaq, bak youq daengx ndang dangqnaj. Daengx ndang miz 100 lai hoh vaenx, moix hoh miz vaenx bwngeng ndeu, gyaengh baihnaj daih 14~16 hoh miz saivaenx, heuhguh "hoz hau". Coh daeg doengz ndang, gasawh coh aen congh ndeu youq daih 14 hoh lajdungx cungqgyang, gasawh daeg doiq congh ndeu youq daih 18 hoh lajdungx song mbiengj, congh soucinghnangz 3 doiq youq daih 6~9 hoh gyaugaiq lajdungx song mbiengj gak miz aen ndeu.

【 Diegmaj Faenbouh 】 Maj youq ndaw namh mboeng cumx. Guengjsae gak dieg cungj miz, guek raeuz Guengjdoeng、Fuzgen daengj sengj hix miz.

【 Gij Guhyw Ywcuengh 】

Giz guhyw Daengx ndang.

Singqfeih Hamz, hanz.

Goeng'yungh Diuz lohlungz, doeng roenheiq、roenraemx, cing ndatdoeg, dingz fatgeuq. Ndaej yw bingh ndat fatgeuq, mazmbangj, fatndat, fatbag, aekmwnh, baezngwz, fatvangh, baenzae, mazmwnh, hezyazsang, ngaebheiq, baenzfouz, gyaeujin, coemh log sieng.

Danyw （1）Coemh log sieng：Duzndwen ndip 50 gwz, gya begdangz 30 gwz gyaux yinz, cuengq 30 faen cung, aeu raemxyw cat dieg sieng.

（2）Mazmbangj：Duzndwen、duzbing gak 50 duz, sipndangj 10 duz, ring rem, caez muz baenz mba. Aeu raemxrumh soengq gwn, baez gwn 5 gwz.

（3）Fatbag：① Duzndwen、sei gaeuyiengz、denhmaz、makmoiz、gorinsa gak 20 gwz, gaeugvaqngaeu 30 gwz, cienq raemx. Raemxyw gya sahoengz 0.3 gwz gyaux yinz gwn. ② Duzndwen、go'nguxcauj gak 30 gwz, cazlad 15 gwz, duzsipgimz 10 gwz, cienq raemx gwn.

（4）Baenzfouz：Duzndwen 6 gwz, gonaenh 10 gwz, nohma 500 gwz, cuengq raemx cawj, cuengq di gyu, gwn noh ndoet dang.

（5）Baezngwz：Duzndwen ndip、gyu seng gak hab liengh, gyaux le dub yungz, aeu raemxyw cat giz in.

（6）Gyaeujin：Duzndwen 15 gwz, denhmaz、vangzcinz gak 10 gwz, cienq raemx gwn.

（7）Baenzae, haebgyawh：Duzndwen、byaekvaeh、cazdeih gak 10 gwz, cienq raemx gwn.

347

八画

细叶桉

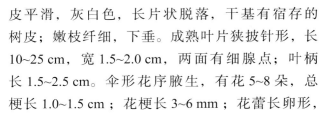

【药材名】细叶桉叶。

【别　名】柳叶桉、小叶桉。

【来　源】桃金娘科植物细叶桉 *Eucalyptus tereticornis* Sm.。

【形态特征】常绿大乔木，高可达 25 m。树皮平滑，灰白色，长片状脱落，干基有宿存的树皮；嫩枝纤细，下垂。成熟叶片狭披针形，长 10~25 cm，宽 1.5~2.0 cm，两面有细腺点；叶柄长 1.5~2.5 cm。伞形花序腋生，有花 5~8 朵，总梗长 1.0~1.5 cm；花梗长 3~6 mm；花蕾长卵形，长 1.0~1.3 mm 或更长；萼筒长 2.5~3.0 mm；帽状体长圆锥状，长 7~10 mm，渐尖；雄蕊多数，长 6~9 mm，花药长倒卵形，纵裂。蒴果近球形，宽 6~9 mm，果缘突出萼筒外。花期冬春季。

【生境分布】栽培。广西各地均有栽培，广东、云南、四川、贵州、福建、湖南、浙江、江苏、陕西等省也有栽培。

【壮医药用】

药用部位　叶。

性味　辣、微苦，温。

功用　祛风毒，除湿毒，杀虫。用于笃瘴（疟疾）和流行性脑脊髓膜炎预防，贫痧（感冒），屙泻（泄泻），屙意咪（痢疾），蛔虫病绞痛，呗脓（痈肿），痂（癣），发旺（痹病），林得叮相（跌打损伤）。

附方　（1）屙泻（泄泻），屙意咪（痢疾）：细叶桉叶 9 g，红糖适量，水煎服。

（2）贫痧（感冒）：细叶桉叶、土牛膝各 15 g，水煎服。

（3）蛔虫病绞痛：细叶桉叶 12 g，苦楝 15 g，水煎服。

（4）发旺（痹病）：细叶桉叶 12 g，马鞍藤 15 g，水煎服。

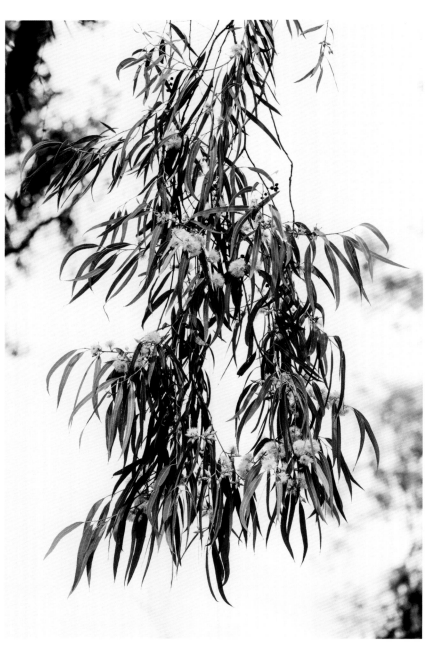

Nganhmbawliux

【 Cohyw 】 Nganhmbawliux.

【 Coh'wnq 】 Liujyeznganq、nganhmbawsaeq.

【 Goekgaen 】 Dwg nganhmbawliux doenghgo dauzginhniengzgoh.

【 Yienghceij Daegdiemj 】 Go faexsang hung ciengz heu, sang ndaej daengz 25 mij. Naengfaex bingzngaeuz, haumong, benq mbaw raez bokdoek, goekganj miz naengfaex supyouq; nyeoiq saeqiq, duengqroengz. Mbawgeq gaeb byai menh soem, raez 10~25 lizmij, gvangq 1.5~2.0 lizmij, song mbiengj miz diemjhanh saeq; gaenzmbaw raez 1.5~2.5 lizmij. Gyaeujva lumj liengj majeiq, miz va 5~8 duj, gaenqgoek raez 1.0~1.5 lizmij; gaenqva raez 3~6 hauzmij; valup raezgyaeq, raez 1.0~1.3 hauzmij roxnaeuz engqgya raez; doengzlinx raez 2.5~3.0 hauzmij; ndaekmauh raez luenzsoem, raez 7~10 hauzmij, ciemh raez; simva boux lai, raez 6~9 hauzmij, ywva raezgyaeq dauqbyonj, legdaengj. Mak gaenh luenzgiuz, gvangq 6~9 hauzmij, bakmak doedok doengzlinx daeuj. Seizdoeng、seizcin haiva.

【 Diegmaj Faenbouh 】 Ndaem aeu. Guengjsae gak dieg cungj miz vunz ndaem, guek raeuz Guengjdoeng、Yinznanz、Swconh、Gveicouh、Huznanz、Cezgyangh、Gyanghsuh、Sanjsih daengj sengj neix caemh ndaem miz.

【 Gij Guhyw Ywcuengh 】

Giz guhyw　Mbaw.

Singqfeih　Manh、loq haemz、raeuj.

Goeng'yungh　Cawz fungdoeg, cawz caepdoeg, gaj non. Ndaej yw fatnit caeuq fuengzre binghraq naujcizsuizmozyenz, baenzsa, oksiq, okhaexmug, miz deh dungx in, baeznong, gyak, fatvangh, laemx doek deng sieng.

Danyw 　(1) Oksiq, okhaexmug : Mbaw nganhmbawliux 9 gwz, hoengzdangz aenqliengh, cienq raemx gwn.

(2) Baenzsa : Mbawnganh mbawliux、dujniuzciz gak 15 gwz, cienq raemx gwn.

(3) Miz deh dungx miz byeh geuj in : Mbaw nganhmbawliux 15 gwz, gorenh 15 gwz, cienq raemx gwn.

(4) Fatvangh : Mbaw nganhmbawliux 12 gwz, gaeuanmax 15 gwz, cienq raemx gwn.

八画

细圆藤

【药 材 名】细圆藤。

【别　　名】铁线藤、青藤、黑风散、广藤。

【来　　源】防己科植物细圆藤 *Pericampylus glaucus*（Lam.）Merr.。

【形态特征】木质藤本，长可达 10 m 以上。小枝被灰黄色茸毛，有条纹，常长而下垂；老枝无毛。叶三角状卵形至三角状近圆形，长 3.5~8.0 cm，顶端钝或圆但有小凸尖，基部近截平至心形，边缘有圆齿或近全缘，两面被茸毛或上面疏被柔毛至近无毛；叶柄长 3~7 cm，被茸毛。聚伞花序伞房状，被茸毛；雄花萼片背面被毛，最外轮的狭，长约 0.5 mm，中轮的倒披针形，长 1.0~1.5 mm，内轮的稍阔，花瓣 6 枚，楔形或有时匙形，长 0.5~0.7 mm，雄蕊 6 枚；雌花萼片和花瓣与雄花的相似，退化雄蕊 6 枚，柱头 2 裂。核果红色或紫色，果核直径 5~6 mm。花期 4~6 月，果期 9~10 月。

【生境分布】生于林中、林缘或灌木丛中。广西各地均有分布，长江流域以南各地，东至台湾地区均有分布，尤以广东、云南两省常见。

【壮医药用】

药用部位　全株。

性味　苦、辣，凉。

功用　清热毒，祛风毒，除湿毒，止咳。用于呗脓（痈肿），发旺（痹病），林得叮相（跌打损伤），货烟妈（咽痛），埃病（咳嗽）。

附方　（1）发旺（痹病）：细圆藤、清风藤、飞龙掌血各 15 g，水煎服。

（2）埃病（咳嗽）：细圆藤 15 g，桔梗 20 g，甘草 6 g，水煎服。

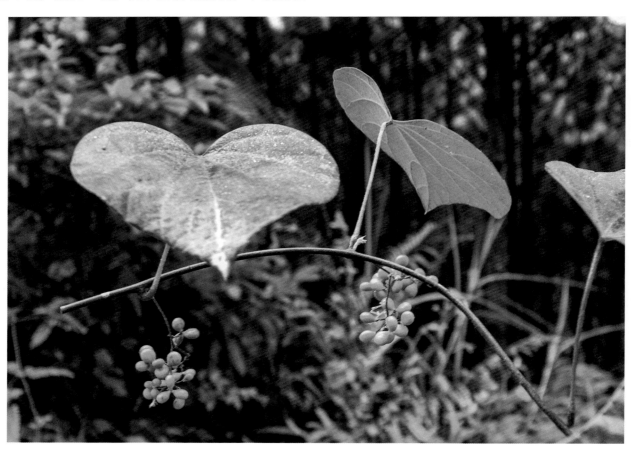

Gaeudiet

【Cohyw】Gaeudiet.

【Coh'wnq】Gaeudietsienq、gaeuheu、hwzfunghsanq、gaeugvangq.

【Goekgaen】Dwg gaeudiet doenghgo fangzgijgoh.

【Yienghceij Daegdiemj】Gogaeu baenz faex，raez ndaej daengz 10 mij doxhwnj. Nyelwg miz bwnyungz henjmong，miz diuzvaenx，dingzlai raez duengq doxroengz；ngegeq mij bwn. Mbaw samgak lumj gyaeq daengz samgak gaenh luenz，raez 3.5~8.0 lizmij，byai bumx roxnaeuz luenz hoeng miz doedsoem iq，goek gaenh gatbingz daengz lumj sim，henzbien miz heujluenz roxnaeuz gaenh lawx liux，song mbiengj miz bwnyungz roxnaeuz baihgwnz miz bwnyungz mbang daengz gaenh mij bwn；gaenzmbaw raez 3~7 lizmij，miz bwnyungz. Gyaeujva comzliengj lumj liengj nei，miz bwnyungz；linxva vaboux baihlaeng miz bwn，gvaengx ceiq rog gaeb，raez yaek 0.5 hauzmij，gvaengx cungqgyang byai menh soem，raez 1.0~1.5 hauzmij，gvaengx ndaw loq gvangq，mbawva 6 diuz，sot roxnaeuz mizseiz lumj beuzgeng，raez 0.5~0.7 hauzmij，simva boux 6 diuz；linxva vameh caeuq mbawva dem vaboux doxlumj，simva boux doiqvaq 6 diuz，gyaeusaeu 2 leg. Makceh hoengz roxnaeuz aeuj，ceh hung 5~6 hauzmij. 4~6 nyied haiva，9~10 nyied dawzmak.

【Diegmaj Faenbouh】Hwnj ndaw ndoeng、henz ndoeng roxnaeuz ndaw faexcaz. Guengjsae gak dieg cungj hwnj miz，guek raeuz ranghdieg Cangzgyangh baihnamz gak dieg，baihdoeng daengz Daizvanh digih cungj hwnj miz，Guengjdoeng、Yinznanz song sengj neix raen ceiq lai.

【Gij Guhyw Ywcuengh】

Giz guhyw　Daengx go.

Singqfeih　Haemz、manh，liengz.

Goeng'yungh　Siu doeghuj，cawz fungdoeg，cawz caepdoeg，dingz ae. Aeu daeuj yw baeznong，fatvangh，laemx doek deng sieng，conghhoz in，baenzae.

Danyw　（1）Fatvangh：Gaeudiet、cinghfunghdaengz、feihlungzcangjhez gak 15 gwz，cienq raemx gwn.

（2）Baenzae：Gaeudiet 15 gwz，gizgwngj 20 gwz，gamcauj 6 gwz，cienq raemx gwn.

细叶黄皮

【药 材 名】山黄皮。

【别　　名】鸡皮果、假鸡皮果、小叶黄皮。

【来　　源】芸香科植物细叶黄皮 *Clausena anisumolens*（Blanco）Merr.。

【形态特征】灌木至小乔木，高可达 6 m。当年生枝、叶柄及叶轴均被短柔毛，植株各部密生半透明油点。叶有小叶 5~11 片；小叶镰刀状披针形或斜卵形，长 5~12 cm，宽 2~4 cm，两侧不对称，边缘波浪状或具浅钝裂齿，嫩叶背面中脉常被短柔毛；小叶柄长 2~4 mm。花序顶生，花白色，略芳香；花萼裂片卵形；花瓣长圆形，长约 3 mm；雄蕊10 枚或 8 枚。果球形或阔卵形，直径 1~2 cm，淡黄色，半透明；果皮有半透明的油点；果肉味甜或偏酸；有种子 1~4 粒。花期 4~5 月，果期 7~8 月。

【生境分布】栽培。广西主要分布于百色、龙州、大新、隆安、南宁等地，广东、云南、台湾等省区也有分布。

【壮医药用】

药用部位　根、茎、叶。

性味　苦、微辣，温。

功用　祛风毒，祛寒毒，止疼痛，通水道。用于贫痧（感冒），兵嘿细勒（疝气），胴尹（胃痛），笨浮（水肿），发旺（痹病），黄标（黄疸），林得叮相（跌打损伤）。

附方　（1）贫痧（感冒），埃病（咳嗽）：鲜山黄皮叶 30 g，水煎服。

（2）兵嘿细勒（疝气）：山黄皮根、川楝子、荔枝核、赤芍各 10 g，水煎服。

（3）发旺（痹病）：山黄皮根皮、两面针根皮、千斤拔各 20 g，水煎服。

（4）林得叮相（跌打损伤）：鲜山黄皮叶适量，捣烂调白酒炒热外敷患处。

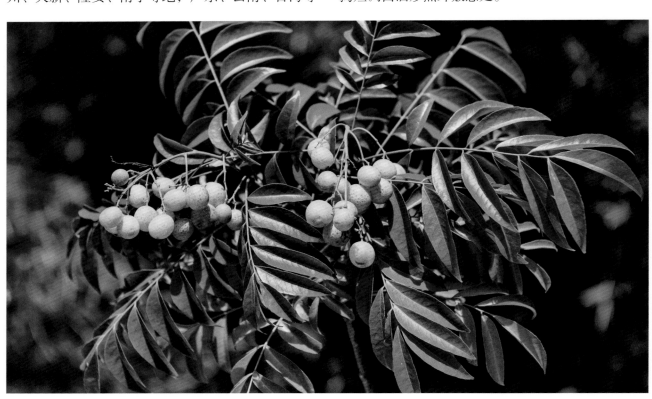

Moedbya

【Cohyw】Moedbya.

【Coh'wnq】Maknaenggaeq、maknaenggaeqgyaj、makmoed mbaw saeq.

【Goekgaen】Dwg moedbya doenghgo yinzyanghgoh.

【Yienghceij Daegdiemj】Faexcaz roxnaeuz faexsang iq，sang ndaej daengz 6 mij. Nye bi de maj、gaenzmbaw dem ndokmbaw cungj miz bwn'unq dinj，gofaex gak dieg cungj miz haujlai diemjyouz saw dingz ndeu. Mbaw miz mbawlwg 5~11 mbaw；mbawlwg lumj liemzcax byai menh soem roxnaeuz lumj gyaeq mbieng，raez 5~12 lizmij，gvangq 2~4 lizmij，song henz mbouj doxdaengh，henzbien lumj bohlangq roxnaeuz miz heujlig bumx feuh，mbawoiq baihlaeng gyang meg dingzlai miz bwnunq dinj；gaenz mbawlwg raez 2~4 hauzmij. Gyaeujva maj byai，va hau，loq rang；linxva mbaw lumj gyaeq，limqva luenzraez，raez daihgaiq 3 hauzmij；simva boux 10 diuz roxnaeuz 8 diuz. Mak lumj giuz roxnaeuz lumj gyaeq gvangq，hung 1~2 lizmij，henjdamh，buenq saw；naengmak miz diemjyouz saw di ndeu；nohmak feihdiemz roxnaeuz loq soemj；miz ceh 1~4 naed. 4~5 nyied haiva，7~8 nyied dawzmak.

【Diegmaj Faenbouh】Ndaem aeu. Guengjsae dingzlai ndaem laeng Bwzswz、Lungzcouh、Dasinh、Lungzanh、Nanzningz daengj dieg neix，guek raeuz Guengjdoeng、Yinznanz、Daizvanh daengj sengj gih neix caemh ndaem miz.

【Gij Guhyw Ywcuengh】

Giz guhyw　Rag、ganj、mbaw.

Singqfeih　Haemz、loq manh、raeuj.

Goeng'yungh　Cawz funghdoeg, siu caepdoeg, dingz in, doeng roenraemx. Ndaej yw baenzsa, binghndaenq saejlwg, dungx in, baenzfouz, fatvangh, vuengzbiu, laemx doek deng sieng.

Danyw　（1）Baenzsa，baenzae：Mbaw moedbya ndip 30 gwz，cienq raemx gwn.

（2）Binghndaenq saejlwg：Rag moedbya、lwgrenhconh、ceh maknganxlaeh、cizsauz gak 10 gwz，cienq raemx gwn.

（3）Fatvangh：Naengrag moedbya、liengjmencimh naengrag、cenhginhbaz gak 20 gwz，cienq raemx gwn.

（4）Laemx doek deng sieng：Mbaw moedbya ndip aenqliengh，dub yungz gyaux laeujbieg ceuj ndat oep mwnqsien.

八画

细叶水团花

【药 材 名】水杨梅。

【别　　　名】小叶团花。

【来　　　源】茜草科植物细叶水团花 *Adina rubella* Hance。

【形态特征】落叶小灌木，高可达 3 m。茎多分枝，具白色皮孔和细毛或无毛。叶对生，近无柄；叶片卵状披针形或卵状椭圆形，长 2.5~4.0 cm，宽 0.8~1.2 cm，顶端渐尖或短尖，基部阔楔形或近圆形，边缘全缘。头状花序顶生或顶生占优势，也有腋生，不计花冠直径 4~5 mm；花萼筒疏被短柔毛，花萼裂片匙形或匙状棒形；花冠筒 5 裂，花冠裂片三角状，淡紫红色或白色；雄蕊 5 枚；花柱长条形。蒴果楔形，长约 3 mm，熟时带紫红色。花果期 5~12 月。

【生境分布】生于山沟、溪边湿地。广西主要分布于南宁、桂林、兴安、永福、灌阳、平乐、梧州、贵港、贺州、昭平、罗城、河池、龙州等地，广东、福建、江苏、浙江、湖南、江西、陕西等省也有分布。

【壮医药用】

药用部位　全株。

性味　苦、涩，凉。

功用　清热毒，除湿毒，杀虫，散瘀肿。用于屙泻（泄泻），屙意咪（痢疾），黄标（黄疸），隆白呆（带下），能啥能累（湿疹），滴虫性阴道炎，稻田皮炎，呗脓（痈肿），狠尹（疖肿），诺嚎尹（牙痛），林得叮相（跌打损伤），砒霜中毒。

附方　（1）滴虫性阴道炎：水杨梅 100 g，蚂蚱刺、苦参各 50 g，水煎洗患处。

（2）能啥能累（湿疹）：水杨梅 100 g，穿心莲、山芝麻各 50 g，土黄连、飞扬草各 30 g，水煎洗患处。

（3）黄标（黄疸）：水杨梅 10 g，水煎服。

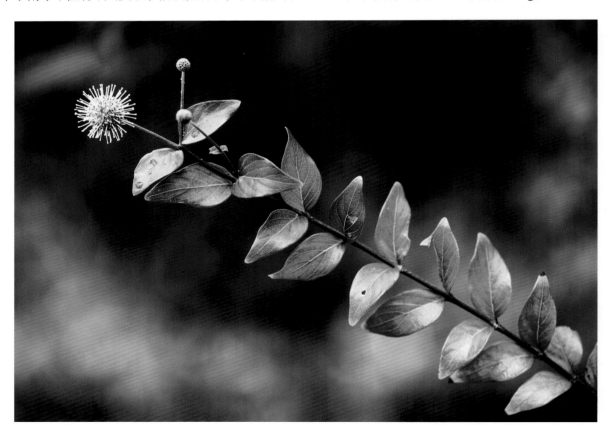

Goroixbya

【 Cohyw 】 Goroixbya.

【 Coh'wnq 】 Goroixbyambawsaeq.

【 Goekgaen 】 Dwg goroixbya doenghgo gencaujgoh.

【 Yienghceij Daegdiemj 】 Go faexcaz mbaw loenq， ndaej sang daengz 3 mij. Ganj faen nye lai， miz naengcongh saekhau caeuq bwnsaeq roxnaeuz mbouj miz bwn. Mbaw maj doxdoiq， ca mbouj lai mbouj miz gaenz ； mbaw lumj aen'gyaeq yiengh longzcim roxnaeuz lumj aen'gyaeq yienghbomj， raez 2.5~4.0 lizmij， gvangq 0.8~1.2 lizmij， gwnzdingj menhmenh bienq soem roxnaeuz soem dinj， goekmbaw yienghseb gvangq roxnaeuz ca mbouj lai yienghluenz， bienmbaw bingzraeuz. Vahsi lumj aen'gyaeuj maj gwnzdingj roxnaeuz maj gwnzdingj lai ndei， hix miz maj goekmbaw， mbouj suenq mauhva cizging 4~5 hauzmij ； doengz iemjva miz bwn'unq dinj cax， limqveuq iemjva lumj beuzgeng roxnaeuz yiengh aen'geng lumj faexgyaengh ； doengz mauhva 5 diuz， limqveuq mauhva yiengh samgak， saek aeujhoengz mong roxnaeuz saekhau ； simva boux 5 diuz ； saeuva baenz diuz raez. Makdek yienghseb， raez daihgaiq 3 hauzmij， cug le saek aeujhoengz. 5~12 nyied haiva dawzmak.

【 Diegmaj Faenbouh 】 Maj youq ndaw lueg、diegcumx henz rij. Guengjsae cujyau faenbouh youq Nanzningz、Gveilinz、Hingh'anh、Yungjfuz、Gvanyangz、Bingzloz、Vuzcouh、Gveigangj、Hozcouh、Cauhbingz、Lozcwngz、Hozciz、Lungzcouh daengj dieg， guek raeuz Guengjdoeng、Fuzgen、Gyanghsuh、Cezgyangh、Huznanz、Gyanghsih、Sanjsih daengj sengj hix miz faenbouh.

【 Gij Guhyw Ywcuengh 】

Giz guhyw　Daengx go.

Singqfeih　Haemz、saep、liengz.

Goeng'yungh　Cing doeghuj， cawz doegcumx， gaj non， siu foeg. Yungh daeuj yw oksiq， okhaexmug， vuengzbiu， roengzbegdaiq， naenghumz naenglot， miz nengz baenz conghced humz， gvej haeux deng naenghumz， baeznong， nwnjin， heujin， laemx doek deng sieng， saenqsig dengdoeg.

Danyw　（1）Miz nengz baenz conghced humz：Goroixbya 100 gwz， gogadaek、caemhgumh gak 50 gwz， cienq raemx swiq giz bingh.

（2）Naenghumz naenglot：Goroixbya 100 gwz， nyafaenzlenz、lwgrazbya gak 50 gwz， gutfaz、go'gyak gak 30 gwz， cienq raemx swiq giz bingh.

（3）Vuengzbiu：Goroixbya 10 gwz， cienq raemx gwn.

细叶十大功劳

【药 材 名】十大功劳。

【别　　名】黄天竹、黄连树、木黄连。

【来　　源】小檗科植物细叶十大功劳 *Mahonia fortune*（Lindl.）Fedde。

【形态特征】常绿灌木，高可达 2 m。茎直立，树皮灰色，多分枝。叶互生，革质；叶柄基部膨大；奇数羽状复叶，小叶 5~13 片，狭披针形至披针形，长 6~12 cm，宽 0.7~2.5 cm，先端长尖而具锐刺，边缘每边有 6~13 枚刺齿。总状花序自枝顶芽鳞腋间抽出，4~8 个簇生，长 3~6 cm；花梗基部具总苞，苞片卵状三角形；萼片 9 枚，花瓣状；花瓣 6 枚，黄色，长圆形；雄蕊 6 枚；子房卵圆形，无花柱。浆果卵圆形，熟时蓝黑色，外被白粉。花期 7~8 月，果期 8~10 月。

【生境分布】生于山谷、林下湿地。广西主要分布于马山、桂林、兴安、隆林等地，江苏、湖南、湖北、四川、浙江、广东等省也有分布。

【壮医药用】

药用部位　根、茎。

性味　苦，寒。

功用　通气道，调火路，清热毒，除湿毒。用于埃病（咳嗽），奔墨（哮病），黄标（黄疸），屙泻（泄泻），屙尿甜（糖尿病），贫痧（感冒），屙意咪（痢疾），唉勒（咯血），胴尹（胃痛），发旺（痹病），诺嚎尹（牙痛），能啥能累（湿疹），渗裆相（烧烫伤）。

附方　（1）唉勒（咯血）：十大功劳根或茎 15 g，不出林、地骨皮、桑白皮、沙参、麦冬各 10 g，鱼腥草 12 g，水煎服。

（2）黄标（黄疸）：十大功劳根或茎、不出林各 15 g，板蓝根、三姐妹各 10 g，水煎服。

（3）埃病（咳嗽）：十大功劳木、枇杷叶各 10 g，百部 15 g，甘草 5 g，水煎服。

（4）胴尹（胃痛）：十大功劳木、竹叶各 10 g，生石膏、生地各 15 g，水煎服。

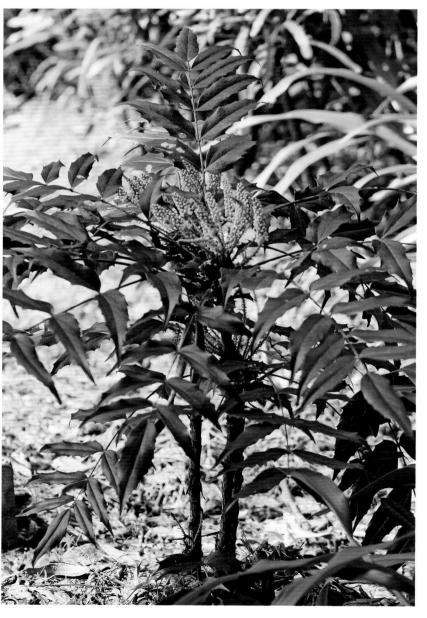

Faexvuengzlienz

【Cohyw】Faexvuengzlienz.

【Coh'wnq】Dojvuengzbek、moegvuengzlienz、govuengzlienz.

【Goekgaen】Dwg faexvuengzlienz doenghgo siujbogoh.

【Yienghceij Daegdiemj】Go faexcaz sikseiq heu，ndaej sang daengz 2 mij. Ganj daengjsoh，naengfaex saekmong，faen nye lai. Mbaw did doxcah，na geng；gaenzmbaw goek bongz hung；mbawlai lumj bwnroeg baenz dansoq，mbaw iq 5~13 mbaw，lumj gaeb longzcim roxnaeuz longzcim，raez 6~12 lizmij，gvangq 0.7~2.5 lizmij，byai raez soem youh miz oenraeh，henzbien de miz 6~13 nyaz nyazoen. Gyaeujva baenz giuz daj ndaw eiq gyaep nyez dingj nye maj okdaeuj，4~8 nyumq maj，raez 3~6 lizmij；goek gaenqva miz byak，mbawbyak lumj luenzgyaeq samgak；iemj 9 limq，lumj limqva；limqva 6 limq，saek henj，luenz raez；simva boux 6 naed；fuenglwg luenzgyaeq，mbouj miz saeuva. Mak luenzgyaeq，cingzsug le o'ndaem，rog miz mbabieg. 7~8 nyied haiva，8~10 nyied dawzmak.

【Diegmaj Faenbouh】Hwnj bangx roen gwnz ndoi、ndaw faexcaz roxnaeuz ndaw faexcaz ndaw bya，caemh miz vunz ndaem. Guengjsae dingzlai hwnj laeng Majsanh、Gveilinz、Hingh'anh、Lungzlinz、daengj dieg neix，guek raeuz Gyanghsuh、Huzbwz、Huznanz、Swconh、Cezgyangh、Guengdoeng daengj sengj neix caemh miz.

【Gij Guhyw Ywcuengh】

Giz guhyw　Rag、ganj.

Singqfeih　Haemz，liengz.

Goeng'yungh　Doeng roenheiq，diuz lohhuj，siu ndatdoeg，cawz doegcumx. Yungh youq baenzae，baenzngab，vuengzbiu，oksiq，oknyouhdiemz，baenzsa，okhaexmug，dungx in，fatvangh，heujin，naenghumz naenglot，coemh log sieng.

Danyw　（1）Aelwed：Rag roxnaeuz ganj faexvuengzlienz 15 gwz，bucuzlinz、naengdiguz、sanghbwzbiz、sahcinh、mwzdungh gak 10 gwz，yizsinghcauj 12 gwz，cienq raemx gwn.

（2）Vuengzbiu：Rag roxnaeuz ganj faexvuengzlienz、cazdeihgak 15 gwz，banjlanzgwnh、samcejnuengx gak 10 gwz，cienq raemx gwn.

（3）Baenzae：Faexvuengzlienz、mbawbizbaz gak 10 gwz，bakbouh 15 gwz，gamcauj 5 gwz，cienq raemx gwn.

（4）Dungx in：Faexvuengzlienz、mbawcuk gak 10 gwz，siggau seng、goragndip gak 15 gwz，cienq raemx gwn.

357

八画

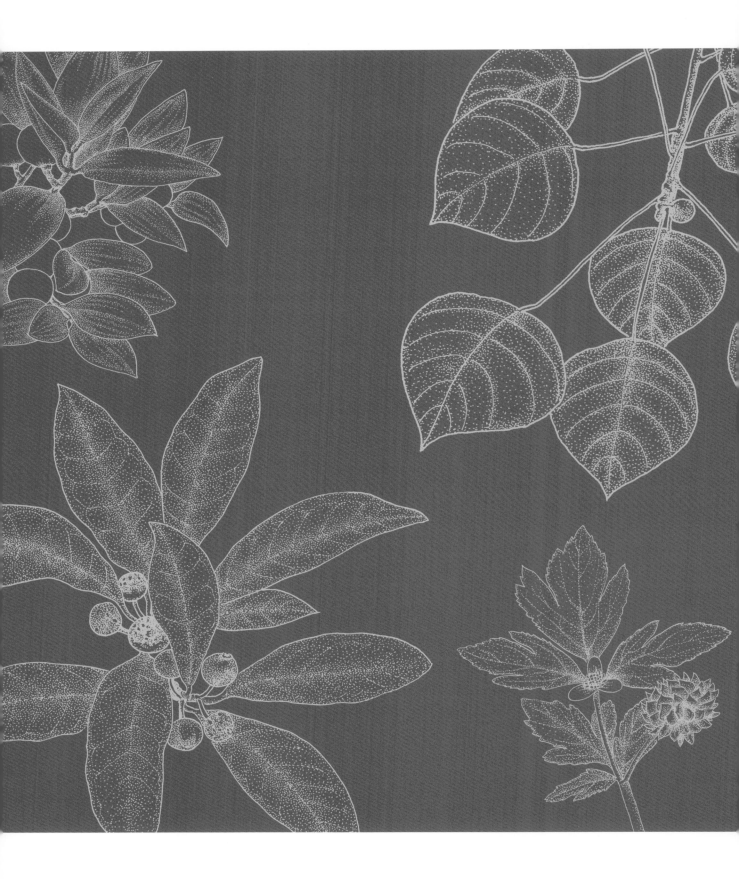

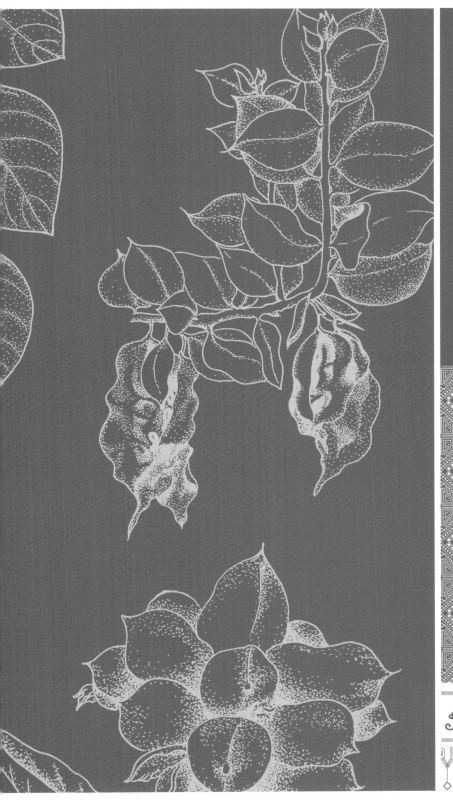

九画

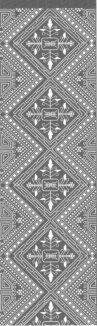

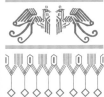

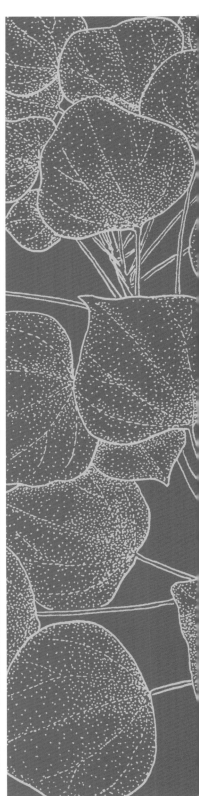

珊瑚树

【药 材 名】沙糖木。

【别　　名】利桐木、鸭屎木、云南珊瑚树。

【来　　源】忍冬科植物珊瑚树 *Viburnum odoratissimum* Ker Gawl.。

【形态特征】常绿灌木或小乔木，高达 10 m。枝有凸起的小瘤状皮孔。叶片椭圆形至矩圆形或矩圆状倒卵形至倒卵形，长 7~20 cm，边缘上部具锯齿或近全缘，下面有时散生暗红色微腺点，脉腋常有集聚簇状毛和趾蹼状小孔；叶柄长 1~2 cm。圆锥花序顶生或生于侧生短枝上，宽尖塔形，总花梗长可达 10 cm；花芳香，无梗或有短梗；萼筒筒状钟形，萼檐碟状，齿宽三角形；花冠白色、黄白色或微红色，辐状，直径约 7 mm，筒部长约 2 mm，花冠裂片反折，圆卵形，长 2~3 mm；雄蕊略超出花冠裂片；柱头头状。果实卵圆形或卵状椭圆形，长约 8 mm，直径 5~6 mm，先红色后变为黑色。花期

4~5 月或不定期开花，果期 7~9 月。

【生境分布】生于山谷密林中溪涧旁荫蔽处、疏林中向阳地或平地灌木丛中。广西主要分布于融水、梧州、容县、桂平、贵港、防城港等地，福建（东南部）、湖南（南部）、广东、海南等省也有分布。

【壮医药用】

药用部位　树皮、叶。

性味　辣，温。

功用　清热毒，除湿毒，通经络，生肌肉。用于贫痧（感冒），发旺（痹病），林得叮相（跌打损伤），额哈（毒蛇咬伤），夺扼（骨折）。

附方　（1）林得叮相（跌打损伤）：沙糖木树皮 60 g，血竭 20 g，大青叶 30 g，共捣烂敷患处。

（2）贫痧（感冒）：沙糖木叶、马鞭草、七叶藤各 100 g，水煎泡浴。

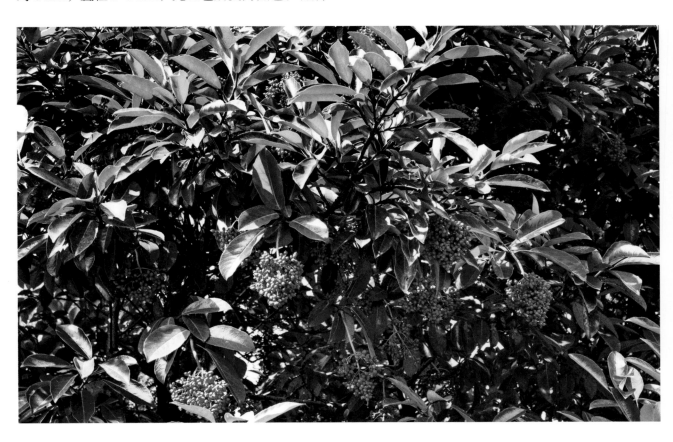

Yaliuzmaih

【 Cohyw 】 Yaliuzmaih.

【 Coh'wnq 】 Faexlidungz、faexhaexbit、yaliuzmaih Yinznanz.

【 Goekgaen 】 Dwg goyaliuzmaih doenghgo yinjdunghgoh.

【 Yienghceij Daegdiemj 】 Faexcaz roxnaeuz faexiq baenzbi heu，sang daengz 10 mij. Gwnz nye miz conghnaeng lumj aenrengq saeq doed hwnj. Mbaw yienghbomj daengz yiengh seiqcingq roxnaeuz yienghluenz seiqcingq yiengh aen'gyaeq dauqdingq daengz yiengh aen'gyaeq dauqdingq，raez 7~20 lizmij，gwnz bien mbaw miz heujgawq roxnaeuz ca mbouj lai bien mbaw bingzraeuz，baihlaj mizseiz sanq maj di diemjdu saekndaemhoengz，lajeiq meg ciengz miz gij bwn comz baenz nyumq caeuq gij congh'iq lumj dinbit；gaenzmbaw raez 1~2 lizmij. Vahsi soemluenz maj gwnzdingj roxnaeuz maj youq gwnz nye dinj maj vang，yiengh dapsoem gvangq，gaenqva hungraez ndaej daengz 10 lizmij；va rangfwt，mbouj miz gaenz roxnaeuz miz gaenzdinj；doengziemj lumj aendoengz yiengh aencung，yiemh'iemj lumj deb，heuj yiengh samgak gvangq；mauhva saekhau、saek henjhau roxnaeuz loq saekhoengz，lumj naqloek，cizging daihgaiq 7 hauzmij，aen doengz daihgaiq raez 2 hauzmij，limqveuq mauhva baeb doxdauq，yiengh luenzgyaeq，raez 2~3 hauzmij；simva boux loq mauh'ok limqveuq mauhva；gyaeujsaeu lumj aen'gyaeuj. Mak yiengh luenzgyaeq roxnaeuz lumj aen'gyaeq yienghbomj，raez daihgaiq 8 hauzmij，cizging 5~6 hauzmij，sien dwg saekhoengz doeklaeng bienqbaenz saekndaem. 4~5 nyied haiva roxnaeuz mbouj dingh haiva，7~9 nyied dawzmak.

【 Diegmaj Faenbouh 】 Maj youq giz raemh henz rij ndaw ndoeng deih ndaw lueg、giz dieg ndit dak ndaw ndoeng cax roxnaeuz ndaw byoz faexcaz diegbingz. Guengjsae cujyau faenbouh youq Yungzsuij、Vuzcouh、Yungzzyen、Gveibingz、Gveigangj、Fangzcwngzgangj daengj dieg，guek raeuz Fuzgen（baihdoengnamz）、Huznanz（baihnamz）、Guengjdoeng、Haijnanz daengj sengj hix miz faenbouh.

【 Gij Guhyw Ywcuengh 】

Giz guhyw　Naengfaex、mbaw.

Singqfeih　Manh、raeuj.

Goeng'yungh　Cing doeghuj，cawz doegcumx，doeng meg，maj noh. Yungh daeuj yw baenzsa，fatvangh，laemx doek deng sieng，ngwz haeb，ndokraek.

Danyw （1）Laemx doek deng sieng：Naengfaex yaliuzmaih 60 gwz，gohezgez 20 gwz，godaihcing 30 gwz，caez dub yungz oep giz bingh.

（2）Baenzsa：Mbaw yaliuzmaih、gobienmax、gaeucaetmbaw gak 100 gwz，cienq raemx cimq swiq ndang.

珊瑚樱

【药 材 名】珊瑚樱。

【别　　名】吉杏。

【来　　源】茄科植物珊瑚樱 *Solanum pseudocapsicum* L.。

【形态特征】小灌木，高达 2 m。全株光滑无毛。茎直立，分枝。单叶互生，具短柄；叶片狭长圆形至披针形，长 1~6 cm，宽 0.5~1.5 cm，先端尖或钝，基部狭楔形下延成叶柄，边缘全缘或波状。花单生或数朵聚生，无总花梗或近于无总花梗，花梗长 3~4 mm；花小，白色，直径 0.8~1.0 cm；萼 5 裂；花冠筒隐于萼内，长不及 1 mm，冠檐长约 5 mm，裂片 5 枚，卵形，长约 3.5 mm；雄蕊 5 枚；柱头截形。浆果球形，橙红色，直径 1.0~1.5 cm，萼宿存，果柄长约 1 cm。花期夏季初，果期秋季末。

【生境分布】栽培。广西部分地区有栽培，安徽、江西、广东等省也有栽培。

【壮医药用】

药用部位　根。

性味　辣、微苦，温；有毒。

功用　通龙路、火路。用于笨浮（水肿），呗脓（痈肿），腰肌劳损，林得叮相（跌打损伤）。

注　本品全株有毒，内服慎用；婴幼儿及孕妇禁服。

附方　（1）林得叮相（跌打损伤）：珊瑚樱根 30 g，了哥王、救必应、战骨、伸筋草各 15 g，水煎洗患处。

（2）腰肌劳损：鲜珊瑚樱根、鲜骨碎补各 30 g，共捣烂，加血竭粉 10 g 调匀敷患处。

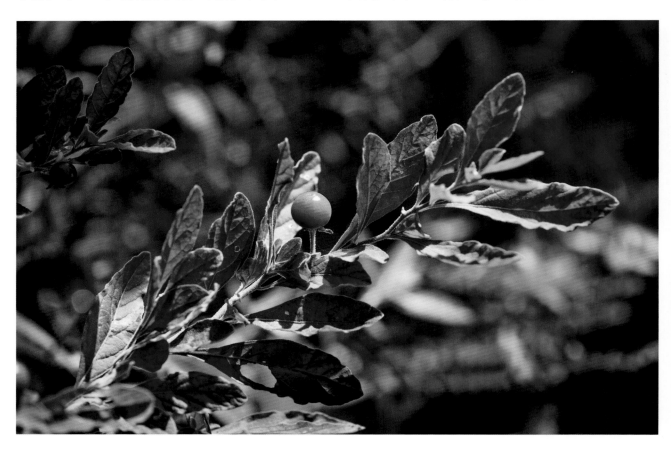

Gwzgingq

【Cohyw】Gwzgingq.

【Coh'wnq】Gizgingq.

【Goekgaen】Dwg gogwzgingq doenghgo gezgoh.

【Yienghceij Daegdiemj】Faexcaz iq，sang daengz 2 mij. Daengx go wenj mbouj miz bwn. Ganj daengj soh，faen nye. Mbaw dog maj doxciep，miz gaenzdinj；mbaw yiengh luenzraez gaeb daengz yiengh longzcim，raez 1~6 lizmij，gvangq 0.5~1.5 lizmij，byaimbaw soem roxnaeuz mwt，laj goek yienghseb gebiet doxroengz baenz gaenzmbaw，bienmbaw bingzraeuz roxnaeuz yiengh raemxlangh. Va dan maj roxnaeuz geij duj comzmaj，mbouj miz gaenzva hung roxnaeuz ca mbouj lai mbouj miz gaenzva hung，gaenqva raez 3~4 hauzmij；va iq，saekhau，cizging 0.8~1.0 lizmij；iemj 5 veuq；doengzmauhva yo youq ndaw iemj，raez mbouj daengz 1 hauzmij，yiemh mauhva raez daihgaiq 5 hauzmij，mbawiemj 5 mbaw，lumj aen'gyaeq，raez daihgaiq 3.5 hauzmij；simva boux 5 diuz；gyaeujsaeu bingz. Makieng lumj aen'giuz，saek henjhoengz，cizging 1.0~1.5 lizmij，iemj lw roengz，gaenzmak raez daihgaiq 1 lizmij. Cawzhah codaeuz haiva，Cawzcou satlaeng dawzmak.

【Diegmaj Faenbouh】Ndaem aeu. Guengjsae miz dingz deihfueng miz ndaem，guek raeuz Anhveih、Gyanghsih、Guengjdoeng daengj sengj hix miz ndaem aeu.

【Gij Guhyw Ywcuengh】

Giz guhyw　Rag.

Singqfeih　Manh、loq haemz，raeuj；miz doeg.

Goeng'yungh　Doeng lohlungz、lohhuj. Yungh daeuj yw baenzfouz，baeznong，hwetin，laemx doek deng sieng.

Cawq　Daengx go cungj yw neix miz doeg，gwn aeu siujsim；lwgnding lwgnyez caeuq mehdaiqndang gimq gwn.

Danyw　（1）Laemx doek deng sieng：Raggwzging 30 gwz，godeizgoek、maexndeihmeij、maengmbaek、gutnyungq gak 15 gwz，cienq raemx swiq giz bingh.

（2）Hwetin：Raggwzging ndip、gofwngzmaxlaeuz ndipgak 30 gwz，caez dub yungz，gya mba gohezgez 10 gwz gyaux yinz oep giz bingh.

九画

挂金灯

【药 材 名】挂金灯。

【别　　名】红灯笼泡。

【来　　源】茄科植物挂金灯 *Physalis alkekengi* var. *francheti*（Mast.）Makino。

【形态特征】多年生草本，高可达 1 m。根状茎横走。茎直立，较粗壮，茎节膨大，上部疏生毛。

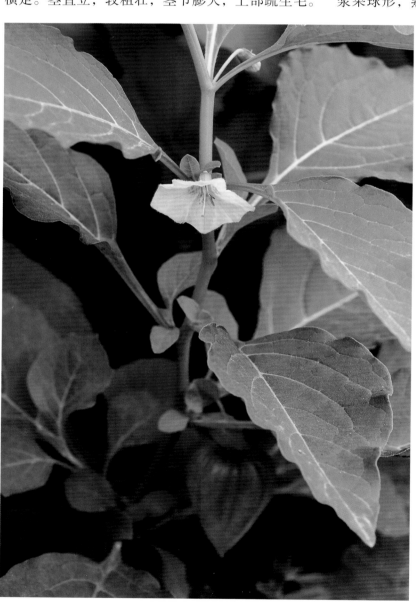

叶互生，常 2 片生于一节，有柄；叶片宽卵形，长 3~10 cm，宽 2~5 cm，先端渐尖，边缘有粗锯齿或浅波状，仅叶缘有短毛。花单生于叶腋；花梗近无毛或仅有稀疏柔毛；花萼 5 深裂，除裂片密生毛外筒部毛被稀疏；花冠钟形，白色略带紫晕，5 裂。浆果球形，熟时红色，味酸甜而微苦，包围于橙红色卵形灯笼状的果萼中，果萼长 2.0~4.5 cm，果梗和果萼光滑无毛。花期 4~6 月，果期 6~10 月。

【生境分布】生于山坡草地、田野、路旁或沟边。广西主要分布于全州、兴安、龙胜、三江、天峨、隆林、那坡等地，除西藏外，其他省区也有分布。

【壮医药用】

药用部位　带宿萼的果或全草。

性味　酸、苦，寒。

功用　调气道、水道，清热毒，利咽喉。用于货咽妈（咽痛），热病烦渴，肺热埃病（咳嗽），肉扭（淋证），呗脓显（脓疱疮），能啥能累（湿疹），呗脓（痈疮肿毒）。

附方　（1）热病烦渴：挂金灯根 20 g，沙参、麦冬、淡竹叶各 10 g，水煎服。

（2）货咽妈（咽痛）：挂金灯带宿萼的果实 15 g，金银花 6 g，水煎服。

（3）呗脓显（脓疱疮），呗脓（痈疮肿毒）：鲜挂金灯全草适量，捣烂外敷患处。

Godaengloengz

【Cohyw】Godaengloengz.

【Coh'wnq】Bopdaengloengznding.

【Goekgaen】Dwg godaengloengz doenghgo gezgoh.

【Diegmaj Faenbouh】Gorum maj lai bi，sang ndaej daengz 1 mij. Ganjsawz maj vang. Ganj daengj soh，haemq conoengq，duqganj bongzhung，baihgwnz hwnj bwn mbang. Mbaw maj doxcah，ciengzseiz 2 mbaw maj caemh hoh，miz gaenq；mbaw lumj gyaeqgvangq，raez 3~10 lizmij，gvangq 2~5 lizmij，byai ciemh soem，henzbien miz heujgawq co roxnaeuz lumj raemxlangh feuh，gag henzbien miz bwn dinj. Va gag maj youq eiqmbaw；gaenqva gaenh mbouj miz bwn roxnaeuz cij miz di bwn'unq mbang；iemjva 5 veuq laeg，cawz mbawveuq miz bwn yaedyubyub le gizdoengz bwn mbangmbang；mauhva lumj cung，saekhau loq gab di aeuj，5 veuq. Makraemx luenzluenz，geq le saekhoengz，feih soemjdiemz lij mizdi haemz，humx youq ndaw iemj daengloengz lumj gyaeq saek hoengzhenj，iemjmak raez 2.0~4.5 lizmij，gaenqmak caeuq iemjmak ngaeuz mbouj miz bwn. 4~6 nyied haiva，6~10 nyied dawzmak.

【Diegmaj Faenbouh】Maj youq diegnywj gwnz ndoi、doenghnaz、henz roen roxnaeuz henz mieng. Guengjsae dingzlai hwnj laeng Cenzcouh、Hingh'anh、Lungzswng、Sanhgyangh、Denhngoz、Lungzlinz、Nazboh daengj dieg，guek raeuz cawz Sihcang le，gizyawz sengj gih caemh hwnj miz.

【Gij Guhyw Ywcuengh】

Giz guhyw　Mak daiq iemjgaeuq roxnaeuz daengx go.

Singqfeih　Soemj、haemz、hanz.

Goeng'yungh　Diuz roenheiq、roenraemx，cing hujdoeg，leih conghhoz. Ndaej yw conghhoz in，binghhhuj hozhawq，bwt huj baenzae，nyouhniuj，baeznongcang，naenghumz naenglot，baeznong.

Danyw　（1）Binghhhuj hozhawq：Rag godaengloengz 20 gwz，sacaem、megdoeng、mbaw cuk gak 10 gwz，cienq raemx gwn.

（2）Conghhoz in：Mak godaengloengz daiq iemjgaeuq 15 gwz，vagimngaenz 6 gwz，cienq raemx gwn.

（3）Baeznongcang，baeznong：Daengx go godaengloengz ndip habliengh，dub yungz oep giz in.

365

九画

茜草

【药 材 名】茜草。

【别　　名】四方棱草、红丝线、红茜、茜根。

【来　　源】茜草科植物茜草 *Rubia cordifolia* L.。

【形态特征】多年生攀缘草本，长可达 2 m。根细长，数条至数十条丛生，外皮紫红色或橙红色。茎四棱形，棱上生多数倒生的小刺。叶四片轮生，叶片披针形或长圆状披针形，长 2~7 cm，宽 1~4 cm，先端急尖，基部心形，上面粗糙，下面沿中脉及叶柄均有倒刺，基出脉 3 条；叶柄长 1.0~2.5 cm，有倒生皮刺。圆锥状聚伞花序腋生或顶生；花小，黄白色，5 数；花萼不明显；花冠辐状，直径约 4 mm，5 裂，裂片卵状三角形；雄蕊 5 枚；子房下位，2 室。浆果球形，直径 5~6 mm，红色后转为黑色。花期 6~9 月，果期 8~10 月。

【生境分布】生于山坡、路旁、沟边和草丛中。

广西主要分布于兴安、龙胜、那坡、隆林、东兰、金秀、龙州等地，大部分省区也有分布。

【壮医药用】

药用部位　根、全草。

性味　苦，寒。

功用　调龙路，凉血，止血，调月经。根用于渗裂（血证），肉裂（尿血），兵淋勒（崩漏），京瑟（闭经），约经乱（月经不调），兵西弓（阑尾炎），黄标（黄疸），产后宫缩痛，发旺（痹病），林得叮相（跌打损伤）；全草用于屙泻（泄泻）。

附方　（1）渗裂（血证），肉裂（尿血）：茜草根 12 g，石菖蒲 9 g，茅草根 18 g，水煎服。

（2）兵淋勒（崩漏）：茜草根（炒炭）60 g，水煎；山栀子 12 g，紫珠叶 6 g，共研末。取茜草药液调入后两味药粉，饭前分 2 次服。

（3）产后宫缩痛：茜草根、艾叶、益母草各 12 g，三七 6 g（研末），前三味药水煎取药液，调入三七粉末，分 2 次（隔 1 小时）服下。

（4）林得叮相（跌打损伤）：茜草根、猴姜各 120 g，苏木 30 g，三块瓦根 12 g，加白酒 1500 mL 浸泡 30 天，每次服 50 mL，每日 3 次。

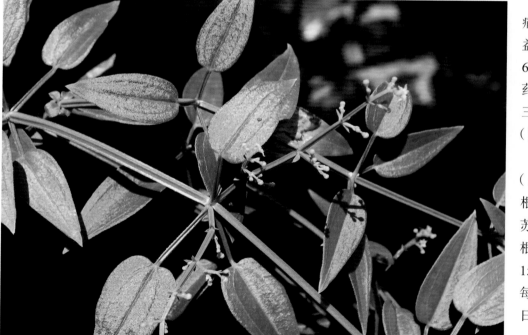

Gohungzcen

【 Cohyw 】 Gohungzcen.

【 Coh'wnq 】 Rumgakseiqfueng、maesienqhoengz、hungzsih、sihgwnh.

【 Goekgaen 】 Dwg gohungzcen doenghgo gencaujgoh.

【 Yiengjceij daegdiemj 】 Gorum duenghbenz maj geij bi， raez ndaej daengz 2 mij. Rag saeqraez， geij diuz daengz geij cib diuz maj baenz cumh， rog naeng aeujhoengz roxnaeuz hoengzzhenj. Ganj seiqgak， gwnz gak miz haujlai oensaeq dauqbyonj. Mbaw seiq mbaw majloek， mbaw yienghlongzcim roxnaeuz luenzraez yiengh longzcim， raez 2~7 lizmij， gvangq 1~4 lizmij， byai soemgaenj， goek lumj sim， baihgwnz cocat， baihlaj ciz meggyang daengz gaenqmbaw cungj miz oen dauqbyonj， meggoekok 3 diuz ； gaenqmbawraez 1.0~2.5 lizmij， miz naeng'oen maj dauqdingq. Gyaeujva comzliengj saeumwnzsoem majeiq roxnaeuz majbyai ； va iq， henjhau， 5 soq ； iemjva mbouj yienh ； mauhva lumj sak， hung yiek 4 hauzmij， 5 leg， mbawseg lumj gyaeq samgak ； simva boux 5 diuz ； rugceh youq laj， 2 rug. Makraemx lumj giuz， hung 5~6 hauzmij， hoengz gonq ndaem laeng. 6~9 nyied haiva， 8~10 nyied dawzmak.

【 Diegmaj Faenbouh 】 Hwnj gwnz ndoi、bangx roen、hamq mieng caeuq ndaw rum. Guengjsae dingzlai hwnj laeng Hingh'anh、Lungzswng、Nazboh、Dunghlanz、Ginhsiu、Lungzcouh daengj dieg neix， guek raeuz dingzlai sengj gih caemh miz.

【 Gij Guhyw Ywcuengh 】

Giz guhyw Rag、daengx go.

Singqfeih Haemz， hanz.

Goeng'yungh Diuz lohlungz， liengz lwed， dingz lwed， diuz dawzsaeg. Rag ndaej yw iemqlwed， nyouhlwed， binghloemqlwed， dawzsaeg gaz， dawzsaeg luenh， binghsaejgungz， vuengzbiu， mizlwg le swjgungh supin， fatvangh， laemx doek deng sieng ； daengx go ndaej yw oksiq.

Danyw （ 1 ） Iemqlwed， nyouhlwed ： Rag gohungzcen 12 gwz， raghazranz 18 gwz， gosipraemx 9 gwz， cienq raemx gwn.

（ 2 ） Binghloemqlwed ： Rag gohungzcen （ ceuj ndaem ） 60 gwz， nuengxnengxbya （ nienjmba ） 12 gwz， swjcuhyez （ ceuj nienjmba ） 6 gwz. Rag gohungzcen cienq raemx 15 faencung， aeu raemxyw diuz mbayw song goyw gajlaeng， gwnhaeux gonq guh 2 mbat gwn.

（ 3 ） Mizlwg le swjgungh supin ： Rag gohungzcen、mbawngaih、yizmuzcauj gak 12 gwz， samcaet 6 gwz （ nienjmba ）， sam goyw gaxgonq cienq aeu raemxyw， diuz mba samcaet， guh 2 mbat （ gek 1 diemjcung ） gwn.

（ 4 ） Laemx doek deng sieng ： Rag gohungzcen、houzgyangh gak 120 gwz， sumoeg 30 gwz， rag samdipvax 12 gwz， gya laeujbieg 1500 hauzswngh cimq 30 ngoenz， mbat gwn 50 hauzswngh， ngoenz gwn 3 mbat.

367

九画

荜拔

【药 材 名】荜拔。

【别　　　名】荜茇。

【来　　　源】胡椒科植物荜拔 *Piper longum* L.。

【形态特征】多年生草质藤本。根状茎直立，多分枝。茎下部匍匐，枝幼时被柔毛。叶互生，有密细腺点，下部叶卵状心形，叶柄较长；上部的叶卵形至卵状长圆形，长 6~12 cm，宽 3~12 cm，叶柄较短，密被柔毛；顶叶无柄，基部抱茎，叶下面脉上被短柔毛，掌状脉 5~7 条。花单性，雌雄异株，穗状花序腋生；雄花序长 4~5 cm，直径约 3 mm，总花梗长 2~3 cm，被短柔毛，花直径 1.5 mm，雄蕊 2 枚；雌花序长 1.5~2.5 cm，直径约 4 mm，总花梗长 1.5 cm，密被柔毛，花直径不及 1 mm，柱头 3 枚。浆果卵形，下部嵌生于花序轴中并与其合生，顶端有脐状突起。花期 7~10 月。

【生境分布】栽培。广西各地均有栽培，云南、广东、福建等省也有栽培或分布。

【壮医药用】

药用部位　果穗。

性味　辣，热。

功用　散寒毒，止痛，调谷道。用于脘腹冷痛，鹿（呕吐），屙泻（泄泻），寒凝气滞，巧尹（头痛），诺嚎尹（牙痛），核尹（腰痛），濑幽（遗尿）。

附方　（1）诺嚎尹（牙痛）：①荜拔 9 g，黄连、冰片各 3 g，花椒 6 g，细辛 2 g，共研末。取药粉和酒精各适量调成膏状，涂患处。②荜拔、金不换各 15 g，两面针根 30 g，加 50 度米酒 300 mL 浸泡 30 天。取药酒适量涂患处。③荜拔 20 g，水煎液含漱。

（2）核尹（腰痛）：荜拔、香附、厚朴、陈皮各 10 g，水煎服。

（3）濑幽（遗尿）：荜拔 3 g，每晚临睡时嚼服。

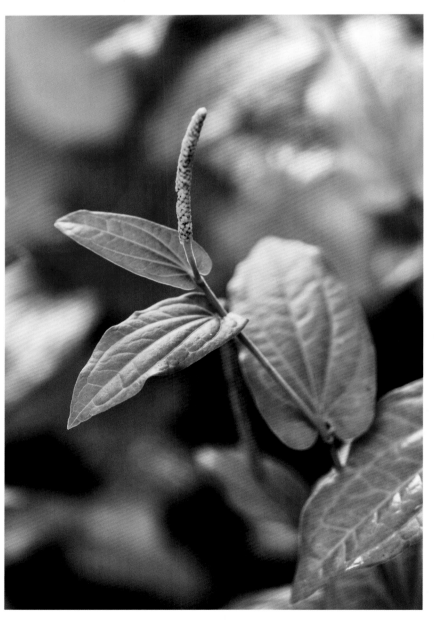

Bizbaz

【 Cohyw 】 Bizbaz.

【 Coh'wnq 】 Gobizbaz.

【 Goekgaen 】 Dwg bizbaz doenghgo huzciuhgoh.

【 Yienghceij Daegdiemj 】 Gogaeu lumj rum maj geij bi. Ganj lumj rag daengj soh，faen nye lai. Ganj baihlaj boemzbemq，nye mwh oiq miz bwn'unq. Mbaw maj doxcah，miz diemjraiz saeqmaed，mbaw baihlaj lumj mbi dangq gyaeq，gaenzmbaw loq raez；mbaw baihgwnz lumj gyaeq daengz lumj gyaeq raezluenz，raez 6~12 lizmij，gvangq 3~12 lizmij，gaenzmbaw loq dinj，miz haujlai bwn'unq；mbaw gwnzdingj mij gaenz，goek got ganj，gwnz meg laj mbaw miz bwn'unq dinj，meg lumj bajfwngz 5~7 diuz. Va dansingq，bouxmeh gag go，gyaeujva baenz riengz majeiq；gyaeuj vaboux raez 4~5 lizmij，hunggvangq yaek 3 hauzmij，gaenq vagoek raez 2~3 lizmij，miz bwn'unq dinj，va hunggvangq 1.5 lizmij，simva boux 2 diuz；gyaeuj vameh raez 1.5~2.5 lizmij，hunggvangq yaek 4 hauzmij，gaenq vagoek raez 1.5 lizmij，miz haujlai bwn'unq，va hunggvangq mbouj daengz 1 hauzmij，gyaeujsaeu 3 ndaek. Makraemx lumj gyaeq，baihlaj saebmaj youq ndaw sim gyaeujva lij caeuq de habmaj，byai miz doedhwnj lumj saejndw. 7~10 nyied haiva.

【 Diegmaj Faenbouh 】 Ndaem aeu. Guengjsae gak dieg cungj ndaem miz，guek raeuz Yinznanz、 Guengjdoeng、Fuzgen daengj sengj neix caemh ndaem miz roxnaeuz hwnj miz.

【 Gij Guhyw Ywcuengh 】

Giz guhyw　Riengzmak.

Singqfeih　Manh，huj.

Goeng'yungh　Sanq nitdoeg，dingz in，diuz roenhaeux. Aeu daeuj yw gwnz dungx laj dungx nit in，rueg， oksiq，nit roj heiq cwk，gyaeujin，heujin，hwetin，nyouhraix.

Danyw （1）Heujin：① Bizbaz 9 gwz，vangzlenz、binghbenqgak 3 gwz，vaciu 6 gwz，sisinh 2 gwz，caez nienj mba. Aeu mbayw caeuq ciujcingh gak aenqliengh gyaux baenz gau，duz mwnq in. ② Bizbaz、gimmboujvuenh gak 15 gwz，rag liengjmencimh 30 gwz，gya laeujhaeux 50 duh 300 hauzswngh cimq 30 ngoenz. Aeu laeujyw aenqliengh cat mwnq in. ③ Bizbaz 20 gwz，cienq raemx hamz riengx bak.

（2）Hwetin：Bizbaz、yanghfu、houbuj、cinzbiz gak 10 gwz，cienq raemx gwn.

（3）Nyouhraix：Bizbaz 3 gwz，haemhnaengz yaek ninz seiz geux gwn.

九画

草龙

【药 材 名】草龙。

【别　　名】丁香蓼、水仙桃、田浮草、香须公、小锁匙筒、针筒草、木败。

【来　　源】柳叶菜科植物草龙 *Ludwigia hyssopifolia*（G. Don）Exell。

【形态特征】一年生直立草本，高可达 200 cm，幼枝及花序被微柔毛。茎基部常木质化，多分枝。叶互生，披针形至线形，长 2~10 cm，宽 0.5~1.5 cm，先端渐狭或锐尖，下面脉上疏被短毛；叶柄长 2~10 mm；花腋生；萼片 4 片，卵状披针形，无毛或被短柔毛；花瓣 4 片，黄色，倒卵形或近椭圆形，长 2~3 mm，宽 1~2 mm；雄蕊 8 枚，淡绿黄色；花柱柱头顶端略凹，浅 4 裂。蒴果近无梗，幼时近四棱形，熟时近圆柱状，长 1.0~2.5 cm，上部 1/5~1/3 增粗，被微柔毛。种子在蒴果上部每室排成多列，在下部排成 1 列，近椭圆状。花果期几乎为全年。

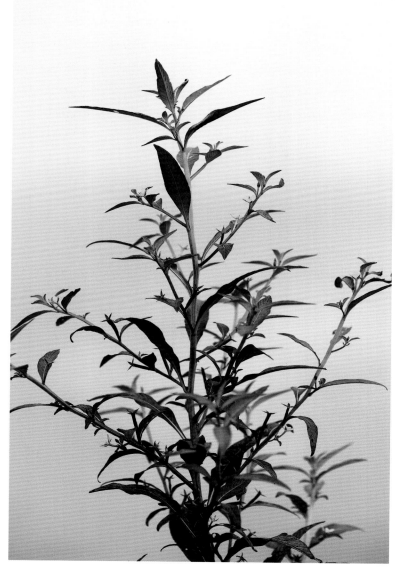

【生境分布】生于田边、水沟、河滩、塘边、湿草地等湿润向阳处。广西主要分布于百色、南宁、柳州、三江、桂林、梧州、平乐、昭平、苍梧、平南、北流、博白、贵港、天峨、南丹等地，台湾、广东、香港、海南、云南等省区也有分布。

【壮医药用】

药用部位　全草或根。

性味　淡，凉。

功用　通火路，调谷道、气道，清热毒，祛湿毒，消肿生肌。全草用于贫痧（感冒），货烟妈（咽痛），扁桃体炎，口腔炎，屙泻（泄泻），唢疳（疳积），呗脓（痈肿）。根用于奔墨（哮病），埃病（咳嗽），唢疳（疳积），呗奴（瘰疬）。

附方　（1）贫痧（感冒）：①草龙全草 30 g，水煎服。②草龙全草、黄荆叶、三叉苦各 50 g，水煎洗浴。

（2）呗脓（痈肿）：鲜草龙全草、生盐各适量，捣烂外敷患处。

（3）呗奴（瘰疬）：鲜草龙全草、夏枯草、猫爪草各 20 g，捣烂外敷患处。

Gvahgya

【Cohyw】 Gvahgya.

【Coh'wnq】 Godinghyanghliu、gosuijsenhdauz、gosuijfuzcauj、goyanghsihgungh、godoengzyaekseiz、gonywjdoengzcim、gomuzbai.

【Goekgaen】 Dwg go gvahgya doenghgo liujyezcaigoh.

【Yienghceij Daegdiemj】 Dwg go'nywj daengjsoh maj bi ndeu，sang ndaej daengz 200 lizmij，nyeoiq caeuq vahsi miz bwn loq unq. Goekganj ciengz geng lumj faex，lai faen nye. Mbaw maj doxciep，yiengh longzcim daengz yiengh sienq，raez 2~10 lizmij，gvangq 0.5~1.5 lizmij，gyaeujmbaw loq geb roxnaeuz soemsetset，gwnz meg baihlaj miz bwndinj cax；gaenzmbaw raez 2~10 hauzmij. Va maj goek mbaw；iemjva 4 mbaw，lumj aen gyaeq yiengh longzcim，mbouj miz bwn roxnaeuz miz bwn'unq dinj；limqva 4 mbaw，saekhenj，yiengh aen'gyaeq dauqdingq roxnaeuz ca mbouj lai yiengh luenzgyaeq，raez 2~3 hauzmij，gvangq 1~2 hauzmij；simva boux 8 diuz，saekhenj heuoiq；saeuva gyaeujsaeu gwnzdingj loq mboep，miz 4 veuq feuh. Duhfaek ca mbouj lai mbouj miz gaenq，seiz oiq ca mbouj lai dwg yiengh seiqlimq，cug seiz ca mbouj lai dwg yiengh saeuluenz，raez 1.0~2.5 lizmij，baihgwnz 1/5~1/3 dem co，miz bwn loq unq. Ceh youq gwnz moix faek duhfaek baiz baenz geij lied，youq baihlaj baiz baenz lied ndeu，ca mbouj lai yiengh luenzgyaeq. Ca mbouj lai dwg daengx bi haiva dawzmak.

【Diegmaj Faenbouh】 Maj youq henz naz、henz raemx、diegraiq、henz daemz、diegnywj gizcumx daengj giz ndit dak giz diegcumx. Guengjsae cujyau faenbouh youq Bwzswz、Nanzningz、Liujcouh、Sanhgyangh、Gveilinz、Vuzcouh、Bingzloz、Cauhbingz、Canghvuz、Bingznanz、Bwzliuz、Bozbwz、Gveigangj、Denhngoz、Nanzdanh daengj dieg，guek raeuz Daizvanh、Guengjdoeng、Yanghgangj、Haijnanz、Yinznanz daengj sengj gih hix miz faenbouh.

【Gij Guhyw Ywcuengh】

Giz guhyw　Daengx go roxnaeuz rag.

Singqfeih　Damh，liengz.

Goeng'yungh　Doeng lohhuj、diuz roenhaeux、roenheiq，cing doeghuj，cawz doegcumx，siu foeg hawj noh maj. Daengx go aeu daeuj yw baenzsa，conghhoz in，benjdauzdijyenz，bakbaenznengz，oksiq，baenzgam，baeznong. Rag aeu daeuj yw baenzngab，baenzae，baenzgam，baeznou.

Danyw　（1）Baenzsa：① Gvahgya daengx go 30 gwz，cienq raemx gwn. ② Gvahgya daengx go、mbaw foed'aemj、gosamnga gak 50 gwz，cienq raemx swiqcaemx.

（2）Baeznong：Gvahgya ndip daengx go、gyuseng gak dingz ndeu，dub yungz oep giz bingh baihrog.

（3）Baeznou：Gvahgya ndip daengx go、goyaguhcauj、rumcaujmeuz gak 20 gwz，dub yungz oep giz bingh baihrog.

371

九画

草豆蔻

【药 材 名】草豆蔻。

【别　　名】草蔻、草扣仁、邓卡麻、野草果。

【来　　源】姜科植物草豆蔻 *Alpinia hainanensis* K. Schum.。

【形态特征】多年生草本，高可达 3 m。根茎粗壮，红棕色。叶片线状披针形，长 20~65 cm，宽 2~9 cm，先端渐尖，边缘被毛，两面均无毛或叶背被极疏的粗毛；叶柄长 1.5~2.0 cm；叶舌长 5~8 mm，外被粗毛。总状花序顶生，直立，长达 20 cm，被粗毛；无苞片；小苞片乳白色，阔椭圆形，长约 3.5 cm；花萼钟状，长 2.0~2.5 cm，外被毛；花冠管长约 8 mm，上部 3 裂，裂片长椭圆形，长约 3 cm；唇瓣倒卵形，顶端微 2 裂，内面有紫红色斑点；子房被毛。蒴果球形，直径约 3 cm，熟时金黄色。花期 4~6 月，果期 5~8 月。

【生境分布】生于山地疏林或密林中。广西主要分布于南宁、防城港、桂平、容县、博白、陆川、北流等地，广东省也有分布。

【壮医药用】

药用部位　种子。

性味　辣，温。

功用　调谷道，消食积。用于鹿（呕吐），腹胀，腊胴尹（腹痛），胴尹（胃痛），东郎（食滞），谷道受寒，沙呃（打嗝），嗳气，屙意囊（便秘），笨浮（水肿），屙泻（泄泻）。

附方　（1）谷道受寒，屙泻（泄泻）：草豆蔻 15 g，桂皮 10 g，打碎放入猪肚内，置砂锅加水炖至猪肚烂，调入姜酒盐少许，食用。

（2）腊胴尹（腹痛），沙呃（打嗝），嗳气，屙意囊（便秘）：草豆蔻、厚朴、干姜各 15 g，高良姜 10 g，水煎服。

（3）笨浮（水肿），腊胴尹（腹痛），鹿（呕吐）：草豆蔻、车前子各 50 g，淫羊藿、老葫芦各 15 g，吴茱萸 5 g，水煎服。药渣趁热用纱布包，热敷脐部。

（4）屙泻（泄泻），腊胴尹（腹痛）：桂皮 5 g，研粉备用。草豆蔻、黑老虎各 15 g，水煎，冲桂皮粉服。

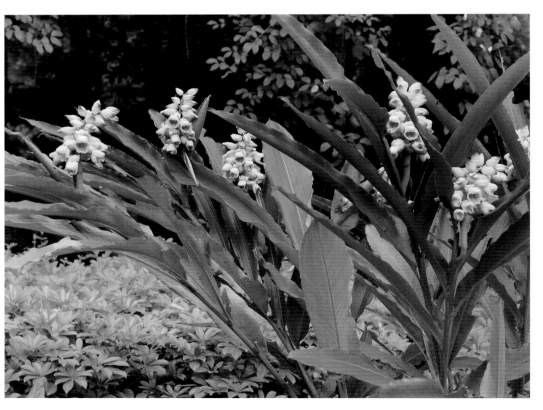

Makga

【 Cohyw 】 Makga.

【 Coh'wnq 】 Caujgou、caujgouyinz、dwngqgajmaz、cwxcaujgoj.

【 Goekgaen 】 Dwg makga doenghgo gyanghgoh.

【 Yienghceij Daegdiemj 】 Gorum maj lai bi，sang daengz 3 mij. Ganjrag coloet，saek hoengzndaem. Mbaw lumj mae raezgaeb byai menh soem，raez 20~65 lizmij，gvangq 2~9 lizmij，byai ciemh soem，henzbien hwnj bwn，song mbiengj cungj mbouj miz bwn roxnaeuz mbiengj baihlaeng hwnj bwnco mbangbyagbyag；gaenqmbaw raez 1.5~2.0 lizmij；linxmbaw raez 5~8 hauzmij，baihrog hwnj bwnco. Cungjcang gyaeujva maj gwnzdingj，daengjsoh，raez daengz 20 lizmij，hwnj bwnco；mbouj miz byak；byaklwg saekhaucij，luenzbomj gvangq，raez daihgaiq 3.5 lizmij；iemjva lumj cung，raez 2.0~2.5 lizmij，rog miz bwn；guenj mauhva aiq raez 8 hauzmij，baihgwnz 3 seg，mbawseg luenzbomj raez，raez aiq miz 3 lizmij；limq fwijbak yiengh gyaeq dauqdingq，dingjbyai 2 seg dinj，mienhndaw miz diemj raiz saekaeujhoengz；ranzceh hwnj bwn. Makndangj luenzluenz，cizging daihgaiq 3 lizmij，cingzsug le saek henjgim. 4~6 nyied haiva，5~8 nyied dawzmak.

【 Diegmaj Faenbouh 】 Maj youq laj faexmbang roxnaeuz ndawndoeng ndaetfwdfwd gwnzbya. Guengjsae dingzlai maj youq Nanzningz、Fangzcwngzgangj、Gveibingz、Yungzyen、Bozbwz、Luzconh、Bwzliuz daengj dieg，guek raeuz Guengjdoeng Sengj caemh maj miz.

【 Gij Guhyw Ywcuengh 】

Giz guhyw　Ceh.

Singqfeih　Manh，raeuj.

Goeng'yungh　Diuz roenhaeux，siu dungx raeng. Yungh youq rueg，dungx bongq，laj dungx in，dungx raeng，roenhaeux dwgliengz，saekwk，wijheiq，okhaexndangj，baenzfouz，oksiq.

Danyw　（1）Roenhaeux dwgliengz，oksiq：Makga 15 gwz，gveibiz 10 gwz，dub soiq dwk haeuj ndaw dungxmou bae，cuengq roengz ndaw guvax bae dwk raemx aeuq daengz dungxmou mihmed，gyaux di hing laeuj gyu，gwn.

（2）Laj dungx in，saekwk，wijheiq，okhaexndangj：Makga、houbuz、hinghawq gak 15 gwz，ginghndoengz 10 gwz，cienq raemx gwn.

（3）Baenzfouz，laj dungx in，rueg：Makga、ceh cehsenzcauj gak 50 gwz，yinzyangzhoz、lwggyoux geq gak 15 gwz，cazlad 5 gwz，cienq raemx gwn. Yaqyw domh ndat aeu baengzsa duk，ndat oep saejndw.

（4）Oksiq，laj dungx in：Gvibiz，nu mienz bwhyungh. Makga、hwzlaujhuj gak 15 gwz，cienq raemx，cung mba gveibiz gwn.

373

九画

草珊瑚

【药　材　名】肿节风。

【别　　　名】九节茶、九节风、接骨金粟兰、接骨茶。

【来　　　源】金粟兰科植物草珊瑚 *Sarcandra glabra*（Thunb.）Nakai。

【形态特征】多年生常绿草本或小灌木，高可达1 m。根茎粗大，根须状，味香辣。茎直立，多分枝，节膨大。单叶对生，革质，长椭圆形或卵状披针形，长 6~18 cm，宽 2~7 cm，先端渐尖，边缘有粗锯齿，齿尖具腺点；叶柄长 0.5~1.5 cm，基部合生成鞘。穗状花序顶生；花小，无花被，黄绿色，芳香；雄蕊 1 枚，白色，棒状，花药 2 室，药室比药隔短；雌蕊球形，柱头近头状。核果球形，鲜红色。花期6~7 月，果期 8~9 月。

【生境分布】生于山谷、溪边林下阴湿处。广西各地均有分布，安徽、浙江、江西、福建、台湾、广东、湖南、四川、贵州、云南等省区也有分布。

【壮医药用】

药用部位　全株。

性味　苦、辣，平。

功用　通龙路、火路，调气道、谷道，祛风毒，除湿毒，止痛。用于发旺（痹病），林得叮相（跌打损伤），夺扼（骨折），核尹（腰痛），肺炎，埃病（咳嗽），货烟妈（咽痛），兵西弓（阑尾炎），东郎（食滞），黄标（黄疸），渗裆相（烧烫伤），胴尹（胃痛）。

附方　（1）肺炎，埃病（咳嗽），货烟妈（咽痛）：肿节风、鱼腥草、不出林、山桔梗、南沙参各 10 g，玉叶金花 20 g，七叶一枝花 8 g，水煎服。

（2）发旺（痹病）：肿节风、麻骨风、九龙藤、羌活各 10 g，七叶莲 15 g，半枫荷 12 g，水煎服。

（3）林得叮相（跌打损伤）：鲜肿节风 15 g，鲜韭菜根、鲜水泽兰各 20 g，捣烂，炒热外敷患处。

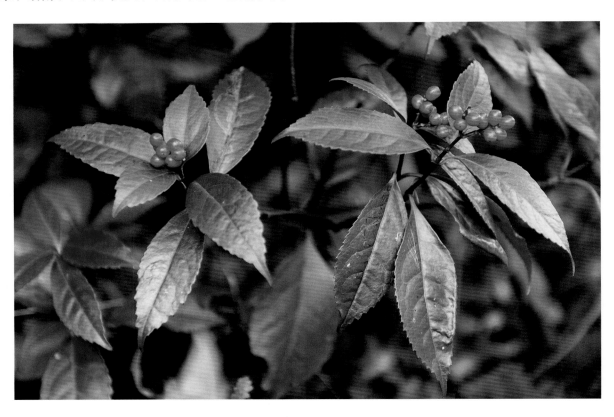

Goloemq

【 Cohyw 】 Goloemq.

【 Coh'wnq 】 Gogoujcezcaz、gogoujcezfungh、go ciepndok ginhlizlanz、cazciepndok.

【 Goekgaen 】 Dwg goloemq doenghgo ginhlizlanzgoh.

【 Yienghceij Daegdiemj 】 Dwg go'nywj heu baenz bi roxnaeuz go faexcaz maj lai bi，sang ndaej daengz 1 mij. Ganj cocat，rag baenz mumh，feih manh youh rang. Ganj daengj soh，lai faen nye，hoh bongqhung. Mbaw dog maj doxdoiq，nyangq youh rongh，yiengh luenzgyaeq raez roxnaeuz lumj aen gyaeq yiengh longzcim，raez 6~18 lizmij，gvangq 2~7 lizmij，byaimbaw menhmenh bienq soem，bien mbaw miz heujgawq co，byai heujgawq miz diemjdu；gaenzmbaw raez 0.5~1.5 lizmij，goekmbaw gyoebmaj baenz aen faek. Vahsi lumj riengzhaeux maj gwnzdingj；va iq，mbouj miz iemjva caeuq mauhva，saek heuhenj，rangfwt；simva boux 1 diuz，saekhau，miz gaenq，rongzfaenjva 2 aen，rongzyw dinj gvaq iyw；sim vameh luenz lumj aen'giuz，gyaeujsaeu luenz lumj aen gyaeuj. Makngveih luenz lumj aen'giuz，saek hoengzsien. 6~7 nyied haiva，8~9 nyied dawzmak.

【 Diegmaj Faenbouh 】 Maj youq ndaw lueg、diegcumx henz rij laj doengfaexn. Guengjsae gak dieg cungj miz faenbouh，guek raeuz Anhveih、Cezgyangh、Gyanghsih、Fuzgen、Daizvanh、Guengjdoeng、Huznanz、Swconh、Gveicouh、Yinznanz daengj sengj gih hix miz faenbouh.

【 Gij Guhyw Ywcuengh 】

Giz guhyw　Daengx go.

Singqfeih　Haemz、manh，bingz.

Goeng'yungh　Doeng lohlungz、lohhuj、diuz roenheiq、roenhaeux，cawz doegfung，cawz doegcumx，dingz in. Aeu daeuj yw fatvangh，laemx doek deng sieng，ndokraek，hwetin，binghfeiyenz，baenzae，conghhoz in，binghsaejgungz，dungx raeng，vuengzbiu，coemh log sieng，dungx in.

Danyw　（1）Binghfeiyenz，baenzae，conghhoz in：Goloemq、caekvaeh、cazdeih、gocaenghnaengh、sahswnh gak 10 gwz，gobeizhau 20 gwz，caekdungxvaj 8 gwz，cienq raemx gwn.

（2）Fatvangh：Goloemq、gaeuhohdu、gaeulumx、go'gyanghhoz gak 10 gwz，caetdoq 15 gwz，raeuvaiz 12 gwz，cienq raemx gwn.

（3）Laemx doek deng sieng：Goloemq ndip 15 gwz，rag coenggep ndip、caglamz ndip gak 20 gwz，dub yungz，cauj ndat oep baihrog giz sieng.

375

九
画

茵陈蒿

【药 材 名】茵陈蒿。

【别　　名】绒蒿、棵蒿、蚊子艾、绵茵陈、扫把艾。

【来　　源】菊科植物茵陈蒿 *Artemisia capillaris* Thunb.。

【形态特征】多年生半灌木状草本，高可达120 cm，植株具浓烈的香气。茎直立，红褐色，基部木质，上部分枝多；茎、枝初时密生灰白色柔毛，后渐脱落。营养枝端有密集叶丛，基生叶常呈莲座状；基生叶、茎下部叶和营养枝叶两面均被灰黄色绢质柔毛，后期茎下部叶被毛脱落，叶卵状椭圆形，长 2~5 cm，宽 1.5~3.5 cm，二至三回羽状全裂；中部叶卵圆形，长 2~3 cm，宽 1.5~2.5 cm，一至二回羽状全裂；上部叶与苞片叶羽状 5 全裂或 3 全裂，基部裂片半抱茎。头状花序卵球形，直径达 2 mm，多数在茎上端组成圆锥状；总苞片 3~4 层；雌花 6~10 朵，花冠狭管状，檐部具 2~3 裂齿；两性花 3~7 朵，不孕育，花冠管状。瘦果长卵形。花果期 7~10 月。

【生境分布】生于低海拔地区河岸、海岸附近的湿润沙地、路旁及低山坡地区。广西主要分布于马山、柳州、平乐、蒙山、防城港、金秀、龙州等地，辽宁、河北、陕西、山东、江苏、安徽、浙江、江西、福建、台湾、河南、湖北、湖南、广东等省区也有分布。

【壮医药用】

药用部位　幼苗。

性味　苦，微寒。

功用　清热毒，除湿毒，退黄疸。用于黄标（黄疸），胆囊炎，胆道蛔虫，暑天发得（暑天发热）；外用治奔冉（疥疮），能啥能累（湿疹）。

附方　（1）黄标（黄疸）：茵陈蒿 20 g，虎杖、水石榴、白马骨各 10 g，田基黄、小叶满天星各 12 g，水煎当茶饮。

（2）奔冉（疥疮）：茵陈蒿、千里光、野菊花各 15 g，苦参、连翘、虫蜕、五色花各 10 g，水煎外洗。

（3）能啥能累（湿疹）：茵陈蒿、苦参、山芝麻各 20 g，黄檗、苍术各 15 g，千里光 30 g，水浓煎，取汁外洗。

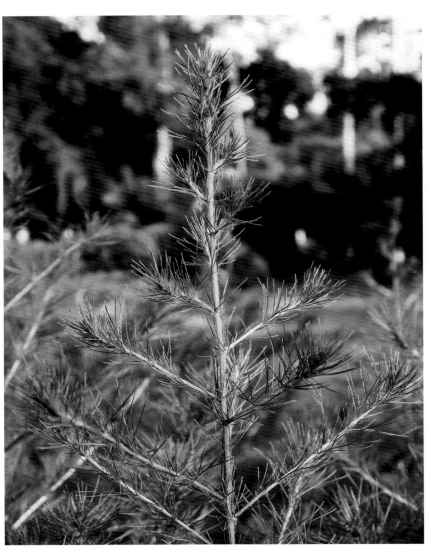

Go'ngaizndingj

【Cohyw】 Go'ngaizndingj.

【Coh'wnq】 Ngaihyungz、go'ngaih、ngaihnyungz、menzyinhcinz、ngaihsauqbaet.

【Goekgaen】 Dwg go'ngaizndingj doenghgo gizgoh.

【Yienghceij Daegdiemj】 Gorum buenq faexcaz maj geij bi，sang ndaej daengz 120 lizmij，daengx go miz heiqrang cadcad. Ganj daengjsoh，hoengzhenjgeq，goek faex，baihgwnz dok nye lai；ganj、nye ngamq maj miz haujlai bwn'unq haumong，doeklaeng menhmenh loenqdoek. Byai nye yingzyangj miz bwnyumq maedcaed，mbaw majdoek ciengz yienh'ok yiengh lumj va'mbu；mbaw goek maj、mbaw baihlaj ganj caeuq mbaw ganj yingzyangj song mbiengj cungj miz bwn'unq lumj genh henjmong，geizlaeng mbaw baihlaj ganj miz bwn loenq，mbaw lumj gyaeq luenzbenj，raez 2~5 lizmij，gvangq 1.5~3.5 lizmij，2~3 hoiz leg caez lumj bwnroeg；mbaw cungqgyang luenzgyaeq，raez 2~3 lizmij，gvangq 1.5~2.5 lizmij，1~2 hoiz legcaez lumj bwnroeg；mbaw caekgwnz caeuq mbawbyak 5 cienzleg roxnaeuz 3 cienzleg lumj bwnroeg，mbawseg goek buenq gojganj. Gyaeujva baenz gyaeuz lumj giuzgyaeq，cizging daengz 2 hauzmij，dingz lai youq byai ganj comz baenz saeu mwnzsoem；byak vahung 3~4 caengz；vameh 6~10 duj，mauhva gaebguenj，yiemh miz 2~3 heujleg；va suengsingq 3~7 duj，mbouj dawzceh，mauhva lumj guenj. Makceh raezgyaeq. 7~10 nyied haiva dawzmak.

【Diegmaj Faenbouh】 Hwnj hamq dah gizdieg haijbaz daemq、hamq haij henz gaenh diegsa cumxmbaeq、bangx roen dem gizdieg bya ndoi daemq de. Guengjsae dingzlai hwnj laeng Majsanh、Liujcouh、Bingzloz、Mungzsanh、Fangzcwngzgangj、Ginhsiu、Lungzcouh daengj dieg neix，guek raeuz Liuzningz、Hozbwz、Sanjsih、Sanhdungh、Gyanghsuh、Anhveih、Cezgyangh、Gyanghsih、Fuzgen、Daizvanh、Hoznanz、Huzbwz、Huznanz、Guengjdoeng daengj sengj gih neix caemh miz.

【Gij Guhyw Ywcuengh】

Giz guhyw　Go oiq.

Singqfeih　Haemz，loq hanz.

Goeng'yungh　Siu ndatdoeg，cawz caepdoeg，doiq vuengzbiu. Ndaej yw vuengzbiu，danjnangzyenz，danjdauq veizcungz，seizhwngq fatndat；rog yungh yw baenznyan，naenghumz naenglot.

Danyw　（1）Vuengzbiu：Go'ngaizndingj 20 gwz，hujcang、siglouxraemx、ndokmaxhau gak 10 gwz，denzgihvangz、manjdenhsingh mbawsaeq gak 12 gwz，cienq raemx guh caz gwn.

（2）Baenznyan：Go'ngaizndingj、cenhlijgvangh、yejgizvah gak 15 gwz，golienzgyauz、cungzduiq、hajsaekva、gujcinh gak 10 gwz，cienq raemx sab.

（3）Naenghumz naenglot：Go'ngaizndingj、gujcinh、lwgrazbya gak 20 gwz，vangzbiz、canghsuz gak 15 gwz，cenhlijgvangh 30 gwz，cienq raemx gwd，aeu raemx sab.

377

九画

茴香

【药 材 名】小茴香。

【别　　名】小茴。

【来　　源】伞形科植物茴香 *Foeniculum vulgare* Mill.。

【形态特征】多年生草本，高可达 2 m 无毛，具粉霜，有强烈八角香气。茎直立，多分枝。枝下部的茎生叶叶柄长 5~15 cm，中部或上部叶的叶柄部分或全部呈鞘状，叶片阔三角形，长 4~30 cm，宽 5~40 cm，三至五回羽状全裂，末回裂片线形，长 1~6 cm，宽约 1 mm。复伞形花序顶生与侧生，伞辐 6~40；小伞形花序有花 10~40 朵；花柄纤细，不等长；无萼齿；花瓣黄色，倒卵形或近倒卵圆形，长约 1 mm，向内卷曲；雄蕊 5 枚；子房 2 室。双悬果长圆形，长 4~6 mm，宽 1.5~2.2 mm，主棱 5 条，尖锐。花期 5~6 月，果期 7~9 月。

【生境分布】栽培。广西部分地区有栽培，其他省区也有栽培。

【壮医药用】

药用部位　果实、全草。

性味　辣、甜，温。

功用　调龙路，利谷道，补肾虚，祛寒毒，止痛。用于核尹（腰痛），腊胴尹（腹痛），胴尹（胃痛），兵嘿细勒（疝气），睾丸肿痛，夜尿频，邦印（肋痛），京尹（痛经），京瑟（闭经），濑幽（遗尿），勒爷笃麻发得（小儿麻疹发热），卟哏（小儿厌食症），鹿（呕吐），屙泻（泄泻）。

附方　（1）感受寒毒引起的腊胴尹（腹痛）：小茴香果（炒黄）50 g，吴茱萸 10 g，共研细末，每次 10 g 开水或米汤冲服；合并吐泻者，用姜汁调药末敷肚脐 1~3 个小时。

（2）肾阳虚引起的核尹（腰痛），夜尿频：小茴香果、仙茅各等份，研末，每次 10 g，白术 15 g 水煎汁冲服，每日 2 次，饭前服用；若夜尿频数，加桂皮 10 g，同白术煎汁冲服。

（3）睾丸肿痛：鲜小茴香果 150 g，鲜小叶榕树嫩叶 50 g，共捣烂，冷敷于肿痛处，每日 1 换。

（4）兵嘿细勒（疝气）：小茴香果、枳壳各 12 g，橘核、荔枝核各 6 g，丁香 3 g，柴胡 10 g，水煎服。

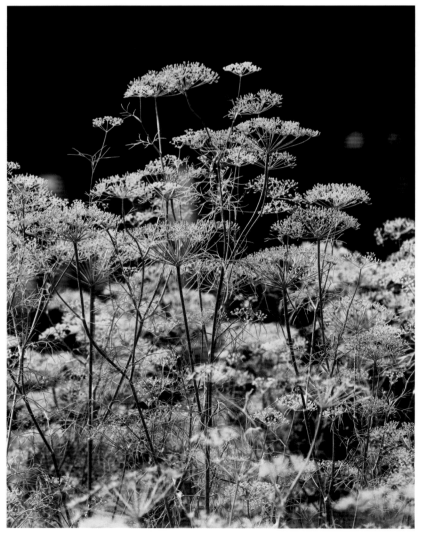

Byaekhom

【Cohyw】Byaekhom.

【Coh'wnq】Veizyangh'iq.

【Goekgaen】Dwg byaekhom doenghgo sanjhingzgoh.

【Yienghceij Daegdiemj】Gorum maj geijbi, sang ndaej daengz 2 mij, mbouj miz bwn, miz mwimba, miz heiqhom batgak mengx. Ganj daengjsoh, dok nye lai. Mbaw majganj baihlaj nye gaena raez 5~15 lizmij, gaenqmbaw cungqgyang roxnaeuz baihgwnz bouhfaenh roxnaeuz daengxbouh cungj dwg faek, mbaw gvangq samgak, raez 4~30 lizmij, gvangq 5~40 lizmij, 3~5 hoiz cienzleg lumj bwnzroeg, mbawseg hoizrieng baenz diuz, raez 1~6 lizmij, gvangq daihgaiq 1 hauzmij. Gyaeujva lumj liengjdaeb majbyai caeuq majhenz, sejlengj 6~40; gyaeuj valwg lumj liengj miz va 10~40 duj; gaenqva saeqsaeq, mbouj doengzraez; mij heujiemj; mbawva henj, lumj gyaeq dauqbyonj roxnaeuz gaenh gyaeq dauqbyonj, raez yiek 1 hauzmij, coh ndaw, gutgienj; simva boux 5 dug; fuengzlwg 2 rug. Makceh luenzraez, raez 4~6 hauzmij, gvangq 1.5~2.2 hauzmij, gakhung 5 diuz, soemraeh. 5~6 nyied haiva, 7~9 nyied dawzmak.

【Diegmaj Faenbouh】Ndaem aeu. Guengjsae mbangj dieg ndaem miz, guek raeuz gizyawz sengj gih caemh miz vunz ndaem.

【Gij Guhyw Ywcuengh】

Giz guhyw　Mak、daengx go.

Singqfeih　Manh、van, raeuj.

Goeng'yungh　Diuz lohlungz, leih roenhaeux, bouj makhaw, siu hanzdoeg, dingz in. Ndaej yw hwetin, laj dungx in, dungx in, raembongz, cehraem gawh in, hwnz nyouh deih, sej in, dawzsaeg in, dawzsaeg gaz, nyouhraix, lwgnyez fatndat, mbouj gwn, rueg, oksiq.

Danyw　（1）Deng nitdoeg laj dungx in: Ceh byaekhom（ceuj henj）50 gwz, cehcazlad 10 gwz, caez nienj mba, mbat 10 gwz raemxgoenj roxnaeuz raemxreiz cung gwn; boux cix rueg cix siq de, aeu raemxhing diuz mbayw oep saejndw 1~3 aen cungdaeuz.

（2）Makhaw le baenz hwetin, hwnz nyouh deih: Ceh byaekhom、senhmauz gak doengzfaenh, nienjmba, mbat 10 gwz, bwzsuz 15 gwz cienq raemx cung gwn, ngoenz 2 mbat, gwnhaeux gaxgonq gwn; dangh hwnz nyouh deih, gya gveibiz 10 gwz, caeuq bwzsuz cienq raemx cung gwn.

（3）Cehraem gawhin: Cehbyaekhom 150 gwz, mbawreizoiq 50 gwz, caez dub yungz, oep mwnq gawh'in, ngoenz vuenh mbat.

（4）Raembongz: Cehbyaekhom、cizgwz gak 12 gwz, gizhwz、cehlaehcei gak 6 gwz, dinghyangh 3 gwz, caizhuz 10 gwz, cienq raemx gwn.

茴茴蒜

【药 材 名】茴茴蒜。

【别　　　名】小茴茴蒜。

【来　　　源】毛茛科植物茴茴蒜 *Ranunculus chinensis* Bunge。

【形态特征】一年生草本，高可达 70 cm。茎、叶柄和小叶柄、叶片两面、花梗均被糙毛。茎直立粗壮，中空，有纵条纹，分枝多。基生叶与下部叶有长达 12 cm 的叶柄；三出复叶，叶片宽卵形至三角形，长 3~12 cm。小叶常深裂，裂片楔状条形，上部有粗齿或缺刻或 2（3）裂，顶端尖；小叶柄长 1~2 cm 或侧生小叶柄较短。上部叶较小，叶片 3 全裂，裂片有粗齿牙或再分裂。花序有较多疏生的花，花直径 6~12 mm；萼片狭卵形，平展，长 3~5 mm，外面生柔毛；花瓣 5 枚，宽卵圆形，与萼片近等长或稍长，黄色或上部白色，基部有短爪。聚合果长圆柱形，直径 6~10 mm；瘦果扁平，边缘有棱；喙极短，呈点状。花果期 5~9 月。

【生境分布】生于田边。广西主要分布于龙州、天等、那坡、隆林等地，国内西南部、西北部、东部、北部、东北部各省区也有分布。

【壮医药用】

药用部位　全草。

性味　微苦、辣，温；有毒。

功用　明目，祛瘴毒，调气道。用于早期角膜薄翳偏头痛，淋巴癌，鸡眼，笃瘴（疟疾），墨病（气喘），疥癣。

注　本品有毒，内服慎用；孕妇和婴幼儿禁用。

附方　（1）墨病（气喘）：茴茴蒜适量，捣烂取汁；针挑气喘反应点后，涂上药汁封穴位。

（2）偏头痛：茴茴蒜叶 3 片，置百会穴上，以艾灸灸 20 分钟。

（3）黄标（黄疸）：茴茴蒜 10 g，白术、苍术各 15 g，水煎，药液低位泡足。

（4）淋巴癌：茴茴蒜 6 g，水煎服。

（5）鸡眼：鲜茴茴蒜适量，捣烂敷患处（禁止接触患处以外的皮肤）。

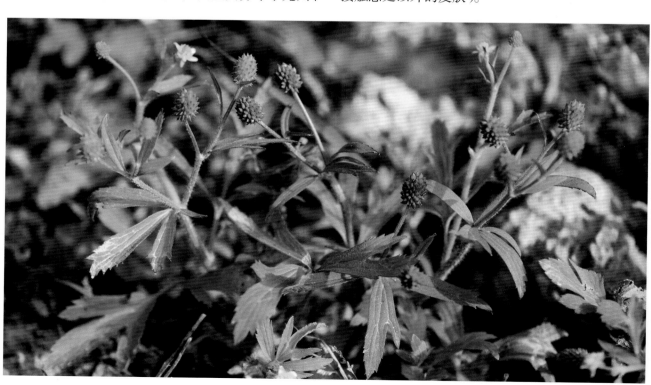

Veizsuenqiq

【 Cohyw 】 Veizsuenqiq.

【 Coh'wnq 】 Go veizsuenqiq.

【 Goekgaen 】 Dwg veizsuenqiq doenghgo mauzgwnjgoh.

【 Yienghceij Daegdiemj 】 Gorum maj bi ndeu, sang ndaej daengz 70 lizmij. Ganj、gaenzmbaw caeuq gaenzmbaw iq、mbaw song mbiengj、gaenqva cungj miz bwnco. Ganj daengjsoh coloet, ndaw gyoeng, miz diuzvaenx daengj, faen nye lai. Mbawgoek caeuq mbaw baihlaj miz gaenzmbaw raez daengz 12 lizmij；sam cwt fuzyez, mbaw gvangqgyaeq daengz samgak, raez 3~12 lizmij. Mbawiq dingzlai leglaeg, mbawleg baenz diuz sot, baihgwnz miz heujco roxnaeuz veuqgek roxnaeuz 2（3）leg, byai soem；gaenzmbaw iq raez 1~2 lizmij roxnaeuz gaenzmbaw iq henzbien haemq dinj. Mbaw baihgwnz haemq iq, mbaw 3 leg liux, mbawleg miz heujco roxnaeuz dauq faenleg. Gyaeujva miz va loq lai maj mbang, va hunggvangq 6~12 hauzmij；linxva gaebgyaeq, mbe bingz, raez 3~5 hauzmij, baigrog miz bwn'unq；mbawva 5 mbaw, gvangq gyaeqluenz, caeuq linxva gaenh raez doxdoengz roxnaeuz lai raez di, saekhenj roxnaeuz baihgwnz saekhau, goek miz cauj dinj. Mak comzhab luenzsaeu, hunggvangq 6~10 hauzmij；ceh benjbingz, henzbien miz gak；bak dinjdinj, baenz diemj. 5~9 nyied haiva dawzmak.

【 Diegmaj Faenbouh 】 Hwnj youq hamq naz. Guengjsae dingzlai hwnj laeng Lungzcouh、Denhdwngj、Nazboh、Lungzlinz daengj dieg neix, guek raeuz baihsaenamz、baihsaebaek、baihdoeng、baihbaek、baihdoengbaek gak sengj gih caemh hwnj miz.

【 Gij Guhyw Ywcuengh 】

Giz guhyw　Daengx go.

Singqfeih　Loq haemz、manh、raeuj；miz doeg.

Goeng'yungh　Rongh da, cawz ciengdoeg, diuz roenheiq. Aeu daeuj yw gokda dawzmueg ngamq miz, mbiengj gyaeujin, linzbahngaiz, dagaeq, fatmit, ngaebheiq, gyak.

Cawq　Goyw neix miz doeg, haeujsim noix gwn；mehmbwk caeuq lwgnyez nomj mbouj gimq gwn.

Danyw　（1）Ngaebheiq：Veizsuenqiq aenqliengh, dub yungz aeu raemx；cim deu diemj fanjwngq ae'ngab le, duz raemxyw fung yezveiq.

（2）Mbiengj gyaeujin：Mbaw veizsuenqiq 3 mbaw, dwk gwnz bwzveiqhez, aeu ngaizgiuj cwt 20 faencung.

（3）Vuengzbiu：Veizsuenqiq 10 gwz, bwzsuz、canghsuz gak 15 gwz, cienq raemx, raemxyw cimq ga haemq feuh.

（4）Linzbahngaiz：Veizsuenqiq 6 gwz, cienq raemx gwn.

（5）Dagaeq：Veizsuenqiq ndip aenqliengh, dub yungz oep mwnq bingh（Mbouj ndaej bungq deng naengnoh giz wnq）.

381

九画

荠

【药　材　名】荠菜。

【别　　　名】菱角菜、地菜。

【来　　　源】十字花科植物荠 *Capsella bursapastoris*（L.）Medic.。

【形态特征】一年或二年生草本，高可达 50 cm。茎直立，单一或从下部分枝，有毛。基生叶丛生呈莲座状，大头羽状分裂，长可达 12 cm，宽可达 2.5 cm，基部下延，裂片有粗锯齿；叶柄长 0.5~4.0 cm；茎生叶窄披针形或披针形，长 5.0~6.5 mm，宽 2~15 mm，基部箭形，抱茎，边缘有缺刻或锯齿，无柄。总状花序顶生或腋生，花梗长 3~8 mm；萼片长圆形，长 1.5~2.0 mm；花瓣白色，卵形，长 2~3 mm，具短爪。短角果倒三角形或倒心状三角形，长 5~8 mm，扁平，裂瓣具网脉。花果期 1~6 月。

【生境分布】生于菜地、山坡、田边及路旁，偶有栽培。广西各地均有分布，其他省区均有分布。

【壮医药用】

药用部位　全草。

性味　甜，凉。

功用　调火路，通谷道、水道，清热毒。用于屙泻（泄泻），陆裂（咳血），肉扭（淋证），肾结石，肉裂（尿血），兵淋勒（崩漏），火眼（急性结膜炎），血压嗓（高血压）。

附方　（1）肾结石：荠菜、金线草、海金沙、威灵仙、鸡内金、石韦各 10 g，水煎服。

（2）屙泻（泄泻）：荠菜、车前草各 15 g，凤尾草 10 g，水煎服。

（3）陆裂（咳血）：荠菜、鱼腥草各 15 g，石仙桃 10 g，水煎服。

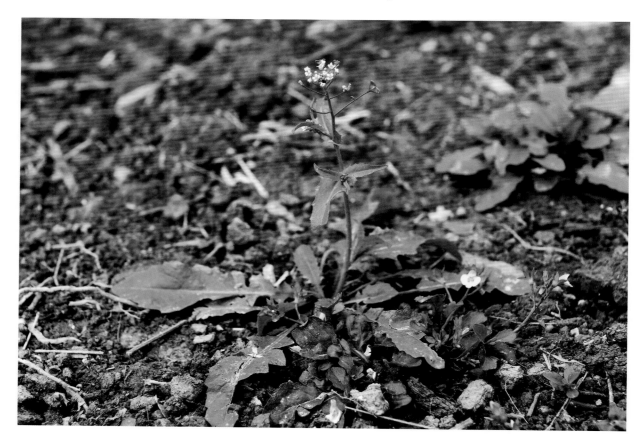

Byaekcwj

【Cohyw】Byaekcwj.

【Coh'wnq】Byaekcwj、byaekdicai.

【Goekgaen】Dwg go byaekcwj doenghgo vacibceihgoh.

【Yienghceij Daegdiemj】Go'nywj maj bi ndeu roxnaeuz song bi, sang ndaej daengz 50 lizmij. Ganj daengjsoh, gag faen nye roxnaeuz daj laj faen nye, miz bwn. Goek mbaw maj baenz caz lumj dakva'ngaeux, gyaeuj hung veuq lumj fwed, raez ndaej daengz 12 lizmij, gvangq ndaej daengz 2.5 lizmij, goek maj coh laj, mbawveuq miz heujgawq co；gaenzmbaw raez 0.5~4.0 lizmij；mbaw maj gwnz ganj yiengh longzcim gaeb roxnaeuz yiengh longzcim, raez 5.0~6.5 hauzmij, gvangq 2~15 hauzmij, goek lumj yiengh diuz naq, umj ganj, bien mbaw miz giz vengq roxnaeuz heujgawq, mbouj miz gaenq. Vahsi baenz foengq maj gwnzdingj roxnaeuz maj lajgoek mbaw, gaenqva raez 3~8 hauzmij；iemjva luenz raez, raez 1.5~2.0 hauzmij；limqva saekhau, yiengh lumj aen'gyaeq, raez 2~3 hauzmij, miz nyaujdinj. Mak gokdinj yiengh samgak dauqdingq roxnaeuz yiengh aensim dauqdingq yiengh samgak, raez 5~8 hauzmij, benjbingz, limq veuq miz megmuengx. 1~6 nyied haiva dawzmak.

【Diegmaj Faenbouh】Maj youq diegbyaek、gwnz bo、henz naz caeuq henz roen, saek seiz hix ndaem aeu. Guengjsae gak dieg cungj miz faenbouh, guek raeuz gizyawz sengj gih cungj miz faenbouh.

【Gij Guhyw Ywcuengh】

Giz guhyw　Daengx go.

Singqfeih　Van、liengz.

Goeng'yungh　Diuz lohhuj, doeng roenhaeux、roenraemx, cing doeghuj. Aeu daeuj yw oksiq, rueglwed, nyouhniuj, mak gietrin, nyouhlwed, binghloemqlwed, dahuj, hezyazsang.

Danyw　（1）Mak gietrin：Byaekcwj、goseqmanh、rumseidiet、raglingzsien、dawgaeq、fouxdinh gak 10 gwz, cienq raemx gwn.

（2）Oksiq：Byaekcwj、daezmbe gak 15 gwz, goriengroeggaeq 10 gwz, cienq raemx gwn.

（3）Rueglwed：Byaekcwj、byaekvaeh gak 15 gwz, gaeuraemxcij 10 gwz, cienq raemx gwn.

胡桃

【药　材　名】胡桃。

【别　　　名】核桃。

【来　　　源】胡桃科植物胡桃 *Juglans regia* L.。

【形态特征】落叶乔木，高可达 30 m。小枝、页轴、叶片及外果皮均无毛。树皮灰白色。小枝髓呈片状。奇数羽状复叶互生；小叶常 5~9 片，无柄或近无柄，椭圆状卵形至长椭圆形，长 5~15 cm，宽 2~6 cm，下面脉腋具簇生毛。花雌雄同株；雄性葇荑花序腋生，下垂，苞片、小苞片和花被片均被腺毛。雌性穗状花序顶生，具 1~3 朵雌花。核果近球形，直径 4~6 cm，外果皮绿色，表面有斑点，中果皮肉质，内果皮黄褐色，骨质，表面凹凸或皱曲，有 2 条纵棱。花期 5~6 月，果期 9~11 月。

【生境分布】栽培。广西主要栽培于柳州、桂林、阳朔、凌云、田林、隆林、金秀、凤山等地，其他省区也有栽培。

【壮医药用】

药用部位　枝、叶、果肉、种仁。

性味　枝、叶：酸、涩，微温。果肉：甜，平。种仁：甜，温。

功用　枝、叶：解毒，除湿，杀虫。用于隆白呆（带下），痂（癣），湿毒疮，象皮肿，癌症。

果肉、种仁：补肾虚，调气道、谷道。用于身体虚弱，埃病（咳嗽），墨病（气喘），腰膝酸软，漏精（遗精），早泄，屙意囊（便秘）。

附方　（1）身体虚弱，埃病（咳嗽），墨病（气喘）：①胡桃仁、太子参各 15 g，五指毛桃、百合各 10 g，猪肺半个，水炖，食肉喝汤。②胡桃果肉 50 g，冰糖适量，隔水蒸服。

（2）隆白呆（带下）：胡桃枝、三白草、狗脚迹各 20 g，土茯苓 30 g，水煎服。

（3）湿毒疮：胡桃枝叶、土茯苓各 50 g，扛板归 30 g，水煎洗患处。

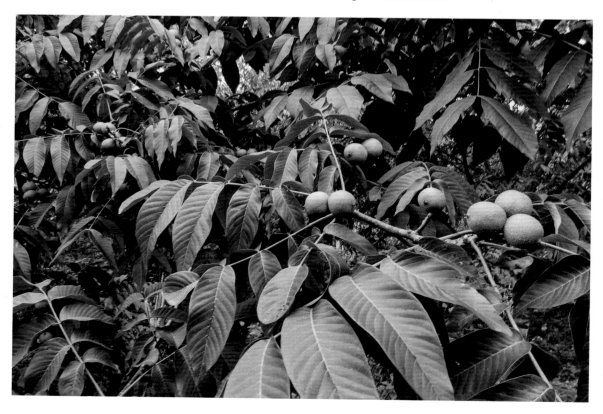

Haekdouz

【Cohyw】Haekdouz.

【Coh'wnq】Hwzdauz.

【Goekgaen】Dwg haekdouz doenghgo huzdauzgoh.

【Yienghceij Daegdiemj】Go faexsang loenq mbaw，sang ndaej daengz 30 mij. Nyelwg、ndokmbaw、mbaw dem rog naeng mak cungj mij bwn. Naengfaex haumong. Ngviz nyelwg baenz benq. Mbaw fuzyez bwnzroeg soqgeiz maj doxcah；mbawlwg dingzlai 5~9 mbaw，mij gaenz roxnaeuz gaenh mij gaenz，luenzbenj lumj gyaeq daengz luenzbenjraez，raez 5~15 lizmij，gvangq 2~6 lizmij，eiqmeg baihlaj miz bwn baenz yumq. Va bouxmeh caemh go；gyaeuj vaboux unqrwnh maj eiq，duengqroengz，mbawbyak、byaklwg caeuq mbawva cungj miz bwnhanh. Gyaeujvameh baenz riengz maj byai，miz 1~3 duj vameh. Mak gaenh luenzgiuz，hung 4~6 lizmij，rog naeng mak heu，gwnz miz diemjraiz，naeng mak gyang unqnoh，naeng mak ndaw henjgeq，ndangj ndok，gwnz mboepdoed roxnaeuz nyaeuqnyat，miz 2 diuz gak daengj. 5~6 nyied haiva，9~11 nyied dawzmak.

【Diegmaj Faenbouh】Ndaem aeu. Guengjsae dingzlai ndaem laeng Liujcouh、Gveilinz、Yangzsoz、Lingzyinz、Denzlinz、Lungzlinz、Ginhsiu、Fungsanh daengj dieg neix，guek raeuz gizyawz sengj gih wnq caemh ndaem miz.

【Gij Guhyw Ywcuengh】

Giz guhyw　Nye、mbaw、nohmak、simceh.

Singqfeih　Nye、mbaw：Soemj、saep，loq raeuj. Nohmak：Van，bingz. Simceh：Van，raeuj.

Goeng'yungh　Nye、mbaw：Gaij doeg，cawz caep，gaj non. Ndaej yw roengzbegdaiq，gyak，baezcaepdoeg，gawhnaengciengh，aizcwng.

Nohmak、simceh：Bouj mak haw，diuz roenheiq、roenhaeux. Ndaej yw ndangdaej haw'nyieg，baenzae，ngaebheiq，hwet ga unqnaiq，louhcingh，saujseq，okhaexndangj.

Danyw　（1）Ndangdaej haw'nyieg，baenzae，ngaebheiq：① Nohceh haekdouz、daiswjsinh gak 15 gwz，gocijcwz、bakhab gak 10 gwz，bwtmou mbiengj ndeu，aeuq aeu，gwn noh gwn dang. ② Nohmak haekdouz 50 gwz，dangzrin aenqliengh，gek raemx naengj gwn.

（2）Roengzbegdaiq：Nye haekdouz、gosamhau、godinma gak 20 gwz，dujfuzlingz 30 gwz，cienq raemx gwn.

（3）Baezcaepdoeg：Nyembaw haekdouz、dujfuzlingz gak 50 gwz，gwedbenjdauq 30 gwz，cienq raemx swiq mwnq bingh.

385

九画

胡颓子

【药 材 名】胡颓子。

【别　　名】牛奶子、牛奶果。

【来　　源】胡颓子科植物胡颓子 Elaeagnus pungens Thunb.。

【形态特征】常绿直立灌木，高可达 4 m。植株具顶生或腋生的刺，刺长可达 4 cm。根黄白色。幼枝微扁棱形，密被锈色鳞片，老枝无鳞片，黑色，具光泽。单叶互生；叶片椭圆形或阔椭圆形，长 5~10 cm，宽 1.8~5.0 cm，两面钝或基部圆形，上面幼时具鳞片，成熟后脱落，下面密被鳞片；叶柄长 5~8 mm。花白色或淡白色，1~4 朵簇生于叶腋，下垂，芳香；花梗长 3~5 mm；萼筒圆筒形或漏斗状圆筒形，裂片三角形，内面疏生短柔毛；雄蕊 4 枚，花丝极短；花柱超过雄蕊。果浆果状，长椭圆形，长 1.2~1.4 cm，幼时被褐色鳞片，成熟时红色，味酸甜；果梗长 4~6 mm。花期 9~12 月，果期翌年 4~6 月。

【生境分布】生于向阳山坡或路旁。广西主要分布于柳州、三江、桂林、全州、兴安、平乐、富川、龙州、钟山等地，江苏、浙江、福建、安徽、江西、湖北、湖南、贵州、广东等省也有分布。

【壮医药用】

药用部位　根、叶、果。

性味　根：苦，平。叶：微苦，平。果：甜、酸，平。

功用　根：祛风毒，除湿毒，散瘀血，止血。用于黄标（黄疸），喯疳（疳积），发旺（痹病），唉勒（咯血），吐血，屙意勒（便血），兵淋勒（崩漏），隆白呆（带下），林得叮相（跌打损伤）。

叶：通气道，止咳喘。用于埃病（咳嗽），墨病（气喘）。

果：利谷道，健脾胃，止泻痢。用于食欲不振，屙泻（泄泻），屙意咪（痢疾）。

附方　（1）黄标（黄疸）：胡颓子根、六月雪、叶下珠各 15 g，鸡骨草 20 g，田基黄 10 g，水煎服。

（2）埃病（咳嗽）：①胡颓子叶、龙脷叶、牛大力各 15 g，红景天 10 g，水煎服。②胡颓子叶、千日红各 15 g，七叶一枝花 30 g，枇杷叶 10 g，水煎服。

（3）食欲不振：胡颓子 3 g，加食醋适量浸泡 30 分钟后服用。

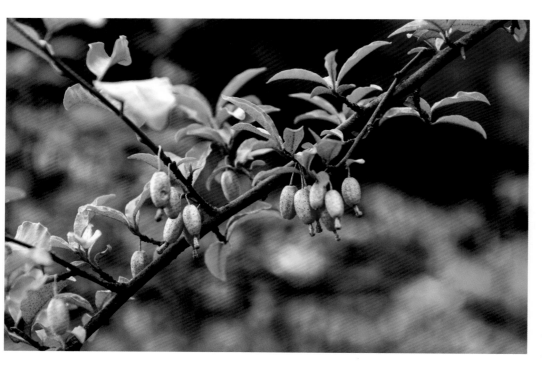

Makcijvaiz

【Cohyw】Makcijvaiz.

【Coh'wnq】Makniuznaijswj、makniuznaij.

【Goekgaen】Dwg makcijvaiz doenghgo huzduizswjgoh.

【Yienghceij Daegdiemj】Dwg faexcaz daengjsoh ciengzloeg, sang ndaej daengz 4 mij. Go neix miz oen maj gwnzdingj roxnaeuz lajeiq, diuzoen raez ndaej daengz 4 lizmij. Rag saek henjhau. Nyenomj baenz limq loq benj, miz haujlai gyaep saekmyaex, nyegeq mbouj miz gyaep, saekndaem, ronghngaeuz. Mbaw dog maj doxca；mbaw luenzbomj roxnaeuz luenzbomj gvangq, raez 5~10 lizmij, gvangq 1.8~5.0 lizmij, song mienh maeuz roxnaeuz gizgoek luenz, mienhgwnz seiznomj miz gyaep, cingzsug le loenq, mienhlaj miz haujlai gyaep；gaenzmbaw raez 5~8 hauzmij. Dujva saekhau roxnaeuz saek haudamh, 1~4 duj comzmaj youq lajeiq mbaw, domx doxroengz, heiq rangfwt；gaenqva raez 3~5 hauzmij；doengzbyak luenz lumj doengz roxnaeuz lumj aenlaeuh luenzdoengz, limqseg lumj samgak, mienhndaw miz bwn'unq dinj mbang；simboux 4 dug, seiva gig dinj；saeuva mauhgvaq simboux. Mak lumj makraemx, luenzbomj raez, raez 1.2~1.4 lizmij, seiznomj miz gyaep saek henjgeq, mwh cingzsug saekhoengz, feih soemjdiemz；gaenqmak raez 4~6 hauzmij. 9~12 nyied haiva, Dwg bi daihngeih 4~6 nyied dawzmak.

【Diegmaj Faenbouh】Maj youq dieg ndoi coh daengngoenz roxnaeuz henz loh. Guengjsae cujyau youq Liujcouh、Sanhgyangh、Gveilinz、Cenzcouh、Hingh'anh、Bingzloz、Fuconh、Lungzcouh、Cunghsanh daengj dieg neix miz, guek raeuz Gyanghsuh、Cezgyangh、Fuzgen、Anhveih、Gyanghsih、Huzbwz、Huznanz、Gveicouh、Guengjdoeng daengj sengj caemh miz.

【Gij Guhyw Ywcuengh】

Giz guhyw　Rag、mbaw、mak.

Singqfeih　Rag：Haemz, bingz. Mbaw：Loq haemz, bingz. Mak：Van、soemj, bingz.

Goeng'yungh　Rag：Cawz doegfung, cawz doegcumx, sanq lwed cwk, dingz lwed. Aeu daeuj yw vuengzbiu, baenzgam, fatvangh, aelwed, rueglwed, okhaexlwed, binghloemqlwed, roengzbegdaiq, laemx doek deng sieng.

Mbaw：Doeng roenheiq, dingz baenzae baeg. Aeu daeuj yw baenzae, ngaebheiq.

Mak：Leih roenhaeux, cangq mamxdungx, dingz siq. Aeu daeuj yw mbouj ngah gwn, oksiq, okhaexmug.

Danyw　（1）Vuengzbiu：Rag makcijvaiz、go'ndokmax、meixding gak 15 gwz, gogukgaeq 20 gwz, denzgihvangz 10 gwz, cienq raemx gwn.

（2）Baenzae：① Mbaw makcijvaiz、mbawlinxlungz、goniuzdaliz gak 15 gwz, hungzgingjdenh 10 gwz, cienq raemx gwn. ② Mbaw makcijvaiz、gocenhyizhungz gak 15 gwz, caekdungxvaj 30 gwz, mbaw bizbaz 10 gwz, cienq raemx gwn.

（3）Mbouj ngah gwn：Makcijvaiz 3 gwz, gya meiq habliengh cimq 30 faencung le gwn.

九画

荔枝

【药 材 名】荔枝。

【别　　名】勒荔、丹荔。

【来　　源】无患子科植物荔枝 *Litchi chinensis* Sonn.。

【形态特征】常绿乔木，高常不超过 10 m。树皮灰黄褐色，小枝褐红色。偶数羽状复叶互生。叶连柄长 10~25 cm，小叶 2~4 对，对生，披针形或卵状披针形，长 6~15 cm，宽 2~4 cm，先端渐尖，小叶柄长 7~8 mm。聚伞圆锥花序顶生，阔大，多分枝；萼被金黄色短茸毛；花单性，雌雄同株，辐射对称；无花瓣；雄蕊 6~8 枚；子房密覆小瘤体和硬毛。核果卵圆形至近球形，长 2.0~3.5 cm，成熟时外果皮红色，上有瘤状凸起；种子 1 粒，假种皮白色、肉质、多汁、甘甜。花期春季，果期夏季。

【生境分布】栽培。广西南部均有栽培，广东、福建等省也有栽培。

【壮医药用】

药用部位　果核、果肉。

性味　果核：甜、微苦，温。果肉：甜，温。

功用　果核：调龙路、火路，止痛。用于兵嘿细勒（疝气），睾丸炎，胴尹（胃痛），京尹（痛经），屙尿甜（糖尿病），烦渴。

果肉：补脾胃，养血。用于兵淋勒（崩漏），屙泻（泄泻），病后体弱。

附方　（1）烦渴：荔枝核 20 g，沙参 12 g，麦冬、生地黄、玄参、山药各 10 g，土人参 15 g，水煎服。

（2）兵嘿细勒（疝气）：荔枝核、橘核各 6 g，香附 10 g，小茴香 15 g，水煎服。

（3）病后体弱：荔枝肉、龙眼肉、牛大力各 10 g，黄花倒水莲 15 g，炖鸡吃。

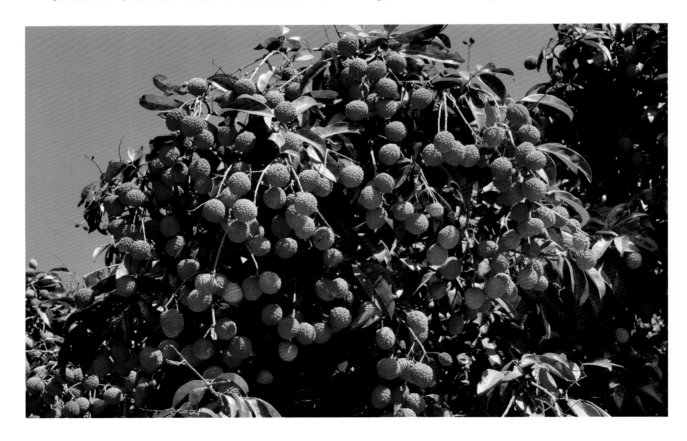

Laehcei

【Cohyw】Laehcei.

【Coh'wnq】Lwglaeh、laehnding.

【Goekgaen】Dwg laehcei doenghgo vuzvanswjgoh.

【Yienghceij Daegdiemj】Go faexsang seiqgeiq heu，sang dingzlai mbouj mauhgvaq 10 mij. Naengfaex henjmoeng，nywlwg moenqhoengz. Mbaw fuzyez lumj bwnroeg suengsoq maj doxcah. Gaenz lienz mbaw raez 10~25 lizmij，mbawlwg 2~4 doiq，maj doxdoiq，byai menh soem roxnaeuz yienghgyaeq byai menh soem，raez 6~15 lizmij，gvangq 2~4 lizmij，byai ciemh soem，gaenz mbawlwg raez 7~8 hauzmij. Va saeumwnz soem comzliengj majbyai，gvangqhung，dok nye lai；iemj miz bwnyungz dinj henjgim；va singq dog，bouxmeh caemh go，baenz sak doxdoiq doxdaengh；mij mbawva；simva boux 6~8 diuz；fuengzlwg miz aenrengq iq goemj yaedyubyub. Aenmak luenzgyaeq daengz gaenh luenzgiuz，raez 2.0~3.5 lizmij，geq le naengmak baihrog saekhoengz，gwnznaeng miz aenqrengq doed hwnjdaeuj，ceh 1 naed，cehnaenggyaj saekhau、raemx lai、gamdiemz. Seizcin haiva，seizhah dawzmak.

【Diegmaj Faenbouh】Ndaem aeu. Guengjsae baihnamz cungj ndaem miz，guek raeuz Guengjdoeng、Fuzgen daengj sengj neix caemh ndaem miz.

【Gij Guhyw Ywcuengh】

Giz guhyw　Cehmak、nohmak.

Singqfeih　Cehmak：Van、loq haemz，raeuj. Nohmak：Van，raeuj.

Goeng'yungh　Cehmak：Diuz lohlungz、lohhuj，dingz in. Ndaej yw raembongz，cehraem in，dungx in，dawzsaeg in，oknyouhdiemz，nyap hozhawq.

Nohmak：Bouj mamxdungx，ciengx lwed. Ndaej yw binghloemqlwed，oksiq，bingh le ndang nyieg.

Danyw　（1）Nyap hozhawq：Cehlaehcei 20 gwz，sahcinh 12 gwz，mwzdungh、swnghdi、yenzsinh、sawzcienz gak 10 gwz，gocaenghnaengh 15 gwz，cienq raemx gwn.

（2）Raembongz：Cehlaehcei、ceh makgam gak 6 gwz，yanghfu 10 gwz，siujveizyangh 15 gwz，cienq raemx gwn.

（3）Bingh le ndang nyieg：Noh laehcei、noh maknganx、niuzdaliz gak 10 gwz，swnjgyaeujhen 15 gwz，aeuq gaeq gwn.

389

九
画

荔枝草

【药 材 名】雪见草。

【别　　名】野芥菜、麻婆菜、消炎草。

【来　　源】唇形科植物荔枝草 *Salvia plebeia* R. Br.。

【形态特征】一年生或二年生草本，高可达 90 cm。全株被短柔毛。主根肥厚，有多数须根。茎直立，粗壮，多分枝，四棱形。叶片椭圆状卵圆形或椭圆状披针形，长 2~6 cm，宽 0.8~2.5 cm，边缘具圆锯齿，下面有黄褐色腺点；叶柄长 4~15 mm。轮伞花序顶生或腋生，每轮有花 2~6 朵，集成多轮穗状花序；花萼钟形，被疏柔毛及黄褐色腺点，二唇形；花冠唇形，淡红色或淡紫色，长约 4.5 mm，冠檐二唇形，上唇长圆形，下唇 3 裂；能育雄蕊 2 枚，略伸出花冠外。小坚果倒卵圆形，直径约 0.4 mm，褐色。花期 4~5 月，果期 6~7 月。

【生境分布】生于山坡、路旁、沟边、田野潮湿处。广西各地均有分布，国内东部、中南部、西南部各省区也有分布。

【壮医药用】

药用部位　全草。

性味　苦、微辣，凉。

功用　清热毒，通调气道、水道，止血。用于屙意咪（痢疾），货烟妈（咽痛），埃病（咳嗽），狠风（小儿惊风），血压嗓（高血压），贫痧（感冒），膀胱结石，钵痨（肺结核），唉勒（咯血），笨浮（水肿），鹿勒（呕血），血小板减少性紫癜，航靠谋（痄腮），能啥能累（湿疹），荨麻疹，麦蛮（风疹），漆过敏。

附方　（1）荨麻疹：雪见草、仙鹤草、白茅根各 30 g，水煎服。

（2）贫痧（感冒）：雪见草 20 g，龙牙草 50 g，水煎服。

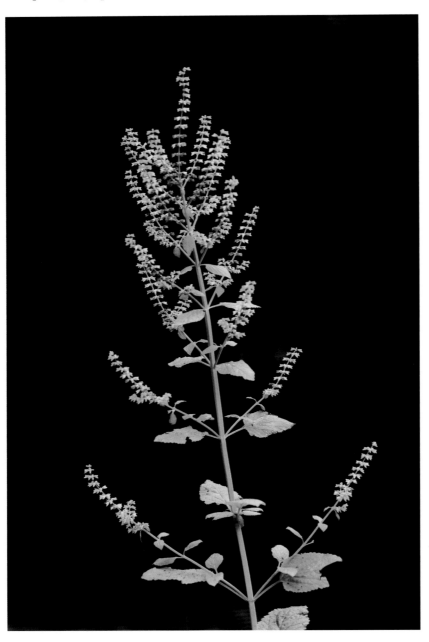

Haznganxlaeh

【Cohyw】 Haznganxlaeh.

【Coh'wnq】 Go'nywjhaeu、byaekmazboz、nywjsiuhyenz.

【Goekgaen】 Dwg gohaznganxlaeh doenghgo cunzhingzgoh.

【Yienghceij Daegdiemj】 Dwg go'nywj maj bi ndeu roxnaeuz maj song bi，ndaej sang daengz 90 lizmij. Daengx go miz bwn'unq dinj. Ganjhung bizna，miz dingzlai ragmumh. Ganj daengj soh，cocat，faen nye lai，yiengh seiqlimq. Mbaw yienghbomj yiengh luenzgyaeq roxnaeuz yienghbomj yiengh longzcim，raez 2~6 lizmij，gvangq 0.8~2.5 lizmij，bienmbaw miz heujgawq luenz，baihlaj miz diemjdu saek henjgeq；gaenzmbaw raez 4~15 hauzmij. Vahsi comzliengj lumj aenloek maj gwnzdingj roxnaeuz maj goekmbaw，moix aenloek miz va 2~6 duj，comz baenz lai aenloek vahsi yiengh riengz；iemjva yiengh lumj aencung，miz bwn'unq cax caeuq diemjdu saekhenjgeq，yiengh song naengbak；mauhva yienghnaengbak，saek hoengzmaeq roxnaeuz saekaeuj mong，raez daihgaiq 4.5 hauzmij，yienmh mauhva yiengh song naengbak，naengbak gwnz yiengh luenzraez，naengbak laj veuq guh sam；simva boux ndaej maj 2 diuz，loq iet ok rog mauhva. Makgenq iq yiengh luenzgyaeq dauqdingq，cizging daihgaiq 0.4 hauzmij，saekhenjgeq. 4~5 nyied haiva，6~7 nyied dawzmak.

【Diegmaj Faenbouh】 Maj youq gwnz bo、henz roen、henz mieng、giz cumx ndaw naz. Guengjsae gak dieg cungj miz faenbouh，guek raeuz baihdoeng、baihcunghnanz、baihsaenamz gak sengj gih hix miz faenbouh.

【Gij Guhyw Ywcuengh】

Giz guhyw　Daengx go.

Singqfeih　Haemz、loq manh、liengz.

Goeng'yungh　Cing doeghuj，diuz doeng roenheiq、roenraemx，dingz lwed. Yungh daeuj yw okhaexmug，conghhoz in，baenzae，hwnjrumz，hezyazsang，baenzsa，rongznyouh gietrin，bwtlauz，aelwed，baenzfouz，rueglwed，hezsiujbanj noix baenz banqaeuj，hangzgauqmou，naenghumz naenglot，funghcimj baenz benq，funghcimj，cat youzcaet hwnj nwnj.

Danyw　（1）Funghcimj baenz benq：Go'nywjhaeu、nyacaijmaj、rag go'em gak 30 gwz，cienq raemx gwn.

（2）Baenzsa：Go'nywjhaeu 20 gwz，nyacaijmaj 50 gwz，cienq raemx gwn.

九画

南烛

【药 材 名】乌饭树。

【别　　名】鸡眼果、米碎果。

【来　　源】乌饭树科植物南烛 *Vaccinium bracteatum* Thunb.。

【形态特征】常绿灌木或小乔木，高可达 6 m。茎分枝多，幼枝被短柔毛或无毛，老枝紫褐色，无毛。单叶互生；叶片菱状椭圆形或椭圆形，长 3~9 cm，宽 2~4 cm，顶端锐尖、渐尖，边缘具细锯齿；叶柄长 2~8 mm。总状花序顶生和腋生，长 4~10 cm，有多数花，花序轴密被短柔毛而稀无毛；花梗长 1~4 mm，密被短毛或近无毛；萼筒密被短柔毛或茸毛，萼齿短小，三角形，密被短毛或无毛；花冠白色，筒状或略呈坛状，长 5~7 mm，外面和内面均有柔毛，口部裂片短小，三角形；雄蕊内藏，花丝密被疏柔毛，花药背部无距；花盘密生短柔毛。浆果直径 5~8 mm，成熟时紫黑色，常被短柔毛。花期 6~7 月，果期 8~10 月。

【生境分布】生于丘陵地带、山坡林内或灌木丛中。广西主要分布于上林、融水、桂林、阳朔、灵川、兴安、灌阳、龙胜、资源、上思、东兴、平南、容县、贺州、象州、防城港、南宁、天等、乐业等地，国内东部、中部、南部各省区也有分布。

【壮医药用】

药用部位　根、果。

性味　甜、酸，温。

功用　根：散瘀肿，止痛。用于林得叮相（跌打损伤），诺嚎尹（牙痛）。

果：强筋骨，益气，固精。用于筋骨萎软乏力，滑精，不育症。

附方　（1）诺嚎尹（牙痛）：乌饭树根、金不换各 10 g，两面针 15 g，水煎漱口。

（2）滑精：乌饭树果 20 g，千斤拔、牛大力、飞龙掌血各 15 g，水煎服。

（3）不育症：乌饭树果 20 g，麦冬 10 g，算盘子根、石斛、玉郎伞各 15 g，水煎服。

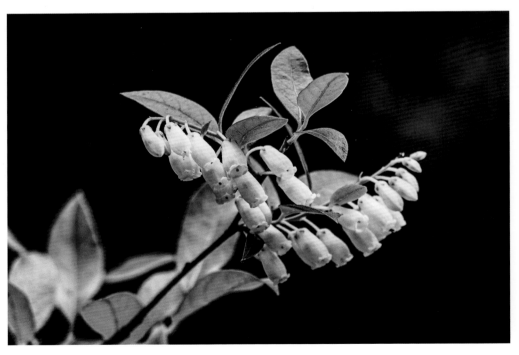

Makdajgaej

【Cohyw】Makdajgaej.

【Coh'wnq】Makdagaeq、makhaeuxsoiq.

【Goekgaen】Dwg makdajgaej doenghgo vuhfansugoh.

【Yienghceij Daegdiemj】Faexsang iq roxnaeuz faexcaz heu gvaq bi，sang ndaej daengz 6 mij. Ganj faen nye lai，nyeoiq miz bwn'unq dinj roxnaeuz mij bwn，nyezgeq henjgeqaeuj，mij bwn. Mbaw dog maj doxcah；mbaw lumj gak luenzbenj roxnaeuz luenzraez，raez 3~9 lizmij，gvangq 2~4 lizmij，byai soemraeh、menh soem，henzbien miz heujgawq saeq；gaenzmbaw raez 2~8 hauzmij. Gyaeujva baenz gyaeuz maj byai roxnaeuz maj eiq，raez 4~10 lizmij，miz va haujlai，sim gyaeujva miz haujlai bwn'unq dinj hoeng noix mij bwn；gaenqva raez 1~4 hauzmij，miz haujlai bwndinj roxnaeuz gaenh mij bwn；doengz linxva miz haujlai bwn'unq dinj roxnaeuz bwnyungz，heujlinx dinj iq，samgak，miz haujlai bwn dinj roxnaeuz mij bwn；dujva hau，lumj doengz roxnaeuz loq lumj boemh，raez 5~7 hauzmij，baihrog caeuq baihndaw cungj miz bwn'unq，mbawlweg henz bak dinj iq，samgak；simva boux yo ndaw，seiva miz haujlai bwn'unq mbang，ywva baihlaeng mij nda；buenzva miz haujlai bwn'unq dinj. Makraemx hung 5~8 hauzmij，geq le aeujndaem，dingzlai miz bwn'unq dinj. 6~7 nyied haiva，8~10 nyied dawzmak.

【Diegmaj Faenbouh】Hwnj rangh diegndoi、ndaw ndoeng gwnz ndoi roxnaeuz ndaw faexcaz. Guengjsae dingzlai hwnj laeng Sanglinz、Yungzsuij、Gveilinz、Yangzsoz、Lingzconh、Hingh'anh、Gvanyangz、Lungzswng、Swhyenz、Sangswh、Dunghhingh、Bingznanz、Yungzyen、Hozcouh、Siengcouh、Fangzcwngzgangj、Nanzningz、Denhdwngj、Lozyez daengj dieg neix，guek raeuz baihdoeng、baihcungqgyang、baihnamz gak sengj gih caemh miz.

【Gij Guhyw Ywcuengh】

Giz guhyw　Rag、mak.

Singqfeih　Van、soemj、raeuj.

Goeng'yungh　Rag：Sanq gawhcwk，dingz in. Ndaej yw laemx doek deng sieng，heujin.

Mak：Genq ndoknyinz，ik heiq，maenh cingh. Ndaej yw nyinzndok unqnyieg mij rengz，vazcingh，maen.

Danyw　（1）Heujin：Rag makdajgaej、gimmboujvuenh gak 10 gwz，liengjmenqcimh 15 gwz，cienq raemx riengx bak.

（2）Vazcingh：Rag makdajgaej 20 gwz，cenhginhbaz、niuzdaliz、feihlungzcangjhez gak 15 gwz，cienq raemx gwn.

（3）Maen：Mak makdajgaej 20 gwz，mwzdungh 10 gwz，rag lwgsuenqbuenz、sizhuz、liengjyilangz gak 15 gwz，cienq raemx gwn.

393

九画

南山花

【药 材 名】黄根。

【别　　名】三角瓣花、白狗骨、狗骨木。

【来　　源】茜草科植物南山花 *Prismatomeris connata* Y. Z. Ruan。

【形态特征】灌木至小乔木，高可达 8 m。小枝四棱形。单叶对生；叶片长圆形至披针形，长 4~18 cm，宽 2~5 cm，顶端渐尖或钝，基部狭楔形；叶柄长 4~15 mm；托叶生于叶柄间，每侧 2 片，近三角形，顶端 2 裂。伞形花序顶生，常兼侧生，无梗或具一假花序梗，有花 3~16 朵；花芳香，两性，偶单性；花梗长 0.8~3.2 cm；花萼杯形，顶部具 5 萼齿，萼齿三角形或钻形；花冠碟形，白色，长 2.1~2.9 cm，花冠筒向下渐狭，长 1.4~2.0 cm，檐部 5 裂，花冠裂片披针形；雄蕊 5 枚，花丝和花药均长约 3 mm；花柱异长，内藏或外伸，柱头 2 裂，裂瓣开放时通常粘连成一扁纺锤体；子房 2 室。核果近球形，顶部具环状宿萼，熟时紫蓝色，直径 0.8~1.2 cm；果梗长 1~3 cm；种子 1 粒或 2 粒。花期夏季，果熟期冬季。

【生境分布】生于林下或灌木丛中。广西主要分布于横县、南宁、灌阳、资源、合浦、防城港、上思、东兴、钦州、灵山、浦北、陆川、博白、百色、凌云、乐业、宁明等地，福建、广东等省也有分布。

【壮医药用】

药用部位　根。

性味　微苦，凉。

功用　祛风毒，除湿毒，强筋骨，凉血止血。用于发旺（痹病），林得叮相（跌打损伤），骨质增生，黄标（黄疸），牙龈出血，地中海贫血，再生障碍性贫血。

附方　（1）黄标（黄疸）：黄根 30 g，虎杖 15 g，水煎服。

（2）牙龈出血：黄根 30 g，叶下珠、金钱草、铁树叶各 15 g，水煎服。

（3）再生障碍性贫血：黄根、鸡血藤、骨碎补、黄花倒水莲、扶芳藤各 30 g，水煎服。

（4）骨质增生：黄根 20 g，水煎服。

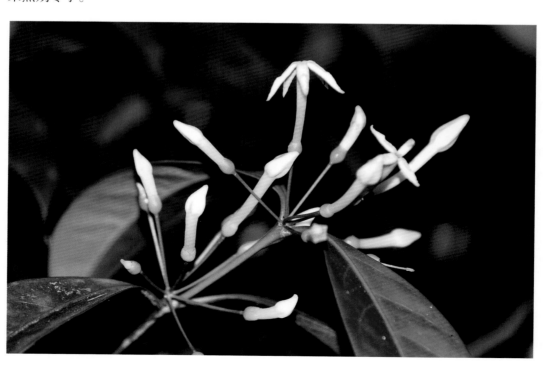

Raghenj

【Cohyw】Raghenj.

【Coh'wnq】Vasamgak、ndokmahau、faexndokma.

【Goekgaen】Dwg goraghenj doenghgo gencaujgoh.

【Yienghceij Daegdiemj】Faexcaz daengz gofaex iq，ndaej sang daengz 8 mij. Nye yiengh seiqlimq. Mbaw dog doxdoiq maj；mbaw yiengh luenzraez daengz yiengh longzcim，raez 4~18 lizmij，gvangq 2~5 lizmij，gwnzdingj menhmenh bienq soem roxnaeuz mwt，laj goek yiengh sebgeb；gaenzmbaw raez 4~15 hauzmij；mbawdak maj youq ndaw gaenzmbaw，moix mbiengj 2 mbaw，ca mbouj lai yiengh samgak，gwnzdingj veuq guh song. Vahsi yiengh liengj maj gwnzdingj，ciengz giem maj vang，mbouj miz gaenz roxnaeuz miz diuz gaenzvahsi gyaj ndeu，miz 3~16 duj va；va rangfwt，song singq，saek seiz dwg dansingq；gaenqva raez 0.8~3.2 lizmij；iemjva lumj aen cenj，gwnzdingj miz 5 diuz heujiemj，heujiemj yiengh samgak roxnaeuz lumj fagcuenq；mauhva lumj aen deb，saekhau，raez 2.1~2.9 lizmij，doengz mauhva coh laj menhmenh bienq geb，raez 1.4~2.0 lizmij，yiemhva 5 veuq，limqveuq mauhva yienghlongzcim；simva boux 5 diuz，seiva caeuq ywva cungj raez daihgaiq 3 hauzmij；saeuva daegbied raez，yo youq baihndaw roxnaeuz iet coh rog，gyaeujsaeu veuq guh song，limqveuq hai le ciengz nem baenz yiengh lwgrok benj；fuengzlwg 2 aen. Ngveihmak ca mbouj lai luenz baenz aen'giuz，gwnzdingj miz iemj lw lumj aen'gvaengz，cug le saekaeujlamz，cizging 0.8~1.2 lizmij；gaenzmak raez 1~3 lizmij；ceh naed ndeu roxnaeuz song naed. Haiva youq cawzhah，dawzmak youq cawzdoeng.

【Diegmaj Faenbouh】Maj youq laj ndoeng roxnaeuz ndaw faexcaz. Guengjsae cujyau faenbouh youq Hwngzyen、Nanzningz、Gvanyangz、Swhyenz、Hozbuj、Fangzcwngzgangj、Sangswh、Dunghhingh、Ginhcouh、Lingzsanh、Bujbwz、Luzconh、Bozbwz、Bwzswz、Lingzyinz、Lozyez、Ningzmingz daengj dieg，guek raeuz Fuzgen、Guengjdoeng daengj sengj hix miz faenbouh.

【Gij Guhyw Ywcuengh】

Giz guhyw　Rag.

Singqfeih　Loq haemz，liengz.

Goeng'yungh　Cawz doegfung，cawz doegcumx，cangq nyinzndok，liengz lwed dingz lwed. Yungh daeuj yw fatvangh，laemx doek deng sieng，hohndok demmaj，vuengzbiu，nohheuj oklwed，cungj bingh lwednoix Dicunghhaij，dauq cauh gazngaih baenz lwednoix.

Danyw　（1）Vuengzbiu：Faexndokma 30 gwz，godiengangh 15 gwz，cienq raemx gwn.

（2）Nohheuj oklwed：Faexndokma 30 gwz，nya'gvanjdouj、duhnamhfangz、mbaw gutgvajnoeg gak 15 gwz，cienq raemx gwn.

（3）Dauq cauh gazngaih baenz lwednoix：Faexndokma、gaeulwed、gofwngzmaxlaeuz、swnjgyaeujhen、gaeundaux gak 30 gwz，cienq raemx gwn.

（4）Hohndok demmaj：Faexndokma 20 gwz，cienq raemx gwn.

九画

南天竹

【药 材 名】南天竹。

【别 名】土黄连、木黄连、天竹子、小铁树。

【来 源】小檗科植物南天竹 Nandina domestica Thunb.。

【形态特征】常绿灌木，高约 2 m。茎直立，丛生。幼枝常为红色。叶互生，叶柄基部膨大呈鞘状；三回羽状复叶，长 30~50 cm，深绿色，冬季常变为红色；小叶椭圆形或椭圆状披针形，长 2~10 cm，宽 0.5~2.0 cm，先端渐尖，基部楔形，两面无毛。大型圆锥花序，长 13~35 cm；花白色，芳香，直径 6~7 mm；萼片多轮，每轮 3 枚，向内各轮渐大，最内轮萼片卵状长圆形，长 2~4 mm；花瓣长圆形，长约 4.2 mm；雄蕊 6 枚；子房 1 室，胚珠 1~3 颗。浆果球形，直径 5~8 mm，熟时鲜红色；种子扁圆形。花期 3~6 月，果期 5~11 月。

【生境分布】生于路边、林下、沟旁或灌木丛中，也有栽培。广西主要分布于南宁、马山、龙州、田东、隆林、乐业、南丹、都安、柳州、永福、桂林等地，福建、浙江、山东、江苏、江西、安徽、湖南、湖北、广东、四川、云南、贵州、陕西、河南等省也有分布。

【壮医药用】

药用部位 根、茎、叶、果。

性味 苦，平；有毒。

功用 根、茎、叶：清热毒，除湿毒，强筋骨。根和茎用于贫痧（感冒），发得（发热），埃病（咳嗽），黄标（黄疸），屙泻（泄泻），肉扭（淋证），发旺（痹病），坐骨神经痛，林得叮相（跌打损伤），水蛊（肝硬化腹水）；叶用于坐骨神经痛，林得叮相（跌打损伤）。

果：补肺气，止咳嗽。用于墨病（气喘），唪咳百银（百日咳）。

注 本品有毒，以果尤甚，内服慎用，不宜过量；孕妇禁服。

附方 （1）坐骨神经痛：南天竹叶 10 g，走马胎、山霸王各 15 g，舒筋草 30 g，水煎服并洗患处。

（2）发旺（痹病）：南天竹根、麻骨风各 10 g，千斤拔 30 g，水煎服。

（3）水蛊（肝硬化腹水）：南天竹根、凤尾草各 15 g，了哥王根皮 1 g，石上柏 30 g，水煎服。

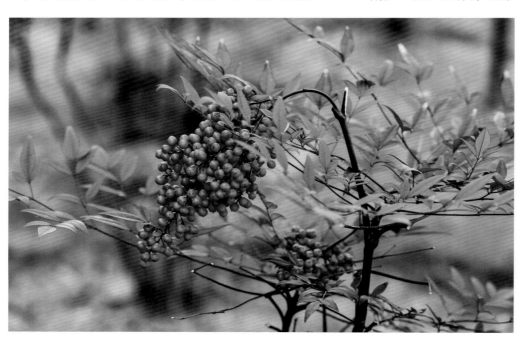

Faexvenyi

【 Cohyw 】Faexvenyi.

【 Coh'wnq 】Dujvangzlenz、vangzlenzfaex、faexcukmbwn、faexdietiq.

【 Goekgaen 】Dwg faexvenyi doenghgo siujbozgoh.

【 Yienghceij Daegdiemj 】Go faexcaz heu seiqgeiq，sang yaek 2 mij. Ganj daengjsoh，maj baenz cumh. Nyeoiq dingzlai saeknding. Mbaw maj doxcah，gaenzmbaw goek bongq lumj faek；sam hoiz lumj bwnroeg fuzyez，raez 30~50 lizmij，heulaep，seizdoeng dingzlai bienq nding；mbawiq luenzbenj roxnaeuz luenzbenj byai menhsoem，raez 2~10 lizmij，gvangq 0.5~2.0 lizmij，byai ciemh soem，goek sot，song mbiengj mij bwn. Gyaeujva luenzsoem hungloet，raez 13~35 lizmij；va hau，homrang，hunggvangq 6~7 hauzmij；mbawlinx lai gvaengx，gvaengxgvaengx 3 mbaw，coh ndaw gak gvaengx ciemh hung，gvaengx ceiq ndaw mbawlinx luenzraez lumj gyaeq，raez 2~4 hauzmij；mbawva raezluenz，raez yaek 4.2 hauzmij；simva boux 6 duj；rugva 1 rug，beihcuh 1~3 naed. Makraemx luenzgiuz，hung 5~8 hauzmij，cug le hoengzsien；ceh benjluenz. 3~6 nyied haiva，5~11 nyied dawzmak.

【 Diegmaj Faenbouh 】Hwnj youq hamq roen、laj faex、hamq mieng roxnaeuz ndaw faexcaz，caemh miz vunz ndaem. Guengjsae dingzlai hwnj laeng Nanzningz、Majsanh、Lungzcouh、Denzdungh、Lungzlinz、Lozyez、Nanzdanh、Duh'anh、Liujcouh、Yungjfuz、Gveilinz daengj dieg neix，guek raeuz Fuzgen、Cezgyangh、Sanhdungh、Gyanghsuh、Gyanghsih、Anhveih、Huznanz、Huzbwz、Guengjdoeng、Swconh、Yinznanz、Gveicouh、Sanjsih、Hoznanz daengj sengj neix caemh hwnj miz.

【 Gij Guhyw Ywcuengh 】

Giz guhyw Rag、ganj、mbaw、mak.

Singqfeih Haemz，bingz；miz doeg.

Goeng'yungh Rag、ganj、mbaw：Siu doeghuj，cawz caepdoeg，genq ndoknyinz. Rag caeuq mbaw aeu daeuj yw baenzsa，fatndat，baenzae，vuengzbiu，oksiq，nyouhniuj，fatvangh，ndokhangx in，laemx oek deng sieng，suijguj；mbaw aeu daeuj yw ndokhangx in，laemx doek deng sieng.

Mak：Bouj heiqbwt，dingz ae. Aeu daeuj yw ngaebheiq，baenzae bakngoenz.

Cawq Go yw neix miz doeg，aenmak ceiq youqgaenj，yaek gwn haeujsim yungh，mbouj hab gvaqbouh；mehmbwk miz ndang mbouj gimq yungh.

Danyw （1）Ndokhangx in：Mbaw faexvenyi 10 gwz，coujmajdaih、sanhbavangz gak 15 gwz，suhginhcauj 30 gwz，cienq raemx gwn lij swiq mwnq in.

（2）Fatvangh：Rag faexvenyi、mazguzfungh gak 10 gwz，cenhginhbaz 30 gwz，cienq raemx gwn.

（3）Suijguj：Rag faexvenyi、rumriengfungh gak 15 gwz，naeng rag liujgohvangz 1 gwz，bekgwzrin 30 gwz，cienq raemx gwn.

397

九画

南丹参

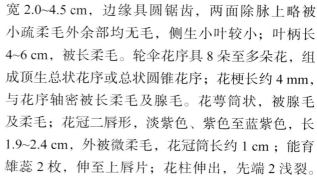

【药 材 名】南丹参。

【别　　名】丹参、红根。

【来　　源】唇形科植物南丹参 *Salvia bowleyana* Dunn。

【形态特征】多年生草本，高约 1 m。根肥厚，外表红赤色，切面淡黄色。茎粗大，四棱形，具沟槽，被长柔毛。羽状复叶，长 10~20 cm，有小叶 5~7 片，顶生小叶卵圆状披针形，长 4.0~7.5 cm，宽 2.0~4.5 cm，边缘具圆锯齿，两面除脉上略被小疏柔毛外余部均无毛，侧生小叶较小；叶柄长 4~6 cm，被长柔毛。轮伞花序具 8 朵至多朵花，组成顶生总状花序或总状圆锥花序；花梗长约 4 mm，与花序轴密被长柔毛及腺毛。花萼筒状，被腺毛及柔毛；花冠二唇形，淡紫色、紫色至蓝紫色，长 1.9~2.4 cm，外被微柔毛，花冠筒长约 1 cm；能育雄蕊 2 枚，伸至上唇片；花柱伸出，先端 2 浅裂。

小坚果椭圆形，长约 3 mm，褐色，顶端有毛。花期 3~7 月。

【生境分布】生于山地、山谷、路旁、林下或水边。广西主要分布于南宁、桂林、阳朔、灵川、罗城等地，浙江、湖南、江西、福建、广东等省也有分布。

【壮医药用】

药用部位　根、全草。

性味　苦，微寒。

功用　调龙路，祛瘀血，止痛，调经。用于子宫出血，约经乱（月经不调），瘀血腹痛，京瑟（经闭），兵嘿细勒（疝气），心绞痛，年闹诺（失眠），麦蛮（风疹）。

附方　（1）京瑟（经闭）：南丹参根 30 g，鸡肉 250 g，水炖，食肉喝汤。

（2）兵嘿细勒（疝气）：鲜南丹参根适量，磨汁涂患处。

（3）年闹诺（失眠）：南丹参根、十大功劳各 15 g，制半夏、半枝莲各 10 g，水煎服。

（4）麦蛮（风疹）：南丹参全草 10 g，水煎服。

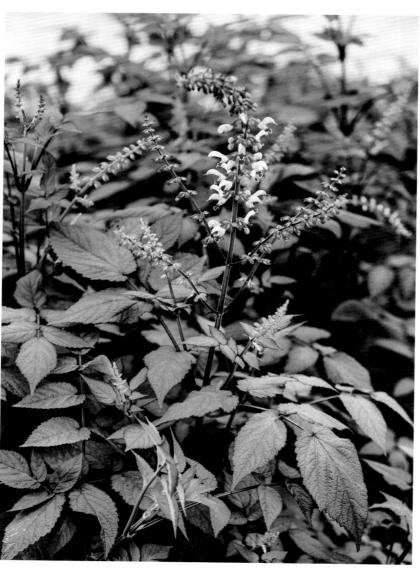

Nanzdanhsinh

【Cohyw】 Nanzdanhsinh.

【Coh'wnq】 Dancaem、goraghoengz.

【Goekgaen】 Dwg gonanzdanhcwnh doenghgo cunzhingzgoh.

【Yienghceij Daegdiemj】 Dwg go'nywj maj lai bi，sang daihgaiq 1 mij. Rag bizna，baihrog saekhoengz，mienhgat saek henjoiq. Ganj cohung，yiengh seiqlimq，miz ruqmieng，miz bwn'unq raez. Lai mbaw lumj fwed，raez 10~20 lizmij，miz mbaw'iq 5~7 mbaw，maj gwnzdingj mbaw'iq yiengh lumj aen'gyaeq yiengh longzcim，raez 4.0~7.5 lizmij，gvangq 2.0~4.5 lizmij，bienmbaw miz heujgawq luenz，song mbiengj cawz gwnz meg loq miz di bwn'unq cax，gizwnq cungj mbouj miz bwn，gij mbaw'iq vang haemq iq；gaenzmbaw raez 4~6 lizmij，miz bwn'unq raez. Vahsi comzliengj lumj aenloek miz 8 duj daengz lai duj va，gyoebbaenz vahsi baenz foengq maj gwnzdingj roxnaeuz vahsi luenzsoem baenz foengq；gaenqva raez daihgaiq 4 hauzmij，caeuq sug vahsi miz bwn'unq raez caeuq bwndu deihdub. Iemjva lumj aendoengz，miz bwndiemjdu caeuq bwn'unq；mauhva baenz yiengh song caengz naengbak，saekaeuj mong、saekaeuj daengz saek aeujlamz，raez 1.9~2.4 lizmij，baihrog miz bwn loq unq，doengz mauhva raez daihgaiq 1 lizmij；simva boux ndaej maj 2 diuz，iet daengz mbaw naengbak gwnz bae；saeuva ietok，byaimbaw 2 veuqfeuh. Makgenq iq yienghbomj，raez daihgaiq 3 hauzmij，saek henjgeq，gwnzdingj miz bwn. 3~7 nyied haiva.

【Diegmaj Faenbouh】 Maj youq diegbya、ndaw lueg、henz roen、lajndoeng caeuq henz raemx. Guengjsae cujyau faenbouh youq Nanzningz、Gveilinz、Yangzsoz、Lingzconh、Lozcwngz daengj dieg，guek raeuz Cezgyangh、Huznanz、Gyanghsih、Fuzgen、Guengjdoeng daengj sengj hix miz faenbouh.

【Gij Guhyw Ywcuengh】

Giz guhyw　 Rag、daengx go.

Singqfeih　 Haemz，loq hanz.

Goeng'yungh　 Diuz lohlungz，siu lwedcwk，dingz in，diuz ging. Yungh daeuj yw rongzva oklwed，dawzsaeg luenh，cwklwed dungx in，dawzsaeg gaz，raembongz，simin，ninz mbouj ndaek，funghcimj.

Danyw　 （1）Dawzsaeg gaz：Ragnanzdanhsinh 30 gwz，nohgaeq 250 gwz，dumq aeu，gwn noh gwn dang.

（2）Raembongz：Ragnanzdanhsinh ndip dingz ndeu，muz ok raemx cat giz bingh.

（3）Ninz mbouj ndaek：Ragnanzdanhsinh、faexgoenglauz gak 15 gwz，buenqyaq cauj、nomjsoemzsaeh gak 10 gwz，cienq raemx gwn.

（4）Funghcimj：Daengx go nanzdanhsinh 10 gwz，cienq raemx gwn.

九画

南酸枣

【药 材 名】南酸枣。

【别　　　名】五眼果、酸枣、山枣木、广枣、鼻涕果。

【来　　　源】漆树科植物南酸枣 *Choerospondias axillaris*（Roxb.）B. L. Burtt et A. W. Hill。

【形态特征】落叶乔木，高可达 20 m。树皮灰褐色，片状剥落。奇数羽状复叶互生，长25~40 cm，有小叶 3~7（10）对；小叶对生，膜质至纸质，卵形或卵状披针形或卵状长圆形，长4~12 cm，宽 2.0~4.5 cm，边缘全缘或幼株叶边缘具粗锯齿，两面均无毛或稀下面脉腋被毛；小叶柄长 2~5 mm。花杂性，异株；雄花序为顶生或腋生的聚伞圆锥花序，长 4~10 cm，花瓣淡紫红色，具褐色脉纹，雄蕊 10 枚；雌花单生于上部叶腋，较大，子房 5 室。核果椭圆形或倒卵状椭圆形，成熟时黄色，长 2.5~3.0 cm，直径约 2 cm，果核顶端具 4 个或 5 个小孔。花期 4 月，果期 8~10 月。

【生境分布】生于山坡、丘陵或沟谷林中。广西各地均有分布，西藏、云南、贵州、广东、湖南、湖北、江西、福建、浙江、安徽等省区也有分布。

【壮医药用】

药用部位　根皮、树皮、果、果核（煅炭）。

性味　根皮、树皮：酸、涩，凉。果或果核：甜、酸，平。

功用　根皮、树皮、果核炭：清热毒，止血。用于渗裆相（烧烫伤），外伤出血，呗脓（痈肿），幽堆（前列腺炎），能啥能累（湿疹），血压嗓（高血压）。

果：利谷道，消食滞。用于东郎（食滞），屙意囊（便秘）。

附方　（1）呗脓（痈肿），能啥能累（湿疹）：南酸枣根皮适量，水煎洗患处。

（2）幽堆（前列腺炎）：南酸枣果核、荔枝核各 15 g，蒲公英 30 g，水煎服。

（3）外伤出血：南酸枣果核炭适量，研末敷患处。

（4）屙意囊（便秘）：南酸枣果 30 g，水煎服。

（5）渗裆相（烧烫伤）：南酸枣树皮适量，研末敷患处。

（6）血压嗓（高血压）：南酸枣树皮 30 g，水煎服。

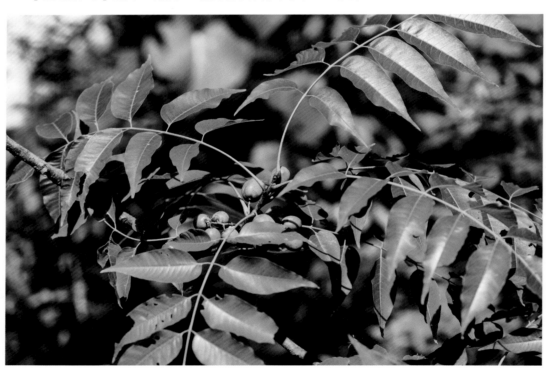

Makmej

【Cohyw】Makmej.

【Coh'wnq】Makmyaz、makcaujsoemj、faexcaujbya、makgvangjcauj、makmug.

【Goekgaen】Dwg makmej doenghgo cizsugoh.

【Yienghceij Daegdiemj】Go faexsang loenq mbaw，sang ndaej daengz 20 mij. Naengfaex henjgeqmong，baenz benq bokdoek. Mbaw fuzyez bwnroeg soqgeiz maj doxcah，raez 25~40 lizmij，miz mbawlwg 3~7（10）doiq；mbawlwg majdoiq，mbang i daengz mbang ceij，lumj gyaeq roxnaeuz lumj gyaeq byai menh soem roxnaeuz lumj gyaeq raezluenz，raez 4~12 lizmij，gvangq 2.0~4.5 lizmij，bien lawx roxnaeuz go oiq bien mbaw miz heujgawq co，song mbiengj cungj mij bwn roxnaeuz noix baihlaj megeiq miz bwn；gaenz mbawlwg raez 2~5 hauzmij. Va cab singq，gag go；gyaeuj vaboux dwg gyaeujva luenzsoem comzliengj maj byai roxnaeuz maj eiq，raez 4~10 lizmij，mbawva aeujhoengzdamh，miz vaenxmeg henjgeq，simva boux 10 diuz；vameh gag maj eiqmbaw baihgwnz，loq hung，rugva 5 rug. Makceh luenzbenj roxnaeuz lumj gyaeq dauqbyonj luenzraez，geq le henj，raez 2.5~3.0 lizmij，hung yaek 2 lizmij，cehmak gwnz byai miz 4 congh roxnaeuz 5 congh congh iq. 4 nyied haiva，8~10 nyied dawzmak.

【Diegmaj Faenbouh】Hwnj gwnz ndoi、dieg ndoi roxnaeuz ndaw ndoeng ndaw lueg. Guengjsae gak dieg cungj miz，guek raeuz Sihcang、Yinznanz、Gveicouh、Guengjdoeng、Huznanz、Huzbwz、Gyanghsih、Fuzgen、Cezgyangh、Anhveih daengj sengj gih neix caemh miz.

【Gij Guhyw Ywcuengh】

Giz guhyw　Naengrag、naengfaex、mak、cehmak（coemh danq）.

Singqfeih　Naengrag、naengfaex：Soemj、saep、liengz. Mak roxnaeuz cehmak：Van、soemj，bingz.

Goeng'yungh　Naengrag、naengfaex、danqcehmak：Siu ndatdoeg，dingz lwed. Ndaej yw coemh log sieng，rog sieng oklwed，baeznong，nyouhdeih，naenghumz naenglot，hezyazsang.

Mak：Leih roenraemx，siu dungxsaej. Ndaej yw dungx raeng，okhaexndangj.

Danyw　（1）Baeznong，naenghumz naenglot：Naengrag makmej aenqliengh，cienq raemx swiq mwnq bingh.

（2）Nyouhdeih：Cehmak makmej、ceh maknganxlaeh gak 15 gwz，go iethoh 30 gwz，cienq raemx gwn.

（3）Rog sieng oklwed：Danqceh makmej aenqliengh，nienj mba oep mwnqsien.

（4）Okhaexndangj：Makmej 30 gwz，cienq raemx gwn.

（5）Coemh log sieng：Naengfaex makmej aenqliengh，nienj mba oep mwnqsien.

（6）Hezyazsang：Naengfaex makmej 30 gwz，cienq raemx gwn.

401

九画

南五味子

【药　材　名】小钻。

【别　　　名】钻骨风、小钻骨风、长梗南五味子、南五味。

【来　　　源】五味子科植物南五味子 *Kadsura longipedunculata* Finet et Gagnep.。

【形态特征】常绿缠绕藤本，长可达 4 m，全体无毛。根外皮褐色，断面红色，有樟脑香气。小枝褐色或紫褐色。单叶互生，叶片革质，椭圆形至长椭圆状披针形，长 5~10 cm，宽 2~5 cm，先端渐尖，边缘疏生细齿或全缘；叶柄长 1.5~3.0 cm。花单性，雌雄异株，单生于叶腋；花梗细长下垂，长 1~18 cm；萼片与花瓣无甚区别，6~9 片，常 3 片为一列，外面的较小，内面的较大，矩圆形至广倒卵形，黄色，芳香；雄蕊多数，集合成头状，心皮 40~60 枚，集成亚球形，柱头圆盘形。小浆果球形，集成头状，熟时暗红色，果梗细长下垂。花期 5~7 月，果期 9~11 月。

【生境分布】生于山坡或溪旁。广西主要分布于全州、龙胜、恭城、阳朔、贺州、平南、融水、环江、金秀等地，长江以南各省区也有分布。

【壮医药用】

药用部位　根、老茎、果。

性味　辣、微甜、苦，微温。

功用　通龙路、火路，止疼痛，调气道。用于发旺（痹病），林得叮相（跌打损伤），胴尹（胃痛），京尹（痛经），腊胴尹（腹痛），核尹（腰痛），麻邦（偏瘫），兵嘿细勒（疝气），埃病（咳嗽），奔墨（哮病）。

附方　（1）京尹（痛经）：小钻根、黑老虎各 15 g，水煎服。

（2）核尹（腰痛）：小钻根、两面针、石菖蒲各 15 g，水煎服。

（3）发旺（痹病），林得叮相（跌打损伤）：小钻、九节风、半枫荷、女贞子各 15 g，田七 5 g，鸡血藤 30 g，猴姜 10 g，水煎服。

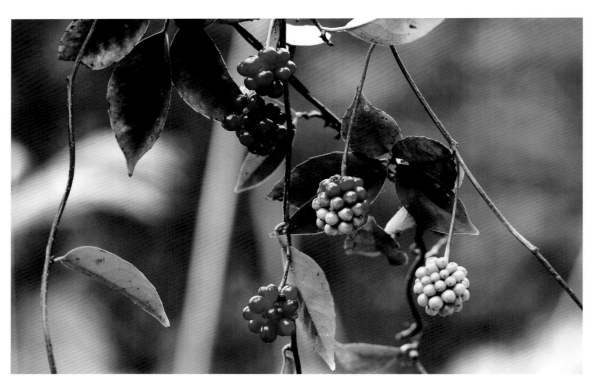

Gaeucuenqiq

【 Cohyw 】 Gaeucuenqiq.

【 Coh'wnq 】 Conguzfungh、siujcon guzfungh、gaeucuenqiq ganjraez、nanzvujvei.

【 Goekgaen 】 Dwg gaeucuenqiq dwg doenghgo vujveiswjgoh.

【 Yienghceij Daegdiemj 】 Cungj gaeu goenjgeuj sikseiq heu de，raez daengz 4 mij，baenz go mij bwn. Gij rag baihrog saek henjgeq，gatmienh saek hoenz，miz gij heiqrang canghnauj. Nye iq saek henjgeq roxnaeuz henjaeuj. Mbaw dog doxcah，mbaw lumj naeng，luenzbomj cig daengz luenzraez byai ciemh soem，raez 5~10 lizmij，gvangq 2~5 lizmij，byai ciemh soem，bien ngaz saeq mbang roxnaeuz lawxlub；ganj mbaw raez 1.5~3.0 lizmij. Va singdog，vaboux vameh gag go，gag maj mbaweiq；ganjva saeqraez duengh doxroengz，raez 1~18 lizmij；mbawlinx caeuq limqva ca mbouj geij，6~9 limq，cungj dwg 3 limq guh coij，mbiengj rog haemq iq，baih ndaw haemq hung，saek henj，rangfwt；sim vaboux miz lai duj，gyoebcomz baenz gyaeuj，naeng sim 40~60 naed，comz daihgaiq lumj aen giuz，gyaeujsaeu luenzbaenz aen buenz. Makgiengh iq giuz luenz，comz baenz gyaeuz，makcug le saek hoengz amq，ganjmak raezsaeq duengh. 5~7 nyied haiva，9~11 nyied dawzmak.

【 Diegmaj Faenbouh 】 Hwnj youq dieg ndoi roxnaeuz henzrij. Guengjsae dingzlai youq Cenzcouh、Lungzswng、Gunghcwngz、Yangzsoz、Hozcouh、Bingznanz、Yungzsuij、Vanzgyangh、Ginhsiu daengj dieg neix hwnj mz，guek raeuz diuzdah Cangzgyangh baihnamz gak sengj gih caemh hwnj miz.

【 Gij Guhyw Ywcuengh 】

Giz guhyw　Rag、ganjgeq、mak.

Singqfeih　Manh、loq van、haemz，loq raeuj.

Goeng'yungh　Ndaej doeng lohlungz、lohhuj，hawj in dingz，diuz roenheiq. Yungh youq fatvangh，laemx doek deng sieng，dungx in，dawzsaeg in，laj dungx in，hwetin，mazmbangj，raembouz，baenzae，baenzngab.

Danyw　（1）Dawzsaeg in：Rag gaeucuenqiq、gaeucuenqhung gak 15 gwz，cienq raemx gwn.

（2）Hwetin：Rag gaeucuenqiq、liengjmencinh、yiengfuz gak 15 gwz，cienq raemx gwn.

（3）Fatvangh，laemx doek deng sieng：Gaeucuenqiq、giujcezfungh、buenqfunghhoz、nijcinhswj gak 15 gwz，dienzcaet 5 gwz，gaeu lwedgaeq 30 gwz，hingmaxlaeuz 10 gwz，cienq raemx gwn.

403

九画

南方荚蒾

【药 材 名】火柴树。

【别　　名】满山红、映山红、荚蒾、苍伴木。

【来　　源】忍冬科植物南方荚蒾 *Viburnum fordiae* Hance。

【形态特征】灌木或小乔木，高可达 5 m。幼枝、芽、叶柄、花序、萼和花冠外面均被暗黄色或黄褐色的簇状毛。单叶对生，宽卵形或卵形，长 4~9 cm，宽 2.5~6.0 cm，先端短渐尖，边缘基部以上疏生浅波状小尖齿，上面无腺点，或有时沿脉散生红褐色小腺点，下面密被茸毛；叶柄长 5~12 mm，密被茸毛。聚伞花序顶生，总梗长 1.0~3.5 cm；花萼外被簇状毛，萼齿 5 枚，三角形；花冠白色，辐射状，直径 4~5 mm，裂片卵形，长约 1.5 mm；雄蕊 5 枚。核果卵状球形，长 5~7 mm，红色；种子扁圆。花期 4~5 月，果期 10~11 月。

【生境分布】生于山坡灌木丛中。广西各地均有分布，安徽、浙江、江西、福建、台湾、湖南、广东、贵州、云南等省区也有分布。

【壮医药用】

药用部位　根和茎。

性味　苦，凉。

功用　调龙路、火路，清热毒，祛湿毒，消肿痛。用于贫痧（感冒），渗裂（血证），约经乱（月经不调），黄标（黄疸），发旺（痹病），林得叮相（跌打损伤），夺扼（骨折），渗裆相（烧烫伤），能啥能累（湿疹）。

附方　（1）夺扼（骨折）：鲜火柴树 250 g，鲜扁担藤 500 g，鲜刺五加根 90 g，山螃蟹 2 只，共捣烂，复位后敷于患处，24 小时一换。

（2）贫痧（感冒）：火柴树 3~9 g，古羊藤 6 g，水煎服。

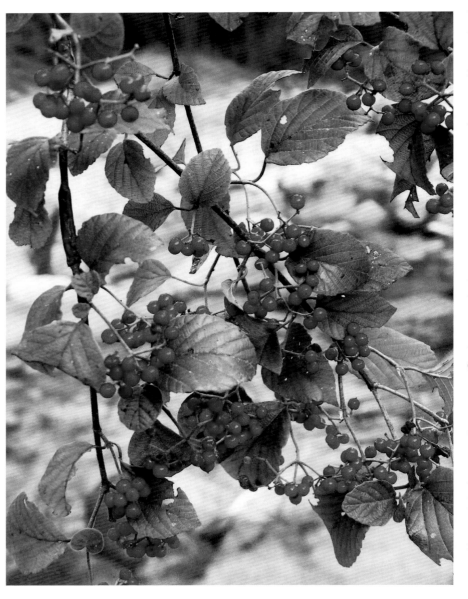

Faexhabfeiz

【Cohyw】Faexhabfeiz.

【Coh'wnq】Manhsanhhungz、yinghsanhhungz、gyazmiz、canghbanmuz.

【Goekgaen】Dwg faexhabfeiz doenghgo yinjdunghgoh.

【Yienghceij Daegdiemj】Go faexsang iq roxnaeuz faexcaz，sang ndaej daengz 5 mij. Nyeoiq、nyod、gaenzmbaw、gyaeujva、iemjva caeuq mauhva rog cungj miz bwnyumq henjgeq roxnaeuz henjlaep. Mbaw dog majdoiq，gvangqgyaeq roxnaeuz lumj gyaeq，raez 4~9 lizmij，gvangq 2.5~6.0 lizmij，byai dinj ciemhsoem，henzbien laj goek doxhwnj miz heujsoem iq lumj bohlangq feuh mbang，baihgwnz mbouj miz diemj raiz，roxnaeuz mizseiz coh meh sanj maj diemjraiz iq hoengzhenjgeq，baihlaj miz bwnyungz yaedyub；gaenzmbaw raez 5~12 hauzmij，miz bwnyungz yaedyub. Gyaeujva comzliengj majbyai，gaenqvahung raez 1.0~3.5 lizmij；iemjva rog miz bwn baenz yumq，heujiemj 5 diuz，samgak；mauhva hau，baenzsak，hung 4~5 hauzmij，mbawseg lumj gyaeq，raez daihgaiq 1.5 hauzmij；simva boux 5 diuz. Makceh lumj gyaeq luenzgiuz，raez 5~7 hauzmij，hoengz；ceh benj. 4~5 nyied haiva，10~11 nyied dawzmak.

【Diegmaj Faenbouh】Hwnj ndaw faexcaz gwnz ndoi. Guengjsae gak dieg cungj miz，guek raeuz Anhveih、Cezgyangh、Gyanghsih、Fuzgen、Daizvanh、Huznanz、Guengjdoeng、Gveicouh、Yinznanz daengj sengj neix caemh miz.

【Gij Guhyw Ywcuengh】

Giz guhyw　Rag caeuq ganj.

Singqfeih　Haemz，liengz.

Goeng'yungh　Diuz lohlungz、lohhuj，siu ndatdoeg，cawz caepdoeg，siu foegin. Ndaej yw baenzsa，iemqlwed，dawzsaeg luenh，vuengzbiu，fatvangh，laemx doek deng sieng，ndokraek，coemh log sieng，naenghumz naenglot.

Danyw　（1）Ndokraek：Faexhabfeiz 250 gwz，gaeufaexhanz ndip 500 gwz，rag vujgyahoen ndip 90 gwz，duzbaeubya ndip 2 duz，caez dub yungz，ndok doiq ndei le oep mwnqsien，24 siujciz vuenh mbat.

（2）Baenzsa：Faexhabfeiz 3~9 gwz，gujyangzdwngz 6 gwz，cienq raemx gwn.

405

九画

柑橘

【药 材 名】柑橘根、柑橘、陈皮。

【别　　名】柑子、宽皮橘。

【来　　源】芸香科植物柑橘 *Citrus reticulata* Blanco。

【形态特征】小乔木，高可达 3 m。分枝多，刺较少且短小。叶互生，叶片披针形、椭圆形或阔卵形，长 5.5~8.0 cm，宽 2.5~4.0 cm，先端渐尖或有凹口，叶缘至少上半段通常有钝或圆裂齿，很少全缘，翼叶甚狭窄或仅有痕迹；叶柄细长。花单生或 2~3 朵簇生叶腋；花萼 3~5 枚浅裂；花瓣 5 枚，长 1.5 cm 以内，乳白色；雄蕊 20~25 枚，合生成 4~5 束；柱头头状。果实扁圆形至近圆球形，果皮淡黄色、朱红色或深红色，幼果顶部常浑圆；瓢囊 7~14 瓣，汁胞纺锤形，果肉酸或甘。种子多数或少数，稀无籽。花期 4~5 月，果期 10~12 月。

【生境分布】广泛栽培，很少半野生。广西各地均有栽培，秦岭南坡以南、伏牛山南坡诸水系及大别山区南部，向东南至台湾，南至海南岛，西南至西藏东南部海拔较低的地区也有栽培。

【壮医药用】

药用部位　根、幼果、果皮（晒干或干燥后为陈皮）。

性味　苦、辣，温。

功用　利谷道、气道，除湿毒，健脾胃。用于胴尹（胃痛），胃胀，东郎（食滞），鹿（呕吐），埃病（咳嗽），屙泻（泄泻），发旺（痹病）。

附方　（1）发旺（痹病）：柑橘根、三叉苦、九龙藤、土茯苓、金刚刺、五指毛桃各 15 g，煲猪蹄食。

（2）胴尹（胃痛），胃胀：陈皮、山苍根、厚朴、九里香各 10 g，三叉苦 15 g，水煎当茶饮。

（3）东郎（食滞）：柑橘根 5 g，饿蚂蝗 10 g，水煎取汁，加适量盐蒸瘦猪肉，食肉喝汤。

（4）埃病（咳嗽）：陈皮、枇杷叶、金银花各 10 g，川贝 4 g，水煎服。

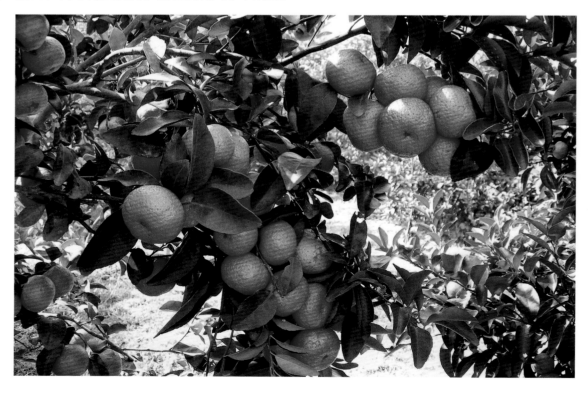

Makgam

【Cohyw】Makgam.

【Coh'wnq】Lwggam、gvanhbizgiz.

【Goekgaen】Dwg makgam doenghgo yinzyanghgoh.

【Yienghceij daegdiemj】Go faexsang iq，sang ndaej daengz 3 mij. Oen loq noix，lij dinj iq. Mbaw maj doxcah；mbawrong byai menh soem、luenzbenj roxnaeuz gvangq yienghgyaeq，raez 5.5~8.0 lizmij，gvangq 2.5~4.0 liazmij，byai ciemh soem goxnaeuz miz bakmboep，bien mbaw ceiqnoix gyaenghgwnz dingzlai miz bumx roxnaeuz luenz heujlig，noixnoix miz lawx liux，mbawfwed gaebgedged roxnaeuz loqlingh miz haenzcik；gaenzmbaw saeq. Va gag maj roxnaeuz 2~3 duj comzmaj eiqmbaw；iemjva 3~5 limq legfeuh；limqva 5 diuz，raez 1.5 lizmij doxdauq，saek haucij；simva boux 20~25 naep，hobmaj baenz 4~5 foengq；gyaeujsaeu lumj gyaeuj. Aenmak luenzbenj daengz gaenh luenzgiuz，naengmak henjdamh、hoengzsien roxnaeuz hoengzgeq，mak oiq gwnzdingj ciengzseiz luenzluenz；limqmak 7~14 limq，raemxbau lumj aenraeuq，nohmak soemj roxnaeuz gam. Ceh lai roxnaeuz noix，noix mbouj miz ceh. 4~5 nyied haiva，10~12 nyied dawzmak.

【Diegmaj Faenbouh】Ndaem lai，noix miz gocwx. Guengjsae gak dieg cungj ndaem miz，guek raeuz rangh raemx baihnamz Cinzlingj、baihnamz Fuzniuzsanh dem baihnamz Dabezsanh，coh baih doengnamz daengz Daizvanh，baihnamz daengz Haijnanzdauj，baihsaenamz daengz baih doengnamz Sihcang giz dieg haijbaz haemq daemq de caemh ndaem miz.

【Gij Guhyw Ywcuengh】

Giz guhyw　　Rag、makoiq、naengmak（dakhawq roxnaeuz cuengq hawq le baenz cinzbiz）.

Singqfeih　　Haemz、manh、raeuj.

Goeng'yungh　　Leih roenhaeux、roenheiq，cawz caepdoeg，ciengx mamxdungx. Ndaej aeu ma yw dungx in，dungxraengz，dungx raeng，rueg，baenzae，oksiq，fatvangh.

Danyw　（1）Fatvangh：Rag makgam、samcahaemz、giujlungzdwngz、dujfuzlingz、oengimhgangh、gocijcwz gak 15 gwz，aeuq gamou gwn.

（2）Dungx in，dungxraengz：Cinzbiz、sanhcanghgwnh、houbuj、giujlijyangh gak 10 gwz，samveng 15 gwz，cienq raemx guh caz gwn.

（3）Dungx raeng：Rag makgam 5 gwz，nyadaij 10 gwz，goen aeu raemx，gya habliengh gyu cwng nohmoucing，gwn noh gwn dang.

（4）Baenzae：Cinzbiz、mbawbizbaz、ginhyinzvah gak 10 gwz，conhbei 4 gwz，cienq raemx gwn.

407

九画

相思子

【药 材 名】相思子。

【别　　名】鸡眼子、鸡母珠、相思藤、山甘草、土甘草。

【来　　源】蝶形花科植物相思子 *Abrus precatorius* L.。

【形态特征】落叶缠绕藤本，长可达数米。茎细弱，多分枝，被稀疏白色糙伏毛。羽状复叶，叶轴与叶柄均近无毛；小叶 8~13 对，对生，近长圆形，长 1~2 cm，宽 0.4~0.8 cm，先端截形，具小尖头，下面被稀疏白色糙伏毛；小叶柄短。总状花序顶生或腋生，长 3~8 cm；花序轴粗短；花小，密集呈头状；花萼钟状，萼齿 4 浅裂，被白色糙毛；花冠紫色；雄蕊 9 枚；子房被毛。荚果长圆形，长 2~3 cm，宽 1.2~1.5 cm，具毛；种子 2~6 粒，椭圆形，一端鲜红色，另一端黑色。花期 3~6 月，果期 9~10 月。

【生境分布】生于山地灌木丛中或疏林下。广西主要分布于南宁、合浦、防城港、上思、桂平、容县、陆川、博白、百色、扶绥、宁明、龙州等地，台湾、广东、云南等省区也有分布。

【壮医药用】

药用部位　根、全草（除去种子）、种子。

性味　辣、苦，平；种子有剧毒。

功用　通火路，调气道，清热毒，除湿毒。根、全草（除去种子）用于黄标（黄疸），埃病（咳嗽），货烟妈（咽痛），肉扭（淋证）；种子外用治呗脓（痈肿），航靠谋（痄腮），痂（癣），能啥能累（湿疹），发旺（痹病）。

注　本品种子有剧毒，禁内服，孕妇禁用。

附方　（1）呗脓（痈肿），痂（癣）：相思子种子适量，研末，调茶油外搽患处。禁内服。

（2）货烟妈（咽痛）：相思子根 12 g，水煎服。

（3）埃病（咳嗽）：相思子根 6 g，无患子 15 g，水煎服。

（4）肉扭（淋证）：相思子全草（除去种子）6 g，三白草 15 g，水煎服。

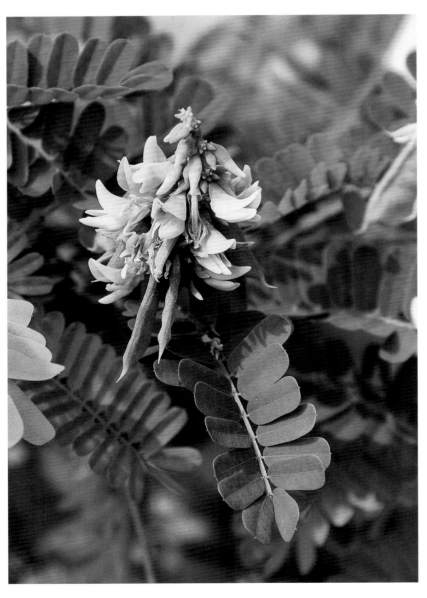

Gaeusienghswh

【 Cohyw 】Gaeusienghswh.

【 Coh'wnq 】Godagaeq、gogihmujcuh、gosienghswhdwngz、gamcaujbya、gamcaujdpj.

【 Goekgaen 】Dwg go gaeusienghswh doenghgo dezhingzvahgoh.

【 Yienghceij Daegdiemj 】Dwg baenz diuz gaeu heux doek mbaw，raez ndaej daengz geij mij. Ganj saeq unq，lai faen nye，miz bwnndumj hau co caz. Lai mbaw lumj fwed，sugmbaw caeuq gaenzmbaw cungj mbouj miz bwn；mbawsaeq 8~13 doiq，maj doxdoiq，ca mbouj lai yiengh luenzraez，raez 1~2 lizmij，gvangq 0.4~0.8 lizmij，byaimbaw bingz，miz gyaeuj soemset，baihlaj miz bwnndumj co saekhau cax；mbawsaeq gaenz dinj. Vahsi baenz foengq maj gwnzdingj roxnaeuz goek mbaw，raez 3~8 lizmij；sug vahsi co youh dinj；va iq，comz deihdub baenz yiengh aen'gyaeuj；iemjva yiengh lumj aencung，heujiemj 4 veuq feuh，miz bwn cocat saekhau；mauhva saekaeuj；Sim vaboux 9 diuz；simva miz bwn. Duhfaek yiengh luenzraez，raez 2~3 lizmij，gvangq 1.2~1.5 lizmij，miz bwn；ceh 2~6 naed，yiengh luenzgyaeq，gyaeuj ndeu hoengzsien，lingh gyaeuj saekndaem. 3~6 nyied haiva，9~10 nyied dawzmak.

【 Diegmaj Faenbouh 】Maj youq ndaw faexcaz gwnz ndoi roxnaeuz laj faex ndoeng cax. Guengjsae cujyau faenbouh youq Nanzningz、Hozbuj、Fangzcwngzgangj、Sangswh、Gveibingz、Yungzyen、Luzconh、Bozbwz、Bwzswz、Fuzsuih、Ningzmingz、Lungzcouh daengj dieg，guek raeuz Daizvanh、Guengjdoeng、Yinznanz daengj sengj gih miz faenbouh.

【 Gij Guhyw Ywcuengh 】

Giz guhyw　Rag、daengx go（dawz ceh deuz）、ceh.

Singqfeih　Manh、haemz，bingz；ceh doegyak.

Goeng'yungh　Doeng lohhuj，diuz roenheiq，siu doeghuj，cawz doegcumx. Rag、daengx go（dawz ceh deuz）yungh daeuj yw vuengzbiu，baenzae，conghhoz in，nyouhniuj；ceh baihrog yw baeznong，hangzgauqmou，gyak，naenghumz naenglot，fatvangh.

Cawq　Cungj yw neix ceh doegyak，gimq gwn，mehdaiqndang gimq yungh.

Danyw　（1）Baeznong，gyak：Gaeusienghswh ceh dingz ndeu，nienj baenz mba，diuz youzcaz cat giz bingh baihrog. Gaej gwn.

（2）Conghhoz in：Rag gaeusienghswh 12 gwz，cienq raemx gwn.

（3）Baenzae：Rag gaeusienghswh 6 gwz，golwgsaeg 15 gwz，cienq raemx gwn.

（4）Nyouhniuj：Gaeusienghswh daengx go（dawz ceh deuz）6 gwz，govuengzngoh 15 gwz，cienq raemx gwn.

409

九画

相似石韦

【药 材 名】小石韦。

【别　　名】石韦、相近石韦、相异石韦。

【来　　源】水龙骨科植物相似石韦 *Pyrrosia assimilis*（Baker）Ching。

【形态特征】多年生草本，高可达 25 cm。根状茎短而横卧，先端被披针形、有齿棕色鳞片。叶一型；无柄或有短柄；叶片线状披针形，长 6~25 cm，宽 2~10 mm，上面淡灰黄色，几乎光滑无毛，有凹点，下面灰白色，密被细长灰色星状毛，主脉在下面明显隆起，在上面稍凹陷。孢子囊群聚生于叶片上半部，在主脉两侧各 2~4 行排列，成熟时扩散并汇合而布满叶片下面。

【生境分布】附生于林下或岩石上。广西主要分布于桂林、阳朔、龙胜、靖西、那坡、凌云、乐业、河池、罗城、天峨、融水、金秀、桂平、北流、防城港、上思、扶绥、龙州、天等等地，贵州、四川等省也有分布。

【壮医药用】

药用部位　全草。

性味　苦、涩，凉。

功用　调水道、气道，止血。用于泌尿系结石，肉扭（淋证），笨浮（水肿），埃病（咳嗽）。

附方　（1）肉扭（淋证）：小石韦、车前草、木贼各 20 g，水煎服。

（2）泌尿系结石：小石韦、海金沙各 20 g，路路通、丹参各 15 g，车前草 30 g，水煎服。

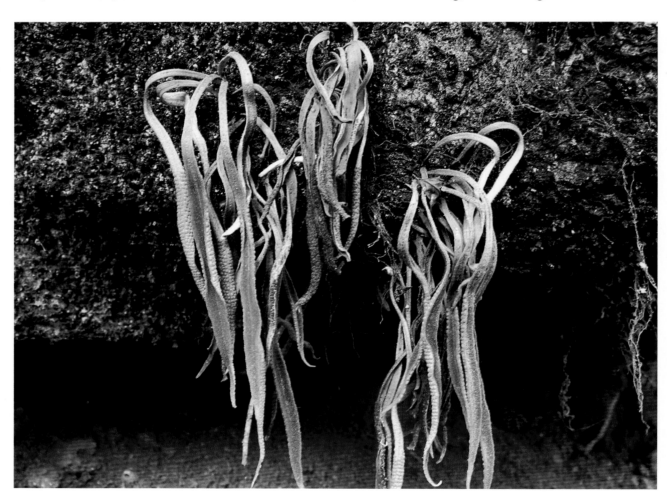

Gocensaeq

【 Cohyw 】 Gocensaeq.

【 Coh'wnq 】 Fouxdinh、doxgaenh fouxdinh、mboujdoengz fouxdinh.

【 Goekgaen 】 gocensaeq dwg doenghgo suijlungzguzgoh.

【 Yienghceij Daegdiemj 】 Dwg gonywj maj lai bi，sang ndaej daengz 25 lizmij. Ndaek rag dinj caiq ninz vang，byaimbaw yienghlongzcim、miz doengh gyaep saekhenjgeq. Yiengh mbaw ndeu；mbouj miz gaenq roxnaeuz miz gaenzdinj；mbaw dwg yiengh longzcim lumj mae，raez 6~25 lizmij，gvangq 2~10 hauzmij，baihgwnz dwg saek henjoiq mong，ca mbouj lai dwg wenj mbouj miz bwn，miz diemjmboep，baihlaj saekhau mong，miz bwn lumj ndaundeiq saekmong saeqraez，meghung youq baihlaj doedok cingcuj，youq baihgwnz loq mboeploemq. Daeh lwgsaq comz maj youq duenh gwnz mbaw，baiz youq song mbiengj meghung gak 2~4 baiz，cug le sanq ok caiq comz rim laj mbaw.

【 Diegmaj Faenbouh 】 Nemmaj youq lajfaex roxnaeuz gwnzrin. Guengjsae dingzlai hwnj youq laeng Gveilinz、Yangzsoz、Lungzswng、Cingsih、Nazboh、Lingzyinz、Lozyez、Hozciz、Lozcwngz、Denhngoz、Yungzsuij、Ginhsiu、Gveibingz、Bwzliuz、Fangzcwngzgangj、Sangswh、Fuzseih、Lungzcouh、Denhdwngj daengj dieg neix，guek raeuz Gveicouh、Swconh daengj sengj neix caemh hwnj miz.

【 Gij Guhyw Ywcuengh 】

Giz guhyw   Daengx go.

Singqfeih   Haemz、saep、liengz.

Goeng'yungh   Diuz roenraemx、roenheiq，hawj lwed dingz. Yungh youq Roennyouh gietrin，nyouhniuj，baenzfouz，baenzae.

Danyw （1）Nyouhniuj：Gocensaeq、godaezmax、muzcwz gak 20 gwz，cienq raemx gwn.

（2）Roennyouh gietrin：Gocensaeq、rumseidiet gak 20 gwz，makraeu、danhsinh gak 15 gwz，godaezmax 30 gwz，cienq raemx gwn.

柚

【药 材 名】柚。

【别　　名】柚子、酸柚。

【来　　源】芸香科植物柚 *Citrus maxima* (Burm.) Merr.。

【形态特征】乔木。嫩枝、叶背、花梗、花萼及子房均被柔毛。嫩枝扁且有棱。叶阔卵形或椭圆形，长 7~12 cm，宽 3~7 cm，翼叶长 2~4 cm，宽 0.5~3.0 cm，顶端钝或圆，有时短尖，基部圆。总状花序，有时兼有腋生单花；花蕾淡紫红色，稀乳白色；花萼 3~5 浅裂；花瓣长 1.5~2.0 cm；雄蕊 25~35 枚，有时部分雄蕊不育；花柱粗长，柱头略较子房大。果圆球形、扁圆形、梨形和阔圆锥状，横径通常在 10 cm 以上，淡黄色、黄绿色或朱红色，果皮海绵质，油胞大，凸起，果心实，瓤囊 10~15 瓣或多至 19 瓣，汁胞白色、粉红色和鲜红色，种子可超过 200 粒，稀无子。花期 4~5 月，果期 9~12 月。

【生境分布】栽培。广西各地均有栽培，长江以南各地均有栽培。

【壮医药用】

药用部位　叶、果皮、果核。

性味　辣、苦，温。

功用　调气道、谷道，除湿毒。果皮用于埃病（咳嗽），比耐来（咳痰），东郎（食滞），鹿（呕吐）；叶用于妇女产后康复，呗嘻（乳痈）；果核用于兵嘿细勒（疝气），呗嘻（乳痈）。

附方　（1）妇女产后康复：鲜柚叶、鲜水菖蒲全草、鲜大风艾各适量，水煎洗浴。

（2）呗嘻（乳痈）：①柚果核、露蜂房、枳壳、当归各 10 g，柴胡 15 g，水煎服。②鲜柚叶、鲜白花丹、鲜了哥王各适量，捣烂外敷患处。

（3）兵嘿细勒（疝气）：柚果核、升麻各 10 g，柴胡 8 g，水煎服。

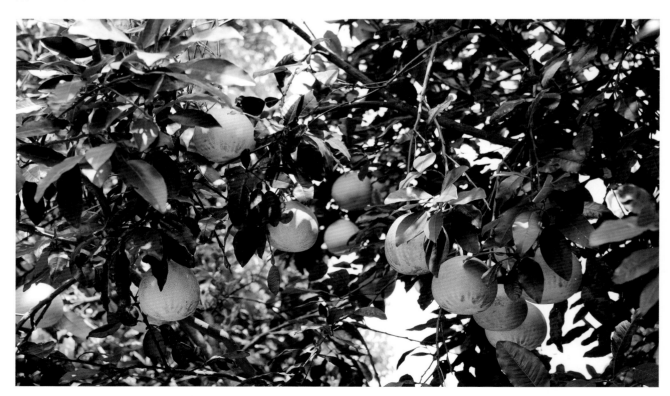

Makbug

【Cohyw】Makbug.

【Coh'wnq】Lwgbug、Makbugsoemj.

【Goekgaen】Dwg makbug doenghgo yinzyanghgoh.

【Yienghceij Daegdiemj】Go faexsang. Nyeoiq、laengmbaw、gaenqva、iemjva caeuq sim cungj miz bwn'unq. Nyeoiq benj cix miz gak. Mbaw gvangq luenzgyaeq roxnaeuz mwnzgyaeq，raez 7~12 lizmij，gvangq 3~7 lizmij，mbawfwed raez 2~4 lizmij，gvangq 0.5~3.0 lizmij，byai bumx roxnaeuz luenz，mizmbangj dinj soem，goek luenz. Foengqva baenz gyaeuz，mbangjseiz lij miz va dog majeiq；valup hoengzaeujdamh，noix saekhau；iemjva 3~5 ligfeuh；limqva 1.5~2.0 lizmij；simva boux 25~35 naep，mizmbangj simva boux maen；saeuva loetraez，gyaeujsaeu loq hung gvaq rugva. Mak luenzgiuz、luenzbenj、lumj makleiz caeuq gvangq luenzsoem，hungvang dingzlai youq 10 lizmij doxhwnj，henjdamh，henjheu，roxnaeuz hoengzsien，naengmak unqlumj haijmenz，youzbauh hung，doedhwnj，simmak saed，limqmak 10~15 limq roxnaeuz lai daengz 19 limq，bauraemxmak saekhau、hoengzmaeq caeuq hoengzsien；ceh lai daengz 200 lai ceh，noix miz ceh. 4~5 nyied haiva，9~12 nyied dawzmak.

【Diegmaj Faenbouh】Ndaem aeu. Guengjsae gak dieg cungj miz vunz ndaem，guek raeuz baihnamz Cangzgyangh gak dieg cungj caemh ndaem miz.

【Gij Guhyw Ywcuengh】

Giz guhyw　Mbaw、naengmak、cehmak.

Singqfeih　Manh、haemz、raeuj.

Goeng'yungh　Diuz roenheiq、roenhaeux、cawz caepdoeg. Naengmak ndaej yw baenzae，biq myaiz lai，dungx raeng，rueg；mbaw ndaej yw canjhou ganghfuz，baezcij；cehmak ndaej yw raembongz，baezcij.

Danyw　（1）Canjhou ganghfuz：Mbawbug ndip、canghbuzraemx ndip daengx go、dafunghngaih ndip gak habliengh，cienq raemx swiq ndang.

（2）Baezcij：① Cehmakbug、rongzrwi gak、sizgoz、danghgveih gak 10 gwz，caizhuz 15 gwz，cienq raemx gwn. ② Mbawbug ndip、bwzvahdanh ndip、liujgohvangz ndip gak habliengh，dub yungz oep mwnq baez.

（3）Raembongz：Cehmakbug、swnghmaz gak 10 gwz，caizhuz 8 gwz，cienq raemx gwn.

九
画

枳椇

【药 材 名】枳椇。

【别　　名】万寿果、鸡爪树、鸡距子。

【来　　源】鼠李科植物枳椇 *Hovenia acerba* Lindl.。

【形态特征】高大乔木，高可达 25 m。叶面、花萼、果实均无毛。小枝有明显的皮孔。叶互生；

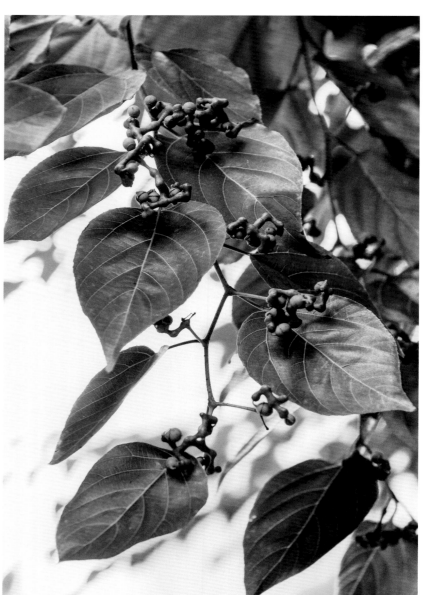

叶片宽卵形、椭圆状卵形或心形，长 8~17 cm，宽 6~12 cm，顶端渐尖，基部截形或心形，边缘常具细锯齿，背面沿脉或脉腋常被短柔毛；叶柄长 2~5 cm。二歧式聚伞圆锥花序顶生和腋生，被棕色短柔毛；花两性，直径 5.0~6.5 mm；萼片具网状脉或纵条纹；花瓣椭圆状匙形，具短爪；花柱半裂。浆果状核果近球形，成熟时黄褐色或棕褐色，果序轴明显膨大；种子暗褐色或黑紫色。花期 5~7 月，果期 8~10 月。

【生境分布】生于开阔地、山坡林缘或疏林中；庭院宅旁常有栽培。广西各地均有分布，甘肃、陕西、浙江、江西、福建、广东、湖北、四川、云南、贵州等省也有分布。

【壮医药用】

药用部位　茎枝、树皮、果。

性味　甜、涩，平。

功用　茎枝、树皮：祛风毒，舒筋络。用于发旺（痹病），产后胎盘不下，手足抽搐。

果：补阴液，止渴，解酒毒。用于口渴，醉酒，腹胀，二便不利，麻邦（偏瘫）。

附方　（1）醉酒：枳椇果、葛根花各 15 g，水煎服。

（2）腹胀：鲜枳椇果 50 g，莱菔子、大腹皮各 20 g，水煎服。

（3）麻邦（偏瘫）：枳椇果 15 g，水煎服。

（4）手足抽搐：枳椇树皮 15 g，水煎服。

Lwggingx

【Cohyw】Lwggingx.

【Coh'wnq】Govansougoj、faexgaeqcauj、go'ndagaeq.

【Goekgaen】Dwg lwggingx doenghgo sujlijgoh.

【Yienghceij Daegdiemj】Dwg gofaex hungsang，sang ndaej daeng 25 mij. Angjmbaw、byakva、mak cungj mbouj miz bwn. Nye iq naeng miz conghda yienh. Mbaw maj doxca；mbaw luenzgvangq lumj gyaeq、luenzbomj lumj gyaeq roxnaeuz lumj simdaeuz，raez 8~17 lizmij，gvangq 6~12 lizmij，byai ciemh soem，gizgoek lumj gat roxnaeuz lumj simdaeuz，henzbien ciengz miz heujgawq saeq，mienhlaeng ndij diuznyinz roxnaeuz eiqnyinz ciengz miz bwn'unq dinj；gaenzmbaw raez 2~5 lizmij. Song nye va lumj comzliengj luenzsoem maj gwnzdingj caeuq maj lajeiq，miz bwn'unq saek henjgeq dinj；va song singq，cizging 5.0~6.5 hauzmij；byak miz sainyinz roxnaeuz diuzraiz raez；limqva luenzbomj lumj beuzgeng，miz caujdinj；saeuva seg buenq ndeu. Makceh lumj makraemx luenz giuz，mwh cingzsug saek henjgeq roxnaeuz saek henjndaem，ganj foengqmak foeghung yienh raixcaix；ceh saek henjgeq amq roxnaeuz saek ndaem'aeuj. 5~7 nyied haiva，8~10 nyied dawzmak.

【Diegmaj Faenbouh】Maj youq dieg gvangqlangh、henz ndoeng diegbo roxnaeuz ndaw ndoeng faex mbang；gyanghhongh henz ranz ciengz ndaem miz. Guengjsae gak dieg cungj miz，guek raeuz Ganhsuz、Sanjsih、Cezgyangh、Gyanghsih、Fuzgen、Guengjdoeng、Huzbwz、Swconh、Yinznanz、Gveicouh daengj sengj caemh miz.

【Gij Guhyw Ywcuengh】

Giz guhyw　Nyeganj、naengfaex、mak.

Singqfeih　Van、saep，bingz.

Goeng'yungh　Nyeganj、naengfaex：Cawz doegfung，iet nyinz. Aeu daeuj yw fatvangh，sengsanj gvaq rongzroeg mbouj doek，fwngz ga cougaen.

Mak：Bouj yaemraemx，dingz hozhawq，gaij doeglaeuj. Aeu daeuj yw hozhawq，laeujfiz，dungx raeng，okhaex oknyouh mbouj swnh，mazmbangj.

Danyw　（1）Laeujfiz：Mak lwggingx、va maenzgat gak 15 gwz，cienq raemx gwn.

（2）Dungx raeng：Mak lwggingx ndip 50 gwz，cehlauxbaeg、dafuzbiz gak 20 gwz，cienq raemx gwn.

（3）Mazmbangj：Mak lwggingx 15 gwz，cienq raemx gwn.

（4）Fwngz ga cougaen：Naengfaex lwggingx 15 gwz，cienq raemx gwn.

415

九画

栀子

【药材名】栀子。

【别　名】黄栀子、山枝子、山枝、枝子、棵汪梗、勒黄开、烘门、黄给。

【来　源】茜草科植物栀子 *Gardenia jasminoides* J. Ellis。

【形态特征】常绿灌木，高可达 3 m。叶对生或 3 叶轮生，叶片长圆状披针形或椭圆形，长 3~25 cm，宽 1.5~8.0 cm，顶端渐尖；叶柄长 0.2~1.0 cm。花芳香，通常单朵生于枝顶；萼管卵形，顶部通常 5~8 裂，裂片披针形或线状披针形；花冠白色，高脚碟状，冠管狭圆筒形，长 3~5 cm，顶部通常 5~8 裂，倒卵形，长 1.5~4.0 cm；雄蕊常 6 枚，花药线形；花柱粗厚，柱头伸出。蒴果椭圆形，成熟时黄色或橙红色，长 1.5~7.0 cm，直径 1.2~2.0 cm，具翅状纵棱 5~9 条，顶部的宿存萼片长达 4 cm。花期 3~7 月，果期 5 月至翌年 2 月。

【生境分布】生于旷野、丘陵、山谷、山坡、溪边的灌木丛或林中。广西各地均有分布，山东、江苏、安徽、浙江、江西、福建、台湾、湖北、湖南、广东、香港、海南、四川、贵州、云南、河北、陕西、甘肃等省区也有分布。

【壮医药用】

药用部位　根、果。

性味　苦，寒。

功用　调龙路、火路，清热毒，利湿毒。用于发得（发热），贫痧（感冒），巧尹（头痛），热病虚烦不眠，黄标（黄疸），火眼（急性结膜炎），屙泻（泄泻），血压嗓（高血压），肉扭（淋证），笨浮（水肿），渗裂（血证），口疮（口腔溃疡），呗脓（痈肿），邦印（痛症），屙意咪（痢疾），呗奴（瘰疬），肉裂（尿血），渗裆相（烧烫伤）。

附方　（1）发得（发热）：栀子根 15 g，淡竹叶、甘草各 10 g，水煎服。

（2）热病虚烦不眠：栀子、竹叶、牡丹皮各 10 g，土黄连、夜交藤、木贼各 15 g，黄芩、连翘各 12 g，水煎服。

（3）黄标（黄疸）：栀子、三姐妹、水石榴、白马骨各 10 g，金钱草 20 g，水煎服。

（4）肉扭（淋证）：栀子、淡竹叶各 10 g，生地黄 15 g，木贼、海金沙藤各 20 g，水煎服。

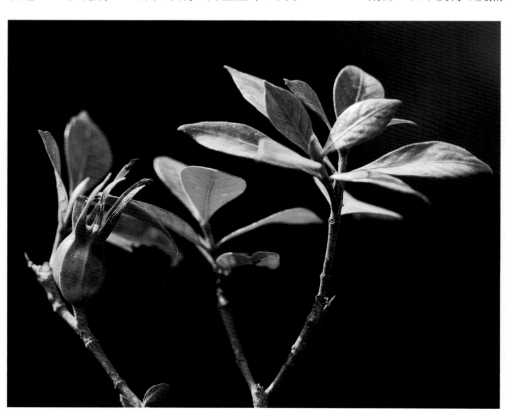

Golwghenj

【 Cohyw 】 Golwghenj.

【 Coh'wnq 】 Vangzcihswj、sanhcihswj、sanhcih、cihswj、govuengzgae、lwgvuengzgae、hungzmonz、vuengzgae.

【 Goekgaen 】 Dwg golwghenj doenghgo gencaujgoh.

【 Yienghceij Daegdiemj 】 Go faexcaz sikseiq heu，sang ndaej daengz 3 mij. Mbaw maj doiq roxnaeuz 3 mbaw majloek，ndangj lumj naeng，mbaw yiengh luenzraez byai soem roxnaeuz luenzbomj，raez 3~25 lizmij，gvangq 1.5~8.0 lizmij，byai ciemh soem；gaenqmbaw raez 0.2~1.0 lizmij. Va homrang，dingzlai gag duj ndeu maj gwnz byai nye；guenjiemj lumj gyaeq，gwnzdingj ciengz 5~8 seg，limqseg yienghlongzcim roxnaeuz baenzdiuz yiengh longzcim；mauhva hau，lumj debgasang，guenjva gaeb luenzdoengz，raez 3~5 lizmij，byai dingzlai miz 5~8 leg，lumj gyaeq dauqbyonj，raez 1.5~4.0 lizmij；simva boux 6 dug，ywva lumj diuzmae；saeuva coloet，gyaeujsaeu ietok. Makceh luenzraez，geq le henj roxnaeuz hoengzhenj，raez 1.5~7.0 lizmij，hung 1.2~2.0 lizmij，miz gak daengj lumj fwed 5~9 diuz，byai mbawiemj suplw raez daengz 4 lizmij. 3~7 nyied haiva，5 nyied daengz bi daihngeih 2 nyied dawzmak.

【 Diegmaj Faenbouh 】 Hwnj ndaw faexcaz roxnaeuz ndaw ndoeng rogdoengh、gwnz ndoi、ndaw lueg、diegndoi、henz rij. Guengjsae gak dieg cungj miz，guek raeuz Sanhdungh、Gyanghsuh、Anhveih、Cezgyangh、Gyanghsih、Fuzgen、Daizvanh、Huzbwz、Huznanz、Guengjdoeng、Yanghgangj、Haijnanz、Swconh、Gveicouh、Yinznanz、Hozbwz、Sanjsih、Ganhsuz daengj sengj gih neix caemh miz.

【 Gij Guhyw Ywcuengh 】

Giz guhyw　Rag、mak.

Singqfeih　Haemz、hanz.

Goeng'yungh　Diuz lohlungz，lohhuj，siu ndatdoeg，leih caepdoeg. Ndaej yw fatndat，baenzsa，gyaeuj-in，fatndat haw nyap ninz mbouj ndaek，vuengzbiu，dahuj，oksiq，hezyazsang，nyouhniuj，baenzfouz，iemqlwed，baknengz，baeznong，bangh'in，okhaexmug，baeznou，nyouhlwed，coemh log sieng.

Danyw　（1）Fatndat：Rag golwghenj 15 gwz，mbawfaexcuk、gamcauj gak 10 gwz，cienq raemx gwn.

（2）Fatndat haw nyap ninz mbouj ndaek：Golwghenj、mbawfaexcuk、naengmujdanh gak 10 gwz，mauhvangzlenz、godaebdoengz、yegyauhdwngz gak 15 gwz，vangzlingz、gdienzgyauz gak 12 gwz，cienq raemx gwn.

（3）Vuengzbiu：Golwghenj、samcejnuengx、siglaeuxraemx、bwzmajguz gak 10 gwz，ginhcenzcauj 20 gwz，cienq raemx gwn.

（4）Nyouhniuj：Golwghenj、mbawfaexcuk gak 10 gwz，swnghdi 15 gwz，godaebdoengz、haijginhsahdwngz gak 20 gwz，cienq raemx gwn.

417

九画

枸杞

【药　材　名】地骨皮、枸杞叶、枸杞子。

【别　　　名】枸杞菜。

【来　　　源】茄科植物枸杞 *Lycium chinense* Mill.。

【形态特征】小灌木，高可达 2 m。枝条细长，有纵条纹，叶腋有锐刺，刺长 0.5~2.0 cm。单叶互生或 2~4 枚簇生，卵形或卵状披针形，长 1.5~6.0 cm，宽 0.5~2.5 cm，顶端急尖，基部楔形；叶柄长 0.4~1.0 cm。花单生或 3~5 朵簇生于叶腋；花梗长 1~2 cm；花萼 3~5 裂；花冠漏斗状，长 9~12 mm，淡紫色，5 深裂，裂片卵形，边缘有浓密缘毛，筒内雄蕊着生处有毛 1 轮；雄蕊 5 枚，稍短于花冠；子房 2 室，花柱伸出花外。浆果卵形至卵状长圆形，红色，长 0.5~2.0 cm；种子多数，黄色。花果期 6~11 月。

【生境分布】栽培。广西各地均有栽培，其他省区也有栽培。

【壮医药用】

药用部位　根皮（地骨皮）、叶、果（枸杞子）。

性味　根皮：甜、淡，寒。叶：苦、甜，凉。果：甜，平。

功用　根皮：清热毒，凉血。用于肺热埃病（咳嗽），墨病（气喘），唉勒（咯血），钵痨（肺结核）潮热，优平（盗汗）。

叶：清肝明目。用于夜盲症。

果：滋肾益精。用于肝肾阴虚，精血不足，委哟（阳痿），腰背酸痛，头昏眼花。

附方　（1）肾虚腰背酸痛，头昏眼花：枸杞子、山茱萸、五指毛桃、菊花各 10 g，熟地黄 30 g，山药、茯苓、牛大力、千斤拔各 15 g，水煎服。

（2）委哟（阳痿）：枸杞子、巴戟、顶天柱各 10 g，牛大力、熟地黄各 20 g，红杜仲、五指毛桃各 15 g，仙茅 6 g，猪尾骨 250 g，水煲，食肉喝汤。

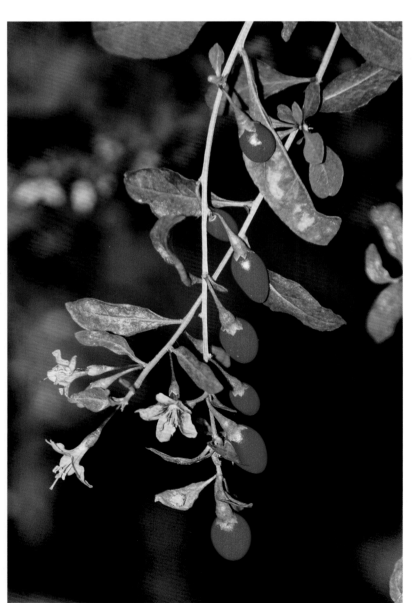

Byaekgoujgij

【 Cohyw 】 Naengrag goujgij、byaekgoujgij、makgoujgij.

【 Coh'wnq 】 Goujgij.

【 Goekgaen 】 Dwg gogaeujgij doenghgo gezgoh.

【 Yienghceij Daegdiemj 】 Faexcaz iq，ndaej sang daengz 2 mij. Nye saeqraez，miz raizsoh，goekmbaw miz oensoem，oen raez 0.5~2.0 lizmij. Mbaw dog maj doxciep roxnaeuz 2~4 mbaw maj baenz caz，yiengh lumj aen'gyaeq roxnaeuz lumj aen'gyaeq yienghlongzcim，raez 1.5~6.0 lizmij，gvangq 0.5~2.5 lizmij，gwnzdingj fwt soem，goekmbaw yienghseb；gaenzmbaw raez 0.4~1.0 lizmij. Va dan maj roxnaeuz 3~5 duj baenz caz maj goekmbaw；gaenqva raez 1~2 lizmij；iemjva 3~5 veuq；mauhva lumj aenlaeuh，raez 9~12 hauzmij，saekaeuj mong，5 veuqlaeg，limqveuq lumj aen'gyaeq，bienmbaw miz bwn bien deihdub，simva boux ndaw doengz giz maj miz lunz bwn ndeu；simva boux 5 diuz，loq dinj gvaq mauhva；fuengzlwg 2 aen，saeuva ietok rog va. Iengmak lumj aen'gyaeq daengz yiengh lumj aen'gyaeq yiengh luenzraez，saekhoengz，raez 0.5~2.0 lizmij；ceh lai，saekhenj. 6~11 nyied haiva dawzmak.

【 Diegmaj Faenbouh 】 Ndaem aeu. Guengjsae gak dieg cungj miz ndaem，guek raeuz gij sengj gih wnq hix miz ndaem aeu.

【 Gij Guhyw Ywcuengh 】

Giz guhyw　Naengrag（naengrag goujgij）、mbaw、mak（makgoujgij）.

Singqfeih　Naengrag：Van、damh、hanz. Mbaw：Haemz、Van、liengz. Mak：Van、bingz.

Goeng'yungh　Naengrag：Cing doeghuj，liengz lwed. Yungh daeuj yw bwt hwngq baenzae，ngaebheiq，aelwed，bwtlauz cumxhuj，doekhanhheu.

Mbaw：Siu daep huj，hawj da rongh.Yungh daeuj yw dafangzgaeq.

Mak：Bouj mak bouj rae. Yungh daeuj yw daep mak yaem haw，rae lwed mbouj gaeuq，vizyoq，hwet naet hwetin，gyaeujngunh dava.

Danyw　（1）Mak haw hwet naet，gyaeujngunh dava：Makgoujgij、cazladbya、gocijcwz、vagut gak 10 gwz，caemcij cug 30 gwz，maenzbya、fuzlingz、ngaeuxbya、saebndengx gak 15 gwz，cienq raemx gwn.

（2）Vizyoq：Makgoujgij、gaeusaejgaeq、saeudingjmbwn gak 10 gwz，ngaeuxbya、caemcij cug gak 20 gwz，gaeuseigyau、gocijcwz gak 15 gwz，hazsien 6 gwz，ndoksoenjmou 250 gwz，baek raemx，gwn noh gwn dang.

419

九画

枸骨

【药 材 名】枸骨。

【别　　名】构骨、猫儿刺、老鼠刺、八角刺。

【来　　源】冬青科植物枸骨 *Ilex cornuta* Lindl. et Paxt.。

【形态特征】常绿灌木或小乔木，高可达 4 m。树皮灰白色，多分枝。单叶互生，叶片厚革质，二型，四角状长圆形，稀卵形，长 4~9 cm，宽 2~4 cm，先端具 3 枚尖硬刺齿，基部圆形或近截形，两侧各具 1~2 枚刺齿，两面无毛，老枝上的叶常无刺而全缘；叶柄长 4~8 mm。花多朵簇生于叶腋内；雌雄异株；花淡黄色，4 基数。核果球形，直径 8~10 mm，成熟时鲜红色，基部具四角形宿存花萼，顶端宿存盘状柱头，明显 4 裂；果梗长 8~14 mm。花期 4~5 月，果期 10~12 月。

【生境分布】生于山坡、丘陵的灌木丛、疏林中以及路边、溪旁和村舍附近。广西主要分布于桂林等地，江苏、上海、安徽、浙江、江西、湖北、湖南等省也有分布。

【壮医药用】

药用部位　根、叶或全株。

性味　苦，凉。

功用　调龙路，清热毒，补肾。用于钵痨（肺结核），唉勒（咯血），兰喷（眩晕），巧尹（头痛），埃病（咳嗽），诺嚎尹（牙痛），惹茸（耳鸣），核尹（腰痛），血压嗓（高血压），呗叮（疔），麦蛮（风疹），呗脓（痈肿）。

附方　（1）核尹（腰痛）：枸骨 10 g，千斤拔 15 g，牛大力 20 g，煲猪脚食。

（2）钵痨（肺结核），埃病（咳嗽）：枸骨、百部各 10 g，土黄连 12 g，百合 20 g，不出林 15 g，水煎服。

（3）呗叮（疔），麦蛮（风疹）：枸骨根 30~60 g，水煎服。

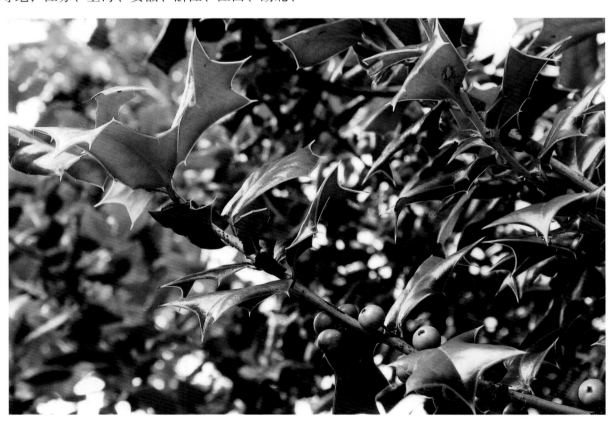

Go'mbawoen

【Cohyw】Go'mbawoen.

【Coh'wnq】Gougoet、oenmeuz、oennou、oenbatgak.

【Goekgaen】Dwg go'mbawoen doenghgo dunghcinghgoh.

【Yienghceij Daegdiemj】Go faexsang iq roxnaeuz faexcaz ciengz heu，sang ndaej daengz 4 mij. Naeng faex saek haumong，dingzlai dok nye. Mbaw dog maj doxcah，mbawrong na gyajgywt，song hingz，yiengh seiqgok luenzraez，luenzgyaeq mbang，raez 4~9 lizmij，gvangq 2~4 lizmij，byai miz 3 diuz oen，goek luenz roxnaeuz gaenh gathingz，song henz gak miz 1~2 diuz oen，song mbiengj mbouj miz bwn，mbaw gwnz nye geq ciengzseiz mbouj miz oen lij lawx；gaenzmbaw raez 4~8 hauzmij. Va geij duj comzmaj youq ndaw eiq mbaw；va singq dog，boux meh gag go；va henjdamh，4 gihsu. Cehmak luenzgiuz，hung 8~10 hauzmij，geq le hoengzsien，goek miz seiqgok iemjva supyouq，byai supyouq gyaeujsaeu lumj buenz，miz 4 leg yienhcag；gaenzmak raez 8~14 hauzmij. 4~5 nyied haiva，10~12 nyied dawzmak.

【Diegmaj Faenbouh】Hwnj gwnz ndoi、ndaw faexcaz diegndoi、ndaw ndoengfaex mbang caeuq hamq roen、hamq rij dem bangx mbanj henzgaenh. Guengjsae dingzlai hwnj laeng Gveilinz daengz dieg neix，guek raeuz Gyanghsuh、Sanghaij、Anhveih、Cezgyangh、Gyanghsih、Huzbwz、Huznanz daengj sengj neix caemh hwnj miz.

【Gih Guhyw Ywcuengh】

Giz guhyw　Rag、mbaw roxnaeuz daengx go.

Singqfeih　Haemz，liengz.

Goeng'yungh　Diuz lohlungz，siu ndatdoeg，bouj mak. Ndaej yw bwtlauz，aelwed，ranzbaenq，gyaeujin，baenzae，heujin，rwzrungz，hwetin，hezyazsang，baezding，fungcimj，baeznong.

Danyw　（1）Hwetin：Go'mbawoen 10 gwz，cenhginhbaz 15 gwz，niuzdaliz 20 gwz，aeuq gamou gwn.

（2）Bwtlauz，baenzae：Go'mbawoen、begboiq gak 10 gwz，dojvangzlenz 12 gwz，goliengjdaem 15 gwz，cienq raemx gwn.

（3）Baezding，fungcimj：Go'mbawoen 30~60 gwz，cienq raemx gwn.

421

九画

柳叶牛膝

【药 材 名】红牛膝。

【别　　名】土牛七。

【来　　源】苋科植物柳叶牛膝 Achyranthes longifolia（Makino）Makino。

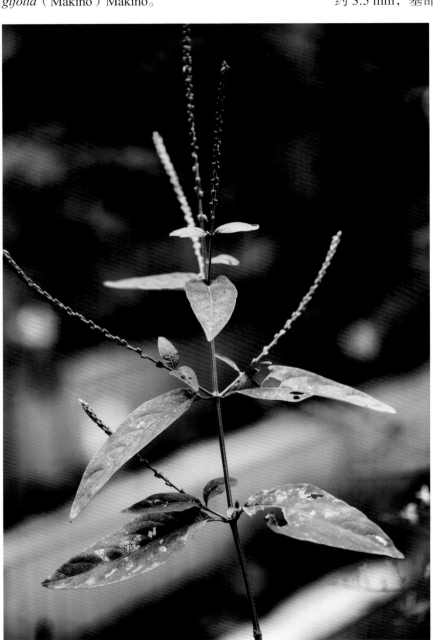

【形态特征】多年生草本。植株形态与牛膝相近，但本种的植株叶片披针形或宽披针形，长 10~20 cm，宽 2~5 cm，顶端尾尖；小苞片针状，长约 3.5 mm，基部有 2 枚耳状薄片，仅有缘毛；退化雄蕊方形，顶端有不明显齿牙。花果期 9~11 月。

【生境分布】生于山坡。广西各地均有分布，广东、陕西、浙江、江西、湖南、湖北、四川、云南、贵州、台湾等省区也有分布。

【壮医药用】

药用部位　根、全株。

性味　苦、酸，平。

功用　通龙路、火路，补肝肾，强筋骨，活血通经。用于脚痛，关节炎，腰膝酸痛，下肢痿软，发旺（痹病），林得叮相（跌打损伤），扁桃体炎，兵淋勒（崩漏），京瑟（闭经），京尹（痛经），少乳，血压嗓（高血压），诺嚎尹（牙痛），吐血，肉裂（尿血），楞屙勒（鼻出血），小便浑浊，骨鲠喉。

注　孕妇禁用。

附方　（1）兵淋勒（崩漏）：红牛膝根、铁树叶各 10 g，茜草根 20 g，仙鹤草 30 g，水煎服。

（2）鱼骨鲠喉：红牛膝全株 50 g，水煎服；或取红牛膝鲜叶适量，嚼食咽下。

（3）脚痛，关节炎：红牛膝全株 50 g，水煎服。

Dadungh

【Cohyw】Dadungh.

【Coh'wnq】Dujniuzciz.

【Goekgaen】Dwg dadungh doenghgo gengoh.

【Yienghceij Daegdiemj】Gorum maj geij bi. Go de gij yiengh caeuq baihdoh doxlumj, hoeng go neix mbaw byai menh soem roxnaeuz gvangq byai menh soem, raez 10~20 lizmij, gvangq 2~5 lizmij, byai rieng soem；byaklwg lumj cim, raez yaek 3.5 hauzmij, goek miz 2 mbaw mbawmbang lumj rwz, caenh miz bwnhenz；simva boux doiqvaq seiqfueng, byai miz heujfaenz mbouj yienh. 9~11 nyied haiva dawzmak.

【Diegmaj Faenbouh】Hwnj gwnz ndoi. Guengjsae gak dieg cungj miz, guek raeuz Guengjdoeng、Sanjsih、Cezgyangh、Gyanghsih、Huznanz、Huzbwz、Swconh、Yinznanz、Gveicouh、Daizvanh daengj sengj gih neix caemh miz.

【Gij Guhyw Ywcuengh】

Giz guhyw　Daengx go.

Singqfeih　Haemz、soemj, bingz.

Goeng'yungh　Doeng lohlungz、lohhuj, bouj daepmak, genq ndoknginz, doeng lwed doeng ging. Ndaej yw ga in, gvanhcezyenz, hwet guengq in, song ga unqnaiq, fatvangh, laemx doek deng sieng, benjdauzdijyenz, binghloemqlwed, dawzsaeg gaz, dawzsaeg in, cij noix, hezyangzsang, heujin, rueglwed, nyouhlwed, ndaeng oklwed, nyouhhoemz, ndok gazhoz.

Cawq　Mehmbwk mizndang gimq yungh.

Danyw　（1）Binghloemqlwed：Rag dadungh、mbaw gobangq gak 10 gwz, rag sihcauj 20 gwz, senhhozcauj 30 gwz, cienq raemx gwn.

（2）Ndokbya gazhoz：Dadungh baenz go 50 gwz, cienq raemx gwn；roxnaeuz mbaw dadungh ndip aenqliengh, geux gwn ndwnj roengz.

（3）Ga in, gvanhcezyenz：Dadungh baenz go 50 gwz, cienq raemx gwn.

423

九画

柿

【药 材 名】柿根、柿叶、柿子、柿、柿蒂。

【别　　　名】朱果、柿花。

【来　　　源】柿科植物柿 *Diospyros kaki* Thunb.。

【形态特征】落叶大乔木，高可超过 14 m。树皮暗褐色，鳞片状开裂。叶卵状椭圆形至倒卵形，长 5~18 cm，宽 2.8~9.0 cm，先端渐尖或钝，新叶疏生柔毛，老叶下面具柔毛或无毛；叶柄长 0.8~2.0 cm。花雌雄异株，或雄株中有少数雌花，雌株中有少数雄花；聚伞花序腋生，雄花序小，具毛，具花 3~5 朵；雄花花萼钟状，两面具毛，深 4 裂；花冠钟状，黄白色，外面或两面具毛，长约 7 mm，4 裂；雄蕊 16~24 枚，连生成对。雌花单生叶腋，花萼深 4 裂，萼管近球状钟形，两面疏生伏柔毛或近无毛；花冠淡黄白色或带紫红色，壶形或近钟形，长和直径均为 1.2~1.5 cm，4 裂；退化雄蕊 8 枚。果实球形或扁球形，直径 3.5~8.5 cm，基部常具棱，黄色或橙黄色，基部有宿存萼。花期 5~6 月，果期 9~10 月。

【生境分布】栽培。广西各地均有栽培，其他省区几乎都有栽培。

【壮医药用】

药用部位　根、叶、果、宿萼（柿蒂）。

性味　根：苦、涩、凉。叶：苦，微寒。果：甜，寒。宿萼（柿蒂）：苦，平。

功用　根：调龙路，清热毒，凉血。用于渗裂（血证），仲嘿喯尹（痔疮）出血。

叶：利气道，调龙路，止血。用于埃病（咳嗽），屙尿甜（糖尿病），渗裂（血证），慢性盆腔炎，附件炎，功能性子宫出血，裤口毒（臁疮），陆裂（咳血）。

果：调气道，止咳。用于埃病（咳嗽）。

宿萼（柿蒂）：调气道，止逆。用于呃逆。

附方　（1）仲嘿喯尹（痔疮）出血：柿根 20 g，煲猪七寸，炖至熟烂，吃肉喝汤。

（2）陆裂（咳血）：柿叶 6 g，桑叶 10 g，金银花、玉叶金花各 15 g，水煎服。

（3）功能性子宫出血：柿叶 10 g，酸藤果根 20 g，岗稔根 30 g，母鸡爪 1 对，炖服。

（4）呃逆：柿蒂 6 g，法半夏 12 g，陈皮 10 g，水煎服。

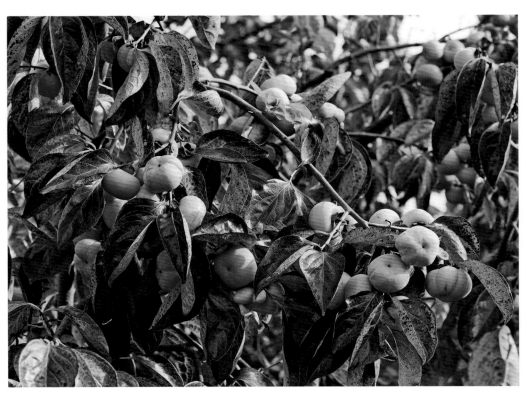

Ndae

【 Cohyw 】 Ndae.

【 Coh'wnq 】 Cuhgoj、Sivah.

【 Goekgaen 】 Dwg ndae doenghgo sigoh.

【 Yienghceij Daegdiemj 】 Go faexsang hung loenqmbaw， sang ndaej daengz 14 mij. Naengfaex saekhenjgeq amq， lumj limqgyaep dekhai. Mbaw lumj gyaeq luenzbenj daengz lumj gyaeq daujdingq， raez 5~18 lizmij， gvangq 2.8~9.0 lizmij， byai ciemh soem roxnaeuz bumx， mbawqmoq miz bwn'unq mbang， mbawgeq baihlaj miz bwn'unq roxnaeuz mij bwn；gaenqmbaw raez 0.8~2.0 lizmij. Va boux meh gag go， roxnaeuz goboux ndaw miz mbangj vameh， gomeh ndaw miz mbangj vaboux；gyaeujva comzliengj majeiq， gyaeujvaboux iq， miz bwn， miz va 3~5 duj；iemjva vaboux lumj cung， song mbiengj miz bwn， laeg 4 leg；mauhva lumj cung， henjhau， rog roxnaeuz song mbiengj miz bwn， raez yiek 7 hauzmij， 4 leg；simva boux 16~24 diuz， doxnem baenz doiq. Vameh gag maj eiqmbaw， iemjva laeg 4 leg， iemjguenj gaenh luenzgiuz lumj cung， song mbiengj miz bwn'unq bomz mbang roxnaeuz gaenh mij bwn；mauhva henjhaudamh roxnaeuz henjhau lij daiq miz aeujhoengz， yiengh lumj huz roxnaeuz gaenh cung， raez caeuq hung gak dwg 1.2~1.5 lizmij， 4 leg；vaboux doiqvaq 8 diuz；rugceh 8 rug， rugrug miz beihcuh 1 naep. Mak luenzgiuz、roxnaeuz giuzbenj， hung 3.5~8.5 lizmij， goek dingzlai miz gak， saek henj hoengz henj， goek miz iemj supyouq. 5~6 nyied haiva， 9~10 nyied dawzmak.

【 Diegmaj Faenbouh 】 Ndaem aeu. Guengjsae gak dieg cungj miz vunz ndaem， guek raeuz gizyawz sengj gih dingzlai cungj ndaem miz.

【 Gij Guhyw Ywcuengh 】

Giz guhyw　　Rag、mbaw、makceh、iemjndw.

Singqfeih　　Rag：Haemz、saep， liengz. Mbaw：Haemz， loq hanz. Mak：Van， hanz. Iemjndw：haemz， bingz.

Goeng'yungh　　Rag：Diuz lohlungz， siu ndatdoeg， liengz lwed. Ndaej yw iemqlwed， baezhangx oklwed.

Mbaw：Leih roenheiq， diuz lohlungz， dingz lwed. Ndaej yw baenzae， oknyouhdiemz， iemjqlwed， mansing bwnzgyanghyenz， fugenyenz， gunghnwngzsing swjgungh oklwed， gugoujdoeg， rueglwed.

Mak：Diuz roenheiq， dingz ae. Ndaej yw baenzae.

Ndw：Diuz roenheiq， dingz saekwk. Ndaej yw saekwk.

Danyw　（1）Baezhangx oklwed：Ragndae 20 gwz， aeuq mou caetconq， aeuq daengz naemz， gwn noh gwn dang.

（2）Rueglwed：Mbawndae 6 gwz， mbawsangh 10 gwz， va'ngaenz、yizyezginhvah gak 15 gwz， cienq raemx gwn.

（3）Gunghnwngzsing swjgungh oklwed：Mbawndae 10 gwz， rag sonhdwngzgoj 20 gwz， ragmaknimsae 30 gwz， caujgaeqmeh 1 doiq， aeuq gwn.

（4）Saekwk：Ndw'ndae 6 gwz， fazbanya 12 gwz， cinzbiz 10 gwz， cienq raemx gwn.

九画

柠檬

【药 材 名】柠檬。

【别　　名】黎檬。

【来　　源】芸香科植物柠檬 *Citrus limon*（L.）Burm.f.。

【形态特征】小乔木。枝少刺或近于无刺。叶片卵形或椭圆形，长 6~12 cm，宽 3~5 cm，或更大，先端短尖，边缘有明显钝裂齿，翼叶明显。单花腋生或少花簇生；花萼杯状，4~5 浅齿裂；花瓣长 1.5~2.0 cm，外面淡紫红色，内面白色；常有单性花，即雄蕊发育，雌蕊退化；雄蕊 20~25 枚或更多；子房近筒状或桶状，柱头头状。果椭圆形或卵形，两端狭，顶部通常较狭长并有乳头状突尖，果皮厚，通常粗糙，成熟时柠檬黄色，难剥离，富含油点，瓢囊 8~11 瓣，汁胞淡黄色，果汁酸。花期 4~5 月，果期 9~11 月。

【生境分布】生于山坡、灌木丛中，或栽培。广西各地均有栽培，长江以南各地均有分布。

【壮医药用】

药用部位　叶、果。

性味　酸、甜、凉。

功用　生津液，止口渴，安胎气。用于热病口渴，中暑，货烟妈（咽痛），胃胀痛，咪裆鹿（妊娠呕吐）。

附方　（1）货烟妈（咽痛）：取食盐腌制过鲜柠檬适量，泡开水含服。

（2）胃胀痛：柠檬叶、砂仁各 5 g，山苍根、小茴香、神曲、太子参各 10 g，茯苓 15 g，水煎服。

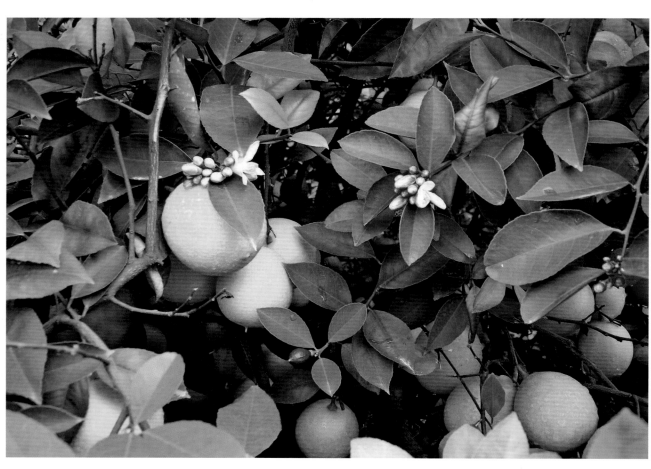

Makcengz

【 Cohyw 】 Makcengz.

【 Coh'wnq 】 Lizmungz.

【 Goekgaen 】 Dwg makcengz doenghgo yinzyanghgoh.

【 Yienghcei daegdiemj 】 Go faexsang iq. Nye oen noix roxnaeuz gaenh mij oen. Mbawrong luenzgyaeq roxnaeuz mwnzgyaeq, raez 6~12 lizmij, gvangq 3~5 lizmij, roxnaeuz engq hung, byai dinj soem, henzbien miz heujlig bumx mingzyenj, mbawfwed yienhda. Va dog majeiq roxnaeuz noix va comzmaj ; iemjva lumj boi, 4~5 heujlig feuh ; mbawva raez 1.5~2.0 lizmij, baihrog aeujhoengzdamh, baihndaw hau ; ciengz miz va singqdog, couhseih simva boux fatyug, sim vameh doiqvaq ; simva boux 20~25 naed roxnaeuz engqgya lai ; fuengzceh gaenh yienghdoengz roxnaeuz yienghdoengj, gyaeujsaeu baenz gyaeuj. Aenmak luenzbenj roxnaeuz lumj gyaeq luenz, song gyaeuj gaeb, gwnzdingj dingzlai loq gaeb lij miz doedsoem lumj gyaeuj nauqcij, naengmak na, dingzlai cucab, aenmak geq le henj, hoj bokhai, miz haujlai diemjyouz, limqmak miz 8~11 limq, raemxmak henjdamh, soemj. 4~5 nyied haiva, 9~11 nyied dawzmak.

【 Diegmaj Faenbouh 】 Maj youq gwnz ndoi、ndaw cumh faexcaz, roxnaeuz vunz ndaem. Guengjsae gak dieg cungj ndaem miz, guek raeuz Cangzgyangh baihnamz gak dieg cungj caemh maj miz.

【 Gij Guhyw Ywcuengh 】

Giz guhyw　Mbaw、mak.

Singqfeih　Soemj、van、liengz.

Goeng'yungh　Seng raemxmyaiz, dingz hozhawq, onj daihgi. Ndaej yw binghndat hozhawq, cungsuj, conghhoz in, dungx cengq in, mizndang rueg.

Danyw　（1）Conghhoz in：Aeu makcengz ndip gyu iep gvaq de habliengh, cimq raemxgoenj hamz gwn.

（2）Dungx cengq in：Mbaw makcengz、sahyinz gak 5 gwz, rag sanhcangh、siujveizyangh、sinzgiz、daiswjsinh gak 10 gwz, fuzlingz 15 gwz, cienq raemx gwn.

九画

柠檬草

【药 材 名】香茅。

【别　　名】柠檬茅、大风茅、牛腿芒、棵阿邦。

【来　　源】禾本科植物柠檬草 *Cymbopogon citratus*（DC.）Stapf.

【形态特征】多年生草本，高可达 2 m，具柠檬香气。秆粗壮，节下被白色蜡粉。叶片宽条形，抱茎而生，长 30~90 cm，宽 0.5~1.5 cm，顶端长渐尖，平滑或边缘粗糙，两面粗糙呈灰白色；叶鞘光滑，基部叶鞘老后不向外反卷，内面苍绿色；叶舌厚，鳞片状。圆锥花序疏散，由多节而成对的总状花序组成；总状花序具 3~4 或 5~6 节，长约 1.5 cm；总梗无毛；小穗均无芒；无柄小穗线状披针形，长 5~6 mm；第一颖宽约 0.7 mm；第二外稃长约 3 mm，先端具 2 枚微齿；有柄小穗长 4.5~5.0 mm。花果期夏季，少见有开花者。

【生境分布】栽培。广西主要产于南宁、玉林、扶绥、北流等地，广东、海南、台湾等省区也有栽培。

【壮医药用】

药用部位　全草。

性味　甜、辣，温。

功用　调龙路、火路，祛寒毒，除湿毒，消肿痛，防虫咬。用于贫痧（感冒），巧尹（头痛），发得（发热），埃病（咳嗽），林得叮相（跌打损伤），胴尹（胃痛），腊胴尹（腹痛），约经乱（月经不调），屙泻（泄泻），发旺（痹病），惹脓（中耳炎）；外用治脚气。

附方　（1）发得（发热）：鲜香茅适量，水煎温洗浴。

（2）埃病（咳嗽）：鲜香茅 30 g，水煎服。

（3）胴尹（胃痛）：鲜香茅 10 g，救必应 15 g，两面针 12 g，水煎服。

（4）脚气：鲜香茅、鲜大飞扬各适量，水煎外洗患处。

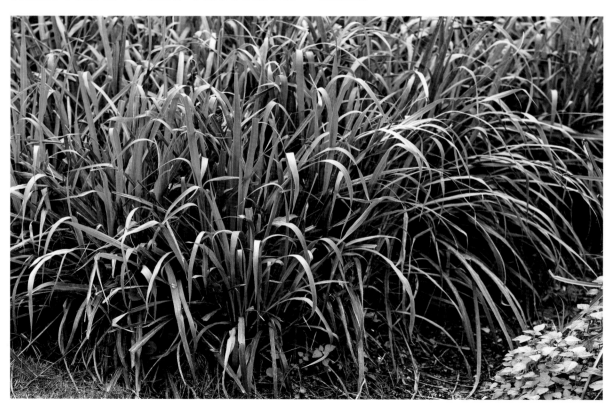

Gohazhom

【Cohyw】Gohazhom.

【Coh'wnq】Hazrang、dafunghmauz、niuzduijmangz、goh'ahbangh.

【Goekgaen】Dwg gohazhom doenghgo hozbwnjgoh.

【Yienghceij Daegdiemj】Gorum maj lai bi，sang miz 2 mij，miz heiqrang makcengz. Ganj co noengq，laj hoh miz mba lab bieg. Mbaw gvangq baenz diuz，goj ganj maj，raez 30~90 lizmij，gvangq 0.5~1.5 lizmij，byai raez ciemh soem，bingz raeuz roxnaeuz henzbien co'nyap，soeng mbiengj co'nyap baenz mongbyieg；faekmbaw wenqrongh，faekmbaw gizgoek geq le mbouj coh baihrog gienj doxdauq，mienhndaw saekheu laeg；iemjmbaw na，lumj gyaep. Gyaeujva luenz byai soem soengsanq，youz gyaeujva baenzriengz lai hoh baenzdoiq gaepbaenz；gyaeujva miz 3~4 roxnaeuz 5~6 hoh，raez aiq miz 1.5 lizmij；ganj hung mbouj miz bwn；riengz iq cungj mbouj miz gaiz；riengz iq mbouj miz gaenz baenz diuz byai soem，raez 5~6 hauzmij；dai'hit gaiq byakceh gvangq daihgaiq 0.7 hauzmij；daihngeih gaiq byakva，raez aiqmiz 3 hauzmij，byai miz 2 diuz heuj iq dinj；riengzlwg miz gaenq raez 4.5~5.0 hauzmij. Mwh haiva giet mak youq seizhah，noix raen lij haiva.

【Diegmaj Faenbouh】Vunz ndaem. Guengjsae dingzlaiz ndaem youq Nanzningz、Yilinz、Fuzsuih、Bwzliuz daengj dieg，guek raeuz Guengjdoeng、Haijnanz、Daizvanh daengj sengj gih caemh miz vunz ndaem.

【Gij Guhyw Ywcuengh】

Giz guhyw　Daengx go.

Singqfeih　Van、manh、raeuj.

Goeng'yungh　Diuz lohlungz、lohhuj，cawz hanzdoeg，siu foegin，re non haeb. Ndaej yw baenzsa，gyaeujin，fatndat，baenzae，laemx doek deng sieng，dungx in，laj dungx in，dawzsaeg luenh，oksiq，fatvangh，rwzoknong；rog yungh yw dinnengz.

Danyw　（1）Fatndat：Gohazhom habliengh，cienq raemx swiq raeuj.

（2）Baenzae：Gohazhom 30 gwz，cienq raemx gwn.

（3）Dungx in：Gohazhom 10 gwz，gouqbizingq 15 gwz，liengjmencinh 12 gwz，cienq raemx gwn.

（4）Dinnengz：Gohazhom、dafeihyangz gak habliengh，cienq raemx，swiq giz nengz.

柠檬桉

【药 材 名】柠檬桉叶。

【来　　源】桃金娘科植物柠檬桉 *Eucalyptus citriodora* Hook. f.。

【形态特征】常绿大乔木，高可达28 m。树干挺直，光滑，树皮灰白色、棕褐色等。叶有浓厚的柠檬气味；幼叶对生或互生，披针形，有腺毛，叶柄盾状着生；成熟叶互生，狭披针形，宽约1 cm，长10~15 cm，无毛，两面有黑腺点；过渡性叶阔披针形，宽3~4 cm，长15~18 cm，叶柄长1.5~2.0 cm。圆锥花序腋生；花梗长3~4 mm，具2棱；花蕾长倒卵形，长6~7 mm；萼筒长约5 mm；帽状体长约1.5 mm，有1个小尖突；雄蕊排成2轮，花药椭圆形。蒴果壶形，长1.0~1.2 cm，宽0.8~1.0 cm；果瓣藏于萼筒内。花期4~9月。

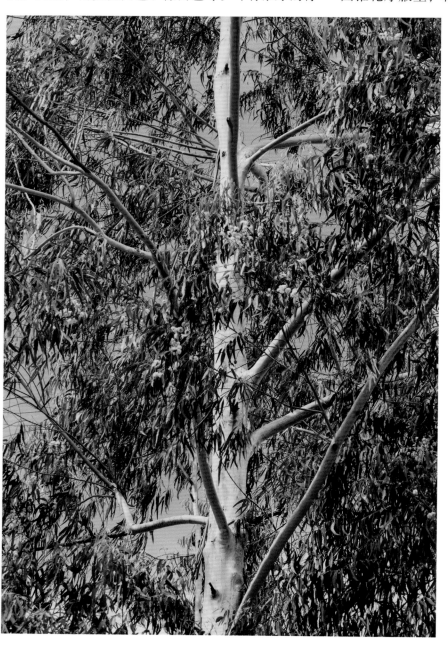

【生境分布】栽培。广西各地均有栽培，广东、福建、江西、湖南、云南、浙江、四川等省也有栽培。

【壮医药用】

药用部位　叶。

性味　苦，温。

功用　祛风毒，消肿痛，利谷道。用于贫痧（感冒），屙意咪（痢疾），胴尹（胃痛），东郎（食滞），呗脓（痈肿），能啥能累（湿疹），麦蛮（风疹），发旺（痹病）。

附方　（1）贫痧（感冒）：柠檬桉叶15 g，荆芥10 g，水煎服。

（2）麦蛮（风疹）：柠檬桉叶、荆芥、青蒿各适量，水煎洗患处。

Golimzmungqnganh

【 Cohyw 】Golimzmungqnganh.

【 Goekgaen 】Dwg golimzmungqnganh doenghgo dauzginhniengzgoh.

【 Yienghceij Daegdiemj 】Go faexsabf hung ciengzseiz heu ndeu，sang ndaej daengz 28 mij. Ganjfaex daengjsoh，ngaeuzrongh，naengfaex haumong、henjgeqmong daengj. Mbaw miz heiqningzmungz cadcad；mbawoiq majdoxdoiq roxnaeuz maj doxcah，byai menh soem，miz bwnhanh，gaenzmbaw lumj dunq majdwk；geq le mbaw maj doxcah，gaeb byai menh soem，gvangq yaek 1 lizmij，raez 10~15 lizmij，mij bwn，song mbiengj miz diemjhanh ndaem；godusing mbaw byai menh soem，gvangq 3~4 lizmij，raez 15~18 lizmij，gaenzmbaw raez 1.5~2.0 lizmij. Gyaeujva luenzsoem majeiq；gaenqva raez 3~4 hauzmij，miz 2 limqgak；valup raeq gyaeq dauqbyonj，raez 6~7 hauzmij；doengzlinx raez yaek 5 hauzmij；ndaek lumj mauh raez yaek 1.5 hauzmij，miz 1 aen doedsoem iq；simva boux baiz baenz 2 gvaengx，ywva luenzbenj. Mak lumj huz，raez 1.0~1.2 lizmij，gvangq 0.8~1.0 lizmij；limqmak yo ndaw doengzlinx. 4~9 nyied haiva.

【 Diegmaj Faenbouh 】Ndaem aeu. Guengjsae gak dieg cungj miz vunz ndaem，guek raeuz Guengjdoeng、Fuzgen、Gyanghsih、Huznanz、Yinznanz、Cezgyangh、Swconh daengj sengj neix caemh miz vunz ndaem.

【 Gij Guhyw Ywcuengh 】

Giz guhyw　Mbaw.

Singqfeih　Haemz，raeuj.

Goeng'yungh　Cawz fungdoeg，siu foeg in，leih roenhaeux. Ndaej yw baenzsa，okhaexmug，dungx in，dungx raeng，baeznong，naenghumz naenglot，funghcimj，fatvangh.

Danyw　（1）Baenzsa：Mbaw golimzmungqnganh 15 gwz，ginghgaiq 10 gwz，cienq raemx gwn.

（2）Funghcimj：Mbaw golimzmungqnganh、ginghgaiq、cinghdaiz gak aenqliengh，cienq raemx swiq mwnq bingh.

树参

【药 材 名】枫荷桂。

【别　　名】半枫荷、胀果树参。

【来　　源】五加科植物树参 Dendropanax dentiger（Harms）Merr.。

【形态特征】乔木或灌木，高可达 8 m。单叶互生；叶片二型，密生粗大半透明的腺点，不分裂叶片通常为椭圆形，长 7~10 cm，宽 1.5~4.5 cm，分裂叶片倒三角形，掌状 2 或 3 深裂或浅裂，稀 5 裂，边缘全缘或具细齿；基出脉 3 条；叶柄长 1~8 cm。伞形花序顶生，单生或 2~5 个聚生成复伞形花序，有花 20 朵以上；萼片近全缘或具 5 枚小齿；花瓣 5 枚，长 2.0~2.5 mm；雄蕊、子房室、花柱均为 5 个。果实长圆状球形，长 5~6 mm，有 5 棱，每棱有纵脊 3 条。花期 8~10 月，果期 10~12 月。

【生境分布】生于常绿阔叶林或灌木丛中。广西主要分布于南宁、马山、上林、融水、桂林、兴安、灌阳、资源、凌云、乐业、田林、贺州、昭平、罗城、金秀、宁明等地，浙江、安徽、湖南、湖北、四川、贵州、云南、广东、江西、福建、台湾等省区也有分布。

【壮医药用】

药用部位　根、树皮。

性味　甜、辣，温。

功用　通龙路、火路，祛风毒，除湿毒，舒筋络。用于发旺（痹病），麻邦（偏瘫），麻抹（肢体麻木），林得叮相（跌打损伤），巧尹（头痛）。

附方　（1）发旺（痹病）：枫荷桂根 15 g，水煎服。

（2）麻抹（肢体麻木）：枫荷桂根、麻骨风、走马胎各 20 g，鸡血藤、山苍树根各 30 g，土细辛 10 g，千年健 15 g，水煎服。

（3）麻邦（偏瘫）：枫荷桂根、四方藤、鸡血藤、走马胎、七叶莲、木瓜、当归藤、九龙藤、钩藤、穿破石、松筋藤、五加皮各 20 g，水煎服。

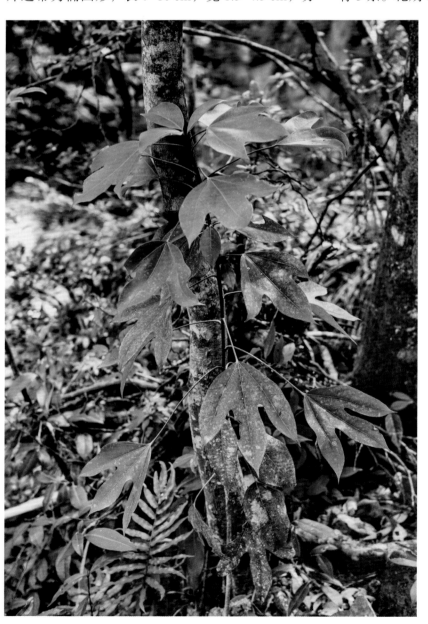

Laeujle

【 Cohyw 】 Laeujle.

【 Coh'wnq 】 Buenqfunghoz、cinhfaexmakcengq.

【 Goekgaen 】 Dwg laeujle doenghgo vujgyahgoh.

【 Yienghceij Daegdiemj 】 Faexsang roxnaeuz faexcaz，sang ndaej daengz 8 mij. Mbaw dog maj doxcah；mbaw song hingz，miz haujlai diemjhanh buenq saw coloet，mbaw mbouj faenlig dingzlai luenzbenj，raez 7~10 lizmij，gvangq 1.5~4.5 lizmij，mbaw faenlig samgak dauqbyonj，lumj bajfwngz 2 roxnaeuz 3 leg laeg roxnaeuz leg feuh，noix 5 leg，henzbien lawx roxnaeuz miz heujsaeq；meg ok goek 3 diuz；gaenzmbaw raez 1~8 lizmij. Gyaeujva lumj liengj maj byai，gag maj roxnaeuz 2~5 ndaek comz maj baenz gyaeujva lumj liengj daeb，miz va 20 duj doxbae；linxva gaenh bien lawx roxnaeuz miz 5 diuz heuj iq；mbawva 5 mbaw，raez 2.0~2.5 hauzmij；simva boux、rugva、saeuva cungj dwg 5 aen. Mak raezluenz lumj giuz，raez 5~6 hauzmij，miz 5 limqgak，limqlimq miz saenz daengj 3 diuz. 8~10 nyied haiva，10~12 nyied dawzmak.

【 Diegmaj Faenbouh 】 Hwnj ndaw faexcaz roxnaeuz ndaw ndoeng faex mbaw hung. Guengjsae dingzlai hwnj laeng Nanzningz、Majsanh、Sanglinz、Yungzsuij、Gveilinz、Hingh'anh、Gvanyangz、Swhyenz、Lingzyinz、Lozyez、Denzlinz、Hozcouh、Cauhbingz、Lozcwngz、Ginhsiu、Ningzmingz daengj dieg neix，guek raeuz Cezgyangh、Anhveih、Huznanz、Huzbwz、Swconh、Gveicouh、Yinznanz、Guengjdoeng、Gyanghsih、Fuzgen、Daizvanh daengj sengj neix caemh miz.

【 Gij Guhyw Ywcuengh 】

Giz guhyw　Rag、naengfaex.

Singqfeih　Van、manh、raeuj.

Goeng'yungh　Doeng lohlungz、lohhuj，cawz fungdoeg，cawz caepdoeg，soengnyinzmeg. Ndaej yw fatvangh，mazmbangj，mazmwnh，laemx doek deng sieng，gyaeujin.

Danyw　（1）Fatvangh：Rag laeujle 15 gwz，cienq raemx gwn.

（2）Mazmwnh：Rag laeujle、mazndokfung、coujmajdaih gak 20 gwz，gaeulwedgaeq、rag faexcanghbya gak 30 gwz，sisinhdoj 10 gwz，cienbigenq 15 gwz，cienq raemx gwn.

（3）Mazmbangj：Rag laeujle、gaeuseiqfueng、gaeulwedgaeq、coujmajdaih、lienzcaetmbaw、moeggva、gaeudanghgveih、gaeugoujlungz、gaeungaeu、conhboqsiz、gaeusoengnginz、vujgyahbiz gak 20 gwz，cienq raemx gwn.

433

九
画

咸虾花

【药 材 名】狗仔花。

【别　　名】狗汪汪。

【来　　源】菊科植物咸虾花 Vernonia patula（Dryand.）Merr.。

【形态特征】一年生粗壮草本，高可达 1 m。根垂直，具多数纤维状根。茎直立，多分枝，被灰色短柔毛。单叶互生，基部和下部叶在花期常凋落；中部叶具柄，叶片卵形、卵状椭圆形，长 2~9 cm，宽 1~5 cm，先端钝或短尖，基部宽楔状狭成叶柄，边缘波状或具浅齿，下面具密柔毛和腺点；上部叶向上渐小。头状花序少数，常 2~3 个，具花 70~100 朵，花序梗长 5~25 mm，密被长柔毛；总苞扁球形，长 6~7 mm，总苞片 4~5 层，披针；小花多数，两性，淡红紫色，花冠管状，长 4~5 mm，向上稍扩大，裂片线状披针形。瘦果近圆柱形，长约 1.5 mm，具 4~5 条棱，无毛；冠毛白色。花期几全年。

【生境分布】生于荒地、旷野、田边、路旁。广西主要分布于南宁、马山、上林、贵港、玉林、百色、昭平、巴马、扶绥、龙州、大新等地，浙江、福建、台湾、广东、海南、贵州、云南等省区也有分布。

【壮医药用】

药用部位　全草。

性味　苦、辣，平。

功用　调龙路，清热毒，祛风毒，除瘴毒。用于笃瘴（疟疾），贫痧（感冒），屙泻（泄泻），血压嗓（高血压），能啥能累（湿疹），呗嘻（乳痈），木薯中毒，额哈（毒蛇咬伤）。

附方　（1）贫痧（感冒）：咸虾花 12 g，艾叶、葱叶各 6 g，木贼 10 g，水煎服。

（2）呗嘻（乳痈）：鲜咸虾花 12 g，鲜空心菜 100 g，共捣烂外敷患处。

（3）血压嗓（高血压）：咸虾花 12 g，长春花 6 g，水煎服。

（4）额哈（毒蛇咬伤）：鲜咸虾花、鲜海芋各 15 g，鲜地桃花 10 g，共捣烂外敷伤口周围（留伤口处不敷）。

（5）能啥能累（湿疹）：鲜咸虾花适量，捣烂水调外搽患处。

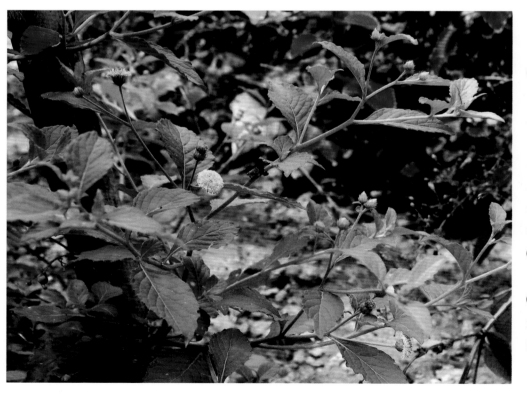

Yokloegma

【 Cohyw 】 Yokloegma.

【 Coh'wnq 】 Mavanghvangh.

【 Goekgaen 】 Dwg yokloegma doenghgo gizgoh.

【 Yienghceij Daegdiemj 】 Gorum coloet maj bi ndeu， sang ndaej daengz 1 mij. Rag roengzsoh， miz haujlai rag nyinz. Ganj daengjsoh， dok nye lai， miz bwn'unq dinj mong. Mbaw dog maj doxcah， mbaw laj goek caeuq baihlaj mwh haiva dingzlai loenqdoek；mbaw cungqgyang miz gaenq， mbaw lumj gyaeq、 lumj gyaeq luenzbenj， raez 2~9 lizmij， gvangq 1~5 lizmij， byai bumx roxnaeuz dinj soem， goek gvangqsot gaeb baenz gaenzmbaw， henzbien lumj bohlangq roxnaeuz miz heujfeuh， baihlaj miz bwn'unq maed caeuq diemjraiz； mbaw baihgwnz coh gwnz menh iq. Gyaeujva noix， ciengzseiz 2~3 aen， miz va 70~100 duj， gaenq gyaeujva raez 5~25 hauzmij， miz haujlai bwn'unq raez；byakvahung benjgiuz， raez 6~7 hauzmij， mbawbyakhung 4~5 laemh， byai menh soem；valwg haujlai， songsingq， hoengzaeujdamh， mauhva lumj guenj， raez 4~5 hauzmij， coh gwnz miz di lai hung， mbawseg baenz diuz byai menh soem. Makceh gaenh saeumwnz， raez daihgaiq 1.5 hauzmij， miz 4~5 diuz limqgak， mbouj miz bwn；bwnmauh saekhau. Ca mbouj geijlai daengx bi haiva.

【 Diegmaj Faenbouh 】 Hwnj dieg fwz、 rog doengh、 hamq naz、 bangx roen. Guengjsae dingzlai hwnj laeng Nanzningz、 Majsanh、 Sanglinz、 Gveigangj、 Yilinz、 Bwzswz、 Denzyangz、 Cauhbingz、 Bahmaj、 Fuzsuih、 Lungzcouh、 Dasinh daengj dieg neix， guek raeuz Cezgyangh、 Fuzgen、 Daizvanh、 Guengjdoeng、 Haijnanz、 Gveicouh、 Yinznanz daengj sengj gih neix caemh miz.

【 Gij Guhyw Ywcuengh 】

Giz guhyw Daengx go.

Singqfeih Haemz、 manh、 bingz.

Goeng'yungh Diuz lohlungz， siu ndatdoeg， cawz fungdoeg， cawz ciengdoeg. Ndaej yw fatnit， baenzsa， oksiq， hezyazsang， naenghumz naenglot， baezcij， sawzminz dengdoeg， ngwz haeb.

Danyw （1） Baenzsa：Yokloegma 12 gwz， mbawngaih、 mbawcoeng gak 6 gwz， godaebdoengz 10 gwz， cienq raemx gwn.

（2） Baezcij：Yokloegma ndip 12 gwz， byaekmbungj ndip 100 gwz， caez dubyungz oep mwnqbaez.

（3） Hezyazsang：Yokloegma 12 gwz， canghcunhvah 6 gwz， cienq raemx gwn.

（4） Ngwz haeb：Yokloegma ndip、 biekhaij ndip 15 gak gwz， didauzvah ndip 10 gwz， caez dub yungz oep baksieng seiqhenz （louz baksieng）.

（5） Naenghumz naenglot：Yokloegma ndip habliengh， dub yungz diuz raemx cat mwnq humz.

435

九画

威灵仙

【药 材 名】威灵仙。

【别 名】毛叶威灵仙、铁脚威灵仙、肯龙须、一抓根。

【来 源】毛茛科植物威灵仙 *Clematis chinensis* Osbeck.。

【形态特征】多年生木质藤本，干后全株变黑色，花序、茎有稀疏的短毛。根多数，条状，表面黑色。茎细长，多分枝。叶对生，一回羽状复叶，小叶5片，有时3片或7片；卵形或披针形，长1.5~10.0 cm，宽1~7 cm，先端短尖，全缘，两面近无毛，基生三出脉；叶柄长4.5~6.5 cm。圆锥状聚伞花序腋生或顶生；花两性；萼片4枚，长0.5~1.5 cm，白色，顶端尖锐，外面边缘密生茸毛；无花瓣；雄蕊多数；心皮多数，有柔毛。瘦果扁卵形，长约0.3 cm，疏生柔毛，宿存花柱羽毛状，长达2~5 cm。花期6~9月，果期8~11月。

【生境分布】生于山坡、山谷灌木丛、路旁草丛中。广西主要分布于象州、全州、贵港、北流、玉林、博白、南宁等地，陕西、江苏、安徽、浙江、江西、福建、台湾、河南、湖北、湖南、广东、四川、贵州、云南等省区也有分布。

【壮医药用】

药用部位 根、根茎或全草。

性味 辣、咸、微苦，温；有小毒。

功用 通龙路、火路，调水道，祛风毒，除湿毒，止痛。用于发旺(痹病)，林得叮相(跌打损伤)，核尹(腰痛)，麻抹(肢体麻木)，兵吟(筋脉拘挛)，黄标(黄疸)，笨浮(水肿)，肉扭(淋证)，巧尹(头痛)，诺嚎尹(牙痛)，肉卡(癃闭)，血蛊(癥瘕)，鱼骨鲠喉。

附方 （1）林得叮相（跌打损伤）：威灵仙、小榕树根、阴阳莲根、小钻根、苏木、竹叶、走马胎、穿破石根、七叶莲各15 g，加白酒1000 mL浸泡30天，每次取药酒50 mL饮用。

（2）发旺（痹病）：威灵仙、麻骨风、倒水莲、黄荆柴根各10 g，五指毛桃、水六谷根、九节风、七叶莲各15 g，水煎服。

（3）血蛊（癥瘕）：威灵仙、桃仁、鳖甲、苏木、柴胡、枳壳各10 g，红花6 g，生牡蛎、生地黄、玄参各15 g，水煎服。

（4）鱼骨鲠喉：威灵仙10 g，水、醋各等份，浓煎，药液口含慢咽。

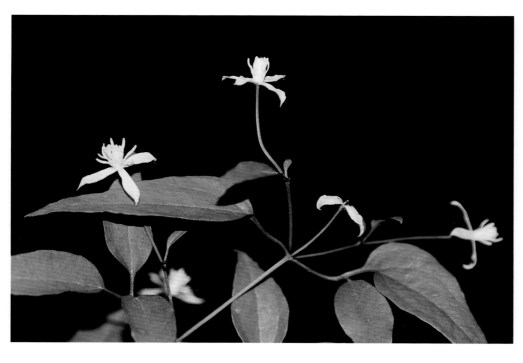

Raglingzsien

【 Cohyw 】Raglingzsien.

【 Coh'wnq 】Goveihlingzsenh mbawbwn、goveihlingzsenh gadiet、gwnjlungzsih、baenzgaemrag.

【 Goekgaen 】Dwg raglingzsien dwg doenghgo mauzgwngoh.

【 Yienghceij Daegdiemj 】Cungj gaeu baenz faex maj lai bi，hawq le baenz go bienq ndaem，bog'va ganj miz gij bwn dinj cax. Rag lai，baenz diuz，baihrog ndaem. Ganj saeqraez，faen nye lai. Mbaw maj doiq，fuzyez baenz bwnroegmbaw ndeu，mbawlwg 5 mbaw，mbangjbaez 3 roxnaeuz 7 mbaw；lumj gyaeq roxnaeuz byai ciemh soem，raez 1.5~10.0 lizmij，gvangq 1~7 lizmij，byai dinj soem，lawxlub，song mbiengj gaenh mij bwn，goek miz sam cwt meg；gaenzmbaw raez 4.5~6.5 lizmij，gienjgut. Gyaeujva comzliengj luenzsaeusoem majeiq roxnaeuz majbyai；va song singq；mbawlinx 4 mbaw，raez 0.5~1.5 lizmij，saek bieg，byai ciemh soem，baihrog henzbien miz haujlai bwnyungz；mij limqva；simva boux lai，simnaeng lai，miz bwn'unq. Makbyom lumj gyaeq benj，raez daihgaiq 0.3 lizmij，miz bwn'unq，supswnz saeuva lumj fwed，raez daengz 2~5 lizmij. 6~9 nyied haiva，8~11 nyied dawzmak.

【 Diegmaj Faenbouh 】Hwnj gwnz ndoi、ndaw faexcaz ndaw lueg、ndaw rum bangx roen. Guengjsae dingzlai hwnj laeng Siengcouh、Cenzcouh、Gveigangj、Bwzliuz、Yilinz、Bozbwz、Nanzningz doengh dieg neix，guek raeuz Sanjsih、Gyanghsuh、Anhveih、Cezgyangh、Gyanghsih、Fuzgen、Daizvanh、Hoznanz、Huzbwz、Huznanz、Guengjdoeng、Swconh、Gveicouh、Yinznanz daengj sengj gih neix caemh miz.

【 Gij Guhyw Ywcuengh 】

Giz guhyw Rag、ganjrag roxnaeuz daengx go.

Singqfeih Manh、hamz、loq haemz、raeuj；miz di doeg.

Goeng'yungh Doeng lohlungz、lohhuj，diuz roenraemx，siu fungdoeg，cawndatdoeg，dingz in. Yungh youq fatvangh，laemx doek deng sieng，hwetin，mazmwnh，binghnyinz，vuengzbiu，baenzfouz，nyouhniuj，gyaeujin，heujin，nyouhgaz，lwedguj，ndokbya gazhoz.

Danyw （1）Laemx doek deng sieng：Raglingzsien、ragfaexreiz、rag go'mbu yaemyiengz、rag siujconq、soqmoeg、mbawcuk、coujmajdaih、rag conhbusiz、gocaetdoh gak 15 gwz，gya laeujhau 1000 hauzswngh cimq 30 ngoenz，mbat aeu laeujyw 50 hauzswngh gwn.

（2）Fatvangh：Raglingzsien、mazguzfungh、vangzvahdaujsuijlenz、rag vangzzginghcaiz gak 10 gwz，gocijcwz、rag suijluzguz、giujcezfungh、gocaetdoh gak 15 gwz，cienq raemx gwn.

（3）Lwedguj：Raglingzsien、cehdauz、gyaepfw、soqmoeg、caizhuz、cizgoz gak 10 gwz，hoengzva 6 gwz，mujli ndip、goragndip、yienzsinh gak 15 gwz，cienq raemx gwn.

（4）Ndokbya gazhoz：Raglingzsien 10 gwz，raemx、meiq gak dingzfaen cienqgwd，bak hamz raemxyw menh ndwnj.

437

九画

厚藤

【药 材 名】厚藤。

【别　　名】二叶红薯、马鞍藤、海薯藤。

【来　　源】旋花科植物厚藤 *Ipomoea pescaprae*（L.）R. Brown。

【形态特征】多年生匍匐草本，长可达 4 m。茎叶含乳汁。茎红紫色，节上生根，有时缠绕。单叶互生，肉质，卵形、近圆形或椭圆形，长 3~9 cm，宽 3~10 cm，先端微缺或 2 裂，形似马鞍，基部圆钝或截平，侧脉羽状，8~10 对；叶柄长 2~10 cm。多歧聚伞花序腋生，有花 1~3 朵；花序梗长 4~14 cm，花梗长 2.0~2.5 cm；萼片 5 枚，卵形；花冠紫色或深红色，漏斗状，长 4~5 cm；雄蕊和花柱内藏。蒴果球形，2 室，4 瓣裂；种子三棱状圆形，密被褐色茸毛。花期夏、秋季。

【生境分布】生于海滨沙滩上及路边向阳处。广西主要分布于合浦、北海、防城港和钦州等地，浙江、福建、台湾、广东、海南等省区也有分布。

【壮医药用】

药用部位　全草。

性味　甜、微苦，平。

功用　调火路，祛风毒，除湿毒，消肿结。用于发旺（痹病），腰肌劳损，诺嚎尹（牙痛），丝虫病引起的象皮腿，呗脓（痈肿），呗嘻（乳痈）。

附方　（1）发旺（痹病），腰肌劳损：老厚藤 30 g，九节风、小钻各 10 g，九龙藤、白背枫各 15 g，水煎服。

（2）呗脓（痈肿），乳痈：鲜厚藤叶 50 g，鲜地丁 20 g，加食盐适量共捣烂敷患处。

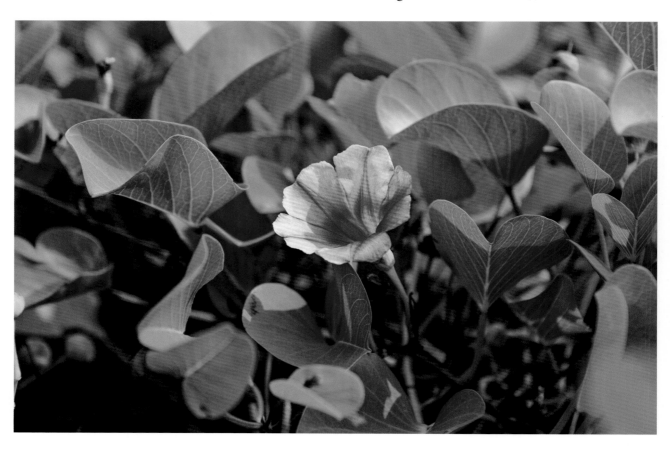

Gaeuna

【 Cohyw 】 Gaeuna.

【 Coh'wnq 】 Gowyezhungzsuz、gaeuanmax、gaeuhaijsuz.

【 Goekgaen 】 Dwg gaeuna doenghgo senzvahgoh.

【 Yienghceij Daegdiemj 】 Dwg go'nywj raih maj lai bi， raez ndaej daengz 4 mij. Mbaw ganj hamz raemxcij. Ganj saek hoengzaeuj， gwnz hoh maj rag， miz seiz geujheux. Mbaw dog maj doxciep， nohna raemx lai， lumj aen'gyaeq、ca mbouj lai yienghluenz roxnaeuz yienghbomj， raez 3~9 lizmij， gvangq 3~10 lizmij， byaimbaw loq veuq roxnaeuz 2 veuq， yiengh lumj anmax， goekmbaw luenzmwt roxnaeuz gatbingz， megvang lumj fwed， 8~10 doiq；ganzmbaw raez 2~10 lizmij. Vahsi comz liengj faennye lai maj goekmbaw， miz 1~3 duj va；gaenz vahsi raez 4~14 lizmij， gaenqva raez 2.0~2.5 lizmij；mbawiemj 5 mbaw， lumj aen'gyaeq； mauhva saekaeuj roxnaeuz saek hoengzndaem， yiengh lumj aenlaeuh， raez 4~5 lizmij；simva boux caeuq saeuva yo youq baihndaw. Makdek lumj aen'giuz， 2 fuengz， 4 limq veuq；ceh sam limq yienghluenz， miz bwnyungz saek henjgeq deih. Cawzhah、cawzcou haiva.

【 Diegmaj Faenbouh 】 Maj youq diegraiq henzhaij caeuq giz ndit dak henz roen. Guengjsae cujyau faenbouh youq Hozbuj、Bwzhaij、Fangzcwngzgangj caeuq Ginhcouh daengj dieg， guek raeuz Cezgyangh、Fuzgen、 Daizvanh、Guengjdoeng、Haijnanz daengj sengj hix miz faenbouh.

【 Gij Guhyw Ywcuengh 】

Giz guhyw　Daengx go.

Singqfeih　Van、loq haemz， bingz.

Goeng'yungh　Diuz lohhuj， cawz doegfung， cawz doegcumx， siu foeg sanq cwk. Yungh daeuj yw fatvangh， hwetin， heujin， bingh nonsei baenz lig gwnz ga foegraemx， baeznong， baezcij.

Danyw　（1）Fatvangh， hwetin：Gaeuna geq 30 gwz， goloemq、siujcuenq gak 10 gwz， gaeunoeggouj、 gociepndok gak 15 gwz， cienq raemx gwn.

（2）Baeznong， baezcij：Mbaw gaeuna ndip 50 gwz， va'mbungqmbaj ndip 20 gwz， gya dingz gyu ndeu caez dub yungz oep giz bingh.

九画

厚叶算盘子

【药 材 名】厚叶算盘子。

【别　　名】水泡木、大云药、大叶水榕、大洋算盘、毛叶算盘子、朱口沙。

【来　　源】大戟科植物厚叶算盘子 *Glochidion hirsutum*（Roxb.）Voigt。

【形态特征】常绿灌木或小乔木，高可达 8 m。小枝、叶两面、叶柄、萼片外面、子房、果均被柔毛。单叶互生，革质，卵形、长卵形或长圆形，长 7~15 cm，宽 4~7 cm，顶端钝或急尖，基部浅心形或圆形且稍偏斜；叶柄长 5~7 mm。花数朵簇生于叶腋，总花梗长 5~7 mm 或短缩；萼片 6 枚；雄花梗长 6~10 mm，萼片长圆形或倒卵形，雄蕊 5~8 枚；雌花梗长 2~3 mm，萼片卵形或阔卵形，子房圆球状，花柱圆锥状。果序有蒴果数个；蒴果扁球形，直径 0.8~1.0 cm。花果期几乎全年。

【生境分布】生于山谷、河边或林下湿润的地方。广西主要分布于柳州、梧州、藤县、合浦、横县、上林、龙州、平果、凌云、乐业等地，福建、台湾、广东、海南、云南、西藏等省区也有分布。

【壮医药用】

药用部位　根、叶。

性味　涩、微甜，平。

功用　祛风毒，消肿痛，收敛，调谷道。用于发旺（痹病），林得叮相（跌打损伤），奔寸（子宫脱垂），尊寸（脱肛），隆白呆（带下），屙泄（泄泻），黄标（黄疸），诺嚎尹（牙痛）。

附方　（1）发旺（痹病）：厚叶算盘子根、黄根、车前子、磨盘草各 30 g，水煎服。

（2）隆白呆（带下）：厚叶算盘子根 30 g，三白草 15 g，水煎服。

（3）奔寸（子宫脱垂）：厚叶算盘子根、牛大力、黄花倒水莲、五指毛桃各 20 g，麦冬、王不留行各 10 g，六月雪 30 g，水煎服。

（4）诺嚎尹（牙痛）：厚叶算盘子叶适量，水煎含漱。

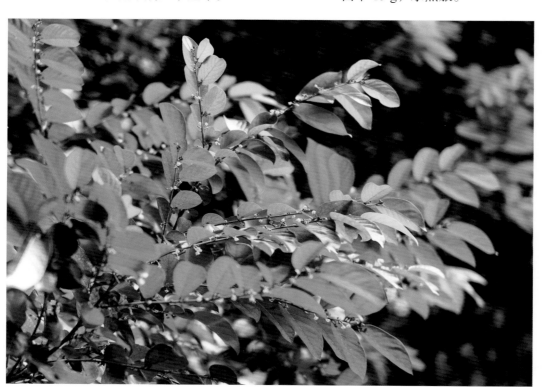

Suenqbuenzna

【Cohyw】Suenqbuenzna.

【Coh'wnq】Faexcimqraemx、ywfwjhung、rungzraemxmbawhung、suenqbuenzdayangz、suenqbuenzbwn、cuhgoujsah.

【Goekgaen】Dwg suenqbuenzna doenghgo dagizgoh.

【Yienghceij Daegdiemj】Faexcaz seiqseiz heu roxnaeuz gofaex iq，sang ndaej daengz 8 mij. Nye iq、mbaw song mbiengj、gaenzmbaw、mbawiemj baihrog、fuengzlwg、mak cungj hwnj bwn. Mbaw dog maj doxcah，lumgj naeng，yienghgyaeq、yiengh gyaeqraez roxnaeuz yiengh luenzraez，raez 7~15 lizmij，gvangq 4~7 lizmij，byai bumj roxnaeuz gaenj soem，gizgoek yiengh simdaeuz roxnaeuz yienghluenz caemhcaiq loq mat；gaenzmbaw raez 5~7 hauzmij. Va lai duj coemzmaj youq eiqmbaw，ganj vadaeuz raez 5~7 hauzmij roxnaeuz yup dinj；limqmbaw 6 limq；ganj vaboux raez 6~10 hauzmij，mbawiemj luenzraez roxnaeuz yienghgyaeq dingjbyonj，simva boux 5~8 diuz；ganj vameh raez 2~3 hauzmij，mbawiemj yienghgyaeq roxnaeuz yienghgyaeq gvangq，fuengzlwg luenzluenz，saeuva yiengh luenzcuenq. Baenz foengqmak miz lai aen；mak luenzbej，cizging 0.8~1.0 lizmij，Ceng mbouj geij baenzbi baenznienz haiva dawzmak.

【Diegmaj Faenbouh】Maj youq cauzlak、henz dah roxnaeuz ndaw ndoeng giz nyinhcumx. Guengjsae dingzlai hwnj laeng Liujcouh、Vuzcouh、dwngzyen、Hozbuj、Hwngzyen、Sanglinz、Lungzcouh、Bingzgoj、Lingzzyinz、Lozyez daengj dieg，guek raeuz Fuzgen、Daizvanh、Guengjdoeng、Haijnanz、Yinznanz、Sihcang daengj sengj gih caemh hwnj miz.

【Gij Guhyw Ywcuengh】

Giz guhyw　　Rag、mbaw.

Singqfeih　　Saep、loq diemz、bingz.

Goeng'yungh　　Cawz rumzdoeg，siu foegin，sousup，diuz roenhaeux. Yungh youq fatvangh，laemx doek deng sieng，rongzva duetconh，damhangx gyonjconh，roengzbegdaiq，oksiq，vuengzbiu，heujin.

Danyw　　（1）Fatvangh：Rag suenqbuenzna、raghenj、ceh daezmax、gomakmuh gak 30 gwz，cienq raemx gwn.

（2）Roengzbegdaiq：Rag suenqbuenzna 30 gwz，rumsam'bak 15 gwz，cienq raemx gwn.

（3）Rongzva duetconh：Rag suenqbuenzna、gaeumong、swnjgyaeujhen、cijcwz gak 20 gwz，gyazcij、vangzbuliuzhingz gak 10 gwz，go'ndokmax 30 gwz，cienq raemz gwn.

（4）Heujin：Mbaw suenqbuenzna habliengh，cienq raemx hamz sauq.

441

九画

砂仁

【药 材 名】砂仁。

【别　　名】棵宁、麻研、阳春砂。

【来　　源】姜科植物砂仁 *Amomum villosum* Lour.。

【形态特征】多年生草本，株高可达 3 m。根茎圆柱形，横走，具节；节上具筒状膜质鳞，棕色。茎直立，圆柱形。叶 2 列，无柄；叶片长披针形或线形，长 10~37 cm，宽 2~7 cm，顶端尾尖，两面无毛；叶舌半圆形，长 3~5 mm。穗状花序椭圆形，长 3~7 cm，花序梗长 3~13 cm，生于匍匐根状茎上；花萼管长 1.7 cm，顶端具 3 浅齿，白色，基部被稀疏柔毛；花冠白色，管长 1.8 cm，侧裂片倒卵状长圆形，长 1.6~2.0 cm，唇瓣圆匙形，直径 1.6~2.0 cm，顶端具 2 裂、反卷、黄色的小尖头，基部具 2 个紫色的痂状斑，具瓣柄；子房被白色柔毛。蒴果椭圆形，长 1.5~2.0 cm，成熟时紫红色，干后褐色，表面具肉刺凸起；种子多数，芳香。花期 5~6 月，果期 8~9 月。

【生境分布】栽培或野生于山地阴湿之处。广西主要分布于南宁、桂林、防城港、上思、东兴、灵山、博白、百色、德保、靖西、那坡、凌云、巴马、金秀、龙州等地，福建、广东、云南等省也有分布。

【壮医药用】

药用部位　果实。

性味　辣，温。

功用　调气道、谷道，除湿毒。用于东郎（食滞），胴尹（胃痛），噎嗝，鹿（呕吐），屙泻（泄泻），咪裆噜（胎动不安），肾炎笨浮（水肿）。

附方　（1）胴尹（胃痛）：砂仁 5 g，藿香、姜竹茹、两面针各 10 g，姜黄 6 g，法半夏 12 g，水煎服。

（2）东郎（食滞）：砂仁 5 g，秽草、柚子树根、枳实、瓜蒌壳各 10 g，神曲 15 g，山楂 12 g，水煎服。

（3）肾炎笨浮（水肿）：砂仁、商陆各 5 g，鹰不扑 30 g，葫芦茶 15 g，水煎服。

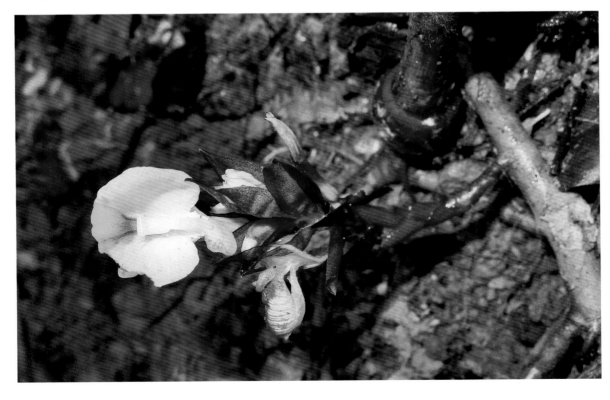

Gosahyinz

【Cohyw】Gosahyinz.

【Coh'wnq】Goningz、mazyenz、yangzcinhsah.

【Goekgaen】Dwg gosahyinz doenghgo gyanghgoh.

【Yienghceij Daegdiemj】Gorum maj lai bi，go de sang ndaej daengz 3 mij. Ganj laj namh saeumwnz，maj vang，miz hoh；gwnzhoh miz gyaepi lumj doengz，saekdaep. Ganj daengjsoh，saeumwnz. Mbaw 2 coij，mbouj miz gaenz；mbaw baenzdiuz raez byai menh soem roxnaeuz lumj sienq，raez 10~37 lizmij，gvangq 2~7 lizmij，dingjbyai rieng soem，song mbiengj mbouj miz bwn；linxmbaw saeumwnz，raez 3~5 hauzmij. Gyaeujva lumj riengz yiengh mwnzgyaeq，raez 3~7 lizmij，gaenq gyaeujva raez 3~13 lizmij，maj youq gwnzganj lumj rag bomzbax；guenj iemjva raez 1.7 lizmij，dingjbyai miz 3 heuj dinj，saekhau，gizgoek hwnj bwn'unq mbang；mauhva saekhau，guenj raez 1.8 lizmij；limqseg henz luenzraez luemj gyaeq dingjbyonj，raez 1.6~2.0 lizmij，limq naengbak lumj beuzgeng luenz，cizging 1.6~2.0 lizmij，dingjbyai miz gyaeuj soem iq 2 dek，byonjgienj saekhenj，gizgoek miz 2 aen raiz lumj gyaep saekaeuj，miz gaenzmbaw；ranzceh hwnj bwn'unq saekhau. Makndangj bomj，raez 1.5~2.0 lizmij，cingzsug le saek hoengzaeuj，hawq le saek henjgeq，baihrog miz oennoh doed hwnjdaeuj；ceh haujlai，heiq rangfwtfwt. 5~6 nyied haiva，8~9 nyied dawzmak.

【Diegmaj Faenbouh】Miz vunz ndaem roxnaeuz maj youq gwnzbya gizdieg raemhcumx de. Guengjsae dingzlai maj youq Nanzningz、Gveilinz、Fangzcwngzgangj、Sangswh、Dunghhingh、Lingzsanh、Bozbwz、Bwzswz、Dwzbauj、Cingsih、Nazboh、Lingzyinz、Bahmaj、Ginhsiu、Lungzcouh daengj dieg，guek raeuz Fuzgen、Guengjdoeng、Yinznanz daengj sengj caemh maj miz.

【Gij Guhyw Ywcuengh】

Giz guhyw　Mak.

Singqfeih　Manh，raeuj.

Goeng'yungh　Diuz roenheiq、roenhaeux、cawz caepdoeg.Yungh youq dungx raeng，dungx in，saekwk，rueg，oksiq，lwg ndaw dungx doengh mbouj onj，makin baenzfouz.

Danyw　（1）Dungx in：Gosahyinz 5 gwz，gouzyangh、gyanghcuzyuz、liengjmencimh gak 10 gwz，fazbanya 12 gwz，hinghenj 6 gwz，cienq raemx gwn.

（2）Dungx raeng：Gosahyinz 5 gwz，Gofangzfungh（rum'uq）、ragfaex makbug、gihsiz、byukgvelouh gak 10 gwz，sinzgiz 15 gwz，sanhcah 12 gwz，cienq raemx gwn.

（3）Makin baenzfoou：Gosahyinz、sanghluz gak 5 gwz，goyiuhmboujcoemj 30 gwz，huzluzcaz 15 gwz，cienq raemx gwn.

九
画

牵牛

【药 材 名】牵牛子。

【别　　名】喇叭花、大牵牛花、黑丑、白丑。

【来　　源】旋花科植物牵牛 *Ipomoea nil*（L.）Roth。

【形态特征】一年生缠绕草本，长达数米。茎、叶面、叶柄、总花梗、萼片外面均被毛。叶互生，近卵状心形，长 4~15 cm，常 3 裂，先端尖，基部心形；叶柄长 2~15 cm。花 1~3 朵腋生，总花梗长稍短于叶柄；花梗长 2~7 mm；萼片披针状线形；花冠漏斗状，长 5~10 cm，蓝紫色或紫红色；雄蕊及花柱内藏；子房 3 室，柱头头状。蒴果近球形，直径 0.8~1.3 cm，3 瓣裂；种子 5 粒或 6 粒，黑褐色或米黄色。花期 7~9 月，果期 8~10 月。

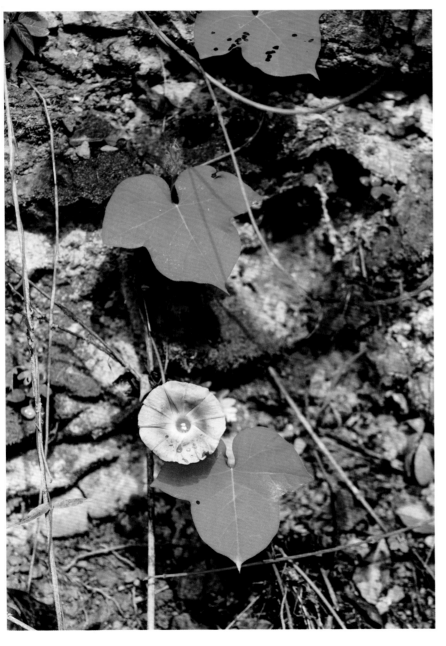

【生境分布】生于山坡灌木丛中、路旁，或为栽培。广西各地均有分布，国内除西北部和东北部外其他大部分省区也有分布。

【壮医药用】

药用部位　种子。

性味　苦，寒；有小毒。

功用　利水道、谷道，杀虫。用于笨浮（水肿），屙意囊（便秘），水蛊（肝硬化腹水），蛔虫病，绦虫病。

注　本品有小毒，脾虚气弱者和孕妇禁服；不宜与巴豆、巴豆霜同用。

附方　（1）笨浮（水肿），二便不通：生牵牛子、熟牵牛子各 2 g，香附、大枣、杏仁各 10 g，水煎服。

（2）水蛊（肝硬化腹水）：牵牛子 10 g，石韦 12 g，蜈蚣 1 条，水煎服。

（3）屙意囊（便秘）：牵牛子 10 g，乌桕 12 g，水煎服。

（4）蛔虫病：牵牛子、川楝子各 10 g，水煎服。

Gaeubiux

【 Cohyw 】Gaeubiux.

【 Coh'wnq 】Valahbah、gaeubiuz hung、gohwzcouj、gobwzcouj.

【 Goekgaen 】Dwg gogaeubiux doenghgo senzvahgoh.

【 Yienghceij Daegdiemj 】Dwg go'nywj geujheux maj bi ndeu，raez daengz geij mij. Ganj、naj mbaw、gaenzmbaw、gaenzvahung、baihrog mbawiemj cungj miz bwn.mbaw maj doxciep，ca mbouj lai lumj aen'gyaeq yienghaensim，raez 4~15 lizmij，ciengz 3 veuq，byaimbaw soem，goekmbaw yiengh aensim；gaenzmbaw raez 2~15 lizmij. 1~3 duj va maj goekmbaw，gaenzva hungraez loq dinj gvaq gaenzmbaw；gaenqva raez 2~7 hauzmij；mbawiemj yiengh longzcim lumj sienq；mauhva lumj aenlaeuh，raez 5~10 lizmij，saek aeujlamz roxnaeuz saek aeujhoengz；simva boux caeuq saeuva yo youq baihndaw；fuengzlwg 3 aen，gyaeujsaeu lumj aen'gyaeuj. Makhawq ca mbouj lai lumj aen'giuz，cizging 0.8~1.3 lizmij，3 limq veuq；ceh 5 naed roxnaeuz 6 naed，henjgeq ndaem roxnaeuz saek henjhaeux. 7~9 nyied haiva，8~10 nyied dawzmak.

【 Diegmaj Faenbouh 】Maj youq ndaw faexcaz gwnz bo、henz roen，roxnaeuz dwg ndaem aeu. Guengjsae gak dieg cungj miz faenbouh，guek raeuz cawz baih saebaek caeuq baih doengbaek le gizwnq dingzlai sengj gih hix miz faenbouh.

【 Gij Guhyw Ywcuengh 】

Giz guhyw　Ceh.

Singqfeih　Haemz，hanz；miz di doeg.

Goeng'yungh　Leih roenraemx、roenhaeux，gaj non. Yungh daeuj yw baenzfouz，okhaexndangj，daepgeng dungx cwk raemx，binghduzdeh，ndaw dungx miz nondizcung.

Cawq　Cungj yw neix miz di doeg，boux mamx haw heiq noix caeuq mehdaiqndang gaej gwn；gaej caeuq duhbap、mbaduhbap caez yungh.

Danyw　（1）Baenzfouz，haex nyouh mbouj doeng：Gaeubiux ndip、gaeubiux cug gak 2 gwz，rumcid、makcauj、ngveihmakgingq gak 10 gwz，cienq raemx gwn.

（2）Daepgeng dungx cwk raemx：Gaeubiux 10 gwz，fouxdinh 12 gwz，duz sipndangj ndeu，cienq raemx gwn.

（3）Okhaexndangj：Gaeubiux 10 gwz，gogoux 12 gwz，cienq raemx gwn.

（4）Binghduzdeh：Gaeubiux、makrenh gak 10 gwz，cienq raemx gwn.

445

九画

鸦胆子

【药 材 名】鸦胆子。

【别　　名】羊不食、老鸦胆、苦参子。

【来　　源】苦木科植物鸦胆子 *Brucea javanica* (L.) Merr.。

【形态特征】灌木或小乔木，高可达 3（8）m。全株密被柔毛。奇数羽状复叶互生；小叶 3~15 枚，卵形或卵状披针形，长 5~10 cm，宽 2~4 cm，先端渐尖，基部宽楔形而略偏斜，边缘具粗齿，两面均被柔毛。圆锥花序腋生，花雌雄异株，雄花序长 15~40 cm，雌花序长约为雄花序的一半；花细小，暗紫色，萼片、花瓣、雄蕊均为 4 枚；子房 4 深裂，无毛。核果长卵形，长 6~8 mm，直径 4~6 mm，成熟时黑色；种子 1 粒，卵形，淡黄色，味极苦。花期 4~6 月，果期 8~10 月。

【生境分布】生于疏林、旷野、山麓灌木丛或石灰山中。广西主要分布于东南部和西南部地区，福建、台湾、广东、海南、云南等省区也有分布。

【壮医药用】

药用部位　叶、果。

性味　苦，寒；有毒。

功用　利谷道，清热毒，除湿毒，祛瘴毒，杀虫。用于屙泻（泄泻），屙意咪（痢疾），笃瘴（疟疾），早期血吸虫病，仲嘿喯尹（痔疮），呗脓（痈肿），能啥能累（湿疹），赘疣，鸡眼。

注　本品有毒，内服慎用；孕妇、小儿和体弱者禁服。

附方　（1）鱼鳞痣：鸦胆子叶 15 g，板蓝根、生香附各 30 g，水煎洗患处。

（2）能啥能累（湿疹）：鸦胆子叶 10 g，山芝麻 30 g，马齿苋、黄柏各 20 g，连翘 15 g，水煎洗患处。

（3）屙意咪（痢疾）：鸦胆子 5 粒，桃金娘叶、地桃花根、凤尾草、马齿苋各 30 g，共炒成炭，水煎服。

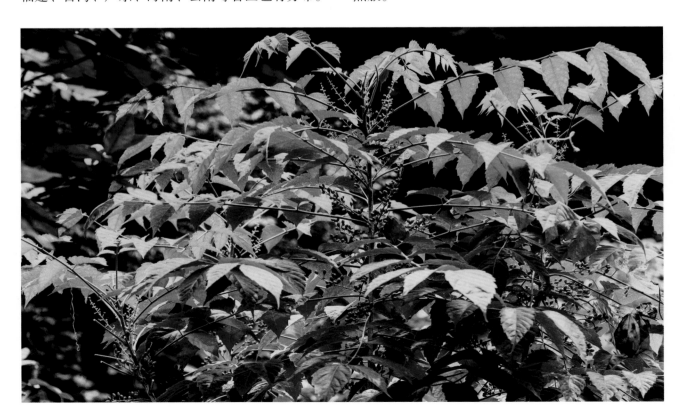

Gorenh'iq

【Cohyw】Gorenh'iq.

【Coh'wnq】Yiengzmboujgwn、mbiduza、lwgcinhhaemz.

【Goekgaen】Dwg gorenh'iq doenghgo gujmuzgoh.

【Yienghceij Daegdiemj】Go faexsang iq roxnaeuz faexcaz，sang ndaej daengz 3（8）mij. Daengx go miz bwn'unq. Mbaw fuzyez lumj bwnroeg geizsoq maj doxcah；mbawlwg 3~15 mbaw，lumj gyaeq roxnaeuz lumj gyaeq byai menh soem，raez 5~10 lizmij，gvangq 2~4 lizmij，byai menh soem，goek gvangq sot cix mizdi mbieng，henzbien miz heujco，song mbiengj cungj miz bwn'unq. Gyaeujva luenzsoem maj eiq，va bouxmeh gag go，gyaeujvaboux raez 15~40 lizmij，gyaeuj vameh raez yaek dwg gyaeuj vaboux dingz ndeu；va saeqiq，aeujlaep，linxva、mbawva、simva boux cungj dwg 4 mbaw；rugva 4 leg laeg，mij bwn. Makceh raezgyaeq，raez 6~8 hauzmij，hung 4~6 hauzmij，geq le ndaem；ceh 1 naed，lumj gyaeq，henjdamh，feih haemzhaemz. 4~6 nyed haiva，8~10 nyied dawzmak.

【Diegmaj Faenbouh】Hwnj ndaw ndoeng faex mbang、rog doengh、laj bya ndaw faexcaz roxnaeuz ndaw byahoi. Guengjsae dingzlai hwnj baihdoengnamz caeuq baihsaenamz，guek raeuz Fuzgen、Daizvanh、Guengjdoeng、Haijnanz、Yinznanz daengj sengj gih neix caemh miz.

【Gij Guhyw Ywcuengh】

Giz guhyw　Mbaw、mak.

Singqfeih　Haemz，hanz；miz doeg.

Goeng'yungh　Leih roenhaeux，siu ndatdoeg，cawz caepdoeg，cawz ciengdoeg，gaj non. Ndaej yw oksiq，okhaexmug，fatnit，caujgiz binghhezgizcungz，baezhangx，baeznong，naenghumz naenglot，dawzdawrengq，dagaeq.

Cawq　Goyw neix miz doeg，yaek gwn haeujsim；mehmbak miz ndang、lwgnyez caeuq boux ndang nyieg mbouj gimq gwn.

Danyw　（1）Hwnj dabya：Mbaw gorenh'iq 15 gwz，banjlanzgwnh、yanghfuz ndip gak 30 gwz，cienq raemx swiq mwnq bingh.

（2）Naenghumz naenglot：Mbaw gorenh'iq 10 gwz，lwgrazbya 30 gwz，genqheujmax、bekhenj gak 20 gwz，golienzgyauz 15 gwz. Cienq raemx swiq mwnq humz.

（3）Okhaexmug：Ceh gorenh'iq 5 ceh，mbaw maknim、rag vadauzdeih、goriengfungh、genqheujmax gak 30 gwz，caez ceuj baenz danq，cienq raemx gwn.

447

九画

韭

【药材名】韭菜。

【别　　名】扁菜。

【来　　源】百合科植物韭 *Allium tuberosum* Rottl. ex Spreng.。

【形态特征】多年生草本，有类葱蒜香气。具倾斜的横生根状茎。鳞茎簇生。叶条形，扁平，实心，长 15~30 cm，宽 1.5~8.0 mm。花葶圆柱状，常具 2 纵棱，高 25~60 cm，下部被叶鞘，总苞单侧开裂或 2~3 裂，宿存；伞形花序半球状或近球状，具多数稀疏的花，小花梗比花被片长 2~4 倍，基部具小苞片，且数枚小花梗的基部又为 1 枚共同的苞片所包围；花白色，花被片常具绿色或黄绿色的中脉，长 4~7 mm，花丝等长，为花被片长度的 2/3~4/5，基部合生并与花被片贴生，分离部分狭三角形，子房倒圆锥状球形，具 3 圆棱，外壁具疣状突起。花果期 7~9 月。

【生境分布】广西各地均有栽培，其他省区广泛栽培。

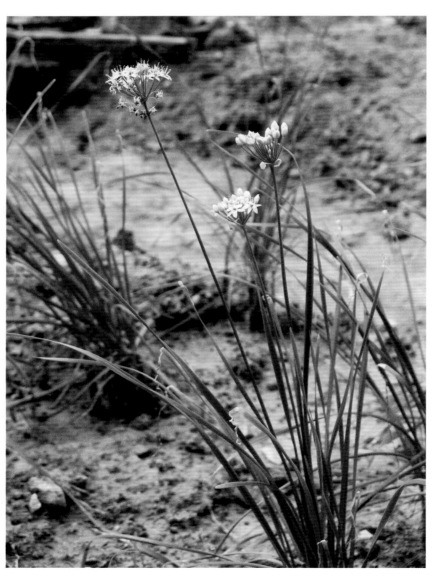

【壮医药用】

药用部位　全草、根、种子。

性味　辣、甘，温。

功用　全草或根：利谷道，调龙路，补肾虚，祛寒毒。用于委哟（阳痿），漏精（遗精），反胃，东郎（食滞），病汗（自汗、盗汗），兵淋勒（崩漏），林得叮相（跌打损伤），闷（胸痹），邦印（痛症），渗裂（血证）。

种子：补肝肾，壮阳固精。用于委哟（阳痿），漏精（遗精），腰膝酸痛，濑幽（遗尿），尿频，兵白带（带下病）。

附方　（1）闷（胸痹）：韭菜15 g，郁金、香附、厚朴、桃仁各10 g，瓜蒌壳12 g，红花6 g，水煎服。

（2）反胃：韭菜15 g，苏叶10 g，生姜6 g，盐适量，与泥鳅一起煮食。

（3）林得叮相（跌打损伤）：韭菜根、松树二层皮各适量，捣烂酒炒，热敷患处。

Coenggep

【 Cohyw 】 Coenggep.

【 Coh'wnq 】 Benjcai.

【 Goekgaen 】 Dwg coenggep doenghgo bwzhozgoh.

【 Yienghceij Daegdiemj 】 Gorum maj lai bi, miz heiqrang lumj coeng suenq. Miz ganj laj namh maj vangmat. Ganjgyaep maj baenznyup. Mbawz baenzdiuz, mban, saedsim, raze 15~30 lizmij, gvangq 1.5~8.0 hauzmij. Vadingz saeumwnz, ciengzseiz miz 2 limq daengj, sang 25~60 lizmij, baihlaj hwnj byukmbaw, lupmeh mbiengj dog aqseg roxnaeuz 2~3 seg, va loenq le lij mbouj doek ; gyaeujva lumj liengj yiengh buenq giuz roxnaeuz loq lumj giuz, miz haujlai va mbangbyagbyag, gaenqva iq beij mbaw iemjva mauhva raez 2~4 boix, gizgoek miz mbawlup iq, caiqlix gizgoek geij duj gaenqva iq lij deng mbawlup ndeu humxbau hwnjdaeuj ; va saekhau, mbaw iemjva mauhva ciengzseiz miz meg cungqgyang saekheu roxnaeuz saek heuhenj, raez 4~7 hauzmij, seiva raez doxdaengh, ciemq mbaw iemjva mauhva 2/3~4/5 raez, goek doxbe lij caeuq mbaw iemjva mauhva nemmaj, gizdoxliz lumj samgak gaeb, ranzceh lumj giuz luenzsoem dingjbyonj, miz 3 limq luenz, baihrog miz nengq iq doed hwnjdaeuj. 7~9 nyied haiva dawzmak.

【 Diegmaj Faenbouh 】 Guengjsae gak dieg cungj miz vunz ndaem, guek raeuz gizyawz miz vunz ndaem lailai.

【 Gij Guhyw Ywcuengh 】

Giz guhyw　Daengx go、rag、ceh.

Singqfeih　Manh、gam、raeuj.

Goeng'yungh　Daengx go roxnaeuz rag : Leih roenhaeux, diuz lohlungz, bouj makhaw, cawz nitdoeg. Yungh youq vixyoq, louhcing, dungxfan, dungx raeng, oklengxhanh, binghhloemqlwed, laemx doek deng sieng, aekmaz aekgenx, bingh'indot, iemqlwed.

Ceh : Bouj daep mak, cangyangz gu cingh.Yungh youq, vixnyoq, louhcing, ndokndang gaeknaet, nyouhraix, nyouhniuj, binghbegdaiq.

Danyw　（1）Aekmaz aekgenx : Coenggep 15 gwz, yiginh、yanghfu、houbuz gak 10 gwz, byukgvelouh 12 gwz, hoengzvah 6 gwz, cienq raemx gwn.

（2）Dungxfan : Coenggep 15 gwz, sijsu 10 gwz, hing ndip 6 gwz, gyu habliengh, caeuq byanouq doxgyaux cawj gwn.

（3）Laemx doek deng sieng : Rag coenggep、daihngeih caengz naeng faexcoengz habliengh, dub yungz gyaux laeuj cauj, nat oep giz in.

449

九画

显齿蛇葡萄

【药 材 名】显齿蛇葡萄。

【别　　名】田婆茶、红五爪金龙、乌蔹、苦练蛇、藤茶、龙须茶、金丝苦练。

【来　　源】葡萄科植物显齿蛇葡萄 Ampelopsis grossedentata（Hand. Mazz.）W. T. Wang。

【形态特征】木质藤本，全株无毛。卷须二叉状

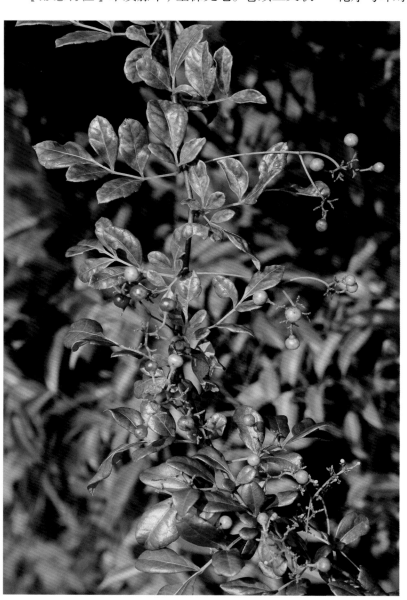

分枝。一至二回羽状复叶，长 7~17 cm，枝顶部叶为一回羽状复叶，最下羽片具小叶 3 片；小叶片长圆状披针形或狭椭圆形，长 2~5 cm，宽 0.8~2.5 cm，先端长渐尖，边缘具明显锯齿或小锯齿；顶生小叶具柄，侧生小叶无柄；叶柄 1~2 cm。花两性，聚伞花序与叶对生，总花梗长 1.5~3.5 cm；花绿色；花萼碟形；花瓣 5 枚，卵椭圆形；雄蕊 5 枚；花柱钻形。浆果近球形，直径 6~10 mm，成熟时红色。花期 5~8 月，果期 8~12 月。

【生境分布】生于山地灌木丛、石上、林中、沟边。广西主要分布于全州、资源、龙胜、富川、昭平、岑溪、灵山、防城港、南宁、宁明、平南、平果、靖西、田林、隆林、南丹、天峨、巴马、河池、金秀、三江等地，江西、福建、湖北、广东、贵州、云南等省也有分布。

【壮医药用】

药用部位　地上部分。

性味　甘、淡，寒。

功用　调火路，清热毒，除湿毒。用于黄标（黄疸），贫痧（感冒），货烟妈（咽痛），火眼（急性结膜炎），呗脓（痈肿），狼尹（疖肿）。

附方　（1）黄标（黄疸）：显齿蛇葡萄 15 g，马蹄金 20 g，水煎服。

（2）贫痧（感冒）：显齿蛇葡萄、丁癸草各 15 g，九头狮子草 20 g，水煎服。

Gaeucazvan

【Cohyw】Gaeucazvan.

【Coh'wnq】Denzbozcaz、hajcauj ginhlungz hoengz、vuhgen、gujlensez、dwngzcaz、lungzsihcaz、ginhswh gujlen.

【Goekgaen】Dwg gaeucazvan doenghgo buzdauzgoh.

【Yienghceij Daegdiemj】Gogaeu baenz faex，daengx go mbouj miz bwn. Mumhgienj song nga dok nye. 1~2 hoiz mbaw fuzyez lumj bwnroeg，raez 7~17 lizmij，mbaw byai nye dwg fuzyez lumj bwnroeg hoiz dog，mbaw ceiq laj miz mbawlwg 3 mbaw；mbawlwg luenzraez byai menh soem roxnaeuz luenzbenj gaeb，raez 2~5 lizmij，gvangq 0.8~2.5 lizmij，byai raez menhmenh soem，henzbien miz heujgawq roxnuaeuz heujgawq iq yienhda；mbawlwg gwnzdingj mbaw lwg miz gaenq，song henz mbawlwg mbouj miz gaenz；gaenzmbaw 1~2 lizmij. Va songsingq，gij va comzliengj caeuq mbaw maj doxdoiq，gaenq vahung raez 1.5~3.5 lizmij；va heu；iemjva lumj deb；mbawva 5 mbaw，lumj mwnzgyaeq；simva boux 5 diuz；saeuva lumj cuenq. Makraemx gaenh luenzgiuz，hunggvangq 6~10 hauzmij，geq le hoengz. 5~8 nyied haiva，8~12 nyied dawzmak.

【Diegmaj Faenbouh】Maj youq ndaw cazfaex diegbya、gwnz rin、ndaw ndoeng、hamq mieng. Guengjsae dingzlai maj youq Cenzcouh、Swhyenz、Lungzswng、Fuconh、Cauhbingz、Cwnzhih、Lingzsanh、Fangzcwngzgangj、Nanzningz、Ningzmingz、Bingznanz、Bingzgoj、Cingsih、Denzlinz、Lungzlinz、Nanzdanh、Denhngoz、Bahmaj、Hozciz、Ginhsiu、Sanhgyangh daengj dieg neix，guek raeuz Gyanghsih、Fuzgen、Huzbwz、Guengjdoeng、Gveicouh、Yinznanz daengj sengj neix caemh maj miz.

【Gij Guhyw Ywcuengh】

Giz guhyw　Dingz gwnz dieg.

Singqfeih　Gam、damh、hanz.

Goeng'yungh　Diuz lohhuj，siu ndatdoeg，cawz caepdoeg. Ndaej yw vuengzbiu，baenzsa，conghhoz in，dahuj，baeznong，cezcungj.

Danyw　（1）Vuengzbiu：Gaeucazva 15 gwz，maxdaezgim 20 gwz，cienq raemx gwn.

（2）Baenzsa：Gaeucazvan、dinghgveizcauj gak 15 gwz，rumz saeceij goujgyaeuj 20 gwz，cienq raemx gwn.

九画

显脉金花茶

【药 材 名】金花茶。

【别　　名】金茶花。

【来　　源】山茶科植物显脉金花茶 *Camellia euphlebia* Merr. ex Sealy。

【形态特征】常绿灌木或小乔木，高可达 5 m。叶革质，椭圆形，长 11~19 cm，宽 5.0~7.5 cm，侧脉 9~11 对，叶脉明显，在上面稍下陷，下面隆起；叶柄长 1.0~1.2 cm。花单生或 2~3 朵生于叶腋，花径 3.0~5.5 cm；花梗长 5 mm 或无梗；苞片 7~8 片；萼片 5 枚，近圆形；花瓣 8~9 枚，深黄色，倒卵形，长 3~4 cm；雄蕊，长 3.0~3.5 cm，外轮花丝基部连生；花柱 3 枚，离生，长 2.0~2.5cm。蒴果球形，直径 3.0~4.5 cm，通常 3 室，每室有种子 1~3 粒。花期 11 月至翌年 1 月。

【生境分布】生于土山山谷杂木林中。广西主要分布于防城港。

【壮医药用】

药用部位　叶、花。

性味　叶：微苦、涩，平。花：涩，平。

功用　叶：调龙路，调谷道、水道，清热毒，除湿毒。用于货烟妈（咽痛），屙意咪（痢疾），笨浮（水肿），肉扭（淋证），黄标（黄疸），血压嗓（高血压），高脂血，呗脓（痈肿），水蛊（肝硬化腹水），预防癌症。

花：调龙路，止血。用于血压嗓（高血压），月经过多，高脂血，屙意勒（便血），兵淋勒（崩漏）。

附方　（1）月经过多：金花茶花、元宝草、牛膝各 10 g，水煎服。

（2）屙意勒（便血）：金花茶花 10 g，五月艾、毛稔各 15 g，水煎服。

（3）高脂血：金花茶叶（或花）、大果山楂叶各 6 g，热开水泡当茶饮。

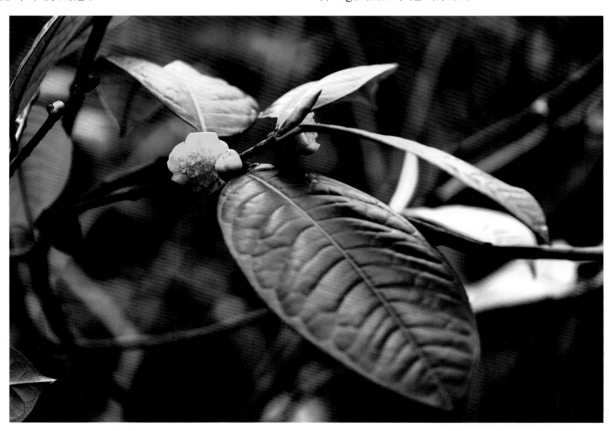

Cazvahenj

【Cohyw】Cazvahenj.

【Coh'wnq】Vahenjcaz.

【Goekgaen】Dwg cazvahenj doenghgo sanhcazgoh.

【Yienghceij Daegdiemj】Doenghgo faexgvanmuz roxnaeuz faexgyauzmuz iq ciengz heu，sang ndaej daengz 5 mij. Mbaw na youh rongh，yiengh luenz gyaeq，raez 11~19 lizmij，gvangq 5.0~7.5 lizmij，nyinzmbaw 9~11 doiq，nyinzmbaw yienhda，baihgwnz loq mboep，baihlaj doed；gaenzmbaw raez 1.0~1.2 lizmij. Va dan seng roxnaeuz miz 2~3 duj hai youq geh nye mbaw，va gvangq 3.0~5.5 lizmij；gaenqva raez 5 hauzmij roxnaeuz mbouj miz gaenq；bauva miz 7~8 dip；dakva miz 5 dip，yiengh loq luenz；limqva miz 8~9 diuz，saek henjgeq，yiengh lumj gyaeq dauqdingq，raez 3~4 lizmij；sim vaboux raez 3.0~3.5 lizmij，seiva hop rog giz goek lienzdid；simva 3 diuz，liz seng，raez 2.0~2.5 lizmi. Gij mak yiengh lumj giuz，cizging 3.0~4.5 lizmij，itbuen miz 3 congh ranzceh，moix congh miz ceh 1~3 naed. 11 nyied daengz bilaeng 1 nyied haiva.

【Diegmaj Faenbouh】Hwnj youq ndaw faexcab ndaw lueg ndoi. Guengjsae cujyau faenbouh youq Fangzcwngzgangj.

【Gij Guhyw Ywcuengh】

Giz guhyw　Mbaw、va.

Singqfeih　Mbaw：Loq haemz、saep，bingz. Va：Saep、bingz.

Goeng'yungh　Mbaw：Diuz lohlungz，diuz roenhaeux、roenraemx，siu ndatdoeg，cawz cumxdoeg. Yungh youq conghhoz in，okhaexmug，baenzfouz，nyouhniuj，vuengzbiu，hezyazsang，hezcihsang，baeznong，yawhfuengz binghngaiz.

Va：Diuz lohlungz，dingz lwed. Yungh youq hezyazsang，dawzsaeg daiq lai，hezcihsang，okhaexlwed，binghhloemqlwed.

Danyw　（1）Dawzsaeg daiq lai：Va cazvahenj、nyadoixmbawx、govaetdauq gak 10 gwz，cienq raemx gwn.

（2）Okhaexlwed：Va cazvahenj 10 gwz、ngaih nguxnyied、gonap gak 15 gwz，cienq raemx gwn.

（3）Hezcihsang：Mbaw cazvahenj（roxnaeuz va）、mbaw sanhcah mak hung gak 6 gwz，cienq raemxgoenj cimq dang caz gwn.

453

九画

显脉香茶菜

【药 材 名】蓝花柴胡。

【别　　名】大叶蛇总管、脉叶香茶菜。

【来　　源】唇形科植物显脉香茶菜 *Isodon nervosus*（Hemsl.）Kudo。

【形态特征】多年生草本，高可达 1 m。根茎呈结节块状。茎直立，四棱形，明显具槽。叶交互对生，薄纸质，披针形至狭披针形，长 3.5~13.0 cm，

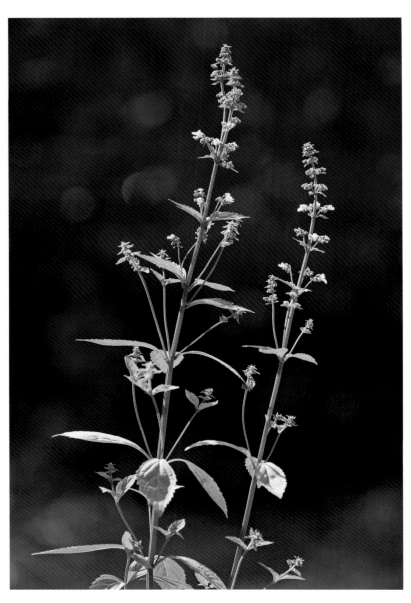

宽 1~2 cm，先端长渐尖，边缘具粗浅齿，两面被柔毛，背面叶脉明显；下部叶柄长 0.2~1.0 cm，上部叶无柄。聚伞花序具花 3~15 朵，于茎顶组成疏散的圆锥花序；花萼紫色，钟形，被微柔毛，萼齿 5 枚，披针形，果时萼增大呈阔钟形，萼齿直伸，三角状披针形；花冠蓝色，长 6~8 mm，冠筒近基部上方呈浅囊状，冠檐二唇形，上唇 4 等裂，裂片长圆形或椭圆形，下唇舟形，较上唇稍长；雄蕊 4 枚，2 强；花柱与雄蕊均伸出花冠外。小坚果卵圆形，长 1.0~1.5 mm。花期 7~10 月，果期 8~11 月。

【生境分布】生于山谷、草丛或林下荫处。广西分布于全州、岑溪、灵山等地，陕西、河南、湖北、江苏、浙江、安徽、江西、广东、贵州、四川等省也有分布。

【壮医药用】

药用部位　全草。

性味　微辣、苦，寒。

功用　解热毒，除湿毒，敛疮。用于黄标（黄疸），东郎（食滞），呗脓显（脓疱疮），能啥能累（湿疹），麦蛮（风疹），渗裆相（烧烫伤），胁痛，额哈（毒蛇咬伤）。

附方　（1）胁痛：蓝花柴胡、柚子树根、黄皮果叶、九里香、香附各 10 g，水煎服。

（2）黄标（黄疸）：蓝花柴胡、过路黄各 10 g，土茵陈 15 g，田基黄、鸡骨草各 20 g，水煎服。

（3）呗脓显（脓疱疮），能啥能累（湿疹）：蓝花柴胡、山芝麻、扛板归各 100 g，水煎洗患处。

Bozojbyaj

【 Cohyw 】 Bozojbyaj.

【 Coh'wnq 】 Sezcungjguenj mbaw hung、byaek mwzyezyanghcaz.

【 Goekgaen 】 Dwg bozojbyaj doenghgo cunzhingzgoh.

【 Yienghceij Daegdiemj 】 Gorum maj lai bi，sang ndaej daengz 1 mij. Ganjrag baenz giet doq lumj ngauq. Ganj daengjsoh，yiengh seiq gak，miz cauz yienhda. Mbaw maj doxcah，lumj ceij mbang，luenzraez gaeb byai menh soem daengz gaebraez byai menh soem，raez 3.5~13.0 lizmij，gvangq 1~2 lizmij，byai raez ciemh soem，henzbien gij heuj dinjco，song mbiengj hwnj bwn'unq，baihlaeng gij megmbaw yienhda；gaenzmbaw baihlaj raez 0.2~1.0 lizmij，mbaw baihlaj mbouj miz gaenq. Gyaeujva comzliengj miz va 3~15 duj，coemz youq gwnzdingj ganj cujbaenz gyaeujva luenzsoem mbangbyag；iemjva saekaeuj，lumj cung，miz bwn loq unq，heujiemj 5 limq，byai menh soem，mwh dawzmak iemj lai hung baenz cung gvangq，heujiemj iet sohsoh，samgak byai menh some；mauhva saeklamz，raez 6~8 hauzmij，doengzmauh gaenh goek baihgwnz baenz aendaeh feuz，yiemhmauh yiengh lumj song gak naengbak，naengbak baihgwnz 4 seg doxdoengz，limq seg raezluenz roxnaeuz bomj，naengbak baihlaj lumj ruz，haemq raez gvaq naengbak baihgwnz；simva boux 4 diuz，2 giengz；saeuva caeuq simva boux cungj iet ok mauhva baihrog daeuj. Makndangj iq lumj gyaeqluenz，raez 1.0~1.5 hauzmij. 7~10 nyied haiva，8~11 nyied dawzmak.

【 Diegmaj Faenbouh 】 Maj youq cauzlak、caznywj roxnaeuz ndawndoeng laj faexraemh. Guengjsae maj youq Cenzcouh、Cwnzhih、Lingzsanh daengj dieg，guek raeuz Sanjsih、Hoznanz、Huzbwz、Gyanghsuh、Cezgyangh、Anhveih、Guengjdoeng、Gveicouh、Swconh daengj sengj caemh maj miz.

【 Gij Guhyw Ywcuengh 】

Giz guhyw　Daengx go.

Singqfeih　Loq manh、haemz、hanz.

Goeng'yungh　Gaij hujdoeg，cawz caepdoeg，hob baez. Yungh youq vuengzbiu，dungx raeng，baeznong，naenghumz naenglot，funghcimj，coemh log sieng，rikdungx in，ngwz haeb.

Danyw　（1）Rikdungx in：Bozojbyaj、ra faexmakbug、mbaw gomakmoed、giujlijyangh、yanghfu gak 10 gwz，cienq raemx gwn.

（2）Vuengzbiu：Bozojbyaj、goluvangz gak 10 gwz，yinhcwnz doj 15 gwz，denzgihvangz、goyexndoeng（gehguzcauj）gak 20 gwz，cienq raemx gwn.

（3）Baeznong，naenghumz naenglot：Bozojbyaj、lwgraz bya、gangzbanjgveih gak 100 gwz，cienq raemx swiq giz in.

455

九画

禺毛茛

【药 材 名】禺毛茛。

【别　　名】自扣草、小苘苘蒜、苘苘蒜、翳子草、自灸草、水芹菜、鸭掌草。

【来　　源】毛茛科植物禺毛茛 *Ranunculus cantoniensis* DC.。

【形态特征】多年生草本，高可达 80 cm。须根伸长簇生。茎直立，上部有分枝，与叶柄均密生黄白色糙毛。三出复叶，基生叶和下部叶叶柄长达 15 cm；叶片宽卵形至肾圆形，长 3~6 cm，宽 3~9 cm。小叶卵形至宽卵形，宽 2~4 cm，2 中裂或 3 中裂，边缘密生锯齿或齿牙，两面贴生糙毛；小叶柄长 1~2 cm，侧生小叶柄较短，生糙毛。上部叶渐小，3 全裂，有短柄至无柄。花序有花较多，疏生；花梗长 2~5 cm，与萼片均生糙毛；萼片卵形，长约 3 mm，开展；花瓣 5 枚，黄色，椭圆形，长 5~6 mm。聚合果近球形，直径约 1 cm。花果期 4~7 月。

【生境分布】生于田边、沟旁水湿地。广西主要分布于南宁、隆安、宾阳、融安、融水、桂林、全州、兴安、灌阳、龙胜、平南、桂平、玉林、容县、北流、百色、平果、靖西、那坡、隆林、凤山、罗城、金秀、大新等地，云南、四川、贵州、广东、福建、台湾、浙江、江西、湖南、湖北、江苏等省区也有分布。

【壮医药用】

药用部位　全草。

性味　微苦、辣，温；有毒。

功用　明目，祛瘴毒，调气道。用于早期角膜白斑，笃瘴（疟疾），墨病（气喘），偏头痛，黄标（黄疸），淋巴癌，鸡眼。

注　本品有毒，一般不宜内服；孕妇和婴幼儿禁用。

附方　（1）墨病（气喘）：禺毛茛适量，捣烂取汁；针挑气喘反应点后，涂上药汁封穴位。

（2）偏头痛：禺毛茛叶 3 片，置百会穴上，用艾灸灸 20 分钟。

（3）黄标（黄疸）：禺毛茛 10 g，白术、苍术各 15 g，水煎，药液低位泡足。

（4）淋巴癌：禺毛茛 6 g，水煎服。

（5）鸡眼：鲜禺毛茛适量，捣烂敷患处（禁止接触患处以外的皮肤）。

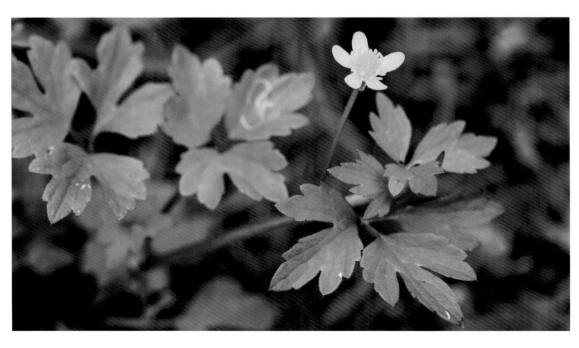

Goginzraemx

【Cohyw】Goginzraemx.

【Coh'wnq】Gogagngaeu、goveizsuenqiq、veizveizsuenq、rumzyiqswj、rumgagcwt、ginzcaiqraemx、godinbit.

【Goekgaen】Dwg goginzraemx doenghgo mauzgwngoh.

【Yienghceij Daegdiemj】Gorum maj geij bi，sang ndaej daengz 80 lizmij. Ragsei ietraez baenz yumq. Ganj daengjsoh，baiggwnz faen nye，caeuq gaenzmbaw cungj miz haujlai bwnco saek henjhau. Sam cwt fuzyez，mbaw majgoek caeuq mbaw biahlaj gaenzmbaw raez daengz 15 lizmij；mbaw gvangq gyaeq daengz luenzmak，raez 3~6 lizmij，gvangq 3~9 lizmij. Mbawq saeq lumj gyaeq daengz gvangq gyaeq，gvangq 2~4 lizmij，2 leggyang roxnaeuz 3 leggyang，henz bien miz haujlai yazgawq roxnaeuz heujfaenz，song mbiengj nemmaj bwnco；gaenzmbaw iq raez 1~2 lizmij，mbaw iq henz gaenq loq dinj，miz bwnco. Mbaw baihgwnz ciemh saeq，3 leg liux，miz gaenq dinj daengz mij gaenz. Gyaeujva miz va loq lai，maj mbang；gaenqva raez 2~5 lizmij，caeuq linxva cungj miz bwnco；mbawlinx lumj gyaeq，raez yaek 3 hauzmij，mbehai；mbawva 5 mbaw，saekhenj，luenzbenj，raez 5~6 hauzmij. Makceh comhab gaenh luenzgiuz，hunggvangq yaek 1 lizmij. 4~7 nyied haiva dawzmak.

【Diegmaj Faenbouh】Hwnj laeng giz dieg cumx henz naz、hamq mieng de. Guengjsae dingzlai hwnj youq Nanzningz、Lungzanh、Binhyangz、Yungzanh、Gveilinz、Cenzcouh、Hingh'anh、Gvanyangz、Lungzswng、Bingznanz、Gveibingz、Yilinz、Yungzyen、Bwzliuz、Bwzswz、Bingzgoj、Cingsih、Nazboh、Lungzlinz、Fungsanh、Lozcwngz、Ginhsiu、Dasinh daengj dieg neix，guek raeuz Yinznanz、Swconh、Gveicouh、Guengjdoeng、Fuzgen、Daizvanh、Cezgyangh、Gyanghsih、Huznanz、Huzbwz、Gyanghsuh daengj sengj gih neix caemh hwnj miz.

【Gij Guhyw Ywcuengh】

Giz guhyw　Daengx go.

Singqfeih　Loq haemz、manh、raeuj；miz doeg.

Goeng'yungh　Rongh da，cawz cangdoeg，diuz roenheiq. Aeu daeuj yw gokda dawzmueg ngamq miz，fatnit，ngaebheiq，mbiengj gyaeujin，vuengzbiu，linzbahngaiz，dagaeq.

Cawq　Go yw neix miz doeg，ceiq ndei mbouj gwn；mehmbwk miz ndang caeuq lwgnyez nomj mboujndaej gwn.

Danyw　（1）Ngaebheiq：Goginzraemx aenqliengh，dub yungz aeu raemx；cim deu diemj fanjwngq ae'ngab le，duz raemxyw fung hezveiq.

（2）Mbiengj gyaeujin：Mbaw goginzraemx 3 mbaw，dwk gwnz bwzveiqyez，aeu ngaizgiuj cwt 20 faencung.

（3）Vuengzbiu：Goginzraemx 10 gwz，bwzsuz、canghsuz gak 15 gwz，cienq raemx，raemxyw cimq ga haemq feuh.

（4）Linzbahngaiz：Goginzraemx 6 gwz，cienq raemx gwn.

（5）Dagaeq：Goginzraemx ndip aenqliengh，dub yungz oep mwnq bingh（mbouj ndaej bungq deng naengnoh giz wnq）.

457

九画

星宿菜

【药 材 名】大田基黄。

【别　　名】红根草、泥鳅草。

【来　　源】报春花科植物星宿菜 *Lysimachia fortunei* Maxim.。

【形态特征】多年生草本，高可达 70 cm，全株无毛，茎、叶两面、花萼裂片背面和花冠裂片均具黑色腺点。根茎横走，紫红色。茎直立，基部紫红

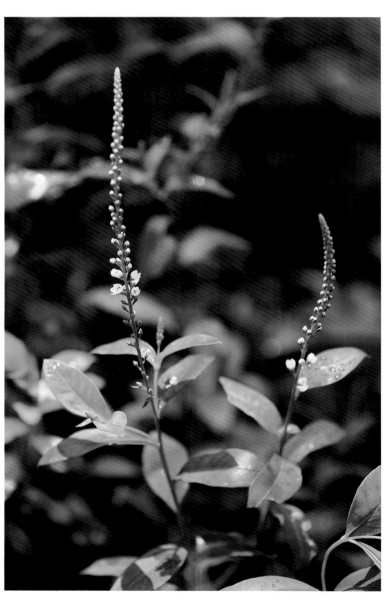

色，少分枝。叶互生，叶片长圆状披针形至狭椭圆形，长 3~11 cm，宽 1.0~2.5 cm，先端渐尖或短渐尖，腺点干后呈粒状突起；近无柄。总状花序顶生，长 10~20 cm，疏花；苞片披针形，长 2~3 mm；花梗长 1~3 mm；花萼裂片卵状椭圆形，有腺状缘毛；花冠白色，长约 3 mm，深 5 裂，裂片卵形；雄蕊 5枚。蒴果球形，褐色，顶端具宿存花柱。花期 6~8月，果期 8~11 月。

【生境分布】生于沟边、田边等低湿处。广西主要分布于南宁、马山、扶绥、玉林、北流、容县、平南、苍梧、横县、昭平、钟山、富川、桂林、灌阳、灵川、那坡、乐业、百色等地，华东、中南、西南地区也有分布。

【壮医药用】

药用部位　全草。

性味　苦、涩，寒。

功用　调龙路、火路，利谷道，清热毒，除湿毒，消肿痛。用于黄标（黄疸），屙泻（泄泻），屙意咪（痢疾），笃瘴（疟疾），喯疳（疳积），鹿勒（呕血），功能性子宫出血，扁桃体炎，货烟妈（咽痛），口疮（口腔溃疡），呗嘻（乳痈），呗脓（痈肿），呗奴（瘰疬），能啥能累（湿疹），林得叮相（跌打损伤），额哈（毒蛇咬伤）。

附方　（1）黄标（黄疸）：大田基黄、水石榴、白花蛇舌草、三姐妹、土茵陈各 10 g，水六谷根 15 g，水煎服。

（2）能啥能累（湿疹）：大田基黄10 g，毛算盘、千里光各 12 g，五色梅、山芝麻各 15 g，忍冬藤 30 g，水煎外洗。

（3）额哈（毒蛇咬伤）：鲜大田基黄适量，捣烂外敷伤口周围（留伤口不敷）。

Byaekraghoengz

【 Cohyw 】 Byaekraghoengz.

【 Coh'wnq 】 Byaeksingsup、gobya'naeuq.

【 Goekgaen 】 Dwg byaekraghoengz doenghgo baucunhvahgoh.

【 Yienghceij Daegdiemj 】 Gorum maj geij bi，sang ndaej daengz 70 lizmij，daengx go mij bwn，ganj、mbaw song mbiengj、iemjva mbawseg baihlaeng caeuq mauhva mbawseg cungj miz diemj raizndaem. Ganjrag byaijvang，aeujhoengz. Ganj daengjsoh，goek aeujhoengz，dok nye noix. Mbaw maj doxcah，mbaw raezluenz byai menh soem daengz gaeb luenzbenj，raez 3~11 lizmij，gvangq 1.0~2.5 lizmij，byai menhmenh soem roxnaeuz dinj menhmenh soem，diemjraiz hawq le baenz naed doedhwnj；gaenh mbouj miz gaenq. Gyaeujva majbyai，raez 10~20 lizmij，va mbang；byakva byai menh soem，raez 2~3 hauzmij；gaenqva raez 1~3 hauzmij；iemjva mbawseg lumj gyaeq benjluenz，miz bwn henzbien lumj diemjraiz；mauhva hau，raez daihgaiq 3 hauzmij，laeg 5 leg，mbawseg lumj gyaeq；simva boux 5 diuz. Makceh luenzgiuz，henjgeq，byai miz saeuva supyouq. 6~8 nyied haiva，8~11 nyied dawzmak.

【 Diegmaj Faenbouh 】 Hwnj hamq mieng、hamq naz doengh dieg daemqcumx neix. Guengjsae dingzlai hwnj laeng Nanzningz、Majsanh、Fuzsuih、Yilinz、Bwzliuz、Yungzyen、Bingznanz、Canghvuz、Hwngzyen、Cauhbingz、Cunghsanh、Fuconh、Gveilinz、Gvanyangz、Lingzconh、Nazboh、Lozyez、Bwzswz daengj dieg neix，guek raeuz Vazdungh、cunghnanz、sihnanz daengj dieg neix caemh miz.

【 Gij Guhyw Ywcuengh 】

Giz guhyw　　Daengx go.

Singqfeih　　Haemz、saep、hanz.

Goeng'yungh　　Diuz lohlungz、lohhuj，leih roenhaeux，siu ndatdoeg，cawz caepdoeg，siu foegin. Ndaej yw vuengzbiu，oksiq，okhaexmug，fatnit，baenzgam，rueglwed，gunghnaengzsing rongzva oklwed，conghhoz in，baknengz，baezcij，baeznong，baeznou，naenghumz naenglot，laemx doek deng sieng，ngwz haeb.

Danyw　（1）Vuengzbiu：Byaekraghoengz、siglouxraemx、golinxngwzvabieg、samcejnuengx、dujyinhcinz gak 10 gwz，ragroekgoekraemx 15 gwz，cienq raemx gwn.

（2）Naenghumz naenglot：Byaekraghoengz 10 gwz，mauzsuenqbuenz、cenhlijgvangh gak 12 gwz，hajsaekmeiz、lwgrazbya gak 15 gwz，gaeuyinjdungh 30 gwz，cienq raemx sab.

（3）Ngwz haeb：Byaekraghoengz ndip habliengh，dub yungz oep baksieng seiqhenz（louz baksieng mbouj oep）.

九画

星毛鸭脚木

【药 材 名】星毛鸭脚木。

【别　　名】七加皮、狭叶鹅掌柴、小星鸭脚木、星毛鹅掌柴。

【来　　源】五加科植物星毛鸭脚木 *Schefflera minutistellata* Merr. ex H. L. Li。

【形态特征】灌木或小乔木，高可达 6 m。当年生小枝密生黄棕色星状茸毛，后毛脱净；髓白色，薄片状。叶有小叶 7~15 片；小叶片卵状披针形至长圆状披针形，长 10~16 cm 或更长，宽 4~6 cm，下面密生小星状茸毛或无毛，边缘全缘或近先端具细齿；叶柄长 12~66 cm，密生星状茸毛或无毛；小叶柄长 1~7 cm，密生星状茸毛或无毛。圆锥花序顶生，长 20~40 cm，主轴和分枝幼时密生黄棕色星状茸毛，后毛渐脱稀而呈淡黄灰色；伞形花序有花 10~30 朵；总花梗和花梗、花萼多少被星状茸毛；花萼倒圆锥形，5 裂，裂片三角形；花瓣三角形至三角状卵形，长 2~3 mm；雄蕊 5 枚；子房 5 室。果球形，有 5 棱，直径约 4 mm，有毛或几无毛，有宿存萼齿；宿存花柱长约 2 mm。花期 9 月，果期 10 月。

【生境分布】生于山地密林或疏林中。广西主要分布于南宁、马山、上林、融水、龙胜、那坡、乐业、田林、隆林、金秀等地，云南、贵州、湖南、广东、江西、福建等省也有分布。

【壮医药用】

药用部位　根皮、茎皮。

性味　辣、苦，温。

功用　祛风毒，祛寒毒，通龙路、火路。用于贫痧（感冒），发旺（痹病），胴尹（胃痛），林得叮相（跌打损伤），夺扼（骨折），三叉神经痛。

附方　（1）贫痧（感冒）：星毛鸭脚木茎皮、三姐妹各 10 g，三叉苦、扶芳藤各 15 g，水煎服。

（2）林得叮相（跌打损伤）：星毛鸭脚木根皮 15 g，苏木 10 g，骨碎补 30 g，麦冬 12 g，水煎服。

（3）三叉神经痛：星毛鸭脚木茎皮 20 g，两面针 15 g，辛夷花 6 g，水煎服。

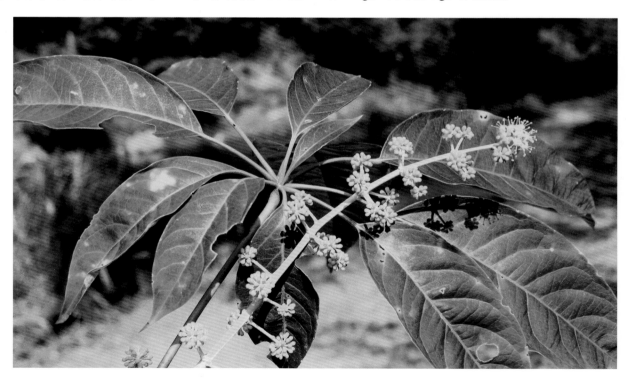

Godinbit

【 Cohyw 】 Godinbit.

【 Coh'wnq 】 Caetgyahbiz、godinhanq、faexdinbit、faexdinhanq.

【 Goekgaen 】 Dwg godinbit doenghgo vujgyahgoh.

【 Yienghceij Daegdiemj 】 Go faexcaz roxnaeuz faexsang iq，sang ndaej daengz 6 mij. Nyezlwg maj bi de miz haujlai bwnyungz lumj ndau henjgeq，liuxle loenq seuq；ngviz hau，lumj benq mbang. Mbaw miz mbawlwg 7~15 mbaw；mbawlwg lumj gyaeq byai menh soem daengz raezluenz byai menh soem，raez 10~16 lizmij roxnaeuz lai raez，gvangq 4~6 lizmij，baihlaj miz haujlai bwnyungz lumj ndaulwg roxnaeuz mij bwn，henzbien lawx roxnaeuz gaenh byai miz heuj saeq；gaenzmbaw raez 12~66 lizmij，mizz haujlai bwnyungz lumj ndau roxnaeuz mij bwn；gaenz mbawlwg raez 1~7 lizmij，miz haujlai bwnyungz lumj ndau roxnaeuz mij bwn. Gyaeujva luenzsoem maj byai，raez 20~40 lizmij，sugcawj dem faennyez mwhoiq miz haujlai bwnyungz lumj ndau henjgeq，doeklaeng bwn menhmenh doek mbang lij baenz henjmongdamh；gyaeujva lumj liengj miz va 10~30 duj；gaenq vagoek caeuq gaenqva，linxva lainoix miz bwnyungz lumj ndau；linxva luenzsoem dauqbyonj，5 leg，mbawleg samgak；mbawva samgak daengz samgak dangq gyaeq，raez 2~3 hauzmij；simva boux 5 diuz；rugva 5 rug. Mak luenzgiuz，miz 5 limqgak，hung yaek 4 hauzmij，miz bwn roxnaeuz gaenh mij bwn，miz heujlinx supyouq；saeuva supyouq raez yaek 2 hauzmij. 9 nyied haiva，10 nyied dawzmak.

【 Diegmaj Faenbouh 】 Hwnj gwnz ndoi ndaw ndoeng faex ndaet roxnaeuz ndaw ndoeng faex mbang. Guengjsae dingzlai hwnj laeng Nanzningz、Majsanh、Sanglinz、Yungzsuij、Lungzswng、Nazboh、Lozyez、Denzlinz、Lungzlinz、Ginhsiu daengj dieg neix，guek raeuz Yinznanz、Gveicouh、Huznanz、Guengjdoeng、Gyanghsih、Fuzgen daengj sengj neix caemh miz.

【 Gij Guhyw Ywcuengh 】

Giz guhyw   Naengrag、naengganj.

Singqfeih   Manh、haemz、raeuj.

Goeng'yungh   Cawz fungdoeg，cawz caepdoeg，doeng lohlungz、lohhuj. Ndaej yw baenzsa，fatvangh，dungx in，laemx doek deng sieng，ndokraek，samnga sinzgingh in.

Danyw （1）Baenzsa：Naengganj godinbit、samcejnuengx gak 10 gwz，samngahaemz、gaeufuzfangh gak 15 gwz，cienq raemx gwn.

（2）Laemx doek deng sieng：Naengrag godinbit 15 gwz，somoeg 10 gwz，ndoksoiqbouj 30 gwz，mwzdungh 12 gwz，cienq raemx gwn.

（3）Samnga sinzgingh in：Naengganj godinbit 20 gwz，liengjmencimh 15 gwz，vasinhyiz 6 gwz，cienq raemx gwn.

九画

响铃豆

【药 材 名】响铃豆草。

【别　　名】马口铃、假花生、黄疸草。

【来　　源】蝶形花科植物响铃豆 *Crotalaria albida* Heyne ex Roth。

【形态特征】多年生直立草本，株高 80 cm。全株被柔毛。植株多分枝，通常细弱。单叶互生；叶片倒卵形、长圆状椭圆形或倒披针形，长 1.0~2.5 cm，宽 0.5~1.2 cm，两面被柔毛；叶柄近无。总状花序顶生或腋生，有花 20~30 朵，花序长达 20 cm；苞片丝状，长约 1 mm；花梗长 3~5 mm；花萼二唇形，上唇 2 齿，下唇 3 齿，均有短毛；花冠淡黄色，旗瓣椭圆形且长 6~8 mm，冀瓣长圆形且约与旗瓣等长，龙骨瓣弯曲几达 90° 角；雄蕊 10 枚，花丝下部合生。荚果短圆柱形，长约 1 cm，无毛；种子 6~12 粒。花果期 5~12 月。

【生境分布】生于荒地路旁及山坡疏林下。广西各地均有分布，安徽、江西、福建、湖南、贵州、广东、海南、四川、云南等省也有分布。

【壮医药用】

药用部位　全草。

性味　微苦，平。

功用　清热毒，祛湿毒，消肿痛，杀虫止痒。用于黄标（黄疸），中暑发得（发热），耳鸣耳聋，唃痄（痄积），屙泻（泄泻），屙意咪（痢疾），年闹诺（失眠），呗嘻（乳痈），惹脓（中耳炎），呗脓（痈肿），目赤肿痛。

附方 （1）耳鸣耳聋：响铃豆草 12 g，石菖蒲 10 g，水煎服。

（2）年闹诺（失眠）：响铃豆草 15 g，制半夏 10 g，水煎服。

（3）惹脓（中耳炎）：响铃豆草、葫芦茶各 15 g，磨盘草、三叉苦各 30 g，水煎服。

（4）黄标（黄疸）：①响铃豆草、香茅草、叶下珠、金钱草、石菖蒲各 30 g，水煎泡澡。②鲜响铃豆草 70 g，水煎，冲红糖适量服。

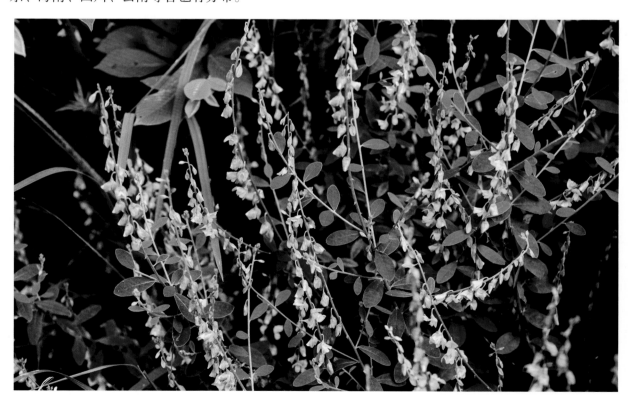

Duhlingzringh

【 Cohyw 】Duhlingzringh.

【 Coh'wnq 】Golingzbakmax、duhcwx、nyavangzdamj.

【 Goekgaen 】Dwg duhlingzringh doenghgo dezhingzvahgoh.

【 Yienghceij Daegdiemj 】Gorum daengjsoh maj lai bi，daengx go sang 80 lizmij. Daengx go hwnj bwn'unq. Baenz go dingzlai dok nye，ciengzseiz saeqnyieg. Mbaw dog maj doxcah；mbaw yienghgyaeq dingjbyonj、mwnzgyaeq raez roxnaeuz menh soem dauqbyonj maj，raez 1.0~2.5 lizmij，gvangq 0.5~1.2 lizmij，song mbiengj hwnj bwn'unq；gaenzmbaw cadi mbouj miz. Gyaeujva baenzroix maj dingj roxnaeuz maj eiq，miz va 20~30 duj，gyaeujva raez 20 lizmij；mbawlup lumj sei，raez aiq 1 hauzmij；ganjva raez 3~5 hauzmij；iemjva yiengh song fwijbak，fwij baihgwnz 2 heuj，fwij baihlaj 3 heuj，cungj miz bwn dinj；mauhva saek henjoiq，limqgeiz yiengh mwnzgyaeq caemhcaiq raez 6~8 hauzmij，limqfwed yiengh luenzraez caeuq limqgeiz raez aiq doxdoengz，limqgizlungz van'gungj cadi daengz 90° gok；simva boux 10 diuz，seiva giz baihlaj hobmaj. Faekduh yiengh luenzsaeu dinj，raez aiq 1 lizmij，mbouj miz bwn；ceh 6~12 naed. 5~12 nyied haiva dawzmak.

【 Diegmaj Faenbouh 】Maj youq diegfwz henzroen roxnaeuz bya'ndoi ndawndoeng faexmbang. Guengjsae gak dieg cungj hwnj miz，guek raeuz Anhveih、Gyanghsuh、Fuzgen、Huznanz、Gveicouh、Guengjdoeng、Haijnanz、Swconh、Yinznanz daengj sengj caemh hwnj miz.

【 Gij Guhyw Ywcuengh 】

Giz guhyw　Daengx go.

Singqfeih　Loq haemz，bingz.

Goeng'yungh　Cingj hujdoeg，cawz caepdoeg，siu foegin，gaj non dingz humz. Yungh youq vuengzbiu，fatsa fatndat，rwzokrumz rwznuk，baenzgam，oksiq，okhaexmug，ninz mbouj ndaek，baezcij，rwznong，baeznong，dahoengz foegin.

Danyw　（1）Rwzokrumz rwznuk：Duhlingzringh 12 gwz，gosipraemx 10 gwz，cienq raemx gwn.

（2）Ninz mbouj ndaek：Duhlingzringh 15 gwz，cibuenqhah 10 gwz，cienq raemx gwn.

（3）Rwznong：Nyaduhlingzringh cazbou gak 15 gwz，rumbuenzmuh、gosamveng gak 30 gwz，cienq raemx gwn.

（4）Vuengzbiu：① Duhlingzringh、gohazrang、nya'gvanjdouj（golwgluengh）、godinmax、gosipraemx gak 30 gwz，cienq raemx swiq ndang. ② Duhlingzringh ndip 70 gwz，goen raemx，cung habliengh dangznding gwn.

贴生石韦

【药材名】贴生石韦。

【别　　名】上树咳、石头蛇、上树龟。

【来　　源】水龙骨科植物贴生石韦 *Pyrrosia adnascens*（Sw.）Ching。

【形态特征】植株高可达 12 cm。根状茎细长，攀缘附生于树干或岩石上，密生鳞片；鳞片披针形，长渐尖头，边缘具睫毛，淡棕色或深棕色。叶远生，二型，肉质。不育叶柄长 1.0~1.5 cm，关节连接处被鳞片，向上被星状毛；叶片小，倒卵状椭圆形或椭圆形，长 2~4 cm，宽 8~10 mm，两面被星状毛，下面较密。能育叶条状至狭被针形，长 8~15 cm，宽 5~8 mm。孢子囊群着生于内藏小脉顶端，聚生于能育叶片中部以上，熟后扩散，无囊群盖，幼时被星状毛覆盖，淡棕色，熟时汇合，砖红色。

【生境分布】攀缘附生于树干或岩石上。广西主要分布于苍梧、贵港、北流、玉林、博白、防城港、龙州、南宁、合浦、东兴、金秀、扶绥、宁明、龙州、百色、凌云等地，台湾、福建、广东、海南、云南等省区也有分布。

【壮医药用】

药用部位　全草。

性味　淡、甜，微凉。

功用　调龙路、火路，清热毒，消肿痛。用于航靠谋（痄腮），呗奴（瘰疬），额哈（毒蛇咬伤），勒爷贫痧（小儿感冒）高热，诺嚎尹（牙痛），货烟妈（咽痛），吐血，埃病（咳嗽），肾结石，林得叮相（跌打损伤）。

附方　（1）航靠谋（痄腮）：贴生石韦 20 g，六月雪 30 g，半夏、陈皮、生甘草各 10 g，茯苓 25 g，水煎服。

（2）呗奴（瘰疬）：贴生石韦 30 g，夏枯草、天花粉、土茯苓各 15 g，川贝 6 g，瓜蒌、茯苓、陈皮、桔梗各 10 g，水煎服。

（3）肾结石：贴生石韦 30 g，水煎服。

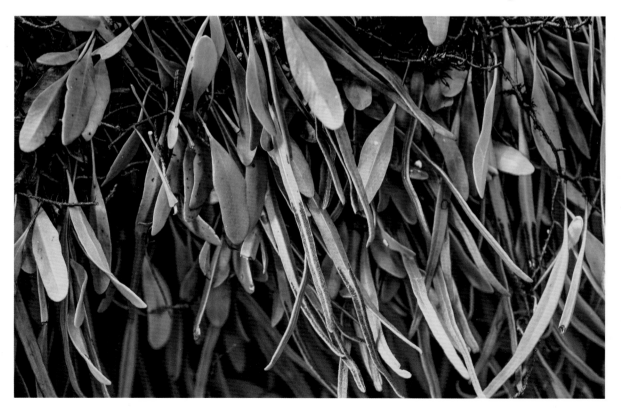

Go'ngwzrin

【Cohyw】Go'ngwzrin.

【Coh'wnq】Aegwnzfaex、ngwzrin、fwgwnzfaex.

【Goekgaen】Dwg go'ngwzrin doenghgo suijlungzguzgoh.

【Yienghceij Daegdiemj】Go sang goj daengz 12 lizmij. Ganjrag saeq raez， duenghruenz bengxmaj youq ngefaex roxnaeuz gwnzrin， limqgyaep nyaednyub；limqgyaep byai ciemh soem， raez ciemh soem gyaeuj， henzbien miz bwndaraemx， saekdaep damh roxnaeuz saekdaep geq. Mbaw did gyae， song cungj， baenz noh， mbaw mbouj ndaej didfat de gaenq raez 1.0~1.5 lizmij， mwnq hoh doxciep de miz limqgyaep， doxhwnj miz gij lumj bwn ndau；mbaw iq， luenzbomj lumj gyaeq dauqdingq roxnaeuz luenzbomj， raez 2~4 lizmij， gvangq 8~10 hauzmij， song mienh bwn lumj bwn ndau， baihlaj haemq nyaed. Mbaw ndaej didfat de baenz diuz daengz byai gaeb ciemh soem， raez 8~15 lizmij， gvangq 5~8 hauzmij. Rongzdaeh bauswj didmaj youq dingjbyai diuz meg iq yo ndaw de， comz maj youq mbaw ndaej didfat mwnq cungqgyang doxhwnj de， majdingh le couh banhsanq， mij fa daeh， mwh oiq miz gij lumj bwn ndau de goemq dwk， saekdaep damh， majdingh le couh doxgyonj， saek hoengz lumj cien.

【Diegmaj Faenbouh】Duenghruenz bengx hwnj youq nyefaex roxnaeuz gwnz rin. Gvangsih dingzlai hwnj youq Canghvuz、Gveigangj、Bwzliuz、Yilinz、Bozbwz、Fangzcwngzgangj、Lungzcouh、Nanzningz、Hozbuj、Dunghhingh、Ginhsiu、Fuzsuih、Ningzmingz、Lungzcouh、Lingzyinz daengj dieg， guek raeuz Daizvanh、Fuzgen、Guengjdoeng、Haijnanz、Yinznanz daengj sengj gih caemh hwnj miz.

【Gij Guhyw Ywcuengh】

Giz guhyw　　Daengx go.

Singqfeih　　Damh、van， loq liengz.

Goeng'yungh　　Diuz lohlungz、lohhujz， siu ndat doeg， siu gawh'in. Ndaej yw hangzgauqmou， baeznou， ngwz haeb， lwgnyez baenzsa fatndat， heujin， conghhoz in， rueglwed， baenzae， mak gietrin， laemx doek deng sieng.

Danyw　　（1）Hangzgauqmou：Go'ngwzrin 20 gwz， go'ndokmax 30 gwz， buenqya、naenggam、gamcauj ndip gak 10 gwz， fuzlingz 25 gwz， cienq raemx gwn.

（2）Baeznou：Go'ngwzrin 30 gwz， yaguhcauj、denhvahfwnj、dojfuzlingz gak 15 gwz， conhbei 6 gwz， gvalaeuz、fuzlingz、naenggam、gizgwnj gak 10 gwz， cienq raemx gwn.

465

九画

钟乳石

【药 材 名】钟乳石。

【别 名】石钟乳、钟乳、芦石。

【来 源】碳酸盐类矿物方解石族方解石的钟乳状集合体下端较细的圆柱形管状部分。主要成分为碳酸钙（$CaCO_3$）。

【性状特征】钟乳状集合体，略呈圆锥形或圆柱形。表面白色、灰白色或棕黄色，粗糙，凹凸不平。体重，质硬，断面较平整，白色至浅灰白色，对光观察具闪星状的亮光，近中心常有一圆孔，圆孔周围有多数浅橙黄色同心环层。气微，味微咸。

【生境分布】产于山岩洞穴中。广西部分地区有分布，陕西、湖北、四川、贵州、云南等省也有分布。

【壮医药用】

性味 甜，温。

功用 温肺，补阳，调气道，下乳汁。用于寒痰内蕴引起的埃病（咳嗽），腰膝冷痛，胴尹（胃痛）泛酸，委哟（阳痿），乳汁不通。

附方 （1）委哟（阳痿）：钟乳石、阳起石、菟丝子、千斤拔各20 g，淫羊藿、韭菜子各15 g，水煎服。

（2）妇女产后乳汁不通：钟乳石、王不留行各10 g，水煎，药液兑入穿山甲粉2 g调匀温服。

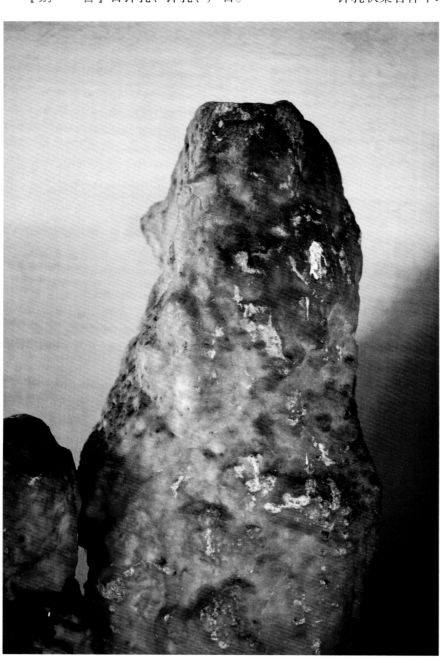

Rinvueng

【 Cohyw 】 Rinvueng.

【 Coh'wnq 】 Rinsizcunghyuj、rincunghyuj、rinluzsiz.

【 Goekgaen 】 Dwg fanghgaijsiz gvangq dansonhyenz loih fanghgaijsiz cuz yienghceij saeu luenz lumj guenj nei gyaeuj laj lai iq. Cujyau cingzfaenh dwg dansonhgai.

【 Singqyiengh Daegdiemj 】 Cizhozdij yiengh cunghyuj，loq soem luenz roxnaeuz saeu'nduen. Baihrog saekhau、saek monghau roxnaeuz saek henjgeq，co，mboepmboep doeddoed mbouj bingz. Naek，geng，mienh buq hai haemq bingz，saekhau daengz saek monghau oiq，ciuq rongh yawj miz rongh lumj ndaundeiq yaepmed，gyawj cungqgyang ciengz miz aen conghluenz ndeu，conghluenz seiqhenz miz haujlai caengz doengzsimgvaengz saek henj makdoengj oiq. Heiq noix，feih loq hamz.

【 Diegmaj Faenbouh 】 Youq ndaw congh gamj miz. Guengjsae bouhfaenh dieg miz faenbouh，guek raeuz Sanjsih、Huzbwz、Swconh、Gveicouh、Yinznanz daengj sengj hix miz faenbouh.

【 Gij Guhyw Ywcuengh 】

Singqfeih　Van，raeuj.

Goeng'yungh　Raeuj bwet，bouj yiengz，diuz roenheiq，roengz cij. Ndaej yw myaizliengz yo youq ndaw yinxhwnj baenzae，hwet caeuq gyaeujhoq nit in，dungx in haizsoemj，vizyoq，cij mbouj doeng.

Danyw　（1）Vizyoq：Rinvueng、rinyangzgijsiz、gogimsienq、goragdingh gak 20 gwz，goyinzyangzhoz、coenggep gak 15 gwz，cienq raemx gwn.

（2）Mehmbwk canj gvaq cij mbouj doeng：Rinvueng、vangzbuliuzhingz gak 10 gwz，cienq raemx，raemxyw bungq haeuj mbaduzlinh 2 gwz gyaux yinz rumh le gwn.

467

九画

钩吻

【药 材 名】断肠草。

【别　　名】葫蔓藤、大茶根、大茶叶、大茶药。

【来　　源】马钱科植物钩吻 *Gelsemium elegans*（Gardn. et Champ.）Benth.。

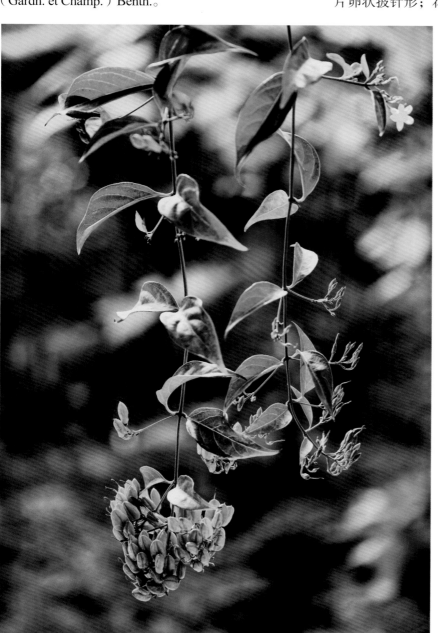

【形态特征】常绿木质藤本，长可达 12 m。小枝圆柱形。叶片膜质，卵形、卵状长圆形，长 5~12 cm，宽 2~6 cm，顶端渐尖；叶柄长 6~12 mm。花密集，组成顶生和腋生的三歧聚伞花序；花萼裂片卵状披针形；花冠黄色，漏斗状，长 12~19 mm，内面有淡红色斑点；雄蕊 5 枚；柱头上部 2 裂。蒴果卵形或椭圆形，长 1.0~1.5 cm，熟时开裂，黑色；种子扁平。花期 5~11 月，果期 7 月至翌年 3 月。

【生境分布】生于山坡、路旁的草丛或灌木丛中。广西各地均有分布，江西、福建、台湾、湖南、广东、海南、贵州、云南等省区也有分布。

【壮医药用】

药用部位　根或全株。

性味　苦、辣，温；有大毒。

功用　消肿痛，杀虫，止痒。外用于呗脓（痈肿），林得叮相（跌打损伤），夺扼（骨折），痂（癣），能唅能累（湿疹），麻风。

注　本品有大毒，禁止内服，外用慎用；孕妇和婴幼儿禁用。

附方　（1）痂（癣），能唅能累（湿疹）：断肠草全株、小飞扬各适量，水煎洗患处。

（2）痂怀（牛皮癣）：断肠草全株、巴戟天、吴茱萸各 15 g，加热猪油浸泡 12 小时，取油适量外涂患处。

Gaeunguenx

【Cohyw】Gaeunguenx.

【Coh'wnq】Gaeugei、gaeunuem、mbawdacaz、ywdacaz.

【Goekgaen】Dwg gogaeunguenx doenghgo majcenzgoh.

【Yienghceij Daegdiemj】Dwg cungj gaeu lumj faex ciengz heu，raez ndaej daengz 12 mij. Nyesaeq yiengh saeuluenz. Mbaw unq youh mbang，lumj aen'gyaeq、yiengh lumj aen'gyaeq yiengh luenzraez，raez 5~12 lizmij，gvangq 2~6 lizmij，gwnzdingj menhmenh bienq soem；gaenzmbaw raez 6~12 hauzmij. Va haemq deih，gyoebbaenz sam nga vahsi comzliengj maj gwnzdingj caeuq maj goekmbaw；iemjva veuq lumj aen'gyaeq yiengh longzcim；mauhva saekhenj，yiengh lumj aenlaeuh，raez 12~19 hauzmij，baihndaw miz diemjraiz saek hoengzmaeq；simva boux 5 diuz；gwnz gyaeujsaeu veuq guh song. Makhawq lumj aen'gyaeq roxnaeuz yienghbomj，raez 1.0~1.5 lizmij，cug le veuq hai，saekndaem；cehbenjbingz. Geiz haiva 5~11 nyied，geiz dawzmak 7 nyied daengz bi daihngeih 3 nyied.

【Diegmaj Faenbouh】Maj youq ndaw caznywj gwnz bo、henz roen roxnaeuz ndaw faexcaz. Guengjsae gak dieg cungj miz faenbouh，guek raeuz Gyanghsih、Fuzgen、Daizvanh、Huznanz、Guengjdoeng、Haijnanz、Gveicouh、Yinznanz daengj sengj gih hix miz faenbouh.

【Gij Guhyw Ywcuengh】

Giz guhyw　Rag caeuq daengx go.

Singqfeih　Haemz、manh、raeuj；haemq doeg.

Goeng'yungh　Siu foeg dingz in，gaj non，dingz humz. Rogyungh aeu daeuj yw baeznong，laemx doek deng sieng，ndokraek，gyak，naenghumz naenglot，mazfung.

Cawq　Cungj yw neix haemq doeg，gimq gwn，rogyungh aeu siujsim；mehdaiqndang caeuq lwgnding gimq yungh.

Danyw　（1）Gyak，naenghumz naenglot：Daengx go gaeunguenx、nyagvanjdouj gak dingz ndeu，cienq raemx swiq giz bingh.

（2）Gyakvaiz：Daengx go gaeunguenx、gaeusaejgaeq、cazlad gak 15 gwz，dwk maenzndat cimq 12 aen cungdaeuz，aeu dingz maenz ndeu cat giz bingh.

钩藤

【药　材　名】钩藤。

【别　　　名】金钩藤、膜叶钩藤、单钩藤、双钩藤。

【来　　　源】茜草科植物钩藤 Uncaria rhyncho-phylla（Miq.）Miq. ex Havil.。

【形态特征】常绿木质藤本，长可达 10 m。小枝四棱形，嫩枝具白粉。叶腋具成对或单生的钩。叶对生，具短柄；叶片纸质，卵状披针形或椭圆形，长 5~12 cm，宽 3~7 cm，先端渐尖，上面光亮，下面在脉腋内常具束毛，略呈粉白色，干后变褐红色；托叶 2 深裂，裂片条状钻形。头状花序单生于叶腋或顶生，花冠直径 0.5~1.5 cm；总花梗长 2~5 cm；花黄色，花冠合生，上部 5 裂，裂片外被粉状柔毛；雄蕊 5 枚；子房下位。蒴果倒卵形或椭圆形，被疏柔毛，具宿存萼。种子两端具翅。花果期几乎全年。

【生境分布】生于山谷疏林下和溪边灌木丛中。广西各地均有分布，陕西、安徽、浙江、江西、福建、湖北、湖南、广东、四川、贵州、云南等省也有分布。

【壮医药用】

药用部位　根、带钩茎枝、地上部分。

性味　微甜，寒。

功用　调龙路、火路，利谷道，清热毒，祛风毒，除湿毒。根用于坐骨神经痛，发旺（痹病），林得叮相（跌打损伤）；带钩茎枝用于兰嘌（眩晕），血压嗓（高血压），巧尹（头痛），贫痧（感冒），狠风（小儿惊风），嘧疳（疳积），胴尹（胃痛），林得叮相（跌打损伤），发旺（痹病），麻邦（偏瘫）；地上部分用于坐骨神经痛，发旺（痹病），林得叮相（跌打损伤），巧尹（头痛），狠风（小儿惊风）。

附方　（1）兰嘌（眩晕），血压嗓（高血压）：钩藤、夏枯草各 12 g，香附子 6 g，千斤拔 15 g，水煎服。

（2）狠风（小儿惊风）：钩藤 12 g，灯心草、生姜各 6 g，生石膏、葱叶各 30 g，水煎服。

（3）发旺（痹病）：钩藤根或茎叶适量，水煎外洗患处。

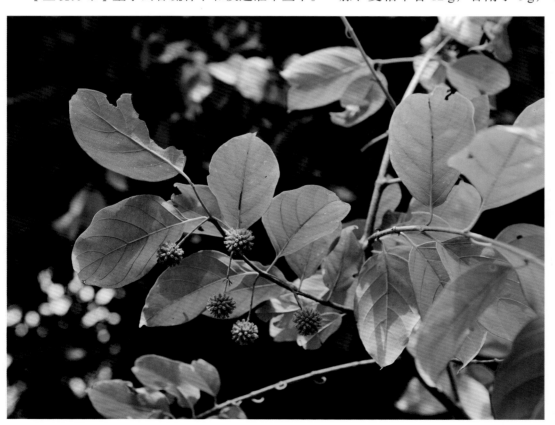

Gaeugvaqngaeu

【Cohyw】Gaeugvaqngaeu.

【Coh'wnq】Gaeungaeugim、gaeungaeu mozyez、gaeungaeudog、gaeusongngaeu.

【Goekgaen】Dwg gaeugvaqngaeu doenghgo gencaujgoh.

【Yienghceij Daegdiemj】Gogaeu lumj faex sikseiq heu，raez ndaej daengz 10 mij. Nyelwg seiq limq gak，nyeoiq miz mbahau. Eiqmbaw miz ngaeu baenzdoiq roxnaeuz gagdog，Mbaw majdoiq，miz gaenzdinj；mbaw mbang lumjceij，lumj gyaeq byai menh soem roxnaeuz luenzbenj，raez 5~12 lizmij，gvangq 3~7 lizmij，byai ciemh soem，baihgwnz ronghwenq，baihlaj ndaw eiqmeg dingzlai miz yup bwn ndeu，loq haudamh，hawq le bienq moenqhoengz；dakmbaw 2 leg laeg，mbawseg baenz diuz soem conq. Gyaeujva baenzgiuz gag maj eiqmbaw roxnaeuz gwnz byai，mbouj suenq mauhva cizging 0.5~1.5 lizmij；gaenz vahung raez 2~5 lizmij；va henj，mauhva doxnem，baihgwnz 5 leg，mbawseg rog miz bwn'unq lumj mba；simva boux 5 diuz；rugceh youqlaj. Makceh lumj gyaeq dauqbyonj roxnaeuz luenzbenj，miz bwn'unq mbang，miz iemjva suplw. Ceh song gyaeuj miz fwed. Ca mbouj geijlai baenz bi haiva dawzmak.

【Diegmaj Faenbouh】Hwnj ndaw ndoeng faex mbang ndaw lueg caeuq ndaw faexcaz hamq rij. Guengjsae gak dieg cungj miz，guek raeuz Sanjsih、Anhveih、Cezgyangh、Gyanghsih、Fuzgen、Huzbwz、Huznanz、Guengjdoeng、Swconh、Yinznanz、Gveicouh daengj sengj neix caemh miz.

【Gij Guhyw Ywcuengh】

Giz guhyw　Rag、ganjnye daiq ngaeu、dingz gwnz dieg.

Singqfeih　Loq van，hanz.

Goeng'yungh　Diuz lohlungz、lohhuj，leih roenhaeux，siu ndatdoeg，cawz fungdoeg，cawz caepdoeg. Rag ndaej yw coguz sinzgingh in，fatvangh，laemx doek dengsieng；ganjnye daiq ngaeu ndaej yw ranzbaenq，hezyazsang，gyaeujin，baenzsa，hwnjfung，baenzgam，dungx in，laemx doek deng sieng，fatvangh，mazmbangj；dingz gwnz dieq ndaej yw coguz sinzgingh in，fatvangh，laemx doek deng sieng，gyaeujin，hwnjfung.

Danyw　（1）Ranzbaenq，hezyazsang：Gaeugvaqngaeu、yaguhcauj gak 12 gwz，yanghfuswj 6 gwz，cenhginhbaz 15 gwz，cienq raemx gwn.

（2）Hwnjfung：Gaeugvaqngaeu 12 gwz，dwnghsinhcauj、hingndip gak 6 gwz，siggaundip、mbawcoeng gak 30 gwz，cienq raemx gwn.

（3）Fatvangh：Rag dem ganjmbaw gaeugvaqngaeu habliengh，cienq raemx sab mwnq maz.

471

九画

香椿

【药 材 名】香椿。

【别　　名】椿白皮、红椿、椿芽树、椿芽木、椿树。

【来　　源】棟科植物香椿 *Toona sinensis*（Juss.）Roem.。

【形态特征】落叶乔木，高可达 25 m。树皮粗糙，深褐色，片状脱落。偶数羽状复叶，长 30~50 cm 或更长；小叶 16~20 片，对生或互生，卵状披针形或卵状长椭圆形，长 9~15 cm，宽 2.5~4.0 cm，边缘全缘或具小锯齿；叶具长柄，小叶柄长 5~10 mm。圆锥花序顶生，花芳香，具短花梗；花萼 5 齿裂或浅波状；花瓣 5 枚，白色，长圆形，长 4~5 mm；雄蕊 10 枚，其中 5 枚能育、5 枚退化；子房和花盘无毛，每室有胚珠 8 颗。蒴果狭椭圆形，长 2.0~3.5 cm，深褐色；种子上端有膜质的长翅。花期 6~8 月，果期 10~12 月。

【生境分布】生于山地杂木林或疏林中。广西各地均有分布，其他省区均有分布。

【壮医药用】

药用部位　根或根皮、嫩枝、叶、果。

性味　苦、涩，温。

功用　通龙路、火路，祛风毒，除湿毒，止血，止痛。根或根皮用于发旺（痹病），兵淋勒（崩漏）；根皮还用于屙意咪（痢疾），屙泻（泄泻），鹿勒（呕血），屙意勒（便血），隆白呆（带下），产后尊寸（脱肛），脱发；嫩枝和叶用于屙意咪（痢疾），血压嗓（高血压），约经乱（月经不调），委哟（阳痿）；果用于胴尹（胃痛）。

附方　（1）兵淋勒（崩漏）：香椿根、大叶紫珠各 20 g，仙鹤草 30 g，水煎服。

（2）脱发：香椿根皮、黑芝麻、制黄精、枸杞子各等量，研末制成蜜丸（约 6 g），每天 2 次，每次 1 丸。

（3）委哟（阳痿）：香椿嫩枝 30 g，韭菜子 10 g，肉桂 6 g，狗肉 250 g，水炖，调食盐少许，食肉喝汤。

（4）约经乱（月经不调），血压嗓（高血压）：鲜香椿嫩叶 50 g，加去壳鸡蛋 1 个，调食盐少许，炒熟食用。

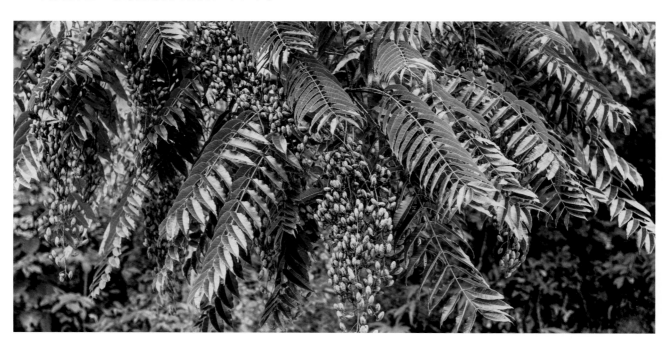

Gocin

【Cohyw】Gocin.

【Coh'wnq】Cinnaenghau、cinhoengz、faexcinnyaz、cunhyazmuz、faexcin.

【Goekgaen】Dwg gocin doenghgo lengoh.

【Yienghceij Daegdiemj】Go faexsang loenq mbaw, sang ndaej daengz 25 mij. Naengfaex cocab, henjgeqlaep, baenz vengq duetdoek. Mbaw fuzyez lumj bwnzroeg soqsueng, raez 30~50 lizmij roxnaeuz lai raez; mbawlwg 16~20 mbaw, maj doxdoiq roxnaeuz maj doxcah, lumj gyaeq byai menh soem roxnaeuz lumj gyaeq luenzraez, raez 9~15 lizmij, gvangq 2.5~4.0 lizmij, henzbien lawx roxnaeuz miz heujgawq iq; mbaw miz gaenz raez, gaenz mbawlwg raez 5~10 hauzmij. Gyaeujva luenzsoem maj byai, va homrang, miz gaenzva dinj; linxva 5 heujlig roxnaeuz bohlangq feuh; mbawva 5 mbaw, hau, raezluenz, raez 4~5 hauzmij; simva boux 10 diuz, ndawde 5 diuz ndaej yuz、5 diuz gungz; rugva caeuq buenzva mij bwn, rugrug miz beihcuh 8 naed, Mak gaeb luenzbenj, raez 2.0~3.5 lizmij, henjgeqlaep; ceh gwnz byai miz fwed raez mbang i. 6~8 nyed haiva, 10~12 nyied dawzmak.

【Diegmaj Faenbouh】Hwnj ndaw bya ndaw ndoeng faexcab roxnaeuz ndoeng faex mbang. Guengjsae gak dieg cungj miz, guek raeuz gizyawz sengj gih cungj miz.

【Gij Guhyw Ywcuengh】

Giz guhyw　Rag roxnaeuz naengrag、nyeoiq、mbaw、mak.

Singqfeih　Haemz、saep、raeuj.

Goeng'yungh　Doeng lohlungz、lohhuj, cawz fungdoeg, cawz caepdoeg, dingz lwed, dingz in. Rag roxnaeuz naengrag ndaej yw fatvangh, binghloemqlwed; naengrag lij ndaej yw okhaexmug, oksiq, rueglwed, okhaexlwed, roengzbegdaiq, miz lwg le damhangx roed, loenq byoem; nyeoiq caeuq mbaw ndaej yw okhaexmug, hezyazsang, dawzsaeg luenh, vizyoq; mak ndaej yw dungx in.

Danyw　（1）Binghloemqlwed：Rag gocin、swjcuhmbawaeuj gak 20 gwz, senhhozcauj 30 gwz, cienq raemx gwn.

（2）Loenq byoem：Naengrag gocin、lwgrazdaem、ceiqvangzcingh、goujgij gak doengzliengh, nienj mienz guh baenz yienzdangz（yaek 6 gwz）, ngoenz 2 mbat, mbat 1 naed.

（3）Vizyoq：Nyeoiq gocin 30 gwz, cehcoenggemq 10 gwz, yuzgveiq 6 gwz, nohma 250 gwz, aeuq aeu, dwk di gyu, gwn noh gwn dang.

（4）Dawzsaeg luenh, hezyazsang：Mbawoiq gocin ndip 50 gwz, dwk 1 aen gyaeq cawz byak, dwk di gyu, ceuj cug gwn.

473

九画

香蓼

【药 材 名】香蓼。

【别　　名】粘毛蓼、水毛蓼。

【来　　源】蓼科植物香蓼 *Polygonum viscosum* Buch.-Ham. ex D. Don。

【形态特征】一年生草本，高可达 90 cm。植株具香味；茎枝、托叶鞘、花序梗和苞片均被长糙硬毛及腺毛。茎直立或上升，多分枝。叶互生，卵状披针形或椭圆状披针形，长 5~15 cm，宽 2~4 cm，基部楔形，沿叶柄下延，两面被糙硬毛并密生短缘毛；托叶鞘膜质，筒状，具长缘毛。总状花序穗状，长 2~4 cm，花紧密，数个花序再组成圆锥状；苞片漏斗状，边缘疏生长缘毛，每苞片内具花 3~5 朵；花被 5 深裂，淡红色，花被片椭圆形，长约 3 mm；雄蕊 8 枚；花柱 3 枚。瘦果宽卵形，具 3 棱，黑褐色，包于宿存花被内。花期 7~9 月，果期 8~10 月。

【生境分布】生于路旁湿地、沟边草丛中。广西主要分布于南宁、马山、上林、扶绥、宁明等地，国内东北部、东部、中部、南部以及陕西、四川、云南、贵州等省也有分布。

【壮医药用】

药用部位　全草。

性味　辣，平。

功用　理气除湿，健胃消食。用于贫痧（感冒），胴尹（胃痛），屙泻（泄泻），东郎（食滞），唛瘴（疳积），发旺（痹病）。

附方　（1）贫痧（感冒）：香蓼、枫树叶、三叉苦各 50 g，黄荆叶 15 g，山银花叶 100 g，水煎温浴。

（2）发旺（痹病）：香蓼、大钻、七叶莲各 50 g，小钻 10 g，钩藤根 100 g，水煎，用毛巾浸湿药水热敷患处。

（3）屙泻（泄泻）：鲜香蓼 15 g，切碎，加鸡蛋 1 个搅匀，调油盐适量，煎熟食用。

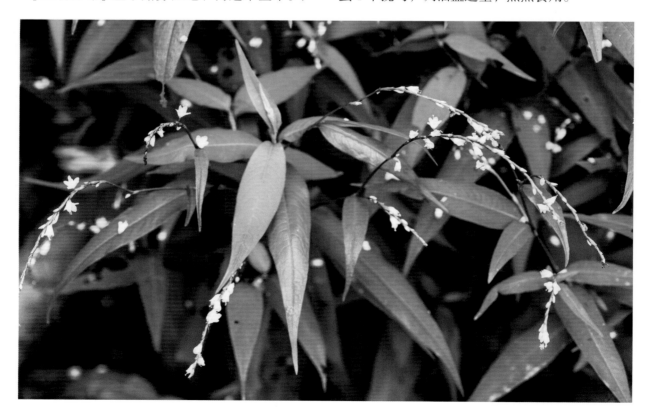

Feqrang

【 Cohyw 】 Feqrang.

【 Coh'wnq 】 Feqbwnnemz、feqbwnraemx.

【 Goekgaen 】 Dwg feqrang doenghgo liugoh.

【 Yienghceij Daegdiemj 】 Gorum maj bi ndeu，sang ndaej daengz 90 lizmij. Baenz go miz heiqrang ; ganj nye、faek dakmbaw、gaenq gyaeujva caeuq byakva cungj miz bwn ndangj co raez dem bwnhanh. Ganj daengjsoh roxnaeuz swnghwnj，faen nye lai. Mbaw maj doxcah，yeingh gyaeq byai menh soem roxnaeuz yiengh luenzbenj byai menh soem，raez 5~15 lizmij，gvangq 2~4 lizmij，goek sot，ciz gaenzmbaw iet roengz，song mbiengj miz bwn ndangjco lij miz haujlai benhenz dinj ; faek dakmbaw mbang，lumj doengz，miz bwnhenz raez. Gyaeujva baenz riengz，raez 2~4 lizmij，va ndaetmaed，geij ndaek gyaeujva dauq comzbaenz luenzsaeusoem ; mbawbyak lumj aenlouh，henzbien miz haujlai bwnhenz，mbawmbaw byak ndaw miz va 3~5 duj ; dujva 5 leglaeg，hoengzdamh，mbawva luenzbenj，raez 3 hauzmij ; simva boux 8 diuz ; saeuva 3 diuz. Majceh gvangq gyaeq，miz 3 gak，henjgeqndaem，duk youq ndaw mbawva supyouq. 7~9 nyied haiva，8~10 nyied dawzmak.

【 Diegmaj Faenbouh 】 Hwnj bangx roen diegcumx、hamq mieng ndaw rumz. Guengjsae dingzlai hwnj laeng Nanzningz、Majsanh、Sanglinz、Fuzsiuh、Ningzmingz daengj dieg neix，guek raeuz baih doengbaek、baidoeng、baih cungqgyang、baihnamz dem Sanjsih、Swconh、Yinznanz、Gveicouh daengj sengj neix caemh miz.

【 Gij Guhyw Ywcuengh 】

Giz guhyw Daengx go.

Singqfeih Manh，bingz.

Goeng'yungh Diuz heiq cawz caep，ciengx dungx doeng saej. Ndaej yw baenzsa，dungx in，oksiq，dungx raeng，baenzgam，fatvangh.

Danyw （1）Baenzsa : Feqrang、mbaeraeu、samngahaemz gak 50 gwz，mbaw vangzgingh 15 gwz，mbaw ngaenzvabya 100 gwz，cienq raemx raeuj swiq ndang.

（2）Fatvangh : Feqrang、daihconq、lienzcaetmbaw gak 50 gwz，siujconq 10 gwz，raggaeungaeu 100 gwz，cienq raemx，aeu sukbaq cimq mbaeq raemxyw le oep mwnq bingh.

（3）Oksiq : Feqrang ndip 15 gwz，roenq soiq，dwk gyaeq 1 aen ndau yinz，dwk gyu youz aenqliengh，cien cug le gwn.

九画

香皮树

【药 材 名】香皮树。

【别　　名】亚婆膏、浮罗泡花树。

【来　　源】清风藤科植物香皮树 *Meliosma fordii* Hemsl.。

【形态特征】乔木，高可达 10 m。树皮灰色。小枝、叶柄、叶背及花序均被褐色柔毛。单叶；叶柄长 1.5~3.5 cm；叶片倒披针形或披针形，长9~25 cm，宽 2.5~8.0 cm，先端渐尖或钝，基部狭楔形，下延，边缘全缘或近顶部具锯齿。圆锥花序顶生或近顶生，三至五回分枝，花径 1.0~1.5 mm，花梗长 1.0~1.5 mm，萼片 4 枚或 5 枚，宽卵形，背面疏被柔毛；外面 3 枚花瓣近圆形，直径约 1.5 mm，内面 2 枚花瓣长约 0.5 mm，2 裂达中部；雄蕊长约0.7 mm；雌蕊长约 0.8 mm。果近球形或扁球形，直径 3~5 mm；核具明显的网纹突起，中肋隆起。花期 5~7 月，果期 8~10 月。

【生境分布】生于热带和亚热带常绿林中。广西各地均有分布，云南、贵州、广东、湖南、江西、福建等省也有分布。

【壮医药用】

药用部位　树皮、叶。

功用　补阴液，调谷道。用于屙意囊（便秘），货烟妈（咽痛）。

附方　（1）屙意囊（便秘）：香皮树叶 6 g，土人参 15 g，千斤拔 20 g，水煎服。

（2）货烟妈（咽痛）：香皮树叶、两面针各15 g，水煎，药液蒸汽熏咽喉部。

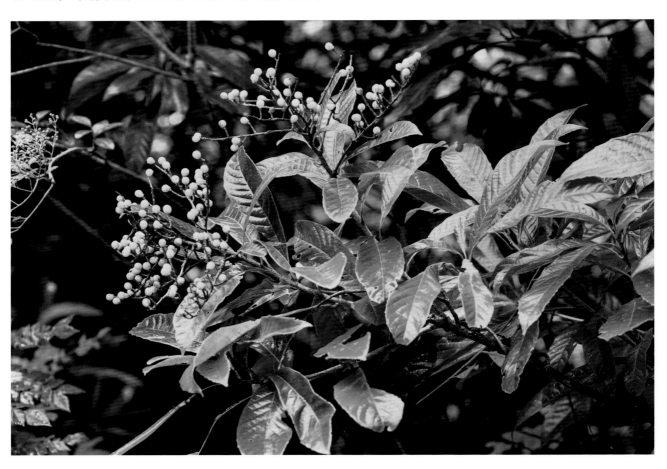

Maexnaengrang

【Cohyw】 Maexnaengrang.

【Coh'wnq】 Gaumehlaux、faexvabopfouz.

【Goekgaen】 Dwg maexnaengrang doenghgo cinghfunghdwngzgoh.

【Yienghceij Daegdiemj】 Faexsang，sang ndaej daengz 10 mij. Naengfaex mong. Nyelwg、gaenzmbaw、laeng mbaw dem gyaeujva cungj miz bwn'unq henjgeq. Mbaw dog；gaenqmbaw raez 1.5~3.5 lizmij；mbaw byai menh soem dauqbyonj roxnaeuz byai menh soem，raez 9~25 lizmij，gvangq 2.5~8.0 lizmij，byai menh soem roxnaeuz bumx，goek sot gaeb，ietroengz，henzbien lawx roxnaeuz gaenh gwnz byai miz heujgawq. Gyaeujva luenzsoem maj gwnz byai roxnaeuz gaenh gwnz byai maj，sam daengz haj hoiz faennye，va hung 1.0~1.5 hauzmij，gaenqva raez 1.0~1.5 hauzmij，linxva 4 mbaw roxnaeuz 5 mbaw，gvangq gyaeq，baihlaeng miz bwn'unq mbang；baihrog 3 mbaw mbawva gaenh luenz，hung yaek 1.5 hauzmij，baihndaw 2 mbaw mbawva raez yaek 0.5 hauzmij，2 leg daengz cungqgyang；simva boux raez yaek 0.7 hauzmij；sim vameh raez yaek 0.8 hauzmij. Mak gaenh luenzgiuz roxnaeuz giuzbenj，hung 3~5 hauzmij；ceh miz vaenxmuengx doedhwnj yienhda，sej gyang mojhwnj. 5~7 nyied haiva，8~10 nyied dawzmak.

【Diegmaj Faenbouh】 Hwnj ndaw ndoeng heu gvaq bi yezdai roxnaeuz yahyezdai. Guengjsae gak dieg cungj miz，guek raeuz Yinznanz、Gveicouh、Guengjdoeng、Huznanz、Gyanghsih、Fuzgen daengj sengj neix caemh miz.

【Gij Guhyw Ywcuengh】

Giz guhyw　Naengfaex、mbaw.

Goeng'yungh　Bouj raemxyaem，diuz roenhaeux. Ndaej yw okhaexndangj，conghhoz in.

Danyw　（1）Okhaexndangj：Mbaw maexnaengrang 6 gwz，dujyinzsinh 15 gwz，cenhginhbaz 20 gwz，cienq raemx gwn.

（2）Conghhoz in：Mbaw maexnaengrang、liengjmencimh gak 15 gwz，cienq raemx，fwi raemxyw oenq laj hoz.

477

九画

秋枫

【药 材 名】秋枫。

【别　　名】常绿重阳木、大秋枫、重阳木、樟木。

【来　　源】大戟科植物秋枫 *Bischofia javanica* Blume。

【形态特征】常绿大乔木，高可达 40 m。树皮粗糙，灰色或灰褐色。三出复叶；总叶柄长 8~20 cm；侧生小叶柄长 0.5~2.0 cm，顶生小叶柄长 2~5 cm；小叶片卵形或长椭圆形，长 7~15 cm，宽 4~8 cm，先端急尖或短尾状渐尖，边缘具疏锯齿。圆锥状花序腋生，花小，雌雄异株，无花瓣；雄花序长 8~13 cm，雄花雄蕊 5 枚，退化子房盾状；雌花序长 15~27 cm，子房 3~4 室，花柱 3~4 枚。浆果球形，直径 6~15 mm，褐色或淡红色；种子褐色，半圆形。花果期均为全年。

【生境分布】生于山谷阴湿林中，常见于沟边近水处。广西主要分布于南宁、融安、融水、桂林、梧州、防城港、上思、浦北、平南、博白、北流、百色、平果、德保、靖西、那坡、凌云、田林、西林、隆林、昭平、河池、天峨、都安、金秀、宁明、龙州、大新等地，国内西南、中南、华东各省区也有分布。

【壮医药用】

药用部位　根、树皮、叶。

性味　酸、涩，凉。

功用　祛风毒，除湿毒，消肿痛。用于发旺（痹病），屙意咪（痢疾），呗脓（痈肿），能啥能累（湿疹）。

附方　（1）能啥能累（湿疹）：鲜秋枫叶适量，水煎外洗患处。

（2）发旺（痹病）：秋枫根 100 g，加白酒 500 mL 浸泡 30 天，取药酒 25 mL 饮用，另取药酒适量外擦患处。

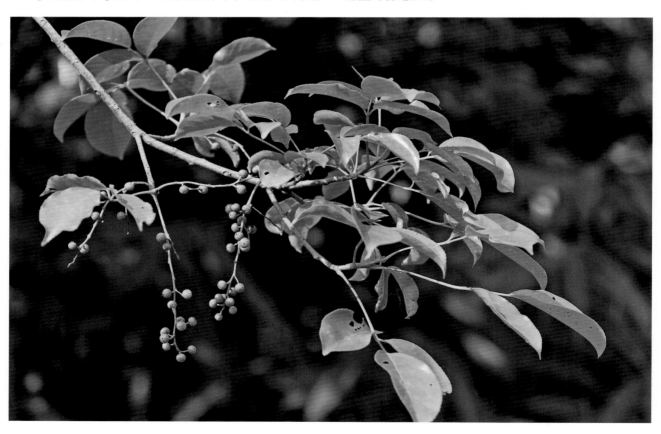

Faexcoufung

【Cohyw】Faexcoufung.

【Coh'wnq】Faexcungzyangzciengzheu、faexcoufunghung、faexcungzyangz、faexliengz.

【Goekgaen】Dwg go faexcoufung doenghgo dagizgoh.

【Yienghceij Daegdiemj】Dwg faexgyauzmuz hung ciengz heu，sang ndaej daengz 40 mij. Naengfaex cocad，saekmong roxnaeuz saek henjgeq mong. Mbaw dwg doxdab sam caengz did okdaeuj；mbaw meh gij gaenq raez 8~20 lizmij；mbaw iq henz gij gaenq raez 0.5~2 lizmij，gwnzdingj mbaw iq gij gaenz raez 2~5 lizmij；mbaw iq yiengh lumj gyaeq roxnaeuz luenz gyaeq raez，raez 7~15 lizmij，gvangq 4~8 lizmij，giz byai soemset roxnaeuz yiengh lumj rieng dinj cugciemh soem，henz bien miz heujgawq caxcang. Vahsi yiengh lumj yenzcuih hai youq geh nye mbaw，va iq，goboux gomeh mbouj doengz，mbouj miz dipva；foengq vaboux raez 8~13 lizmij；Sim vaboux 5 dug，doiqvaq ranzceh yiengh lumj bajdunbaiz；foengq vameh raez 15~27 lizmij，ranzceh 3~4 aen，simva 3~4 dug. Aenmak yiengh lumj giuz，cizging 6~15 hauzmij，saek henjgeq roxnaeuz hoengzoiq；naedceh saek henjgeq，buenq luenz. Cungj dwg daengx bi haiva.

【Diegmaj Faenbouh】Hwnj youq ndawlueg ndaw ndoengfaex cumxraemh，ciengz youq giz henz mieng gaenh raemx. Guengjsae cujyau faenbouh youq Nanzningz、Yungz'anh、Yungzsuij、Gveilinz、Vuzcouh、Fangzcwngzgangj、Sangswh、Bujbwz、Bingznanz、Bozbwz、Bwzliuz、Bwzswz、Bingzgoj、Dwzbauj、Cingsih、Nazboh、Lingzyinz、Denzlinz、Sihlinz、Lungzlinz、Cauhbingz、Hozciz、Denhngoz、Duh'anh、Ginhsiu、Ningzmingz、Lungzcouh、Dasinh daengj dieg，guek raeuz saenamz、cungqnamz、Vazdungh gak sengj gih hix miz faenbouh.

【Gij Guhyw Ywcuengh】

Giz guhyw　Rag、naengfaex、mbaw.

Singqfeih　Soemj、saep、liengz.

Goeng'yungh　Siu rumzdoeg，cawz cumxdoeg，siu foegin. Yungh youq fatvangh，okhaexmug，baeznong，naenghumz naenglot.

Danyw　（1）Naenghumz naenglot：Mbaw faexcoufung sien habliengh，cienq raemx rog swiq giz in.

（2）Fatvangh：Rag faexcoufung 100 gwz，gya laeujbieg 500 hauzswngh cimq 30 ngoenz，aeu laeujyw 25 hauzswngh gwn，lingh aeu laeujyw habliengh rog cat giz in.

479

九画

秋海棠

【药材名】秋海棠。

【别　　名】大叶半边莲、大破血子。

【来　　源】秋海棠科植物秋海棠 *Begonia grandis* Dryand.。

【形态特征】多年生草本，高可达 80 cm。根状茎近球形，具密集细长纤维状根。茎多分枝。茎生叶互生，叶片宽卵形至卵形，长 8~20 cm，宽 6~18 cm，先端渐尖至长渐尖，基部心形，偏斜，边缘具三角形浅齿，齿尖带短芒，并常呈波状或宽三角形的极浅齿，掌状脉 7~9 条，背面带紫红色；叶柄长 4.0~13.5 cm，带紫红色。花葶高 7~9 cm，花粉红色，直径 2.5~3.5 cm，三回或四回二歧聚伞状，花序梗长 4.5~7.0 cm；雄花花梗长约 8 mm，花被片 4 枚，雄蕊多数；雌花花梗长约 2.5 cm，花被片 3 枚，子房长圆柱形。蒴果长圆柱形，长 1.5~3.0 mm，具 3 翅；果梗长约 3.5 cm。花期 7 月开始，果期 8 月开始。

【生境分布】生于阴湿处。广西主要分布于柳城、凌云、乐业、都安等地，河北、河南、山东、陕西、四川、贵州、湖南、湖北、安徽、江西、浙江、福建等省也有分布。

【壮医药用】

药用部位　全草。

性味　酸、涩，凉。

功用　通龙路、火路，清热毒，消肿痛。用于货烟妈（咽痛），呗脓（痈肿），额哈（毒蛇咬伤），发旺（痹病），林得叮相（跌打损伤），痤疮。

附方　（1）货烟妈（咽痛）：秋海棠 15 g，罗汉果 1 个，射干 10 g，水煎代茶饮。

（2）痤疮：秋海棠、红藤菜各 30 g，皂角刺 10 g，水煎服。

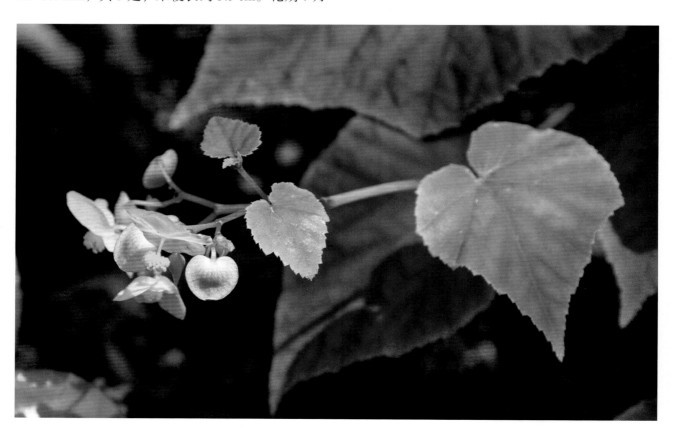

Najbaenzyen

【 Cohyw 】 Najbaenzyen.

【 Coh'wnq 】 Lienzmbiengjhung、daihboyezdwj.

【 Goekgaen 】 Dwg najbaenzyen doenghgo ciuhhaijdangzgoh.

【 Yienghceij Daegdiemj 】 Gorum maj geij bi, sang ndaej daengz 80 lizmij. Ganj lumj rag gaenh luenzgiuz, miz rag lumj nginz saeqraez maedmaed. Ganj faen nyez lai. Mbaw majganj maj doxcah, mbaw gvangq gyaeq daengz lumj gyaeq, raez 8~20 lizmij, gvangq 6~18 lizmij, byai menh soem daengz menh soem raez, goek lumj mbi, mizdi mat, henzbien miz heujfeuh samgak, byai heuj miz gaiz dinj, lij dingzlai lumj bohlangq roxnaeuz gvangq samgak heuj feuhfeuh, meg lumj bajfwngz 7~9 diuz, baihlaeng daz saekaeuj ; gaenzmbaw raez 4.0~13.5 lizmij, daz saek hoengzaeuj. Dingzva sang 7~9 lizmij, va hoengzmaeq, hung 2.5~3.5 lizmij, sam hoiz roxnaeuz seiq hoiz song nga lumj comzliengj, gaenq gyaeujva raez 4.5~7.0 lizmij ; gaenqva vaboux raez yaek 8 hauzmij, dujva 4 mbaw, simva boux lai diuz ; gaenqva vameh raez yaek 2.5 lizmij, mbawva 3 mbaw, rugva raez luenzsaeu. Mak raezluenzsaeu, raez 1.5~3.0 hauzmij, miz 3 fwed ; gaenqmak raez yaek 3.5 lizmij. 7 nyied caux haiva, 8 nyied caux dawzmak.

【 Diegmaj Faenbouh 】 Hwnj mwnq dieg cumxmbaeq de. Guengjsae dingzlai hwnj laeng Liujcwngz、Lingzyinz、Lozyez、Duh'anh daengj dieg neix, guek raeuz Hozbwz、Hoznanz、Sanhdungh、Sanjsih、Swconh、Gveicouh、Huznanz、Huzbwz、Anhveih、Gyanghsih、Cezgyangh、Fuzgen daengj sengj neix caemh miz.

【 Gij Guhyw Ywcuengh 】

Giz guhyw　Daengx go.

Singqfeih　Soemj、saep, liengz.

Goeng'yungh　Doeng lohlungz、lohhuj, siu doeghuj, siu gawh in. Ndaej yw conghhoz in, baeznong, ngwz haeb, fatvangh, laemx doek deng sieng, hwnjcaeuz.

Danyw　（1）Conghhoz in : Najbaenzyen 15 gwz, lozhangoj 1 aen, seganh 10 gwz, cienq raemx guh caz gwn.

（2）Hwnjcaeuz : Najbaenzyen、byaekgaeuhoengz gak 30 gwz, oensauqgoz 10 gwz, cienq raemx gwn.

侯钩藤

【药 材 名】广钩藤。

【别　　名】钩藤、挂勾藤、钓钩藤、双钩藤。

【来　　源】茜草科植物侯钩藤 Uncaria rhynchophylloides F. C. How。

【形态特征】藤本，长可达 13 m。嫩枝方柱形；叶对生，薄纸质，卵形或椭圆状卵形，长 6~9 cm，宽 3.0~4.5 cm，顶端渐尖，基部钝圆，两面均无毛；脉腋窝陷有黏腋毛；叶柄长 5~7 mm；托叶 2 深裂，裂片三角形，脱落。头状花序单生叶腋，不计花冠直径 11 mm，总花梗长 10 mm，或呈单聚伞状排列，总花梗长 5~7 cm；小苞片线形或线状匙形；花近无梗；花萼被长硬毛和绢毛，萼裂片长圆形，长 1.5 mm；花冠管细长，长 12 mm，花冠裂片倒卵形或长圆状倒卵形，长 2.0~2.5 mm；花丝短，花药长圆形；柱头棒形。小蒴果无柄，倒卵状椭圆形，长 8~10 mm，宽 3.0~3.5 mm，被紧贴黄色长柔毛，具宿存萼裂片。花果期 5~12 月。

【生境分布】生于林中或林缘。广西主要分布于南宁、横县、浦北、钦州、上思、融水、梧州、博白、昭平等地，广东等省也有分布。

【壮医药用】

药用部位　根、带钩茎枝、地上部分。

性味　甜，微寒。

功用　调龙路、火路，利谷道，清热毒，祛风毒，除湿毒。根用于坐骨神经痛，发旺（痹病），林得叮相（跌打损伤）；带钩茎枝用于兰喯（眩晕），血压嗓（高血压），巧尹（头痛），贫痧（感冒），狠风（小儿惊风），喯疳（疳积），胴尹（胃痛），林得叮相（跌打损伤），发旺（痹病），麻邦（偏瘫）；地上部分用于坐骨神经痛，发旺（痹病），林得叮相（跌打损伤），巧尹（头痛），狠风（小儿惊风）。

附方　（1）兰喯（眩晕），血压嗓（高血压）：钩藤、夏枯草各 12 g，香附子 6 g，千斤拔 15 g，水煎服。

（2）狠风（小儿惊风）：钩藤 12 g，灯心草、生姜各 6 g，生石膏、葱叶各 30 g，水煎服。

（3）发旺（痹病）：钩藤根或茎叶适量，水煎外洗患处。

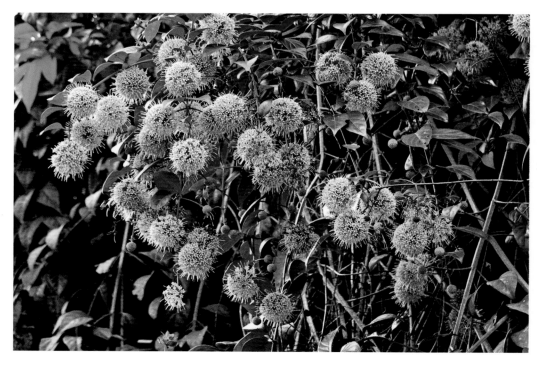

Gaeuoenngaeu

【 Cohyw 】 Gaeuoenngaeu.

【 Coh'wnq 】 Gaeungaeu、Gaeugvaqngaeu、Gaeungaeusep、Gaeusongngaeu.

【 Goekgaen 】 Dwg gaeuoenngaeu doenghgo gencaujgoh.

【 Yienghceij Daegdiemj 】 Gogaeu， raez daengz 13 mij. Nyeoiq saeufueng ； mbaw majdoiq， mbang gyajceij， lumj gyaeq roxnaeuz lumj gyaeq luenzbenj， raez 6~9 lizmij， gvangq 3.0~4.5 lizmij， byai ciemh soem， goek bumx luenz， song mbiengj cungj mij bwn ； meglajeiq miz bwn'eiq nem ； gaenzmbaw raez 5~7 hauzmij ； mbawdak 2 leglaeg， mbawseg samgak， loenqdoek. Gyaeujva gag maj eiqmbaw， mbouj suenq mauhva hung 11 hauzmij， gaenq gyaeujva raez 10 hauzmij， roxnaeuz baenz liengj gag comz baizled， gaenqvahung raez 5~7 lizmij ； mbawbyaklwg baenz diuz roxnaeuz baenz diuz lumj beuzgeng ； va gaenh mij gaenq ； iemjva miz bwnndangj caeuq bwn'unq raez， limq iemjseg luenzraez， raez 1.5 hauzmij， mauhvaguenj saeqraez， raez 12 hauzmij， mbawseg mauhva lumj gyaeq dauqbyonj roxnaeuz raezluenz lumj gyaeq dauqbyonj， raez 2.0~2.5 hauzmij ； seiva dinj， ywva luenzraez ； gyaeusaeu baenz. Makceh iq mij gaenz， luenzbenj lumj gyaeq dauqbyonj， raez 8~10 hauzmij， gvangq 3.0~3.5 hauzmij， miz bwn'unq raez henj nem gaenj， mbawiemjseg lij youq. 5~12 nyied haiva dawzmak.

【 Diegmaj Faenbouh 】 Hwnj ndaw ndoeng roxnaeuz henz ndoeng. Guengjsae dingzlai hwnj laeng Nanzningz、Hwngzyen、Bujbwz、Ginhcouh、Sangswh、Yungzsuij、Vuzcouh、Bozbwz、Cauhbingz daengj dieg neix， guek raeuz Guengjdoeng daengj sengj neix caemh miz.

【 Gij Guhyw Ywcuengh 】

Giz guhyw　Rag、ganjnye daiq ngaeu、dingz gwnz dieg.

Singqfeih　Van， loq hanz.

Goeng'yungh　Diuz lohlungz、lohhuj， leih roenhaeux， siu ndatdoeg， cawz fungdoeg， cawz caepdoeg. Rag ndaej yw coguz sinzgingh in， fatvangh， laemx doek deng sieng ； ganjnye daiq ngaeu ndaej yw ranzbaenq， hezyazsang， gyaeujin， baenzsa， hwnjfung， baenzgam， dungx in， laemx doek deng sieng， fatvangh， mazmbangj ； dingz gwnz dieg ndaej yw coguz sinzgingh in， fatvangh， laemx doek deng sieng， gyaeujin， hwnjfung.

Danyw　（1）Ranzbaenq， hezyazsang：Gaeugvaqngaeu、yaguhcauj gak 12 gwz， yanghfuswj 6 gwz， cenhginhbaz 15 gwz， cienq raemx gwn.

（2）Hwnjfung：Gaeugvaqngaeu 12 gwz， dwnghsinhcauj、hingndip gak 6 gwz， siggaundip、mbawcoeng gak 30 gwz， cienq raemx gwn.

（3）Fatvangh：Rag dem ganjmbaw gaeugvaqngaeu habliengh， cienq raemx sab mwnq maz.

剑叶耳草

【药　材　名】剑叶耳草。

【别　　　名】少年红、尾叶耳草。

【来　　　源】茜草科植物剑叶耳草 *Hedyotis caudatifolia* Merr. et F. P. Metcalf。

【形态特征】直立灌木，高可达 90 cm。全株无毛。茎基部木质，老枝圆柱形，嫩枝具浅纵纹。叶对生；叶片披针形，上面绿色，下面灰白色，长6~13 cm，宽 1.5~3.0 cm，顶部尾状渐尖，基部楔形或下延。聚伞花序排成疏散的圆锥花序列；花 4 基数，具短梗；萼筒陀螺形，萼檐裂片卵状三角形，与萼等长；花冠白色或粉红色，花冠筒管形，花冠裂片披针形；花柱与花冠等长，柱头 2 个。蒴果长圆形或椭圆形，成熟时开裂为 2 个果瓣，内有种子数粒；种子近三角形，干燥后黑色。花期 5~6 月。

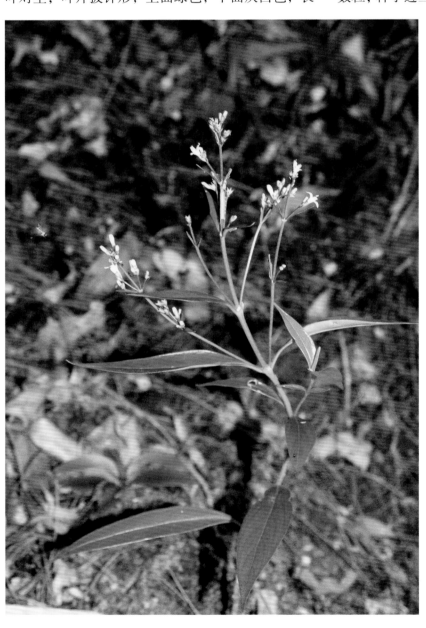

【生境分布】生于丛林下比较干旱的沙质土壤上或悬崖石壁上。广西主要分布于阳朔、桂林、兴安、灌阳、藤县、上思、东兴、钦州、平南、玉林、贺州、金秀等地，广东、福建、江西、浙江、湖南等省也有分布。

【壮医药用】

药用部位　全草。

性味　甜，平。

功用　通气道，补肺阴，祛风毒，利谷道，消积滞。用于墨病（气喘），埃病（咳嗽），产呱发旺（产后痹病），钵痨（肺结核），唉勒（咯血），啴疳（疳积），林得叮相（跌打损伤），外伤出血，产后抑郁症，陆裂（咳血）。

附方　（1）产呱发旺（产后痹病）：剑叶耳草、黄花倒水莲各20 g，水煎服。

（2）产后抑郁症：剑叶耳草20 g，桃仁、郁金、核桃枝各 15 g，水煎服。

（3）陆裂（咳血）：剑叶耳草30 g，侧柏叶、土牛膝各 15 g，水煎服。

Gorwzgiemq

【Cohyw】 Gorwzgiemq.

【Coh'wnq】 Gosaunenzhungz、gorwzgiemqrieng.

【Goekgaen】 Dwg gorwzgiemq doenghgo gencaujgoh.

【Yienghceij Daegdiemj】 Gofaexcaz soh maj, ndaej sang daengz 90 lizmij. Daengx go mbouj miz bwn. Goek ganj lumj faex, nyelaux yiengh saeuluenz, nyeoiq miz raizsoh feuh. Mbaw maj doxdoiq；mbaw yiengh longzcim, baihgwnz saekheu, baihlaj saek haumong, raez 6~13 lizmij, gvangq 1.5~3.0 lizmij, gwnzdingj lumj diuz rieng menhmenh bienq soem, goekmbaw yienghseb roxnaeuz iet doxroengz. Vahsi comz liengj baiz baenz vahsi luenzsoem caxred；soqgiek va dwg 4, miz gaenz dinj；doengziemj lumj lwggyangq, yiemhiemj limqveuq luenz lumj gyaeq yiengh samgak, caeuq iemj doengz raez；mauhva saekhau roxnaeuz saek hoengzmaeq, doengz mauhva lumj diuz guenj, limqveuq mauhva yiengh longzcim；saeuva caeuq mauhva doengz raez, gyaeujsaeu 2 aen. Makdek yiengh luenzraez roxnaeuz yienghbomj, cug le veuq hai guh 2 limq, baihndaw miz geij naed ceh；ceh ca mbouj lai yiengh samgak, hawq le bienq ndaem. 5~6 nyied haiva.

【Diegmaj Faenbouh】 Maj youq laj ndoeng gwnz namhsa haemq hawq roxnaeuz gwnz rin bangxdat. Guengjsae cujyau faenbouh youq Yangzsoz、Gveilinz、Hingh'anh、Gvanyangz、Dwngzyen、Sangswh、Dunghhingh、Ginhcouh、Bingznanz、Yilinz、Hozcouh、Ginhsiu daengj dieg, guek raeuz Guengjdoeng、Fuzgen、Gyanghsih、Cezgyangh、Huznanz daengj sengj hix miz faenbouh.

【Gij Guhyw Ywcuengh】

Giz guhyw　Daengx go.

Singqfeih　Van, bingz.

Goeng'yungh　Doeng roenheiq, bouj bwt yaem, cawz doegfung, leih roenhaeux, siu dungx raeng. Yungh daeuj yw ngaebheiq, baenzae, canj gvaq fatvangh, bwtlauz, aelwed, baenzgam, laemx doek deng sieng, rog sieng oklwed, canj gvaq simnyap, rueglwed.

Danyw　（1）Canj gvaq fatvangh：Gorwzgiemq、swnjgyaeujhen gak 20 gwz, cienq raemx gwn.

（2）Canj gvaq simnyap：Gorwzgiemq 20 gwz, ngveihmakdauz、hinghenj、nyehaeddauz gak 15 gwz, cienq raemx gwn.

（3）Rueglwed：Gorwzgiemq 30 gwz, mbawbegbenj、vaetdauq gak 15 gwz, cienq raemx gwn.

剑叶山芝麻

【药 材 名】剑叶山芝麻。

【别　　名】山油麻、假芝麻、大叶山芝麻、大山芝麻。

【来　　源】梧桐科植物剑叶山芝麻 Helicteres lanceolata DC.。

【形态特征】灌木，高可达 2 m。小枝密被黄褐色星状短柔毛。叶披针形或矩圆状披针形，长 3.5~7.5 cm，宽 2~3 cm，顶端急尖或渐尖，基部钝，两面均被黄褐色星状短柔毛，全缘或在近顶端具数个小锯齿；叶柄长 3~9 mm。花簇生或排成长 1~2 cm 的聚伞花序，腋生；花细小，长约 12 mm；萼筒状，5 浅裂，被毛；花瓣 5 枚，红紫色；雄蕊 10 枚，退化雄蕊 5 枚；子房 5 室，每室有胚珠约 12 个。蒴果圆筒状，长 2.0~2.5 cm，顶端具喙，密被长茸毛。花期 7~11 月。

【生境分布】生于山坡草地上或灌木丛中。广西主要分布于柳州、藤县、上思、博白、北流、那坡、隆林、凤山、扶绥、宁明、龙州等地，广东、海南、云南等省也有分布。

【壮医药用】

药用部位　根。

性味　辣、苦，寒。

功用　调气道、谷道，清热毒，除瘴毒。用于贫痧（感冒），发得（发热），埃病（咳嗽），笃麻（麻疹），屙意咪（痢疾），笃瘴（疟疾）。

附方　（1）贫痧（感冒），发得（发热）：剑叶山芝麻、九头狮子草各 15 g，水煎服。

（2）埃病（咳嗽）：剑叶山芝麻、天文草各 15 g，水煎服。

（3）屙意咪（痢疾）：剑叶山芝麻、火炭母各 15 g，凤尾草 12 g，水煎服。

（4）笃瘴（疟疾）：剑叶山芝麻、过山龙各 15 g，水煎服。

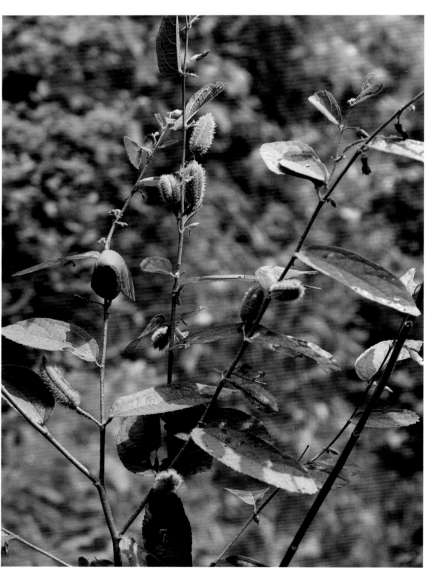

Razbyahung

【 Cohyw 】 Razbyahung.

【 Coh'wnq 】 Youzmazbya、lwgrazcwx、lwgrazbya mbaw hung.

【 Goekgaen 】 Dwg golrazbyahung doenghgo vuzdungzgoh.

【 Yienghceij Daegdiemj 】 Faexgvanmuz，sang ndaej daengz 2 mij. Nye iq miz bwnyungz dinj maed baenz diemj saek henjgeq. Mbaw yiengh longzcim roxnaeuz yiengh longzcim luenz fueng，raez 3.5~7.5 lizmij，gvangq 2~3 lizmij，giz byai soemset roxnaeuz cugciemh soem，giz goek bumx，song mbiengj miz bwnyungz baenz diemj saek henjgeq，cienz bien roxnaeuz giz gaenh byai miz lai heujgawq iq；gaenzmbaw 3~9 hauzmij. Vahsi comzliengj，baenz cup roxnaeuz baiz baenz 1~2 lizmij raez，hai youq geh nye mbaw；va saeqsit，raez daihgaiq 12 hauzmij；dakva lumj mbok，miz 5 dip dek feuh，miz bwn goemq；dipva 5 dip，saek hoengzaeuj；sim vaboux 10 dug，doiqvaqsim vaboux 5 dug；ranzceh 5 aen，moix aen miz ceh oiq daihgaiq 12 naed. Aenmak yiengh mbok luenz，raez 2.0~2.5 lizmij，giz byai miz bak，miz bwnyungz raez maed. 7~11 nyied haiva.

【 Diegmaj Faenbouh 】 Hwnj youq diegnywj gwnz ndoi roxnaeuz ndaw cumh faexgvanmuz. Guengjsae cujyau faenbouh youq Liujcouh、Dwngzyen、Sangswh、Bozbwz、Bwzliuz、Nazboh、Lungzlinz、Fungsanh、Fuzsuih、Ningzmingz、Lungzcouh daengj dieg，guek raeuz Guengjdoeng、Haijnanz、Yinznanz daengj sengj hix miz faenbouh.

【 Gij Guhyw Ywcuengh 】

Giz guhyw　Rag.

Singqfeih　Manh、haemz，liengz.

Goeng'yungh　Diuz roenheiq、roenhaeux，siu ndatdoeg，cawz cangdoeg. Yungh youq baenzsa，fatndat，baenzae，dokmaz，okhaexmug，fatnit.

Danyw （1）Baenzsa，fatndat：Razbyahung、nywjgoujduzsaeceij gak 15 gwz，cienq raemx gwn.

（2）Baenzae：Razbyahung、nywjdenhvwnz gak 15 gwz，cienq raemx gwn.

（3）Okhaexmug：Razbyahung、gaeumei gak 15 gwz，goriengroeggaeq 12 gwz，cienq raemx gwn.

（4）Fatnit：Razbyahung、gaeulumx gak 15 gwz，cienq raemx gwn.

487

九画

剑叶凤尾蕨

【药 材 名】剑叶凤尾蕨。

【别　　名】凤冠草、井边茜。

【来　　源】凤尾蕨科植物剑叶凤尾蕨 *Pteris ensiformis* Burm.。

【形态特征】植株高可达 50 cm。根状茎短而直立。叶密生，二型；叶柄长 10~30 cm（不育叶的柄较短），禾秆色，光滑；叶片长圆状卵形，长 10~25 cm（不育叶远比能育叶短），宽 5~15 cm；羽片 3~6 对，对生，上部的无柄，下部的有短柄。不育叶的下部羽片相距 1.5~3.0 cm，三角形，尖头，长 2.5~8.0 cm，宽 1.5~4.0 cm；小羽片 2 对或 3 对，对生，无柄，长圆状倒卵形至阔披针形，上部及先端有尖齿。能育叶的羽片疏离（下部的相距 5~7 cm），通常为二叉或三叉，中央的分叉最长，顶生羽片基部不下延，下部 2 对羽片有时为羽状；小羽片 2 对或 3 对，狭线形，先端不育的叶缘有密尖齿，余均边缘全缘。

【生境分布】生于林下或溪边潮湿地。广西各地均有分布，浙江、江西、福建、台湾、广东、贵州、四川、云南等省区也有分布。

【壮医药用】

药用部位　根茎、全草。

性味　微苦，寒。

功用　清热毒，祛风毒，消肿痛。用于肠痈，呗脓（痈肿），发旺（痹病），林得叮相（跌打损伤），鹿（呕吐）。

附方　（1）肠痈：剑叶凤尾蕨根茎、蒲公英、大血藤各 30 g，水煎服。

（2）林得叮相（跌打损伤）：鲜剑叶凤尾蕨全草适量，捣烂敷患处。

（3）鹿（呕吐）：剑叶凤尾蕨全草 30 g，水煎服。

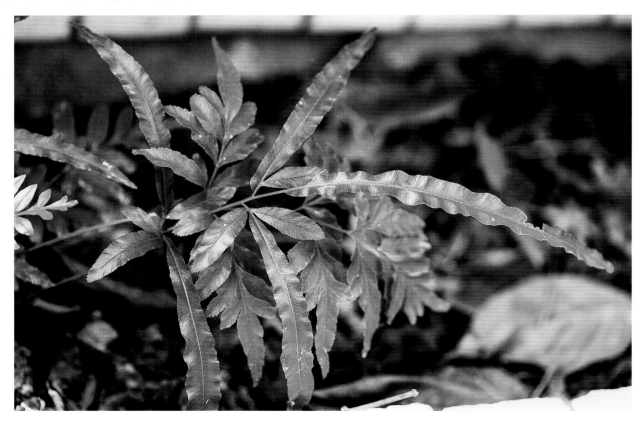

Gutnyaujgaeq

【 Cohyw 】 Gutnyaujgaeq.

【 Coh'wnq 】 Go'nywjroujfungh、nywjnyaujgaeq.

【 Goekgaen 】 Dwg gogutnyaujgaeq doenghgo fungveijgezgoh.

【 Yienghceij Daegdiemj 】 Daengx go ndaej sang daengz 50 lizmij. Gij ganj lumj rag de dinj caemhcaiq soh.Mbaw maj deih, yienghmbaw miz song cungj；gaenzmbaw raez 10~30 lizmij（gaenz mbawmaen haemq dinj）, saeknyangj, wenj；mbaw yiengh luenzraez lumj aen'gyaeq, raez 10~25 lizmij（mbawmaen lai dinj gvaq mbaw ndaej maj）, gvangq 5~15 lizmij；mbawfwed 3~6 doiq, maj doxdoiq, gij baihgwnz mbouj miz gaenz, gij baihlaj mbouj miz gaenzdinj. Gij mbawfwed baihlaj mbawmaen doxliz 1.5~3.0 lizmij, yiengh samgak, gyaeujsoem, raez 2.5~8.0 lizmij, gvangq 1.5~4.0 lizmij；mbawfwed saeq 2 doiq roxnaeuz 3 doiq, maj doxdoiq, mbouj miz gaenz, yiengh luenzraez yiengh aen'gyaeq dauqdingq daengz yiengh longzcim gvangq, baihgwnz caeuq byaimbaw miz heujsoem. Mbawfwed mbaw ndaej maj cax youh doxliz（baihlaj doxliz 5~7 lizmij）, ciengz dwg song nye roxnaeuz sam nye, nye cungqgyang ceiq raez, goekmbaw mbawfwed maj gwnzdingj mbouj iet doxroengz, 2 doiq mbawfwed baihlaj mizseiz dwg yiengh fwed；mbawfwed saeq 2 doiq roxnaeuz 3 doiq, yiengh sienqraez, byaimbaw bienmbaw mbawmaen miz heujsoem deihdub, gijwnq cungj dwg bienmbaw bingzraeuz.

【 Diegmaj Faenbouh 】 Maj youq laj ndoeng roxnaeuz diegcumx henz rij. Guengjsae gak dieg cungj miz faenbouh, guek raeuz Cezgyangh、Gyanghsih、Fuzgen、Daizvanh、Guengjdoeng、Gveicouh、Swconh、Yinznanz daengj sengj gih hix miz faenbouh.

【 Gij Guhyw Ywcuengh 】

Giz guhyw   Ganjrag、daengx go.

Singqfeih   Loq haemz, hanz.

Goeng'yungh   Cing doeghuj, cawz doegfung, siu foegin. Yungh daeuj yw baezsaej, baeznong, fatvangh, laemx doek deng sieng, rueg.

Danyw   （1）Baezsaej：Ganjrag gutnyaujgaeq、golinzgaeq、gaeuhoengz gak 30 gwz, cienq raemx gwn.

（2）Laemx doek deng sieng：Daengx go gutnyaujgaeq ndip dingz ndeu, dub yungz oep giz bingh.

（3）Rueg：Daengx go gutnyaujgaeq 30 gwz, cienq raemx gwn.

九
画

剑叶龙血树

【药 材 名】剑叶龙血树叶、龙血竭。

【别　　名】山铁树、山海带、犸瑙蔗、乌猿蔗。

【来　　源】龙舌兰科植物剑叶龙血树 Dracaena cochinchinensis（Lour.）S. C. Chen。

【形态特征】乔木状，高可达 4 m，茎、枝损伤常溢出红棕色汁液。茎粗大，分枝多，幼枝有环状叶痕。叶聚生在茎、分枝或小枝顶端，互相套叠，剑形，长 50~100 cm，宽 2~5 cm，先端渐尖，基部抱茎；无柄。圆锥花序长 40 cm 以上，花序轴密生短柔毛；花数朵簇生，乳白色；花梗长 3~6 mm；花被片长 6~8 mm，下部 1/5~1/4 合生；花丝扁平，上部有红棕色疣点；花柱细长。浆果直径 8~12 mm，橘黄色，具种子 1~3 粒。花期 3 月，果期 7~8 月。

【生境分布】生于石灰岩上。广西主要分布于崇左、宁明、凭祥、龙州、大新、靖西等地，云南省也有分布。

【壮医药用】

药用部位　茎、叶、树脂（龙血竭，为含脂木材经提取得到）。

性味　叶：苦，寒。树脂（龙血竭）：咸、辣、微甜，热。

功用　叶：调龙路，利谷道、气道，清热毒，止血。用于渗裂（血证），陆裂（咳血），屙意勒（便血），奔墨（哮病），唉疳（疳积），外伤出血。

树脂（龙血竭）：通龙路，调气道，补心养血，散瘀止血，平喘。用于勒内（血虚），核尹（腰痛），发旺（痹病），林得叮相（跌打损伤），陆裂（咳血），渗裂（血证），肉裂（尿血），屙意勒（便血），兵淋勒（崩漏），奔墨（哮病），胃肠出血。

附方　（1）胃肠出血：龙血竭、松萝（烘干）各等量，研末，以温开水吞服，每次 3 g。

（2）林得叮相（跌打损伤）：鹅不食草 12 g，了刁竹全草、三块瓦、苏木各 6 g，水煎；另取龙血竭 1 g，研末，与药液调服。

（3）核尹（腰痛），发旺（痹病）：剑叶龙血树茎、白花丹根各适量，共研末，调米醋外敷患处。

（4）唉疳（疳积）：剑叶龙血树叶 15 g，鸡矢藤 5 g，水煎服。

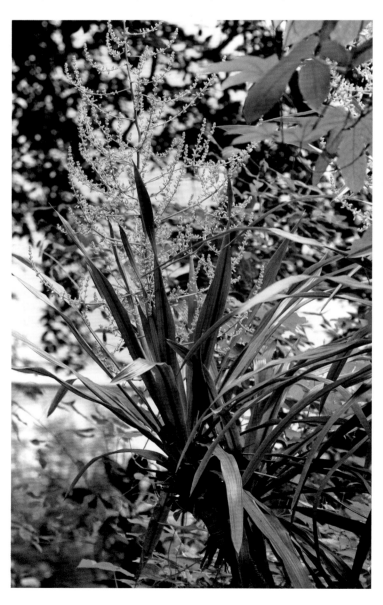

Faexlwedlungz

【 Cohyw 】Faexlwedlungz、lungzhezgez.

【 Coh'wnq 】Faexsanhdez、gosanhhaijdai、gomajnaujce、vuhyenzce.

【 Goekgaen 】Dwg faexlwedlungz doenghgo lungzsezlanzgoh.

【 Yienghceij Daegdiemj 】Yiengh gofaex，sang ndaej daengz 4 mij，ganj、nye deng sieng ciengz lae iengraemx saekhoengzndaem okdaeuj. Ganj co hung，faen nga lai，nge oiq miz baenzgvaengx vunq mbaw. Mbaw comz maj youq ganj、faen nga roxnaeuz dingjbyai nga iq，doxdauq doxdaeb，yiengh giemq，raez 50~100 lizmij，gvangq 2~5 lizmij，byai ciemh soem，goek goj ganj，mbouj miz gaenz. Gyaeujva luenz soem raez 40 lizjmij doxhwnj，saeu gyaeujva maj bwnyungz dinj maed；va geij duj comz maj，saekhaucij；ganjva raez 3~6 hauzmij；mbaw va raez 6~8 hauzmij，baihlaj 1/5~1/4 doxbe；seiva bingzmban，baihgwnz miz diemj nengq saek hoengzdaep；saeuva saeq raez. Makgiengh cizging 8~12 hauzmij，saek henjhoengz，miz ceh 1~3 naed. 3 nyied haiva，7~8 nyied dawzmak.

【 Diegmaj Faenbouh 】Maj youq gwnzrinbya. Guengjsae dingzlai maj laeng Cungzcoj、Ningzmingz、Binzsiengz、Lungzcouh、Dasinh、Cingsih daengj dieg，guek raeuz Yinznanz Sengj caemh maj miz.

【 Gij Guhyw Ywcuengh 】

Giz guhyw　Ganj、mbaw、iengfaex（lwedlungz，dwg daj ndaw faex hamzmiz iengfaex haenx daezaeu）.

Singqfeih　Mbaw：Haemz，hanz. Iengfaex（lwedlungz）：Ndaengq、manh、loq diemz，huj.

Goeng'yungh　Mbaw：Diuz lohlungz，leih roenhaeux、roenheiq，cing hujdoeg，dingzlwed. Yungh youq iemqlwed，rueglwed，okhaexlwed，baenzngab，baenzgam，rog sieng oklwed.

Iengfaex（lwedlungz）：Doeng lohlungz，diuz roenheiq，bouj sim ciengx lwed，sanq cwk dingzlwed，yw ae. Yungh youq lwedhaw，hwetin，fatvangh，laemx doek deng sieng，rueglwed，iemqlwed，nyouhlwed，ok haexlwed，binghloemqlwed，baenzngab，dungxsaej oklwed.

Danyw　（1）Dungxsaej oklwed：Lwedlungz、soenghloz（gangqhawq）gak daengj liengh，nu mienz，aeu raemxraeuj soengq gyangwn，moix baez 3 gwz.

（2）Laemx doek deng sieng：Soqmoeg 6 gwz，gomoeggyej 12 gwz，liujdiuhcuz baenzgo 6 gwz，sanhgvavaj 6 gwz，cienq raemx；linghvaih aeu lwedlungz 1 gwz，caeuq raemxyw gyaux gwn.

（3）Hwetin，fatvangh：Ganj faexlwedlungz、rag bwzvahdanh gak habliengh，doxgyaux nu mienz，gyaux meiq oemj giz in.

（4）Baenzgam：Mbaw faexlwedlungz 15 gwz，gaeuroetma 5 gwz，cienq raemx gwn.

491

九画

食用秋海棠

【药 材 名】食用秋海棠。

【别　　名】葡萄叶秋海棠、大叶半边莲。

【来　　源】秋海棠科植物食用秋海棠 Begonia edulis H. Lév.。

【形态特征】多年生草本，高可达 60 cm。根状茎极短。茎粗壮，具沟纹和疣点。叶常对生（至少下部 1 对）；叶片如葡萄叶形状，近圆形或扁圆形，长 16~20 cm，宽 15~21 cm，先端渐尖，基部呈心形，边缘有齿，浅裂达 1/2 或略短于 1/3，两面无毛；掌状 6~8 条脉；叶柄长 15~25 cm。雄花花序呈二回或三回二歧聚伞状，花 4~6 朵，粉红色，花序梗长 4~10 cm；花梗长 1~2 cm，密被褐色茸毛，以后脱落减少；花被片 4 枚，外面被褐色毛，外面 2 枚卵状三角形，长约 1.9 cm，内面 2 枚长圆形，长约 1.4 cm；雄蕊多数。蒴果下垂，具 3 翅；果葶高 16~26 cm。花期 6~9 月，果期 8 月开始。

【生境分布】生于山坡水沟边岩石上、山谷潮湿处、混交林下岩石上和山坡沟边。广西主要分布于德保、凌云、上思、龙州、巴马、南丹、苍梧等地，贵州、云南、广东等省也有分布。

【壮医药用】

药用部位　全草。

性味　酸、涩、寒。

功用　调龙路、火路，清热毒，止血，消肿痛。用于呗脓（痈肿），屙意勒（便血），林得叮相（跌打损伤），骨质增生，腰椎间盘突出，额哈（毒蛇咬伤），黄标（黄疸）。

附方　（1）屙意勒（便血）：食用秋海棠 60 g，瘦猪肉 100 g，水炖，食肉喝汤。

（2）林得叮相（跌打损伤）：鲜食用秋海棠、鲜红藤菜各适量，加黄糖少许，共捣烂敷患处。

（3）额哈（毒蛇咬伤）：食用秋海棠、半边莲、鬼针草各 30 g，白花蛇舌草 60 g，水煎服。

（4）骨质增生，腰椎间盘突出，林得叮相（跌打损伤）：食用秋海棠 30 g，水煎服。

（5）黄标（黄疸）：食用秋海棠 50 g，水煎服。

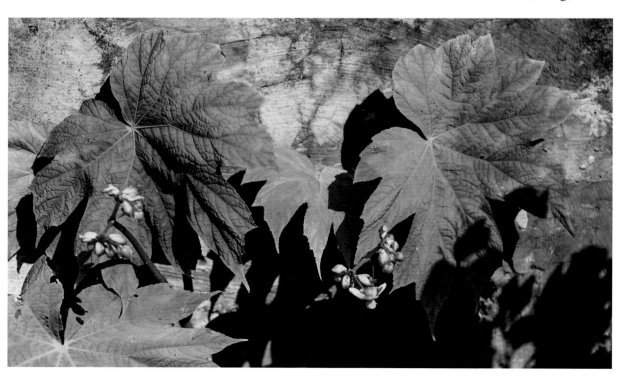

Gomomjgwn

【 Cohyw 】 Gomomjgwn.

【 Coh'wnq 】 Gomomj mbaw makit、lienzbuenqmbiengj mbawhung.

【 Goekgaen 】 Dwg gomomjgwn doenghgo ciuhhaijdangzgoh.

【 Yienghceij Daegdiemj 】 Gorum maj geij bi，sang ndaej daengz 60 lizmij. Ganj lumj rag dinjdinj. Ganj coloet，miz luengvaenx dem diemjrengq. Mbaw dingzlai maj doxdoiq （ ceiq noix baihlaj 1 doiq ）；mbaw lumj mbaw makit，gaenh luenz roxnaeuz benjluenz，raez 16~20 lizmij，gvangq 15~21 lizmij，byai men soem，goek lumj sim，henzbien miz heuj，legfeuh daengz 1/2 roxnaeuz loq dinj gvaq 1/3 lizmij，song mbiengj mij bwn；meg lumj bajfwngz 6~8 diuz；gaenzmbaw raez 15~25 lizmij. Gyaeuva vaboux baenz song hoiz roxnaeuz sam hoiz song nga comzliengj，va 4~6 duj，hoengzmaeq，gaenq gyaeujva raez 4~10 lizmij；gaenqva raez 1~2 lizmij，miz haujlai bwnyungz henjgeq，gvaqlaeng loenqdoek gemjnoix；mbawva 4 mbaw，baihrog miz bwn henjgeq，baihrog 2 mbaw lumj gyaeq samgak，raez yaek 1.9 lizmij，baihndaw 2 mbaw raezluenz，raez yaek 1.4 lizmij；simva boux lai. Mak duengqroengz，miz 3 fwed；dingzmak sang 16~26 lizmij. 6~9 nyied haiva， 8 nyied caux dawzmak.

【 Diegmaj Faenbouh 】 Hwnj gwnz rin hamq mieng gwnz ndoi、ndaw lueg mwnq dieg cumx de、gwnz rin laj ndoeng faexcab dem　gwnz ndoi hamq mieng. Guengjsae dingzlai hwnj laeng Dwzbauj、Lingzyinz、Sangswh、Lungzcouh、Bahmaj、Nanzdanh、Canghvuz daengj dieg neix，guek raeuz Gveicouh、Yinznanz、Guengjdoeng daengj sengj neix caemh miz.

【 Gij Guhyw Ywcuengh 】

Giz guhyw　Daengx go.

Singqfeih　Soemj、saep、hanz.

Goeng'yungh　Diuz lohlungz、lohhuj，siu doeghuj，dingz lwed，siu gawh in. Ndaej yw baeznong，okhaexlwed，laemx doek deng sieng，guzcizswnghcwngh，yauhgenhbanzduzcuz，ngwz haeb，vuengzbiu.

Danyw　（ 1 ） Okhaexlwed：Gomomjgwn 60 gwz，nohcingmou 100 gwz，aeuq gwn noh gwn dang.

（ 2 ） Laemx doek deng sieng：Gomomjgwn ndip、byaekgaeuhoengz ndip gak aenqliengh，dwk di vangzdangz，caez doek yungz oep mwnqsien.

（ 3 ） Ngwz haeb：Gomomjgwn、lienzmbiengjndeu、gveijcinhcauj gak 30 gwz，golinxngwz vahau 60 gwz，cienq raemx gwn.

（ 4 ） Guzcizswnghcwngh，yauhgenhbanzduzcuz，laemx doek deng sieng：Gomomjgwn 30 gwz，cienq raemx gwn.

（ 5 ） Vuengzbiu：Gomomjgwn 50 gwz，cienq raemx gwn.

狮子尾

【药 材 名】爬树龙。

【别　　　名】青竹标、石上蜈蚣、上木蜈蚣、爬墙蜈蚣、小上石百足、蜜腺崖角藤。

【来　　　源】天南星科植物狮子尾 *Rhaphidophora hongkongensis* Schott。

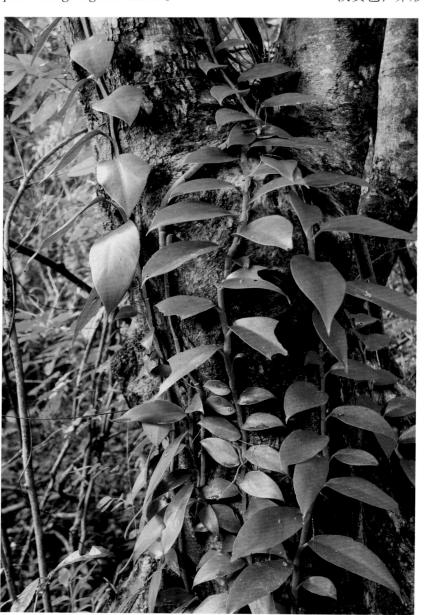

【形态特征】附生藤本。茎粗壮，节环状，生多数气生根。叶片镰状椭圆形或椭圆状披针形，长20~35 cm，宽5~6（14）cm，先端锐尖，基部狭楔形。花序顶生和腋生，花序梗长4~5 cm；佛焰苞绿色至淡黄色，卵形，长6~9 cm，蕾时席卷，花时脱落；肉穗花序圆柱形，向上略狭，长5~8 cm，直径1.5~3.0 cm，粉绿色或淡黄色；子房顶部近六边形，截平，柱头黑色。浆果黄绿色。花期4~8月，果翌年成熟。

【生境分布】常攀附于热带沟谷雨林内的树干上或石崖上。广西主要分布于百色、田林、隆林、鹿寨、陆川等地，福建、广东、贵州、云南等省也有分布。

【壮医药用】

药用部位　茎、叶。

性味　辣，温；有毒。

功用　调龙路、火路，祛风毒，除湿毒，散瘀肿，止痛。外用于林得叮相（跌打损伤），发旺（痹病），呗脓（痈肿）。

注　本品有毒，内服慎用；孕妇禁用。

附方　林得叮相（跌打损伤），发旺（痹病），呗脓（痈肿）：鲜爬树龙茎叶适量，捣烂，调白酒炒热敷患处。

Gogamhsih

【 Cohyw 】 Gogamhsih.

【 Coh'wnq 】 Gocinghcuzbyauh、gosipndangjrin、gosipndangjfaex、gosipndangj bin ciengz、gosipndangjiq、gomizsenyazgozdwngz.

【 Goekgaen 】 Dwg gogamhsih doenghgo denhnanzsinghgoh.

【 Yienghceij Daegdiemj 】 Dwg gogaeu nemmaj. Ganj cocwt， hoh lumj aengengx， maj dingzlai ragmumh. Mbaw lumj fagliemz yienghbomj roxnaeuz yienghbomj yiengh longzcim， raez 20~35 lizmij， gvangq 5~6（14）lizmij， byaimbaw soemset， laj goek yienghseb gaeb. Vahsi maj gwnzdingj caeuq maj goekmbaw， gaenz vahsi raez 4~5 lizmij ; lupva lumj feizbaed saekheu daengz saek henjoiq， lumj aen'gyaeq， raez 6~9 lizmij， seiz dujlup gienj， seiz haiva loenq；vahsi bizna yiengh saeuluenz， coh gwnz loq gaeb， raez 5~8 lizmij, cizging 1.5~3.0 lizmij， mba saekheu roxnaeuz saek henjoiq ; gwnzdingj fuengzlwg ca mbouj lai dwg aen yiengh roekbien， gatbingz， gyaeujsaeu saekndaem. Makieng lumj aen'giuz saek henjloeg. 4~8 nyied haiva， bi daihngeih mak cij cug.

【 Diegmaj Faenbouh 】 Ciengz benz youq doengh gofaex roxnaeuz gwnz dat ndaw ndoeng ndaw mieng yezdai. Guengjsae cujyau faenbouh youq Bwzswz、Denzlinz、Lungzlinz、Luzcai、Luzconh daengj dieg， guek raeuz Fuzgen、Guengjdoeng、Gveicouh、Yinznanz daengj sengj hix miz faenbouh.

【 Gij Guhyw Ywcuengh 】

Giz guhyw Ganj、mbaw.

Singqfeih Manh，raeuj ; miz doeg.

Goeng'yungh Diuz lohlungz、lohhuj，cawz doegfung，cawz doegcumx，siu foeg，dingz in. Baihrog aeu daeuj yw laemx doek deng sieng， fatvangh， baeznong.

Cawq Cungj yw neix miz doeg， gwn aeu siujsim ; mehdaiqndang gimq yungh.

Danyw Laemx doek deng sieng， fatvangh， baeznong : Gij ganj mbaw ndip gogamhsih dingz ndeu， dub yungz， gyaux laeujhau cauj ndat oep giz bingh.

独脚金

【药 材 名】独脚金。

【别　　名】独脚疳、疳积草、细独脚金。

【来　　源】玄参科植物独脚金 *Striga asiatica* （L.）O. Kuntze.。

【形态特征】一年生半寄生草本，株高可达

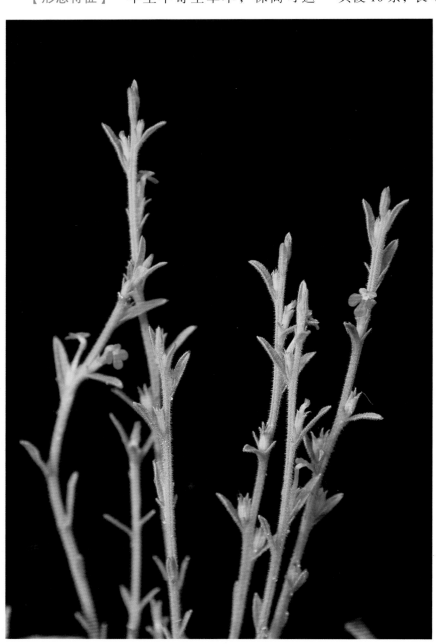

20 cm，全体被刚毛。茎单生，直立，少分枝，新鲜时黄绿色，干后变黑色。基部叶对生，狭披针形，其余的叶互生，条形，长 0.5~2.0 cm，有时呈鳞片状。花单生于叶腋或在茎顶端形成穗状花序；花萼具棱 10 条，长 4~8 mm，5 裂几达中部，裂片钻形；花冠常黄色，少红色或白色，长 1.0~1.5 cm，花冠筒顶端急剧弯曲，上唇短 2 裂，下唇 3 裂；雄蕊 4 枚；花药 1 室。蒴果卵状，包于宿存的萼内；种子多数，黄色。花期夏、秋季。

【生境分布】生于庄稼地和荒草地，寄生于寄主的根上。广西各地均有分布，云南、贵州、广东、湖南、江西、福建、台湾等省区也有分布。

【壮医药用】

药用部位　全草。

性味　甜、微苦，平。

功用　利谷道，清热毒，除湿毒，消肿痛。用于喯疳（疳积），夜盲症，勒爷东郎（小儿食滞），勒爷喔细（小儿腹泻），黄标（黄疸），年闹诺（失眠），火眼（急性结膜炎）。

附方　（1）喯疳（疳积），夜盲症：独脚金 3 g，鸡肝适量，盐少许，蒸熟食鸡肝喝汤。

（2）勒爷东郎（小儿食滞）：独脚金 3 g，饿蚂蝗 10 g，神曲、谷芽、麦芽各 6 g，煎水当茶饮。

Nyagaemhcig

【 Cohyw 】 Nyagaemhcig

【 Coh'wnq 】 Gimzgadog、rumgamcwng、rumgaemhcigsaeq

【 Goekgaen 】 Dwg nyagaemhcig doenghgo yenzsinhgoh.

【 Yienghceij Daegdiemj 】 Gorum buenq siengz maj bi ndeu，daengx go sang 20 lizmij，baenzgo maj bwnndangj. Ganj gag maj，daengjsoh，noix faen nga，mwh ndip saekhenjheu，hawq le bienq saekndaem. Mbaw goek maj doxdoiq，luenzraez gaeb byai menh soem，mbaw gizyawz maj doxca，baenzdiuz，raez 0.5~2.0 lizmij，mizseiz baenz yiengh gyaep. Va gag maj youq eiq mbaw roxnaeuz youq dingjbyai ganj bienqbaenz gyaeujva lumj riengz；iemjva baenz limq 10 diuz，raez 4~8 hauzmij，5 seg cengdi daengz cungqgyang，limq seg lumj cuenq；mauhva seiqseiz saekhenj，noix saekhoengz roxnaeuz saekhau，raez 1.0~1.5 lizmij，doengz mauhva gwnzdingj gaenj gutngeuj，fwijbak baihgwnz dinj 2 seg，fwijbak baihlaj 3 seg；simva boux 4 dug；ywva rug ndeu. Makhawq lumj gyaeq，duk youq ndaw iemj gaeuq；ceh lai，saekhenj. Seizhah seizcou haiva.

【 Diegmaj Faenbouh 】 Maj youq ndawreih caeuq ndaw diegfwz diegnywj，geiqmaj youq gwnzrag geiqcawj. Guengjsae gak dieg cungj miz，guek raeuz Yinznanz、Gveicouh、Guengjdoeng、Huznanz、Gyanghsih、Fuzgen、Daizvanh daengj sengj caemh maj miz.

【 Gij Guhyw Ywcuengh 】

Giz guhyw　　Daengx go.

Singqfeih　　Van、loq haemz，bingz.

Goeng'yungh　　Leih roenhaeux，cing hujdoeg，cawz caepdoeg，siu foegin. Yungh youq baenzgam，dafangzgaeq，lwgnyez dungx raeng，lwgnyez oksiq，vuengzbiu，ninz mbouj ndaek，dahuj.

Danyw　（1）Baenzgam，dafangzgaeq：Nyagaemhcig 3 gwz，daepgaeq habliengh，gyu di ndeu，naengjcug gwn daepgaeq ndoet dang.

（2）Lwgnyez dungx raeng，dafangzgaeq：Nyagaemhcig 3 gwz，bing iek 10 gwz，saenzgiz、ngazhaeux、ngazmeg gak 6 gwz，cienq raemx dang ca gwn.

497

九画

亮叶杨桐

【药 材 名】石崖茶。

【别　　名】亮叶黄瑞木。

【来　　源】山茶科植物亮叶杨桐 Adinandra nitida Merr. ex H. L. Li。

【形态特征】灌木或乔木，高可达 20 m。全株除顶芽近顶端被柔毛外，其余均无毛。树皮灰色。叶互生；叶片厚革质，卵状长圆形至长圆状椭圆形，长 7~13 cm，宽 2.5~4.0 cm，边缘具疏细齿；叶柄长 1.0~1.5 cm。叶干后变深绿色或黑色，发亮。花单朵腋生；花梗长 1.0~1.3 cm；萼片 5 枚，卵形；花瓣 5 枚，白色，长圆状卵形，长 17~19 mm；雄蕊 25~30 枚，花丛中部以下连合，花药线状披针形；子房 3 室，无毛，每室有胚珠多数，花柱先端 3 裂。果球形或卵球形，成熟时橙黄色或黄色；种子褐色。花期 6~7 月，果期 9~10 月。

【生境分布】生于沟谷溪边、林缘、林中或岩石边。广西主要分布于龙胜、防城港、上思、上林、马山、环江、罗城、金秀、桂平等地，广东、贵州等省也有分布。

【壮医药用】

药用部位　叶。

性味　甜、微苦，凉。

功用　通龙路、火路，调谷道，清热毒，除湿毒。用于货烟妈（咽痛），黄标（黄疸），屙意咪（痢疾），伤口流脓不愈，血压嗓（高血压），高脂血，渗裆相（烧烫伤）。

附方　（1）货烟妈（咽痛）：石崖茶 5 g，水煮，少量频服。

（2）渗裆相（烧烫伤），伤口流脓不愈：石崖茶 10 g，马鞭草、金银花各 20 g，水煎，药液清洗伤口。

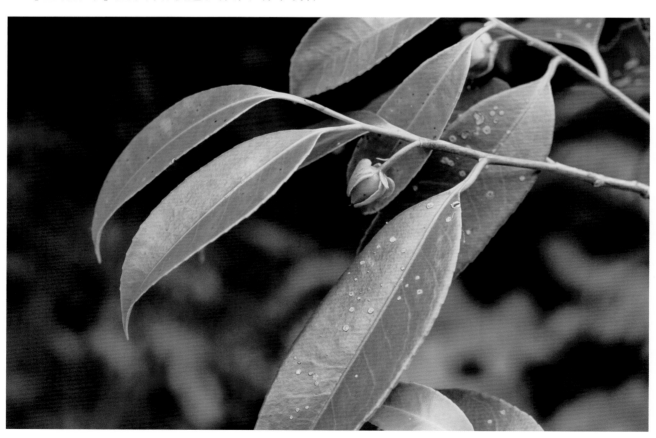

Cazmbawrongh

【 Cohyw 】Cazmbawrongh.

【 Coh'wnq 】Vangzruimuz.

【 Goekgaen 】Dwg cazmbawrongh doenghgo sanhcazgoh.

【 Yienghceij Daegdiemj 】Faexsang roxnaeuz faexcaz，sang ndaej daengz 20 mij. Daengx go cawz nyodbyai gaenh gwnz byai miz bwn'unq le，gizyawz mij bwn. Naengfaex mong. Mbaw maj doxcah；mbawrong na ndangjngaeuz，lumj gyaeq raezluenz daengz raezluenz luenzbenj，raez 7~13 lizmij，gvangq 2.5~4.0 lizmij，henzbien miz heujsaeq mbang；gaenzmbaw raez 1.0~1.5 lizmj. Mbaw reuq le fat heulaep roxnaeuz saekndaem，wenqrongh.Va dog majeiq；gaenzva raez 1.0~1.3 lizmij；linxva 5 mbaw，lumj gyaeq；mbawva 5 mbaw，hau，raezluenz lumj gyaeq，raez 17~19 hauzmij；simva boux 25~30 diuz，caz va baihlaj cungqgyang doxnem，ywva baenz diuz byai menh soem；rugva 3 rug，mij bwn，rugrug miz beihcuh lai naed，saeuva byai 3 leg. Mak luenzgiuz roxnaeuz luenzgyaeq，geq le henj makdoengj roxnaeuz henj；ceh henjgeq. 6~7 nyied haiva，9~10 nyied dawzmak.

【 Diegmaj Faenbouh 】Hwnj hamq rij ndaw lueg、henz ndoeng、ndaw ndoeng roxnaeuz henz rin. Guengjsae dingzlai hwnj laeng Lungzswng、Fangzcwngzgangj、Sangswh、Sajglinz、Majsanh、Vanzgyangh、Lozcwngz、Ginhsiu、Gveibingz daengj dieg neix，guek raeuz Guengjdoeng、Gveicouh daengj sengj neix caemh miz.

【 Gij Guhyw Ywcuengh 】

Giz guhyw　Mbaw.

Singqfeih　Van、loq haemz，liengz.

Goeng'yungh　Doeng lohlungz、lohhuj，diuz roenhaeux，siu doeghuj，cawz caepdoeg. Ndaej yw conghhoz in，vuengzbiu，okheaexmug，baksieng oknong mbouj ndei，hezyazsang，hezcihsang，coemh log sieng.

Danyw　（1）Conghhoz in：Cazmbawrongh 5 gwz，cienq raemx，aiq noix deih gwn.

（2）Coemh log sieng，baksieng oknong mbouj ndei：Cazmbawrongh 10 gwz，maxbiencauj、vagimngaenz gak 20 gwz，cienq raemx，raemxyw swiq baksieng.

九画

美人蕉

【药 材 名】美人蕉。

【别 名】宽心姜。

【来 源】美人蕉科植物美人蕉 Canna indica L.。

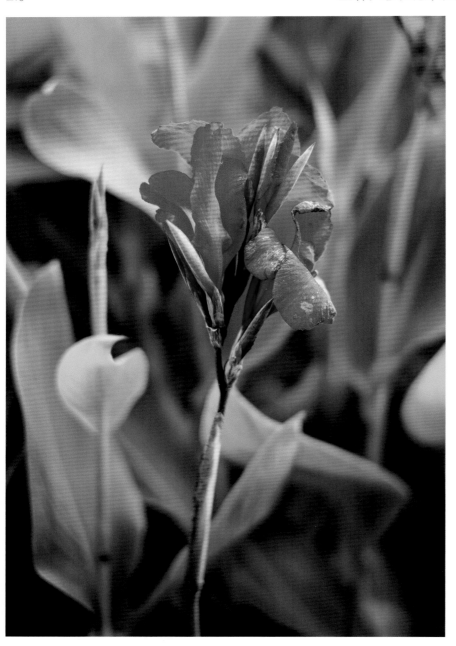

【形态特征】多年生直立草本，高可达 1.5 m。根茎块状。叶互生；叶片卵状长圆形，长10~30 cm，宽达 10 cm，边缘全缘；侧脉羽状伞形显著。总状花序顶生，疏花，略超出于叶片之上，花红色或黄色；苞片卵形；萼片 3 枚，披针形；花冠管状，绿色或红色；雄蕊 5 枚，外轮退化雄蕊 3 枚或 2 枚，鲜红色，倒披针形，长 3.5~4.0 cm，宽5~7 mm，另一枚如存在则特别小；唇瓣特大，披针形，弯曲；发育雄蕊长约 2.5 cm；花柱扁平，一半和发育雄蕊的花丝连合。蒴果长卵形，有软刺，长1.2~1.8 cm。花果期全年。

【生境分布】栽培。广西各地均有栽培，其他省区也有栽培。

【壮医药用】

药用部位 根茎。

性味 甜、淡，凉。

功用 清热毒，祛湿毒。用于黄标（黄疸），呗脓（痈肿）。

附方 （1）黄标（黄疸）：美人蕉、人字草、溪黄草、田基黄各 20 g、虎杖 15 g，水煎服。

（2）呗脓（痈肿）：鲜美人蕉、鲜黄花稔、鲜野芙蓉根各 30 g，加食盐适量，共捣烂敷患处。

Meijyinzceuh

【Cohyw】Meijyinzceuh.

【Coh'wnq】Gogvanhsinhgyangh.

【Goekgaen】Dwg gomeijyinzceuh doenghgo meijyinzceuhgoh.

【Yienghceij Daegdiemj】Dwg go'nywj daengj soh maj lai bi, ndaej sang daengz 1.5 mij. Ganjrag baenz ndaek. Mbaw maj doxciep；mbaw luenz lumj aen'gyaeq yienghluenzraez, raez 10~30 lizmij, gvangq daengz 10 lizmij, bienmbaw bingzraeuz；megvang lumj fwed lumj aen liengj. Vahsi mbouj faen nye maj gwnzdingj, va cax, loq mauh ok gwnz mbaw, va saekhoengz roxnaeuz saekhenj；limqva lumj aen'gyaeq；mbawiemj 3 mbaw, yiengh longzcim；mauhva lumj diuz guenj, saekheu roxnaeuz saekhoengz；simva boux 5 diuz, gij simva boux gvaengx baihrog doiqvaq 3 diuz roxnaeuz 2 diuz, saekhoengz, yiengh longzcim dauqdingq, raez 3.5~4.0 lizmij, gvangq 5~7 hauzmij, lingh diuz danghnaeuz lw roengz couh daegbied iq；limq naengbak haemq hung, yiengh longzcim, goz；simva boux dokmaj raez daihgaiq 2.5 lizmij；saeuva benjbingz, dingz ndeu caeuq gij seiva simva boux dokmaj doxlienz. Makdek yiengh aen'gyaeq raez, miz oenunq, raez 1.2~1.8 lizmij. Daengx bi cungj ndaej haiva dawzmak.

【Diegmaj Faenbouh】Ndaem aeu. Guengjsae gak dieg cungj miz ndaem, guek raeuz gij sengj gih wnq hix miz ndaem aeu.

【Gij Guhyw Ywcuengh】

Giz guhyw　Ganjrag.

Singqfeih　Van、damh、liengz.

Goeng'yungh　Cing doeghuj, cawz doegcumx. Yungh daeuj yw vuengzbiu, baeznong.

Danyw　（1）Vuengzbiu：Meijyinzceuh、gosaheu、goloedcaemj、go'iemgaeq gak 20 gwz、godiengangh 15 gwz, cienq raemx gwn.

（2）Baeznong：Meijyinzceuh ndip、go'ndaijbya ndip、ragvasiunong ndip gak 30 gwz, gya dingz gyu ndeu, caez dub yungz oep giz bingh.

美花石斛

【药 材 名】石斛。

【别　　　名】小环草、粉花石斛。

【来　　　源】兰科植物美花石斛 *Dendrobium loddigesii* Rolfe。

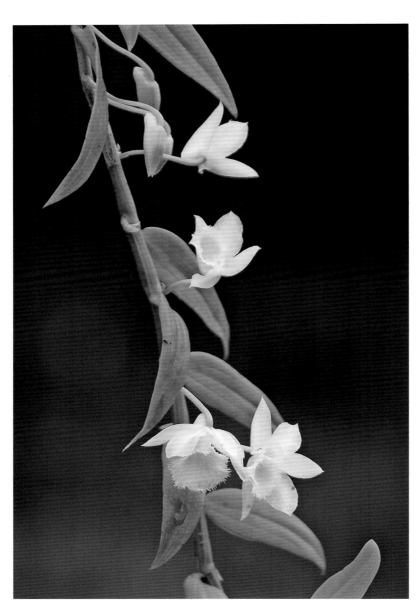

【形态特征】多年生附生草本，高可达 45 cm。茎直立，圆柱形，直径约 3 mm。叶互生，长圆状披针形或舌形，长 2~4 cm，宽 1.2~1.8 cm，先端锐尖而略钩转；无柄；叶鞘松抱于茎，鞘口张开。总状花序每束具 1~2 朵花，侧生于具叶的茎上部，花序梗长 2~3 mm，花白色或淡紫红色，直径约 3 cm；唇瓣近圆形，直径约 2 cm，稍凹，被短柔毛，3 条线纹从基部直达先端，边缘流苏状；合蕊柱短。花期 4~5 月。

【生境分布】附生于树上或山谷岩石上。广西主要分布于龙州、靖西、那坡、乐业、凌云、隆林、东兰、环江、融水、永福、上思等地，广东、贵州、云南等省也有分布。

【壮医药用】

药用部位　茎。

性味　甜，微寒。

功用　调谷道，补阴虚，退虚热，生阴津。用于热病口干，久病虚热不退，胴尹（胃痛），鹿（呕吐），视力减退，腰膝软弱。

附方　（1）热病口干：石斛 12 g，麦冬、玉叶金花各 15 g，水煎服。

（2）久病虚热不退：石斛、地骨皮各 10 g，鳖甲 15 g，水煎服。

（3）胴尹（胃痛）：石斛、两面针、古羊藤、陈皮各 10 g，水煎服。

（4）腰膝软弱：石斛 12 g，五指毛桃 20 g，山茱萸、牛大力各 15 g，水煎服。

Davangzcauj

【 Cohyw 】 Davangzcauj.

【 Coh'wnq 】 Rumsiujvanz、davangzcauj vahoengzmaeq.

【 Goekgaen 】 Dwg davangzcauj doenghgoz lanzgoh.

【 Yienghceij Daegdiemj 】 Maj lai bi gorum nemmaj，sang ndaej daengz 45 lizmij. Ganj daengjsoh，yiengh saeumwnz，cizging daihgaiq 3 hauzmij. Mbaw yiengh luenz raez lumj cim menhsoem roxnaeuz lumj linx，raez 2~4 lizmij，gvangq 1.2~1.8 lizmij，byai soemraeh lij mizdi ngaeungemj；mbouj miz gaenq；byakmbaw loengzsoeng goj youq gwnz ganj，bak byak ajhai. Gyaeujva meh moix foengq miz 1~2 duj va，maj youq henz ganj baihgwnz mizmbaw de，gaenq gyaeujva raez 2~3 hauzmij，va saekhau roxnaeuz saek hoengzaeuj oiq，cizging daihgaiq 3 lizmij；limq naengbak loq luenz，cizging daihgaiq 2 lizmij，loq mboep，miz bwnnyungz dinj，3 diuz sienq raiz daj laj goek cigdaenz dingjbyai，henzbien lumj liuzsuh；simva doxcomz saeu dinj. 4~5 nyied haiva.

【 Diegmaj Faenbouh 】 Nemmaj youq gwnzfaex roxnaeuz ndawlueg gwnzrinbya. Guengjsae dingzlai majlaeng Lungzcouh、Gingsih、Nazboh、Lozyez、Lingzyinz、Lungzlinz、Dunghlanz、Vanzgyangh、Yungzsuij、Yungjfuz、Sangswh daengj dieg，guek raeuz Guengjdoeng、Gveicouh、Yinznanz daengj sengj caemh maj miz.

【 Gij Guhyw Ywcuengh 】

Giz guhyw   Ganj.

Singqfeih   Diemz，Loq hanz.

Goeng'yungh   Diuz lohhaeux，bouj yaemhaw，doiq hawhuj，ok yaemmyaiz. Yungh youq hwngqhuj hozhawq，bingh naih hawhuj mbouj doiq，dungx in，rueg，dahuj，hwen gyaeujhoq unqnyieg.

Danyw   （1）Hwngqhuj hozhawq：Davangzcauj 12 gwz，mwzdungh、gaeubeizhau gak 15 gwz，cienq raemx gwn.

（2）Bingh naih hawhuj mbouj doiq：Davangzcauj、naengdiguj gak 10 gwz，gyapfw 15 gwz，cienq raemx gwn.

（3）Dungx in：Davangzcauj、gocaengloj、gujyangzdwngz、naeng makgam gak 10 gwz，cienq raemx gwn.

（4）Hwen gyaeujhoq unqnyieg：Davangzcauj 12 gwz，vujcij niuznaij 20 gwz，niuzdaliz、gocazlad gak 15 gwz，cienq raemx gwn.

503

九画

美丽胡枝子

【药 材 名】把天门。

【别　　名】火烧豆、马扫帚、假蓝根、夜关门、三姝木。

【来　　源】蝶形花科植物美丽胡枝子 *Lespe-deza formosa*（Vogel）Koehne。

【形态特征】直立灌木，高可达 2 m。分枝、叶柄、叶片下面、总花梗、花梗、花萼裂片外面、果均被毛。茎多分枝。叶柄长 1~5 cm；小叶 3 片，椭圆形、长圆状椭圆形或卵形，两端稍尖或稍钝，长 2.5~6.0 cm，宽 1~3 cm。总状花序腋生或圆锥花序顶生；总花梗长可达 10 cm；花梗短；花萼钟状，5 深裂，裂片长圆状披针形；花冠红紫色，长 10~15 mm，基部具耳和瓣柄，旗瓣近圆形或稍长，翼瓣倒卵状长圆形且短于旗瓣和龙骨瓣，龙骨瓣稍长或明显长于旗瓣。荚果倒卵形或倒卵状长圆柱形，长约 8 mm，宽约 4 mm，表面具网纹。花期 7~9 月，果期 9~10 月。

【生境分布】生于山坡、路旁及林缘灌木丛中。广西主要分布于南宁、柳城、桂林、龙胜、梧州、苍梧、灵山、博白、贺州、钟山、富川、象州、金秀、宁明等地，河北、陕西、甘肃、山东、江苏、安徽、浙江、江西、福建、河南、湖北、湖南、广东、四川、云南等省也有分布。

【壮医药用】

药用部位　全株。

性味　微辣，温。

功用　通龙路、火路，止血，散瘀肿，止疼痛。用于钵农（肺痈），肺热陆裂（咳血），屙意勒（便血），肉裂（尿血），核尹（腰痛），发旺（痹病），林得叮相（跌打损伤），外伤出血。

附方　（1）钵农（肺痈）：把天门、一点红各 15 g，天门冬、麦门冬、冬瓜仁各 10 g，大尾摇 30 g，鱼腥草 20 g，水煎服。

（2）屙意勒（便血）：把天门、僵蚕各 15 g，蒲公英 30 g，大叶紫珠 10 g，水煎服。

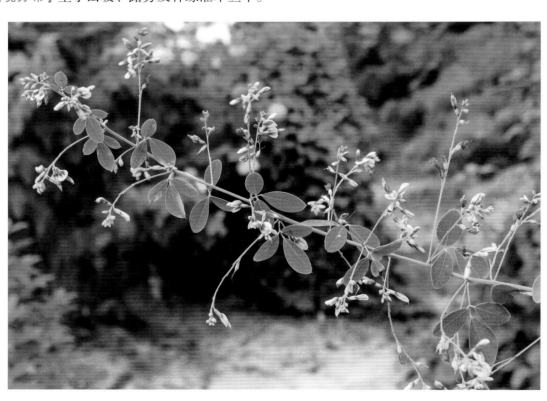

Godaengjmbwn

【 Cohyw 】 Godaengjmbwn.

【 Coh'wnq 】 Duhfeizcoenh、gomaxsauqbaet、gyajlanzgaenh、gohaemhgvendou、sanhsuhmuz.

【 Goekgaen 】 Dwg godaengjmbwn doenghgo dezhingzvahgoh.

【 Yienghceij Daegdiemj 】 Faexcaz daengjsoh, sang ndaej daengz 2 mij. Nyedok、gaenzmbaw、mbaw faex baihlaj、gaenz vadaeuz、gaenzva、mbawseg iemjva baihrog、mak cungj hwnj bwn. Ganj dingzlai doknye. Gaenzmbaw raez 1~5 lizmij ; mbaw'iq 3 limq, yiengh mwnzgyaeq、luenzraez yiengh mwnzgyaeq roxnaeuz yienghgyaeq, song gyaeuj loq soem roxnaeuz loq bumj, raez 2.5~6.0 lizmij, gvangq 1~3 lizmij. Gyaeujva baenzroix maj eiq roxnaeuz gyaeujva luenzsaeusoem maj dingj ; gaenz vadaeuz raez ndaej daengz 10 lizmij ; gaenzva dinj ; iemjva lumj cung, 5 seg laeg, limqseg raezluenz lumj yiengh ciemhsoem ; mauhva saek hoengzaeuj, raez 10~15 hauzmij, gizgoek miz rwz caeuq gaenzlimq, limqgeiz gaenh aenluenz roxnaeuz loq raez, limqfwed lumj gyaeq dingjbyonj yiengh raezluenz caemhcaiq dinjgvaq limqgeiz caeuq limq gizlungz, limq gizlungz haemq raez roxnaeuz yienhda raezgvaq limqgeiz. Faekduh yienghgyaeq dingjbyonj roxnaeuz yienghsaeu luenzraez lumj gyaeq dingjbyonj, raez aiq 8 hauzmij, gvangq aiq 4 hauzmij, biujmienh miz raizmuengx. 7~9 nyied haiva, 9~10 nyied dawzmak.

【 Diegmaj Faenbouh 】 Maj youq ndoibya、henzroen caeuq ndawcumh faexcaz henzndoeng. Guengjsae dingzlai hwnj laeng Nanzningz、Liujcouh、Gveilinz、Lungzswng、Vuzcouh、Canghvuz、Lingzsanh、Bozbwz、Hozcouh、Cunghsanh、Fuconh、Siengcouh、Ginhsiu、Ningzmingz daengj dieg, guek raeuz Hozbwz、Sanjsih、Ganhsuz、Sanhdungh、Gyanghsuh、Anhveih、Cezgyangh、Gyanghsih、Fuzgen、Hoznanz、Huzbwz、Huznanz、Guengjdoeng、Swconh、Yinznanz daengj sengj caemh hwnj miz.

【 Gij Guhyw Ywcuengh 】

Giz guhyw　Daengx go.

Singqfeih　Loq manh, raeuj.

Goeng'yungh　Doeng lohlungz、lohhuj, dingzlwed, sanq guqfoeg, dingz indot. Yungh youq baenznong, bwthuj rueglwed, okhaexlwed, nyouhlwed, hwetin, fatvangh, laemx doek deng sieng, rog sieng oklwed.

Danyw　（1）Baenznong : Godaengjmbwn、goiethoh gak 15 gwz, denhmwnzdungh、mwzmwnzdungh、ceh lwgfaeg gak 10 gwz, daveijyauz 30 gwz, byaekvaeh 20 gwz, cienq raemx gwn.

（2）Okhaexlwed : Godaengjmbwn、noiseigyaengj gak 15 gwz, golinzgaeq 30 gwz, ruklaeujhungz 10 gwz, cienq raemx gwn.

505

九画

美丽崖豆藤

【药 材 名】牛大力。

【别　　名】牛大力藤、山莲藕。

【来　　源】蝶形花科植物美丽崖豆藤 *Callerya speciosa*（Champ. ex Benth.）Schot。

【形态特征】攀缘藤本，长可达 3 m。小枝、叶轴、花序和果实均密被长柔毛。根粗大，横走，粉质，外皮灰黄色。树皮褐色。奇数羽状复叶互生，小叶 7~17 片；小叶片长圆状披针形，长 4~9 cm，宽 1~3 cm，下面被锈色柔毛或无毛；小叶柄短。圆锥花序顶生或腋生，花 1 朵或 2 朵并生或单生密集于花序轴上部呈长尾状；花大，有香气；花萼钟状被毛；花冠白色，带有黄色晕，长约 2.5 cm；雄蕊二体。荚果线状，长 9~15 cm。种子 4~6 粒，卵形。花期 7~10 月，果期翌年 2 月。

【生境分布】生于灌木丛、疏林和旷野。广西主要分布于南宁、梧州、钦州、贵港、玉林、百色、河池等地，福建、湖南、广东、海南、贵州、云南等省也有分布。

【壮医药用】

药用部位　根。

性味　甜，平。

功用　通龙路，调气道，补气养血，强筋活络。用于病后体虚，嘘内（气虚），勒内（血虚），肺虚埃病（咳嗽），阴虚，手脚冰冷，发旺（痹病），腰腿痛，肾炎，黄标（黄疸），漏精（遗精），隆白呆（带下）。

附方　（1）病后体虚：牛大力 20 g，土人参 15 g，五指毛桃、狐狸尾各 10 g，猪脚 250 g，水炖，吃肉喝汤。

（2）嘘内（气虚）：牛大力、黄花倒水莲、千斤拔各 15 g，水煎服。

（3）勒内（血虚）：牛大力、杜仲、黄花倒水莲、熟地黄各 10 g，水煎服。

（4）黄标（黄疸）：牛大力、狗肝菜各 20 g，白马骨、板蓝根、半枝莲、六月香各 15 g，水煎服。

（5）发旺（痹病）：牛大力、黄花倒水莲各 20 g，千斤拔、五指毛桃 10 g，水煎服。

（6）阳虚，手脚冰冷：牛大力根 50 g，炖鸡汤，食肉喝汤。

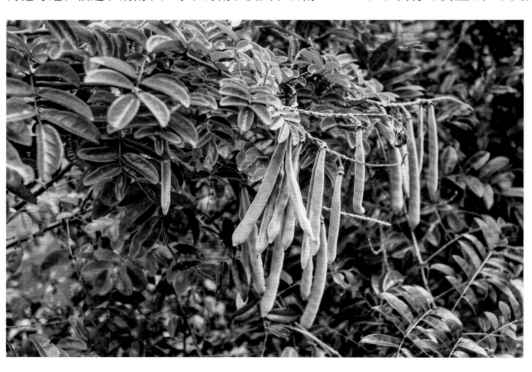

Gaeumong

【Cohyw】Gaeumong.

【Coh'wnq】Gaeumong、ngaeuxbya.

【Goekgaen】Dwg gaeumong doenghgo dezhingzvahgoh.

【Yienghceij Daegdiemj】Gogaeu duengqbanh, raez ndaej daengz 3 mij. Nye'iq、sugmbaw、gyaeujva caeuq faekmak cungj hwnjrim bwn'unq raez. Rag cohung, byaij vang, mboengmbwt, naeng baihrog saek henjmong. Naengfaex saek henjgeq. Mbaw doxdaeb dansoq lumj bwn maj doxcah, mbaw'iq 7~17 mbaw; mbaw'iq luenzraez menh soem, raez 4~9 lijmaij, gvangq 1~3 lizmij, baihlaj hwnj bwn'unq saekmyaex roxnaeuz mbouj miz bwn; gaenz mbaw'iq dinj. Gyaeujva luenzsaeusoem maj dingj roxnaeuz maj eiq, va 1 duj daengz 2 duj songseng roxnaeuz danseng hwnj youq baihgwnz suggyaeujva yaedyubyub baenz yienghrieng raez; va hung, miz heiq rang; iemjva lumj cung hwnj bwn; mauhva saekhau, daiq miz gvaengx saekhenj, raez aiq 2.5 lizmij; simva boux song dij. Faekduh lumj sienq, raez 9~15 lizmij. Ceh 4~6 naed, lumj gyaeq. 7~10 nyied haiva, daihngeih bi 2 nyied dawzfmak.

【Diegmaj Faenbouh】Maj youq cumhcaz、ndoeng faex mbang caeuq rogndoi. Guengjsae dingzlai hwnj laeng Nanzningz、Vuzcouh、Ginhcouh、Gveicouh、Yilinz、Bwzswz、Hozciz daengj dieg, guek raeuz Fuzgen、Huznanz、Guengjdoeng、Haijnanz、Gveicouh、Yinznanz daengj sengj caemh hwnj miz.

【Gij Guhyw Ywcuengh】

Giz guhyw　Rag.

Singqfeih　Van, bingz.

Goeng'yungh　Doeng lohlungz, diuz roenheiq, bouj heiq ciengx lwed, ak ndangndok doeng meg. Yungh youq bingh gvaq ndanghaw, heiqhaw, lwedhaw, bwthaw binghhae, yaemhaw, dinfwngz caepcat, fatvangh, hwetga in, cinyenz, vuengzbiu, louhcing, roengzbegdaiq.

Danyw　（1）Bingh gva ndang nyieg：Gaeumong 20 gwz, yinzsinhdoj 15 gwz, gocijcwz、goriengmeuz gak 10 gwz, gamou 250 gwz, cienq raemx, gwn noh gwn dang.

（2）Heiqhaw：Gaeumong、swnjgyaeujhen、godaemxcae gak 15 gwz, cienq raemx gwn.

（3）Lwedhaw：Gaeumong、ducung、swnjgyaeujhen、suzdivangz gak 10 gwz, cienq raemx gwn.

（4）Vuengzbiu：Gaeumong、gobahcim（go'gyaemqcwx）gak 20 gwz, gondokmaxhau、banjlanzgwnh、nomjsoemzsaeh、goroeknyiedrang gak 15 gwz, goem raemx gwn.

（5）Fatvangh：Gaeumong、swnjgyaeujhen gak 20 gwz, godaemxcae、gocijcwz, 10 gwz, cienq raemx gwn.

（6）Yiengzhaw, dinfwngz caepcat：Rag gaeumong 50 gwz, aeuq dang gaeq, gwn noh gwn dang.

507

九画

姜

【药 材 名】生姜、干姜、炮姜、姜皮。

【别 名】辣姜。

【来 源】姜科植物姜 Zingiber officinale Roscoe。

【形态特征】多年生宿根草本，高可达 1 m。根茎肥厚，多分枝，表面淡黄色，内面黄色，有芳香及辛辣味。叶二列生；叶片披针形或线状披针形，长 15~30 cm，宽 2.0~2.5 cm，先端渐尖，基部渐窄；无柄，有抱茎叶鞘；叶舌膜质，长 1~3 mm。花葶直立，总花梗长达 25 cm；穗状花序呈球果状，长 4~5 cm；苞片卵形，长约 2.5 cm，绿白色，顶端有小尖头；花萼筒长约 1 cm；花冠黄绿色，花冠筒长 2.0~2.5 cm，裂片 3 枚，披针形，长不及 2 cm；唇

瓣较短，有紫色条纹及淡黄色斑点；雄蕊暗紫色。花期秋季。

【生境分布】栽培。广西各地均有栽培，国内除东北部外大部分省区也有栽培。

【壮医药用】

药用部位 新鲜根茎（生姜）、干燥根茎（干姜）、干姜砂烫至鼓起且表面棕褐色（炮姜）、生姜剥取的外皮（姜皮）。

性味 生姜：辣，温。干姜、炮姜：辣，热。姜皮：辣，微温。

功用 生姜：散寒毒，止呕，化痰止咳。用于风寒贫痧（感冒），胃寒鹿（呕吐），寒痰埃病（咳嗽）。

干姜：温中，回阳，祛寒。用于腊胴尹（腹痛），虚寒吐泻，手足厥冷，鹿（呕吐），埃病（咳嗽），墨病（气喘），勒爷喔细（小儿腹泻）。

炮姜：温经止血。用于虚寒吐血，屙意勒（便血），产后瘀血腊胴尹（腹痛），京尹（痛经）。

姜皮：通水道，消肿。用于肉扭（淋证），笨浮（水肿）。

附方 （1）贫痧（风寒感冒）：生姜、红糖、射干各 15 g，水煎服。

（2）腊胴尹（腹痛）：①干姜、高良姜、香附各 6 g，竹茹、两面针各 10 g，水煎服。②生姜 15 g，肉桂 3 g，猪肚 200 g，食盐少许，隔水炖，食肉喝汤。

（3）产后瘀血腊胴尹（腹痛）：炮姜 10 g，益母草 15 g，田七 6 g，大枣 30 g，水煎服。

（4）笨浮（水肿）：姜皮 5 g，葫芦茶 30 g，桑白皮 12 g，水煎服。

（5）勒爷腊胴尹（小儿腹痛），勒爷喔细（小儿腹泻）：干姜、肉桂、细辛、山茱萸、胡椒各等份，共研末，调水适量敷肚脐。

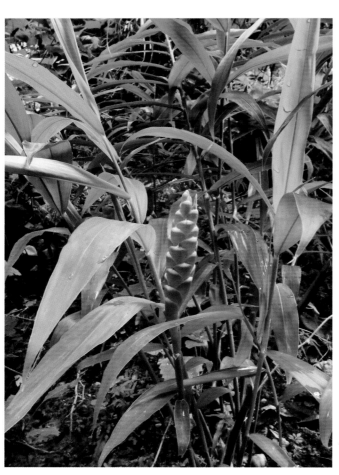

Hing

【 Cohyw 】Hingndip、hinggep hawq、hing nad gvaq、naenghing.

【 Coh'wnq 】Hingmanh.

【 Goekgaen 】Dwg gohing doenghgo gyanghgoh.

【 Yienghceij Daegdiemj 】Dwg go'nywj lw rag maj lai bi，ndaej sang daengz 1 mij. Ganjrag bizna，faen nye lai，baihrog saek henjoiq，mbiengj baihndaw saekhenj，miz feih rang caeuq manh. Mbaw maj baenz song lied；mbaw yiengh longzcim roxnaeuz yiengh sienq yiengh longzcim，raez 15~30 lizmij，gvangq 2.0~2.5 lizmij，byaimbaw menhmenh bienq soem，goekmbaw menhmenh bienq gaeb；mbouj miz gaenz，miz faekmbaw umjganj；linxmbaw mbaw unq youh mbang，raez 1~3 hauzmij. Gaenzva daengjsoh，gaenq vahung raez miz 25 lizmij；vahsi yienghriengz baenz aen'giuz nei，raez 4~5 lizmij；limqva lumj aen'gyaeq，raez daihgaiq 2.5 lizmij，saek hauloeg，gwnzdingj miz gyaeujsoem iq；doengz iemjva raez daihgaiq 1 lizmij；mauhva saek henjloeg，doengz mauhva raez 2.0~2.5 lizmij，mbawveuq 3 mbaw，yiengh longzcim，raez mbouj daengz 2 lizmij；limq naengbak haemq dinj，miz diuzraiz saekaeuj caeuq banq saek henjoiq；simva boux saek aeujmong. Cawzcou haiva.

【 Diegmaj Faenbouh 】Ndaem aeu. Guengjsae gak dieg cungj miz ndaem，guek raeuz cawz baih doengbaek caixvaih dingzlai sengj gih hix miz ndaem aeu.

【 Gij Guhyw Ywcuengh 】

Giz guhyw　Ganjrag singjsien（hingndip）、ganjrag hawq（hinggep hawq）、hinggep hawq aeu sa nad gvaq daengz hing bongz caemhcaiq baihrog saek henjgeq（hing nad gvaq）、gij hing bok aeu rognaeng（naenghing）.

Singqfeih　Hingndip：Manh，raeuj. Hinggep hawq、hing nad gvaq：Manh，huj. Naenghing：Manh，loq raeuj.

Goeng'yungh　Hingndip：Sanq doeghanz，digz lueg，siu myiz dingz ae. Yungh daeuj yw funghanz baenzsa，dungx liengz rueg，ndang hanz miz myaiz baenzae.

Hinggep hawq：Raeuj gyang，dauqhoiz yiengz，cawz hanz. Yungh daeuj yw laj dungx in，haw hanz rueg siq，din fwngz caep，rueg，baenzae，ngaebheiq，lwgnyez oksiq.

Hing nad gvaq：Raeuj meg dingz lwed. Yungh daeuj yw haw hanz rueg lwed，okhaexlwed，canj gvaq cwk lwed laj dungx in，dawzsaeg in.

Naenghing：Doeng roenraemx，siu foeg. Yungh daeuj yw nyouhniuj，baenzfouz.

Danyw　（1）Baenzsa：Hingndip、dangzhoengz、goriengbyaleix gak 15 gwz，cienq raemx gwn.

（2）Laj dungx in：① Hinggep hawq、ginghndoengz、rumcid gak 6 gwz，naengfaexcuk、gocaengloj gak 10 gwz，cienq raemx gwn. ② Hing 15 gwz，gogviq 3 gwz，dungxmou 200 gwz，dingznoix gyu，gek raemx dumq aeu，gwn noh gwn dang.

（3）Canj gvaq cwk lwed laj dungx in：Hing nad gvaq 10 gwz，samvengqlueg 15 gwz，dienzcaet 6 gwz，makcauj 30 gwz，cienq raemx gwn.

（4）Baenzfouz：Naenghing 5 gwz，gocazso 30 gwz，gonengznuengx 12 gwz，cienq raemx gwn.

（5）Lwgnyez laj dungx in，lwgnyez oksiq：Hinggep hawq、gogviq、gosisinh、cazladbya、hozceu gak daengjfaenh，caez nienj baenz mba，gyaux dingz raemx ndeu oep saejndw.

509

九画

姜黄

【药 材 名】姜黄、郁金。

【别　　名】黄姜、血三七。

【来　　源】姜科植物姜黄 *Curcuma longa* L.。

【形态特征】多年生草本，高可达 1.5 m。块根断面深黄色；根茎发达，成丛，分枝多，断面橙色或鲜黄色，极香。叶基生，5~7 片，叶柄长 20~45 cm；叶片长圆形或窄椭圆形，长 30~90 cm，宽 15~23 cm，先端渐尖。穗状花序由假茎顶端抽出，长 10~18 cm；总花梗长 12~20 cm；上部苞片白色或绿色，下部苞片嫩绿色；小苞片白色，近卵形，长约 3 cm；花萼绿白色，具 3 齿；花冠白色或淡黄色，管长达 3 cm，侧裂片宽披针形，长约 1.8 cm；侧生退化雄蕊淡黄色，长约 1.5 cm；唇瓣倒卵形，长 1.2~2.0 cm，淡黄色。花期 7~9 月。

【生境分布】生于草坡或松林边缘或阔叶疏林下，也有栽培。广西主要分布于上思、容县、田林、金秀、龙州等地，福建、台湾、广东、四川、云南等省区也有分布。

【壮医药用】

药用部位　根茎（姜黄）、块根（郁金）。

性味　根茎（姜黄）：辣、苦，微热。块根（郁金）：辣、苦，热。

功用　调龙路、火路，除湿毒，止痛。根茎（姜黄）用于约经乱（月经不调），京瑟（闭经），发旺（痹病），林得叮相（跌打损伤），活邀尹（颈椎病）。块根（郁金）用于胴尹（胃痛），约经乱（月经不调），京瑟（闭经），产呱腊胴尹（产后腹痛），黄标（黄疸），寝汗（盗汗），林得叮相（跌打损伤），呗脓（痈肿）。

附方　（1）发旺（痹病）：姜黄、羌活、独活、苏木、红花、细辛、乳香、没药各 10 g，了刁竹全草 20 g，加白酒 500 mL 浸泡，取药酒外搽患处（忌内服）。

（2）林得叮相（跌打损伤）：姜黄、生大黄、羌活各 10 g，生栀子 30 g，研末调酒外敷。

（3）寝汗（盗汗）：郁金 3 g，研末，调醋涂两乳头。

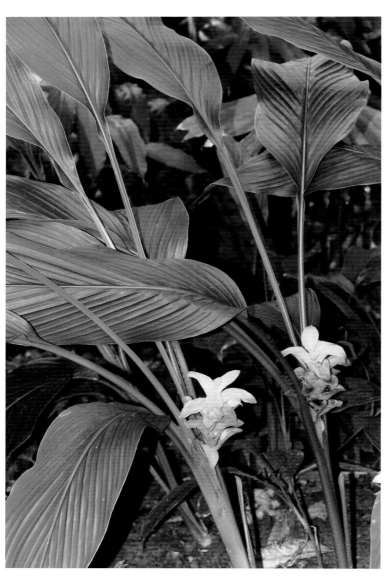

Hinghenj

【 Cohyw 】 Hinghenj、yiginh.

【 Coh'wnq 】 Hinghenj、lwedsamcaet.

【 Goekgaen 】 Dwg hinghenj doenghgo gyanghgoh.

【 Yienghceij Daegdiemj 】 Gorum maj lai bi，sang ndaej daengz 1.5 mij. Ganjsawz mienh raek saek henjlaeg；ganjsawz fat lailai，baenzcaz，dok nyelai，mienhgat henj lumj naengmakdoengj roxnaeuz henjsien，rangfwtfwt. Mbaw maj goek，5~7 mbaw，gaenzmbaw raez 20~45 lizmij；mbaw luenzraez roxnaeuz bomj gaeb，raez 30~90 lizmij，gvangq 15~23 lizmij，byai ciemh soem. Foengqva baenz riengz daj byai ganj gyaj yot okdaeuj，raez 10~18 lizmij；gaenq vameh raez 12~20 lizmij；mbawlup baihgwn saekhau roxnaeuz saekheu，mbawlup baihlaj heuoiq；mbawlup iq saekhau，gaenh gyaeqluenz，raez daihgaiq 3 lizmij；iemjva saekheuhau，miz 3 heuj；mauhva saekhau roxnaeuz saek henjoiq，guenj raez daengz 3 lizmij，mbawveuq henz gvangq byai menh soem，raez daihgaiq 1.8 lizmij；simva boux doiqvaq saekhenjoiq maj henz，raez daihgaiq 1.5 lizmij；limqnaengbak lumj gyaeq dingjbyonj，raez 1.2~2.0 lizmij，saek henjoiq. 7~9 nyied haiva.

【 Diegmaj Faenbouh 】 Maj youq gwnzbo miz nywj roxnaeuz henzndoeng faexcoengz roxnaeuz ndoengfaex mbawfaex gvangq gizfaex mbang de，caemh miz vunz ndaem. Guengjsae dingzlai maj youq Sangswh、Yungzyen、Denzlinz、Ginhsiu、Lungzcouh daengj dieg，guek raeuz Fuzgen、Daizvanh、Guengjdoeng、Swconh、Yinznanz daengj sengj gih caemh maj miz.

【 Gij Guhyw Ywcuengh 】

Giz guhyw   Ganj lajnamh（hinghenj），ngauqrag（yiginh）.

Singqfeih   Ganj lajnamh（hinghenj）：Manh、haemz，loq huj. Ngauqrag（yiginh）：Manh、haemz，huj.

Goeng'yungh   Diuz lohlungz、lohhuj，cawz caepdoeg，dingzin. Hinghenj yungh youq dawzsaeg gaz，fatvangh，laemx doek deng sieng，hoziuin. Yiginh yungh youq dungx in，dawzsaeg gaz，senggvaq laj dungx in，vuengzbiu，lengxhanh，laemx doek deng sieng，baeznong.

Danyw （1）Fatvangh：Hinghenj、gyanghhoz、duzhoz、soqmoeg、hungzvah、sisin、yujyangh、mozyoz gak 10 gwz，baenzgo liujdiuhcuz 20 gwz，gyaux 500 hauzswngh laeujbieg cimqdumx，aeu laeuj led giz in（geih gwn.）

（2）Laemx doek deng sieng：Hinghenj、davangz ndip、gyanghhoz gak 10 gwz，vuengzgae ndip 30 gwz，nu mienz gyaux laeuj oep giz in.

（3）Lengxhanh：Yiginh 3 gwz，nu mienz，gyaux meiq led song aen bakcij.

511

九画

炮仗花

【药 材 名】炮仗花。

【别　　名】黄鳝藤。

【来　　源】紫葳科植物炮仗花 *Pyrostegia venusta*（Ker-Gawl.）Miers。

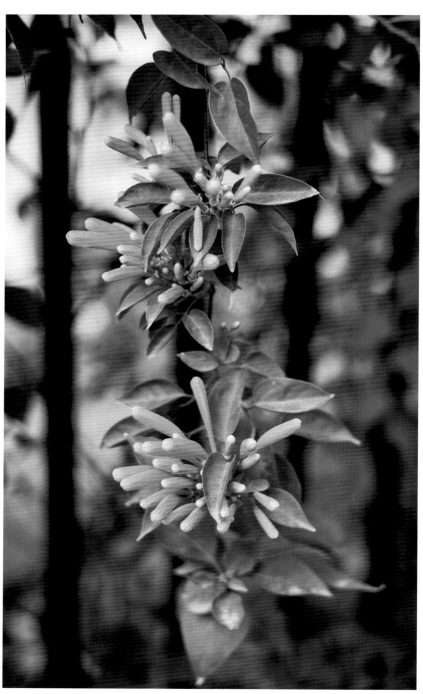

【形态特征】藤本，具有3叉丝状卷须。叶对生，小叶2枚或3枚，卵形，长4~10 cm，宽3~5 cm，顶端渐尖，基部近圆形，下面具极细小的腺穴；叶轴长约2 cm；小叶柄长5~20 mm。圆锥花序于侧枝顶生，长10~12 cm；花萼钟状，有5枚小齿；花冠筒状，橙红色，裂片5枚且呈长椭圆形，花蕾时镊合状排列，花开放后反折，边缘被白色短柔毛；雄蕊4枚，突出；子房圆柱形，花柱与花丝均伸出花冠筒外。蒴果舟状；种子多列，具翅，薄膜质。花期1~6月。

【生境分布】栽培。广西部分地区有栽培，广东、海南、福建、台湾、云南等省区也有栽培。

【壮医药用】

药用部位　地上部分。

性味　茎、叶：苦、微涩，平。花：甜、平。

功用　调气道，止咳喘，利咽喉。用于埃病（咳嗽），墨病（气喘），货烟妈（咽痛）。

附方　（1）埃病（咳嗽）：炮仗花、金银花各10 g，木棉花15 g，紫菀6 g，水煎服。

（2）墨病（气喘）：炮仗花、磨盘草各30 g，水煎服。

（3）货烟妈（咽痛）：炮仗花茎和叶、三姐妹各15 g，金不换、金果榄各10 g，水煎服。

Vabauqciengh

【Cohyw】Vabauqciengh.

【Coh'wnq】Gaeubyalae.

【Goekgaen】Dwg govabauqciengh doenghgo swjveihgoh.

【Yienghceij Daegdiemj】Dwg gogaeu，miz sam nga gienjmumh lumj sei. Mbaw maj doxdoiq，mbawsaeq 2 mbaw roxnaeuz sam mbaw，lumj aen'gyaeq，raez 4~10 lizmij，gvangq 3~5 lizmij，gwnzdingj menhmenh bienq soem，goek ca mbouj lai dwg luenz，baihlaj miz conghsenq haemq iq；sugmbaw raez daihgaiq 2 lizmij；gaenzmbaw saeq raez 5~20 hauzmij. Vahsi luenzsoem maj gwnzdingj nyevang，raez 10~12 lizmij；iemjva lumj aencung，miz 5 diuz heujiq；lumj mauhva doengz，saek henjhoengz，limqveuq 5 mbaw caemhcaiq baenz yienghbomj raez，seiz valup baiz baenz yiengh nipgyoeb，haiva le baeb doxdauq，bien mbaw miz bwn'unq dinj saekhau；simva boux 4 diuz，doedok；fuengzlwg yiengh saeuluenz，saeuva caeuq seiva cungj iet ok rog doengz mauhva. Mak lumj aenruz；miz geij baiz ceh，miz fwed，mbaw unq youh mbang. 1~6 nyied haiva.

【Diegmaj Faenbouh】Ndaem aeu. Guengjsae miz dingz deihfueng miz ndaem，guek raeuz Guengjdoeng、Haijnanz、Fuzgen、Daizvanh、Yinznanz daengj sengj hix miz ndaem aeu.

【Gij Guhyw Ywcuengh】

Giz guhyw　Dingz gwnz dieg.

Singqfeih　Ganj、mbaw：Haemz、loq saep，bingz. Va：Van、bingz.

Goeng'yungh　Diuz roenheiq，dingz ae'ngab，leih conghhoz. Yungh daeuj yw baenzae，ngaebheiq，conghhoz in.

Danyw　（1）Baenzae：Vabauqciengh、vagimngaenz gak 10 gwz，valeux 15 gwz，govagut vaaeuj 6 gwz，cienq raemx gwn.

（2）Ngaebheiq：Vabauqciengh、gomakmuh gak 30 gwz，cienq raemx gwn.

（3）Conghhoz in：Ganj caeuq rag vabauqciengh、goriengvaiz gak 15 gwz，golaeng'aeuj、gimjlamz gak 10 gwz，cienq raemx gwn.

九画

活血丹

【药 材 名】活血丹。

【别　　名】透骨消、驳骨消、接骨消、连钱草、钻地风、四方雷公根、团经药、风灯盏。

【来　　源】唇形科植物活血丹 Glechoma longituba（Nakai）Kupr.。

【形态特征】多年生草本，高可达 20 cm，全株除花外疏被倒向柔毛。具匍匐茎，上升，逐节生根，茎四棱形。单叶对生，叶圆形或近肾形，长 1~3 cm，宽 1.5~3.0 cm，基部心形，边缘具圆齿；叶柄长为叶片 1.5 倍。轮伞花序具花 2 朵，稀具 4~6 朵。花萼长 1 cm，萼齿 5 枚，卵状三角形，先端细尖；花冠淡蓝色、蓝色至紫红色，二唇形，长 1.2~2.0 cm，下唇具深色斑点；雄蕊 4 枚，内藏；花药 2 室；子房 4 裂，花盘杯状，花柱先端 2 裂。小坚果长圆状卵形，成熟时深褐色，长约 1.5 mm。花期 4~5 月，果期 5~6 月。

【生境分布】生于林缘、疏林下、草地中、溪边等阴湿处，也有栽培。广西各地均有分布，除青海、甘肃、新疆、西藏外，其余省区均有分布。

【壮医药用】

药用部位　全草。

性味　微辣，寒。

功用　调龙路、火路，通气道、水道，清热毒，消肿痛。用于肉扭（淋证），笨浮（水肿），黄标（黄疸），胆囊炎，笃瘴（疟疾），京尹（痛经），兵白带（带下病），梅毒，贫痧（感冒），小儿阴茎水肿，勒爷顽瓦（小儿麻痹后遗症），狠风（小儿惊风），呗脓（痈肿），埃病（咳嗽），能啥能累（湿疹），发旺（痹病），林得叮相（跌打损伤），额哈（毒蛇咬伤）。

附方　（1）林得叮相（跌打损伤）：鲜活血丹、鲜小驳骨、鲜水泽兰各 30 g，捣烂外敷。

（2）埃病（咳嗽）：活血丹、鱼腥草、前胡、枇杷叶（去毛）各 10 g，玉叶金花 20 g，水煎服。

（3）肉扭（淋证）：活血丹 5 g，车前草 15 g，笔筒草 20 g，水煎服。

（4）胆囊炎：活血丹 5 g，郁金、枳壳各 15 g，金钱草 20 g，香附、虎杖、柴胡各 10 g，水煎服。

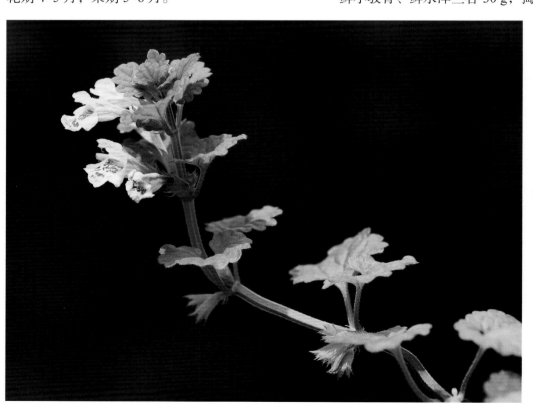

Byaeknu

【Cohyw 】Byaeknu.

【Coh'wnq 】Douguzsiuh、lenzcenzcauj、conhdifungh、byaeknokseiqfung.

【Goekgaen 】Dwg byaeknu doenghgo cwnzhingzgoh.

【Yienghceij Daegdiemj 】Gorum maj lai bi，sang ndaej daengz 20 lizmij，daengxgo cawz va le miz bwn'unq laemx mbang. Ganj boemzbemq，swng doxhwnj，baezhoh baezhoh ok rag，ganj seiq limq. Mbaw dog maj doxdoiq，yiengh luenz roxnaeuz loq lumj aenmak，raez 1~3 lizmij，gvangq 1.5~3.0 lizmij，gizgoek lumj sim，henzbien miz heuj luenz；gaenqmbaw raez dwg mbaw dih 1.5 boix. Gyaeujva lumj gvaengx liengj ciengzseiz miz 2 duj，noix miz 4~6 duj. Mauhva saeklamzoiq、saeklamz daengz saekhoengzaeuj，lumj song fwijbak，raez 1.2~2.0 lizmij，fwijbak baihlaj miz raiz saeklaeg；Simvaboux 4 diuz，yo baihndaw；ywva 2 fuengz；ranzceh 4 seg，buenzva lumj cenj，saeuva dinjbyai 2 seg. Makndangj iq luenzraez yiengh gyaeq，cingzsug le saekhenjgeq laeg，raez aiq 1.5 hauzmij. 4~5 nyied haiva，5~6 nyied dawzmak.

【Diegmaj Faenbouh 】Maj youq gizcumx laep henzndoeng、lajfaex ndoengfaezx mbang、ndaw diegnywj、henzrij daengj，caemh miz vunz ndaem. Guengjsae gak dieg cungj miz，cawz Cinghhaij、Ganhsuz、Sinhgyangh、Sihcang le，guek raeuz gizyawz sengj gih cungj maj miz.

【Gij Guhyw Ywcuengh 】

Giz guhyw　Daengx go.

Singqfeih　Loq manh，hanz.

Goeng'yungh　Diuz lohlungz、lohhuj，doeng roenheiq、roenraemx，cing hujdoeg，siu foegin. Yungh youq nyouhniuj，baenzfouz，vuengzbiu，danjnangzyenz，fatnit，dawzsaeg in，binghbegdaiq，moizdoeg，baenzsa，lwgnyez ceuq baenzfouz，lwgnyez gvanhgvax，baenzfung，baeznong，baenzae，naenghumz naenglot，fatvangh，laemx doek deng sieng，ngwz haeb.

Danyw　（1）Laemx doek deng sieng：Byaeknu ndip、goyahdaemq ndip、gocaglanzraemx ndip gak 30 gwz，doek yungz oep giz in.

（2）Baenzae：Byaeknu、gosinghaux、mbaw bizbaz（cawz bwn）gak 10 gwz，senzhuz、gaeubeizhau 20 gwz，cienq raemx gwn.

（3）Nyouhniuj：Byaeknu 5 gwz，godaezmax 15 gwz，bizdoengzcauj 20 gwz，cienq raemx gwn.

（4）Danjnangzyenz：Byaeknu 5 gwz，yiginh、gihgwz gak 15 gwz，dodinmax 20 gwz，yanghfu、hujcang、caizhuz gak 10 gwz，cienq raemx gwn.

515

九画

洋金花

【药 材 名】洋金花。

【别　　名】白曼陀罗、闹羊花。

【来　　源】茄科植物洋金花 *Datura metel* L.。

【形态特征】一年生草本，半灌木状，高可达 1.5 m，全体近无毛。茎基部稍木质化，幼枝常四棱形。单叶互生，叶卵形或广卵形，长 5~20 cm，宽 4~15 cm，顶端渐尖，基部不对称圆形、截形或楔形边缘有不规则的短齿或浅裂或全缘而波状；叶柄长 2~5 cm。花单生于枝杈间或叶腋，花梗长约 1 cm；花萼筒状，长 4~9 cm，5 浅裂，裂片狭三角形或披针形；花冠长漏斗状，长 14~20 cm，白色、黄色或浅紫色；雄蕊 5 枚或 15 枚左右；花柱长 11~16 cm。蒴果近球状或扁球状，疏生粗短刺，直径约 3 cm，不规则 4 瓣裂。种子淡褐色。花果期 3~12 月。

【生境分布】生于山坡草地、路边、田边、住宅附近，或栽培。广西主要分布于南宁、上林、岑溪、北流、那坡、昭平、东兰等地，台湾、福建、广东、云南、贵州等省区也有分布。

【壮医药用】

药用部位　茎、叶、花。

性味　辣，温；有毒。

功用　调气道，化痰毒，止咳喘，消肿痛。花用于奔墨（哮病），埃病（咳嗽），胴尹（胃痛），发旺（痹病）；茎用于唉唠北（冻疮）；叶用于胴尹（胃痛）。

注　本品有毒，孕妇及外感、痰热咳喘、青光眼、高血压、心动过速患者禁用。

附方　（1）无痰热的成年人、老年人奔墨（哮病）：洋金花 0.3 g，木蝴蝶 5 g，百部、灯笼草各 12 g，白果 10 g，水煎服。

（2）发旺（痹病）：洋金花、三加皮根皮、十八症、两面针、千斤拔各 15 g，加白酒 600 mL 浸泡 60 天，取药酒适量外搽患处（忌内服）。

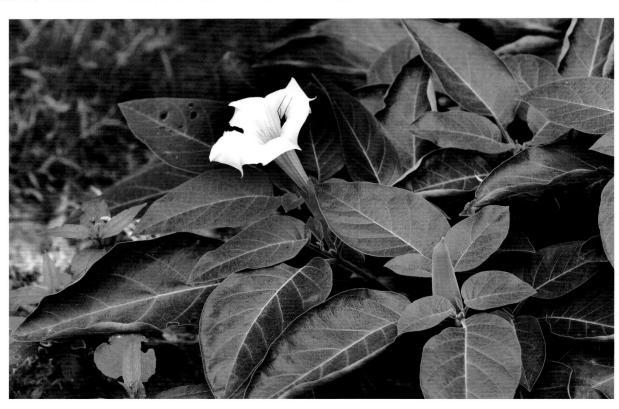

Mwnhdaxlaxhau

【 Cohyw 】 Mwnhdaxlaxhau.

【 Coh'wnq 】 Mandozlozhau、vanauhyiengz.

【 Goekgaen 】 Dwg mwnhdaxlaxhau doenghgo gezgoh.

【 Yienghceij Daegdiemj 】 Gorum maj bi ndeu, yiengh buenq gvanmuz, sang ndaej daengz 1.5 mij, daengx go gaenh mij bwn. Goek ganj miz di fat faex, nyeoiq dingzlai seiq limqgak. Mbaw dog maj doxcah, mbaw lumj gyaeq roxnaeuz gvangq gyaeq, raez 5~20 lizmij, gvangq 4~15 lizmij, byai menh soem, goek luenz mbouj doxdaengh、gatbingz roxnaeuz sot, henzbien miz heujdinj mbouj doxdaengh roxnaeuz legfeuh roxnaeuz lawx caez lij miz bohlangq; gaenzmbaw raez 2~5 lizmij. Va gag maj youq gyang nga nye roxnaeuz eiqmbaw, gaenqva raez yaek 1 lizmij; iemjva lumj doengz, raez 4~9 lizmij, 5 seg dinj, mbawseg gaeb samgak roxnaeuz byai menh soem; mauhva raez louhdouj, raez 14~20 lizmij, hau、henj roxnaeuz aeujdamh; simva boux 5 diuz roxnaeuz 15 diuz baedauq; saeuva raez 11~16 lizmij. Makceh gaenh yiengh giuz roxnaeuz yiengh benjgiuz, miz oen dinj co, hung yaek 3 lizmij, 4 mbawseg mbouj doxdaengh. Ceh henjgeqdamh. 3~12 nyied haiva dawzmak.

【 Diegmaj Faenbouh 】 Hwnj gwnz ndoi diegrum、bangx roen、hamq naz、henz gaenh ranz, roxnaeuz vunz ndaem. Guengjsae dingzlai hwnj laeng Nanzningz、Sanglinz、Cwnzhih、Bwzliuz、Nazboh、Cauhbingz、Dunghlanz daengj dieg neix, guek raeuz Daizvanh、Fuzgen、Guengjdoeng、Yinznanz、Gveicouh daengj sengj gih neix caemh miz.

【 Gij Guhyw Ywcuengh 】

Giz guhyw　Ganj、mbaw、va.

Singqfeih　Manh, raeuj; miz doeg.

Goeng'yungh　Diuz roenheiq, vaq myaizdoeg, dingz ae'baeg, siu foegin. Va ndaej yw baenzngab, baenzae, dungx in, fatvangh; ganj ndaej yw din lauxbaeg; mbaw ndaej yw dungx in.

Cawq　Go yw neix miz doeg, mehmbwk mizndang dem boux gamjmauq、myaizndat ae'baeg、cinghgvanghyenj、hezyazsang、sim diuq vaiq lai gimq yungh.

Danyw　（1）Vunzzhung、vunzlaux mij myaizndat baenzngab：Mwnhdaxlaxhau 0.3 gwz, duzmbajfaex 5 gwz, begboiq、godaengloengz gak 12 gwz, makhau 10 gwz, cienq raemx gwn.

（2）Fatvangh：Mwnhdaxlaxhau、naengrag samgyahbiz、cibbet cwng、liengjmencimh、cenhginhbaz gak 15 gwz, gya laeujbieg 600 hauzswngh cimq 60 ngoenz, aeu laeujyw habliengh cat mwnqmaz（geih gwn）.

517

九
画

穿心草

【药材名】穿心草。

【别　　名】穿线草、串钱草、狮子草。

【来　　源】龙胆科植物穿心草 *Canscora lucidissima*（H. Lév. et Vant.）Hand. -Mazz.。

【形态特征】一年生草本，高可达 30 cm，全株光滑无毛。茎直立，多分枝，枝柔弱。基生叶对生，具短柄，卵形；中上部茎生叶呈圆形的贯穿叶，直径 1~4 cm，上面绿色，下面灰绿色，具突出的网脉。复聚伞花序呈假二叉状分枝，花白色，包围于漏斗型叶状苞片内；花 5 数；花萼钟状，萼齿甚小；花冠白色或淡黄白色，钟形，长 6~8 mm，裂片矩圆状匙形；雄蕊等长，花丝长约 2 mm；子房 1 室。蒴果内藏，无柄，宽矩圆形，长 4~5 mm；种子多数。花果期 8 月至翌年 2 月。

【生境分布】生于石灰岩山坡较阴湿的岩壁下或石缝中。广西主要分布于南宁、马山、上林、桂林、阳朔、昭平、钟山、河池、武宣、龙州、大新、天等等地，贵州省也有分布。

【壮医药用】

药用部位　全草。

性味　微甘、苦，凉。

功用　调火路，通气道，清热毒，止疼痛。用于黄标（黄疸），胆囊炎，胴尹（胃痛），肋间神经痛，额哈（毒蛇咬伤），埃病（咳嗽），肺炎，钵痨（肺结核），心绞痛，心肌梗死，林得叮相（跌打损伤），风湿性心脏病引起的心律不齐。

附方　（1）胆囊炎：穿心草 30 g，珍珠菜 20 g，田七 5 g，虎杖 12 g，八月札藤 10 g，水煎，饭前服，服药后侧于右睡卧 1 小时。

（2）心绞痛，心肌梗死：穿心草、土丹参各 30 g，母猪藤、血党根各 15 g，鸡血藤 9 g，水酒各 500 g，煎服。

（3）额哈（毒蛇咬伤）：鲜穿心草 30 g，鲜半边莲 20 g，捣烂外敷伤口周围（伤口不敷）。

（4）林得叮相（跌打损伤）：鲜穿心草、鲜水泽兰、鲜韭菜兜各 30 g，鲜松树针叶 50 g，捣烂酒炒热敷，2 日 1 换。

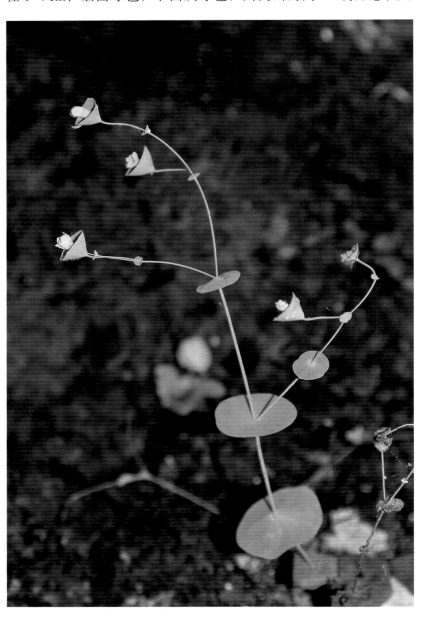

Nyaloicienz

【 Cohyw 】 Nyaloicienz.

【 Coh'wnq 】 Gocwnmae、goroixcienz、gosaeceij.

【 Goekgaen 】 Dwg nyaloicienz doenghgo lungzdanjgoh.

【 Yienghceij Daegdiemj 】 Gorum maj bi ndeu，sang ndaej daengz 30 lizmij，daengxgo ngaeuz mij bwn. Ganj daengjsoh，dok nye lai，nye unqnyieg. Mbaw majgoek maj doxdoiq，miz gaenqdinj，lumj gyaeq；mbaw cungqgyang dem baihgwnz ganj baenz mbawlienzmbongq luenz，hung 1~4 hauzmij，baihgwnz heu，baihlaj heumong，miz megmuengx doed okdaeuj. Gyaeujva comzliengj doxdaeb baenz gyaj songnga yiengh dok nye，va saekhau，bauvaengx youq aenlaeuh byak lumj mbaw；va 5 soq；iemjva lumj cung，heujiemj iqiq；mauhva hau roxnaeuz henjhaudamh，lumj cung，raez 6~8 hauzmij，mbawseg luenzgak lumj benzgeng；simva boux raez doxdoengz，seiva raez aiq 2 hauzmij；rugceh 1 rug. Makceh yo ndaw，mij gaenq，gvangq luenzgak，raez 4~5 hauzmij；ceh lai. 8 nyied daengz bi daihngeih 2 nyied haiva dawzmak.

【 Diegmaj Faenbouh 】 Hwnj laj dat haemq raemhcumx gwnz ndoi ndaw bya roxnaeuz ndaw luengq rin. Guengjsae dingzlai hwnj laeng Nanzningz、Majsanh、Sanglinz、Gveilinz、Yangzsoz、Cauhbingz、Cunghsanh、Hozciz、Vujsenh、Lungzcouh、Dasinh、Denhdwngj daengj dieg neixx，guek raeuz Gveicouh Sengj caemh miz.

【 Gij Guhyw Ywcuengh 】

Giz guhyw　Daengx go.

Singqfeih　Loq gam、haemz、liengz.

Goeng'yungh　Diuz lohhuj，doeng roenheiq，siu ndatdoeg，dingz in'dot. Ndaej yw vuengzbiu，danjnangzyenz，dungx in，buenzleq in，ngwz haeb，baenzae，feiyenz，bwtlauz，sim geujin，sinhgih gwngjswj，laemx doek deng sieng，funghsizsing sinhcangbing le sim diuq luenh.

Danyw　（1）Danjnangzyenz：Nyaloicienz 30 gwz，byaekcinhcuh 20 gwz，denzcaet 5 gwz，hujcang 12 gwz，gaeucaz batnyied 10 gwz，cienq raemx，gwnhaeux gaxgonq gwn，gwn yw le ngeng gvaq ninz 1 aen cunghdouz.

（2）Sim geujin，sinhgih gwngjswj：Nyaloicienz、danhcinhdoj gak 30 gwz，gaeumoumeh、ragdangjlwed gak 15 gwz，gaeilwedgaeq 9 gwz，laeuj gak 500 gwz cienq gwn.

（3）Ngwz haeb：Nyaloicienz ndip 30 gwz，buenqbenhlenz ndip 20 gwz，dubyungz oep seiqhenz baksieng（louz baksieng mbouj oep）.

（4）Laemx doek deng sieng：Nyaloicienz ndip、suijswzlanz ndip、gocoenggemq ndip gak 30 gwz，rongcoengz ndip 50 gwz，dub yungz ceuj laeuj oep ndat，2 ngoenz 1 vuenh.

519

九画

穿心莲

【药材名】穿心莲。

【别　　名】榄核莲、一见喜、圆锥须药草、苦草。

【来　　源】爵床科植物穿心莲 *Andrographis paniculata*（Burm. f.）Nees。

【形态特征】一年生草本，高可达 80 cm。茎 4 棱，下部多分枝。叶对生，卵状披针形至狭披针形，长 4~8 cm，宽 1.0~2.5 cm，顶端渐尖或短渐尖；叶柄长 0.3~1.0 cm。总状花序顶生或腋生，集成大型圆锥花序；苞片和小苞片长约 1 mm；花萼 5 裂，裂片三角状披针形，具腺毛和微毛；花冠白色而小，下唇带紫色斑纹，长约 12 mm，外具腺毛和短柔毛，2 唇形，上唇微 2 裂，下唇 3 深裂，花冠筒与唇瓣等长；雄蕊 2 枚，外露，花药 2 室，1 大 1 小，室基部和花丝一侧有柔毛。蒴果狭圆筒形，中央有一沟，长约 15 mm，疏生腺毛；种子多粒，四方形，黄色至深棕色，有皱纹。花果期全年。

【生境分布】栽培。广西各地均有栽培，福建、广东、海南、云南等省也有栽培。

【壮医药用】

药用部位　全草。

性味　苦，寒。

功用　调火路，清热毒，除湿毒，消肿痛。用于口疮（口腔溃疡），贫疹（感冒），楞屙勒（鼻出血），肺炎，货烟妈（咽痛），埃病（咳嗽），黄标（黄疸），钵痨（肺结核），屙泻（泄泻），屙意咪（痢疾），肉扭（淋证），呗脓（痈肿），兵白带（带下病），渗裆相（烧烫伤），额哈（毒蛇咬伤）。

附方　（1）口疮（口腔溃疡），货烟妈（咽痛）：穿心莲 6 g，九节风、称量木各 10 g，玉叶金花 15 g，水煎，少量频服。

（2）埃病（咳嗽），肺炎：穿心莲 6 g，玉叶金花 20 g，不出林、鱼腥草、枇杷寄生、桔梗各 10 g，铁包金 12 g，水煎服。

（3）屙泻（泄泻）：穿心莲 6 g，凤尾草 12 g，地榆、小钻、饿蚂蝗、葫芦茶各 10 g，水煎服。

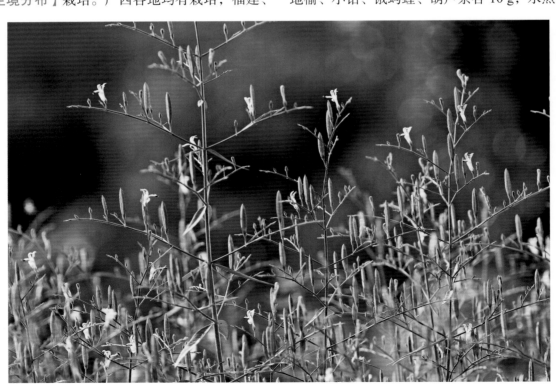

Nyafaenzlenz

【 Cohyw 】 Nyafaenzlenz.

【 Coh'wnq 】 Lanjhwzlenz、yizgen'hij、yenzcuihhihyozcauj、rumhaemz.

【 Goekgaen 】 Dwg nyafaenzlenz doenghgo gezcangzgoh.

【 Yienghceij Daegdiemj 】 Gorum maj bi ndeu，sang ndaej daengz 80 lizmij. Ganj 4 limq，baihlaj dingzlai dok nye. Mbaw maj doxdoiq，lumj gyaeq byai menh some daengz gaeb byai menh soem，raez 4~8 lizmij，gvangq 1.0~2.5 lizmij，byai ciemh some roxnaeuz dinj ciemh some；gaenzmbaw raez 0.3~1.0 lizmij. Cungjcang gyaeujva maj gwnzdingj roxnaeuz maj eiq，coemz baenz gyaeujva luenzsoem hungloet；mbawlup caeuq mbawlup iq raez aiqmiz 1 hauzmij；iemjva 5 dek，mbawseg lumj samgak luenzraez gaeb byai menh soem，miz bwnhanh caeuq loq bwn；mauhva saekhau cix iq，naengbak baihlaj daiq ndangq（banq）saekaeuj，raez aiqmiz 12 hauzmij，baihrog miz bwnhanh caeuq bwn'unq dinj，2 gaiq naengbak，naengbak baihgwnz 2 dek loq dinj，naengbak baihlaj 3 dek laeg，guenj mauhva caeuq naengbak raez doxdoengz；simva boux 2 diuz，loh byaihrog，ywva 2 fuengz，aen hung aen iq，fuengz gizgoek caeuq seiva mbiengj ndeu miz bwn'unq. Mak yiengh doengzluenz gaeb，cungqgyang miz diuz cauz ndeu，raez aiqmiz 15 hauzmij，miz bwnhanh mbang；ceh haujlai naed，yiengh seiqfueng，saekhenj daengz saek daeplaeg，nyaeuqnyetnyet. Daengxbi haiva dawzmak.

【 Diegmaj Faenbouh 】 Miz vunz ndaem. Guengjsae gak dieg cungj miz vunzndaem，Guek raeuz Fugen、Guengjdoeng、Haijnanz、Yinznanz daengj sengj caemh miz vunz ndaem.

【 Gij Guhyw Ywcuengh 】

Giz guhyw   Daengx go.

Singqfeih   Haemz，hanz.

Goeng'yungh   Diuz lohhuj，cing hujdoeg，cawz caepdoeg，siu foegin. Yungh youq baknengz，baenzsa，ndaeng oklwed，feiyenz，conghhoz in，baenzae，vuengzbiu，lauzbingh，oksiq，dungxnit，nyouhniuj，baeznong，binghbeqdaiq，coemh log sieng，ngwz haeb.

Danyw （1）Baknengz，conghhoz in：Nyafaenzlenz 6 gwz，goloemq、caenghliengmuz gak 10 gwz，gaeubeizhau 15 gwz，cienq raemx，baezdi baezdi deihdeih gwn.

（2）Baenzae，feiyen：Nyafaenzlenz 6 gwz，gaeubeizhau 20 gwz，bucuzlinz、gosinghaux、siengzbizbaz 10 gwz，gitgaengq gak 10 gwz，dietbaugim 12 gwz，cienq raemx gwn.

（3）Oksiq：Nyafaenzlenz 6 gwz，diyiz、siujcen、nyadaij、gocazso gak 10 gwz，goriengroeggaeq 12 gwz，cienq raemx gwn.

521

九画

扁桃

【药材名】扁桃。

【别　　名】酸果、天桃木。

【来　　源】漆树科植物扁桃 *Mangifera persiciformis* C. Y. Wu et T. L. Ming。

【形态特征】常绿乔木，高可达 19 m。树冠伞状半球形。单叶互生；叶片狭披针形或线状披针形，长 10~20 cm，宽 2~4 cm；叶柄长 1.5~3.5 cm，上面具槽。圆锥花序顶生，单生或两三个簇生，无毛；花黄绿色，花梗长约 2 mm；萼片 4 枚或 5 枚，卵形，外面被微柔毛且边缘被睫毛；花瓣 4 枚或 5 枚，长圆状披针形，长约 4 mm，内面具 4 条或 5 条突起的脉纹；雄蕊仅 1 枚发育，不育雄蕊 2 枚或 3 枚，钻形或小齿状，无花药；花柱近顶生。果桃形，略压扁状，长 5~10 cm，宽 3~5 cm，果肉较薄；果核斜卵形或菱状卵形，压扁状，具斜向凹槽；种子近肾形。花期 3~4 月，果期 4~8 月。

【生境分布】多栽培。广西主要分布于南宁、百色、平果、那坡、宁明、龙州等地，云南、贵州等省也有分布。

【壮医药用】

药用部位　叶、果、种仁。

性味　甜、酸，微寒。

功用　叶：除湿。用于湿疹。

果、种仁：通气道，止咳，调谷道。用于埃病（咳嗽），能啥能累（湿疹），食欲不振，兵嘿细勒（疝气）。

附方　（1）能啥能累（湿疹）：扁桃叶、山黄皮叶各适量，水煎洗患处。

（2）埃病（咳嗽）：扁桃仁、三姐妹、龙葵、射干、仙鹤草各 10 g，水煎服。

（3）兵嘿细勒（疝气）：扁桃果、黄根、扶芳藤各 30 g，白及 5 g，水煎服。

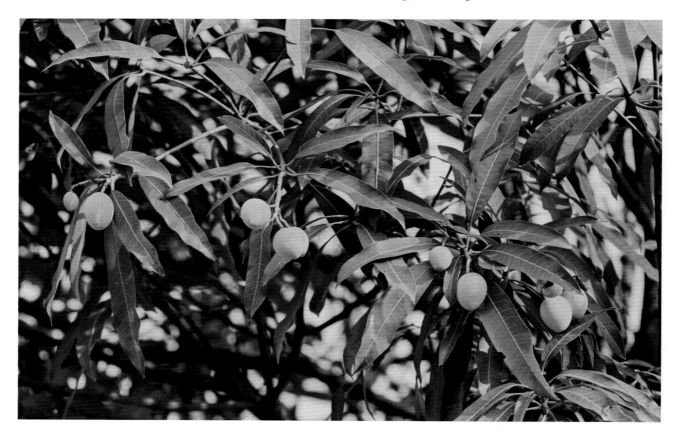

Makbenjdauz

【Cohyw】Makbenjdauz.

【Coh'wnq】Maksoemj、faexdenhdauz.

【Goekgaen】Dwg makbenjdauz doenghgo cizsugoh.

【Yienghceij Daegdiemj】Faexsang heu gvaqbi，sang ndaej daengz 19 mij. Gyaeujfaex lumj liengj dangq mbiengjgiuz. Mbaw dog maj doxcah；mbaw gaeb byai menh soem roxnaeuz baenz diuz byai menh soem，raez 10~20 lizmij，gvangq 2~4 lizmij；gaenqmbaw raez 1.5~3.5 lizmij，baihgwnz miz cauz. Gyaeujva luenzsoem maj byai，gag maj roxnaeuz song sam ndaek comzmaj，mij bwn；va henjheu，gaenqva raez yaek 2 hauzmij；linxva 4 mbaw roxnaeuz 5 mbaw，raezluenz byai menh soem，raez yaek 4 hauzmij，baihndaw miz 4 diuz roxnaeuz 5 diuz vaenxmeg doedhwnj；simva boux caenh 1 diuz fatyuz，simva boux maen 2 diuz roxnaeuz 3 diuz，lumj conq roxnaeuz lumj heujiq，mij ywva；saeuva gaenh maj byai. Mak lumj dauz，loq yazbenj，raez 5~10 lizmij，gvangq 3~5 lizmij，nohmak loq mbang；cehmak lumj gyaeq mbieng roxnaeuz baenz gak lumj gyaeq，yazbenj，miz cauzmboep matvang；ceh gaenh mak. 3~4 nyied haiva，4~8 nyied dawzmak.

【Diegmaj Faenbouh】Dingzlai ndaem aeu. Guengjsae dingzlai ndaem laeng Nanzningz、Bwzswz、Bingzgoj、Nazboh、Ningzmingz、Lungzcouh daengj dieg neix，guek raeuz Yinznanz、Gveicouh doengh sengj neix caemh miz.

【Gij Guhyw Ywcuengh】

Giz guhyw　Mbaw、mak、ngveih ceh.

Singqfeih　Van、soemj，Loq hanz.

Goeng'yungh　Mbaw：Cawz caep. Ndaej yw cimjcaep.

Mak、ngveih ceh：Doeng roenheiq，dingz ae，diuz roenhaeux. Ndaej yw baenzae，naenghumz naenglot，mbouj ngah gwn doxgaiq，binghheiq saejlwg.

Danyw　（1）Naenghumz naenglot：Mbaw makbenjdauz、mbaw makmoedbya gak aenqliengh，cienq raemx swiq mwnq humz.

（2）Baenzae：Ngveih ceh makbenjdauz、samcejnuengx、lungzgveiz、seganh、senhhozcauj gak 10 gwz，cienq raemx gwn.

（3）Binghheiq saejlwg：Mak makbenjdauz、raghenj、gaeufuzfangh gak 30 gwz，bwzgiz 5 gwz，cienq raemx gwn.

523
九画

扁担杆

【药 材 名】扁担杆。

【别 名】麻糖果。

【来 源】椴树科植物扁担杆 *Grewia biloba* G. Don。

【形态特征】落叶灌木或小乔木，高可达 4 m，可达 8 m。茎直立，基部分枝，嫩枝被粗毛。单叶互生，椭圆形或倒卵状椭圆形，长 4~9 cm，宽 2.5~4.0 cm，先端锐尖，两面具稀疏星状粗毛，基出脉 3 条，两侧脉上行过半，中脉具侧脉 3~5 对，边缘具细锯齿；叶柄长 4~8 mm，被粗毛；托叶钻形。聚伞花序腋生，多花，花序柄长不到 1 cm；花柄长 3~6 mm；苞片钻形；萼片狭长圆形，外面被毛；花瓣 5 枚，淡黄绿色，长 1.0~1.5 mm；雄蕊多数；子房有毛，柱头 5 裂。核果扁球形，直径约 1 cm，红色，有 2~4 颗分核。花期 5~7 月。

【生境分布】生于山坡、路旁灌木丛中。广西主要分布于西北部、北部地区，江西、湖南、浙江、广东、台湾、安徽、四川等省区也有分布。

【壮医药用】

药用部位 根。

性味 淡、辣，温。

功用 调龙路、火路，通谷道，祛风毒，除湿毒。用于喯疳（疳积），兵淋勒（崩漏），兵白带（带下病），奔寸（子宫脱垂），尊寸（脱肛），发旺（痹病）。

附方 （1）喯疳（疳积）：扁担杆、鸡矢藤各 3 g，水煎服。

（2）兵白带（带下病）：扁担杆、凤尾草、龙葵各 15 g，水煎服。

（3）奔寸（子宫脱垂）：扁担杆、金樱子、五指毛桃各 15 g，水煎服。

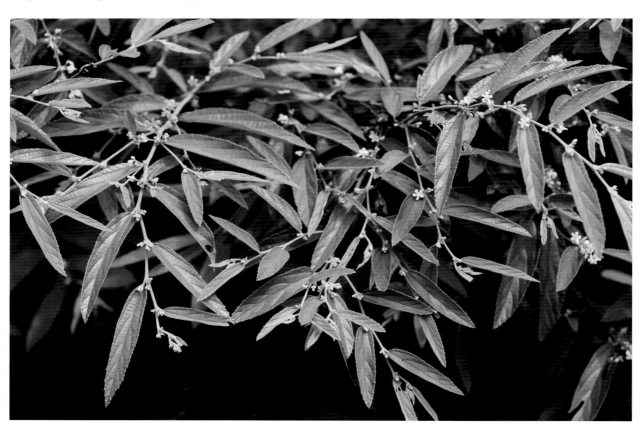

Cehseiqda

【Cohyw】Cehseiqda.

【Coh'wnq】Mazdangz.

【Goekgaen】Dwg cehseiqda doenghgo donsugoh.

【Yienghceij Daegdiemj】Faexgvanmuz loenq mbaw roxnaeuz faexgyauzmuz iq，sang ndaej daengz 4 mij，ndaej daengz 8 mij. Ganj daengj soh，giz goek faen nye，nyeoiq miz bwn co. Mbaw dog camca did，yiengh luenz raez roxnaeuz raez gyaeq dauqdingq，raez 4~9 lizmij，gvangq 2.5~4.0 lizmij，giz byai soemset，song mbiengj miz bwn co caxcang，giz goek miz 3 diuz nyinz okdaeuj，song diuz nyinz henz iet daengz buenq he，nyinz gyang 3~5 doiq，henz bien miz yazgawq saeq；gaenzmbaw raez 4~8 hauzmij，miz bwn co；dakmbaw yiengh lumj fagcuenq. Vahsi comzliengj hai youq geh nye mbaw，va lai，gaenzva raez mbouj daengz lizmij ndeu；gaenzva raez 3~6 hauzmij；bauva yiengh lumj fagcuenq；dip dakva yiengh luenz raezgaeb，baihrog miz bwn；dipva 5 dip，saek heuhenj myox，raez 1.0~1.5 hauzmij；vaboux dingzlai；ranzceh miz bwn，simva 5 dip. Aenmak lumj giuz bej，cizging daihgaiq lizmij ndeu，saek hoengz，miz 2~4 naed faenngveih. 5~7 nyied haiva.

【Diegmaj Faenbouh】Hwnj youq gwnz ndoi、ndaw cumh faexgvanmuz henz roen. Guengjsae cujyau faenbouh youq dieg Guengjsae baihsaebaek、baihbaek，guek raeuz Gyanghsih、Huznanz、Cezgyangh、Guengjdoeng、Daizvanh、Anhveih、Swconh daengj sengj gih hix miz faenbouh.

【Gij Guhyw Ywcuengh】

Giz guhyw　Rag.

Singqfeih　Damh、manh、raeuj.

Goeng'yungh　Diuz lohlungz、lohhuj，doeng roenhaeux，siu rumzdoeg，cawz cumxdoeg. Yungh youq baenzgam，binghloemqlwed，binghbegdaiq，dakconh，gyoenjconh，fatvangh.

Danyw　（1）Baenzgam：Cehseiqda、gaeuhaexgaeq gak 3 gwz，cienq raemx gwn.

（2）Binghbegdaiq：Cehseiqda、goriengroeggaeq、govahau gak 15 gwz，cienq raemx gwn.

（3）Dakconh：Cehseiqda、makvengj、go'nguxcaujdoj 15 gwz，cienq raemx gwn.

九
画

扁担藤

【药 材 名】扁担藤。

【别　　名】铁带藤、扁骨风、小扁藤。

【来　　源】葡萄科植物扁担藤 *Tetrastigma planicaule*（Hook.）Gagnep.。

【形态特征】木质大藤本，全体无毛。嫩茎近圆形或具棱，老茎扁平，深褐色，具纵棱。卷须不分枝，与叶对生。叶为掌状 5 片小叶，小叶长圆状披针形或披针形，长 6~16 cm，宽 3~7 cm，顶端渐尖或急尖，边缘具不明显锯齿；叶柄长 3~11cm，小叶柄长 0.5~3.0 cm，中央小叶柄比侧生小叶柄长 2~4 倍。复伞形聚伞花序腋生，花序梗 3~4 mm；花梗长 10 mm，花 4 数；花萼外面、花瓣外面顶部均被乳突状毛；萼浅碟形，齿不明显；花瓣卵状三角形，顶端呈风帽状；雌花雄蕊显著短，花药败育；花盘明显，子房基部被扁平乳突状毛，柱头 4 裂。浆果实近球形，直径 2~3 cm，成熟时黄色，具种子 1~3 粒。花期 4~6 月，果期 8~12 月。

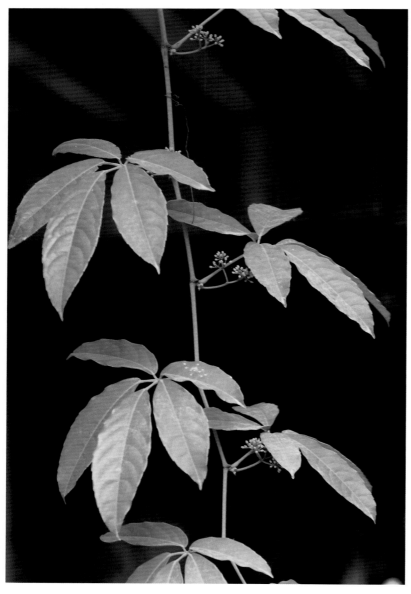

【生境分布】多生于深山沟谷密林中。广西主要分布于南宁、隆安、上林、阳朔、桂林、梧州、蒙山、上思、东兴、平南、百色、平果、那坡、昭平、河池、罗城、都安、金秀、扶绥、宁明、龙州、大新等地，福建、广东、贵州、云南、西藏等省区也有分布。

【壮医药用】

药用部位　藤茎。

性味　辣、涩，平。

功用　通龙路、火路，祛风毒，除湿毒。用于发旺（痹病），兵吟（筋病），林得叮相（跌打损伤），麻邦（偏瘫）。

附方　（1）发旺（痹病）：扁担藤、千年健、买麻藤、红鱼眼、丢了棒、红花青藤各 15 g，两面针 10 g，水煎服。

（2）麻邦（偏瘫）：扁担藤 250 g，大血藤、五指毛桃各 50 g，木贼 12 g，枫树皮 15 g，水煎服。

Gaeubanz

【 Cohyw 】 Gaeubanz.

【 Coh'wnq 】 Gaeusaiddiet、 Benjguzfungh、 Gaeubenjiq.

【 Goekgaen 】 Dwg gaeubanz doenghgo buzdauzgoh.

【 Yienghceij Daegdiemj 】 Gogaeu hung baenz faex， daengx go mij bwn. Ganjoiq gaenh luenz roxnaeuz miz gak， ganjgeq benjbingz， moenqlaep， miz gak daengj. Mumh gienj mbouj dok nye， caeuq mbaw maj doxdoiq. Mbaw lumj fajfwngz 5 mbaw mbawlwg， mbawlwg luenzraez byai menh soem， raez 6~16 lizmij， gvangq 3~7 lizmij， byai ciemh soem roxnaeuz gaenjsoem， henzbien miz heujgawq mbouj yienhda ； gaenzmbaw raez 3~11 lizmij， gaenz mbaw iq raez 0.5~3.0 lizmij， gaenz mbaw iq cungqgyang raez gvaq gaenq mbaw iq song henz 2~4 boix. Gij va comzliengj dab comzliengj majeiq， ganj foengqva raez 3~4 lizmij ； ganjva raez 10 hauzmij， va 4 soq ； iemjva baihrog、 limqva baihrog gwnzdingj cungj miz bwn lumj cij doed ； iemj lumj debfeuh， heuj mbouj yienhda ； limqva lumj gyaeq samgak， byai lumj aen mauhrumz ； vameh simva boux dinj yienhcag， ywva baihyuz ； buenzva yienhda， goek fuengzceh miz bwn lumj cijdoed benjbingz， gyaeujsaeu 4 lig. Aenmak gaenh giuzhingz， hung gvangq 2~3 lizmij， geq le saekhenj， miz ceh 1~3 naed. 4~6 nyied haiva， 8~12 nyied dawzmak.

【 Diegmaj Faenbouh 】 Dingzlai maj youq ndaw ndoengfaex ndaet ndaw lueg ndaw bya laeg. Guengjsae dingzlai maj youq Nanzningz、 Lungzanh、 Sanglinz、 Yangzsoz、 Gveilinz、 Vuzcouh、 Mungzsanh、 Sangswh、 Dunghhingh、 Bingznanz、 Bwzswz、 Bingzgoj、 Nazboh、 Cauhbingz、 Hozciz、 Lozcwngz、 Duh'anh、 Ginhsiu、 Fuzsuih、 Ningzmingz、 Lungzcouh、 Dasinh daengj dieg neix， guek raeuz Fuzgen、 Guengjdoeng、 Gveicouh、 Yinznanz、 Sihcang daengj sengj gih neix caemh maj miz.

【 Gij Guhyw Ywcuengh 】

Giz guhyw　 Ganjgaeu.

Singqfeih　 Manh、 saep、 bingz.

Goeng'yungh　 Doeng lohlungz、 lohhuj， siu fungdoeg， cawz caepdoeg. Ndaej yw fatvangh， binghhnyinz， laemx doek deng sieng， mazmbangj.

Danyw （1） Fatvangh： Gaeudanz、 cienznienzgen、 maijmazdwngz、 hungzyizyenj、 diuhliujbang、 hungzvah cinghdwngz gak 15 gwz， liengjmencimh 10 gwz， cienq raemx gwn.

（2） Mazmbangj： Gaeudanz 250 gwz， gaeulwedhung、 gocijcwz gak 50 gwz， godaebdoengz 12 gwz， naenggoraeu 15 gwz， cienq raemx gwn.

527

九画

娃儿藤

【药 材 名】三十六荡。

【别　　名】双飞蝴蝶、气喘草、三分丹、老虎须、卵叶娃儿藤、通脉丹。

【来　　源】萝藦科植物娃儿藤 *Tylophora ovata* （Lindl.）Hook. ex Steud.。

【形态特征】攀缘藤本，长达数米。全株含白色乳汁。茎、叶柄、叶片两面、花序梗、花梗及花萼外面均被锈黄色柔毛。须根丛生。茎上部缠绕；叶对生；叶片卵形，长 2.5~6.0 cm，宽 2.0~5.5 cm，顶端急尖，基部浅心形；侧脉明显，在下面隆起，每边约 4 条。伞房状聚伞花序腋生，淡黄色或黄绿色，直径约 5 mm；花萼 5 裂，有缘毛；花冠辐状，花冠裂片 5 枚，长圆状披针形，两面被微毛；副花冠裂片卵形，肉质，贴生于合蕊冠上；心皮 2 枚。蓇葖果双生，圆柱状披针形，长 4~7 cm；种子卵形，具白色种毛。花期 4~8 月，果期 8~12 月。

【生境分布】生于山地灌木丛中及山谷或向阳杂树林中。广西主要分布于南宁、隆安、马山、上林、柳州、鹿寨、融安、三江、藤县、岑溪、上思、平南、桂平、玉林、容县、陆川、博白、北流、百色、德保、靖西、那坡、贺州、昭平、罗城、环江、来宾、忻城、金秀、扶绥、宁明、龙州、天等、大新等地，云南、广东、湖南、台湾等省区也有分布。

【壮医药用】

药用部位　根。

性味　辣，温。

功用　通气道，化痰毒，止咳嗽，祛风毒，除湿毒，消肿痛。用于墨病（气喘），埃病（咳嗽），胴尹（胃痛），腊胴尹（腹痛），急劳（白血病），幽堆（前列腺炎），发旺（痹病），林得叮相（跌打损伤），呗嘻（乳痈），额哈（毒蛇咬伤）。

附方　（1）墨病（气喘）：三十六荡 6 g，磨盘草 30 g，煮鸡蛋 2 个，食蛋喝汤。

（2）发旺（痹病）：三十六荡、通城虎各 15 g，飞龙掌血 30 g，加米酒 500 mL 浸泡 30 天，每次取药酒 50 mL 饮用。

（3）幽堆（前列腺炎）：三十六荡、甘草各 6 g，赤芍、苏木、麦冬各 10 g，穿破石 30 g，石韦 20 g，水煎服。

（4）埃病（咳嗽）：三十六荡 5 g，橘红、陈皮各 10 g，鱼腥草 30 g，水煎服。

（5）胴尹（胃痛）：三十六荡适量，研末。每次取药粉 2 g 温水送服。

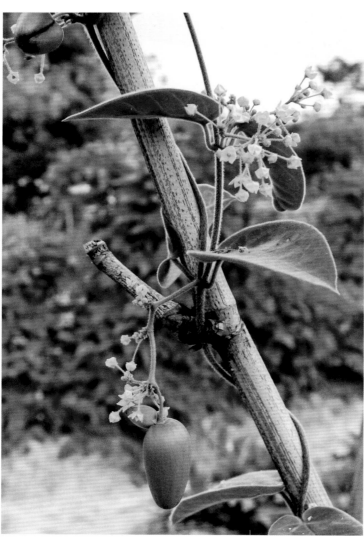

Gaeubagrag

【Cohyw】 Gaeubagrag.

【Coh'wnq】 Goduzmbaj、nywjhaebgawh、gosamfaendan、gomumhguk、gaeubagrag、dandoengmeg.

【Goekgaen】 Dwg gogaeubagrag doenghgo lozmozgoh.

【Yienghceij Daegdiemj】 Cungj gaeu benzraih，raez daengz geij mij. Daengx go miz raemxcij hau. Ganj、gaenzmbaw、song mbiengj mbaw、gaenzvahsi、gaenzva caeuq rog iemjva cungj miz bwn'unq saek henjmyaex. Ragmumh maj baenz caz. Gwnz ganj doxheux；mbaw maj doxdoiq；mbaw yiengh lumj aen'gyaeq，raez 2.5~6.0 lizmij，gvangq 2.0~5.5 lizmij，gwnzdingj fwt soem，goekmbaw yiengh aensim feuh；megvang yienhda，youq laj doedhwnj，moix mbiengj daihgaiq 4 diuz. Vahsi comzliengj lumj aenliengj maj laj goekmbaw，saek henjoiq roxnaeuz saek henjloeg，cizging daihgaiq 5 hauzmij；iemjva 5 limq，miz bwnbien；mauhva lumj sejloek，limqveuq mauhva 5 mbaw，yiengh luenzraez yiengh longzcim，song mbiengj loq miz di bwn；limqveuq mauhva daihngeih lumj aen'gyaeq，nohna raemx lai，nem dwk maj youq gwnz mauhsimva；naengsim song diuz. Mak roxveuq maj songseng，yiengh saeuluenz yiengh longzcim，raez 4~7 lizmij；ceh lumj aen'gyaeq，miz bwnceh saekhau. 4~8 nyied haiva，8~12 nyied dawzmak.

【Diegmaj Faenbouh】 Maj youq ndaw faexcaz diegbya caeuq ndaw lueg nem gij faexcaz miz ndit dak.Guengjsae cujyau faenbouh youq Nanzningz、Lungzanh、Majsanh、Sanglinz、Liujcouh、Luzcai、Yungzanh、Sanhgyangh、Dwngzyen、Cwnzhih、Sangswh、Bingznanz、Gveibingz、Yilinz、Yungzyen、Luzconh、Bozbwz、Bwzliuz、Bwzswz、Dwzbauj、Cingsih、Nazboh、Hozcouh、Cauhbingz、Lozcwngz、Vanzgyangh、Laizbinh、Yinhcwngz、Ginhsiu、Fuzsuih、Ningzmingz、Lungzcouh、Denhdwngj、Dasinh daengj dieg，guek raeuz Yinznanz、Guengjdoeng、Huznanz、Daizvanh daengj sengj gih hix miz faenbouh.

【Gij Guhyw Ywcuengh】

Giz guhyw　Rag.

Singqfeih　Manh，raeuj.

Goeng'yungh　Doeng roenheiq，siu doegmyaiz，dingz ae，cawz doegfung，cawz doegcumx，siu foegin. Yungh daeuj yw ngaebheiq，baenzae，dungx in，laj dungx in，lwedlauz（binghbwzhezbing），nyouhdeih，fatvangh，laemx doek deng sieng，baezcij，ngwz haeb.

Danyw　（1）Ngaebheiq：Gaeubagrag6 gwz，gomakmuh 30 gwz，cawj 2 aen gyaeqgaeq，gwn gyaeq gwn dang.

（2）Fatvangh：Gaeubagrag、gomeixding gak 15 gwz，oenceu 30 gwz，gya 500 hauzswngh laeujhaeux cimq 30 ngoenz，moix baez aeu laeujyw 50 hauzswngh gwn.

（3）Nyouhdeih：Gaeubagrag、gamcauj gak 6 gwz，gocizsoz、gosoqmoeg、gyazcij gak 10 gwz，gooenciq 30 gwz，fouxdinh 20 gwz，cienq raemx gwn.

（4）Baenzae：Gaeubagrag 5 gwz，bugnaengbwn、naengmakgam gak 10 gwz，goraez 30 gwz，cienq raemx gwn.

（5）Dungx in：Gaeubagrag dingz ndeu，nienj baenz mba. Moixbaez aeu mbayw 2 gwz yungh raemxgoenj raeuj soengq gwn.

529

九画

结香

【药 材 名】结香。

【别　　名】雪花皮、蒙雪花皮、蒙花、蒙花珠、梦花、三叉树。

【来　　源】瑞香科植物结香 *Edgeworthia chrysantha* Lindl.。

【形态特征】落叶灌木，高可达 2.5 m。全株被长柔毛或长硬毛，幼嫩时毛更密。枝条常作三叉分枝，柔韧，叶痕大。单叶互生，密生于枝顶；叶片长圆形、披针形至倒披针形，长 8~20 cm，宽 2.5~5.5 cm，两面均被绢状毛；叶柄短。头状花序顶生或侧生，花 30~50 朵成绒球状，总苞状苞片披针形；花序梗长 1~2 cm，被长硬毛；花芳香，无梗；花萼黄色，外面密被丝状毛，顶端 4 裂；雄蕊 8 枚，2 轮；子房顶端被丝状毛，花柱线形，柱头棒状，具乳突。果椭圆形，绿色，长约 8 mm，顶端被毛。花期冬末至翌年春季，果期春夏季。

【生境分布】栽培。广西主要栽培于融水、桂林、灵川、资源、金秀等地，河南、陕西及长江流域以南其他省区也有栽培。

【壮医药用】

药用部位　根、茎、花或全株。

性味　甜，温。

功用　补肝肾，舒筋络。根和茎用于发旺（痹病），林得叮相（跌打损伤），小儿抽筋；花和全株用于约经乱（月经不调），产呱忍勒卟叮（产后恶露不尽），夜盲症，尊寸（脱肛），脱臼。

附方　（1）夜盲症：结香花 15 g，水煎服。

（2）发旺（痹病）：结香根 100 g，加白酒 500 mL 浸泡 30 天，取药酒 50 mL 内服。

（3）尊寸（脱肛）：结香花、鱼腥草、扶桑花各 15 g，水煎洗患处。

（4）脱臼：结香全株、藤杜仲各 100 g，水蛭 10 g，金钩莲根 20 g，水煎敷患处。

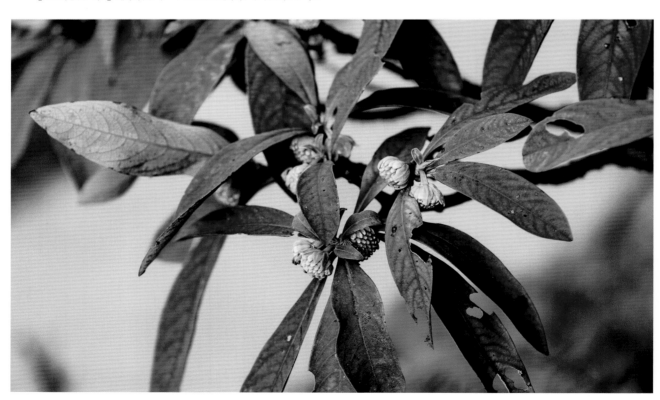

Goyihbya

【 Cohyw 】 Goyihbya.

【 Coh'wnq 】 Naeng sietva、mungzsezvahbiz、mungzvah、mungzvahcuh、mungvah、faexsamnga.

【 Goekgaen 】 Dwg goyihbya doenghgo ruiyanghgoh.

【 Yienghceij Daegdiemj 】 Go faexcaz loenq mbaw，sang ndaej daengz 2.5 mij. Baenzgo miz bwn'unq raez roxnaeuz bwnndangj，mwh nyeoiq bwn engq lai. Diuz nye dingzlai guh samnga faen nyez，unqnyangq，vunqmbaw hung. Mbaw dog maj doxcah，gwn byai miz haujlai mbaw nye；mbaw raezluenz、byai menh soem daengz byai menh soem dauqbyonj，raez 8~20 lizmij，gvangq 2.5~5.5 lizmij，song mbiengj cungj miz bwn lumj guenj；gaenzmbaw dinj. Gyaeujva baenz gyaeuz majbyai roxnaeuz majhenz，va 30~50 duj lumj giuzyungz nei，mbawbyak lumj byakmeh byai menh soem；gaenq gyaeujva raez 1~2 lizmij，miz bwnndangj；va homrang，mij gaenq；linxva henj，baihrog miz haujlai bwn lumj sei，byai 4 seg；simva boux 8 dug，2 gvaengx；byai fuengzlwg miz bwnsei，saeuva baenz diuz，gyaeujsaeu lumj faexmbaenq，miz doedcij. Mak luenzbenj，heu，raez yaek 8 hauzmij，byai miz bwn. Byai doeng daengz bi daihngeih seizcin haiva，seizcin seizhah dawzmak.

【 Diegmaj Faenbouh 】 Ndaem aeu. Guengjsae dingzlai ndaem laeng Yungzsuij、Gveilinz、Lingzconh、Swhyenz、Ginhsiu doengh dieg neix，guek raeuz Hoznanz、Sanjsih dem ranghdieg baihnamz Cangzgyangh sengjgih wnq caemh ndaem miz.

【 Gij Guhyw Ywcuengh 】

Giz guhyw　Rag、ganj、va roxnaeuz daengx go.

Singqfeih　Van、raeuj.

Goeng'yungh　Bouj daepmak，soeng nginzmeg. Rag dem ganj ndaej yw fatvangh，laemx doek deng sieng，lwgnyez cougaen；va caeuq daengx goyw ndaej yw dawzsaeg luenh，canj gvaq nyinzlwed mbouj dingz，daraizgaeq，damhangx rod，gyoeg.

Danyw　（1）Daraizgaeq：Goyihbya 15 gwz，cienq raemx gwn.

（2）Fatvangh：Rag goyihbya 100 gwz，dwk laeujbieg 500 hauzswngh cimq 30 ngeozn，aeu laeujyw 50 hauzswngh gwn.

（3）Damhangx rod：Va goyihbya、yizsinghcauj、fuzsanghvah gak 15 gwz，cienq raemx swiq mwnq bingh.

（4）Gyoeg：Goyihbya daengx go、duqcungqgaeu gak 100 gwz，duzbing 10 gwz，rag lienzngaeuzgim 20 gwz，cienq raemx oep mwnqsien.

531

九画

络石

【药 材 名】络石藤。

【别　　名】软筋藤。

【来　　源】夹竹桃科植物络石 *Trachelospermum jasminoides*（Lindl.）Lem.。

【形态特征】常绿木质藤本，长可达 10 m。植株具乳汁，有气根。茎圆柱形，有皮孔；小枝被黄色柔毛，老时渐无毛。叶对生；叶片椭圆形至卵状椭圆形或宽倒卵形，长 2~10 cm，宽 1.0~4.5 cm，顶端锐尖至渐尖或钝，无毛或下面有毛；叶柄短。二歧聚伞花序腋生或顶生，花多朵，组成圆锥花序，与叶等长或较长；花白色，芳香；花萼 5 深裂，花萼裂片线状披针形，向外反卷，外面被毛，基部具 10 个鳞片状腺体；花冠筒圆筒形，中部膨大，长 5~10 mm，上端 5 裂，花冠裂片长 5~10 mm；雄蕊 5 枚，着生于花冠筒内壁中部；子房上位，心皮 2 枚。蓇葖果 2 个，圆柱状，长 10~20 cm，宽 3~10 mm；种子多数，具许多白色种毛。花期 3~7 月，果期 7~12 月。

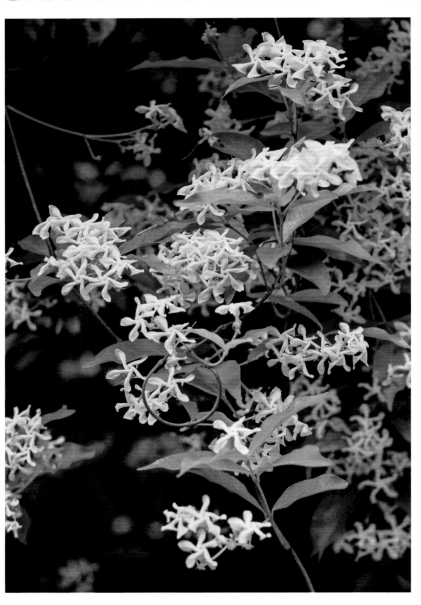

【生境分布】生于向阳的山坡林缘、村边，常缠绕于树上或墙壁上、岩石上。广西各地均有分布，国内东部和南部各省均有分布。

【壮医药用】

药用部位　藤茎。

性味　微苦，微寒；有小毒。

功用　祛风毒，通龙路，消肿痛。用于发旺（痹病），林得叮相（跌打损伤），坐骨神经痛，钵痨（肺结核），骨髓炎，呗脓（痈肿）。

注　本品有小毒，孕妇禁服。

附方　（1）坐骨神经痛：络石藤、黄荆各 50 g，肉桂 10 g，蜈蚣 1 条，水煎洗患处。

（2）钵痨（肺结核）：络石藤、不出林、大尾摇、百合各 30 g，地菍 15 g，白及 10 g，水煎服。

（3）骨髓炎：络石藤、薯莨、黄花倒水莲、黄根各 30 g，鹿角霜 15 g，桂枝 10 g，水煎服。

Gogaeurenz

【 Cohyw 】 Gogaeurenz.

【 Coh'wnq 】 Gaeunyinzunq.

【 Goekgaen 】 Dwg gogaeurenz doenghgo gyazcuzdauzgoh.

【 Yienghceij Daegdiemj 】 Dwg cungj gaeu lumj faex ciengz heu，raez ndaej daengz 10 mij. Daengx go miz raemxcij，miz ragganj. Ganj yiengh saeuluenz，miz conghnaeng；nye miz bwn'unq saekhenj，geq le menhmenh mbouj miz bwn. Mbaw maj doxdoiq；mbaw yienghbomj daengz lumj aen'gyaeq yienghbomj roxnaeuz yiengh aen'gyaeq gvangq dauqdingq，raez 2~10 lizmij，gvangq 1.0~4.5 lizmij，gwnzdingj soemset daengz menhmenh bienq soem roxnaeuz mwt，mbouj miz bwn roxnaeuz baihlaj miz bwn；gaenzmbaw dinj. Vahsi comz liengj song nye maj goekmbaw roxnaeuz gwnzdingj，va lai duj，gyoebbaenz vahsi luenzsoem，caeuq mbaw doengz raez roxnaeuz haemq raez；va saekhau，rangfwt；iemjva 5 veuqlaeg，iemjva mbawveuq yiengh lumj sienq yiengh longzcim，gienj byonj coh baihrog，baihrog miz bwn，goek miz 10 aen du lumj gyaep nei；doengz mauhva lumj doengzluenz，cungqgyang bongz hung，raez 5~10 hauzmij，baihgwnz 5 veuq，limqveuq mauhva raez 5~10 hauzmij；simva boux 5 diuz，maj youq cungqgyang baihndaw doengz mauhva；fuengzlwg youq baihgwnz，naengsim song diuz. Miz 2 aen makveuq，yienghsaeuluenz，raez 10~20 lizmij，gvangq 3~10 hauzmij；ceh lai，miz haujlai bwnceh saekhau. 3~7 nyied haiva，7~12 nyied dawzmak.

【 Diegmaj Faenbouh 】 Maj youq henz ndoeng gwnz bo giz miz nditdak、henz mbanj，ciengz heux youq gwnz faex roxnaeuz gwnz ciengz、gwnz rin. Guengjsae gak dieg cungj miz faenbouh，guek raeuz baihdoeng caeuq baihnamz gak sengj cungj hix miz faenbouh.

【 Gij Guhyw Ywcuengh 】

Giz guhyw　　Ganjgaeu.

Singqfeih　　Loq haemz，loq hanz；mizdi doeg.

Goeng'yungh　　Cawz doegfung，diuz lohlungz，siu foegin. Yungh daeuj yw fatvangh，laemx doek deng sieng，sinzgingh ndokbuenz in，bwtlauz，guzsuijyenz，baeznong.

Cawq　　Cungj yw neix mizdi doeg，mehdaiqndang gimq gwn.

Danyw　（1）Sinzgingh ndokbuenz in：Gogaeurenz、foed'aemj gak 50 gwz，gogviq 10 gwz，du sipndangj ndeu，cienq raemx swiq giz bingh.

（2）Bwtlauz：Gogaeurenz、cazdeih、va'ndaengciengh、beghab gak 30 gwz，natdeih 15 gwz，gobwzgiz 10 gwz，cienq raemx gwn.

（3）Guzsuijyenz：Gogaeurenz、go'ndaekndaeu、swnjgyaeujhen、faexndokma gak 30 gwz，nyaqndok gaeuloeg 15 gwz，go'gviq 10 gwz，cienq raemx gwn.

533

九画

绞股蓝

【药 材 名】绞股蓝。

【别　　名】五爪金龙、蛇王、毛果绞股蓝。

【来　　源】葫芦科植物绞股蓝 *Gynostemma pentaphyllum*（Thunb.）Makino。

【形态特征】多年生草质攀缘植物。茎细弱，具分枝。叶膜质或纸质，鸟足状，具 3~9 枚小叶，通常 5~7 小叶，叶柄长 3~7 cm，被毛或无毛；小叶片卵状长圆形或披针形，有长 1~5 mm 的小叶柄，中央小叶片长 3~12 cm，宽 1.5~4.0 cm，侧生小叶较小，边缘具波状齿或圆齿状牙齿，两面均被毛。圆锥花序腋生，长 10~20 cm，花雌雄异株；花萼细小，花冠裂片披针形，长约 2 mm。浆果球形，直径 5~6 mm，成熟后黑色；种子 2 粒，卵状心形，灰褐色或深褐色。花期 3~11 月，果期 4~12 月。

【生境分布】生于山谷密林、山坡疏林、灌木丛中或路旁草丛中。广西主要分布于桂林、灵川、龙胜、蒙山、灵山、平南、容县、百色、靖西、那坡、乐业、隆林、河池、南丹、都安、金秀、宁明、龙州等地，陕西及长江以南各省区也有分布。

【壮医药用】

药用部位　全草。

性味　苦、微甜，凉。

功用　调谷道、气道，清热毒，补虚，抗癌。用于体虚乏力，白细胞减少症，血压嗓（高血压），高脂血，黄标（黄疸），屙泻（泄泻），埃病（咳嗽），贫痧（感冒）；外用于额哈（毒蛇咬伤）。

附方　（1）黄标（黄疸）：绞股蓝、田基黄各20 g，虎杖 10 g，六月雪 15 g，水煎服。

（2）血压嗓（高血压），高脂血：绞股蓝 10 g，泡开水当茶饮。

（3）贫痧（感冒）：绞股蓝、淡竹叶、三叉苦各 15 g，葫芦茶、车前草各 9 g，水煎服。

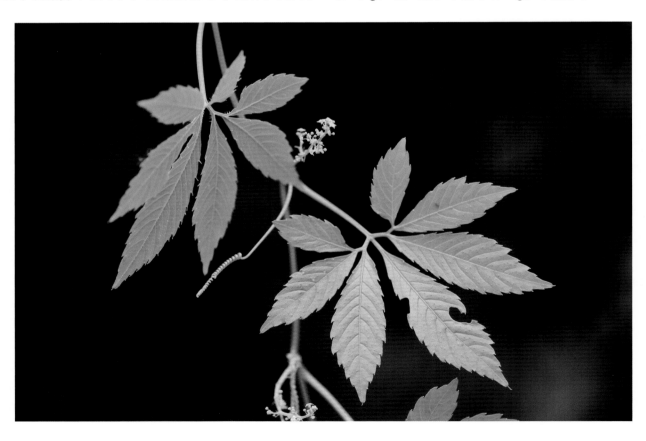

Gyaujgujlanz

【 Cohyw 】 Gyaujgujlanz.

【 Coh'wnq 】 Govujnyaujginhlungz、gosezvangz、gyaujgujlanz makbwn.

【 Goekgaen 】 Dwg gyaujgujlanz doenghgo huzluzgoh.

【 Yienghceij Daegdiemj 】 Doenghgo benzduengh lumj rum maj lai bi. Ganj saeqnyieg，miz dok nye. Mbaw lumj i roxnaeuz lumj ceij，lumj nyaujroeg，miz 3~9 mbaw iq，ciengzseiz 5~7 mbaw iq，gaenzmbaw raez 3~7 lizmij，hwnj bwn roxnaeuz mbouj miz bwn；mbaw iq luenzraez lumj gyaeq roxnaeuz byai menh soem，miz gaenzmbaw iq raez 1~5 hauzmij，mbaw iq cungqgyang raez 3~12 lizmij，gvangq 1.5~4.0 lizmij，mbaw iq maj henz haemq iq，henzbien miz heuj lumj raemxlangh roxnaeuz heujgawq lumj heuj luenz，song mbiengj cungj hwnj bwn. Foengqva luenzsoem maj eiq，raez 10~20 lizmij，vameh vaboux mbouj caemh go；iemjva saeqiq，mbawseg mauhva byai menh soem，raez 2 hauzmij. Makraemx luenzluenz，cizging 5~6 hauzmij，geq le saekndaem；ceh 2 naed，yiengh simdaeuz lumj gyaeq，henjgeqmong roxnaeuz henjgeqndaem. 3~11 nyied haiva，4~12 nyied dawzmak.

【 Diegmaj Faenbouh 】 Maj youq ndaw ndoeng ndaw lueg、ndaw ndoeng cax gwnz bo、ndaw faexcaz roxnaeuz caznywj henz roen. Guengjsae cujyau faenbouh youq Gveilinz、Lingzconh、Lungzswng、Mungzsanh、Lingzsanh、Bingznanz、Yungzyen、Bwzswz、Cingsih、Nazboh、Lozyez、Lungzlinz、Hozciz、Nanzdanh、Duh'anh、Ginhsiu、Ningzmingz、Lungzcouh daengj dieg，guek raeuz Sanjsih caeuq Dahcangzgyangh baihnamz gak sengj gih hix miz faenbouh.

【 Gij Guhyw Ywcuengh 】

Giz guhyw　Daengx go.

Singqfeih　Haemz、loq van、liengz.

Goeng'yungh　Diuz roenhaeux、roenheiq，cing doeghuj，bouj ndanghaw，dingj bingh'aizcwng. Aeu daeuj yw ndang nyieg mbouj miz rengz，bingh bwzsibauh gemjnoix，hezyazsang，hezcihsang，vuengzbiu，oksiq，baenzae，baenzsa；baihrog aeu daeuj yw ngwz haeb.

Danyw　（1）Vuengzbiu：Gyaujgujlanz、goiemgaeq gak 20 gwz，godiengangh 10 gwz，go'ndokmax 15 gwz，cienq raemx gwn.

（2）Hezyazsang，hezcihsang：Gyaujgujlanz 10 gwz，cienq raemxgoenj dang caz gwn.

（3）Baenzsa：Gyaujgujlanz、byaekmbin、gosamnga gak 15 gwz，gocazso、daezmbe gak 9 gwz，cienq raemx gwn.

535

九画

参考文献

［1］国家药典委员会.中华人民共和国药典(2015年版)：一部［M］.北京：中国医药科技出版社，2015.

［2］广西壮族自治区卫生厅.广西中药材标准(1990年版)［M］.南宁：广西科学技术出版社，1992.

［3］广西壮族自治区卫生厅.广西中药材标准：第二册［S］.1996.

［4］广西壮族自治区食品药品监督管理局.广西壮族自治区壮药质量标准：第一卷(2008年版)［M］.南宁：广西科学技术出版社，2008.

［5］广西壮族自治区食品药品监督管理局.广西壮族自治区壮药质量标准：第二卷(2011年版)［M］.南宁：广西科学技术出版社，2011.

［6］广西壮族自治区食品药品监督管理局.广西壮族自治区壮药质量标准：第三卷(2018年版)［M］.南宁：广西科学技术出版社，2018.

［7］国家中医药管理局《中华本草》编委会.中华本草［M］.上海：上海科学技术出版社，1999.

［8］《全国中草药汇编》编写组.全国中草药汇编［M］.北京：人民卫生出版社，1976.

［9］广西壮族自治区中医药研究所.广西药用植物名录［M］.南宁：广西人民出版社，1986.

［10］广西壮族自治区革命委员会卫生局.广西本草选编［M］.南宁：广西人民出版社，1974.

［11］广西中药资源普查办公室.广西中药资源名录［M］.南宁：广西民族出版社，1993.

［12］中国科学院中国植物志编辑委员会.中国植物志：2~80卷［M］.北京：科学出版社，1959~2004.

［13］中国科学院广西植物研究所.广西植物志：1~6卷［M］.南宁：广西科学技术出版社，1991~2017.

［14］覃海宁，刘演.广西植物名录［M］.北京：科学出版社，2010.

［15］中国科学院中国动物志编辑委员会.中国动物志：鸟纲(2、4卷)［M］.北京：科学出版社，1979、1978.

［16］中国科学院中国动物志编辑委员会.中国动物志：两栖纲(上、中、下卷)［M］.北京：科学出版社，2005~2009.

［17］中国科学院中国动物志编辑委员会.中国动物志：兽纲(6~9卷)［M］.北京：科学出版社，1987~2000.

［18］中国科学院中国动物志编辑委员会.中国动物志：爬行纲(1~3卷)［M］.北京：科学出版社，1998~1999.

［19］中国科学院中国动物志编辑委员会.中国经济昆虫志：膜翅目(第四十七册)［M］.北京：科学出版社，1995.

［20］张玺，齐钟彦.贝类学纲要［M］.北京：科学出版社，1961.

拉丁学名索引

537

拉丁学名索引

拉丁学名索引

壮文名索引

543

壮文名索引